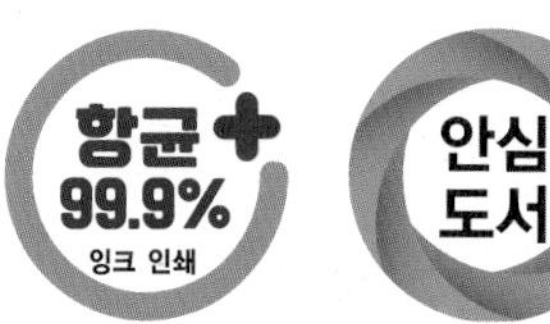

코로나19 바이러스

“친환경 99.9% 향

전격 도

언제 끝날지 모를 코로나19 바이러스

99.9% 향균잉크(V-CLEAN99)를 도입하여 「**안심도서**」로

독자분들의 건강과 안전을 위해 노력하겠습니다.

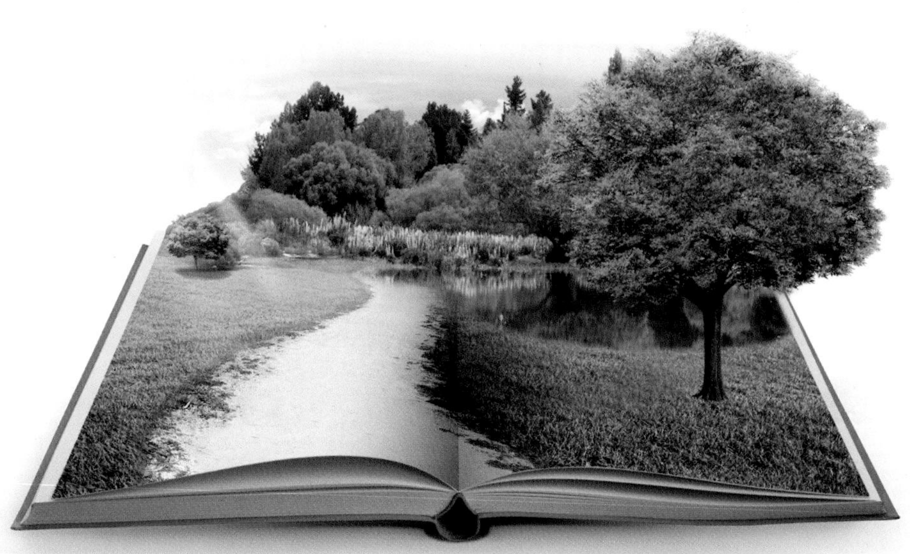

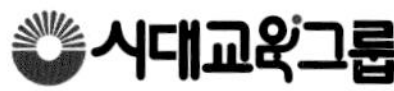

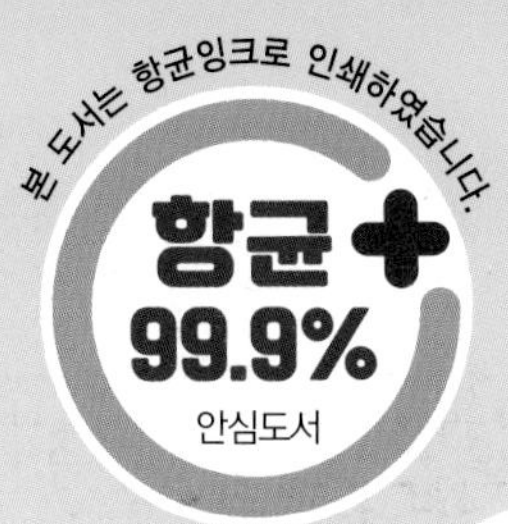

항균잉크(V-CLEAN99)의 특징

- 바이러스, 박테리아, 곰팡이 등에 항균효과가 있는 산화아연을 적용
- 산화아연은 한국의 식약처와 미국의 FDA에서 식품첨가물로 인증받아 **강력한 항균력**을 구현하는 소재
- 황색포도상구균과 대장균에 대한 테스트를 완료하여 **99.9%의 강력한 항균효과** 확인
- 잉크 내 중금속, 잔류성 오염물질 등 **유해 물질 저감**

TEST REPORT

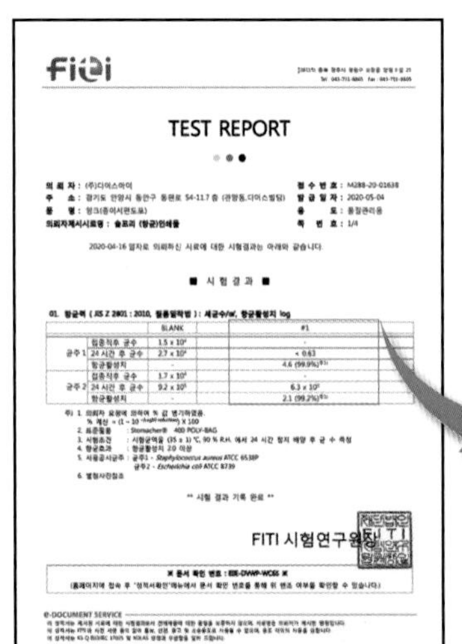

FITI

TEST REPORT

접 수 번 호 : M288-20-01638
발 급 일 자 : 2020-05-04

■ 시 험 결 과 ■

01. 항균력 (JIS Z 2801 : 2010, 필름밀착법) : 세균수/cm², 항균활성치 log

		BLANK		#1	
균주 1	접종직후 균수	1.5 x 10[illegible]		-	
	24 시간 후 균수	2.7 x 10[illegible]		< 0.63	
	항균활성치	-		4.6 (99.9%)주1)	
균주 2	접종직후 균수	1.7 x 10[illegible]		-	
	24 시간 후 균수	9.2 x 10[illegible]		6.3 x 10[illegible]	
	항균활성치	-		2.1 (99.2%)주1)	

2. 표준필름 : Stomacher® 400 POLY-BAG
5. 사용공시균주 : 균주1 - *Staphylococcus aureus* ATCC 6538P
균주2 - *Escherichia coli* ATCC 8739

** 시험 결과 기록 완료 **

FITI 시험연구원장

E-DOCUMENT SERVICE

#1
-
< 0.63
4.6 (99.9%)주1)
-
6.3×10^3
2.1 (99.2%)주1)

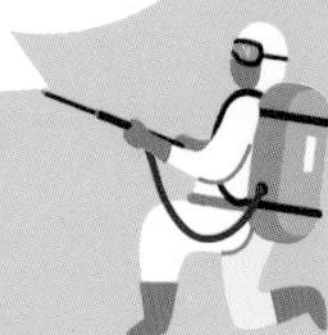

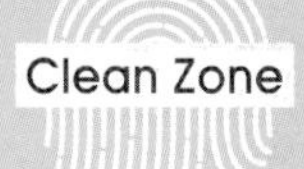

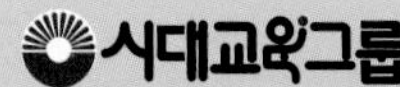

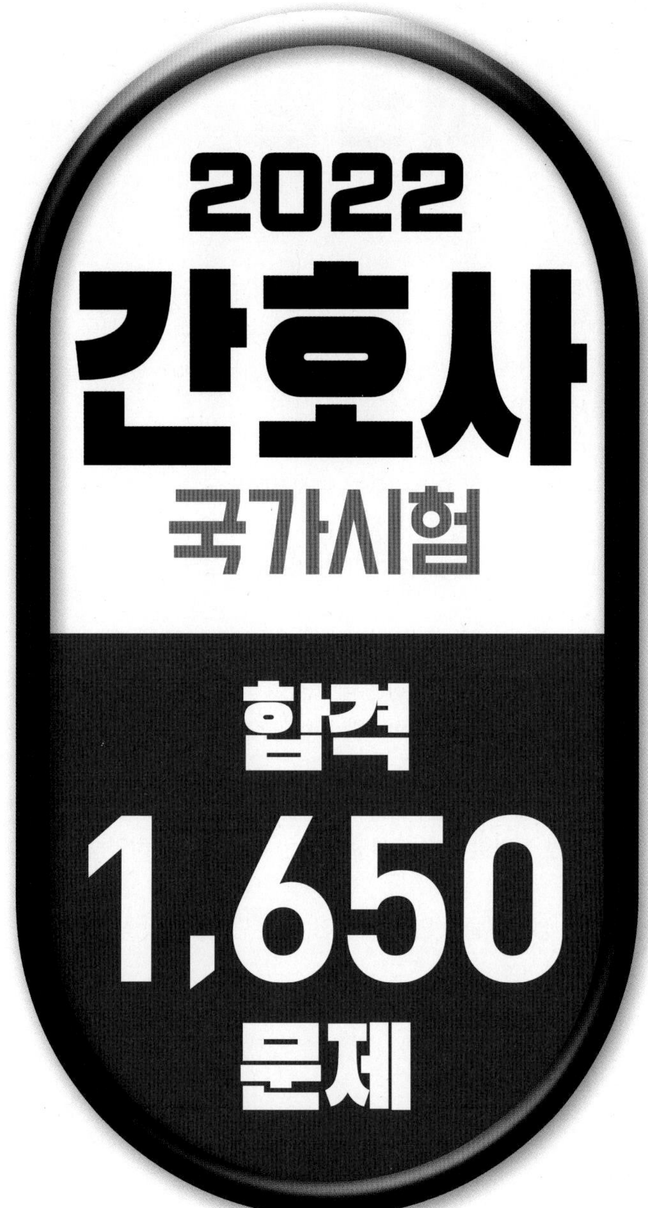
2022
간호사
국가시험
합격
1,650
문제

시대
고시
기획

PREFACE

머리말

교육부에서 발표한 '2020년 고등학생 희망직업' 조사 결과, 간호사는 2위라는 높은 순위를 보였습니다. 간호사를 희망하는 여러 이유가 있겠지만, 높은 취업률과 전문성으로 많은 학생들이 간호사를 꿈꾸고 있습니다. 간호사가 되기 위해서 간호학과를 졸업만 하면 되는 것이 아니라 국가고시에 합격 후 면허증을 취득해야 합니다. 그렇기 때문에 국가고시 합격은 간호사가 되기 위한 최종관문입니다.

간호사 국가고시는 기본간호학, 성인간호학, 아동간호학, 모성간호학 등 총 8과목이며, 합격기준은 각 과목 40점 이상, 전 과목 평균 60점 이상으로 학과 수업을 충실히 한 사람이라면 어려움 없이 무난히 풀 수 있을 정도의 난이도를 보이고 있지만 한 과목이라도 40점 미만이면 과락으로 탈락하게 되므로 시험 준비하는 데 소홀함이 없어야겠습니다.

(주)시대고시기획에서는 간호사 국가고시를 준비하는 데 도움이 되고자 문제집을 출간하게 되었는데, 적중예상문제로 구성하여 지금까지의 출제경향을 분석하고 이에 대비할 수 있도록 최선을 다하였습니다.

또한, 다년간 국가고시 시험을 연구하여 시험에 출제 가능성이 높은 문제 1,650개를 엄선하여 수록하였으며, 문제를 풀면서 이론을 다시 한 번 점검할 수 있도록 핵심적인 해설을 수록하였습니다.

주어진 시간 안에서 가능한 모든 정성을 들여 만든 이 책이 여러분들에게 "이 책 정말로 괜찮다"라는 말을 들을 수 있으면 좋겠습니다.

이 책을 보는 모든 분들이 대한민국의 훌륭한 간호사가 될 수 있기를 바랍니다.

▎나이팅게일선서 ▎

- 나는 일생을 의롭게 살며 전문 간호직에 최선을 다할 것을 하느님과 여러분 앞에 선서합니다.
- 나는 인간의 생명에 해로운 일은 어떤 상황에서도 하지 않겠습니다.
- 나는 간호의 수준을 높이기 위하여 전력을 다하겠으며 간호하면서 알게 된 개인이나 가족의 사정은 비밀로 하겠습니다.
- 나는 성심으로 의료인과 협조하겠으며 나의 간호를 받는 사람들의 안녕을 위하여 헌신하겠습니다.

편저자 씀

GUIDE

시험일정

구 분	일 정	비 고
응시원서접수	• 인터넷 접수 : 2021년 10월경 • 국시원 홈페이지 [원서접수] • 외국대학 졸업자로 응시자격 확인서류를 제출하여야 하는 자는 접수기간 내에 반드시 국시원에 방문하여 서류확인 후 접수가능함	• 응시수수료 : 90,000원 • 접수시간 : 해당 시험직종 접수 시작일 09:00부터 접수 마감일 18:00까지
시험시행	• 일시 : 2022년 1월경 • 국시원 홈페이지 [시험안내]-[간호사]-[시험장소(필기/실기)]	응시자 준비물 : 응시표, 신분증, 필기도구 지참 ※ 컴퓨터용 흑색 수성사인펜은 지급함
최종합격자 발표	• 2022년 2월경 • 국시원 홈페이지 [합격자조회]	휴대전화번호가 기입된 경우에 한하여 SMS통보

※ 시험일정은 변경될 수 있으니 시행처에서 확인하시기 바랍니다.

시험과목

시험과목수	문제수	배 점	총 점	문제형식
8	295	1점 / 1문제	295점	객관식 5지선다형

시험시간표

구 분	시험과목(문제수)	교시별 문제수	시험형식	입장시간	시험시간
1교시	성인간호학 (70) 모성간호학 (35)	105	객관식	~08:30	09:00~10:35(95분)
2교시	아동간호학 (35) 지역사회간호학 (35) 정신간호학 (35)	105	객관식	~10:55	11:05~12:40(95분)
점심시간 12:40 ~ 13:40(60분)					
3교시	간호관리학 (35) 기본간호학 (30) 보건의약관계법규 (20)	85	객관식	~13:40	13:50~15:10(80분)

※ 보건의약관계법규 : 「감염병의 예방 및 관리에 관한 법률」, 「검역법」, 「국민건강보험법」, 「국민건강증진법」, 「마약류 관리에 관한 법률」, 「보건의료기본법」, 「응급의료에 관한 법률」, 「의료법」, 「지역보건법」, 「혈액관리법」, 「호스피스 • 완화의료 및 임종과정에 있는 환자의 연명의료결정에 관한 법률」, 「후천성면역결핍증 예방법」과 그 시행령 및 시행규칙

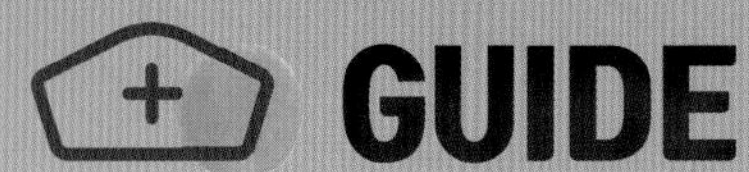

합격기준

1. 합격자 결정

(1) 합격자 결정은 전 과목 총점의 60% 이상, 매 과목 40% 이상 득점한 자를 합격자로 합니다.

(2) 응시자격이 없는 것으로 확인된 경우에는 합격자 발표 이후에도 합격을 취소합니다.

2. 합격자 발표

(1) 합격자 명단은 다음과 같이 확인할 수 있습니다.

① 국시원 홈페이지 [합격자조회]

② 국시원 모바일 홈페이지

(2) 휴대전화번호가 기입된 경우에 한하여 SMS로 합격여부를 알려드립니다.

응시자격

1. 다음의 자격이 있는 자가 응시할 수 있습니다.

(1) 평가인증기구의 인증을 받은 간호학을 전공하는 대학이나 전문대학[구제(舊制) 전문학교와 간호학교를 포함한다]을 졸업한 자

(2) 보건복지부장관이 인정하는 외국의 학교를 졸업하고 외국의 간호사 면허를 받은 자

2. 다음에 해당하는 자는 응시할 수 없습니다.

(1) 정신건강증진 및 정신질환자 복지서비스 지원에 관한 법률(약칭 : 정신건강복지법) 제3조 제1호에 따른 정신질환자. 다만, 전문의가 의료인으로서 적합하다고 인정하는 사람은 그러하지 아니하다.

(2) 마약 • 대마 • 향정신성의약품 중독자

(3) 피성년후견인 • 피한정후견인

(4) 의료 관련 법령을 위반하여 금고 이상의 형을 선고받고 그 형의 집행이 종료되지 아니하였거나 집행을 받지 아니하기로 확정되지 아니한 자

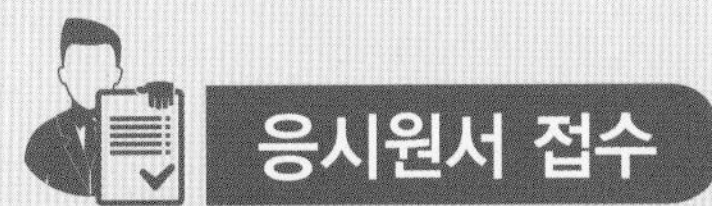

응시원서 접수

1. 인터넷 접수 대상자

방문접수 대상자를 제외하고 모두 인터넷 접수만 가능

2. 인터넷 접수 준비사항

(1) 회원가입 등

① 회원가입 : 약관 동의(이용약관, 개인정보 처리지침, 개인정보 제공 및 활용)

② 아이디 / 비밀번호 : 응시원서 수정 및 응시표 출력에 사용

③ 연락처 : 연락처1(휴대전화번호), 연락처2(자택번호), 전자 우편 입력

※ 휴대전화번호는 비밀번호 재발급 시 인증용으로 사용됨

(2) 응시원서 : 국시원 홈페이지 [시험안내 홈]–[원서접수]–[응시원서 접수]에서 직접 입력

① 실명인증 : 성명과 주민등록번호를 입력하여 실명인증을 시행, 외국국적자는 외국인 등록증이나 국내거소신고증 상의 등록번호사용. 금융거래 실적이 없을 경우 실명인증이 불가능함. NICE신용평가정보(1600–1522)에 문의

② 공지사항 확인

※ 원서 접수 내용은 접수 기간 내 홈페이지에서 수정 가능(주민등록번호, 성명 제외)

(3) 사진파일 : jpg 파일(컬러), 276x354픽셀 이상 크기, 해상도는 200dpi 이상

(4) 원서 사진 등록

① 모자를 쓰지 않고, 정면을 바라보며, 상반신만을 6개월 이내에 촬영한 컬러사진

② 응시자의 식별이 불가능할 경우, 응시가 불가능할 수 있음

③ 셀프 촬영, 휴대전화기로 촬영한 사진은 불인정

④ 기타 : 응시원서 작성 시 제출한 사진은 면허(자격)증에도 동일하게 사용

※ 면허 사진 변경 : 면허교부 신청 시 변경사진, 개인정보(열람, 정정, 삭제, 처리정지) 요구서, 신분증 사본을 제출하면 변경 가능

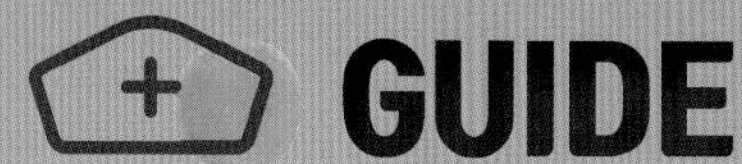

3. 응시수수료 결제

(1) 결제 방법 : [응시원서 작성 완료] → [결제하기] → [응시수수료 결제] → [시험선택] → [온라인계좌이체 / 가상계좌이체 / 신용카드] 중 선택

(2) 마감 안내 : 인터넷 응시원서 등록 후, 접수 마감일 18:00까지 결제하지 않았을 경우 미접수로 처리

4. 접수결과 확인

(1) 방법 : 국시원 홈페이지 [시험안내 홈]–[원서접수]–[응시원서 접수결과]

(2) 영수증 발급 : http://ecredit.uplus.co.kr [거래내역 조회]에서 열람 • 출력

5. 응시원서 기재사항 수정

(1) 방법 : 국시원 홈페이지 [시험안내 홈]–[마이페이지]–[응시원서 수정]

(2) 기간 : 시험 시작일 하루 전까지만 가능

(3) 수정 가능 범위

① 응시원서 접수기간 : 아이디, 성명, 주민등록번호를 제외한 나머지 항목

② 응시원서 접수기간~시험장소 공고 7일 전 : 응시지역

③ 마감~시행 하루 전 : 비밀번호, 주소, 전화번호, 전자 우편, 학과명 등

④ 단, 성명이나 주민등록번호는 개인정보(열람, 정정, 삭제, 처리정지) 요구서와 주민등록 초본 또는 기본증명서, 신분증 사본을 제출하여야만 수정이 가능

※ 국시원 홈페이지 [시험안내 홈]–[시험선택]–[서식모음]에서 「개인정보(열람, 정정, 삭제, 처리정지) 요구서」 참고

6. 응시표 출력

(1) 방법 : 국시원 홈페이지 [시험안내 홈]–[응시표 출력]

(2) 기간 : 시험장 공고일부터 시험 시행일 아침까지 가능

(3) 기타 : 흑백으로 출력하여도 관계없음

합격률

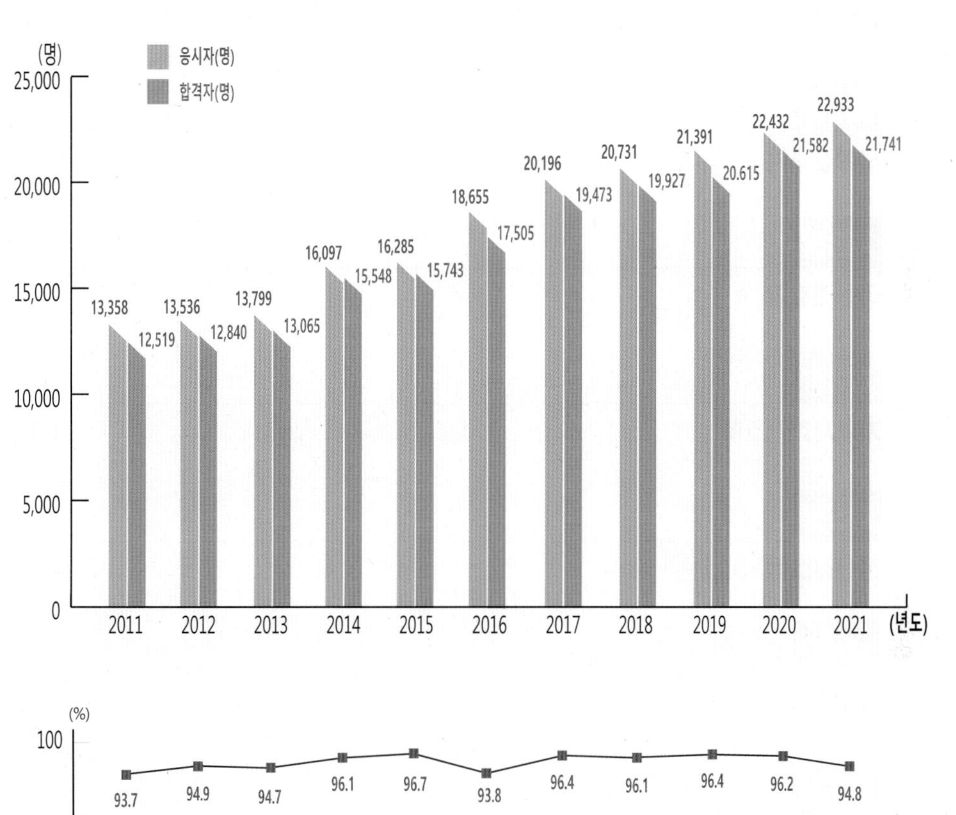
(명)
응시자(명)
합격자(명)
25,000
20,000
15,000
10,000
5,000
0
13,358
12,519
13,536
12,840
13,799
13,065
16,097
15,548
16,285
15,743
18,655
17,505
20,196
19,473
20,731
19,927
21,391
20.615
22,432
21,582
22,933
21,741
2011
2012
2013
2014
2015
2016
2017
2018
2019
2020
2021
(년도)
(%)
100
80
93.7
94.9
94.7
96.1
96.7
93.8
96.4
96.1
96.4
96.2
94.8
2011
2012
2013
2014
2015
2016
2017
2018
2019
2020
2021
(년도)

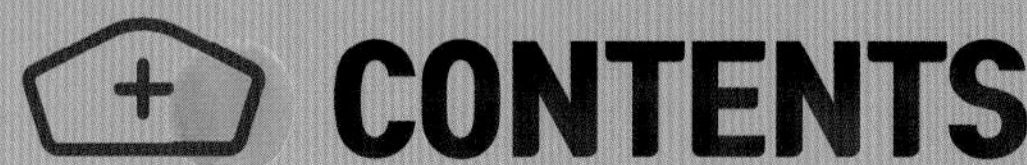

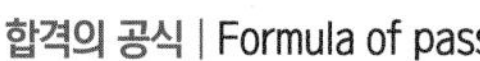

목 차

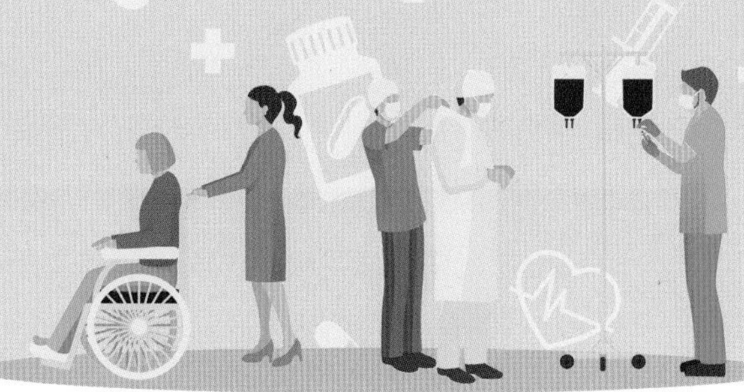

핵심문제

제 01 장

성인간호학

● 시험 시간표

교 시	시험과목(문제수)	문제수	시험시간
1교시	성인간호학 (70) 모성간호학 (35)	105	09:00~10:35(95분)
2교시	아동간호학 (35) 지역사회간호학 (35) 정신간호학 (35)	105	11:05~12:40(95분)
점심시간 12:40~13:40(60분)			
3교시	간호관리학 (35) 기본간호학 (30) 보건의약관계법규 (20)	85	13:50~15:10(80분)

시험에 나올 문제만 콕! 짚어 놓은

제1장

성인간호학

01 전신성 홍반성 낭창(Systemic Lupus Erythematosus)을 앓고 있는 환자의 간호력을 통해 사정할 수 있는 주요 특성으로 옳은 것은?

① 나비형 반점, 혈뇨, 체중 감소
② 빈맥, 진전, 혈압 상승
③ 얼굴의 홍조, 체중 감소, 부종
④ 양뺨의 나비형 발진, 관절통, 백혈구 감소증
⑤ 피부의 점상출혈, 코피, 얼굴의 홍조

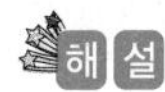

전신성 홍반성 낭창 질환의 특성
- 질병과정이 악화와 호전을 거듭
- 피부뿐 아니라 신장, 관절, 폐, 심장, 뇌조직을 포함한 많은 장기의 기능장애 초래
- 코를 중심으로 양쪽 뺨에 나비모양의 피부 홍반, 관절통, 단백뇨와 농뇨(+)
- 백혈구 감소증, 혈소판 감소증, 빈혈, 장기간 미열
- 사망의 원인(대부분 신장기능부전에 의해서 생김)

02 눈 수술시 필로카핀을 사용하는 이유는? 콕! 나오는 유형

① 축동작용
② 산동작용
③ 이뇨작용
④ 수렴작용
⑤ 혈관수축작용

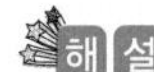

Pilocarpine의 약리작용
- 콜린성 제제, 축동제, 부교감신경 자극제
- 섬유주와 쉬렘관의 배출구를 열리게 하여 방수의 배출을 도와주고 안압 하강
- 보통 1일 5회 점적

정답 1 ④ 2 ①

03 다음 중 백내장 수술 후 눈관리에 대한 설명으로 옳지 않은 것은?

① 드레싱 교환은 수술 8시간 이후에 가능하다.

② 눈에 자극을 주지 않기 위해 이불은 푹 덮지 않고 잔다.

③ 드레싱 제거 후 무수정체 눈인 경우에는 백내장용 안경을 착용한다.

④ 수술 후 환자의 자세는 앙와위로 눕힌다.

⑤ 수술 후 TV나 독서 등은 금지한다.

해설 백내장 수술 후 간호

- 수술 후 체위 : 앙와위 또는 수술하지 않은 쪽으로 눕힌다.
- 안압상승 방지 : 재채기, 기침, 구토, 긴장, 머리를 허리 밑으로 구부리는 일을 삼간다.
- 드레싱교환은 6시간이 지나면 가능하다.
- 무수정체인 눈에는 안경 대신 콘택트렌즈 백내장용 안경을 사용한다.
- 침대 난간을 올려주어 낙상을 방지한다.
- 수술하지 않은 눈 쪽으로 Bedside Table을 놓는다.
- Call Light를 손이 닿을 수 있는 곳에 둔다.
- 수술 후 TV, 책 보기 금지
- 수술한 눈 안대 착용
- 날이 흐려도 Sunglass 착용

04 메니에르 증후군(Meniere's Syndrome)이 있을 때 동반되는 3대 증상은?

① 안구진탕증, 관절통, 현훈

② 오심, 구토, 관절통

③ 실신, 두통, 청력소실

④ 청력소실, 현훈, 이명

⑤ 현훈, 이명, 근무력

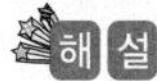

메니에르 증후군(Meniere's Syndrome)

갑작스러운 현기증(현훈)이 반복되면서 이명과 청력소실이 동반되는 경우를 말한다.

05 간호사가 뇌졸중으로 쓰러진 환자를 발견했을 때 환자에게 해주어야 할 체위는?

꼭 나오는 유형

① 앙와위로 눕힘

② 환측의 반대편으로 눕힘

③ 두부를 신체의 나머지보다 낮게 유지함

④ 환자를 복위로 유지함

⑤ 환자를 측위로 눕히고 옷을 Loose하게 풀어주기

3 ① 4 ④ 5 ⑤ 정답

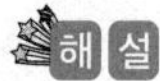 뇌졸중 환자의 발견시 환자의 체위와 응급처치
- 우선 환자의 절대안정(고성방가, 고음을 삼가)이 중요하고, 기도를 유지한다.
- 건강한 쪽을 아래로 한 체위를 유지한다.
- 금 식
- 2시간마다 자세를 변경한다(욕창방지).

CVA pt 올바른 자세
- 다리와 머리는 30° 올려주기(Venous Return이 좋다)
- Side Lying, Low Back Pillow 제공(Sarcrum Sore 예방)
- Prone Position(Hip Flexion Fraction 예방을 위해 Abduction 유지)
- Tronchanter Roll(External Rotation 예방)
- Avoid Gatch, Pillow Blow The Knee(Thrombus, Contracture 예방)

06 수술실 내 멸균상황에 대한 설명으로 옳은 것은?

① 수술시 사용하지 않은 소독 방포는 멸균포에 싸서 다시 사용한다.
② 수술의사는 손 소독 후 장갑이 찢어져도 무난하다.
③ 수술 중 소독간호사의 팔이 순환간호사의 옷에 닿았더라도 큰 문제는 없다.
④ 손 소독 후에는 손을 팔꿈치보다 높게 든다.
⑤ 멸균통 뚜껑 안쪽이 위로 향하게 들고 멸균 이동감자로 꺼낸다.

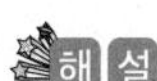 ① 물품의 멸균성에 의심이 가면 그 물품은 오염되었다고 간주한다.
② 손 소독을 했어도 장갑이 찢어지면 안전을 위협한다.
③ 소독간호사의 팔이 순환간호사의 옷에 닿으면 오염되었다고 간주한다.
⑤ 멸균된 통의 뚜껑을 열 때는 뚜껑의 안쪽이 아래를 향하도록 들거나 뚜껑을 완전히 뒤집어서 옆에 내려놓는다.

외과적 무균법
- 고압증기로 소독한 멸균포의 유효기간은 1~2주이다.
- 외과적 손 씻기에서는 손 끝을 위로하여 씻는다.
- 구멍난 장갑은 사용하지 못한다.
- 소독간호사와 순환간호사의 옷이 닿지 않게 한다.
- 멸균통 뚜껑이 아래로 하여 든다.

07 수술 전에 아트로핀을 투여하는 이유는?

① 호흡기 분비물 억제
② 통증조절
③ 기관지 확장
④ 괄약근 긴장력 증가
⑤ 발한 감소

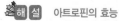

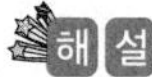 아트로핀의 효능
- 항코린성 약물, 부교감 신경 차단제로 산동과 조절 마비
- 기관지 분비물 억제

정답 6 ④ 7 ①

08 수술 전 유치도뇨관 삽입이 필요 없는 환자는?

꼭! 나오는 유형

① 국소마취를 하는 백내장 수술환자
② 전신마취를 하는 위장 수술환자
③ 다량의 수액공급을 계속 받아야 하는 정형외과 환자
④ 방광이 비워져야 하는 수술환자
⑤ 뇌수술환자

해설 ① 국소마취시에는 유치도뇨관 삽입이 필요 없다.
유치도뇨관의 사용목적
• 장기간 자연배뇨가 불가능할 때 도뇨를 하기 위함이다.
• 하복부 수술시 방광의 팽창을 막기 위함이다.
• 요도의 확장과 지혈을 시키기 위함이다.
• 방광 내의 세척이나 약물주입을 하기 위함이다.
• 시간당 소변량을 측정하기 위함이다.

09 재활간호에서 구축 예방과 합병증 예방을 위한 올바른 체위 간호는?

꼭! 나오는 유형

㉠ 똑바로 누운 체위에서 하지는 신전시키고 슬와부 밑을 지지한다.
㉡ 엎드려 누운 자세에서 자연스러운 자세로 있게 한다.
㉢ 똑바로 눕히고 대퇴관절 대전자부 옆에 담요를 접어서 대어준다.
㉣ 똑바로 누운 자세에서 팔꿈치를 신전시키고 주먹을 쥐게 한다.

① ㉠, ㉡, ㉢ ② ㉠, ㉢
③ ㉡, ㉣ ④ ㉣
⑤ ㉠, ㉡, ㉢, ㉣

해설 ㉣ 똑바로 누운 자세에서는 손목은 신전시키고 손가락은 모양이 자연스럽게 구부러지도록 적당한 크기의 핸드롤을 손에 쥐어 준다.

10 다음 중 계단 목발보행으로 옳은 것은?

① 목발을 겨드랑이에 붙여 체중을 싣는다.
② 계단을 오를 때는 다친 하지를 먼저 올린다.
③ 계단을 내릴 때는 정상 하지를 먼저 내린다.
④ 대상자를 도와줄 때는 다친 부위에서 서서 돕는다.
⑤ 팔꿈치는 쭉 핀 상태에서 손목에 힘을 준다.

8 ① 9 ① 10 ④ 정답

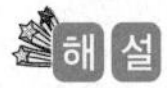
계단 목발보행

- 오르기 : 양쪽 목발을 한 손으로 잡고 다른 한 손은 계단 난간을 잡고 상체를 밀어올려 계단 위로 올라간다. 계단 오를 때 정상 하지를 다음 계단에 먼저 올린다.
- 내려오기 : 양쪽 목발을 한 손에 잡고 다른 한 손은 계단 난간을 잡고 먼저 목발을 한 계단 내려놓고 상체를 내린다. 또 계단 내려갈 때 약한 하지를 먼저 내린다.
- 목발걸을 때는 앞 6~10inch, 옆 4~6inch의 적당한 위치에 둔다.
- 겨드랑이에서 손가락 2~3마디 거리둔다(상완신경총 손상 예방).
- 대상자 도와줄 때 다친 부위에서 서서 도와준다.
- 팔꿈치는 20~30° 구부려 준다.

11 **심장모니터링을 하고 있는 환자에게 심실조기수축이 발견되어 리도카인을 투여하였다. 그 목적은?**

① 심근작용 증진
② 심박동수 증가
③ 환자의 안정
④ 심실세동 방지
⑤ 심방성 조기수축 방지

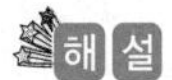
심부전 동반시 디지털리스를 투여하며 심실세동을 예방하기 위해 Lidocaine, Quinidine, Procainamide 같은 항부정맥제를 사용한다. Lidocaine, Procainamide는 저혈압, 쇼크, 중증의 심부전, 동성서맥, 방실 전도 장애 대상자에게는 사용하지 않는다.

12 **백혈병의 증상과 징후에 해당하지 않는 것은?**

① 피부의 점막 출혈
② 만성피로감
③ 전신의 림프절 종대
④ 뼈의 통증
⑤ 정상 백혈구의 증가

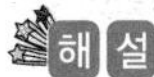
백혈병의 증상

- 정상 백혈구가 감소한다.
- 빈혈에 의한 만성 피로감, 허약감, 식욕부진 등이 나타난다.
- 혈소판 감소에 의한 출혈(잇몸, 코, 피부의 점막 출혈 등)이 나타난다.
- 전신의 림프절 종대, 비종대, 간종대 등이 나타난다.
- 세포의 골수 내 증식으로 골격의 통증을 초래한다.
- 중추신경계의 침범으로 두통, 오심, 구토, 유두수종(Papilledema), 뇌신경 마비, 발작, 혼수 등을 유발한다.

정답 11 ④ 12 ⑤

Precaution

- Bleeding(PLT↓) : Soft Toothbrush
- Infection(WBC↑) : 생화, 화분 병실에 들여놓지 않기, 감염(감기, 바이러스 질환) 방문객 제한, 생과일 · 채소 섭취 금지

13 순환하는 혈액기능으로 옳은 것은?

> ㉠ 신체 각 조직에 산소, 영양소, 호르몬 등을 운반한다.
> ㉡ WBC, 항체를 운반해서 미생물로부터 몸을 보호한다.
> ㉢ 체온을 조절한다.
> ㉣ 혈압(동맥압)을 조절한다.

① ㉠, ㉡, ㉢　　② ㉠, ㉢　　③ ㉡, ㉣
④ ㉣　　⑤ ㉠, ㉡, ㉢, ㉣

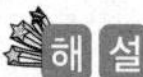

해설 ㉣ 혈압조절은 혈액량, 혈관의 용적, 혈관의 탄력성과 관계가 있다.

혈액의 기능

- 가스(산소, 탄산가스), 영양소, 호르몬, 노폐물 운반
- 체액, 산도, 체온 조절
- 면역, 식균 작용, 혈액응고 기능

14 정맥류가 심한 대상자에게 흔히 오는 증상과 징후에 대한 설명으로 옳지 않은 것은?

① 피하지방 괴사
② 검고 구불거리며 튀어나온 혈관
③ 하지부종과 거친 피부
④ 호만 징후
⑤ 습진성 피부염과 피부궤양

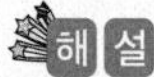

해설 정맥류가 심한 환자의 증상

- 원발성 정맥류의 임상증상은 서 있으면 다리가 아프다든가, 경련성 동통과 다리의 궤양 또는 발목이 붓는다는 등 막연한 증상을 호소하는 경우가 많다.
- 습진성 피부염이나 피부궤양도 일어날 수 있으며, 광범위한 정맥류가 있는 경우 환자의 체위 변화에 따라 급격한 혈류량 변화를 초래하여 갑자기 일어설 때 어지럽거나 실신하기도 한다.
- 혈전후성 정맥류의 임상적인 특징은 원발성 때와는 달리 깊고 굵게 튀어나오는 정맥류는 드물고 피부 또는 피하조직의 2차적 변화인 습진, 하지부종과 거친 피부, 피하지방 괴사 또는 피부궤양이 발생하는 경우가 많다.

호만 징후(Homan's Sign)

비정맥의 혈전증에 의해서 발을 강제로 뒤쪽으로 굽히면 무릎의 뒤쪽에서 동통 혹은 불쾌감을 느낀다.

13 ① 14 ④ 정답

15 **말초혈관 질환자의 순환증진을 위한 간호중재로 옳지 않은 것은?**

① 따뜻한 옷으로 보온하도록 한다.
② 버거알렌 운동을 권장한다.
③ 상처나지 않도록 반드시 신발을 신는다.
④ 꼭 끼는 옷이나 거들 사용을 금한다.
⑤ 혈관수축제를 투여한다.

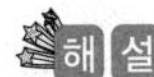

말초혈관 질환자의 순환증진을 위한 간호중재
- 말초혈관성 질환의 종류 : 버거씨병, 레이노씨병, 폐쇄성 동맥경화증
- 따뜻한 옷으로 보온하도록 한다.
- 상처가 나면 치유가 잘 되지 않으므로 반드시 신발을 신는다.
- 꼭 끼는 옷, 허리끈, 양말, 거들 등의 사용을 금한다.
- 버거알렌 운동을 매일 하고, 혈관수축제는 투여를 금한다.
- 금연해야 하며, 추위 노출을 금한다.

16 **장기 이식이 예정된 환자에게 이식 전 교육은?** 꼭 나오는 유형

㉠ 수혜자의 최적 건강상태	㉡ 재정적 부담 고려
㉢ 수술 후 무균적 감염통제	㉣ 면역억제 부작용 관찰

① ㉠, ㉡, ㉢
② ㉠, ㉢
③ ㉡, ㉣
④ ㉣
⑤ ㉠, ㉡, ㉢, ㉣

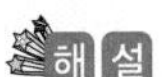

장기 이식 수술 전 환자의 교육
- 수혜자의 최적 건강상태 유지 : 수술 전 과정을 설명하여 정서적 안정을 도모하고, 환자가 최적의 건강 상태를 유지하도록 한다.
- 면역억제 부작용의 관찰 : 이식된 장기와 수혜자의 면역체계 사이에서 초급성 거부반응을 예방하기 위한 조치이다.
- 수술 후 무균적 원리를 적용한다.
- 이식 전날은 투석을 통한 전해질과 뇨독증을 교정하고, 마취시 수분 전해질 균형을 유지해야 한다.
- 장기 기증자의 수술 전 처치가 중요하다.

정답 15 ⑤ 16 ⑤

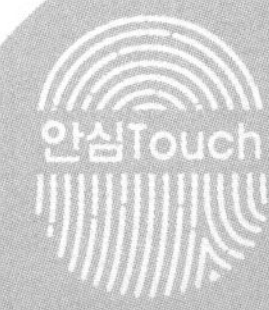

17 외부 방사선치료시의 교육으로 옳지 않은 것은?

꼭 나오는 유형

① 아프지 않다고 말해준다.
② 치료가 끝나면 격리할 필요가 없다.
③ 치료가 끝날 때까지 혼자 있어야 한다고 말해준다.
④ 치료 후 절대안정을 해야 한다.
⑤ 치료가 계속되면 체력의 저하가 나타날 수 있다고 말해준다.

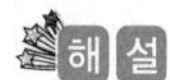

외부 방사선치료를 받는 동안 치료가 끝날 때까지 치료실에 혼자 있어야 하고 아프지 않다고 말해준다. 치료가 끝나면 격리할 필요는 없다. 방사선 조사가 계속되면 체력이 저하되거나 면역이 떨어질 수는 있어도 절대안정이 요구되지는 않는다. 또한 방문 앞에 방사선 치료중임을 표시하고 화장실이 있는 개인 독방을 주고 간호사 근무시간에 30분 이상 노출을 금지한다. 30분 이하로 방문을 제한하고 린넨은 특수용기에 담아서 방 밖으로 나가지 않게 처리한다.

18 전완부위 출혈시 지혈부위로 가장 적절한 것은?

① 경동맥
② 외경동맥
③ 오금동맥
④ 상완동맥
⑤ 쇄골하동맥

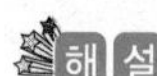

지혈법의 시행단계

직접압박 → 동맥점 압박 → 지혈대 사용 순이며, 전완부위 출혈시는 상완동맥을 지혈한다.

지혈대 착용부위

- 팔 및 다리의 절단이나 상박 및 대퇴부의 지혈시 : 지혈대를 상처 바로 위에 감는다.
- 절단된 손, 발, 하퇴부 지혈시 : 지혈대를 상처로부터 5~10cm 떨어진 상단에 근육이 많은 곳에 감는다.

19 원인을 알 수 없는 급성복통시 우선되는 간호중재로 옳은 것은?

① 얼음찜질을 한다.
② 관장을 실시하고, 구토에 대비한다.
③ 계속 복부사정을 한다.
④ 진통제를 투여하고, 복통이 약화될 때까지 기다린다.
⑤ 편안한 자세를 취하고, 따뜻한 물을 조금씩 투여한다.

17 ④ 18 ④ 19 ③ 정답

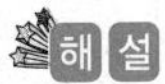

③ 급성복통이 있을 때는 원인질환을 신속하게 밝혀내 치료를 해야 하는 것이 급선무이므로 원인을 알 수 있을 때까지 계속 복부사정을 해야 한다. 예를 들어 급성충수염이 있을 때 조기에 진단하고 수술을 하면 큰 문제없이 지나갈 수 있으나 진단이 늦어져 염증이 터져 복막염까지 진행하게 되면 수술 부위도 넓어지고 입원기간도 늘어날 수 있기 때문이다. Acute Appendicitis의 경우 진단되기 전까지 진통제를 투여하지 않는다.

급성복통 환자의 응급처치
- 편안한 자세를 취해 주며, 기도를 유지하고 계속 복부사정을 한다.
- 입으로 아무 것도 투여하지 않고, 금식하며 구토에 대비한다.
- 하제, 진통제, 진정제를 투여하면 안 된다.
- 관장을 실시하며 얼음찜질을 금한다.

20 응급환자 발생시 응급처치로 옳지 않은 것은?

꼭 나오는 유형

① 환자를 따뜻하게 보온한다.
② 들것이나 구급차 이동시 세심한 주의를 해야 한다.
③ 출혈에 대한 처치를 한다.
④ 쇼크 의심시 뇌로 가는 혈량을 증가시키기 위해 머리와 가슴을 다리보다 낮게 한다.
⑤ 기도를 확보한다.

해설 쇼크환자의 적절한 체위는 하지를 45° 상승해야 하며, 머리는 가슴과 같거나 다소 높게 유지한다.

21 대퇴경부 골절로 내부 고정한 환자의 양다리 사이에 베개를 놓는 이유는?

① 무릎을 굴곡시키기 위해
② 대퇴를 외전시키기 위해
③ 고관절의 내회전을 예방하기 위해
④ 무릎을 과도신전시키기 위해
⑤ 고관절을 굴곡시키기 위해

해설 ③ 고관절의 내회전을 예방하기 위해 장골능에서 대퇴의 중간부위까지 베개를 대준다.

22 다음 중 3점 보행에 대한 내용으로 옳은 것은?

㉠ 양측 하지에 체중부하가 가능한 환자에게 적용한다.
㉡ 한쪽 다리에 체중부하를 못하고 다른 쪽 다리에 체중부하가 가능한 환자에게 적용한다.
㉢ 오른쪽 목발과 왼쪽 다리가 나가고 왼쪽 목발, 오른쪽 다리의 순서로 걷는다.
㉣ 양쪽 목발로 허약한 다리를 지지하면서 동시에 나가고 그 뒤로 건강한 다리가 나간다.

정답 20 ④ 21 ③ 22 ③

① ㉠, ㉡, ㉢
② ㉠, ㉢
③ ㉡, ㉣
④ ㉣
⑤ ㉠, ㉡, ㉢, ㉣

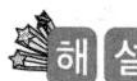 3점 보행(Three Point Gait)

한쪽 다리가 약해서 체중부하를 못하고 다른 한쪽 다리는 튼튼하여 전체 체중유지가 가능할 때, 균형을 잡을 수 있어야 하기 때문에 양쪽 목발로 허약한 쪽 다리를 지지하면서 동시에 나가고 그 뒤에 강한 쪽 다리를 내딛는다.

23 **발목염좌로 인해 발목이 붓고 통증을 호소하는 환자에게 우선적으로 해야 할 간호로 옳은 것은?**

㉠ 휴 식
㉡ 압박붕대지지
㉢ 진통소염제의 투여
㉣ 온찜질

① ㉠, ㉡, ㉢
② ㉠, ㉢
③ ㉡, ㉣
④ ㉣
⑤ ㉠, ㉡, ㉢, ㉣

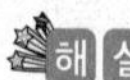 발목 염좌의 부종과 동통 호소시 우선적인 간호

휴식, 찬물 및 얼음찜질, 압박붕대 감아주기, 발을 심장보다 높이 올리기

24 **만성 류머티스 관절염 환자가 다음과 같이 호소할 때에 행해야 할 간호중재로 옳은 것은?**

꼭 나오는 유형

〈호소〉 무릎이 붓고 아프다. 너무 피곤하고 일어날 수 없다.
살고 싶지 않고 만사가 귀찮다.

〈간호중재〉
㉠ 절대 안정시키고 소염진통제를 투여한다.
㉡ 점진적으로 유연성 운동을 실시한다.
㉢ 다시 병원으로 가서 관절경 검사를 받아보도록 한다.
㉣ 일상적 활동을 계속하도록 계획을 세운다.

① ㉠, ㉡, ㉢
② ㉠, ㉢
③ ㉡, ㉣
④ ㉣
⑤ ㉠, ㉡, ㉢, ㉣

23 ① 24 ③ 정답

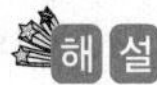 류머티스 관절염

- 급성기에는 ABR, 만성기에는 ADR을 유지한다.
- 일상적 활동을 유지하도록 계획을 세운다.
- 유연성 운동은 천천히 부드럽게 하면서 점진적으로 한다.
- 류머티스 인자검사, 관절면 말단부위의 연골침식, 활액변화 검사, 방사선 검사상 관절주위의 골다공증 등 확진 전에는 관절경 검사가 필요하나 확진한 후 관절경 검사는 불필요하다.

25 **대퇴의 다발성 골절환자의 합병증으로 지방색전증이 있을 때 관찰해야 할 사항으로 옳은 것은?**

㉠ 호흡곤란	㉡ 고 열	㉢ 청색증	㉣ 점상출혈

① ㉠, ㉡, ㉢　② ㉠, ㉢　③ ㉡, ㉣
④ ㉣　⑤ ㉠, ㉡, ㉢, ㉣

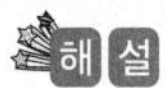 대퇴의 다발성 골절환자의 합병증으로 인한 지방색전증 증상

심한 호흡곤란, 빈맥, 청색증, 심장 부위의 통증, 고열, 불안, 혼수 등이 나타나고, 2~3일 후 흉부, 액와부, 목, 결막에 점상출혈이 생긴 후 며칠 뒤 소멸되는 것이 특징이다.

26 **정관절제술 후 음낭부종으로, 불편함을 호소시 수술 24시간 내의 간호중재로 올바른 것은?**

㉠ 음낭 부위에 찬 물주머니를 대준다.
㉡ 음낭 부위에 더운 물주머니를 대준다.
㉢ 음낭 부위에 지지대를 대준다.
㉣ 절대안정을 시킨다.

① ㉠, ㉡, ㉢　② ㉠, ㉢　③ ㉡, ㉣
④ ㉣　⑤ ㉠, ㉡, ㉢, ㉣

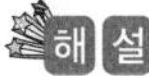 정관절제술 후의 치료와 주의사항

- 수술 후 절대안정을 취할 필요는 없고, 일상생활이 가능하지만 자전거 타기나 심한 운동은 피하는 것이 좋다.
- 시술 후 24시간 뒤에 샤워는 할 수 있고 목욕 후 상처를 깨끗이 보존하는 것이 중요하다.
- 음낭부종시 부종의 경감을 위해 지지대나 바인더로 음낭을 올려주고 찬 물주머니를 대어주면 통증을 감소시킬 수 있다.

정답 25 ⑤ 26 ②

27 후비공 심지 삽입에 대한 설명으로 옳은 것은?

꼭 나오는 유형

① 수술 후 언제나 시행한다.
② 위험하므로 수술실에서만 시행한다.
③ 비중격만곡증에 대한 염증제거를 하기 위함이다.
④ 만성부비동염에 대한 염증제거를 하기 위함이다.
⑤ 출혈부위를 정확히 알 수 없고 멈추지 않는 비출혈시 적용한다.

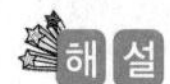

해설 후비공 심지 삽입

후비공 심지는 출혈예방이나 부목역할, 점막이 제자리에 부착하도록 돕는 작용을 한다. 따라서 출혈부위를 정확히 알 수 없고 멈추지 않는 비출혈시 적용한다.

28 외음부 소양증 호소시 환자의 간호로 틀린 것은?

① 청결의 중요성을 교육한다.
② 배뇨 후 외음부를 닦는다.
③ 불안, 스트레스를 완화한다.
④ 외음부에 붕산수를 적신 드레싱을 대준다.
⑤ 환부의 보습을 유지하고, 따듯하게 한다.

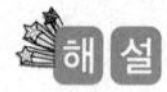

해설 외음부 소양증의 간호중재

- 외음부의 청결 유지
- 자극물의 접촉을 피할 것(면으로 된 팬티를 입을 것)
- 외음부에 붕산수를 적신 드레싱을 대줄 것
- 환부를 가능한 한 건조하고 시원하게 유지할 것(옷을 느슨하게 입을 것)
- 따가움이나 자극을 증대시킬 우려가 있으므로 가려운 부위를 긁지 말 것
- 음부를 하루에 한 번씩 물과 무자극성 비누로 세척해줄 것
- 성교시 K-Y젤리(붕산, 글리세린, 콘트라스, 트라가칸트를 함유하는 윤활제), 베이비오일 같은 윤활제를 사용할 것
- 대 · 소변을 보고 난 후 흡수성이 강한 면이나 무균타월로 외음부를 부드럽게 닦아줄 것

29 전신성 홍반성 낭창(SLE)을 앓고 있는 환자에 대한 교육내용으로 옳은 것은?

① 신장에 무리가 가지 않도록 지방과 염분을 충분히 섭취한다.
② 약물치료를 금한다.
③ 화장품을 자유롭게 사용할 수 있다.
④ 태양 과다노출로 증상이 더 심해질 수 있으므로, 자외선 차단제를 사용한다.
⑤ 스트레스가 심하면 증상이 악화될 수 있으므로, 비타민 B군의 섭취를 제한한다.

27 ⑤ 28 ⑤ 29 ④ 정답

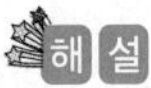 SLE(전신성 홍반성 낭창) 환자의 교육내용
- 강한 광선을 피하고 자외선 차단제를 사용한다.
- 사람이 많이 모이는 곳을 피하고 감기나 다른 바이러스성 질환에 감염되지 않도록 한다.
- 지방과 염분을 제한한다.
- 산염기 평형유지와 뼈 손실예방을 위해 칼슘, 마그네슘을 충분히 섭취한다.
- 스트레스 관리에 유의한다.
- 비타민 B군(특히 맥주효모, 난황, 통곡식류나 육류에 많은 B_5)을 비롯한 모든 영양소를 골고루 섭취한다.
- 가벼운 장기 침범의 경우 항말라리아제, 비스테로이드성 소염제, 소량의 스테로이드제로 조절한다.
- 심각한 장기 침범의 경우 고용량의 스테로이드 및 강력한 면역억제제를 이용하여 적극적으로 치료한다.

30 노인환자에게 가장 흔한 사고는 침상에서의 낙상이다. 이를 예방하는 방법은?

꼭 나오는 유형

① 억제대를 사용한다.
② 수면제를 투여한다.
③ 높이 조절이 가능한 침상을 사용한다.
④ 야간에는 침상 옆 의자에 이동형 침상변기를 놓아 준다.
⑤ 저녁 식사 후에는 일절 수분을 공급하지 않는다.

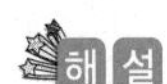 거동이 불편한 노약자나 의식이 명료하지 않은 환자의 경우, 다른 환자들에 비해 추락의 위험이 크다. 따라서 입원할 때 침상의 높이가 오르내리기에 적합한지, 난간은 제대로 설치돼 있는지, 난간의 안전장치는 제대로 작동하는지, 난간높이는 환자에게 적합한지를 체크해 이를 보완하거나 유의하는 자세가 필요하다.

31 T_1, N_0, M_0일 때 맞는 설명은?

① 림프전이
② 장측흉막 침범
③ 폐의 림프절 침범
④ 종양전이 없음
⑤ 원위부 전이

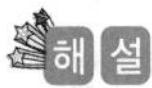 ④ 종양의 크기는 2cm~5cm이며, 결절도 없고 전이도 되지 않았다는 의미이다.

종양의 크기 및 전이
- 종양의 크기를 종양(Tumor)의 머리글자를 따서 T, 림프절으로의 전이는 림프절(Lymph Node)의 절(Node)의 머리글자를 따서 N, 다른 장기로의 원격전이는 전이(Metastasis)의 머리글자를 따서 M이라고 표시한다.
- 종양의 크기 T는 다시 세분하여 종양의 크기가 2cm 이하인 경우를 T_1, 2cm보다 크고 5cm 이하인 경우를 T_2, 5cm보다 큰 경우를 T_3, 갈비뼈나 피부, 주위 근육에까지 침범한 경우를 T_4라고 한다.
- 림프절 전이 N도 다시 세분하여 림프절의 전이가 없는 경우를 N_0, 같은 쪽 겨드랑이 림프절로 전이가 되어 있으나 운동성이 있는 경우를 N_1, 전이가 되어 있으면서 주위 조직에 붙어 있어 움직이지 않는 경우를 N_2, 흉골밑의 림프절에 전이가 있는 경우를 N_3라고 한다.

정답 30 ③ 31 ④

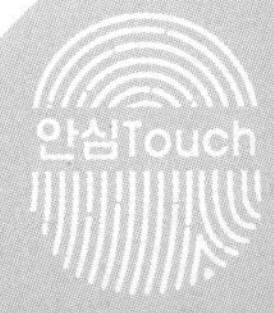

32 탈감작요법시 주의사항은?

㉠ 한곳에 반복하지 않고 여러 부위에 주사한다.
㉡ 주사 후 20~30분 정도 관찰한다.
㉢ 응급처치에 대비한다.
㉣ 1ml 주사기에 항원을 넣어 주입한다.

① ㉠, ㉡, ㉢
② ㉠, ㉢
③ ㉡, ㉣
④ ㉣
⑤ ㉠, ㉡, ㉢, ㉣

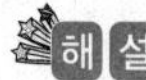

면역요법(탈감작요법)시 주의 사항

- 한곳에 반복하지 않고 1ml 주사기에 항원을 넣어 여러 부위에 주사한다.
- 주사 후 20~30분 정도 관찰한다.
- 응급처치에 대비한다.
- 과민반응 증상이 나타나면 즉시 담당의사에게 알린다.
- 국소반응으로는 주사부위가 붓고 가려움증이 있고 전신반응으로는 천식이나 비염증상으로 재채기, 눈 가려움, 두드러기, 목의 가려움, 쇼크 등이 주사 후 20분 이내에 발생할 수 있으므로 잘 관찰하도록 한다.

33 화상환자의 응급처치로 옳은 것은?

① 1도 화상은 모르핀이나 데메롤을 사용하여 통증을 조절한다.
② 중증화상인 경우 즉시 찬물로 세척하거나 냉찜질한다.
③ 화상물집은 빨리 터뜨리고, 청결한 거즈 등을 사용하여 덮는다.
④ 화공약품에 의한 화상일 경우, 적어도 1시간 정도 장시간 접촉부위 환부를 씻어 낸다.
⑤ 안면화상인 경우, 환자가 움직이지 않도록 바른 자세로 눕혀 운반한다.

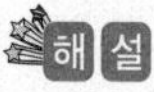

화상의 응급처치법

- 의복 위에 뜨거운 물이 엎질러졌거나 불이 붙었을 경우에는 무리해서 옷을 벗지 말고 찬물을 붓거나 바닥에 굴린다.
- 감염방지를 위하여 청결한 거즈 등을 사용하여 화상부위를 덮는다.
- 물집은 터뜨리지 않는다.
- 화공약품에 의한 화상은 적어도 1시간 정도 접촉부위를 세척한다.
- 안면화상에서 부종에 의한 호흡곤란 예방을 위해 반좌위로 눕혀 운반한다.
- 전기감전의 경우 절연체를 이용하여 환자를 떼어주는 것이 필요하다.
- 1도 화상인 경우 즉시 찬물로 세척하여 냉찜질하고, 중증화상은 모르핀이나 데메롤을 사용하여 통증을 조절한다.

32 ⑤ 33 ④ 정답

34 폐색성 동맥질환의 안전통증이란?

꼭 나오는 유형

① 안정시 통증이 있다.
② 안정을 하면 통증이 사라진다.
③ 0.5~0.9mm 이상의 크기 혈전이 가장 큰 원인이다.
④ 하지에 얼얼한 둔한 감각이 있다.
⑤ 하지 통증과 함께 흉통을 동반한다.

해설 ① 안정통증이란 안정시 나타나는 통증이다.

폐색성 동맥질환의 증상
- 통증, 경련, 국소빈혈
  - 초기 : 운동시 근육에 혈액공급이 부족하여 간헐성 파행증이 서서히 발현(예 걷는 도중에 쑤시는 듯한 통증이나 경련)한다.
  - 중간 : 약 100m 정도 걸으면 통증을 지각하여 경사진 길을 올라가면 더 빨리 나타나며, 통증 부위는 양측성으로 주로 종아리, 하부요근, 둔부, 대퇴, 발 근육이다.
  - 심해지면 휴식시에도 통증 및 국소빈혈이 있다.
- 통증 유형 : 둔함, 욱신욱신 쑤심, 찢어지는 듯함, 화끈거림, 냉감, 무감각, 따끔거림
- 국소빈혈 : 발가락이나 발가락의 원위부 ⇨ 궤양, 궤저

35 수술 후 정맥혈전증을 예방하는 방법으로 옳은 것은?

① 수술 전과 후에 탄력붕대를 착용한다.
② 부종이 생길 수 있으므로 물을 가능한 한 적게 섭취한다.
③ 밴드 스타킹이나 코르셋 등을 착용한다.
④ 수술 후 가능한 한 침상에서 움직이지 않는다.
⑤ 찬수건을 다리에 대어 준다.

해설 정맥혈전증의 예방법
- 수술 후 가능한 한 빨리 침상에서 일어나고, 능동적으로 다리운동을 한다.
- 수술 전과 후에 압박스타킹을 착용하고, 탈수가 되지 않게 물을 많이 마신다.
- 장기간 서 있지 않고, 장기간 서 있는 경우 압박스타킹을 신는다.
- 다리를 간헐적으로 압박해주는 공기압박부츠를 착용한다.
- 장기간 비행기나 자동차 여행을 할 경우 충분히 물을 마시고, 가능한 한 걸으며 앉아 있는 동안에도 다리운동을 한다.
- 밴드 스타킹이나 코르셋 착용을 금한다.

정답 34 ① 35 ①

36 무과립세포증 환자의 간호로 옳은 것은?

① 방문객을 제한한다.
② 병실에 꽃이나 화분을 놓는다.
③ 고단백, 고비타민, 저탄수화물 식이를 한다.
④ 변비예방을 위해 관장을 한다.
⑤ 하루에 2,500ml 이상의 수분은 섭취하지 않는다.

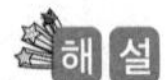

무과립세포증 환자의 간호

- 감염 예방을 위하여 안정을 취하고, 방문객을 제한하고 격리한다.
- 고단백, 고비타민, 고탄수화물 식이를 한다.
- 하루에 2,500ml 이상으로 수분을 섭취한다.
- 병실에 꽃이나 화분을 놓지 않는다.
- 변비예방을 위하여 관장보다는 변비완화제를 사용한다.

37 파킨슨병 환자의 간호계획으로 맞는 것은?

㉠ 약물요법	㉡ 보행훈련
㉢ 일상생활	㉣ 활동제한

① ㉠, ㉡, ㉢
② ㉠, ㉢
③ ㉡, ㉣
④ ㉣
⑤ ㉠, ㉡, ㉢, ㉣

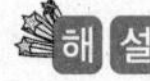

파킨슨병 환자 치료

- 약물치료법 : 파킨슨병 치료의 목표는 일상생활을 무리 없이 영위할 수 있도록 하는 것이다. 따라서 파킨슨병 약물치료의 원칙은 이러한 목표를 달성할 수 있는 최소 용량의 약물을 사용하는 것이다. 증상을 완전히 없애기 위해서 처음부터 많은 약물을 복용하게 되면 약으로 인한 부작용이 빨리 나타날 수 있기 때문에 조심하여야 한다.
- 비약물치료법 : 운동치료(반복적 물리치료, 자세교정, 보행훈련, 호흡훈련 및 말하기 등), 언어치료, 작업치료, 건강한 식습관과 영양에 대한 교육 등이 필요할 수 있다.
- 파킨슨 치료약물 중 레보도파는 약물의 작용을 방해하기 때문에 단백질 음식 섭취를 제한해야 한다. 단 레보도파 약물이 들어가지 않는다면 단백질 섭취가 필요하다.

36 ① 37 ① 정답

38 치매환자가 있는 가정을 방문했을 때 '배설양상 변화'에 대한 문제를 가족과 논의할 경우 가족에게 도움이 될 수 있는 교육내용으로 옳은 것은? 꼭 나오는 유형

> ㉠ 화장실과 가까운 곳에 대상자의 방을 둔다.
> ㉡ 실금을 하였을 때 수용한다.
> ㉢ 일정시간 간격으로 화장실을 데리고 간다.
> ㉣ 배뇨횟수를 줄이기 위해서 수분 섭취를 제한한다.

① ㉠, ㉡, ㉢
② ㉠, ㉢
③ ㉡, ㉣
④ ㉣
⑤ ㉠, ㉡, ㉢, ㉣

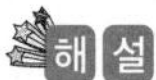
해설 치매환자의 배설관리
- 용변이 용이한 의복을 입히고, 화장실과 가까운 곳에 대상자의 방을 둔다.
- 화장실의 위치를 정확히 설명하여 사용이 용이하도록 한다.
- 잠자기 전에는 음료수를 마시지 않도록 하며, 침대 옆에 간이 변기를 준비해 둔다.
- 배뇨횟수를 줄이기 위해서 수분 섭취를 제한하고, 환자의 실수에 화내지 않고 수용한다.

39 이뇨제를 사용할 때 저칼륨혈증을 대비해 환자에게 제공할 수 있는 식품은?

① 오렌지, 건포도, 치즈
② 양배추, 우유, 당근
③ 오렌지, 닭고기, 잣
④ 감자, 팥, 호박
⑤ 시금치, 요구르트, 고구마

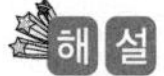
해설 이뇨제 투여로 인해 저칼륨혈증에 대비해 칼륨보충제나 칼륨이 풍부한 식품, 즉 오렌지, 바나나, 건포도, 저지방우유, 치즈, 요구르트 등을 제공해야 한다.

40 치매노인환자의 환경간호의 내용으로 옳지 않은 것은? 꼭 나오는 유형

① 밤에 노인의 보행을 위해 형광등을 켜서 밝게 유지한다.
② 간호사는 서두르지 말고 조용한 환경에서 의사소통을 한다.
③ 적당한 장소에 읽기 쉬운 큰 시계와 달력을 부착한다.
④ 환자가 익숙한 물건에는 표시를 해 둔다.
⑤ 시각적 자극을 위해 병실을 화려하게 한다.

정답 38 ⑤ 39 ① 40 ⑤

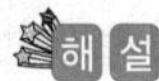 치매환자의 환경간호

- 간호사는 침착하게 조용한 환경에서 자존심을 건드리지 말고 의사소통한다.
- 읽기 쉬운 큰 시계와 달력을 적당한 장소에 부착한다.
- TV, 라디오 등 환자가 익숙한 물건에는 표시를 해둔다.
- 만약 언어적 이해가 떨어진다면 그림을 사용한다.
- 밤 동안에 희미한 불을 켜두거나 야간등을 사용한다.
- 과잉자극을 피하기 위하여 환경을 단일화한다.

41 혼돈 상태의 환자 간호로 틀린 것은?

① 방을 조용하고 어둡게 한다.
② 체위변경 및 수동운동을 시킨다.
③ 평소 즐겨 듣던 음악을 틀어준다.
④ 시간과 장소에 대해 지속적으로 말해 준다.
⑤ 가족들이 곁에서 지난 이야기를 한다.

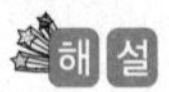 치매환자의 대다수는 밤에 상태가 더 나빠진다. 어둠은 치매노인의 방향감각을 더 나빠지게 하고 혼돈을 가중시킨다. 따라서 침실과 화장실에 불을 켜 놓도록 하며, 벽을 따라서 야광테이프를 화장실까지 붙여 놓아 치매노인이 길잡이로 삼도록 하는 방법도 좋다. 밤의 배회는 빛을 향해 가는 경우가 많으므로 출구에 두꺼운 커튼을 쳐 어둡게 한다.

42 중년기 대상자의 성(Sex)에 관한 설명으로 옳은 것은?

① 성적 충동이 현저히 감소한다.
② 여성의 경우 질 감염의 빈도가 감소한다.
③ 에스트로겐의 분비가 급격히 증가한다.
④ 월경이 중단된 뒤 6개월부터는 출산조절을 하지 않아도 된다.
⑤ 난소의 기능은 점점 약화되고, 질의 벽이 두꺼워진다.

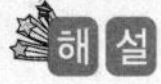 중년기 대상자의 성

- 중년기는 40~64세까지로 인생의 성취를 완성하는 시기이다.
- 성호르몬의 감소로 생식기가 위축되고, 배란과 월경이 정지된다.
- 폐경기 증상으로는 불안정, 위축성 질염, 생식력 상실, 심리적 타격 등이 있다.
- 일시적인 충혈현상이 오기 때문에 성적 충동이 현저히 감소하는 것은 아니다.

41 ① 42 ④ 정답

43 대사성 산증을 초래하는 경우에 해당하는 것은?

㉠ 신부전	㉡ 고알도스테론증
㉢ 당뇨성 케톤산증	㉣ 지속되는 구토

① ㉠, ㉡, ㉢　　② ㉠, ㉢
③ ㉡, ㉣　　④ ㉣
⑤ ㉠, ㉡, ㉢, ㉣

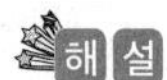

대사성 산증

- 주로 HCO_3의 부족에 의해서 발생하며 산증의 정도가 심해짐에 따라 대상자는 허약감, 권태 또는 둔한 두통을 경험하며, 오심, 복통도 나타날 수 있다.
- 혈액과 소변에 당이 증가하고 케톤혈증이 있다. 당뇨병성 산증 대상자는 호흡시 과일향의 아세톤 냄새와 과다한 수분소실 증상인 갈증, 건조한 점막, 소듐 저하 증상인 피부긴장도 소실과 쇼크를 나타낼 수 있다.
- 대사성 산증은 심한 설사, 당뇨성 케톤산증, 약물중독, 신부전 등으로 인해서 초래된다.

44 임질환자에게 나타나는 임상적 특징은 무엇인가?

꼭 나오는 유형

㉠ 잠복기가 3~10일이다.
㉡ 배뇨시 통증, 작열감과 농성 장액성 분비물이 배출된다.
㉢ 성 접촉으로 감염된다.
㉣ 몸통, 상, 하지, 목 등에 장미진이 나타난다.

① ㉠, ㉡, ㉢　　② ㉠, ㉢
③ ㉡, ㉣　　④ ㉣
⑤ ㉠, ㉡, ㉢, ㉣

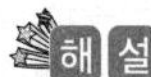

임질의 임상적 특징

- 감염병이며 성병이라고도 한다.
- 원인균은 임질 구균이며 잠복기는 3~10일이다.
- 증상은 농성 장액성 분비물, 배뇨시 동통 및 작열감, 사지 구간의 장미진 등이 있다.
- 치료제는 항생제가 쓰이며 합병증으로 불임이 올 수 있다.

정답 43 ② 44 ①

45 수분 섭취량 증가와 가습기 사용이 호흡기계에 미치는 영향으로 옳은 것은?

① 성문운동을 억제한다.
② 기침반사를 억제한다.
③ 기관지를 확장시킨다.
④ 호흡기계의 분비물 양을 감소시킨다.
⑤ 호흡기계의 분비물을 액화시킨다.

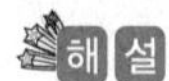

호흡기계 질환에 있어 수분섭취량 증가와 가습기 적용 목적
- 호흡기계의 분비물을 액화
- 기도의 건조 방지
- 적절한 전해질의 균형 유지

46 밀봉배액관을 달고 있는 환자의 간호중재는?

꼭 나오는 유형

㉠ 배액병을 침상보다 항상 아래에 둔다.
㉡ 체위변경시 흉곽관이 눌리지 않게 한다.
㉢ 밀봉병 안의 배액관 끝이 물 속에 잠기게 한다.
㉣ 흡인조절병은 공기가 들어가지 않도록 한다.

① ㉠, ㉡, ㉢
② ㉠, ㉢
③ ㉡, ㉣
④ ㉣
⑤ ㉠, ㉡, ㉢, ㉣

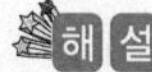

밀봉배액적용 환자의 간호중재
- 흉곽배액기구의 위치 : 대상자의 흉곽보다 낮은 수준에 위치하며 배액병은 흉부로부터 60~90cm 아래 둔다.
- 대상자를 옮길 때 : 병속 공기와 물이 흉막강 내로 이동함을 방지하기 위해 흉곽튜브를 겸자로 꽉 잠근다(기흉이 있을 때는 잠그면 안 된다).
- 대상자의 위치 : 반좌위를 취하게 하고, 체위변경시 흉곽관이 눌리지 않게 한다.
- 흉곽튜브의 개방유지 : 개방성을 자주 관찰(꼬임과 눌림, 혈전으로 막힘 등)한다.

45 ⑤ 46 ① 정답

47 늑막천자를 받는 습성늑막염 환자에게 제공되는 간호로 틀린 것은?

① 검사과정은 무균적으로 한다.
② 검사 후 천자부위가 위로 향한 측와위를 취하게 한다.
③ 검사 후 호흡곤란, 청색증, 기흉 등이 있는지 관찰한다.
④ 삼출액은 가능한 한 빨리 흡인해야 한다.
⑤ 검사 후 출혈이 과도한지 드레싱을 자주 관찰한다.

해설 늑막(흉곽)천자 간호를 받는 급성늑막염 환자의 간호

- 검사과정은 무균적으로 하고, 천자시 측와위 또는 좌위에서 팔과 어깨를 올린다.
- 삼출액을 너무 빨리 뽑으면 종격동의 변위가 올 수 있으므로 천천히 흡인해야 한다.
- 환자를 상두대(Over Bed Table)에 머리와 팔을 대고 엎드리게 하고 검사 중에 움직이지 않게 한다.
- 1,200ml 이상 제거시 순환혈량의 부족증상을 관찰한다.
- 검사 후 출혈이나 배액량이 과도한지 검사부위의 드레싱을 자주 관찰한다.
- 검사 후 호흡곤란, 청색증, 심한 기침, 기흉의 증상 등이 있는지 관찰한다.
- 검사 후 삼출액이 새지 않도록 1시간 정도 천자부위가 위로 가도록 측와위를 취하게 한다.

48 울혈성 심부전 환자 조직의 산소 요구량을 줄여 심장부담을 덜어주기 위해 제공되는 간호중재로 옳은 것은?

① 강심제 투여
② 이뇨제 투여
③ 산소공급
④ 안 정
⑤ 수분제한

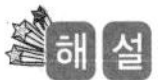

울혈성 심부전 환자의 간호

- 안정 : 심부전은 신체가 필요로 하는 충분한 혈액량을 공급하지 못하기 때문에 생기는 것이다. 운동을 제한하여 안정을 취하면 그 요구량이 줄기 때문에 심장의 부담이 줄어든다.
- 염분과 수분의 제한 : 심부전의 증세는 혈관의 충혈과 이에 따르는 세포외액의 증가는 염분에 기인하기 때문에 염분제한은 심부전 치료에 있어서 기본요법이다. 수분은 부수적 조건에 불과하다.
- 식사시 염분제한이 가장 중요하고 음식을 소량씩 자주 먹는 것이 좋다.

정답 47 ④ 48 ④

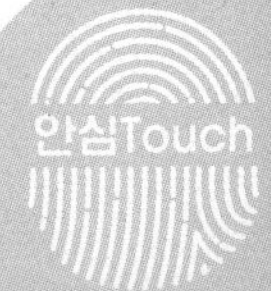

49 신장 공여자로서의 적절성 여부를 결정하기 위해 고려해야 할 조건은? 꼭 나오는 유형

㉠ 혈액형	㉡ 혈색소
㉢ HLA	㉣ 혈장 내 포타슘 수준

① ㉠, ㉡, ㉢
② ㉠, ㉢
③ ㉡, ㉣
④ ㉣
⑤ ㉠, ㉡, ㉢, ㉣

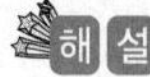

신장이식술의 공여자와 수여자 간의 만족조건

- 공여자와 수여자 간의 혈액형과 조직형이 일치하여야 한다.
- 공여자와 수여자 간의 백혈구(HLA) 교차반응검사에서 반드시 음성이어야 한다.
- 공여자는 반드시 건강하여야 한다. 즉 고혈압, 신장질환, 활동성 감염 및 바이러스성 간염의 증거가 없어야 하며 신장기능이 정상이어야 한다.
- 수여자는 급성감염의 증거, 현재 치료 중인 악성종양의 병력, 수술을 견디기 어려울 정도의 심폐기능 장애 등이 없어야 한다.

50 요로전환수술 후 나타나는 정상적인 증상은?

① 소변 배설량이 섭취량보다 적다.
② 산재성 통증이 있고 수술 4일 후에는 장음이 없다.
③ 누공이 피부 높이보다 아래로 당겨져 있다.
④ 누공 색깔이 창백하다.
⑤ 수술 후 이틀 동안 부종이 있다.

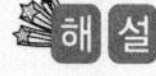

요로전환수술의 증상

- 요로전환수술 후에 장에 의한 전해질의 재흡수가 일어나 소변 배설량이 섭취량보다 적게 된다.
- 장음이 없으면 장폐색 때문이고 누공이 피부로 돌출되거나, 피부 아래 복벽 안으로 퇴축하는 것은 합병증이 발생한 징후이다.
- 루가 거무스레하고 청색을 띠면 혈액공급이 안 되는 것을 나타내는 것이다. 루의 부종은 수술 직후에 예상될 수 있는 증상이다.

49 ② 50 ① 정답

51 신결석의 재발을 예방하기 위한 환자교육내용으로 옳은 것은?

① 다량의 수분 섭취는 권장하지 않는다.
② 하루 칼슘의 섭취량은 400mg 이하로 제한한다.
③ 우유 및 유제품의 섭취를 권장한다.
④ 침상에서 안정을 취하도록 한다.
⑤ 비타민 A, C, D는 가능한 한 많이 섭취한다.

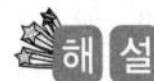

신결석의 재발을 예방하기 위한 간호중재

- 요관에서 크기가 작은 결석을 씻어 보내기 위해 다량의 수분 섭취를 권장한다.
  - 최소한 하루에 3ℓ의 물은 뇨를 희석하여 새로운 결석 형성을 방해한다.
  - 잠자기 직전 배뇨하고 수분을 섭취하게 하며 밤에도 깨어 배뇨한 뒤 다시 수분을 섭취시켜 소변을 희석시킨다.
- 단백질과 우유 속에 함유된 락토오스는 장에서 칼슘의 흡수를 증가시키기에 칼슘(Ca)이 많이 함유된 우유 및 유제품, 치즈, 멸치, 뱅어포, 초콜릿, 흑설탕 등은 제한한다.
- 일반식사에서 하루 칼슘의 섭취량은 약 600~900mg이지만 칼슘을 400mg 이하로 제한한다.
- 비타민 D도 칼슘흡수를 촉진하는 조건이 되므로 필요 이상의 섭취는 피하는 것이 좋다.
- 식단 작성시 염분이 많은 식품은 제한한다.
- 활동을 하면 결석 배출이 용이해지므로 결석이 있으면 누워 있지 말고 가능한 한 움직이는 것이 좋다.
- 결석이 있을 경우에는 자세에 따라 갑작스러운 통증이 일어날 수 있으므로 사다리를 오르거나 지붕 위에 올라가서 일하는 등의 위험한 일을 피한다.

결석종류에 따른 식이요법

- 수산칼슘결석과 인산칼슘결석 : 우유(칼슘), 수산(시금치), 동물성 단백질 제한, 식이섬유소 권장
- 요산결석 : 퓨린식품 제한(육류의 내장, 전곡, 두류 등)
- 시스틴결석 : 고단백식 제한

52 폐농양 환자의 증상으로 옳은 것은?

㉠ 체중 감소	㉡ 빈 혈
㉢ 흉부의 통증	㉣ 공명음

① ㉠, ㉡, ㉢ ② ㉠, ㉢
③ ㉡, ㉣ ④ ㉣
⑤ ㉠, ㉡, ㉢, ㉣

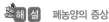

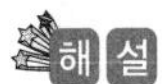

폐농양의 증상

- 폐농양은 폐조직의 염증과 괴사로 생긴 공동(직경이 2cm 이상인 공동이 1개 또는 그 이상 형성된다) 속에 고름이 고여 있는 상태이다.
- 서서히 발병하는 기침과 발열, 피로, 식욕부진과 체중 감소, 흉부의 통증과 화농성 객담 청진시 습성나음의 청취, 빈혈 등의 증상이 있다.
- 폐농양이 기관지와 연결되어 있는 경우에는 기침을 할 때 악취가 나는 부패성 가래가 섞여 나오게 된다.

정답 51 ② 52 ①

53 하지근력을 검사할 때 1(Trace)은 무엇을 의미하는가?

꼭 나오는 유형

① 전혀 반응 없다.
② 강한 자극에 대해 다리를 든다.
③ 근수축만 있다.
④ 중력에 대해 다리를 든다.
⑤ 약한 자극에 대해 다리를 든다.

해설 근력검사

- 도수근력검사는 저항 혹은 중력에 대항하여 수축하는 근육들을 찾아내어 양적으로 측정하는 것이다.
- 근육의 수축정도, 근육의 신경지배 상태, 관절구조면에 따른 운동기능을 파악함으로써 사정 및 치료계획을 세우는 데 중요한 자료가 된다.
- 근력등급 분류

단 계				특 성
5	Normal(N)	100%	정상	충분한 저항을 이겨내고, 완전운동범위를 수행할 경우
4	Good(G)	75%	우	약간의 저항을 이겨내고, 완전운동범위를 수행할 경우
3	Fair(F)	50%	양	중력을 이겨내고 완전운동범위를 수행할 경우
2	Poor(P)	25%	가	중력을 제거한 상태에서 완전·부분적 운동범위를 수행할 경우
1	**Trace(T)**	**10%**	**불가**	**관절운동이 없으나 약간의 근수축이 있는 경우**
0	Zero(Z)	0%	제로	관절운동은 없으며 수축도 없는 경우

54 경요도 전립선 절제술 후 간호중재로 알맞은 것은?

㉠ 출혈이 있는지 상처 및 카테터의 배액상태를 관찰한다.
㉡ 배뇨량을 유지하기 위해 2,000~3,000cc 정도로 수분을 섭취한다.
㉢ 무균술을 이용한 방광세척은 생리식염수를 사용한다.
㉣ 조기 이상을 실시한다.

① ㉠, ㉡, ㉢
② ㉠, ㉢
③ ㉡, ㉣
④ ㉣
⑤ ㉠, ㉡, ㉢, ㉣

53 ③ 54 ⑤ 정답

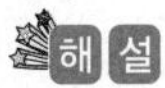
경요도 전립선 절제술 후 간호중재

- 수술 첫날까지는 정맥으로 수액을 공급하고, 수술 당일 저녁부터는 경구로 수분섭취를 할 수 있으며 그 다음부터는 환자가 원하는 식사를 할 수 있다.
- 보통 TURP 수술 후 2~5일간은 매일 2~3L의 수분섭취를 권장한다.
- 계속적인 방광세척을 시행할 때에는 섭취량과 배설량을 정확히 측정하는데, 특히 세척용액을 계산에 포함시켜야 한다.
- 소변에 혈액이 섞이거나 카테터를 오래 삽입하고 있으면 세척 용액량을 증가시킨다.
- 혈량증가와 저나트륨혈증의 증상은 수술 후 24시간 이내에 뇌부종의 증상(의식수준의 변화, 혼돈, 발작, 흥분, 경련과 혼수 등)이 나타나므로 자세히 사정한다.
- 방광세척에 쓰이는 용액은 등장성 용액이어야 하며 수분중독 환자는 수분과 나트륨의 섭취를 제한한다.

55 고관절 수상석고(Hip Spica Cast)가 마르는 동안 실시하는 간호중재에 대한 설명으로 옳은 것은?

> ㉠ 푹신한 침요를 사용한다.
> ㉡ 뼈 돌출 부위에 과도한 압박을 피한다.
> ㉢ 습하거나 추운 날에는 전기램프를 사용한다.
> ㉣ 머리에 낮은 베개를 대어준다.

① ㉠, ㉡, ㉢
② ㉠, ㉢
③ ㉡, ㉣
④ ㉣
⑤ ㉠, ㉡, ㉢, ㉣

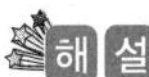
고관절 수상석고의 간호중재

- 석고붕대는 속까지 완전히 말라야 하며 골고루 일정한 속도로 건조되어야 하므로 습하거나 추운 날이면 전기난로를 이용한다. 단, 전기램프는 복사열이 아니므로 사용하지 않는다.
- 석고를 적용하기 전 피부의 손상을 예방하기 위해서 뼈 돌출부위에는 과도한 압박을 피하도록 한다.
- 석고붕대한 부분이 침대에 의해서 눌리면 모양이 변하므로 변형되지 않도록 단단한 침요를 사용한다.
- 오한이나 추위를 느끼기도 한다. 이때는 석고붕대하지 않은 부분을 담요로 덮어준다.
- 베개가 높을 경우 굴곡이 생기므로 낮은 베개를 사용한다.
- 아기의 경우 안정을 위해 음식을 소량씩 자주 제공한다.

정답 55 ③

56 무릎위 절단환자의 굴곡경축 예방을 위한 간호중재로 알맞은 것은?

> ㉠ 측위를 취한다.
> ㉡ 앙와위로 눕고 둔부를 올린다.
> ㉢ 절단부 밑을 베개로 지지한다.
> ㉣ 복위로 누워 쉬기를 권장한다.

① ㉠, ㉡, ㉢
② ㉠, ㉢
③ ㉡, ㉣
④ ㉣
⑤ ㉠, ㉡, ㉢, ㉣

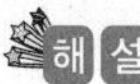해설 ㉣ 엎드려 눕혀 고관절 경축을 피한다.

무릎위 절단환자의 굴곡경축 예방을 위한 간호중재

- 고관절 경축이 발생하지 않도록 체위는 복위를 취하는 것이 좋다.
- 절단부위 밑을 베개로 지지하는 것은 고관절 경축을 가져오므로 피한다.
- 절단부위를 침대 위, 휠체어 위, 목발의 손잡이 위 등에 걸치지 않도록 한다.

57 류마티스성 관절염의 재활간호로 알맞은 것은?

> ㉠ 염증제거를 위해 관절강 내 스테로이드제 주사
> ㉡ 통증과 염증으로 인한 부종 감소 위해 아스피린 투여
> ㉢ 관절보호를 위하여 손바닥 등 크고 강한 근육의 사용
> ㉣ 급성기에는 절대안정으로 관절 휴식 및 보호

① ㉠, ㉡, ㉢
② ㉠, ㉢
③ ㉡, ㉣
④ ㉣
⑤ ㉠, ㉡, ㉢, ㉣

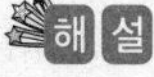해설 류마티스성 관절염의 재활간호

- 증세치료로서 아스피린 등 비스테로이드성 소염진통제를 장기간 지속적으로 투여하여 동통을 감소시키고, 소염시킴으로써 관절의 변형을 극소화한다. 그러나 이러한 약제들이 잘 듣지 않을 경우에는 스테로이드제, 금염(Gold Salt)제, 항암제 등도 투여한다.
- 급성기에 절대안정으로 관절을 휴식하고 보호한다.
- 관절보호를 위해 크고 강한 근육을 사용한다.
- 무릎관절 등에 보조기를 착용하여 관절에 무리한 힘을 주는 것을 피해야 한다.

56 ④ 57 ⑤ 정답

58 인공호흡기를 하고 있는 환자의 간호중재에 대한 설명으로 틀린 것은?

① 흡인 전과 후는 반드시 고농도의 산소를 투여한다.
② 머리를 약간 낮추고, 좌우 측위를 취해주는 것이 좋다.
③ 환자의 인공호흡기의 작동상태를 관찰한다.
④ 기구는 멸균소독하고, 손을 만져 주는 등의 접촉은 피한다.
⑤ 근위축을 방지하기 위해 사지 운동을 한다.

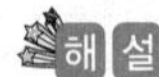
인공호흡기 환자의 간호중재
- 인공호흡기의 작동상태를 관찰한다.
- 기구의 멸균소독이 중요하다.
- 분비물 흡인 및 가습기를 사용한다.
- 흡인 전후 반드시 고농도 산소를 공급한다(심근의 저산소증과 부정맥을 예방한다).
- 자세 및 운동 : 머리를 약간 낮춘 자세 좌우 측위
- 근육 긴장도 ROM 유지 : 사지 운동이 필수적이다(호흡양상에 영향을 준다).

59 기도에 이물이 들어갔을 때 합병증으로 알맞은 것은? 꼭 나오는 유형

㉠ 폐기종	㉡ 무기폐
㉢ 만성기관지염	㉣ 세균성 폐렴

① ㉠, ㉡, ㉢
② ㉠, ㉢
③ ㉡, ㉣
④ ㉣
⑤ ㉠, ㉡, ㉢, ㉣

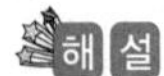
기도에 이물이 들어갔을시 합병증에는 폐기종, 무기폐, 만성기관지염, 흡인성 폐렴 등의 합병증이 있다. 세균성 폐렴은 세균에 의한 감염이다.

정답 58 ④ 59 ①

60 흉곽배액을 하고 있는 환자의 밀봉배액튜브를 제거할 때 방법으로 알맞은 것은?

꼭 나오는 유형

> ㉠ 초음파 촬영으로 폐가 팽창되었는지 확인한다.
> ㉡ 튜브 제거 30분 전에 진통제를 투여한다.
> ㉢ 환자가 숨을 내쉬고 다시 흡기하는 중에 튜브를 제거한다.
> ㉣ 튜브를 빼면서 바셀린을 묻힌 거즈로 압박한다.

① ㉠, ㉡, ㉢
② ㉠, ㉢
③ ㉡, ㉣
④ ㉣
⑤ ㉠, ㉡, ㉢, ㉣

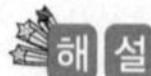
흉곽배액 환자의 밀봉배액튜브 제거방법
- 흉관의 제거는 늑막강 내에 공기나 체액이 완전히 배출되고 폐가 재팽창되었을 때 한다.
- 튜브를 제거하기 30분 전에 진통제를 투여한다.
- 흉부 X-선 촬영상 폐의 재팽창이 확인되면 흉관은 되도록 빨리 제거한다.
- 흡기 후 호흡을 멈춘 상태나 얕은 호흡상태에서 흉관을 제거하여야 기흉의 발생을 막을 수 있다.
- 배액관을 제거한 후에는 삽입부위를 봉합하거나 바셀린 거즈로 덮고 소독한 후 넓은 테이프로 붙여 공기가 새들어가지 못하도록 하며 주위 조직에 피하기종이나 호흡장애 등의 증상이 있는지를 확인한다.

61 구내염 환자의 간호중재에 대한 설명으로 옳지 않은 것은?

① 여성에게 더 흔하다.
② 감염성이 강하다.
③ 심한 통증이 있다.
④ 바이러스 감염이 원인이 된다.
⑤ 음식물 씹기와 발음이 힘들어진다.

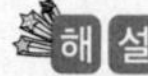
구내염 환자의 간호중재
- 여성에게 흔하게 발생한다.
- 생리식염수로 가글링한다.
- 원인 : 정서적 요인, 비타민 결핍증, 음식 알레르기, 바이러스성 감염
- 증상 : 심한 통증, 저작, 발음 곤란, 고열
- 예후 : 감염되지 않으며 1~2주일 내 자연 치유

60 ③ 61 ② 정답

62 신장생검 후 간호로 틀린 것은?

① 소변 색깔을 관찰하고 24시간 소변 수집을 한다.
② 신장생검 후 15분마다 2회, 30분마다 4회, 1시간마다 6회 활력징후를 측정한다.
③ 생검 후 24시간 동안 옆구리 통증과 발한이 있다.
④ 적어도 2주 동안 무거운 것을 들지 않는다.
⑤ 검사 후 출혈 감소를 위해 복와위로 8시간 이상 안정을 취한다.

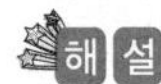

신장생검 후 간호중재
- 24시간 소변 수집, 소변의 색 관찰
- 활력징후 측정
- 검사 후 자세 : 출혈 감소를 위해 앙와위로 8시간 이상 안정을 취한다.
- 생검 후 24시간 동안 혈뇨, 옆구리 통증, 발한 관찰
- 적어도 2주 동안 무거운 것을 들지 않는다.

63 신장이식 수술 후 주의해서 관찰해야 할 사항으로 가장 중요한 것은?

① 소변량 감소
② 소변량 증가
③ 발 열
④ 혈 뇨
⑤ 마비성 장폐색

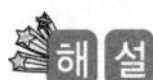

수술 후 3일간은 소변량이 상당히 많기 때문에 수분과 전해질 불균형을 예방하기 위해 집중치료를 하며, 소변량 감소가 오는지를 파악하기 위해 시간당 배설량을 관찰한다.

64 두개수술 후 환자의 근력을 사정하는 방법으로 옳은 것은?

꼭 나오는 유형

① 간호사가 환자의 손을 꽉 잡아본다.
② 환자에게 간호사의 손을 꽉 잡아 보라고 한다.
③ 환자의 다리를 움직여 보라고 한다.
④ 수저를 사용하여 먹어보라고 한다.
⑤ 발바닥에 압박을 가하여 병리적 골절을 알아본다.

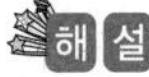

두개수술 후 의식이 돌아오면 환자의 근력을 사정하기 위해 쥐는 힘과 회내운동을 검사한다. 쥐는 힘은 원위 근육의 기능을 검사하는 것으로 환자에게 검사자의 손을 힘껏 잡도록 한다.

정답 62 ⑤ 63 ① 64 ②

65 요추간판 파열환자의 특징적 임상증상은?

① 허리 아랫부분에 통증이 오며 이 통증은 하지로 점차 방사되어 나타난다.
② 칼로 베는 듯한 통증이 허리에 오며 호흡에 영향을 미친다.
③ 늑골하부에 동통이 오며 그 동통은 허리 전체와 견갑골 부위에 퍼진다.
④ 전반적으로 두통과 요통이 온다.
⑤ 하지의 강직이 온다.

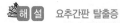

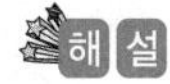
해설 요추간판 탈출증

- 가장 일반적이면서 고통스러운 증상은 하지로 방사되는 통증이며, 사람에 따라서는 이 방사통을 '땡긴다', '저린다'라고 표현하기도 한다.
- 처음부터 이 방사통이 발생하는 수도 있지만 처음에는 하부요통만 호소하다가 며칠 후에 방사통을 호소하기도 한다.
- 방사통은 압박된 신경이 지배하는 영역에 나타나는데 기침, 재채기 또는 힘을 줄 때 더 심해진다. 이것은 이러한 동작으로 뇌척수액압이 올라서 신경을 한층 더 압박시키기 때문이며, 신체적으로 안정을 취하고 있으면 완화가 되나 몸을 움직이면 재발 또는 악화되는 특징이 있다.

66 침상에서 식사를 하던 환자가 경련을 일으킨 경우 적절한 간호중재로 옳지 않은 것은?

① 발작 중에는 환자를 억제하지 않는다.
② 숟가락을 물려 기도를 유지한다.
③ 어둡고, 조용한 환경을 갖춘다.
④ 고개를 옆으로 돌려 기도를 유지한다.
⑤ 환자의 반응을 관찰기록한다.

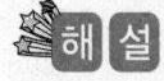
해설 경련환자의 간호중재

- 경련시 환자를 보호하고 고개를 옆으로 돌려 기도를 유지해야 한다.
- 냉정한 판단과 신속한 행동이 필요하고, 발작 중에는 환자를 억제하지 않는다.
- 발작동안 혀를 깨물지 않도록 혀 사이에 가제로 싼 설압자를 껴준다.
- 환자를 바로 눕히고 목과 가슴 주위의 옷을 풀어준다.
- 환자가 움직일 때 부상을 입지 않도록 보호하고 반응을 관찰 · 기록한다.
- 어둡고, 조용한 환경을 갖추고 주변의 위험한 물건은 치운다.

65 ① 66 ② 정답

67 고관절 전치환술 환자가 다리를 외전시키는 이유를 물을 때 간호사의 대답으로 옳은 것은?

꼭 나오는 유형

① 혈전 형성을 예방하기 위함이다.
② 욕창을 방지하기 위함이다.
③ 고관절 부위의 근육을 강화하기 위함이다.
④ 체중을 분산하기 위함이다.
⑤ 고관절 탈구를 방지하기 위함이다.

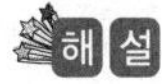
해설 ⑤ 고관절 탈구를 예방하기 위해 베개를 무릎과 대퇴 하부 사이에 놓도록 한다. 다리 사이에 외전대나 베개가 없는 상태에서는 절대로 몸을 돌리지 않는다.

68 구조적 척추측만증 대상자의 증상으로 옳지 않은 것은?

① 복위를 취하면 측만증이 없어진다.
② 서 있을 때 견갑골 위치가 다르다.
③ 골반의 경사가 비대칭이다.
④ 만곡도가 심한 경우 숨쉬기가 불편하다.
⑤ 허리를 앞으로 구부리면 흉곽의 높이가 비대칭이다.

해설 **구조적 척추측만증**

- 척추 자체에 문제가 있어서 생기는 측만증이다. 기능적 측만증이 오래되어 구조적으로 가역성이 없어지면 구조적 측만증으로 발전한다는 것이 카이로플락틱의 견해이다.
- 상체를 숙일 때에는 척추가 펴지는 측만증이며 특히, 해부학적 구조의 이상으로 생기는 측만증이다.
- 서 있을 때 견갑골 위치가 다르고, 골반의 경사가 비대칭이다.
- 허리를 앞으로 구부리면 흉곽의 높이가 비대칭이고, 만곡도가 심한 경우 숨쉬기가 불편하다.

69 요의가 있을 때 배뇨하기 힘들어하는 환자의 자연배뇨를 돕는 방법이 아닌 것은?

꼭 나오는 유형

① 따뜻한 물에 두 손을 담그게 한다.
② 방광이 충분히 찰 때까지 참도록 한다.
③ 물 흐르는 소리를 들려준다.
④ 회음부에 따뜻한 물을 흘려 준다.
⑤ 따뜻한 물속에 앉게 해준다.

정답 67 ⑤ 68 ① 69 ②

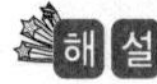

② 소변을 참지 말고 자연스럽게 보도록 한다.

자연배뇨를 돕는 간호방법

- 개인적 분위기를 만들어 준다.
- 소변보는 자세를 취하게 한다.
- 따뜻한 물을 마시게 한다.
- 따뜻한 변기를 사용한다.
- 물 흐르는 소리를 들려준다.
- 회음부에 따뜻한 물을 붓는다.
- 손을 따뜻한 물에 담근다.
- 물 섭취에 제한이 없으면 물을 많이 마시게 한다.
- 방광을 꾹 눌러준다.
- 허벅지 안쪽을 누르거나 아랫배를 두드린다(S_2 자극해서 반사 유발).

70 복막투석시 불안으로 비효율적 호흡양상(호흡곤란)을 보일 때 간호중재로 알맞은 것은?

① 튜브를 배액시킨다.

② 기침과 심호흡을 규칙적으로 하도록 하여 안정된 호흡을 유도한다.

③ 앙와위를 취해 준다.

④ 움직이지 않도록 한다.

⑤ 빠르게 호흡하도록 한다.

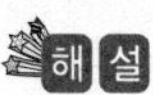

② 복막투석시 불안으로 비효율적 호흡양상(호흡곤란)을 보일 때는 대상자에게 기침과 심호흡을 규칙적으로 하도록 하며 호흡을 용이하게 하기 위해 반좌위를 취해 준다.

복막투석

- 부작용 증상 : 체온상승
- 큰입자로 구성된 단백질이 많이 빠져나가므로 고단백식이
- 감염예방을 위한 항생제 투여
- 시행 전 : 소 · 대변 보기, 전해질 · 혈당 검사
- 시행 중 : 감염증상, 울혈증상(폐부종, 고혈압, 저혈압, 허약감, 오심, 구토) 관찰하기
- 처방된 시간보다 오래 머물면 Hyperglycemia가 올 수 있음
- 합병증 : 복부통증, 방광 · 장 천공, 복막염
- 복부통증을 예방하기 위하여 투석액을 실내온도로 유지한 후 투여하기

71 후두암의 초기증상으로 맞는 것은?

① 객담 배출시 항상 피가 섞여 나온다.

② 쉰 목소리가 2주간 지속된다.

③ 녹슨 쇳빛의 객담이 배출된다.

④ 오후에 미열, 밤에 발한이 있다.

⑤ 고열이 있다.

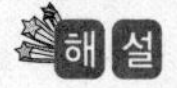

후두암

- 초기증상 : 쉰 목소리(애성), 기침, 통증호소, 호흡곤란, 연하곤란
- 후기증상 : 종양이 크면 기침을 할 때 출혈, 체중감소, 입안의 악취, 목의 혹
- 위험요인 : 담배, 알코올, 먼지
- 대상자 : 가수, 교사(석면섭취)

70 ② 71 ② 정답

72 목발보행에 대한 일반적인 간호중재로 옳은 것은?

㉠ 목발의 길이를 짧게 하고, 체중의 부하를 손바닥과 손목에 준다.
㉡ 계단을 내려갈 때는 먼저 목발을 옮기고 건강한 발을 옮긴다.
㉢ 목발 길이가 너무 길면 목발로 인한 마비가 올 수 있다.
㉣ 바닥에서 미끄러지지 않도록 굽이 있는 신발이나 슬리퍼를 신는다.

① ㉠, ㉡, ㉢
② ㉠, ㉢
③ ㉡, ㉣
④ ㉣
⑤ ㉠, ㉡, ㉢, ㉣

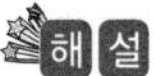

목발보행시 간호중재
- 계단을 오를 때는 먼저 건강한 쪽 다리를 내디딘 다음 목발을 옮기고 불편한 다리를 끌어올린다.
- 계단을 내려갈 때는 먼저 목발을 옮기고 건강한 발을 옮긴다.
- 체중의 부하는 손바닥과 손목에 주어야 한다.
- 바닥에서 미끄러지지 않도록 굽이 없는 신발이나 슬리퍼를 신는다.

73 근치유방절제술 후 피부이식을 하는 경우 압박 드레싱을 적용하는 이유는?

꼭 나오는 유형

① 수술 부위 혈액량을 감소시킨다.
② 이식한 피부가 원래 피부조직에 잘 부착되도록 한다.
③ 절제 부위의 치유과정 중 발생하는 동통과 소양증을 감소시킨다.
④ 이식 피부 밑에 꽂은 배액관을 고정시킨다.
⑤ 수술 후 팔 운동하기에 용이하다.

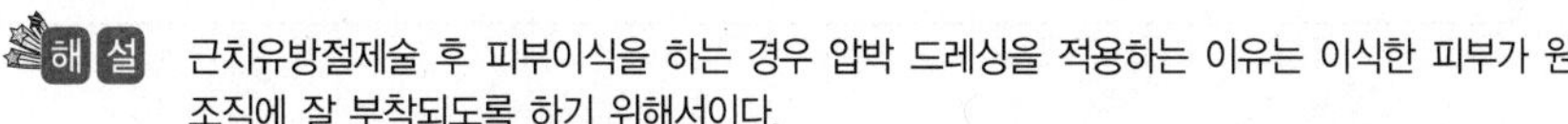
해설 근치유방절제술 후 피부이식을 하는 경우 압박 드레싱을 적용하는 이유는 이식한 피부가 원래 피부조직에 잘 부착되도록 하기 위해서이다.

74 울혈성 심부전 환자에게 이뇨제를 투여하는 이유는?

① 전부하 감소
② 후부하 감소
③ 심근의 수축력 감소
④ 심실의 신장성 감소
⑤ 심박수 감소

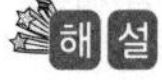

심근 수축력 강화로 심장에 대한 전부하를 경감시키기 위해 이뇨제를 투여하고, 저염식이를 한다. 울혈성 심부전의 부종완화를 위함이기도 하다.

정답 72 ① 73 ② 74 ①

75 체내에 침입한 바이러스, 곰팡이 또는 암세포에 대한 면역기전에 관여하는 면역세포는?

꼭 나오는 유형

① B림프구　　② T림프구
③ 세망내피계　　④ 보 체
⑤ 대식세포

해설 T-림프구

- 항원을 감지한 킬러 T-림프구는 병원균 또는 병원균에 감염된 세포를 직접 공격한다. 이와 같은 T-림프구에 의한 면역은 혈청 내에 항체생산이 이루어지기 전에 먼저 나타나는 일차적인 방어이며 이를 세포성 면역이라 한다.
- 체내에 침입한 바이러스, 곰팡이 또는 암세포에 대한 면역기전에 관여한다.

76 실어증 환자의 간호중재는?

> ㉠ 짧은 문장으로 말한다.
> ㉡ 천천히 말하며 적절한 언어를 사용한다.
> ㉢ 얼굴을 보고 얘기하고 제스처를 사용한다.
> ㉣ 요구를 말하도록 지속적으로 자극을 준다.

① ㉠, ㉡, ㉢　　② ㉠, ㉢
③ ㉡, ㉣　　④ ㉣
⑤ ㉠, ㉡, ㉢, ㉣

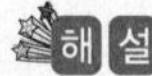

실어증 환자의 간호중재

- 조용함이 중요하다 : 주위의 소음이나 여러 사람과의 대화는 실어증 환자가 말하고 이해하는 데에 어려움을 준다.
- 천천히 그리고 또박또박 말한다 : 천천히 그리고 또박또박, 보통 때의 목소리와 억양으로 말한다. 실어증 환자가 이해하지 못했을 경우에는 말을 바꾸어 하거나 다른 의사소통 수단을 이용한다.
- 간단한 '예 – 아니요'로 대답할 수 있는 질문이 도움을 준다 : 간단한 말이나 표현이 실어증 환자가 이해하기에 좋다. 일반적인 질문은 실어증 환자에게 너무 어렵다. 질문을 할 때에는 '예'와 '아니요'로 대답할 수 있는 문장을 사용한다.
- 비언어적 표현을 이용한다 : 억양이나 얼굴표정, 몸 동작 이외에도 그림이나 문자 혹은 그 밖의 다른 수단을 이용한다. 이러한 것들이 실어증 환자가 말을 이해하는 데에 도움을 준다.

75 ② 76 ① 정답

77 철분제제 투여시 주의사항은?

꼭 나오는 유형

㉠ Z-Track 기법을 한다.
㉡ 피하에 주사한다.
㉢ 둔부근육 깊숙이 주사한다.
㉣ 주사 부위를 마사지한다.

① ㉠, ㉡, ㉢
② ㉠, ㉢
③ ㉡, ㉣
④ ㉣
⑤ ㉠, ㉡, ㉢, ㉣

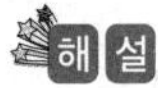

철분제제 투여시 주의사항

- 근육주사나 피하주사시 주사부위가 아프고 벌겋게 부어오르는 등의 증상을 완화하기 위해 개발된 방법이 Z-Track Method이다.
- Z-Track 근육주사 방법은 근육주사시 피부를 당겨서 근육 깊이 주사한 후 주사바늘만 뺀 다음 당겨진 피부를 원상태로 돌려준다. 이렇게 하면 주사된 근육에 Z형태의 주사구멍이 생기기 때문에 병원균의 침입이 어렵고 주사액이 좀처럼 누출되지 않는다.

78 총비경구 영양법을 받고 있는 대상자의 두통, 구토 등의 이상 반응시 가장 먼저 간호해야 할 내용으로 맞는 것은?

① 활력징후를 측정한다.
② 수액의 속도를 확인하고 조절한다.
③ 드레싱 부위에 화농성 분비물이 있는지 확인한다.
④ 섭취량과 배설량을 점검한다.
⑤ 카테터가 꼬였는지 관찰한다.

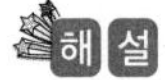

총비경구 영양요법

구강섭취나 위관영양만으로 영양적 요구를 충분히 충족시키지 못할 경우나 과도한 이화작용을 동반한 섭취나 소화장애를 가진 환자는 과영양액이라 불리는 총비경구 영양요법의 대상자가 된다.

- 주입속도
  - 주입속도를 정확히 조절하고 30분~1시간마다 확인해야 한다.
  - 주입속도가 갑자기 감소하면 인슐린이 남아돌게 되어 저혈당증이 발생할 수 있다.
  - 지나치게 빠르면 체액이 혈관 내로 유입되어 세포성 탈수, K결핍, 순환과다의 가능성을 야기한다.
  - 환자의 영양적 요구가 빠른 속도를 요할 경우 비경구적으로 인슐린을 보충한다.
- 부작용 : 말초정맥에 투여시 염증과 혈전증이 발생할 수 있다.

정답 77 ② 78 ②

79 심신장애자의 재활간호에 대한 설명으로 옳은 것은?

꼭 나오는 유형

> ㉠ 장애인과 가족의 감정표현을 막지 않는다.
> ㉡ 사소한 일이라도 성취할 때마다 칭찬해준다.
> ㉢ 장애인의 사회심리적인 문제를 이해하고 잘 극복할 수 있도록 돕는다.
> ㉣ 성과 관련된 장애인의 불안감을 표출하도록 격려하고, 필요시 성 상담자와 연결한다.

① ㉠, ㉡, ㉢
② ㉠, ㉢
③ ㉡, ㉣
④ ㉣
⑤ ㉠, ㉡, ㉢, ㉣

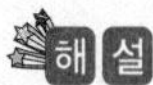

심신장애자의 재활간호

- 장애인과 가족의 감정표현을 막지 말고 사소한 일이라도 성취할 때마다 칭찬해주며 정서적인 반응을 사정한다.
- 장애인의 사회심리적인 문제를 이해하고 장애인과 그 가족들이 극복할 수 있도록 도와준다.
- 성과 관련된 문제를 확인하고 성적 요구를 표현할 권리를 보장하며 성과 관련된 장애인의 불안감을 표출하도록 격려한다.

80 체표면 30%, 2도 화상을 입은 환자에게 가장 우선적으로 적용할 수 있는 간호중재는?

꼭 나오는 유형

① 식염수 세척
② 통증을 막기 위해 진통제 투여
③ 항생제 투여
④ 수액 · 전해질을 보충
⑤ 경축 예방

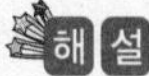

④ 체표면 30%, 2도 화상을 입은 환자의 가장 우선적인 간호는 기도를 확보한 후에 수분전해질을 공급하여 저혈량성 쇼크를 방지한다.

화상환자 간호

- 수액 · 전해질 보충
- 손상부위 상향시키기(부종경감)
- 식사 가리지 않고 잘 먹기(상처치유)
- Ambulation
- 차광(손상부위)

79 ⑤ 80 ④ 정답

81 하지에 석고붕대를 한 환자의 합병증을 예방하기 위한 간호로 옳은 것은?

㉠ 석고붕대를 한 직후에 동통이 발견되면 즉시 보고한다.
㉡ 석고붕대 부위를 하강시켜 부종을 예방한다.
㉢ 감각마비나 운동기능 및 순환상태에 대해 철저히 관찰한다.
㉣ 석고붕대 아래는 이물질이 침투하지 않도록 탄력붕대로 감아준다.

① ㉠, ㉡, ㉢
② ㉠, ㉢
③ ㉡, ㉣
④ ㉣
⑤ ㉠, ㉡, ㉢, ㉣

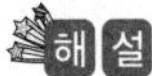
하지 석고붕대를 한 환자의 합병증 예방간호
- 석고붕대를 한 직후에 동통이 발견되면 즉시 보고한다.
- 하강이 아니고 상승시켜 부종을 예방한다.
- 감각상태, 순환상태, 운동기능에 대해 철저히 관찰한다.
- 무감각하거나 아린감이 있다면 바로 제거한다.

82 대퇴간부가 완전 골절된 청년에게 러셀 견인을 실시하였다. 그 이유는?

꼭 나오는 유형

㉠ 환부 정복
㉡ 뼈의 유합 촉진
㉢ 환부의 통증을 완화
㉣ 부동 유지

① ㉠, ㉡, ㉢
② ㉠, ㉢
③ ㉡, ㉣
④ ㉣
⑤ ㉠, ㉡, ㉢, ㉣

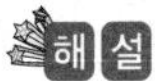
러셀 견인(Russell's Traction) – 균형 걸대 견인
- 개념 : 여러 개의 추를 사용하여 견인되는 힘에 반대되는 힘을 가해 사지를 바닥으로부터 띄우는 것으로 환자의 자세를 바꾸어도 사지에 가해지는 견인성이 거의 일정하다.
- 적용 : 골반부, 대퇴부 골절, 고관절 성형술
- 목적 : 대퇴 · 골반부위의 골절시 환부 정복, 무릎 · 골반부위의 기형상태교정, 요통시 통증 완화 등의 목적이 있다.

정답 81 ② 82 ②

83 70세 노인이 대퇴골절로 내부 고정술을 받은 지 2일째 침상에서 대퇴사두근 등척성 운동을 해야 하는 목적은?

① 호흡 원활
② 피부의 압력 유지
③ 관절가동범위 최대보장
④ 근육의 탄력 및 힘 유지
⑤ 배설기능 촉진

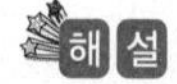

대퇴사두근 등척성 운동
다리를 반드시 펴고 바로 누운 자세로 허벅지 윗부분 근육에 힘을 줌과 동시에 무릎관절을 위에서 아랫방향으로 누르는 운동이다. 즉, 무릎 관절을 움직이지 않고 근육에만 힘을 주는 운동으로 근골격의 수축을 예방하여 근육의 탄력 및 힘을 유지하는 데 목적이 있다.

84 감기에서부터 수술 후 통증치료까지 광범위하게 사용되는 약물은?

① 콜키신(Colchicine)
② 프로베네시드(Probenecid)
③ 인데랄(Propranolol)
④ 아스피린(Aspirin)
⑤ 알로퓨리놀(Allopurinol)

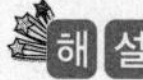

- 아스피린 : 진통해열소염제로 류머티즘관절염에서부터 편두통까지, 감기에서부터 수술 후 통증치료까지 광범위하게 사용된다.
- 콜키신 : 통증환자의 통증을 완화하고 요산을 소변으로 배설시킨다.
- 프로베네시드 : 요산의 재흡수를 차단하여 배설을 늘린다.
- 인데랄 : 비 선택적 β_1-adrenergic 차단제로 협심증, 편두통 등에 사용한다.
- 알로퓨리놀 : 고요산혈증 치료약이다.

83 ④ 84 ④ 정답

85 **인공고관절 치환술 환자에게 인공고관절 탈구의 가능성과 그 증상을 간호사가 설명하였다. 환자가 잘 이해하고 있다고 생각되는 반응은?**

① 수술한 쪽 다리가 좀 더 짧아지겠군요.
② 통증은 없겠군요.
③ 수영은 할 수 있겠군요.
④ 심한 출혈이 있겠군요.
⑤ 만졌을 때 별로 아프지는 않겠군요.

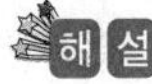 인공고관절 치환술 환자에게 인공고관절 탈구가 일어나면 갑작스러운 통증과 함께 다리를 움직일 수 없으며 수술한 쪽의 다리가 짧아진다는 교육을 미리 해야 한다.

86 **문맥성 고혈압으로 초래된 식도 정맥류의 예방을 위해 Sengstaken-Blakemore 튜브 삽입환자의 교육내용으로 아닌 것은?** 꼭 나오는 유형

① 코로 삽입할 경우 미란 발생을 예방하기 위해 비공청결을 하고 윤활제를 바른다.
② 식도 풍선은 일정시간 압력을 유지하고 일정시간 압력을 제거하여 조직괴사를 예방한다.
③ 풍선 위에 고인 분비물은 폐로 흡인되지 않으므로 뱉거나 흡입하지 않는다.
④ 식도정맥류의 출혈시 식도와 위의 풍선을 부풀려 지혈한다.
⑤ 식도 풍선 위에 고인 피는 폐로 흡인되지 않도록 L-Tube를 삽입하여 흡입할 수 있다.

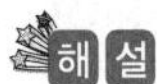 Sengstaken-Blakemore(S-B) Tube 삽입 환자 간호교육 내용

- 식도정맥류의 출혈시 식도와 위의 풍선을 부풀려 압력을 가해 지혈하는 데 사용한다.
- 풍선이 부풀어 있는 동안 풍선 위에 고인 분비물을 뱉어내어 흡인성 폐렴을 방지한다.
- 코로 삽입할 경우 미란 발생을 예방하기 위해 비공청결을 하고 윤활제를 바른다.
- 식도 풍선 위에 고인 피나 내용물이 폐로 흡입되지 않도록 L-Tube를 삽입하여 흡입할 수 있다.
- 식도 풍선은 일정시간(50분) 압력을 유지하고 일정시간(10분) 압력을 제거하여 조직괴사를 방지한다.

S-B Tube

- 기계적 압박으로 출혈 조절
- 구강 간호(갈증해소)
- 심호흡, 기침 금지(식도 풍선이 기도로 빠져 질식 위험)
- 얼음주머니 금지(장시간 혈관 수축으로 식도 괴사 초래)
- 주기적으로 압력제거(순환유발)
- 맥박 호흡이 높아지면 즉시 튜브를 잘라 풍선의 공기 빼기

정답 85 ① 86 ③

87 Sengstaken-Blakemore 튜브 삽입환자가 고통을 호소하고 맥박수가 1분에 120회, 호흡수가 1분에 45회일 때 가장 먼저 할 간호는?

꼭 나오는 유형*

① 위의 풍선압력을 제거한다.
② 식도의 풍선압력을 제거한다.
③ 튜브를 가위로 자르고 재빨리 제거한다.
④ 환자에게 천천히 심호흡하도록 한다.
⑤ 주치의에게 보고한다.

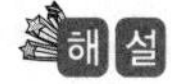

해설 식도정맥류파열로 풍선이 인두 아래로 올라와 호흡곤란이 온 상태이다. 이때의 응급처치는 튜브를 가위로 자르고 재빨리 제거한다(S-B Tube 삽입환자 침상 옆에는 항상 가위를 준비해 두도록 한다).

88 B형간염 환자의 혈액 및 체액관리에 대한 설명으로 옳은 것은?

㉠ 손을 자주 씻는다.
㉡ 주방기구나 식기는 섭씨 100도의 물에 10분간 끓여서 사용한다.
㉢ 성교시 콘돔을 사용한다.
㉣ 약물의 사용은 반드시 의사의 지시에 따라 복용한다.

① ㉠, ㉡, ㉢ ② ㉠, ㉢
③ ㉡, ㉣ ④ ㉣
⑤ ㉠, ㉡, ㉢, ㉣

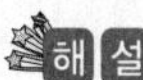

해설 B형간염 환자의 혈액 및 체액관리

- B형간염은 혈액, 정액에 의해 전파된다.
- 손을 자주 씻는다.
- B형간염 바이러스는 섭씨 100도에서 10분만 끓이면 소멸되므로 주방기구, 식기를 끓여서 쓴다.
- 병원기구는 철저히 소독하거나 1회용의 면도칼, 칫솔 등은 돌려쓰지 않는다.
- 약물은 반드시 의사의 지시에 따라 복용한다.
- 대상자에게 사용한 침습적 의료용 도구는 주의하여 다루도록 한다.
- B형간염 대상자에게 사용한 주사기는 다시 뚜껑을 닫지 않고, 주의하여 바늘 침구통에 버린다.

89 경구담낭조영술 검사시 환자에 대한 간호로 옳은 것은?

㉠ 검사 시행 전날 고지방식 섭취 ㉡ 방사선 촬영하기 전까지 금식
㉢ 방사선 촬영하기 6시간 전 조영제 투여 ㉣ 조영제 투여 후 수분섭취 격려

87 ③ 88 ⑤ 89 ③ 정답

① ㉠, ㉡, ㉢　　② ㉠, ㉢　　③ ㉡, ㉣
④ ㉣　　⑤ ㉠, ㉡, ㉢, ㉣

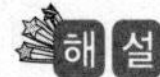

경구담낭조영술 검사시 간호
- 검사 전날 고지방식이를 금한다.
- 검사 전까지 금식하고, 검사 당일 관장한다.
- 조영제 알레르기를 사정한다.
- 검사 약 12시간 전에 조영제를 복용한다.
- 검사 전 소변을 본 후, X-ray를 촬영한다.
- 조영제 투여 후에는 배출을 용이하게 하기 위해 수분섭취를 장려한다.

90 T자관(T-Tube)을 삽입한 담도계 질환자의 간호수행으로 옳지 않은 것은?

꼭 나오는 유형

① 환자가 오른쪽으로 누울 때 튜브가 이탈되지 않도록 한다.
② 수술 후 첫 24시간 동안 담즙이 과잉배출될 경우 배액주머니를 낮춘다.
③ 배액된 담즙의 색깔을 관찰한다.
④ 담즙주머니의 관리에 대해서 환자와 보호자에게 교육한다.
⑤ 피부상태, 교육내용, 환자의 반응을 사정하여 기록한다.

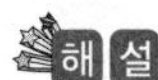

T-tube를 삽입한 환자 간호
- 환자가 오른쪽으로 누울 때 튜브가 빠지거나, 꼬이거나 막히지 않았는지 확인한다.
- 수술 후 처음 24시간 동안 담즙의 과잉배출을 막기 위해 배액주머니를 복부 높이에 위치하게 한다.
- 답즙의 양과 색깔을 관찰하고 배액주머니를 비워 매일 배액량을 측정한다.
- 튜브 및 피부관리, 담즙주머니 관리, 배액량 측정, 합병증 증상에 대해 환자와 보호자에게 교육한다.
- 담즙의 양과 색깔, 피부상태, 교육내용, 환자의 반응을 사정하여 기록한다.

91 노인의 신체적 변화에 대한 설명으로 옳은 것은?

> ㉠ 골다공증이나 골절 등 관절 질환 및 신경통이 나타난다.
> ㉡ 심장비대 및 심장박동의 약화 등의 현상이 나타난다.
> ㉢ 신장이 30% 정도 밖에 기능하지 못해 빈뇨와 실금이 나타난다.
> ㉣ 동맥벽이 노화되어 이완기 혈압이 하강한다.

① ㉠, ㉡, ㉢　　② ㉠, ㉢　　③ ㉡, ㉣
④ ㉣　　⑤ ㉠, ㉡, ㉢, ㉣

정답 90 ② 91 ①

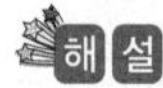 ㉣ 이완기혈압이 상승한다.

노화에 따른 신체적 변화

- 골다공증, 병리적 골절 등 관절질환 및 신경통이 나타난다.
- 피부 및 지방조직의 감소, 세포의 감소, 골격 및 수의근의 약화, 치아의 감소, 심장비대 및 심장박동의 약화 등의 현상이 나타난다.
- 신장은 30% 정도밖에 기능하지 못해 빈뇨와 실금이 나타난다.
- 폐포수와 탄력성이 감소하여 폐활량이 40% 감소한다.
- 말초저항의 증가와 혈액의 흐름에 대항하여 이완압이 높아진다.

92 노인의 비뇨기 문제를 해결하기 위한 방법으로 옳은 것은?

> ㉠ 규칙적으로 소변을 보게 한다.
> ㉡ 요실금을 예방하기 위하여 수분섭취를 제한한다.
> ㉢ 이뇨역할을 하는 알코올, 커피, 차 등을 제한한다.
> ㉣ 취침 전 2시간 이내에 충분한 수분섭취를 한다.

① ㉠, ㉡, ㉢　　② ㉠, ㉢
③ ㉡, ㉣　　④ ㉣
⑤ ㉠, ㉡, ㉢, ㉣

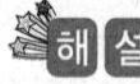 노인의 비뇨기 문제

- 규칙적으로 소변을 보며, 잠자기 두 시간 전에는 수분섭취를 피한다.
- 노인의 비뇨기문제 중 요실금을 걱정하여 수분섭취를 제한해서는 안 된다.
- 부적절한 수분섭취로 고농축된 소변은 방광을 불수의적으로 수축시켜 요실금을 일으킨다.
- 하루에 2,000~3,000cc(10컵) 정도의 수분을 섭취하는 것이 바람직하다.
- 노년기에는 갈증 감각이 저하되어 수분을 섭취하고자 하는 욕구가 저하되기 때문에 갈증이 나지 않아도 의식적으로 자주 물을 마시는 것이 필요하다.
- 이뇨역할을 하는 알코올, 카페인 섭취(커피, 차, 콜라, 초콜릿)를 제한한다.

93 중년기의 발달과업으로 옳은 것은?

꼭 나오는 유형

> ㉠ 피부탄력성 상실, 근력감소 등의 변화에 적응한다.
> ㉡ 가정과 직업을 통한 사회적 지위확보로 성취 만족을 느낀다.
> ㉢ 신체적 · 심리적 · 경제적 지지가 필요한 노부모를 부양한다.
> ㉣ 동년배 집단에 애착을 가진다.

92 ② 93 ① 정답

① ㉠, ㉡, ㉢ ② ㉠, ㉢
③ ㉡, ㉣ ④ ㉣
⑤ ㉠, ㉡, ㉢, ㉣

해설 ㉣ 동년배 집단에 애착을 가지는 시기는 노년기이다.

94 세포내액량 과다가 나타나는 경우는?

① 0.45% 염화나트륨 수액, 5% 포도당액 등의 과다 투여
② 불감성 수분소실
③ 항이뇨 호르몬 감소로 소변량 과다
④ 혈청 내 삼투압 295 이상
⑤ 혈청 Na 증가 혹은 정상

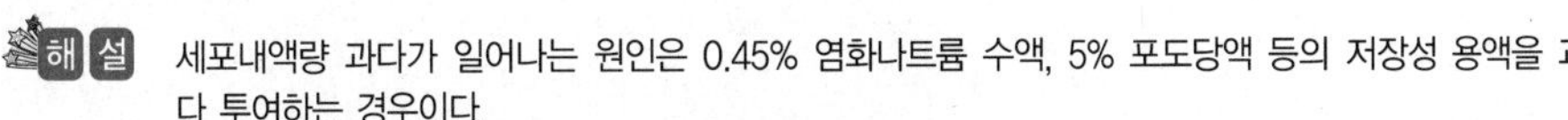
해설 세포내액량 과다가 일어나는 원인은 0.45% 염화나트륨 수액, 5% 포도당액 등의 저장성 용액을 과다 투여하는 경우이다.

95 저칼륨혈증 환자의 심전도 소견으로 옳은 것은?

> ㉠ 약간 상승된 P파
> ㉡ 약간 길어진 PR 간격
> ㉢ 내려가고 길어진 ST 분절
> ㉣ 내려간 T파

① ㉠, ㉡, ㉢ ② ㉠, ㉢
③ ㉡, ㉣ ④ ㉣
⑤ ㉠, ㉡, ㉢, ㉣

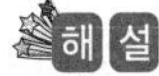
해설 저칼륨혈증의 ECG 소견
- 내려간 T파(거꾸로 된 T파)
- 약간 상승된 P파
- 약간 길어진 PR 간격
- ST 분절이 하강

정답 94 ① 95 ⑤

96 통증완화, 통증조절의 약물요법시 주의할 점에 대한 설명으로 옳은 것은?

㉠ 통증의 정도, 양상, 원인에 따라 진통제를 사용한다.
㉡ 환자의 체중, 연령, 정신상태를 평가한다.
㉢ 약물요법을 사용하기 전 심리적 간호가 필요한 경우는 먼저 시행한다.
㉣ 약물을 투여하기 전에 발생 가능한 부작용에 대하여 설명한다.

① ㉠, ㉡, ㉢
② ㉠, ㉢
③ ㉡, ㉣
④ ㉣
⑤ ㉠, ㉡, ㉢, ㉣

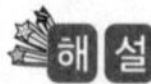

진통제의 사용에 관한 일반적인 권고

- 환자의 체중, 연령, 정신상태를 평가하고, 통증의 정도, 양상, 원인에 따라 진통제를 사용하도록 한다.
- 약물요법을 사용하기 전 심리적 간호가 필요한 경우는 먼저 시행한다.
- 약물투여가 통증완화에 효과가 있으나 유일한 방법은 아니라고 교육한다.
- 우선은 단일 제형의 진통제 중 부작용이 적은 약물을 선택하여 소량으로 시작하여 점차 용량을 조절하도록 한다.
- 약물을 투여하기 전에 발생 가능한 부작용에 대하여 설명한다.

97 밀봉배액법(Water-sealed Drainage System)에 대한 설명 중 옳은 것은?

㉠ 폐를 재팽창하는 것이 목적이다.
㉡ 밀봉배액병 속의 긴 대롱 끝은 물 속에 잠겨야 한다.
㉢ 배액관 속의 물의 파동은 호기와 흡기에 따라 달라진다.
㉣ 늑막강 내는 언제나 양압이다.

① ㉠, ㉡, ㉢
② ㉠, ㉢
③ ㉡, ㉣
④ ㉣
⑤ ㉠, ㉡, ㉢, ㉣

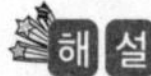

밀봉배액법(Water-sealde Drainage System)

- 흉막강 내의 공기나 액체 제거, 정상 음압 유지, 폐의 재팽창하는 것이 목적이다.
- 밀봉배액병 속의 긴 대롱 끝은 물 속에 잠겨 있어야 한다.
- 늑막강 내는 15cmH_2Odm 음압을 유지하여야 한다.

배액관 제거

- 흉관 제거 30분 전에 진통제 투여
- 흉부 X-ray 폐확장 유지 확인
- 호기시 숨 참을 때 제거
- 상체는 바세린 거즈로 덮고 멸균 거즈를 대어 단단히 고정

96 ⑤ 97 ① 정답

98 폐결핵의 약물치료시 여러 가지 약물을 혼합해서 사용하는 이유는? 꼭 나오는 유형

> ㉠ 약물의 작용을 강화시키기 때문이다.
> ㉡ 약물에 대한 내성을 지연시키기 때문이다.
> ㉢ 한 가지 약물로는 완전 치료를 기대하기 힘들기 때문이다.
> ㉣ 원인균이 여러 가지이기 때문이다.

① ㉠, ㉡, ㉢　② ㉠. ㉢　③ ㉡, ㉣
④ ㉣　⑤ ㉠, ㉡, ㉢, ㉣

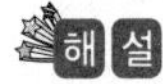 해설 항결핵치료제를 병행하는 이유
- 내성방지와 상승효과 기대
- 결핵약 : Isoniazid(말초신경염, 간독성의 부작용이 있으며 예방하기 위해 비타민 B_6 복용), Rifampin, Pyrazinamide, Ethambutol, Streptomycin
- 원인균 : Mycobacterium Tuberculosis
- 활동성 TB환자는 약 복용 후 2~3주 지나면 감염력 낮아짐(마스크 착용하고 사람 만날 수 있음)

99 늑막염을 진단받은 환자가 흉관을 삽입하고 입원실로 왔다. pH 7.0, $PaCO_2$ 50mmHg, HCO_3 33mEq/L이다. 어떤 상황인가?

① 호흡성산증　② 호흡성알칼리증
③ 대사성산증　④ 대사성알칼리증
⑤ 정상범위

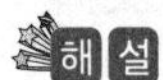 해설 정상수치를 보면 pH 7.35~7.45, 이산화탄소분압 35~45mEq/L, 산소분압 80~100mmHg, HCO_3 22~26mEq/L이다. 위 환자의 수치는 pH 7.0, $PaCO_2$ 50mmHg, HCO_3 33mEq/L로 비교해 보면 이산화탄소의 분압이 증가하였으므로 호흡성산증에 해당된다. 즉 pH 정상수치 이하, 이산화탄소분압 45mEq/L 이상일 때 호흡성산증이라 한다.

100 폐포 내에서 가스교환이 가장 효과적으로 일어나는 환기량과 혈류량의 비율(Ratio)로 옳은 것은?

① 0.3　② 0.5
③ 0.8　④ 1.0
⑤ 1.2

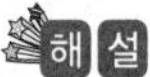 해설 정상 환기량/혈류량 비율은 4/5, 즉 0.8일 때 폐의 가스교환이 가장 효과적으로 이루어진다.

정답 98 ① 99 ① 100 ③

101 흉곽배액을 적용하는 환자의 튜브가 혈괴로 막혔을 때 적절한 간호중재는?

꼭 나오는 유형

① 멸균주사기로 구멍을 내어 준다.
② 흉곽튜브를 짜준다.
③ 겸자로 막아준다.
④ 흡인기의 압력을 높여준다.
⑤ 새로운 튜브로 교환해준다.

해설 혈괴로 인해 튜브가 막힐 경우에는 한 손으로 튜브를 잡고 다른 손으로 배액병 쪽으로 튜브를 짜주면 혈괴가 떨어져 나간다.

102 분비물 배출을 목적으로 하는 체위배액에 관한 설명으로 옳은 것은?

꼭 나오는 유형

> ㉠ 출혈경향이 있거나 병리적 골절이 잘 일어나는 환자에게는 두드리기를 하지 않는다.
> ㉡ 환자 자신이 가슴을 가볍게 두드림으로써 분비물 이동을 도울 수 있다.
> ㉢ 정확한 체위배액 자세가 취해지면 그 자세를 5분 또는 견딜 수 있을 때까지 있게 한다.
> ㉣ 식사 후 2시간 이내에 체위배액을 실시하도록 한다.

① ㉠, ㉡, ㉢
② ㉠, ㉢
③ ㉡, ㉣
④ ㉣
⑤ ㉠, ㉡, ㉢, ㉣

해설 ㉣ 체위배액은 식후 2시간 이후 또는 식전에 시행하고 식후 즉시에는 시행하지 않는다.

103 눈 수술 후 냉습포를 하는 이유로 옳지 않은 것은?

① 세균성장 지연
② 분비물 흡수 촉진
③ 지혈작용
④ 대사작용 억제
⑤ 소양감 감소

해설 냉습포의 효과
- 혈관수축 : 지혈작용
- 염증감소 : 세균성장 지연
- 부종, 동통감소
- 대사작용 억제
- 분비물 흡수 지연
- 소양감 감소

101 ② 102 ① 103 ② 정답

104 **치료로 인한 통증이 발생한 환자가 있다. 통증으로 매우 불안해하는 환자에게 할 수 있는 간호중재는?**

꼭 나오는 유형

① 가급적 말하지 말고 안정하게 한다.
② 같이 있으면서 치료과정을 설명해 준다.
③ 잠들 수 있도록 수면제를 투여한다.
④ 통증이 완화될 수 있도록 미리 진통제를 투여한다.
⑤ 가급적 생각하지 말라고 한다.

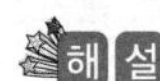

불안해하는 환자에 대한 간호중재

- 환자가 불안하다는 것을 인식하고 치료과정을 설명해 준다.
- 환자가 불안감을 인식하고 표현하도록 언어적으로 격려한다.
- 불안의 근원이 외부에 있다면(간호단위에 대한 안내부족, 소음 등) 이런 상황을 변화시키는 조치를 하고 불가능하다면 환자가 이해하고 여기에 대처하도록 도와준다.
- 환자를 도와 현재의 특정 위협에 대처할 수 있게 한다.

105 **전부하가 증가되었을 때 환자에게 미치는 영향은?**

① 심실수축력과 1회 박동량 증가
② 좌심실 확장과 울혈성 심부전
③ 심근의 산소공급 증가
④ 후부하 증가
⑤ 말초저항의 증가

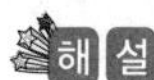

심박동량에 영향을 주는 요인

- 전부하(Preload) : 전부하는 스탈링법칙으로 심실수축전 심근의 팽창 정도를 말하는 것으로 전신 순환 후 심장으로 되돌아온 혈량이 많을수록 전부하는 증가하여 박출량이 증가한다.
  ※ Starling 법칙 : 심장의 심근섬유가 늘어나면 심장은 보다 강하게 수축한다.
- 심근수축력(Contractility) : 수축력은 심근섬유의 길이나 전부하의 변화없이 근육의 변력성 상태의 변화를 의미한다. 수축력의 증가는 액틴-마이오신 결합부위의 상호작용의 강도가 증가되어 나타난다. 수축력은 교감신경계 자극 또는 칼슘이나 Epinephrine과 같은 약물의 투여에 의해 증가한다. 증가된 수축력은 수축기 동안 심실박출을 증진시키고 박동량을 증가시킨다.
- 후부하(Afterload) : 후부하는 수축기 동안 좌심실에서 대동맥으로 혈액을 내보내기 위해 심실이 생성해야 하는 긴장의 정도이다. 심실의 긴장, 동맥압 그리고 심실 크기의 관계는 Laplace의 법칙으로 알려져 있다.
  ※ 심실의 긴장 = 동맥압 × 심실의 반경

정답 104 ② 105 ①

106 협심증 환자의 퇴원교육에 대한 설명으로 옳은 것은?

> ㉠ 흉통이 가라앉지 않을 때에는 니트로글리세린(Nitroglycerine)을 복용하도록 한다.
> ㉡ 안정시에도 흉통이 발생하면 빠른 시간 내에 병원을 방문하도록 한다.
> ㉢ 스트레스 받는 상황을 최소화하도록 한다.
> ㉣ 니트로글리세린 설하정을 1회 복용하고도 통증이 가라앉지 않으면 응급실로 내원하도록 한다.

① ㉠, ㉡, ㉢
② ㉠, ㉢
③ ㉡, ㉣
④ ㉣
⑤ ㉠, ㉡, ㉢, ㉣

해설 ㉣ 니트로글리세린 설하정을 3회 사용하고도 통증이 가라앉지 않으면 응급실로 내원하도록 한다.

107 김씨는 회의 중 흉통, 허약감, 발한을 호소하며 응급실에 입원하여 급성심근경색증 진단을 받았다. 가장 우선적인 간호중재는?

① 모르핀을 정맥으로 투여한다.
② 분당 2L의 산소를 비강캐뉼라를 통해 투여한다.
③ 심장초음파를 찍도록 준비한다.
④ 동맥혈 가스검사를 준비한다.
⑤ 혈액효소를 측정한다.

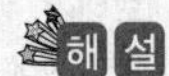

급성심근경색증 환자의 간호
- 호흡이 곤란하므로 산소를 비강으로 투여하여 침상안정시킨다.
- 산소를 투여한 다음, 니트로글리세린을 설하 투여한다.

106 ① 107 ② 정답

108 **급성심근경색증 환자는 울혈성 심부전의 합병증이 잘 온다. 이때 울혈성 심부전의 진전을 막기 위한 식이로 적당한 것은?** 꼭 나오는 유형

① 저염식이
② 고섬유식이
③ 수분함유가 많은 식이
④ 고단백식이
⑤ 고칼로리 식이

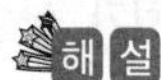

해설 울혈성 심부전의 진전을 막기 위한 식이
- 수분의 정체를 막기 위해 저염식이를 공급한다.
- 저칼로리, 저콜레스테롤 식이를 처방한다.

109 **꽃가루, 먼지, 이물질이 눈에 들어갔을 때의 외출 후의 눈 관리로 옳지 않은 것은?**

① 눈물을 나게 하기 위해 자주 눈을 깜박인다.
② 손을 씻은 후에 눈을 만진다.
③ 생리식염수로 세척한다.
④ 이물질은 눈물을 흘리면 눈물과 함께 빠져 나오므로 특별한 조치는 하지 않아도 된다.
⑤ 하안검을 아래쪽으로 당기며 젖혀서 눈꺼풀 안쪽에 티가 있는지 확인하고, 물을 적시지 않은 면봉을 사용하여 빼내도록 한다.

해설 ⑤ 하안검을 아래쪽으로 당기며 젖혀서 눈꺼풀 안쪽에 티가 있는지 확인하고, 물을 적셔서 빼내도록 한다. 물을 적시지 않은 면봉을 써서는 안 된다.

110 **쿠싱증후군의 사정시 확인할 사항은?** 꼭 나오는 유형

㉠ 몸통비만	㉡ 만월형 얼굴	㉢ 근육쇠약	㉣ 저혈압

① ㉠, ㉡, ㉢
② ㉠, ㉢
③ ㉡, ㉣
④ ㉣
⑤ ㉠, ㉡, ㉢, ㉣

해설 쿠싱증후군(Cushing's Syndrome)
- 주된 증상은 얼굴이나 어깨, 복부에 지방조직이 축적되어 얼굴이 둥글게 되고, 뒷목이 두껍게 되며, 배가 불러지면서 피부가 트게 된다.
- 질소소실과 이화작용이 증가되어 근육약화, 골다공증, 피부위축, 궤양, 반상출혈 등이 나타난다.
- 신경과민으로 정서가 불안정해지고, 우울증이나 정신병으로 발전하기도 한다.

정답 108 ① 109 ⑤ 110 ①

- 여성에서는 안드로겐의 전구체가 안드로겐을 과다 생성하게 되어 이로 인하여 다모증, 여드름, 희발월경, 무월경 및 가는 두발 등과 같은 남성화 증상이 나타난다.
- 남성에서는 여성 호르몬을 과다 생성하게 되어 여성형 유방, 발기 불능 등과 같은 여성화 증상이 나타난다.

111 **만성 간염 환자가 불안하며 주의 집중력이 감소되고 혈청 암모니아 수치가 상승되고 있다. 알맞은 간호중재는?**

> ㉠ 주기적으로 이름을 쓰게 하거나 선을 똑바로 그어 보도록 한다.
> ㉡ 처방에 따라 Neomycin Sulfate로 장세척을 한다.
> ㉢ 낙상예방을 위해 침상난간을 올린다.
> ㉣ Lactulose로 관장을 실시한다.

① ㉠, ㉡, ㉢ ② ㉠, ㉢
③ ㉡, ㉣ ④ ㉣
⑤ ㉠, ㉡, ㉢, ㉣

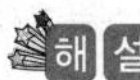

간성혼수의 간호중재
- 환자 정신 상태 수시로 평가(지남력 상실 평가)
- pH 7.5 → 5.0로 산도 증가(박테리아 성장 억제, 수소이온 활성화로 NH_3를 NH_4로 전환하여 NH_4를 배설
- 네오마이신을 경구투여하여 장세척(항생제, 세균의 단백합성 억제, 대장 내 상주균에 의한 암모니아 생성 억제)
- 고탄수식이, 저단백(20~40mg), 저염, 저지방 식사 제공

112 **만성 간염으로 진단받은 환자의 혈청학적 검사 소견은 아래와 같다. 담당간호사가 환자에게 제공하는 퇴원 전 교육내용으로 가장 옳은 것은?**

> 혈청 검사에서 HBsAg(+), HBeAg(+), Anti-Hbc(+)

① 목욕수건을 공동으로 사용해도 무방하다.
② 피임기구 없이 부부생활을 해도 무방하다.
③ 면도기나 손톱깍기는 공동으로 사용해도 무방하다.
④ 혈액이나 체액으로 오염된 물건을 공동으로 사용하는 것을 금지한다.
⑤ 가족과 격리 수용하여야 한다.

111 ⑤ 112 ④ 정답

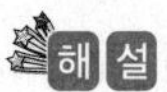 위의 혈청검사 소견은 B형간염에 감염된 상태로 직접접촉에 의해 감염된다. 따라서 환자의 체액이나 혈액이 노출되지 않도록 하고, 성관계시 콘돔을 사용해야 한다.

113 간경화 환자는 피부가 노란색을 띠고 소양증을 호소한다. 필요한 간호중재에 대한 설명으로 옳지 않은 것은?

① 목욕 후 로션이나 오일 사용 금지
② 따뜻하고 간단한 식사
③ 항히스타민제 투여
④ 방안의 온도를 적절히 조절
⑤ 면제품으로 된 옷 입기

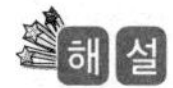 간경화 환자의 간호

- 미지근한 물로 자주 목욕을 하게 하고, 자극적인 비누 사용을 금하며 목욕 후 로션이나 오일을 발라준다.
- 방안의 온도는 너무 춥거나 덥지 않게 조절하며 체온이 상승하지 않도록 한다.
- 옷은 면제품을 입으며 땀이 나지 않도록 한다.
- 항히스타민제를 복용하거나 주사한다.
- 충분한 수면, 등 마찰, 따뜻하고 간단한 식사를 한다.

114 급성 신부전증으로 눈꺼풀 부종, 호흡곤란, 소변량 감소를 나타내는 대상자에게 가장 우선적으로 고려할 수 있는 간호진단은? 꼭 나오는 유형

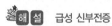

① 체액 과다
② 영양 부족
③ 감염 위험성
④ 피부손상 위험성
⑤ 신체상 장애

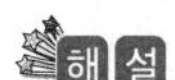 급성 신부전증
신기능이 갑작스럽게 상실되어 몸안의 수분배설이 불능해져 체액 과다로 부종이 발생한다.

정답 113 ① 114 ①

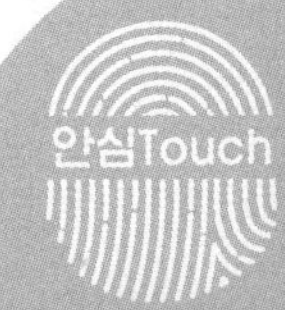

115 다음 중 흉부천자후의 체위는?

① 천자부위를 아래로 가게 하여 측위로 한다.
② 머리를 낮춘 앙와위로 한다.
③ 복위로 한다.
④ 쇄석위로 한다.
⑤ 앉은 자세로 테이블에 엎드리게 한다.

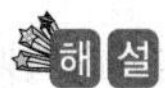

흉부천자후의 체위는 천자부위로 삼출물이 새어나오지 않도록 환자를 약 1시간 정도 천자부위가 위로 가도록 측와위로 눕힌다.

116 인공호흡기 부착시 순환상태를 확인할 수 있는 것은? 나오는 유형

① 반좌위 유지
② 절대안정 유지
③ 시간당 소변량 확인
④ 고농도 산소유지
⑤ 약물 투입을 위한 정맥선 확보

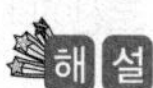

인공호흡기 부착시 순환상태를 나타내는 지표는 시간당 소변량이다. 심박출량이 감소하면 체액이 정체되고, 신장으로의 혈류가 감소하면 체액이 보유되도록 레닌-안지오텐신-알도스테론계가 자극된다. 간호사는 대상자의 액체 섭취와 배설 측정, 체중 측정, 수액 보충, 저혈량증의 징후 등을 모니터한다.

117 ARDS 환자의 간호사정시 수집할 수 있는 자료로 알맞은 것은? 나오는 유형

㉠ 호흡곤란	㉡ PaO_2 50mmHg 이하
㉢ 의식변화	㉣ 초기부터 청진상 나음 또는 악설음

① ㉠, ㉡, ㉢
② ㉠, ㉢
③ ㉡, ㉣
④ ㉣
⑤ ㉠, ㉡, ㉢, ㉣

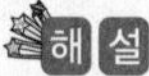

급성 호흡곤란증후군(ARDS) 환자 간호 사정시 수집 자료

- 급성호흡부전 : 빈호흡, 호흡곤란, 호흡시 보조근육사용, 중심성 청색증
- 마른기침, 발열
- 양측 폐 전체의 악설음
- 혼돈, 불안정에서부터 혼수까지의 감각장애
- ABGA(동맥혈가스분석) : 검사상 저산소혈증(PaO_2 50mmHg 이하), 저탄산증(초기), 고탄산증(후기), 고탄산증과 호흡성산증(말기)
- 흉부 X-ray : 양측성 광범위한 간질간 침윤과 폐포침윤을 볼 수 있다.

115 ⑤ 116 ③ 117 ① 정답

118 **만성기관지염의 간호중재에 대한 설명으로 옳지 않은 것은?**

① 탈수를 예방하기 위하여 따뜻한 생리식염수를 공급한다.
② 독감 예방주사와 폐렴 예방주사를 맞는다.
③ 흉부에 얼음주머니를 올려준다.
④ 호흡기를 자극하는 물질을 들여 마시지 않도록 한다.
⑤ 복식호흡으로 횡경막의 운동을 증가시킨다.

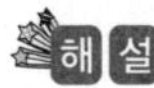 ③ 흉부에 얼음주머니를 올려주는 것은 더욱 만성기관지염을 악화시킨다.

만성기관지염의 간호중재
- 호흡기를 자극하는 물질을 들여 마시지 않도록 해야 하며, 금연을 해야 한다.
- 저산소혈증을 예방하기 위하여 처방된 낮은 농도의 산소를 투여한다.
- 탈수를 예방하기 위하여 따뜻한 생리식염수를 공급한다.
- 영양섭취에 제한을 둘 필요는 없다. 수분을 충분히 섭취하는 것이 가래를 묽게 하는 데 도움이 된다.
- 적절한 습도유지 및 수분섭취는 기관지를 보호하고 가래를 배출하는 데 도움이 된다.
- 쉬기만 하는 것보다는 본인에게 적합한 운동과 활동을 하는 것이 호흡기능과 신체기능 유지, 향상에 더 도움이 된다. 그러나 크게 웃거나 소리 지르거나 심한 운동을 하는 것과 같은 모든 행동은 피하는 것이 좋다.
- 복식호흡으로 횡경막의 운동을 증가시키면 폐기능 개선에 많은 도움이 되며, 입술을 모아서 천천히 숨을 내쉬는 방법도 호흡곤란을 감소시키는 데 도움이 된다.
- 만성기관지염을 가진 사람은 독감이나 폐구균성 폐렴에 걸릴 경우 합병증이 많이 발생하며, 사망할 가능성도 높아진다. 따라서 만성기관지염이 있는 사람은 독감(인플루엔자) 예방주사와 폐렴(폐렴구균에 의한) 예방주사를 맞는 것이 좋다.

119 **염증성 장질환일 때 영양결핍이 되는 요인으로 옳은 것은?** 꼭 나오는 유형

㉠ 손실량 증가	㉡ 영양요구량 증가
㉢ 영양부족	㉣ 약물 부작용

① ㉠, ㉡, ㉢
② ㉠, ㉢
③ ㉡, ㉣
④ ㉣
⑤ ㉠, ㉡, ㉢, ㉣

정답 118 ③ 119 ⑤

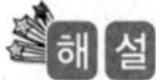 염증성 장질환(궤양성 대장염, 크론씨병)의 영양결핍요인

- 영양부족 : 복통, 식욕부진, 오심 및 구토 등의 증상에 의한 섭취량의 감소
- 손실량 증가 : 광범위한 염증에 의한 소화 및 흡수장애, 출혈, 설사
- 영양소모량 증가 : 누공으로 인한 영양소의 과다손실, 염증, 발열 등
- 약물의 부작용 : 약제로 인한 흡수장애
- 수술 합병증

120 인공항문을 갖고 있는 대상자가 개구부를 보는 것조차 거부할 때 간호중재로 알맞은 것은?

① 잘 보이지 않도록 몸에 부착할 수 있는 장치를 한다.
② 장신구를 이용하게 한다.
③ 개구부는 배변을 하는 중요한 곳임을 누차 강조한다.
④ 일단 개구부를 가려 놓는다.
⑤ 성공적으로 인공항문에 적응한 환자를 소개한다.

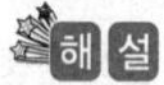 인공항문을 만들 수밖에 없는 환자가 갖는 두려움을 조금이라도 덜기 위해 인공항문 수술을 받은 경험자와의 면담을 주선하여 정신적인 안정을 얻도록 한다.

121 B형간염 환자 예방법은?

㉠ 환자가 먹다 남은 음식과 대변은 소독해서 버린다.
㉡ 면도기나 칫솔 등 개인소지품을 타인과 함께 사용하지 않는다.
㉢ 환자 병실에 들어갈 때에는 꼭 마스크를 착용하고 격리해서 들어간다.
㉣ 환자의 혈액이 묻은 주사기는 분리해서 버린다.

① ㉠, ㉡, ㉢
② ㉠, ㉢
③ ㉡, ㉣
④ ㉣
⑤ ㉠, ㉡, ㉢, ㉣

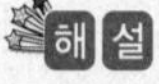 B형간염 예방

- 가장 손쉬운 방법은 손을 자주 씻는 것이다.
- B형간염 바이러스는 섭씨 100도의 물에 10분만 끓이면 소멸되므로 주방기구나 식기를 끓여서 쓰는 것이 좋다.
- 병원기구는 철저히 소독하고 1회용 면도칼, 칫솔 등은 돌려 쓰지 않아야 한다.
- 식사습관을 고쳐 개인접시 등을 사용하고, 환자가 먹다 남은 음식은 버린다.

120 ⑤ 121 ③ 정답

122 **담낭절제술 환자의 회복을 관찰하기 위해 7~10일 정도에 사정해야 하는 것은?**

① 대변색
② 소변색
③ 담즙색
④ 공막색
⑤ 피부색

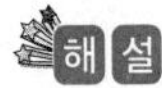
수술 후 7~10일경에 대변이 갈색으로 돌아오는지 관찰을 통해 회복을 알 수 있다.

123 **혈당 조절(당대사)에 관여하는 호르몬은?** 꼭 나오는 유형

㉠ 글루카곤	㉡ 갑상선 호르몬
㉢ 인슐린	㉣ 항이뇨 호르몬

① ㉠, ㉡, ㉢
② ㉠, ㉢
③ ㉡, ㉣
④ ㉣
⑤ ㉠, ㉡, ㉢, ㉣

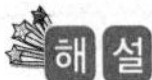
- 글루카곤 : 혈당상승을 일으키는 인슐린 대응 호르몬
- 갑상선 호르몬 : 티록신 및 트리요오드 티로닌 – 대사기능
- 인슐린 : 췌장에서 분비되는 호르몬 – 혈당 저하
- 항이뇨 호르몬 : 뇌하수체 후엽 호르몬 – 삼투압 조절

124 **내분비선에서 분비되는 호르몬에 대한 설명으로 옳은 것은?**

① 부신 – 알도스테론 – 혈압하강
② 뇌하수체 후엽 – GH – 신체 발육 촉진
③ 갑상선 – TSH – 티록신 분비촉진
④ 뇌하수체 전엽 – 옥시토신 – 자궁수축 자극
⑤ 췌장 – 글루카곤 – 혈당저하

정답 122 ① 123 ⑤ 124 ③

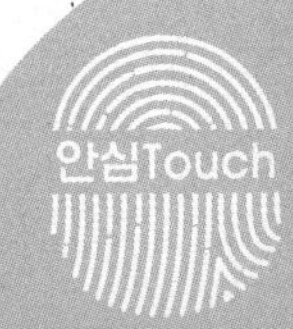

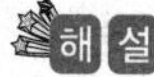
• 갑상선 – TSH – 갑상선 발육 및 티록신 분비 촉진
• 부신 – ACTH – 부신피질 발육 및 코르티코이드 분비 촉진
• 뇌하수체 후엽 – ADH – 체내 수분조절
• 뇌하수체 전엽 – GH – 물질대사 촉진 및 신체 발육 촉진
• 췌장 – 글루카곤 – 혈당 상승

125 갈색세포종 환자의 혈압상승 예방간호로 맞는 것은?

꼭 나오는 유형

㉠ 복압을 올리면 안 된다.
㉡ 스트레스를 관리한다.
㉢ 고섬유 식이를 섭취한다.
㉣ 저섬유 식이를 섭취한다.

① ㉠, ㉡, ㉢
② ㉠, ㉢
③ ㉡, ㉣
④ ㉣
⑤ ㉠, ㉡, ㉢, ㉣

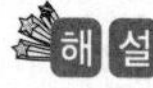
갈색세포종의 간호는 우선 스트레스를 관리, 복압을 올리는 행동을 하지 말고, 특히 고섬유 식이를 한다. 그 후 선택된 항고혈압 약물로 혈압을 조절하고, 혈압이 조절된 후 수술로 비정상적인 부신을 제거한다.

126 화상을 입었을 때 즉시 차가운 생리식염수로 세척하는 이유로 옳지 않은 것은?

꼭 나오는 유형

① 통증완화
② 부종감소
③ 조직손상방지
④ 2차 감염 예방
⑤ 감각손상방지

해설 1도 화상환자를 즉시 생리식염수로 세척하는 이유
조직손상방지, 통증완화, 부종감소 및 2차 감염 예방 또는 감소(2도 이상은 금지한다).

125 ① 126 ⑤ 정답

127 **기관지 천식환자에게 투여할 수 있는 약물이 아닌 것은?**

① Aminophylline
② Ephedrine
③ Inderal
④ Epinephrine
⑤ Intal Aerosol

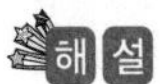 ③ 인데랄(β-inderal)은 고혈압, 협심증에 사용되는 약으로 편두통 예방에 가장 흔히 쓰이는 약이지만 서맥, 천식, 울혈성 심부전 환자에게 금기 약물이다.

128 **다음 중 악성종양의 특징으로 옳은 것은?**

㉠ 성장속도가 느리다.
㉡ 주위조직에 침범한다.
㉢ 잘 분화되어 있다.
㉣ 수술 후 재발이 쉽다.

① ㉠, ㉡, ㉢
② ㉠, ㉢
③ ㉡, ㉣
④ ㉣
⑤ ㉠, ㉡, ㉢, ㉣

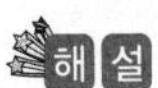 양성종양과 악성종양의 특징

특 징	양성종양	악성종양
성장속도	천천히 자란다.	빨리 자란다.
성장양식	확대, 팽창하거나 주위조직을 침범하지 않는다.	주위조직을 침범한다.
피 막	있다.	없다.
세포의 특성	잘 분화되어 있어 정상세포와의 구분이 있다.	분화되어 있지 않다.
재발 가능성	거의 재발하지 않는다.	재발이 쉽다.
전 이	없다.	있다.
인체에 미치는 영향	거의 해가 없으나 위치한 부위에 따라 달라진다.	인체에 영향을 주며 완전히 제거되지 못하면 사망에 이른다.

정답 127 ③ 128 ③

129 전후두 절제술 후 방사선치료를 받고 있는 환자의 피부간호로 옳은 것은?

㉠ 미온수 물에 세척한다.
㉡ 전기면도기를 사용하지 않는다.
㉢ 햇빛에 노출시키면 안 된다.
㉣ 상처가 짓물렀을 때는 베이비파우더를 바른다.

① ㉠, ㉡, ㉢　　② ㉠, ㉢
③ ㉡, ㉣　　④ ㉣
⑤ ㉠, ㉡, ㉢, ㉣

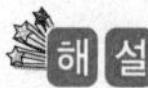

방사선치료 후 피부관리
- 상처부위가 짓물렀다고 해서 탤컴파우더나 베이비파우더를 발라서는 안 된다.
- 마찰이나 기타 자극(햇빛에 노출, 기계적이나 열 자극, 화학물질에의 노출, 향수, 파우더, 알코올)을 감소한다.
- 면도는 자극을 감소하기 위해 전기면도기를 사용한다.
- 비누를 사용하지 않고 미온수 물에 세척하고 공기 중에 말린다.
- 발진이 심한 경우 아이스팩을 제공한다.

130 건성 심낭염(급성 섬유성)시 특징적 증상은?

꼭 나오는 유형

① 흉 통　　② 수축기 잡음
③ 서 맥　　④ 기 침
⑤ 흉막 마찰음

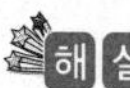

건성 심낭염의 특징적 증상
- 앞가슴의 동통, 호흡곤란, 발열, 피로감, 오한
- 심낭과 심장표면의 마찰에 의한 잡음, 심장 확대가 있다.

131 대동맥류 파열 후 대동맥 결찰술을 시행한 환자의 변비 완화를 위한 간호로 옳은 것은?

㉠ 관장실시
㉡ 복부압력을 높이는 운동
㉢ 저섬유 식이
㉣ 처방된 완화제의 규칙적 투여

129 ② 130 ① 131 ④ 정답

① ㉠, ㉡, ㉢　② ㉠, ㉢
③ ㉡, ㉣　④ ㉣
⑤ ㉠, ㉡, ㉢, ㉣

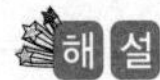
대동맥 수술환자의 간호
- 대동맥류 수술 후에는 복압을 높이는 일을 삼가야 한다.
- 변비예방을 위해서 고섬유 식이를 해야 한다.
- 무거운 물건을 드는 것, 잡아당기고, 밀고, 힘쓰는 움직임 등을 금지한다.
- 완화제를 규칙적으로 투여하나 관장은 장의 압력을 높여 복부압력을 높이므로 금한다.

132 정맥류 검사방법은?

① Homan' s Test　② Trendelenburg Test
③ Allen Test　④ Blanching Test
⑤ Prothrombin Time 측정

해설 Trendelenburg 검사
비침습적인 진단검사로서 정맥이 충혈되는 시간을 측정하며, 혈액의 역류로 정맥이 빠르게 충혈이 될 경우 판막에 문제가 있음을 암시한다.

133 재생불량성 빈혈환자의 검사결과로 옳지 않은 것은?

① 적혈구 수 감소　② 백혈구 수 정상
③ 혈소판 수 감소　④ 적혈구 모양 정상
⑤ 망상 적혈구 수 감소

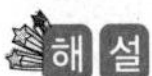
재생불량성 빈혈은 골수 내 조혈조직이 지방조직으로 대체되고, 말초혈액에는 적혈구의 감소에 따른 빈혈뿐만 아니라 백혈구 및 혈소판 등 모든 혈액세포가 감소할 수 있는 질환이며 검사는 혈구감소증에 의한 증상과 말초혈액 및 골수검사(골수천자 및 조직검사) 소견으로 진단한다. 그러나 적혈구의 모양과 기능은 정상이다.

134 음차를 이용한 Weber 검사시 환측 귀에서 소리가 더 크게 들렸다면 어떤 장애를 의미하는가?

꼭 나오는 유형

① 전도성 난청　② 감음성 난청
③ 혼합성 난청　④ 기능성 난청
⑤ 중추성 난청

정답 132 ② 133 ② 134 ①

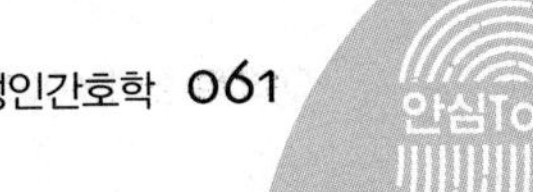

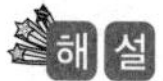 Weber Test(웨버 검사법, 편위검사)
전도성 난청과 감각신경성 난청을 구별하기 위하여 진동 음차를 전두의 중앙선에 놓는다. 만일 병든 쪽의 귀에서 소리가 더 잘 들리면 장애는 전도성이며, 감각신경성일 경우에는 아프지 않은 쪽이 소리가 더 크게 들린다.

135 뇌막염의 임상적 특성에 해당하지 않는 것은?

① 오한과 발열이 있다.
② Kernig 징후 양성
③ Romberg 징후 양성
④ 기면상태가 나타난다.
⑤ 광선에 예민해진다.

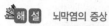

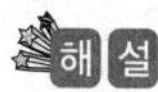 뇌막염의 증상

- 두통, 오심과 구토, 식욕저하, 보챔 또는 기면상태, 오한과 발열이 있고 광선에 예민해지며 목이 뻣뻣해진다.
- Kernig 징후 : 고관절을 굽힌 상태에서 슬관절의 신전에 저항하는 증상이다.
- Brudzinski 징후 : 경부를 굴곡시키려 할 때 고관절과 슬관절의 반사적 굴곡이 나타나는 증상이다.
- 여러 종류의 뇌막염에서 염증은 뇌막에 국한되어 있더라도 의식장애, 경련 등 뇌염의 증상이 합쳐져서 뇌막뇌염의 임상양상을 보이는 경우가 많다(특히 결핵성 뇌막염).
- 롬버그 징후는 (−)를 보인다.

136 간질환자가 병실 바닥에 쓰러져 발작하고 있을 때 간호중재로 옳은 것은?

㉠ 환자를 측위로 분비물이 흡인되지 않도록 한다.
㉡ 반드시 조용하며 냉정을 잃지 않는다.
㉢ 발작이 일어나는 순간 환자를 바닥에 눕힌다.
㉣ 환자가 움직이지 못하게 손, 발을 꽉 잡거나 주물러준다.

① ㉠, ㉡, ㉢
② ㉠, ㉢
③ ㉡, ㉣
④ ㉣
⑤ ㉠, ㉡, ㉢, ㉣

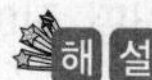 간질발작환자의 간호중재

- 바닥에 고이 눕힌다.
- 발작시 혀를 물지 않게 한다.
- 방을 어둡게 하고, 조용히 한다.
- 억제대를 사용하지 않는다.
- 마사지하지 않는다.

135 ③ 136 ① 정답

137 **뇌혈관 장애로 반쪽 시야만 볼 수 있게 된 대상자의 시각장애 감소를 위한 간호중재이다. 옳은 것은?**

① 눈 한쪽 위에 안대를 하도록 한다.
② 손상받은 쪽으로 침대에 눕도록 한다.
③ 대상자가 볼 수 있는 쪽에 물건을 비치한다.
④ 대상자의 좌우 양쪽에 필요한 물건을 나열한다.
⑤ 대상자가 움직일 때 머리를 좌우 양쪽으로 돌리도록 한다.

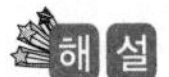
해설 편측 시야장애일 경우 환자는 불안하므로 모든 간호행위는 환자가 볼 수 있는 시야 내에서 실시해야 하며, 모든 물건(시계, 달력, TV)의 배치도 시야가 온전한 쪽에 놓아두어야 한다. 또한 환자와 눈을 맞추고 머리를 서서히 움직이도록 격려하며 환자의 주위를 손상받은 쪽으로 이끌어야 한다.

138 **4점 보행으로 옳은 것은?**

① 팔을 쭉 펴고 보행한다.
② 양발에 체중부하가 안 되는 사람이 하는 보행이다.
③ 액와에 힘을 주어 보행한다.
④ 3점이 기저면이 되어 보행한다.
⑤ 걷다 피곤하면 목발에 어깨를 기대고 쉰다.

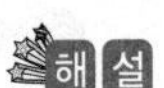
해설 4점 보행은 양측하지에 체중부하가 가능하나 균형을 유지하기 어렵거나 근력이 약해서 보행을 위한 충분한 능력이 갖추어지지 않은 대상자가 시행하는 보행방법으로 대상자가 오른쪽 목발, 왼쪽발, 왼쪽 목발, 오른쪽 발의 순서로 하는 보행이다.
※ 3점 보행 : 한쪽 다리에만 체중부하가 가능한 대상자가 양쪽 목발과 함께 허약한 다리가 나간 후 튼튼한 다리가 나가는 보행이다.

139 **다음 중 대사성 산증 환자의 증상은?** 꼭 나오는 유형

① 보상성 과호흡　② 부정맥
③ 저칼륨혈증　④ 저칼슘혈증
⑤ 강직성경련

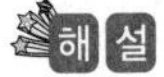
해설 대사성 산증의 증상
보상성 과호흡, 허약감, 권태 또는 둔한 두통을 경험하며, 오심, 구토, 복통도 나타날 수 있다. 깊은 호흡(Kussmaul 호흡)은 만성 대사성 산증에서보다 급성 대사성 산증을 가진 대상자에게 더 자주 나타난다.

정답 137 ③ 138 ④ 139 ①

140 ABGA의 정상치로 알맞은 것은?

㉠ pH – 5.35~7.45	㉡ PCO_2 – 35~45mmHg
㉢ PO_2 – 100~120mmHg	㉣ HCO_3 – 22~26mEq/L

① ㉠, ㉡, ㉢
② ㉠, ㉢
③ ㉡, ㉣
④ ㉣
⑤ ㉠, ㉡, ㉢, ㉣

해설 ABGA(동맥혈액 가스분석)의 정상치
- pH : 7.35~7.45
- PCO_2 : 35~45mmHg
- PO_2 : 80~100mmHg
- HCO_3 : 22~26mEq/L

141 암환자의 화학요법으로 알맞은 것은?

꼭! 나오는 유형

㉠ 복합요법보다 단일요법이 효과적이다.
㉡ 세포의 DNA와 RNA의 활성을 억제시킨다.
㉢ 수술 후 반드시 화학요법을 사용한다.
㉣ 심각한 감염증상이 있는 경우 중단한다.

① ㉠, ㉡, ㉢
② ㉠, ㉢
③ ㉡, ㉣
④ ㉣
⑤ ㉠, ㉡, ㉢, ㉣

해설 화학요법(약물요법)
- 항암제의 기전은 세포의 DNA와 RNA의 활성을 억제시키는 것이다.
- 부작용으로는 오심, 구토, 탈모, 식욕부진, 점막의 손상으로 인한 구내염 등 그 정도가 심할 경우에는 투약을 중지한다.

140 ③ 141 ③ 정답

142 심근경색증 환자의 재활간호 운동시 시간에 영향을 미치는 요인은? 꼭 나오는 유형

㉠ 맥 박	㉡ 호 흡	㉢ 혈 압	㉣ 체 온

① ㉠, ㉡, ㉢
② ㉠, ㉢
③ ㉡, ㉣
④ ㉣
⑤ ㉠, ㉡, ㉢, ㉣

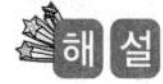 운동요법
- 혈압, 호흡을 고려하여 운동을 해야 한다.
- 혈압은 자신의 혈압에서 20mmHg 이상이 넘지 않아야 한다.
- 호흡곤란이나 피로, 부정맥, 흉통 등의 증상이 있으면 즉시 중지해야 한다.

143 DVT의 위험인자가 아닌 것은?

① 저체중
② 고 령
③ 흡연자
④ 호르몬제 치료 중인 자
⑤ 피임약 사용 중인 자

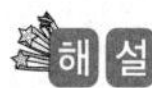 심부정맥혈전증(DVT, Deep Vein Thrombosis)의 위험인자
- 고령, 장기침상 환자
- 정맥혈전색전증의 과거력이 있는 경우
- 암환자, 비만인 사람, 흡연자
- 울혈성 심부전 환자, 혈액 이상 질환자
- 일차성 과응고 상태의 임신부
- 피임약 사용과 호르몬제 치료 중인 자
- 중심정맥관 삽입, 염증성 장질환, 전신성홍반성낭창 등이 있다.

144 심박조절자(Pacemaker)의 위치로 옳은 것은?

① 우심방
② 우심방과 우심실 사이
③ 방실결절 사이
④ 우심실
⑤ 우심실과 좌심실 사이

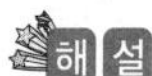 심박조절자(Pacemaker)는 동방결절의 기능부전 또는 동방결절과 심방에서 오는 자극이 방실의 연접부를 지나 심실까지 도달하지 못할 때 인공적으로 심박조절의 역할을 하여 심박동을 발생시키는 기구로 우심방이나 우심실 내벽에 부착한다.

정답 142 ① 143 ① 144 ①

145 **고혈압으로 진단받은 환자의 혈압은 158/85mmHg이다. 3년간 병원에 간 적이 없었으며 담배는 하루에 1갑을 피우고 1주일에 약 6캔의 맥주를 마신다. 또한 직장 스트레스가 많다. 약물요법을 실시하기 적절한 시기는?**

① 즉시 한다.
② 신체 검진과 혈액 검사가 끝난 후
③ 직장의 스트레스 완화 후
④ 3~6개월간의 생활양식 개선이 실패한 경우
⑤ 혈압 180/110 이상이 된 후

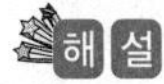 약물요법 실시 시기는 생활양식(음주, 흡연, 스트레스) 개선이 실패할 경우에 실시하는 것이 바람직하다.

146 **감염균이 평생 동안 신경절에 살면서 잠복과 재발을 반복하는 성 질환은?**

① 단순포진 ② 임 질
③ 매 독 ④ 첨 균
⑤ 클라미디어증

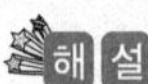 단순포진은 구순포진(口脣疱疹)이라고도 하며 피부나 점막에 소수포나 수포가 무리지어 나타나는 것으로 바이러스가 원인이다.

147 **시험적 개복술을 위한 피부준비 범위는?** 꼭 나오는 유형

① 수술부위 20cm 근처까지
② 유두에서 후액와선까지
③ 제와부에서 회음부위까지
④ 액와선에서 서혜부까지
⑤ 유두에서 치골결합부위까지

해설 개복술시의 피부준비 범위는 액와선에서 서혜부까지이며, 수술 전날 방부제 비누로 청결히 한다.

145 ④ 146 ① 147 ④ 정답

148 **청각장애 대상자와의 의사소통으로 알맞은 것은?**

㉠ 필기도구를 준비한다.
㉡ 말을 잘 이해하지 못하면 똑같은 말을 반복해서 말해준다.
㉢ 천천히 환자에게 말한다.
㉣ 큰 소리로 말한다.

① ㉠, ㉡, ㉢
② ㉠, ㉢
③ ㉡, ㉣
④ ㉣
⑤ ㉠, ㉡, ㉢, ㉣

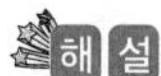
해설 청각장애 대상자와의 의사소통

- 청각장애인이 특히 구화법을 모르는 청각장애인들에게 몸짓 및 얼굴 표정은 매우 중요하다.
- 구화법을 사용할 수 없는 경우나 주소, 열차 시간, 의약품명 등 중요한 정보를 제공할 때 글로 의사소통한다.
- 적당히 크고 일정한 소리로 약간 느린 속도로 분명하고 바른 입 모양으로 간략하게 이야기한다.
- 말끝을 흐리지 않도록 유의하며, 한 문장을 말하고 약간 쉰 후에 다음 문장을 말한다.

149 **귀 수술 전에 해야 할 간호에 대한 설명으로 옳은 것은?**

① 따뜻한 물로 목욕을 한다.
② 미리 항생제를 투여한다.
③ 귀에 냉찜질을 해준다.
④ 수분섭취를 제한한다.
⑤ 귀를 식염수로 씻는다.

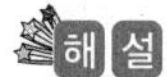
해설 귀 수술 전에 해야 할 간호

- 수술 전에 머리를 감거나 목욕을 하면 귀에 물이 고이게 되어 감염의 원인이 되므로 하지 않는다.
- 수술 후 감염을 줄이기 위해 미리 항생제를 투여한다.
- 합병증을 예방하기 위하여 체위변경이나 운동을 제한하고, 코를 풀거나, 재채기나 심한 기침을 하여 귀에 압력을 가하지 않으며 드레싱이나 귀를 만지지 않는다.

정답 148 ① 149 ②

150 급성중이염에 대한 내용으로 옳지 않은 것은?

꼭 나오는 유형

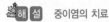

① 전신적으로 항생제를 투입한다.
② 고막절개술 후 배농한다.
③ 동통경감을 위해 열요법을 적용한다.
④ 중이의 압력감소를 위해 심지를 박는다.
⑤ 합병증으로 급성유양돌기염, 화농성미로염 등이 있다.

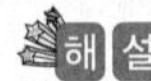

해설 중이염의 치료

- 심신의 안정과 충분한 휴식을 취하게 한다.
- 귀 부분의 통증을 감소시키기 위해 열요법을 적용하며 약물로는 항히스타민제를 투여한다.
- 고막의 천공으로 이루가 있는 경우에는 국소적인 항생제 점이액을 사용한다.
- 고막절개의 목적은 배농의 촉진과 이통의 경감에 있다.
- 합병증으로 급성유양돌기염, 삼출성중이염, 안면신경마비, 추체염, 화농성미로염 등이 발병할 수 있으며, 수막염, 경막외 농양, 정맥동염, 뇌농양 등의 두개내 합병증이 드물게 올 수 있다.

151 녹내장 환자의 시신경 손상을 알아보는 진단검사는?

① 시야검사 ② 형광조영술
③ 검안경검사 ④ 우각경검사
⑤ 형광안저검사

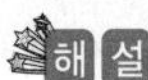

해설 검안경검사

- 녹내장환자의 시신경 손상을 알아보는 검사
- 안압측정(정상안압 10~21mmHg)
- 검안경으로 눈 안을 들여다 보아 시신경 유두함몰의 정도 및 경과를 관찰해야 한다.
- 주기적으로 시야검사를 하여 시야의 축소 혹은 녹내장성 시야변화가 있는지를 확인한다.
- 우각경 검사로 방수유출로가 있는 전 방각을 직접 관찰하여야 한다.

152 빈혈환자의 간호에 대한 설명으로 옳지 않은 것은?

① 단백질, 철분, 비타민이 풍부한 음식을 공급한다.
② 식사는 소량씩 자주 섭취한다.
③ 오한을 느끼면 따뜻한 옷이나 담요를 덮어준다.
④ 방문객을 제한하고, 주위를 조용하게 해준다.
⑤ 수혈이 필요한 경우 농축 백혈구를 수혈한다.

해설 수혈이 필요한 경우(심한 만성 빈혈시) 농축 적혈구를 수혈한다.

150 ④ 151 ③ 152 ⑤ 정답

153 파키슨병 환자의 증상완화를 위해 사용하는 레보도파(Levodopa) 투여시 금해야 하는 비타민은?

꼭 나오는 유형

① 비타민 A
② 비타민 B_6
③ 비타민 C
④ 비타민 D
⑤ 비타민 E

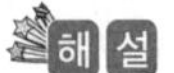

해설 비타민 B_6 보충제재는 금한다. Pyridoxine은 간에서 전환을 증가시키고 뇌에서 도파민의 전환능력을 감소시키기 때문이다. 레보도파가 들어가고 있지 않는 환자의 경우 단백질을 먹지만, 투여 중인 환자는 약물작용을 방해하기 때문에 단백질 음식을 제한한다.

154 위염환자의 간호중재가 아닌 것은?

꼭 나오는 유형

① 양념을 많이 한 음식이나 카페인이 들어있는 음료와 과식을 피한다.
② H. Pyroli균이 원인균이라면 Biaxin, Flagyl, Prilosec을 투여한다.
③ 위벽세포의 재생을 위해 스테로이드제를 사용한다.
④ 악성빈혈이 있게 되면 비타민 B_6을 투여한다.
⑤ 부드러운 음식을 적은 양으로 자주 규칙적으로 제공한다.

해설 악성빈혈에는 Vit B_6가 아니라 B_{12}이다.

155 물의 화재와 화생방전과 같은 비상사태에 처했을 때의 간호계획이 아닌 것은?

① 가능한 한 빠른 시간 내에 환자의 숫자를 파악하고 분류한다.
② 환자의 숫자가 많을 때는 경한 환자부터 응급 처치한다.
③ 중한 환자부터 간호하여 희생자의 수를 줄인다.
④ 간호대상의 우선 순위는 기도 폐색 및 호흡곤란이 있는 자이다.
⑤ 전문의료인의 치료를 받도록 환자를 이송한다.

해설 경한 환자부터가 아닌 대량출혈 및 기도폐쇄 등 긴급을 요하는 환자부터 우선하여 처치한다.

정답 153 ② 154 ④ 155 ②

156 **혼자서 심폐소생술을 할 때, 호흡수 대 심장마사지 횟수의 비율로 옳은 것은?**

① 1 : 1
② 1 : 5
③ 2 : 5
④ 2 : 13
⑤ 2 : 30

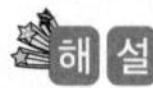 심폐소생술을 할 때 혼자 할 경우는 호흡 대 심장마사지의 비율이 2 : 30이고, 두 사람이 함께 할 경우는 호흡 대 심장마사지의 비율이 2 : 15이다.

157 **메니에르 병에 대한 설명으로 옳지 않은 것은?**

① 내림프압이 증가한다.
② 현훈과 함께 한쪽 귀가 막힌 듯한 느낌이 든다.
③ 증상의 완화를 위하여 고염식이를 한다.
④ 치료는 삽입미로관류법이 있다.
⑤ 귀울음과 난청이 발생한다.

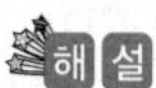 ③ 증상의 완화를 위하여 저염식이를 한다.

158 **급성췌장염에 대한 설명으로 바른 것은?**

㉠ 상복부 통증으로 시작한다.
㉡ 주요원인은 알코올 남용이다.
㉢ 혈청 리파아제 수치가 증가한다.
㉣ 48~72시간 후 아밀라아제 수치가 증가한다.

① ㉠, ㉡, ㉢
② ㉠, ㉢
③ ㉡, ㉣
④ ㉣
⑤ ㉠, ㉡, ㉢, ㉣

해설 ㉣ 48~72시간 후 아밀라아제의 수치가 감소한다.

156 ⑤ 157 ③ 158 ① 정답

159 **활동성 결핵의 진단검사로 옳은 것은?** 꼭 나오는 유형

> ㉠ X-선 검사결과 폐의 침윤과 소결절이 보인다.
> ㉡ 객담 세균배양검사시 결과가 음성이다.
> ㉢ 투베르쿨린 반응시 양성이다.
> ㉣ 적혈구 침강속도가 정상인보다 느리다.

① ㉠, ㉡, ㉢　　② ㉠, ㉢
③ ㉡, ㉣　　④ ㉣
⑤ ㉠, ㉡, ㉢, ㉣

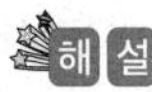

㉡ 객담 세균배양검사가 음성이 아니라 양성이다.
㉣ 적혈구 침강속도가 증가한다.

활동성 결핵의 진단검사
- 결핵진단은 여러 가지 의학적, 사회적 병력과 신체검진, 흉부 X-선 검사, Tuberculin 반응검사 그리고 객담이나 다른 검사물의 세균검사를 행하여 내릴 수 있다.
- Tuberculin 반응검사에서 양성 반응을 보인다는 의미는 결핵균에 감염되었다는 것을 의미하지만 그것이 현재 활동성인가 아닌가를 의미하는 것이 아니고 단지 결핵균에 대한 조직의 과민성이나 알러지를 의미한다.
- Tuberculin 반응검사가 양성으로 나타나면 흉부 X선 검사를 하여 활동성 결핵인가를 알아내야 한다.
- 결핵의 진단은 투베르쿨린 반응검사의 양성, X-선 검사결과 폐의 침윤과 소결절, 객담 세균배양검사 양성일 때 활동성 결핵을 확진할 수 있다.

160 **식도정맥류는 파멸되면 출혈이 심하여 위험을 초래한다. 식도정맥류 환자에게 제공할 수 있는 간호중재는?** 꼭 나오는 유형

> ㉠ S-B Tube를 사용하여 지혈한다.
> ㉡ Minnesota Tube로 지혈한다.
> ㉢ 분비물을 흡인하여 기도를 개방한다.
> ㉣ 24시간 동안 지속적으로 풍선을 부풀려 출혈을 예방한다.

① ㉠, ㉡, ㉢　　② ㉠, ㉢
③ ㉡, ㉣　　④ ㉣
⑤ ㉠, ㉡, ㉢, ㉣

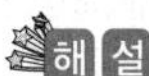

식도정맥류 환자의 간호
- 지혈을 위하여 S-B Tube를 사용(3관강)한다.
- 식도 풍선 위쪽에 고이는 혈액이나 분비물이 기도로 흡인되는 것을 방지하기 위해 분비물을 흡인하여 기도를 개방해야 한다.

정답 159 ② 160 ①

161 신결석 치료를 위해서 체외충격파쇄석술을 치료받은 후 흔히 나타날 수 있는 합병증은?

꼭 나오는 유형

① 혈 뇨
② 고혈압
③ 당 뇨
④ 두 통
⑤ 편두통

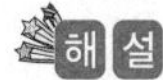
해 설 ① 흔히 혈뇨와 통증이 나타난다.

체외충격파쇄석술

체외충격파쇄석기를 통해 발생한 고에너지 충격파(Shock Wave)의 파괴력을 이용하여 요로결석 또는 신장 내 결석을 짧은 시간 내에 미세한 가루로 분쇄하여 자연 배출시키는 방법으로 시술 후 가끔 수일 동안 피가 섞인 소변과 통증이 동반될 수 있지만 시간이 지나면 자연 소실된다. 합병증으로는 신석 통과할 때 통증, 빈뇨, 핍뇨, 배뇨통, 혈뇨, 발열, 오한, 패혈증, 심혈관계 이상, 장 폐쇄 등이 있을 수 있다.

162 신장이식술에 대한 설명으로 옳은 것은?

① 수혜자의 연령은 40세 이전이 안전하다.
② 공여자는 고혈압, 신장질환, 바이러스성 간염의 증거가 없어야 한다.
③ 급성거부반응의 증상과 징후는 고혈압, 적혈구수 증가, 혈뇨 등이다.
④ 공 · 수여자 간의 백혈구 교차반응검사에서 반드시 양성이어야 한다.
⑤ 신장제공은 ABO혈액형이 같을 때 가능하다.

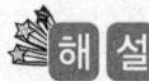
해 설 신장이식술의 만족 조건

- 공여자와 수여자 간의 혈액형과 조직형이 일치하여야 한다.
- 공 · 수여자 간의 백혈구 교차반응검사에서 반드시 음성이어야 한다.
- 공여자는 반드시 건강하여야 한다. 즉 고혈압, 신장질환, 활동성 감염 및 바이러스성 간염의 증거가 없어야 하며 신장기능이 정상이어야 한다.
- 수여자는 급성 감염의 증거, 현재 치료 중인 악성종양의 병력, 수술을 견디기 어려울 정도의 심폐기능 장애 등이 없어야 한다.
- 급성거부반응의 증상과 징후는 고열, 백혈구수 증가, 핍뇨 등이다.

161 ① 162 ② 정답

163 요루에서 소변냄새가 심하게 날 때 간호사가 시행할 수 있는 퇴원 후 간호로 옳은 것은?

㉠ 요루주머니에 탈취제를 부착한다.
㉡ 달걀, 생선, 콩의 섭취를 늘린다.
㉢ 요루주머니를 자주 교환해 준다.
㉣ 요루주머니는 희석한 소금물에 20~30분간 담갔다가 헹구어서 사용한다.

① ㉠, ㉡, ㉢
② ㉠, ㉢
③ ㉡, ㉣
④ ㉣
⑤ ㉠, ㉡, ㉢, ㉣

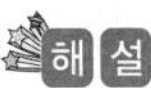

㉡ 잦은 주머니 교환과 냄새를 유발시키는 식품(마늘, 양파, 달걀, 생선, 콩, 양상추, 양념류) 섭취를 자제한다.
㉣ 요루주머니는 식초물(1 : 1) 또는 방취제에 20~30분 정도 담갔다가 다시 찬물로 헹군 후, 장루주머니와 동일한 방법으로 말린 후 사용한다.

164 기침을 하거나 크게 웃을 때 소변이 질금질금 흐르는 경우를 무엇이라 하는가?

꼭 나오는 유형

① 역리적 요실금
② 스트레스성 요실금
③ 긴박성 요실금
④ 연속적 요실금
⑤ 유뇨증

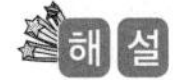

스트레스성(긴장성 – 복압성) 요실금
기침을 하거나 웃을 때처럼 배에 힘이 가해지면 나타나는 요실금으로 여성 요실금에서 가장 흔한 형태이다. 소변이 새는 것을 방지하도록 요도를 지탱하는 역할을 하는 골반근육이 약해져 밑으로 처지거나, 혹은 요도가 닫히는 능력이 떨어진 경우에 발생한다. 원인은 주로 반복되는 출산, 천식 같은 지속적 기침을 유발하는 질환이나 비만, 폐경과 함께 나타나기도 한다.

- 기능적 요실금 : 화장실에 가는 데 필요한 시간 동안 괄약근 조절 불가능
- 긴박성 요실금 : 강한 요의와 함께 실금
- 복압성 요실금 : 복압상승시 실금
- 축뇨성 요실금 : 방광의 정체와 과잉팽만으로 소변이 넘치는 것
- 반사성 요실금 : 중추신경계 자극 없이 방광 수축

정답 163 ② 164 ②

165 치질의 원인이 되는 것은?

㉠ 장기간 서있을 때	㉡ 문맥성 고혈압
㉢ 반복되는 변비	㉣ 비 만

① ㉠, ㉡, ㉢ ② ㉠, ㉢ ③ ㉡, ㉣
④ ㉣ ⑤ ㉠, ㉡, ㉢, ㉣

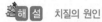

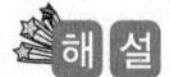

치질의 원인

변비나 잘못된 배변습관으로 인하여 변을 볼 때 힘을 많이 주거나, 반복적으로 무거운 것을 들거나 오래 서있거나 하면 항문혈관이 충혈되고 점막이 점차 아래로 밀려 빠져나올 수 있다. 그 외 문맥성 고혈압, 비만과 변비가 원인이 된다.

166 인슐린 주사시 주의사항이나 효과가 아닌 것은?

꼭 나오는 유형

① 근육에 주사한다.
② 인슐린 주사 후 문지르지 말아야 한다.
③ 신경분포가 많지 않은 곳에 한다.
④ 주사 후 사우나는 삼가야 한다.
⑤ 속효성 인슐린은 손바닥으로 굴려서 사용한다.

해설 근육주사는 피하주사보다 흡수 속도가 빠르다. 따라서 인슐린 주사를 놓을 때는 근육에 들어가지 않도록 피부를 약 5cm 두께가 되도록 잡고 주사바늘을 45~95도 각도로 조정해 피하지방에 주사한다.

167 항갑상선 약물 및 프로필티오우라실 투여에 대한 설명으로 바른 것은?

① 빨대사용으로 치아착색을 방지한다.
② 항갑상선제는 위장장애를 억제하기 위해 반드시 식전에 복용한다.
③ 맛을 좋게 하기 위해 우유나 과일주스를 1 : 1로 약과 섞어준다.
④ 프로필티오우라실은 하루 3번 복용하는 방법으로 치료를 시작한다.
⑤ 항갑상선제의 복용을 잊은 경우에는 다음 번에 3배 양을 먹는다.

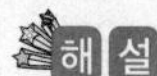

④ 하루 3번 복용하는 방법으로 치료를 시작하며, 증상이 좋아지면 하루 한 번만 복용해도 된다.
①·③ 요오드, 요오드화합물 투여시 시행된다.
② 복용 시간은 식전이나 식후 모두 좋으나, 간혹 위장장애가 있어 식후에 복용하는 것이 좋다.
⑤ 복용을 잊은 경우에는 다음 번에 2배 양을 먹으면 되지만, 한 번쯤 잊은 경우에는 반드시 2배를 먹을 필요는 없다.

165 ⑤ 166 ① 167 ④ 정답

168 **갑상선 기능 항진증 환자의 간호사정시 확인할 수 있는 특징적 증상에 해당하지 않는 것은?**

① 피부 가려움증, 홍조
② 월경과다, 체중증가
③ 불안감, 안구돌출 증상
④ 두통, 근위축
⑤ 발한, 골다공증

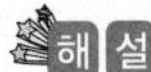 해설 갑상선 기능 항진증의 증상
- 일반증상 : 피로감, 권태감, 더위 민감, 미열, 체중감소
- 정신 · 신경계 : 예민, 두통, 진전, 반사항진
- 눈 : 안구돌출, 안검부종
- 순환기계 : 심계항진, 빈맥, 고혈압, 맥압증가, 부정맥, 심방세동, 심부전
- 근육계 : 근육저하, 근위축
- 골격계 : 골다공증, 병리적 골절
- 피부계 : 다온, 다습, 탈모, 발한
- 생식기계 : 과소월경, 무월경, 성욕감퇴, 불임증

169 **부신피질호르몬제제의 장기복용시 나타날 수 있는 부작용에 해당하는 것은?**

㉠ 식욕감소	㉡ 녹내장
㉢ 뇌압감소	㉣ 고지혈증

① ㉠, ㉡, ㉢
② ㉠, ㉢
③ ㉡, ㉣
④ ㉣
⑤ ㉠, ㉡, ㉢, ㉣

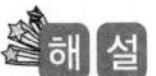 해설 부신피질호르몬제제의 부작용
소화성 궤양, 수면장애, 골다공증, 정서장애, 식욕증가, 체중증가, 고혈압, 당뇨병, 골괴사, 상처치유지연, 감염악화, 피부위축, 동맥경화, 성장장애, 지방간, 정신병, 뇌압증가, 백내장, 녹내장, 췌장염, 고지혈증, 혈관염 등의 증상이 있다.

정답 168 ② 169 ③

170 치료적 운동을 하는 목적으로 옳지 않은 것은? 꼭 나오는 유형

① 정상적인 관절운동의 유지, 촉진
② 근육강도 유지, 증강
③ 근육운동 조정유지
④ 환부통증 완화
⑤ 심리적 안정유지

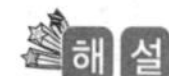
⑤의 심리적 안정 유지는 해당되지 않으며 ①, ②, ③, ④ 이외에 근육경련의 감소, 활동저하와 관련된 합병증 예방 균형과 조화 및 기능적 술기의 유지 · 복원 · 개발 · 증진 등이 있다.

171 노화와 관련 있는 질환으로 옳은 것은?

㉠ 뇌혈관 질환
㉡ 척수후만증
㉢ 동맥경화증
㉣ 알레르기

① ㉠, ㉡, ㉢
② ㉠, ㉢
③ ㉡, ㉣
④ ㉣
⑤ ㉠, ㉡, ㉢, ㉣

해설 노화와 관련된 질병에는 치매, 뇌혈관 질환, 고혈압, 허혈성 심질환, 동맥경화증, 당뇨병, 암, 퇴행성 관절염, 골다공증, 자가면역질환, 알레르기, 감염성 질환, 신부전, 백내장, 황반변성, 다발경화증, 파킨슨병, 척수후만증 등이 있다.

172 노인의 신장기능에 대한 설명으로 옳은 것은?

㉠ 사구체와 세뇨관막 경화를 초래한다.
㉡ 네프론수가 감소하고, 간질조직이 증가한다.
㉢ 전해질과 노페물의 재흡수 및 배설능력이 감소한다.
㉣ 신장의 무게와 크기가 증가한다.

① ㉠, ㉡, ㉢
② ㉠, ㉢
③ ㉡, ㉣
④ ㉣
⑤ ㉠, ㉡, ㉢, ㉣

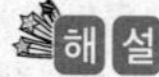
연령이 증가할수록 신장의 무게와 크기가 감소하고, 네프론 수가 감소하고, 간질조직이 증가하고, 사구체 수가 감소하고, 사구체와 세뇨관막 경화를 초래한다.

170 ⑤ 171 ⑤ 172 ① 정답

173 중년기 성인의 건강관리에서 고려할 사항으로 옳은 것은?

꼭 나오는 유형

㉠ 당뇨, 고혈압 등을 유발할 수 있으므로 체중조절을 한다.
㉡ 충분한 수분섭취와 섬유소 식사로 변비를 예방한다.
㉢ 칼슘, 비타민 섭취로 골다공증을 예방한다.
㉣ 기초에너지 요구량이 감소되므로 단백질 섭취를 감소시킨다.

① ㉠, ㉡, ㉢
② ㉠, ㉢
③ ㉡, ㉣
④ ㉣
⑤ ㉠, ㉡, ㉢, ㉣

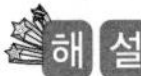
해설 ㉣ 단백질의 요구량은 나이가 들어도 큰 차이가 없으므로 제한하지 않는다.

중년기 성인의 건강관리

- 중년기 이후에 건강한 삶을 살기 위해서는 심혈관 질환 및 암에 대한 예방이 가장 중요하다.
- 4대 위험요인은 흡연, 고지혈증, 고혈압, 당뇨가 알려졌으며, 이외에도 비만, 운동부족, 관상동맥질환 또는 뇌졸중의 가족력, 여성의 폐경기 이후의 골다공증 등이 있다.

174 출혈성 쇼크 환자의 간호사정 내용이다. 옳은 것은?

㉠ 빠르고 불규칙한 맥박
㉡ 시간당 소변량 30ml 이하
㉢ 빠르고 얕은 호흡
㉣ 체온 상승

① ㉠, ㉡, ㉢
② ㉠, ㉢
③ ㉡, ㉣
④ ㉣
⑤ ㉠, ㉡, ㉢, ㉣

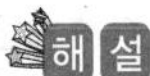
해설 ㉣ 체온 상승이 아닌 하강이 나타난다.

출혈성 쇼크의 일반적 증상

차고 창백한 피부, 건조한 점막, 빠르고 불규칙한 맥박, 빠르고 얕은 호흡, 저체온증, 오심구토, 대사성산독증, 핍맥, 전신허약증 등이 있으며 신장으로 모이는 혈액량의 감소로 소변량이 감소하고 체온이 떨어진다. 체온상승은 패혈성 쇼크의 증상이다.

정답 173 ① 174 ①

175 다음 중 대사성 산증으로 가장 적절한 것은?

① HCO_3가 22mEq/l 이하
② HCO_3가 22mEq/l 이상
③ 이산화탄소분압 45mEq/l 이상
④ 이산화탄소분압 55mEq/l 이상
⑤ 산소분압 80~100mmHg

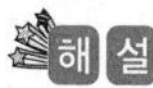

대사성 산증의 원인

- CO_2 이외의 산이 혈액 내 축적
- HCO_3 소실
- 산성물질의 생성 증가(케톤산증, 요독성 산증)
- 산성물질의 섭취 증가
- 중탄산염의 손실(심한 설사, 장루)

176 심장질환자가 과다한 이뇨제 투여로 저칼륨혈증이 왔다. 증상은?

① 쇠약, 마비성 장폐색, 식욕부진, 부정맥, 내려간 T파
② 오심, 구토, 현기증, 상승된 T파
③ 오심, 구토, 설사, 넓어진 QRS파
④ 식욕부진, 근육약화, 넓어진 QRS파
⑤ 핍뇨, 변비, 현저한 U파

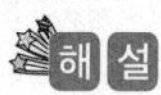

저칼륨혈증의 증상은 의식정도의 변화와 불안정감, 심부건반사의 증가, 언어구사의 어려움, 저혈압, 심부정맥, 마비성 장폐색, 식욕부진 등이 나타나며, 심전도상에서 저칼륨혈증은 T파 역전, ST 분절 하강한다.

177 기관지 천식 발작시 간호에 대한 설명으로 옳지 않은 것은?

① 부신피질호르몬제를 투여하고 호흡기능을 관찰한다.
② 실내 공기를 청결하게 유지하고, 규칙적인 생활을 하도록 한다.
③ 많은 대화는 환자를 피곤하게 한다.
④ 환자가 불안해 할 때 규칙적으로 진정제를 투여한다.
⑤ 술과 담배를 금하고, 충분한 휴식을 갖는다.

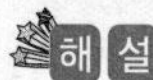

④ 진정제는 환기 부전으로 환자가 불안할 때 사용하는 것으로 규칙적으로 투여할 수는 없다.

기관지 천식 발작시 간호

- 기관지 확장제, 부신피질호르몬제 등을 투여하고 관찰한다.
- 기관지 천식환자는 충분한 휴식과 규칙적인 생활이 중요하다.
- 실내 공기를 청결하게 유지하고 술과 담배를 금해야 한다.
- 많은 대화는 환자를 피곤하게 한다.

175 ① 176 ① 177 ④ 정답

178 Allergy 치료인 탈감작요법 사용시 주의사항으로 옳은 것은?

꼭 나오는 유형

> ㉠ 알러지원 추출물을 정맥주사한다.
> ㉡ 주사 후 5분은 주의 깊게 관찰한다.
> ㉢ 짧은 기간 동안 집중 치료한다.
> ㉣ 가려움증, 쇼크, 인후부종 등의 증상을 관찰한다.

① ㉠, ㉡, ㉢
② ㉠, ㉢
③ ㉡, ㉣
④ ㉣
⑤ ㉠, ㉡, ㉢, ㉣

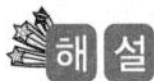

㉠ 알러지원 추출물을 피내주사한다.
㉡ 주사 후 20분간 주의 깊게 관찰한다.
㉢ 시간을 갖고 정해진 스케줄을 가능한 한 지켜야 한다.

탈감작요법

- 알레르기 증상을 일으키는 알레르겐이 피부반응검사나 혈액검사로 확인된 경우에 정확한 양의 알러젠을 일정기간 규칙적으로 상박에 주사한다.
- 정해진 스케줄을 가능한 한 지켜야 한다.
- 국소반응으로는 주사부위가 붓고 가려움증이 있고, 전신반응으로는 천식이나 비염증상으로 재채기, 눈 가려움, 두드러기, 목의 가려움, 쇼크 등이 주사 후 20분 이내에 발생할 수 있으므로 잘 관찰하도록 한다(주사 후 20분간 관찰한다).
- 부작용 증상이 나타나면 즉시 담당의사에게 알린다.

179 혈청병, SLE(Systemic Lupus Erythematous)는 어떤 과민반응으로 분류되는가?

① 즉시형 과민반응
② 세포독성 과민반응
③ 지연형 과민반응
④ 면역복합체성 과민반응
⑤ 세포용해성 과민반응

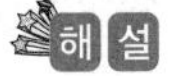

④ 혈청병은 제3유형 면역복합체에 의한 과민반응으로 분류된다.

과민반응 – Gell과 Coombs의 분류

- 제1유형 : IgE에 의한 급성과민반응 또는 알레르기반응
  혈관확장, 염증반응, 근육수축 등의 반응이 유도된다.
  예) 피부알레르기, 기관지 천식, Anaphylatic Shock(알레르기반응이 전신적으로 나타난 경우 : 페니실린, 벌침 등)
- 제2유형 : IgM과 IgG에 의한 세포독성 과민반응
  IgM과 IgG급의 항체에 의한 세포독성결과 발생
  예) 수혈반응, HDNB(Hemolytic Disease of the Newborn)

정답 178 ④ 179 ④

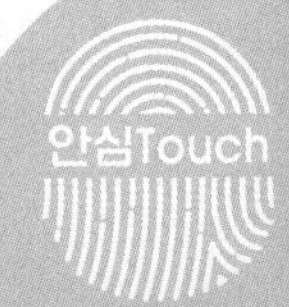

• 제3유형 : 면역복합체에 의한 과민반응
예 혈청병, 주사한 자리 근처의 작은 동맥에 염증형성, SLE(Systemic Lupus Erythematous)
• 제4유형 : 지연성 과민반응, T Cell에 의한 면역질환
CD4 T Cell이 Macrophages를 모집하고 활성화하여 나타나는 반응
예 투베르쿨린 반응, 화학물질에 대한 접촉성 피부염, IDDM(췌장 Langerhans섬에 임프구와 Macrophage 침투, 염증반응 인슐린을 생산하는 베타세포가 파괴되어 나타난 질환)

180 **인체면역 결핍바이러스(HIV) 감염자인 남편과 성생활을 어떻게 해야 할 것인가를 묻는 부인에게 가장 적절한 간호사의 답은?**

① 성생활을 절대 금하십시오.
② 음경과 질의 직접적인 접촉을 피하십시오.
③ 가벼운 입맞춤도 금해야 합니다.
④ 임신을 피할 필요는 없습니다.
⑤ 같은 방을 쓰지 말고 격리시켜야 합니다.

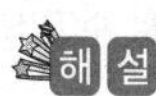 ② '성적 접촉시 Condom을 사용하십시오' 라고 말하는 것이 좋다.
HIV의 감염, 예방, 치료
• HIV는 비경구적으로 감염되는 바이러스로서 사람과 사람의 접촉을 통하여 감염된다.
• HIV의 주된 감염경로는 성적 접촉, 오염된 혈액이나 혈액제제의 주사, 감염된 산모로부터 아기에게 감염되는 선천적 감염이다.
• HIV에 감염될 위험성이 높은 사람들로는 성적 접촉이 잦은 사람, 마약상용자, 혈우병환자(Hemophiliacs), 이들의 배우자와 아기들이다.
• 아직까지 적절한 치료 방법이나 Vaccine이 개발되지 않았으므로, 감염의 기회를 줄이는 방법이 최선의 방법이다. 그 방법으로는 혈액을 선별하고, 일회용 주사기를 사용하며, 성적인 접촉시 Condom을 사용하는 방법 등이 있다.

181 **디지탈리스 복용환자의 맥박은 50회/분이며 리듬은 규칙적이고 파형이 정상인 경우는?**

① 동성빈맥
② 동성서맥
③ 심방세동
④ 심실세동
⑤ 방실블럭

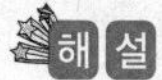 심근경색에 발생한 심부전 치료시 약제로 디지탈리스를 사용하며 약효가 작용하려면 정상적인 심근 근육이 필요하며 심근 산소공급에 불균형을 초래할 위험이 있다. 이때 파형이 정상이고 규칙적이라면 동성서맥이라고 한다.

180 ② 181 ② 정답

182 **관상동맥질환 환자에게 모르핀 투여 전후로 사정해야 할 것은?**

㉠ 소변정체	㉡ 맥박 저하	㉢ 혈압 저하	㉣ 설 사

① ㉠, ㉡, ㉢　　② ㉠, ㉢
③ ㉡, ㉣　　④ ㉣
⑤ ㉠, ㉡, ㉢, ㉣

해설　진통제 투여에 따른 부작용
호흡 저하, 변비, 혈압 저하, 맥박 저하, 환각, 오심, 소변정체 등

183 **울혈성 심부전의 합병증인 폐수종의 간호중재로 옳은 것은?**　꼭 나오는 유형

㉠ 기관지 확장제 투여　　㉡ 염분, 수분의 충분한 공급
㉢ 윤번 지혈대　　㉣ 앙와위나 다리를 올리는 자세

① ㉠, ㉡, ㉢　　② ㉠, ㉢
③ ㉡, ㉣　　④ ㉣
⑤ ㉠, ㉡, ㉢, ㉣

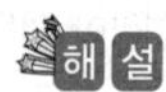

해설　울혈성 심부전의 합병증
- 급성 폐수종
  - 기전 : 만성폐울혈 → 폐모세혈관들이 혈액으로부터 팽창 → PAWP, PCWP 상승 → 폐포 내 누출
  - 증상 : 기관지 경련 → 호흡곤란, 기좌호흡, 거품이 많은 붉은색의 객담, 천명음, 수포음
  - 간호중재 : 반좌위, 안정, 산소공급, Digitalis 투여, 기관지 확장제 투여로 경련 제거, 윤번 지혈대의 사용, 정맥 절개
- 고질성 심부전(Refractory Heart Failure) : 증상이 완화되지 않는 극도로 심한 심부전 상태

184 **철분결핍성 빈혈치료를 위해 황산제일철의 구강투여시 주의사항으로 틀린 것은?**

① 레몬주스와 함께 투여한다.
② 흡수를 돕기 위해 식전에 투여한다.
③ 액체로 된 철분제는 빨대를 사용한다.
④ 변비를 예방하기 위하여 고섬유식이를 한다.
⑤ 대변 색깔이 검게 되면 투약을 즉각 중단하지 말고 의사와 상의한다.

정답　182 ①　183 ②　184 ②

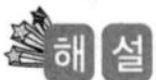 ② 제1철 황산염(철분제제)은 위장관을 자극하기 때문에 식사 후에 복용한다.

철분투여

- 식후복용 : 위장관 자극예방
- 액체제제시 희석시켜 빨대로 복용(치아 변색 예방)
- 비타민 C 섭취 : 철분흡수 도움
- 고섬유 식이 섭취 : 변비 예방
- 변의 색깔 짙어짐 설명하기

185 **당뇨병환자의 식이원칙으로 옳은 것은?** 꼭 나오는 유형

① 동물성 지방섭취를 장려한다.
② 질소혈증 예방을 위해 단백질 섭취를 제한한다.
③ 에너지를 보충하기 위해 탄수화물 섭취를 80%로 늘린다.
④ 탈수방지를 위해 소금섭취를 장려한다.
⑤ 체중을 조절하고 그에 따라 칼로리 양을 정한다.

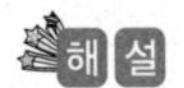 당뇨병 식이요법의 원칙

- 적절한 칼로리 섭취를 해야 한다.
  - 신장과 활동량에 따라 1일 필요량을 계산하여 식사를 하는 것이 식이요법의 가장 중요한 원칙이 된다.
  - 표준체중을 계산하여 1일 필요량을 결정해야 한다.
- 3대 영양소를 골고루 배분해서 먹어야 한다.
  - 탄수화물과 단백질은 1g 섭취하면 4칼로리, 지방질은 1g에 9칼로리의 열량이 열을 발생하게 된다.
  - 표준체중과 활동도로 계산된 1일 요구량에서 탄수화물이 차지하는 비중이 55~60%, 단백질은 15~20%, 지방질은 20~25%가 되도록 식단을 짜게 되면 3대 영양소가 골고루 배분된 식단이 완성된다.
- 지나치게 열량이 높은 음식은 피하는 것이 좋다.
  - 탄수화물의 섭취는 주식(밥, 국수 등) 이외에 꿀, 설탕, 사탕, 초콜릿과 같은 단순당의 섭취는 줄인다.
  - 섬유소와 같은 복합당의 섭취를 많이 하는 것이 좋다.

186 **당뇨병성 산증에서 케톤체가 축적되는 이유로 옳은 것은?**

① 탄수화물 불완전 산화
② 단백질 불완전 산화
③ 인슐린 부족
④ 아세톤체 부족
⑤ 지방 불완전 산화

185 ⑤ 186 ⑤ 정답

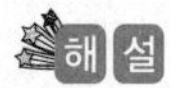 케톤체가 축적되는 원인

- 당뇨병은 인슐린의 절대적 · 상대적 결핍에 의해 에너지원으로 당을 적절히 이용하지 못하게 되는 질환이다. 당이 대사되지 않을시(인슐린이 없어) 주로 지방이 대사하며 에너지원으로 이용된다.
- 지방이 당을 대신하여 에너지원으로 사용되면 지방의 대사산물인 아세톤산과 케톤산, 지방산이 형성된다. 즉 지방의 불완전한 대사로 인해 산염기 불균형이 발생하여 체내에 케톤체가 증가하여 산증이 유발한다.

187 **뼈조직의 칼슘부족으로 인한 병리적 골절이 가장 흔히 일어나는 질환은?** 꼭 나오는 유형

① 갑상선 기능 항진증 ② 부갑상선 기능 저하증
③ 당뇨병 ④ 요붕증
⑤ 쿠싱증후군

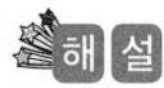 칼슘은 인과 더불어 뼈의 주요 구성성분이며 부갑상선 호르몬(혈중칼슘농도 감소시키기 → 뼈에서 세포 외액으로 칼슘과 인 이동 → 혈중 칼슘농도 증가), 비타민 D의 영향을 받고 혈액 내의 총단백치에도 영향을 받아 총단백이 높으면 같이 높아진다.

- 증가 : 부갑상선 기능 항진증, 비타민 D 과다증, 다발성 골수증, 골수암
- 감소 : 부갑상선 기능 저하증, 급성췌장염, 신부전증

188 **의식수준 중에 혼미상태를 나타내는 것은?**

① 졸린 상태로 자극에 대한 반응이 불완전하다.
② 졸리는 듯 눈을 반쯤 감는다.
③ 꾸벅꾸벅 졸지만 부르면 눈을 뜬다.
④ 자발적 움직임이 없고 고통스러운 자극을 주면 반응한다.
⑤ 자극에 전혀 반응하지 않는다.

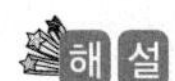 의식수준 중 혼미상태

혼미상태에서는 강한 자극에는 반응을 보이지만 불러도 눈을 뜨지 않는다. 자발적 움직임이 없고 고통스러운 자극을 주면 반응한다.

189 **두부손상을 입은 후 뇌척수액이 코와 귀에서 흘러나왔다. 어느 부위의 골절이 의심되는가?**

① 후두골 ② 두정골 ③ 측두골
④ 두개저부 ⑤ 전두골

정답 187 ② 188 ④ 189 ④

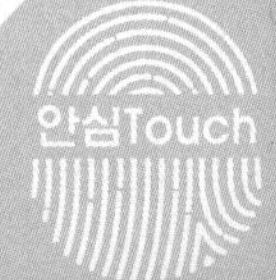

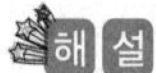 두개저부 골절의 임상적 증상 · 징후

- 두부손상의 증상 : 의식 저하, 기능 장애
- 두개부 이상소견 : 변형(함몰) 골절선(열상부위)
- 눈 주위의 반상출혈, 유상돌기 주위의 반상출혈
- 뇌척수액의 이루, 비루 : 뇌척수액이 코나 귀로 흘러나옴

190 경요도절제술 후 방광세척액을 달고 나온 환자가 수술부위의 심한 통증을 호소하였다. 간호사가 해야 할 간호중재는?

① 배액관을 확인한다.
② 의사를 부른다.
③ 진통제를 투여한다.
④ 심호흡을 격려한다.
⑤ 가족과 이야기하도록 격려한다.

해 설 경요도적 전립선 절제술의 간호중재

- 특별한 방광경(Resectoscope)을 통해 전립선을 직접 보면서, 세척액을 방광에 주입하면서 전류를 흘려보내 전립선 조직을 절단하는 시술방법이다.
- 전립선의 자체의 특징과 많은 양의 세척액 때문에 출혈, TURP증후군, 방광파열, 저체온, 패혈증, DIC 등과 같은 심각한 부작용을 초래하게 된다.
- 수술부위의 통증이 심할 경우 배액관을 확인하고, 생리식염수 등으로 방광을 세척한다.

191 소화성 궤양을 앓은 환자의 신체검진소견과 X선 촬영결과 위천공으로 진단받았다. 위천공의 증상이 아닌 것은? 꼭 나오는 유형

① 갑작스러운 심한 상복부 통증
② 반동압통과 복부강직
③ 저혈압 빈맥
④ 불안과 호흡곤란
⑤ 위 근처의 복막의 연화

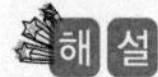 위천공

- 개념 : 위궤양으로 위벽의 일부가 점점 헐다가 결국 완전히 구멍이 난 상태이다. 천공이 생기면 위안에 구멍을 통해 복강 내로 흘러 들어가게 되고 그 결과 급성복막염이 일어나 중태에 빠지게 된다.
- 증 상
  - 상복부 중간 오른쪽 1/4 부위에 갑자기 통증이 심해지며 오른쪽 어깨와 견갑골 부위로 방사된다.
  - 복부에 손을 대보면 위 근처의 복막은 경화라고 해서 두꺼운 나무판대기처럼 딱딱해진다.
  - 심한 출혈로 혈압하강, 저혈압 빈맥, 호흡곤란, 체온상승, 불안감을 나타낸다.

190 ① 191 ⑤ 정답

192 **위장관 염증성 질환을 가진 환자가 가스팽만과 복부통증을 호소했다. 통증완화를 위한 간호중재는?**

꼭 나오는 유형

㉠ 처방된 가스제거제를 투여한다.
㉡ 가스생성 음식을 피하게 한다.
㉢ 식사를 천천히 하게 한다.
㉣ 쇄석위를 취해 가스배출을 돕는다.

① ㉠, ㉡, ㉢
② ㉠, ㉢
③ ㉡, ㉣
④ ㉣
⑤ ㉠, ㉡, ㉢, ㉣

해설 ㉣ 쇄석위가 아닌 배횡와위를 취한다.
가스팽만과 복부통증이 있을 때는 원인요소를 제거하기 위해 가스제거제를 투여하고, 가스생성 음식을 피하며, 소화되기 쉽고 부드러운 음식을 천천히 소량씩 먹는다.

193 **심한 부종, 단백뇨, 저알부민혈증으로 입원한 환자를 위하여 간호사가 제공하여야 할 식이이다. 옳은 것은?**

꼭 나오는 유형

㉠ 저염식이	㉡ 고지방식이
㉢ 고단백식이	㉣ 고칼륨식이

① ㉠, ㉡, ㉢
② ㉠, ㉢
③ ㉡, ㉣
④ ㉣
⑤ ㉠, ㉡, ㉢, ㉣

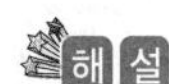
해설 신증후군
- 다량의 단백뇨를 특징으로 하며, 흔히 저알부민혈증, 부종, 고지혈증 및 지질뇨(Lipiduria)를 동반한다.
- 저염, 고단백식을 원칙으로 한다.
- 부종이 아주 심한 경우는 수분섭취도 제한할 수 있다.

정답 192 ① 193 ②

194 **울혈성 심부전 환자가 간호사에게 "심장이 나쁜데 왜 신장검사를 하죠?"라고 질문할 때 맞는 대답은?**

① 신장으로 가는 노폐물의 정도를 파악하기 위해서입니다.
② 소변의 배설기능을 담당하는 항이뇨호르몬의 기능을 확인하기 위해서입니다.
③ 신장에서의 정맥혈의 탄력성을 확인하기 위해서입니다.
④ 심부전으로 신체기능이 안 좋아 신우신염이 발생하였는지를 확인하기 위해서입니다.
⑤ 심장의 관류저하로 인해 신장으로 가는 혈류의 감소를 알아보기 위해서입니다.

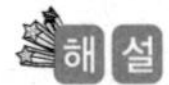
심박출량이 감소하면 신혈류가 저하하고, 신에서 레닌이 분비되어 안지오텐신을 생성한다. 즉 심장의 관류 저하로 인해 신장으로 가는 혈류량이 감소되면 신사구체의 여과작용이 감소됨으로써 소변의 생성을 줄여 체액을 보존하려는 신장의 보상기전이 발생하게 된다.

195 **전부하를 감소시키는 방법에 대한 설명으로 틀린 것은?**

① 반자위를 취한다.
② 수분과 소듐의 섭취를 제한한다.
③ 침상안정을 취한다.
④ 이뇨제를 투여한다.
⑤ 폐부종 증상이 있으면 하지를 높게 한다.

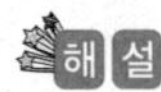
⑤ 폐부종 증상이 있으면 하지를 낮게 한다.
전부하를 감소시킬 수 있는 방법
- 침상안정과 제한된 범위 내의 활동을 허용
- 호흡곤란 감소를 위해 좌위나 반좌위를 취함
- 혈관이완제, 이뇨제 투여
- 수분과 소듐의 섭취 제한, 저염식이

196 **협심증에 대한 설명으로 옳지 않은 것은?**

① 의식을 잃고 쓰러진다.
② 움직일 수 없다.
③ 보통 10분 이내에 소실된다.
④ 흉골하, 턱, 목 등으로 방사한다.
⑤ 호흡곤란을 동반하는 경우가 많다.

194 ⑤ 195 ⑤ 196 ① 정답

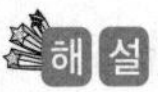
협심증의 흉통은 쑤시고 쥐어짜고 무겁고 누르는 듯하며, 타는 듯한 증세로 움직일 수 없다. 보통 10분 이내 소실되고 흉골하, 턱, 목 등으로 방사한다. 협심증의 증세는 사람이 운동을 중지하거나 흥분을 가라앉히면 역시 소실된다.

197 울혈성 심부전시 하는 진단검사는?

㉠ 단백뇨	㉡ 경정맥압 상승
㉢ 혈액요소 질소측정	㉣ 동맥혈 가스분석

① ㉠, ㉡, ㉢ ② ㉠, ㉢
③ ㉡, ㉣ ④ ㉣
⑤ ㉠, ㉡, ㉢, ㉣

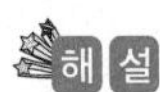
울혈성 심부전의 진단
- 방사선 검사
- 혈액역동학적 검사 : 중심정맥압의 측정으로 우심의 기능상태는 평가할 수 있으나 좌심의 기능상태는 평가하지 못한다. 따라서 이를 위해 사용되는 검사가 폐모세혈관쐐기압이며 이때 사용되는 특수한 카테터가 Swan-Ganz Catheter이다. 폐모세관압 상승으로 경정맥울혈, 심박출량감소, 소변량감소, 단백뇨 등의 상태를 알 수 있다.
- 동맥혈 가스분석 검사 : 동맥혈을 채취하여 pH, PCO_2, PO_2, O_2 포화도, HCO_3^-(중탄산 수준), BE(염기과다)를 분석한다.
- 기타 임상검사 : 울혈성 심부전시 혈청 Na^+ 농도는 저하되며 이뇨제 사용으로 인해 혈청 K^+ 농도도 저하된다.

198 방광경 검사 후 하복부에 뻐근한 통증을 호소하는 여성의 간호는?

① 회음부에 냉찜질을 한다.
② 하복부를 부드럽게 마사지한다.
③ 가능한 한 일상생활을 유지한다.
④ 빨리 적극적으로 운동을 시작한다.
⑤ 통목욕을 한다.

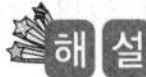
① 더운물 찜질과 좌욕을 한다.
②·③·④ 운동보다는 침상에서의 안정과 수분섭취를 권장한다.

정답 197 ⑤ 198 ⑤

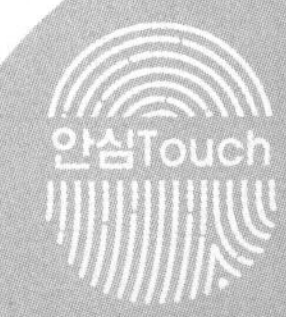

199 **60세 남자가 요의를 느끼면 5분을 참지 못하고, 하루에 12번 정도로 배뇨하며 밤에 잠을 이루지 못한다. 올바른 간호중재는?** 꼭 나오는 유형

㉠ 요의를 느끼면 케겔운동을 한다.	㉡ 요의를 느끼면 즉시 배뇨한다.
㉢ 배뇨스케줄을 만든다.	㉣ 수분섭취를 제한한다.

① ㉠, ㉡, ㉢
② ㉠, ㉢
③ ㉡, ㉣
④ ㉣
⑤ ㉠, ㉡, ㉢, ㉣

해설 긴박성 요실금으로 배뇨양식을 파악해 방광 재훈련 프로그램이 효과적이며, 동시에 케겔운동을 하면 더욱 효과적이다. 수분섭취에 제한이 없는 한 수분섭취를 권장한다.

200 **급성신부전시 검사해야 할 항목에 해당하는 것은?**

㉠ KUB X-선	㉡ 신장 조직검사
㉢ 혈중 Creatinine	㉣ 신장 초음파검사

① ㉠, ㉡, ㉢
② ㉠, ㉢
③ ㉡, ㉣
④ ㉣
⑤ ㉠, ㉡, ㉢, ㉣

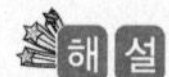
해설 급성신부전

- 급성신부전은 사구체 여과율의 급격한(수시간에서 수일) 감소로 인하여 질소대사물의 체내 축적, 체액과 전해질의 불균형, 산-염기대사의 불균형을 근간으로 하는 병적 상태이다.
- 급성신부전 진단검사
  - 혈액 및 소변검사 : 혈중 Creatinine, BUN, 요비중과 소듐
  - 신장 초음파검사
  - 필요에 따라 방사성 동위원소촬영법, 역행성 신우조영술, 하행성 신우조영술 등과 같은 다른 방사선학적 검사(KUB X-선)
  - 원인질환이 불확실한 경우 신장 조직검사까지도 시행할 수 있다.

199 ② 200 ⑤ 정답

201 급성신부전 환자가 시간당 소변량이 20ml 이하일 때 해야 할 간호중재로 옳은 것은?

꼭 나오는 유형

㉠ 이뇨제를 투여한다.	㉡ 섭취량과 배설량을 확인한다.
㉢ 혈중칼륨수치를 확인한다.	㉣ 수분섭취를 증가시킨다.

① ㉠, ㉡, ㉢　　② ㉠, ㉢
③ ㉡, ㉣　　④ ㉣
⑤ ㉠, ㉡, ㉢, ㉣

해설 급성신부전에서는 수분과 전해질의 균형이 가장 중요하므로 섭취량과 배설량, 혈중칼륨수치를 확인하여 이뇨제를 투여하며 수분과 염분, 단백질의 섭취량을 제한한다.

202 Weber 검사시 병든 쪽의 귀에 편기되어 더 잘 들렸다면 어떤 난청을 의심할 수 있는가?

① 전도성 난청　　② 감각신경성 난청
③ 혼합성 난청　　④ 노인성 난청
⑤ 기능성 난청

해설 Weber Test(웨버 검사법, 편위검사)
전도성 난청과 감각신경성 난청을 구별하기 위하여 진동음차를 전두의 중앙선에 놓고, 만일 소리가 병든 쪽의 귀에서 잘 들리면 장애는 전도성이며, 만일 소리가 정상 귀에서 잘 들리면, 장애는 지각신경성이다.
- 편측성 청력 손실의 경우에 유용
  - 전도성 장애 : 병이 있는 귀쪽에서 더 잘 들림
  - 감각 신경성 장애 : 정상 귀쪽에서 더 잘 들림(신경손상이 있는 귀는 소리를 인지할 수 없음)

203 뇌졸중으로 쓰러진 의식이 없는 환자를 발견하였을 때 가장 적절한 체위는?

① 기도 개방을 위해 목을 굴곡시킨다.　　② 머리를 신체보다 낮춘다.
③ 손상받지 않은 쪽으로 눕힌다.　　④ 환자를 바닥에 똑바로 눕힌다.
⑤ 고개를 옆으로 돌리고 눕힌다.

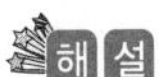
해설 의식이 없는 환자는 기도 분비물 배출을 용이하게 하기 위해 고개를 옆으로 돌리거나 손상받은 쪽으로 눕히고, 셔츠와 단추는 느슨하게 하여 정맥 귀환을 돕고 머리는 상승시키지만 목을 굴곡시켜서는 안 된다.

정답 201 ① 202 ① 203 ⑤

204 다음 상황에서 환자에게 발생 가능한 문제는?

꼭! 나오는 유형

- 녹내장 환자가 갑작스러운 눈 주위 통증과 두통, 시력감퇴 때문에 입원하였다.
- 입원 당시 좌측 안압이 55mmHg로 20% Mannitol 500ml를 정맥주입하였다.

㉠ 두려움　　㉡ 배뇨량 증가
㉢ 전해질 불균형　　㉣ 감각지각 변화

① ㉠, ㉡, ㉢　　② ㉠, ㉢
③ ㉡, ㉣　　④ ㉣
⑤ ㉠, ㉡, ㉢, ㉣

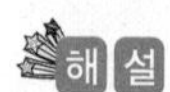

녹내장

- 녹내장이란 눈 속에 있는 액체의 양에 따라 좌우되는 눈 내부의 압력 즉, 안압이 정상치(10~20mmHg)보다 높게 되어 눈이 딴딴해지면 망막의 시신경(섬유)에 장애를 일으켜 시야가 좁아져서 나중에 시력을 잃어버리는 질환이다.
- 증상으로는 눈에 압통, 피로감, 무거움, 안구 이물감, 어깨 결림 등의 안정 피로감이 느껴지고, 시력저하, 밤에 활동이 어려워지며, 보이는 눈의 범위가 좁아지게 된다.
- 감각지각 변화가 일어나며, Mannitol 주입으로 혈액 내 삼투압이 증가하여 전해질 불균형 및 배뇨량이 증가한다.

205 녹내장 환자의 실명예방을 위한 퇴원교육으로 옳지 않은 것은?

① 목이 꽉 조이는 옷을 입지 않는다.
② 정해진 횟수와 시간에 점안, 약을 복용한다.
③ 약물요법이나 수술 등으로 완치될 수 있으므로 의사의 지시에 따른다.
④ 불빛을 볼 때 무지개가 보이면 즉시 진찰을 받도록 한다.
⑤ 증상이 없다고 치료를 게을리해서는 안 된다.

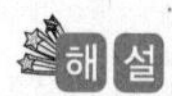

③ 녹내장은 완치될 수 없는 질병이다.

녹내장 환자의 퇴원시 일반적인 주의 사항

- 의사의 지시대로 정기적으로 안압측정을 받는다.
- 증상이 없다고 치료를 게을리해서는 안 된다.
- 안약에 따라 1일 4~5회 점안하는 약, 1일 2회의 약도 있지만 의사의 지시에 따르고 정해진 횟수와 시간에 점안, 약을 복용한다.
- 불빛을 볼 때 무지개가 보이면 즉시 진찰을 받도록 한다.
- 커피나 술은 마시지 않도록 한다.
- 어두운 곳에서 너무 오랜 시간 영화감상, TV 시청, 독서를 하는 것은 피한다.
- 될 수 있는 대로 목이 편한 복장을 한다(목이 꽉 조이는 옷을 입지 않는다).
- 녹내장은 완치될 수 없고 약물요법이나 레이저 치료, 수술 등으로 평생 관리하여야 한다.

204 ⑤　205 ③　정답

206 간경변증 환자를 위한 간호중재가 옳은 것은?

㉠ 필요시 가는 바늘로 주사하고 주사 후 부드럽게 압박하여 지혈한다.
㉡ 복수와 부종이 있는 환자는 수분과 염분섭취를 제한한다.
㉢ 매일 체중과 섭취량, 배설량을 확인한다.
㉣ 가능한 한 단백질과 암모니아가 풍부한 식이를 권장한다.

① ㉠, ㉡, ㉢
② ㉠, ㉢
③ ㉡, ㉣
④ ㉣
⑤ ㉠, ㉡, ㉢, ㉣

해설 암모니아가 풍부한 음식은 간성 뇌병증을 유발할 수 있으므로 제한한다.

207 수술 후 상처치유를 촉진하는 데 관여하는 영양소는?

꼭 나오는 유형

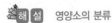

① 비타민 A와 탄수화물
② 비타민 B와 단백질
③ 비타민 C와 단백질
④ 비타민 D와 지방
⑤ 비타민 K와 무기질

해설 영양소의 분류

- 탄수화물 : 에너지를 생산하고 체온을 유지시킨다.
- 단백질 : 근원적 생명체 물질인 원형질(Protoplasm)의 기본이 되고, 출생 후 줄곧 매일같이 생명의 유지 및 발육, 새로운 조직(Tissue)과 세포의 형성, 파손된 조직과 세포의 신환 및 보수를 위해 필수적으로 필요한 영양소이다.
- 지방 : 대단히 농축한 에너지 형태로서 칼로리 공급이 주 임무이며 소량으로 작용한다.
- 비타민 : 소화를 돕는 효소의 절대적으로 필요한 구성부분이고, 신진대사과정을 돕는 촉매로서의 역할을 한다.
- 무기질 : 산, 염기의 균형 및 신체의 필수성분이며 체액균형조절, 촉매작용에 중요한 물질이다.

비타민 A	시각회로, 상피조직 유지, 골격성장, 생식
비타민 B_1	음식물 대사과정에 필수, 세포기능발휘를 위한 에너지 생성, 신경자극전달에 관여
비타민 B_2	다른 비타민 B 활성에 필요, 에너지 생성, 동맥경화증이나 고혈압 예방(과산화지질분해), 성장촉진, 식욕증진, 질병에 대한 저항력 강화
비타민 B_{12}	적혈구 생성시의 필수요소, 에너지 방출에 관여, 피부 및 점막의 상피세포 및 신경계 유지, 체중저하 방지
비타민 C	항산화, 조직성장, 상처치유, 칼슘 및 철의 흡수, 비타민 B 및 엽산 이용
비타민 D	소장에서 칼슘과 인의 흡수 증대, 골격형성 도움, 뼈로부터의 칼슘
비타민 K	간 기능 도움, 골다공증 치료, 암 예방
비타민 E	혈관보호, 근육강화, 협심증예방, 화상, 상처치유촉진, 불임증 개선

정답 206 ① 207 ③

208 근육상호간의 협동을 증진시키는 재활운동계획은?

㉠ 냉찜질 적용 후 운동시킨다.
㉡ 기구를 사용해 저항운동을 시킨다.
㉢ 수중운동을 시킨다.
㉣ 단순한 운동을 반복시킨다.

① ㉠, ㉡, ㉢
② ㉠, ㉢
③ ㉡, ㉣
④ ㉣
⑤ ㉠, ㉡, ㉢, ㉣

해설 ㉣ 근육 상호간의 협동을 증진시키기 위해서는 단순한 운동을 반복하여 주는 것이 좋다.

209 자가진통제 투여의 장점은?

꼭 나오는 유형

㉠ 의료진으로부터 독립이 가능하다.
㉡ 자기 스스로 약물을 감소시킬 수 있다.
㉢ 혈액의 일정량을 유지할 수 있다.
㉣ 단기간 통증환자시 사용한다.

① ㉠, ㉡, ㉢
② ㉠, ㉢
③ ㉡, ㉣
④ ㉣
⑤ ㉠, ㉡, ㉢, ㉣

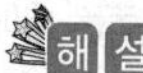

해설 ㉡ 환자 스스로 적절한 약물을 투여하여 통증을 조절하고 통증이 사라지면 투여하지 않아도 된다.
㉣ 주로 수술 후 일시적으로 사용하고 있다.

210 위절제술 후 비위관을 삽입하여 감압하는 이유로 가장 알맞은 것은?

① 기도를 확보하기 위해
② 수술 후 분비물을 제거하기 위해
③ 위 자극을 감소하기 위해
④ 위관을 통하여 약물을 투여하기 위해
⑤ 수술창구를 통한 누출을 막기 위해

208 ④ 209 ③ 210 ② 정답

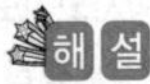 비위관의 삽입목적
- 위장관으로부터 가스, 수술 후 분비물 제거(감압)를 하기 위해
- 위장관 내 출혈이 있는 경우 치료하기 위해
- 위장관 내 검사를 위한 검체를 얻기 위해
- 위관을 통하여 영양을 공급하기 위해

211 **덤핑신드롬을 경험하는 대상자의 간호중재로 옳지 않은 것은?**

① 충분한 수분섭취를 권장한다.
② 저탄수화물 식이를 준다.
③ 횡와위나 반횡와위를 취하게 한다.
④ 음식은 소량씩 나누어 먹는다.
⑤ 횡와위 자세로 식사를 하도록 한다.

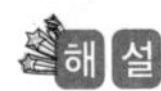 위 절제수술 후 식이요법
- 위 절제수술 후 음식물이 장 내로 너무 빨리 내려가 구토, 복통, 설사 등의 Dumping 증후군이 나타나는 것을 방지하고 수술 후 회복과 영양상태 유지를 위해 식사조절을 시행한다.
- 수술 직후에는 전체적인 식사 섭취량이 적고 소화 및 흡수율도 낮아 체중이 단기간 많이 빠질 수 있으므로 일정하게 체중을 체크하면서 적절한 영양상태를 유지할 수 있도록 식사를 섭취한다.
- 식사시에는 앉아서 먹지 말고 횡와위나 반횡와위 등을 취한 상태에서 한다.
- 식사량은 한 번에 많이 먹지 말고 조금씩 소량으로 나누어 여러 번 먹는다.
- 수분섭취는 식전 1시간이나 식후 2시간까지는 제한하여 음식소화를 지연시킨다.
- 고단백, 고지방, 저탄수화물 식이를 제공해준다.

212 **위식도 역류질환시 통증의 특성으로 옳은 것은?**

㉠ 식사 직후나 앙와위시 주로 발생	㉡ 제산제나 수분섭취시 완화
㉢ 심하면 등, 턱, 목으로 방사	㉣ 니트로글리세린 복용시 통증완화

① ㉠, ㉡, ㉢　② ㉠, ㉢　③ ㉡, ㉣
④ ㉣　⑤ ㉠, ㉡, ㉢, ㉣

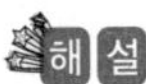 ㉣ 니트로글리세린은 협심증의 치료를 위해서 복용한다.
위식도 역류성 질환
- 식도의 가장 하부 즉 위로 연결되기 직전 부위에는 하부식도 괄약근이라는 것이 있다. 이곳에서는 이미 내려간 음식물이나 위산이 식도로 역류하지 못하도록 하는 작용을 담당한다. 그러나 어떠한 원인에 의해서건 괄약근이 느슨해지면 위의 내용물이 역류될 수 있고, 위산 등이 저항력이 없는 식도벽을 부식시켜 식도염이나 식도궤양이 발생하게 된다. 이러한 질환을 통칭하여 위식도 역류성 질환이라고 한다.

정답 211 ① 212 ①

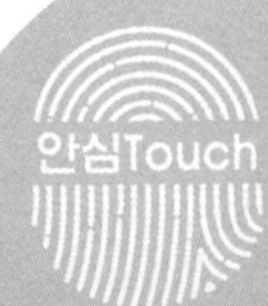

• 위산역류로 인해 타는 듯한 작열감의 가슴앓이가 주증상으로 목, 턱, 등으로 방사되기도 한다.
• 식사 직후나 앙와위로 누워 있을 때 잘 발생하며, 통증을 치료하기 위해 제산제나 물을 먹는다.

213 직장경 검사시 간호중재로 옳지 않은 것은?

꼭 나오는 유형

① 검사시 체위나 내시경 삽입에 따른 불편감을 설명한다.
② 검사 전 24시간 동안 맑은 유동식을 준다.
③ 검사 중에는 복위를 취한다.
④ 검사 당일 아침에 청결관장을 한다.
⑤ 출혈이나 설사가 심한 경우 관장을 하지 않는다.

해설 ③ 검사의 체위는 슬흉위를 취하며, 노인이나 쇠약자에게는 심스체위를 취하기도 한다.

214 근무력증 환자에게 진단목적으로 텐실론(Tensilon)을 주사한 후 예상되는 반응은?

① 증상이 일시적으로 심해진다.
② 구강이 건조해지고 통증이 초래된다.
③ 혈압이 하강된다.
④ 근력이 증가된다.
⑤ 오심, 구토가 심해진다.

해설 중증근무력증
골격근 근육(수의근)의 신경-근육 접합부에서 자극전달 장애 때문에 근육이 쉽게 피로해지는 질환이다. 중증근무력증 환자의 진단목적 약물인 텐실론은 근무력증을 확진하기 위해서 사용하는데, 텐실론을 투여 후 30초 이내로 근육의 근력이 증가하는 현상이 일어나면 근무력증으로 확진한다.

215 요추간판 탈출증 환자에게 나타나는 임상적 특징은?

㉠ 하지 직거상 검사시 양성	㉡ 하지 심부건 반사가 감소
㉢ 운동과 감각기능의 변화	㉣ 발 배굴시 통증의 감소

① ㉠, ㉡, ㉢
② ㉠, ㉢
③ ㉡, ㉣
④ ㉣
⑤ ㉠, ㉡, ㉢, ㉣

213 ③ 214 ④ 215 ① 정답

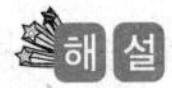 요추간판 탈출증

- 원인 : 요추간판 구조물은 연령이 증가함에 따라 퇴행이 시작되며 특히 수핵의 수분량이 감소되고 탄력성을 잃게 된다. 여기에 외부압력이 가해지면 추간판섬유륜의 약해진 부분이나 찢어진 부분은 수핵이 후방으로 밀려 나오게 되어 증상을 일으키게 된다.
- 증 상
  - 가장 일반적이면서 고통스러운 증상은 하지로 방사되는 통증이며, 사람에 따라서는 이 방사통을 '땡긴다', '저린다'라고 표현하기도 한다.
  - 처음에는 하부요통만 호소하다가 며칠 후에 방사통을 호소하기도 한다. 이 방사통은 압박된 신경이 지배하는 영역에 나타나는데 기침, 재채기 또는 힘을 줄 때 더 심해지며 이것은 이러한 동작으로 뇌척수액압이 올라서 신경을 한층 더 압박시키기 때문이다.
  - 요추 4~5번 사이의 신경이 눌리면 엉치에서 엄지발가락까지 저리고 아프다.
  - 요추 5번~천골 사이의 신경이 눌리면 어치에서 오금을 타고 발뒤꿈치까지 저리고 당기며 아프다.
  - 요추간판탈출증과 척추관 협착증은 엉덩이나 다리, 발이 저린 증상 때문에 오인하는 경우가 많다.
- 진 단
  - 병력, 하지방사통, 허리의 굴곡과 하지 직거상검사로 인한 방사통의 증가, 하지 근육의 운동약화 등으로 진단을 내릴 수 있다.
  - X-ray상으로 요추의 정상적 곡선이 소실된 직선화 현상(Straightening), 요추관강의 협착과 같은 퇴행성 병변을 볼 수 있고, MRI나 CT, 척수조영술을 통해 정확한 진단을 내릴 수 있다.

216 경추 제6, 7번에 손상을 받은 환자가 수행할 수 있는 것은?

꼭 나오는 유형

㉠ 보조기를 적용하고 걸을 수 있다.
㉡ 휠체어 바퀴를 돌릴 수 있다.
㉢ 대소변을 조절할 수 있다.
㉣ 자기 손으로 음식을 먹을 수 있다.

① ㉠, ㉡, ㉢
② ㉠, ㉢
③ ㉡, ㉣
④ ㉣
⑤ ㉠, ㉡, ㉢, ㉣

해설 경추 제6, 7번에 손상을 입은 환자의 기능

- 사지마비를 보이나, 목의 근운동 일부, 흉부와 팔의 움직임이 있다.
- 팔과 손의 근 기능은 일부 있어 휠체어 바퀴를 돌릴 수 있고 음식을 먹거나 옷을 입을 수 있다.
- 보조기를 이용한 보행이나 방광과 장 조절은 불가능하다.

정답 216 ③

217 **안지오텐신과 레닌은 쇼크상태일 때 증가상태를 나타내는데 이것이 의미하는 것은?**

꼭! 나오는 유형

① ADH에 대한 부신반응
② 허혈에 대한 신장반응
③ Catecholamine에 대한 심장반응
④ 혈압상승에 대한 신장반응
⑤ 혈압상승에 대한 부신반응

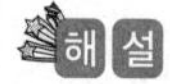
안지오텐신과 레닌은 쇼크상태일 때 증가상태를 나타내는데 이것은 혈압상승에 대한 신장의 반응이다. 즉, 고혈압으로 신장으로 가는 혈액양이 감소하면 신장은 보상작용으로 안지오텐신과 레닌이라는 물질을 분비하는데 이 레닌은 혈관을 수축하는 작용이 있어 혈압을 더욱 상승케 한다.

218 **일반적으로 통증을 호소하는 환자가 있다면 이때 맞는 간호는?**

① 전기치료(TENS)는 만성통증치료에 특히 효과가 있으며 특별한 금기사항이 없이 사용할 수 있다.
② 마사지는 근육을 수축시켜 통증을 감소시키는 효과가 있다.
③ 기분전환요법은 심한 통증보다는 경한 통증일 때 효과가 있다.
④ 통증을 호소할 경우 말을 소곤거리는 정도로 하여 긴장을 풀어주도록 한다.
⑤ 환자가 피곤하지 않도록 하고 주간에 낮잠을 충분히 자도록 격려한다.

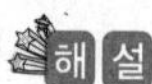
③ 기분전환요법은 경한 통증일 때 효과가 있다.
① 전기치료(TENS)는 만성통증치료에 특히 효과가 있으나 경동맥부위 통증환자, 임신부, 원발성질환자, 심박동기를 부착한 환자, 피부발진환자는 사용할 수 없다.
② 마사지는 근육을 이완시켜 통증을 감소시키는 효과가 있는 방법이다.
④ 어떤 경우든 소곤거리는 말은 환자를 긴장하게 하여 통증감소에 방해가 된다.
⑤ 통증은 야간에 심하므로 낮잠을 자지 않도록 하고 밤에 수면을 취하도록 한다.

219 **객담배출을 하는 환자의 간호중재로 알맞은 것은?**

㉠ 호흡음 확인	㉡ 효과적인 기침교육
㉢ 진동요법	㉣ 수분 섭취 금지

① ㉠, ㉡, ㉢
② ㉠, ㉢
③ ㉡, ㉣
④ ㉣
⑤ ㉠, ㉡, ㉢, ㉣

217 ④ 218 ③ 219 ① 정답

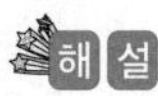
㉣ 객담배출을 용이하게 하기 위하여 수분을 공급한다.
객담배출을 하는 환자의 간호중재
- 분비물을 깨끗하게 배출시키는 것이 주 목적이므로 이를 위해 금기가 아닌 한 적어도 하루에 8~10잔의 수분을 충분히 섭취하도록 권장한다.
- 객담을 묽게 하기 위하여 공기를 습화시킨다.
- 효과적인 기침법을 교육하고 제대로 하는지 관찰한다. 기침 전후로 호흡음을 확인한다.
- 필요하면 체위배액과 진동요법과 같은 폐 물리요법을 실시한다.

220 폐수종환자가 심한 호흡곤란으로 침상에서 반좌위를 취할 때 다리는 어떻게 해야 하는가?

꼭 나오는 유형

① 양반다리를 한다.
② 침대 위에 다리를 세우고 앉는다.
③ 침상 아래로 다리를 내린다.
④ 다리를 침대에 쭉 뻗는다.
⑤ 다리를 굽혀서 가슴에 닿게 한다.

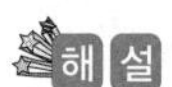
③ 폐포에 수분이 축적되어 폐의 확장이 감소되고 저산소혈증은 점점 더 심하여지며 폐신장이 감소하므로 침상 아래로 다리를 내린다.

221 상복부에서 덩어리가 만져지고 소화불량, 식욕부진을 호소하는 환자가 한 달 사이에 체중이 5kg 정도 감소하였다. 또 대변에 잠혈이 나타나고 어지럼증을 호소하고 있다. 진단을 위해 적절한 검사는?

꼭 나오는 유형

① 위내시경검사
② 결장경검사
③ 바륨관장
④ D-Xylose 흡수검사
⑤ Bernstein 검사

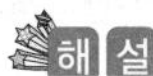
- 위내시경검사 : 상부 위장관 내시경 검사
- 결장경검사 : 하부 위장관 내시경
- 바륨관장 : 하부 위장관 조영술
- D-Xylose 흡수검사 : 소장검사
- 산용액 관류 검사(Acid Perfusion Test ; Bernstein Test) : 염산과 생리 식염수를 교대로 식도 안으로 통과시키면서 증상을 유발하는 검사

정답 220 ③ 221 ①

222 류마티스열 환자를 치료하기 위한 약물 요법으로 옳은 것은?

㉠ 효과적인 항생제는 페니실린계이다.
㉡ 항생제는 내성의 발생을 막기 위해 예방적으로 투여하지 않는다.
㉢ 열을 내리고 관절통을 경감시키기 위해 아스피린을 투여한다.
㉣ 염증 반응의 증상이 없어질 때까지 NSAID를 투여한다.

① ㉠, ㉡, ㉢
② ㉠, ㉢
③ ㉡, ㉣
④ ㉣
⑤ ㉠, ㉡, ㉢, ㉣

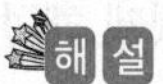

류마티스열 발병 후에 상기도에 남아 있는 연쇄상구균을 제거하기 위해 페니실린을 약 10일 동안 투약하며, 류마티스열을 예방하기 위해 사용되기도 하며, 부신피질 호르몬도 비특이적인 항염증성 반응을 나타내므로 염증 증상이 없어질 정도의 양을 투여한다.

223 다음에 해당하는 질환으로 알맞은 것은?

- 회장의 말단 부위에 잘 발생한다.
- 수년간 계속적으로 완화와 재발을 거듭하면서 점차적으로 진행된다.
- 장이 두꺼워지고 통로가 좁아지며 장의 내피층에 궤양이 생긴다.

① 장폐색
② 세균성 회장염
③ 대장게실
④ 국소적 회장염
⑤ 충수돌기염

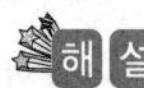

국소적 회장염
- 엄밀한 의미에서는 회장(Ileum)이라고 알려진 소장(小腸)의 아래쪽 끝부분의 염증을 뜻한다.
- 소장과 대장을 다 침범하는 특징적이고 보다 심각한 형태의 염증은 국소회장염(局所回腸炎), 즉 크론병(Crohn's Disease)으로 알려져 있다.
- 증상은 매우 다양하지만 기본적으로는 통증이 있는 복부경련을 동반하며 가끔 피가 섞인 만성적이거나 간헐적인 설사 등이다.
- 발열 · 허약 · 체중감소 · 빈혈 등이 일어날 수 있으며, 이는 크론병에 걸린 환자에게 점진적인 신체의 악화를 초래할 수 있다.
- 환자는 완전히 회복될 수도 있지만, 크론병은 수년간 계속적으로 완화와 재발을 거듭하면서 점차적으로 진행된다.
- 크론병의 결과로 장이 두꺼워지고 통로가 좁아지며 장의 내피층에 궤양(潰瘍)이 생긴다. 진단은 소장에 대한 X선 검사를 통해 확진하는데, X선 검사에서 장이 좁아지고 궤양이 형성된 것이 분명하게 나타난다.

222 ② 223 ④ 정답

224 **인슐린과 경구용 혈당제를 투여받고 있는 당뇨병환자의 식이요법으로 옳은 것은?**

① 식욕이 없을 때는 굶는다.
② 운동이나 노동은 식전에 한다.
③ 저혈당일 때 인슐린을 투여한다.
④ 병으로 식사를 할 수 없을 때에는 인슐린의 양을 줄인다.
⑤ 언제나 설탕 30g, 포도당액 2병 등 당질이 들어 있는 음식을 가지고 다닌다.

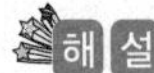
① 식욕이 없을 때는 굶지 말고 국물이나 주스로서 당질을 섭취한다.
② 운동이나 노동은 식후에 한다.
③ 저혈당일 때 글루카곤을 투여한다.
④ 병으로 식사를 할 수 없을 때는 의사와 상의한다.

225 **인슐린을 과량투여시 의식장애가 있을 경우 응급처치방법으로 옳은 것은?**

꼭 나오는 유형

㉠ 글루카곤 정맥주사 ㉡ 생리식염수 정맥주사 ㉢ 50% 포도당 정맥주사 ㉣ 아드레날린 정맥주사

① ㉠, ㉡, ㉢
② ㉠, ㉢
③ ㉡, ㉣
④ ㉣
⑤ ㉠, ㉡, ㉢, ㉣

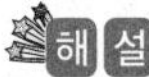
인슐린 과량투여시 처치법
- 과량투여시 감정둔마, 정신착란, 심계항진, 발한, 구토, 두통과 같은 증상을 동반한 저혈당이 유발될 수 있다.
- 의식이 있을 때 : 가벼운 저혈당 증상은 보통 경구용 포도당으로 치료할 수 있으며 치료약의 용량, 식사형태, 운동 등의 조절도 필요하다.
- 혼수, 발작, 신경손상과 같은 중증의 증상이 나타날 때 : 글루카곤의 근육 내 피하주사 또는 정맥 내 포도당 주사로 치료할 수 있다.

정답 224 ⑤ 225 ②

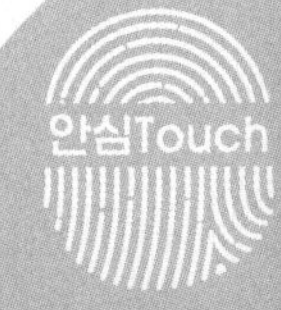

226 스테로이드의 부작용에 대한 설명으로 옳은 것은?

㉠ Moon Face	㉡ 생리불순
㉢ 근력 저하	㉣ 당뇨병

① ㉠, ㉡, ㉢ ② ㉠, ㉢
③ ㉡, ㉣ ④ ㉣
⑤ ㉠, ㉡, ㉢, ㉣

해설 스테로이드의 부작용
- Moon Face
- 생리불순
- 근력저하
- 당뇨병
- 이 외에 불면증, 고혈압, 천공과 출혈을 동반할 우려가 있는 소화성 궤양, 외상의 치유능력저하, 발한, 어지럼증, 경련, 어린아이의 발육장애, 정신장애, 녹내장 등의 증상들이 발생한다.

227 갑상선 기능 항진증으로 수술이 예정된 환자가 수술 대신에 방사선 요오드 치료를 받기를 원했다. 이때 간호사의 대답으로 옳은 것은?

① 무과립 세포증이 초래될 위험이 있습니다.
② 갑상선 기능 저하증을 유발할 수 있습니다.
③ 반드시 지속적 격리가 필요합니다.
④ 경제적 부담이 됩니까?
⑤ 일 년 이상 장기간 치료가 필요합니다.

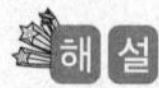
해설 ② '값이 싸서 경제적으로 유리한 반면에 갑상선 기능 저하증을 유발할 수 있습니다' 라고 대답하는 것이 좋다.

갑상선 기능 항진증 환자의 치료
- 항갑상선제 약물복용 : 소아와 25세 이하의 젊은 환자나 임신 중이나 수유 중일 때, 최근에 발병한 경한 갑상선 기능 항진증일 경우에 사용한다.
- 방사성 동위원소인 요오드 투여 : 경제적으로 값이 싸서 유리한 반면에 갑상선 기능 저하증을 유발할 수 있으며, 임신 중인 환자에게는 금기이다.
- 수술 : 비교적 젊고 갑상선종이 매우 큰 경우, 항갑상선제 사용 후 재발하였으나 방사성 요오드 치료를 거부하는 경우에 한다.

226 ⑤ 227 ② 정답

228 절단 수술 직후의 환자 간호로 올바른 것은?

㉠ 절단부를 탄력붕대로 감거나 알맞은 양말을 신는다.
㉡ 절단 직후 절단부 밑에 베개를 대어 준다.
㉢ 관절 구축 예방을 위해 하루 3~4회씩 복위를 취해준다.
㉣ 수술 직후 72시간부터 절단부를 30도 이상 거상시킨다.

① ㉠, ㉡, ㉢　② ㉠, ㉢
③ ㉡, ㉣　④ ㉣
⑤ ㉠, ㉡, ㉢, ㉣

해설　24~48시간 이후에는 더 이상 거상하지 않도록 한다.

229 대상자가 통증과 백혈구 증가, 식욕부진, 구토 등의 증상을 보이고 있다. 어느 경우의 증상인가?

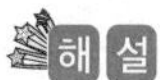

① 대장염　② 급성위염
③ 충수돌기염　④ 소화성 궤양
⑤ 복막염

해설　충수돌기염
- 증상으로 설사, 우측하복부 1/4 부위 통증, 지속적 심한 고열, 백혈구 증가 등이 있다.
- 초기에는 명치 부근이나 배꼽 부근에 심한 동통이 일어나는 것으로 시작되어 시간이 지남에 따라 우하복부에 국한되어 나타나며, 이때를 전후하여 구역과 구토가 동반되기도 한다.
- 이학적 소견으로는 발열이 있을 수 있고, 압통이 진단상 유력한 단서가 되기도 하며, 가장 흔한 압통점은 맥버니점(McBurney's Point)인데, 충수의 정상 위치에 해당하는 점으로 장골의 우측 전상극에서 약 5cm 거리에 있다.
- 통증들은 환자 자신이 스스로 오른쪽 다리를 구부리고 누운 자세를 취하면 통증이 가벼워지는 것을 경험하기도 한다.

230 소화성 궤양의 합병증으로 옳은 것은?

㉠ 출 혈　㉡ 천 공　㉢ 유문 폐색　㉣ 소장 폐색

① ㉠, ㉡, ㉢　② ㉠, ㉢　③ ㉡, ㉣
④ ㉣　⑤ ㉠, ㉡, ㉢, ㉣

정답　228 ①　229 ③　230 ①

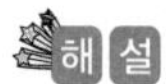 소화성 궤양 환자의 1/3은 복통을 느끼지 못하여 출혈, 천공 및 폐색으로 진전되기도 한다. 호발부위는 유문부이다.

231 눈에 화학물질이 들어갔을 때 응급처치로 알맞은 것은?

① 항생제를 투여한다.
② 시력검사를 한다.
③ 안세척을 20분 이상 실시한다.
④ 산동제를 투여한다.
⑤ 축동제를 투여한다.

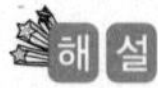 ③ 바로 흐르는 물로 계속 씻어야 한다.

화학물질이 눈에 들어갔을 때의 응급처치

- 화학물질에 따라 다르므로 바로 응급진료를 받아야 한다.
- 화학물질이 눈에 들어갔을 때는 바로 흐르는 물로 계속 씻어야 한다.
- 머리는 코를 아래쪽으로 하게 하여 약간 옆으로 기울여 화학물질이 들어간 쪽의 눈을 아래로 하여 15~20분간 흐르는 물에 씻어야 한다.

232 인체 내 칼슘대사에 작용하는 호르몬은?

㉠ PTH	㉡ Thyroxine
㉢ Thyrocalcitonin	㉣ Glucocorticoid

① ㉠, ㉡, ㉢　　② ㉠, ㉢
③ ㉡, ㉣　　④ ㉣
⑤ ㉠, ㉡, ㉢, ㉣

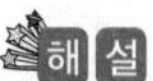

- 티록신(Thyroxine) : 갑상선 호르몬으로 거의 모든 몸세포에서의 바탕질대사에 관여하여 에너지생성을 증가시키고 성장발육을 촉진한다.
- Glucocorticoid 호르몬 : 근육세포 단백질의 생합성을 억제하며 Cathepsin D 등을 비롯한 단백분해효소계의 활성을 증가시킨다.

인체 내 칼슘대사에 작용하는 호르몬

- 부갑상선 호르몬(PTH) : 혈중 Ca^{2+} 농도가 낮아지면 부갑상선 호르몬이 분비되어 골세포막의 칼슘펌프를 활성화시켜서 혈중농도를 정상으로 유지한다. 또한 골흡수세포를 활성화시키고 신생을 촉진하며, 골생성세포의 기능을 억제시켜 Ca^{2+}의 혈중농도를 증가시킨다. 소장에서 칼슘흡수를 위해 비타민 D_3가 필요할 때 부갑상선 호르몬이 신장에서 25-dihydroxycholecalciferol을 비타민 D_3로 전환시킨다. 신장의 세뇨관에서 직접 Ca^{2+}의 재흡수를 촉진시킨다.
- Thyrocalcitonin : 혈액 속의 칼슘 농도가 정상치보다 높아지면 이를 낮추는 역할을 한다.

231 ③　232 ② 정답

233 갑상선 절제술 전에 요오드칼륨 포화용액(SSKI)을 투여하는 이유는?

㉠ 안구돌출증의 진행을 감소시키기 위하여
㉡ 갑상선의 혈관분포를 감소시키기 위하여
㉢ Thyroxine의 신체저장 능력을 감소시키기 위하여
㉣ 수술 후 합병증으로 오는 갑상선 위기를 예방하기 위하여

① ㉠, ㉡, ㉢
② ㉠, ㉢
③ ㉡, ㉣
④ ㉣
⑤ ㉠, ㉡, ㉢, ㉣

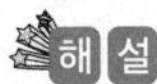 갑상선의 혈관분포를 감소시키고, 수술 후 합병증으로 오는 갑상선 위기를 예방하기 위해서 SSKI를 투여한다.

234 결장루 수술을 받은 환자의 영양관리로 알맞은 것은?

㉠ 탈수예방을 위해 수분섭취를 권장한다.
㉡ 장운동을 촉진하는 과일, 커피 및 탄산음료를 권장한다.
㉢ 마늘, 양파, 달걀, 생선, 콩 등의 음식을 피한다.
㉣ 소화가 잘 되도록 천천히 말하면서 식사한다.

① ㉠, ㉡, ㉢
② ㉠, ㉢
③ ㉡, ㉣
④ ㉣
⑤ ㉠, ㉡, ㉢, ㉣

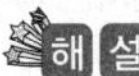 ㉡ 장운동을 촉진하는 섬유질 음식, 과일, 커피 및 탄산음료 등은 제한한다.
㉣ 콩, 맥주, 탄산음료, 오이, 무, 풋고추, 양배추, 옥수수 등이 가스를 생성시키는 음식물이며 천천히 말하면서 식사하는 것은 공기를 삼키는 행위(흡연, 빨대 사용, 껌 씹기, 말하면서 식사하기)이므로 피하도록 한다.

정답 233 ③ 234 ②

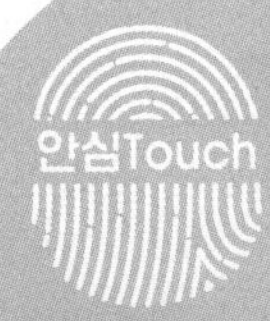

235 폐종양 환자에게 나타나는 임상적 특성은?

㉠ 흉부 방사선상 음영	㉡ 고 열
㉢ 화농성 객담	㉣ 늑막 마찰음

① ㉠, ㉡, ㉢ ② ㉠, ㉢
③ ㉡, ㉣ ④ ㉣
⑤ ㉠, ㉡, ㉢, ㉣

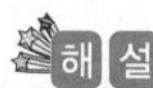

㉣ 늑막 마찰음은 만성늑막염의 증상이다.

폐종양

폐에 생긴 종양으로 악성과 양성이 있다. 악성 종양의 대표적인 것이 폐암이다. 증상은 다음과 같다.

- 암종이 기관지 내에 국한되어 있을 때는 기침, 각혈, 천명음(흡기와 호기시에 들을 수 있는 고음조의 율동적인 소리로 주로 천식발작이나 기관지 경련 시에 들림), 호흡곤란과 폐쇄성 폐렴이 발생한다.
- 폐암의 전이가 없이 생기는 전신적 증상으로는 식욕감퇴, 악액질, 체중감소, 발열 등의 증상이 있다.
- 이외 화농성 객담, X선상 암종 음영 등의 증상이 있다.

236 골관절염 환자가 슬관절 전치술을 받았을 때 적절한 간호중재가 아닌 것은?

꼭 나오는 유형

① 수술한 다리를 굴곡시켜 상승시킨다.
② 목발 등으로 운동을 시작한다.
③ 혈전 정맥염을 예방하기 위하여 탄력스타킹을 감아준다.
④ 수동적 운동에서 능동적 운동으로 시행한다.
⑤ Stapler가 제거될 때까지는 샤워 및 침수욕을 해서는 안 된다.

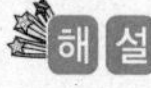

① 수술한 다리는 신전시키고 24~48시간 이후에는 절단부를 고여주거나 거상시키지 않는다.

슬관절 전치술 후 간호중재

- 목발 혹은 보행기를 이용해 걷고 지시된 만큼 체중을 지지하도록 하며, 또한 환자는 다리의 근력을 강화하고, 슬관절의 관절가동범위를 유지하기 위한 운동을 한다.
- 처음에는 수동으로 무릎의 굴곡과 신전운동을 하다가 점차 능동운동으로 시행한다.
- 혈전 정맥염의 합병증을 예방하기 위하여 탄력스타킹을 착용한다.
- Stapler가 제거될 때까지는 샤워 및 침수욕을 해서는 안 된다.

235 ① 236 ① 정답

237 만성 신후신염의 발병을 촉진하는 요인으로 알맞은 것은?

꼭 나오는 유형

㉠ 인슐린 의존형 당뇨병
㉡ 요역류나 만성질환으로 인한 요로 폐쇄
㉢ 급성 신후신염이 재발되면서 만성적으로 진행
㉣ 임부, 고혈압환자, 방광염이 자주 재발되는 환자

① ㉠, ㉡, ㉢
② ㉠, ㉢
③ ㉡, ㉣
④ ㉣
⑤ ㉠, ㉡, ㉢, ㉣

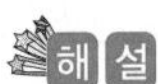
만성 신후신염은 급성처럼 확실한 증상이 나타나지 않고 전신이 노곤하면서 가벼운 요통과, 소변에서 약간의 이상증세(세균과 백혈구)가 장기간 지속된다. 이러한 만성증세는 급성 신후신염이 완치되지 못해 만성으로 진행된 경우와 급성 신후신염에 걸리지 않았는데도 처음부터 뚜렷한 증상 없이 나타나는 경우가 있다.

238 경피적인 경혈관 관상동맥 확장술시 대상자에게 교육할 내용은?

① 일시적인 것일 뿐이나 앞으로 조심하여야 합니다.
② 막힌 부분만을 넓혀주었으니 계속하여 질병관리와 예후를 조심하여야 합니다.
③ 5년간은 괜찮습니다.
④ 관상동맥절제술을 하기 전에는 치유되었다고 볼 수 없습니다.
⑤ 완전히 치유되셨으니 안심하셔도 됩니다.

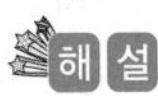
② 일시적으로 풍선을 넣어서 좁아진 혈관을 넓혀 주거나 Stent라는 것을 넣어서 다시 좁아지는 것을 막아주는 시술이므로 계속 질병관리와 예후에 대하여 조심해야 한다.

239 아프타성 구내염을 자주 앓은 환자를 위한 구내염 간호시 간호중재로 옳은 것은?

㉠ 항진균제를 예방적으로 투여한다.
㉡ 뜨거운 물을 자주 마신다.
㉢ 감염성이 강하므로 환자를 격리시킨다.
㉣ 정서적 긴장을 피하고 비타민을 충분히 섭취하면 예방이 가능하다고 한다.

정답 237 ⑤ 238 ② 239 ④

① ㉠, ㉡, ㉢　　　　② ㉠, ㉢
③ ㉡, ㉣　　　　④ ㉣
⑤ ㉠, ㉡, ㉢, ㉣

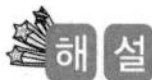

㉠ 곰팡이가 원인이 아니므로 항진균제를 사용하지 않는다.
㉡ 뜨거운 물을 마시지 않는다.
㉢ 감염성은 아니며 1~2주 이내에 자연치유가 된다.

240 쇼크를 초래할 수 있는 상황으로 옳은 것은?

꼭 나오는 유형

㉠ 히스타민 등에 의한 과민반응　　㉡ 척수손상, 척수마취 등으로 인한 혈관이완
㉢ 구토, 설사 등의 탈수현상　　㉣ 25% 이상의 혈량소실

① ㉠, ㉡, ㉢　　　　② ㉠, ㉢
③ ㉡, ㉣　　　　④ ㉣
⑤ ㉠, ㉡, ㉢, ㉣

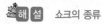

해설 쇼크의 종류

<table>
<tr><td rowspan="3">저혈량 쇼크</td><td>출혈성 쇼크</td><td colspan="2">• 전혈을 다량 손실하여 전신순화 혈액량이 부족한 경우
• 정상혈액량의 25% 이상 손실시 쇼크 돌입, 45% 이상 부족시 치명적
• 증상 : 정맥압의 감소, 말초 저항의 증가, 빈맥 등</td></tr>
<tr><td rowspan="2">체액손실로 인한 쇼크</td><td>탈수성 쇼크</td><td>구강섭취가 저하되거나 상당히 많은 양의 체액이 유실되는 경우</td></tr>
<tr><td>당뇨병성 쇼크</td><td>혈당의 증가 때문에 신장세뇨관에서 수분의 재흡수가 되지 않을 경우</td></tr>
<tr><td>심인성 쇼크</td><td colspan="3">• 심근의 기능이 충분하지 않거나 심장으로 가는 혈액이 막힌 것이 근본적인 이유(심장펌프 기능의 장애)
• 심근경색증, 판막부전증, 심장부정맥 폐색전증, 심장압전 등으로 인하여 올 수 있음</td></tr>
<tr><td rowspan="3">혈관성 쇼크</td><td>아나필라틱 쇼크</td><td colspan="2">• 항원 : 항체의 과민반응의 결과로 나타나는 급성 과민성 쇼크
• 히스타민 등에 의한 과민반응</td></tr>
<tr><td>신경성 쇼크</td><td colspan="2">전신마취 또는 척수마취 등으로 인하여 정상적인 혈관수축이 상실되고 혈관이 이완됨으로써 정맥귀환혈량이 감소되어 나타남</td></tr>
<tr><td>패혈성 쇼크</td><td colspan="2">세균감염으로 세균에서 유리된 내독소의 작용으로 전신의 혈관이 확장되고 혈압이 저하되는 것</td></tr>
</table>

240 ⑤ 정답

241 궤양성 대장염 환자의 간호에 대한 설명으로 옳지 않은 것은?

① 장점막을 깨끗하게 유지하기 위해 관장 실시
② 알레르기를 일으킬 수 있는 음식물 섭취 금지
③ 육체적 · 정신적 · 안정적 도모를 위해 휴식
④ 고열량, 고비타민식이로 충분한 영양섭취
⑤ 잔사가 많은 식품은 되도록 섭취 금지

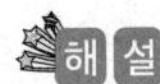

궤양성 대장염의 간호
- 알레르기를 일으킬 수 있는 음식물은 피한다.
- 충분한 영양섭취를 위한 고열량, 고비타민 식이를 하고, 우유나 고유당식은 피한다.
- 잔사가 많은 식품인 사과, 오렌지, 샐러드, 토마토, 양배추, 딸기, 날달걀, 향신료 등은 피하는 것이 좋다.
- 육체적 · 정신적 · 안정적 도모를 위해 휴식을 취한다.
- 부신피질호르몬제는 급성염증, 급성재발, 수술 전, 난치성 등의 경우에 사용된다.
- 하제나 관장은 장점막을 악화시킬 수 있으므로 사용을 금한다.

242 유방암의 위험요인에 해당하는 것은?

㉠ 폐경 연령이 늦은 여성
㉡ 서구식 식습관에 익숙한 여성
㉢ 수유경험이 없는 여성
㉣ 결혼을 일찍 한 여성

① ㉠, ㉡, ㉢
② ㉠, ㉢
③ ㉡, ㉣
④ ㉣
⑤ ㉠, ㉡, ㉢, ㉣

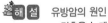

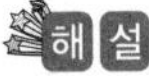

유방암의 원인
- 결혼을 늦게 한 여성이나 독신여성
- 아기를 낳지 않거나 적게 낳은 여성
- 모유를 먹이지 않는 등 수유경험이 없는 여성
- 사춘기가 빨리 오거나 폐경이 늦게 온 여성
- 고지방식 등 서구식 식습관에 익숙한 여성
- 집안에 유방암 환자가 있는 여성에게 많이 발생

정답 241 ① 242 ①

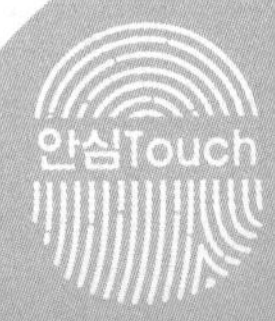

243 유방암의 자가검진 방법으로 옳지 않은 것은?

① 유방의 안쪽에서부터 반시계방향으로 원형을 그리며 실시한다.
② 유방을 네 부분으로 나누어 각 부분을 촉진한다.
③ 유두에 압박을 가해 분비물이 있는지 검사한다.
④ 촉진은 유방을 약간 눌러서 비비는 느낌으로 실시한다.
⑤ 거울에 자신의 유방을 비추어 보아 유방의 형태를 관찰한다.

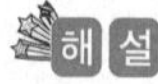
유방의 바깥쪽에서부터 시계방향으로 원형을 그리며 주변부터 유두를 향하여 점진적으로 들어오면서 실시한다. 유방을 네 부분으로 나누어 각 부분을 촉진하는 것도 좋은 방법이다.

244 화상 후 첫 48시간 이내의 수분과 전해질의 변화로 옳은 것은?

꼭 나오는 유형

> ㉠ 손상된 모세혈관을 통한 혈장의 손실이 있다.
> ㉡ 나트륨과 칼륨이 감소한다.
> ㉢ 소변 배설량이 감소한다.
> ㉣ 칼륨이 감소한다.

① ㉠, ㉡, ㉢
② ㉠, ㉢
③ ㉡, ㉣
④ ㉣
⑤ ㉠, ㉡, ㉢, ㉣

해설 화상 후 첫 48시간 이내의 수분 전해질의 변화 원인
- 손상된 모세혈관을 통한 혈장의 손실이 있다.
- 소변 배설량 감소가 일어난다.
- 고칼륨혈증, 저나트륨혈증, 대사성 산증, 혈액농도 증가 현상이 발생한다.

243 ① 244 ② 정답

245 피부의 기능에 대한 설명으로 옳은 것은?

㉠ 분비 · 배설작용
㉡ 상처의 치유
㉢ Melanin 생성
㉣ 내부장기보호작용

① ㉠, ㉡, ㉢
② ㉠, ㉢
③ ㉡, ㉣
④ ㉣
⑤ ㉠, ㉡, ㉢, ㉣

해설 피부의 기능
- 외부에 대한 내부장기보호작용, 체온조절작용, 분비 · 배설작용(피지 · 땀), 상처의 치유
- 흡수작용(피부표면의 지방막과 각질층의 Barrier Tone 때문에) : 수용성 물질의 흡수는 어려우나 지용성 물질은 모낭, 피지선을 통해 흡수된다.
- 지각작용 : 시각과 청각을 제외한 모든 감각신경이 다분포(촉각, 온각, 냉각, 통각, 압각, 소양(Itching))
- 면역학적 반응, 호흡, 비타민 D 생성, 피부의 혈관생리, Melanin 생성 역할, 피부표면에 지방막 형성(산성 지방막) 등

246 즉시형 과민반응에서 면역글로불린 E(IgE)가 비만세포를 자극해 히스타민이 방출되어 나타나는 증상은?

꼭! 나오는 유형

㉠ 모세혈관 투과성이 증진되어 홍반이 생긴다.
㉡ 점액분비가 증가한다.
㉢ 혈관이완과 소양감이 유발된다.
㉣ 혈소판 응집이 일어난다.

① ㉠, ㉡, ㉢
② ㉠, ㉢
③ ㉡, ㉣
④ ㉣
⑤ ㉠, ㉡, ㉢, ㉣

해설 아나필락시스
특정한 물질에 과민반응을 일으키는 급성 알레르기반응으로 가려움, 혈압저하, 혈관이완, 호흡곤란, 구역질, 소양증, 점액분비 증가 등을 일으키며, 심하면 30분 내에 사망한다.

정답 245 ⑤ 246 ①

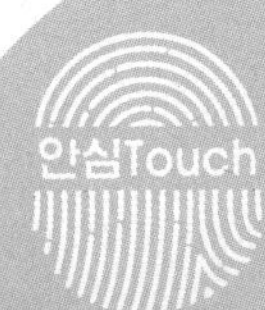

247 **화학요법을 받고 있는 암환자의 영양결핍에 대한 간호중재로 옳지 않은 것은?**

① 구강영양을 증진시킨다.
② 모든 음식은 싱겁게 조리한다.
③ 저지방, 저열량식이에 대한 필요성을 강조한다.
④ 된장, 청국장을 매일 섭취한다.
⑤ 식사는 소량씩 자주 한다.

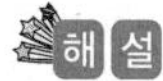 화학요법을 받고 있는 암환자의 영양결핍에 대한 간호중재

- 5대 영양소와 섬유질이 균형 잡힌 식사를 소량씩 자주 공급해준다.
- 고단백, 고열량식이에 대한 필요성을 강조하고 구강영양을 증진시킨다.
- 자극성 있는 음식은 피한다.
- 항암제로 인해 간 기능, 신장 기능의 장애가 올 수 있으므로 모든 음식은 싱겁게 조리한다.
- 전통발효식품인 된장, 청국장을 매일 섭취하여 항암작용을 강하게 한다.

248 **응급대상자가 전화로 응급간호요청을 했을 때 간호사의 응급관리는?**

㉠ 대상자 연락처 파악	㉡ 질병 및 상해 발생 장소, 시간 확인
㉢ 현재 문제, 상태 파악	㉣ 응급의료체계와 연결

① ㉠, ㉡, ㉢
② ㉠, ㉢
③ ㉡, ㉣
④ ㉣
⑤ ㉠, ㉡, ㉢, ㉣

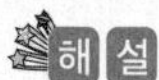 응급대상자가 전화로 응급간호요청을 했을 때는 응급상황이 발생한 지역, 전화 거는 사람의 신원, 응급상황의 내용, 부상자의 수, 환자의 상태, 실시하고 있는 응급처치의 내용현장에서 누군가 받을 수 있는 전화번호 등을 파악한다.

249 **교통사고로 인해 다발성 손상환자 발생시 병원으로 후송하기 전, 응급처치 우선순위를 정하기 위해 사정해야 하는 순서로 옳은 것은?** 꼭 나오는 유형

① 의식 → 호흡 → 출혈 → 쇼크의 징후 → 골절 → 후송
② 의식 → 출혈 → 호흡 → 쇼크의 징후 → 골절 → 후송
③ 호흡 → 의식 → 출혈 → 쇼크의 징후 → 골절 → 후송
④ 호흡 → 의식 → 쇼크의 징후 → 출혈 → 골절 → 후송
⑤ 호흡 → 의식 → 쇼크의 징후 → 골절 → 출혈 → 후송

247 ③ 248 ⑤ 249 ① 정답

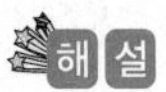 다발성 손상환자의 처치 우선순위는 처음에 의식상태 사정, 기도개방유지, 호흡, 출혈, 쇼크 징후에 대한 사정과 정맥주입, 후송 중 심전도 및 골절부위 고정상태를 관찰한다.

250 **전신에 심한 화상을 입은 환자에게 가장 먼저 행할 간호는?**

① 통증완화
② 수액공급
③ 감염예방
④ 피부경축
⑤ 합병증예방

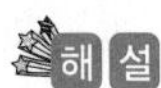 화상을 입은 환자의 경우 기도를 확보한 후에 가장 먼저 수분보충을 해야 한다. 전해질 불균형을 교정하고 환부를 심장보다 높게 올려 부종을 완화하도록 한다.

251 **55세 환자의 니트로글리세린 투여시 교육내용으로 옳은 것은?**

㉠ 약물을 항상 지니고 다닌다.
㉡ 약물을 어두운 병에 담아서 보관한다.
㉢ 서맥, 극단적인 빈맥이 있을 경우 투여를 중단한다.
㉣ 10회까지 투여할 수 있으며 그래도 완화되지 않으면 즉시 의사를 찾아간다.

① ㉠, ㉡, ㉢
② ㉠, ㉢
③ ㉡, ㉣
④ ㉣
⑤ ㉠, ㉡, ㉢, ㉣

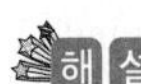 ㉣ 3회까지 투여할 수 있으며 그래도 완화되지 않으면 즉시 의사를 찾아간다.

252 **디곡신과 라식스를 투여받을 울혈성 심부전 환자의 임상증상은?**

㉠ 심장 청진시 분마성 리듬
㉡ 폐의 기저부에서 나음
㉢ 말초사지 부종
㉣ 말초사지의 차가움

① ㉠, ㉡, ㉢
② ㉠, ㉢
③ ㉡, ㉣
④ ㉣
⑤ ㉠, ㉡, ㉢, ㉣

정답 250 ② 251 ① 252 ①

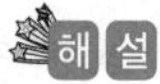 울혈성 심부전증 환자의 임상증상

- 디곡신과 라식스를 투여받을 울혈성 심부전 환자라면 폐부종이 온 경우이다.
- 증상으로는 노작성 호흡곤란, 체위성 호흡곤란, 야간성 호흡곤란, 거품 섞인 가래, 야뇨증, 불안, 무력감 등이 있다.
- 징후로는 심장청진시 분마성(말발굽 소리) 리듬이 들림, 폐의 기저부에서 나음 · 악설음이 청취되며, 그 외 말초사지 부종, 경정맥의 팽대, 나음의 청진(천식음이 호기시), 간 비대(우심부전), 복수, 심잡음 청진 등이 있다.

253 울혈성 심부전 부종간호에 대한 설명 중 옳은 것은?

꼭 나오는 유형

㉠ 수분과 염분섭취를 제한한다.
㉡ 침상안정과 체위변경을 시킨다.
㉢ 섭취량과 배설량을 측정한다.
㉣ 단백질 공급을 제한한다.

① ㉠, ㉡, ㉢ ② ㉠, ㉢ ③ ㉡, ㉣
④ ㉣ ⑤ ㉠, ㉡, ㉢, ㉣

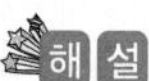 부종간호

- 절대 안정 : 혈압상승과 부종시 수 주일 정도 안정이 필요하다.
- 수분과 염분섭취를 제한한다.
- 체액균형에 대한 간호 : 섭취량과 배설량 측정은 부종의 정도와 경과, 신기능을 평가하는 데 중요한 자료가 된다.
- 부종 감소를 위해 잦은 체위변경을 시킨다.

254 급성심근경색환자의 정맥혈울혈과 체액보유의 원인이 되는 것은?

㉠ 침상안정 ㉡ 신장혈류 감소
㉢ 통 증 ㉣ 심박출량 감소

① ㉠, ㉡, ㉢ ② ㉠, ㉢ ③ ㉡, ㉣
④ ㉣ ⑤ ㉠, ㉡, ㉢, ㉣

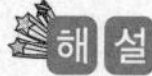 급성심근경색환자의 정맥혈울혈과 체액보유의 원인

- 심근 수축력의 감소는 심박출량을 감소시킨다.
- 신장으로 가는 혈류가 감소되거나 혈압이 떨어지면 신장은 수분과 나트륨을 소변으로 내보내지 않고 인체에 보유시켜 혈압을 상승시킨다.

253 ① 254 ③ 정답

255 **초기 심근경색 환자의 사망원인이 되는 흔한 합병증은?** 꼭 나오는 유형

① 부정맥 ② 심실파열
③ 폐색전 ④ 울혈성 심부전
⑤ 심근괴사

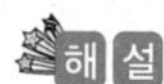

심근경색의 가장 흔한 합병증은 부정맥이며, 그외 일시적 심장정지, 울혈성 심부전, 심낭염, 폐전색, 하지정맥혈전증, 말초동맥전색, 심장파열, 가라앉지 않는 통증 등이 있다. 심장파열은 심근경색 후 1주일 이내에 주로 발생하는 합병증이다.

256 **세포외액량 과다증상으로 옳은 것은?**

㉠ 약한 맥박	㉡ 경정맥 정체
㉢ 체중 감소	㉣ 요비중 1.010 이하

① ㉠, ㉡, ㉢ ② ㉠, ㉢
③ ㉡, ㉣ ④ ㉣
⑤ ㉠, ㉡, ㉢, ㉣

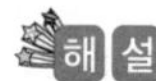

세포외액량의 과다증상
- 호흡곤란, 강한 맥박, 폐수종, 체중 증가, 경정맥 정체
- 교질 삼투압 감소 : 275mOsm/kg 이하
- 요비중 감소 : 1.010 이하(소변 희석)

257 **혈청항체의 15%를 차지하고 호흡기도와 비뇨기계의 보호기능을 하는 면역글로불린은?**

① IgG ② IgM ③ IgA
④ IgD ⑤ IgE

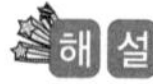

면역글로불린(Immunoglobulin)은 항체라고도 한다. 생체의 면역계에서 혈액이나 림프 안에서 순환하면서 이물질인 항원 침입에 반응하는 방어물질이다.
- IgA : 혈청항체의 15%를 차지하고 눈물, 침, 초유, 위장관 분비액, 기관지 분비액에서 발견할 수 있으며 위장감염과 점막표면과 호흡기도와 비뇨기계 보호의 기능을 한다.
- IgG : 면역글로불린의 주성분으로 혈청항체의 75%를 차지하고 이차적 체액성 면역반응의 주항체이며 태반장벽을 통해서 신생아에게 획득수동면역을 전달하는 유일한 글로불린이다.
- IgM : 태생기 및 신생아 초기에 형성하며, 세균성이나 바이러스 감염시 그람음성균의 내독소와 같은 항원 형성, 보체 활성화기능을 한다.
- IgD : 혹종의 임파구의 표면에서 발견되며 알레르겐(Allergen)이나 항원에 대하여 특이성이 있는 항체이다.

정답 255 ① 256 ③ 257 ③

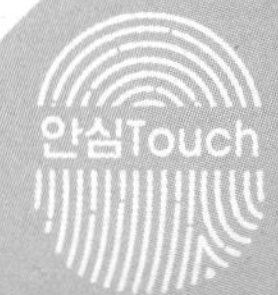

• IgE : 알레르기반응, 아토피반응 및 아나필락시스반응 등에서 중요한 역할, 기생충에 대한 방어역할의 가능성이 있다.

258 **천식발작이 멈춘 환자이다. 재발방지를 위한 간호중재로 옳지 않은 것은?**

① 원인이 될 수 있는 환경을 피한다.
② 부비동염, 호흡감염, 비염 등의 질환을 조기치료한다.
③ 스트레스에 노출되지 않도록 하며 적절한 이완요법을 적용한다.
④ 발작이 끝난 후 부작용을 줄이기 위해 즉시 약물 투여를 중지한다.
⑤ 위급시에는 코티손약을 정맥주사한다.

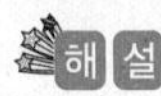

④ 약물의 갑작스러운 중단은 심각한 반동작용을 일으킬 수 있기 때문에 의사와 상의 없이 중단해서는 안 된다.

천식발작시 간호

• 천식은 알레르기성으로서 약간의 기침과 중증의 호흡곤란이 경련성으로 발작하는 특성이 있다. 천식은 기관지 경련, 점막부종과 과다한 점액분비가 특징이다.
• 가능한 한 가정과 직장에서 천식발작을 유발하는 알레르기원과 자극물질을 제거한다.
• 부비동염, 호흡감염, 비염 등의 질환을 조기치료한다.
• 스트레스에 노출되지 않도록 하며 적절한 이완요법을 적용한다.
• 거담제, 기관지 확장제 등을 복용하고 코티손약(위급시에만) 등을 정맥주사한다(체내의 알레르기 반응을 감소시킴).

259 **용혈성 빈혈환자가 권태, 오한, 열, 복통, 요통, 검붉은 소변 등의 증상을 나타냈다. 이 증상이 의미하는 합병증은?** 꼭 나오는 유형

① 황 달
② 급성신부전
③ 비장비대
④ 골수증식
⑤ 담석증

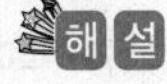

용혈성 빈혈환자는 급성신부전이 발생하는데 그 증상은 권태, 오한, 열, 복통, 요통, 검붉은 소변 등이 있다.

258 ④ 259 ② 정답

260 **본태성 고혈압 환자에게 혈압하강제로 이뇨제를 투여하는 이유로 가장 적절한 것은?**

① 혈관수축을 강조하기 위함이다.
② 심박출량을 증가시키기 위함이다.
③ 나트륨과 수분배설을 촉진하기 위함이다.
④ 혈압을 높이기 위함이다.
⑤ 심부전을 완화시키기 위함이다.

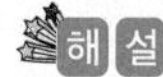 해설 고혈압 환자에게 혈압하강제로 이뇨제를 투여하는 이유
- 나트륨은 Na^{+}/Ca^{2+} 교환에 의해 혈관의 경직성과 신경반응성을 증가시킨다.
- 이뇨제는 나트륨의 재흡수를 억제하고 나트륨과 함께 수분이 배설되고 혈압을 낮추며 심박출량도 감소시킨다.
- 6~8주 후에는 말초혈관저항만 감소시킨 채 심박출량은 정상이 된다.
- 보통 고혈압에는 이뇨제만으로도 좋은 효과를 볼 수 있으며 심한 고혈압의 경우 교감신경계 약물이나 혈관확장제와 병용할 수 있다.

261 **원발성 림프부종 환자의 간호중재로 옳은 것은?** 꼭! 나오는 유형

㉠ 이뇨제 투여	㉡ 다리를 올려주는 체위로 변경
㉢ 탄력붕대지지	㉣ 충분한 수분 섭취

① ㉠, ㉡, ㉢
② ㉠, ㉢
③ ㉡, ㉣
④ ㉣
⑤ ㉠, ㉡, ㉢, ㉣

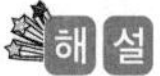 해설 원발성 림프부종 환자의 간호중재
- 림프계가 인체의 중심부를 향해 이동하는데 선천성 혹은 후천성으로 막히게 되면, 림프액의 흐름이 차단되어 막힌 하방 조직에 부종이 생긴다. 이로 인해 초래된 부종을 림프부종이라고 한다. 원발성 림프부종은 태어날 때부터 림프조직이 없거나 부족하고 림프관의 숫자 및 크기가 감소 또는 소실되어 있는 상태를 말한다.
- 하지부종 감소를 위해 수분을 제한하고, 이뇨제를 투여하여 수분을 배출한다.
- 감염이 있을 때는 다리를 올려주는 체위와 탄력붕대로 다리를 지지해준다.
- 짜고 양념이 많은 음식은 피한다.

정답 260 ③ 261 ①

262 동맥폐색 질환대상자를 사정할 때 말초맥박을 사정하는 방법으로 가장 옳은 것은?

① 동맥수축력, 맥박 수 관찰
② 피부온도, 맥박 수 관찰
③ 피부색깔, 맥박 수 관찰
④ 피부강직유무, 맥박크기 관찰
⑤ 동맥리듬, 강도, 양측 동시성, 횟수 관찰

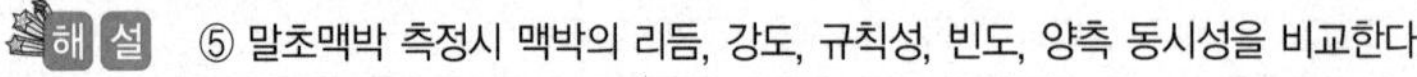
해설 ⑤ 말초맥박 측정시 맥박의 리듬, 강도, 규칙성, 빈도, 양측 동시성을 비교한다.

263 하퇴 절단환자의 퇴원교육으로 알맞은 것은?

① 다리 사이에 베개를 받친다.
② 하루에 서너 번 정도 반좌위를 취한다.
③ 의자에 앉을 때는 절단부를 아래로 내리는 자세를 취한다.
④ 보행 도중 피곤하면 절단부를 목발에 걸쳐놓고 쉬도록 한다.
⑤ 엎드려 누워서 쉬기를 권장한다.

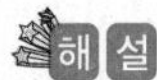
해설 하퇴 절단환자의 퇴원교육
- 절단 후 24~48시간 동안은 절단부 밑에 베개를 대어서 절단부를 상승시키나 그 이후는 고관절 경축을 예방하기 위해서 상승시키지 않는다.
- 굴곡, 외전 경축은 보철기 사용에 방해가 되므로 다리 사이에 베개를 받치지 않는다.
- 고관절 경축을 예방하기 위해 하루에 서너 번 정도 복위를 취한다.
- 의자에 앉아 절단부를 아래로 내리고 있는 자세는 슬관절의 굴곡을 구축하기 쉬우므로 절대 피하는 것이 좋다.

264 두개내압이 상승할 경우 맥박과 호흡은 떨어진다. 원인은 무엇인가? 꼭 나오는 유형

① 쇼크로 인한 말초혈관 수축
② 출혈로 인한 시상압박
③ 뇌부종으로 인한 가스교환장애
④ 출혈로 인한 뇌경색
⑤ 뇌부종에 의한 연수압박

해설 ⑤ 뇌부종으로 인하여 호흡에 관여하는 연수를 압박하기 때문이다.

262 ⑤ 263 ⑤ 264 ⑤ 정답

265 **두부외상수술 후 회복기에 환자의 사지운동능력을 사정하는 방법으로 옳은 것은?**

① 솜뭉치로 발바닥을 긁어본다.
② 안전핀으로 안면을 자극한다.
③ 손과 발의 통각을 검사한다.
④ 간호사의 손을 꽉 잡아보게 한다.
⑤ 눈을 떠 보라고 한다.

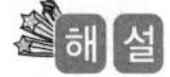 두부외상수술 후 회복기 환자에게 가장 많이 사정하는 방법으로는 쥐는 강도를 테스트하여 환자의 검지와 중지를 끌어 당겨 보는 것으로 사지의 원위 근육운동상태를 파악한다.

266 **두개내압상승 환자의 침상머리를 15~30도 상승시켜 놓는 이유는?** 꼭! 나오는 유형

① 수분섭취를 촉진하기 위해서
② 림프액 흡수촉진을 위해서
③ 뇌척수액의 정맥순환계 유입을 증진시키기 위해서
④ 고장성 용액을 오래도록 뇌 속에 용해되도록 하기 위해서
⑤ 동맥울혈과 부종을 증가시키기 위해서

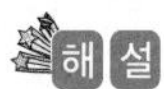 일반적으로 두개내압의 항진 위험이 있는 환자의 체위는 두부를 15~30도 정도 높여준다. 그 이유는 적절한 정맥유출, 즉 머리를 상승시켜 뇌척수액이 정맥 내로 순환되는 것을 증진시켜 압력을 줄여주도록 하기 위함이다.

267 **환자가 사고를 당한 이후로 이마를 찡그릴 수 없고, 휘파람을 불 수 없으며 눈을 감을 수 없다고 호소한다면 어느 신경의 손상을 의심할 수 있는가?**

① 활차신경
② 외전신경
③ 삼차신경
④ 동안신경
⑤ 안면신경

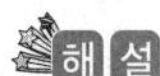 ⑤ 안면신경이 손상을 받으면 얼굴 찡그리기, 휘파람불기, 눈 깜박거리기 등을 할 수 없다.

정답 265 ④ 266 ③ 267 ⑤

268 유방절제술 후 절개부위의 피부간호방법에 대한 설명으로 옳은 것은?

① 국소마취제를 도포한다.
② 절개부위 피부의 노출을 금한다.
③ 절개부위는 항상 촉촉하게 유지한다.
④ 목욕 후 크림으로 부드럽게 마사지한다.
⑤ 심리적 안정을 위해 반지나 팔찌를 착용한다.

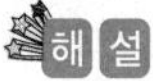

유방절제술 후 절개부의 피부간호방법
- 절개부위를 조심스럽게 씻고 가볍게 두드려서 건조시킨다.
- 피부탄력성을 증가시키기 위해 회복된 절개부위를 코코아 버터로 부드럽게 마사지한다.
- 수술을 받은 쪽 팔에는 혈액순환의 장애를 주는 반지나 팔찌를 착용하지 않는다.

269 수술 후 환자가 스스로 통증을 조절하기 위해서 모르핀을 투여할 때 사정해야 할 것은?

㉠ 통 증	㉡ 맥 압
㉢ 호흡수	㉣ 두통의 유무

① ㉠, ㉡, ㉢
② ㉠, ㉢
③ ㉡, ㉣
④ ㉣
⑤ ㉠, ㉡, ㉢, ㉣

해 설 모르핀은 호흡중추 억제기능이 있으므로 호흡측정과 통증을 사정하여 투여한다.

270 수술 후 폐합병증 예방간호는?

꼭 나오는 유형

㉠ 심호흡, 기침 격려	㉡ 매일 산소 공급
㉢ 조기이상	㉣ 절대안정

① ㉠, ㉡, ㉢
② ㉠, ㉢
③ ㉡, ㉣
④ ㉣
⑤ ㉠, ㉡, ㉢, ㉣

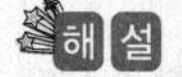

폐합병증 예방간호
심호흡과 기침하기, 가래 배출, 조기이상, 걷기운동, 어깨관절운동, 흉관배액 관리, 통증조절 등이 있다.

268 ④ 269 ② 270 ② 정답

271 **항암치료를 받는 청년기 환자의 간호교육내용으로 옳은 것은?**

> ㉠ 탈모를 방지하기 위해 매일 머리를 감는다.
> ㉡ 생식기는 영향을 받지 않는다고 설명한다.
> ㉢ 사람들이 방문하게 하여 고립감을 느끼지 않게 한다.
> ㉣ 점상출혈이나 멍이 든다고 설명한다.

① ㉠, ㉡, ㉢　　② ㉠, ㉢
③ ㉡, ㉣　　④ ㉣
⑤ ㉠, ㉡, ㉢, ㉣

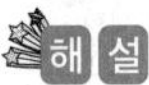
㉣ 혈소판 감소증으로 출혈경향(잇몸, 점상출혈, 쉽게 멍듦, 혈뇨, 혈변 등)이 있다고 설명한다.
㉠ 탈모는 약물 투여 후 10~21일 사이에 발생하는 사항이므로 방지하기 위해 매일 머리를 감을 필요는 없다.
㉡ 빈뇨, 혈뇨, 통증, 발열 등의 증상이 생길 수 있다.

272 **어떤 환자가 간접흡연과 심근경색은 관련이 있느냐고 물었을 때 가장 적절한 답변은?**

① 관계가 전혀 없습니다.
② 방안 온도조절을 잘하면 영향이 없을 수도 있습니다.
③ 간접흡연은 심근경색과 관련이 있습니다.
④ 간접흡연의 정도에 따라 없을 수도 있습니다.
⑤ 성인의 경우에는 폐기능이 완성되어 있으므로 관계가 없습니다.

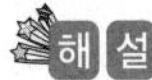
이제까지 알려진 성인층에서의 간접흡연에 의한 건강적 피해 가운데는 폐암과 심질환에 미치는 영향이 있다. 즉, 흡연은 허혈성 질환에 영향을 준다. 따라서, 간접흡연은 심근경색과 관련이 있다.

273 **급성심근경색증시 주의해야 할 증상은?**

> ㉠ 구토나 호흡 곤란　　㉡ 통증이 어깨나 팔, 목 등으로 전이
> ㉢ 30분 이상 지속되는 심한 통증　　㉣ S-T 분절 상승

① ㉠, ㉡, ㉢　　② ㉠, ㉢
③ ㉡, ㉣　　④ ㉣
⑤ ㉠, ㉡, ㉢, ㉣

정답 271 ④ 272 ③ 273 ⑤

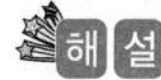 급성 심근경색증시 주의해야 할 증상

- 구토, 호흡곤란
- 심전도상에서 QRS파, S-T 분절, T파의 변화가 시간의 경과에 따라 특징있게 나타나는데 특히 S-T 분절의 변화는 가장 신뢰할 수 있는 소견으로써 진단에 도움이 된다.
- 어깨, 팔, 목으로 퍼지는 30분 이상 지속되는 심한 통증

274 급성심근경색증 환자의 간호중재로 옳은 것은? 꼭 나오는 유형

㉠ 2~6ℓ의 산소를 공급한다.
㉡ 흉통, 호흡곤란시 산소를 높이고 습도를 공급한다.
㉢ 흉통 호소시 높은 산소와 담요를 덮어서 체온유지한다.
㉣ 좌위를 취해준다.

① ㉠, ㉡, ㉢ ② ㉠, ㉢
③ ㉡, ㉣ ④ ㉣
⑤ ㉠, ㉡, ㉢, ㉣

해설 ㉣ 자세는 호흡하기에 편한 파울러 자세(반좌위)를 취하는 것이 좋다.

275 심근경색으로 들어온 환자에게 U-K(유로키나제)를 처방하였다. 이것은 무슨 약인가?

① 혈전 용해제
② 항혈소판제
③ 항응고제
④ 안지오텐신 전화효소 억제제
⑤ 진통제

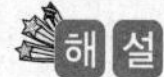 유로키나제는 소변에서 추출한 남성뇨(男性尿) 호르몬제로 만든 약으로 혈전을 녹이는 우수한 효과가 있다. 그러나 1~2%의 환자에서 뇌혈관이 터지면서 뇌출혈이 되는 위험한 합병증이 있으며, 특히 70세 이상의 노인에서는 뇌출혈의 합병증이 매우 높다.

274 ① 275 ① 정답

276 방광염환자의 간호중재로 옳지 않은 것은?

① 매일 2,000~3,000cc 수분을 섭취한다.
② 통목욕은 요도를 자극하므로 통목욕보다는 샤워를 한다.
③ 회음부를 습하게 조이는 속옷은 피한다.
④ 성행위 직후 소변을 보도록 권장한다.
⑤ 여성은 배변 후 항문에서 요도 쪽으로 닦는 것이 좋다.

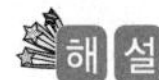

방광염환자의 간호중재
- 하루에 2,000~3,000cc 이상 물을 섭취한다.
- 충분한 휴식을 취하고, 타는 듯한 통증이 있을 때는 온수좌욕이 도움이 된다.
- 통목욕보다는 샤워가 이상적이다.
- 면으로 된 느슨한 속옷을 입어 건조하고 청결한 상태를 유지한다.
- 성행위 전에 깨끗이 씻고, 성교 직후에 배뇨를 한다.
- 특히 여성은 배변 후 요도 쪽에서 항문을 향해 밑을 닦는 것이 좋다.

277 신장이식 후 급성거부반응으로 옳은 것은?

㉠ 부 종	㉡ 급성 고혈압
㉢ 신기능 저하	㉣ 백혈구 수 감소

① ㉠, ㉡, ㉢
② ㉠, ㉢
③ ㉡, ㉣
④ ㉣
⑤ ㉠, ㉡, ㉢, ㉣

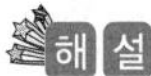

신장이식 후 급성거부반응
- 고열, 핍뇨
- 백혈구 수 증가
- 부종, 전신쇠약
- 급성 고혈압
- 신기능이 저하되는 증후가 나타난다.

정답 276 ⑤ 277 ①

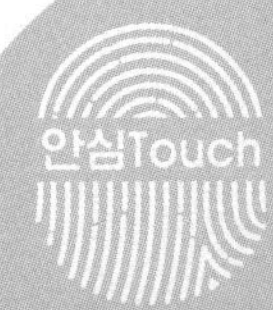

278 양성 전립선 비대증 환자의 경요도 전립선 절제술 후 간호중재로 옳은 것은?

> ㉠ 섭취량과 배설량을 정확히 측정한다.
> ㉡ 수술 후 2~5일간은 매일 2~3ℓ의 수분섭취를 격려한다.
> ㉢ 카테터를 오래 삽입하고 있으면 세척 용액량을 증가시킨다.
> ㉣ 수분중독 환자는 수분과 나트륨의 섭취를 제한한다.

① ㉠, ㉡, ㉢
② ㉠, ㉢
③ ㉡, ㉣
④ ㉣
⑤ ㉠, ㉡, ㉢, ㉣

해설 경요도 전립선 절제술 후 간호중재
- 섭취량과 배설량을 정확히 측정한다.
- 보통 수술 후 2~5일간은 매일 2~3ℓ의 수분 섭취를 격려한다.
- 계속적인 방광세척을 시행할 때에는 특히 세척용액은 등장성 용액을 사용하고 섭취량에 세척액의 양을 계산에 포함시킨다.
- 유치도뇨관을 오래 삽입하고 있으면 세척 용액량이 증가한다.
- 수분중독자는 수분과 염분을 제한한다.
- 혈량 증가와 저나트륨 혈증의 증상은 수술 후 24시간 이내에 뇌부종의 증상(의식수준의 변화, 혼돈, 발작, 흥분, 경련과 혼수 등)을 관찰한다.

279 뇌절제술을 받은 환자가 두통을 호소시 간호중재로 알맞은 것은?

꼭 나오는 유형

① 침상머리를 30도 상승시킨다.
② 베개를 대어 좌위를 취한다.
③ 활력징후를 측정한다.
④ 양와위로 눕혀준다.
⑤ 마약성 진통제를 투여한다.

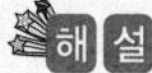

뇌절제술을 받은 환자의 두통은 수술 후 두개내압이 상승하여 혈관이나 신경을 잡아당겨 생기는 것으로 침상머리를 30도 상승시켜 경정맥을 통한 정맥 귀환을 촉진시키며 중심정맥압을 2시간마다 확인한다.

278 ⑤ 279 ① 정답

280 골수염환자의 수술 후 중재로 옳지 않은 것은?

① 수술부위를 석고붕대나 부목 등을 적용한다.
② 수술환부에 안정을 취한다.
③ 고칼로리 식사를 제공한다.
④ 수분섭취를 제한한다.
⑤ 증상이 완화되면 운동을 시행한다.

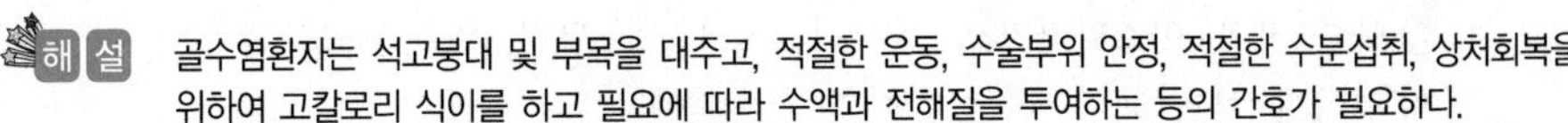
해설 골수염환자는 석고붕대 및 부목을 대주고, 적절한 운동, 수술부위 안정, 적절한 수분섭취, 상처회복을 위하여 고칼로리 식이를 하고 필요에 따라 수액과 전해질을 투여하는 등의 간호가 필요하다.

281 벅스 견인(Buck's Traction)을 한 환자의 침상발치를 높여주는 이유는?

꼭 나오는 유형

㉠ 마찰력 유지	㉡ 통증완화
㉡ 부종예방	㉣ 상대적 견인력 유지

① ㉠, ㉡, ㉢　② ㉠, ㉢　③ ㉡, ㉣
④ ㉣　⑤ ㉠, ㉡, ㉢, ㉣

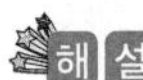
해설 ㉣ 환자의 침상발치를 높여주는 이유는 상대적 견인력을 유지하기 위해서이다.

282 골다공증을 예방하는 방법은?

㉠ 단백질은 뼈에서의 칼슘배설을 증가시키므로 섭취를 제한한다.
㉡ 의사처방하에 에스트로겐 투여를 요구한다.
㉢ 달리기, 테니스 등 체중부하 운동을 규칙적으로 한다.
㉣ 우유, 유제품 등을 섭취한다.

① ㉠, ㉡, ㉢　② ㉠, ㉢　③ ㉡, ㉣
④ ㉣　⑤ ㉠, ㉡, ㉢, ㉣

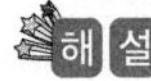
해설 골다공증을 예방하는 방법
- 폐경기 여성에게 에스트로겐을 투여하여 뼈의 생성을 촉진시킨다.
- 칼슘과 비타민 D를 보충하고 단백질은 뼈에서의 칼슘배설을 증가시키므로 섭취를 제한한다.

정답 280 ④ 281 ④ 282 ⑤

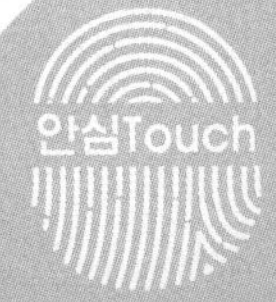

• 걷기, 계단 오르기, 조깅, 자전거 타기 등은 유산소 운동도 되면서 체중부하운동도 되므로 규칙적으로 시행한다.
• 흡연과 음주는 카페인은 삼가고, 대신 우유섭취를 더 많이 하도록 한다.

283 통풍환자에게 권할 수 있는 저퓨린 음식으로 알맞은 것은?

① 곡류, 달걀, 치즈
② 시금치, 소고기, 정어리
③ 육즙, 새우, 아스파라거스
④ 달걀, 우유, 육즙
⑤ 정어리, 치즈, 과일

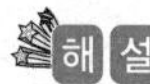

• 저퓨린 함유식품 : 채소, 곡류, 과일, 감자류, 우유, 치즈, 달걀
• 중정도 퓨린 함유식품 : 소고기, 생선, 새우, 게, 조개류, 콩류, 시금치, 아스파라거스, 버섯, 감
• 고퓨린 함유식품 : 내장(특히 흉선, 간장, 신장, 뇌) 육즙, 정어리

284 폐결핵 환자의 감염력이 높은 상태는?

㉠ 병소가 석회화된 경우	㉡ 투베르쿨린 검사상 양성반응인 경우
㉢ 결핵약을 계속 복용하고 있는 경우	㉣ 객담검사결과 활동성인 경우

① ㉠, ㉡, ㉢
② ㉠, ㉢
③ ㉡, ㉣
④ ㉣
⑤ ㉠, ㉡, ㉢, ㉣

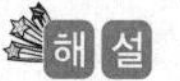

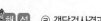

㉣ 객담검사결과 결핵균이 검출되는 활동성 결핵은 감염력이 매우 높다.

285 폐색전증에 대한 설명으로 옳지 않은 것은?

① 폐의 일부에 괴사가 나타나기도 한다.
② 숨이 차고, 일시적인 고혈압 증세가 나타난다.
③ 대부분 하지 또는 골반의 정맥혈전증에 의한다.
④ 혈전이 큰 경우 우심부전이 온다.
⑤ 광범위한 색전은 호흡곤란, 흉통 또는 사망을 초래하기도 한다.

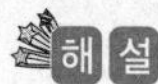

② 숨이 차고 일시적인 저혈압 증세가 나타난다.

폐색전증
• 폐혈전색전증은 대부분 다리의 굵은 정맥에 생긴 혈액 응고물이 혈류를 타고 폐동맥 혈관에 가서 막힌 현상이다.

283 ① 284 ④ 285 ② 정답

- 다리 깊숙한 곳에 있는 정맥에 혈전이 생기는 것을 '심정맥혈전증(DVT)'이라고도 하는데, 폐혈전색전증은 심정맥혈전의 직접적인 합병증이다.
- 폐동맥이 핏덩어리로 막혀 그 부위 허파(폐)에 공기가 들어와도 기체교환이 잘 되지 않아 핏속에 산소가 부족하게 되고 폐순환으로 오른쪽 심장에서 피를 보낼 때 저항이 높아서 심장에 부담이 된다.
- 숨이 차고, 가슴에 통증, 객혈, 기침, 저혈압, 우심부전, 졸도, 폐의 일부분 괴사, 의식 소실, 사망 등을 초래할 수 있다.

286 만성기관지염 환자의 동맥혈 가스 분석 검사결과이다. 간호중재로 옳은 것은?

pH : 7.25, P_aO_2 : 65mmHg, P_aCO_2 : 61mmHg, HCO^{a-} : 26mEq/l

㉠ 환자를 앙와위로 눕힌다.
㉡ 수분섭취를 권장한다.
㉢ 마스크를 사용하여 100% 산소를 투여한다.
㉣ 복식호흡을 하도록 권한다.

① ㉠, ㉡, ㉢　② ㉠, ㉢　③ ㉡, ㉣
④ ㉣　⑤ ㉠, ㉡, ㉢, ㉣

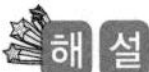

분석결과 환자(호흡성 산독증)의 적절한 간호중재
- 저산소혈증을 예방하기 위하여 처방된 낮은 농도의 산소를 투여한다.
- 탈수를 예방하기 위하여 따뜻한 생리식염수를 공급한다.
- 복식호흡을 하도록 권하고, 금연을 시킨다.

287 COPD 환자에게 고농도 산소를 투여하면 안 되는 이유는?

꼭! 나오는 유형

① 호흡성 알칼리 중독증을 예방하기 위해
② 호기가 어려우므로
③ 부교감 신경계가 자극되므로
④ 말초혈관이 수축하므로
⑤ 호흡 억제 인자 때문에

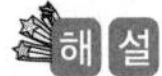

만성 폐쇄성 폐질환(Chronic Obstructive Pulmonary Disease) 환자에게 산소를 투여하면 안 되는 이유는 만성적으로 PCO_2가 상승되어 있는 환자는 PO_2의 저하가 호흡중추를 자극하는 기능을 함으로써 산소중독증의 위험이 있기 때문이다.

정답 286 ③ 287 ⑤

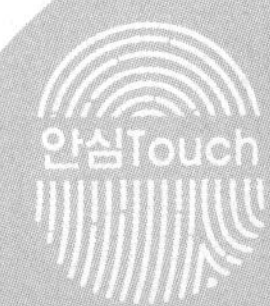

288 결장루술 후 장세척을 하는 목적은?

① 폐색 방지 ② 규칙적 배변
③ 장을 완전히 비움 ④ 장의 연동운동 회복
⑤ 감염예방

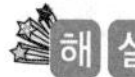 결장루술 장세척 목적

- 규칙적인 세척으로 인공항문을 조절하는 것을 배울 수 있다.
- 장세척을 위한 좋은 시간은 환자의 수술 전 배변시간과 같은 시간이다. 이 시간은 장이 이미 배출되도록 훈련되었기 때문이다.

289 간 절제수술 환자에게 제공되는 간호중재로 옳은 것은?

> ㉠ 수술 후 며칠 동안 금식하고, 비위관 삽입을 한다.
> ㉡ 수술 전 응고인자 결핍을 보충하기 위해 비타민 C를 투여한다.
> ㉢ 암모니아를 적절히 해독할 수 있으면 고단백식이를 제공한다.
> ㉣ 통증을 완화시키기 위해 진통제를 투여한다.

① ㉠, ㉡, ㉢ ② ㉠, ㉢
③ ㉡, ㉣ ④ ㉣
⑤ ㉠, ㉡, ㉢, ㉣

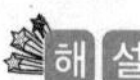 간 절제수술 환자의 간호중재

- 수술 전 혈액응고인자 결핍을 보충하기 위해 비타민 K를 투여하며, 수술 후 간의 해독 기능이 떨어져 있으므로 진통제를 투여하지 않는다.
- 수술 후 며칠 동안 금식을 시행하고 비위관 삽입을 한다.
- 구강섭취가 시작되면 유동식에서 일반식으로 바꾸어 제공하는데 암모니아를 적절히 해독할 수 있으면 고단백식이를 제공한다.

290 담낭 절제술 후, T-Tube를 제거할 수 있는 상황은?

① 배액량이 500~600ml일 때
② 담즙이 배액되지 않을 때
③ 담관 조영술을 통해 총담관의 개방성이 확인된 후
④ 배액량에 관계없이 수술 후 5~6일째
⑤ 담즙성분을 분석한 결과 정상일 때

288 ② 289 ② 290 ③ 정답

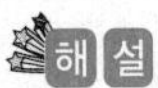

담관 조영술을 통해 총담관의 개방성이 확인된 후 X선 검사상 담석이 발견되지 않으면 T-Tube를 제거한다.

T-Tube 제거 가능한 시기

- 담관 조영술을 실시하여 총담관 개방성을 확인한 후
- 제거 시기는 X선 검사상 담석이 발견되지 않을 때
- 주입한 염료의 흐름이 원활할 때
- T-Tube를 잠근 뒤 5~7일 동안 특이증상이 나타나지 않을 경우

291 만성췌장염 환자에게 제공되는 간호중재로 옳지 않은 것은?

① 제산제를 투여한다.
② 고단백 식이를 권장한다.
③ 알코올 섭취를 금지한다.
④ 저지방, 저칼로리 식이를 권장한다.
⑤ 췌장효소를 투여한다.

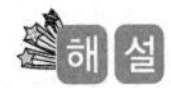

만성췌장염 환자의 간호중재

치료에는 고칼로리 · 고단백 · 저지방식(Low Fat Diet)의 식이요법이 원칙이며, 알코올 섭취를 금지해야 한다. 진통제 · 이자효소제 · 비타민제 등의 약물요법이 주치료이며, 췌장낭종 · 췌장농양 · 췌관폐쇄가 있는 경우는 외과수술을 필요로 하는 일이 있다.

292 부신 위기(Addison Crisis)에 관한 설명으로 옳지 않은 것은?

꼭 나오는 유형

① 감염이나 지나친 긴장 상태에 노출되어 발생한다.
② 말초혈관 허탈로 쇼크가 초래될 수 있다.
③ 신체적 활동이 증상을 완화시킨다.
④ 심한 복통, 다리의 통증이 있을 수 있다.
⑤ 고열상태에 이어 체온이 저하된다.

해설 ③ 신체 활동이 증가하면 증상이 악화될 수 있다.

293 양측 부신절제술 후 코티손을 투여받는 환자에게 교육해야 할 내용으로 옳은 것은?

① 식사 30분 전에 복용한다.
② 식사와 함께 복용한다.
③ 식사 30분 후에 복용한다.
④ 1년 동안 복용한다.
⑤ 저녁 늦게 복용한다.

정답 291 ④ 292 ③ 293 ②

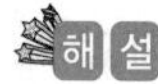 양측 부신절제술 후 Cortisone 요법을 받는 환자의 교육 내용

- 양측성 부신절제술을 받은 환자는 부신에서 분비되는 코티손이 분비되지 않으므로 일생 동안 Cortisone 요법을 받아야 한다.
- 위장장애를 예방하기 위해 식사는 조금씩 자주 준다.
- 약물은 식사와 함께 복용하도록 한다.

294 췌장에서 분비되는 인슐린의 작용이다. 알맞은 것은?

① 혈액 내로 포도당의 이동을 자극한다.

② 당질이 세포에서 연소되는 것을 억제하여 혈액 내로 전환을 유도한다.

③ 포도당이 글리코겐으로 전환되어 간에 저장하도록 도와준다.

④ 지방조직의 분해나 지방의 이동을 상승시켜 지방이 포도당으로 전환되는 것을 증가시킨다.

⑤ 조직 내에서 단백질 합성을 억제한다.

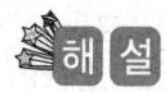 인슐린은 췌장에 있는 랑게르한스 섬의 β세포에서 생성되는 호르몬이다. 기능은 당이 세포 내로 들어가도록 분해해서 간에 저장되도록 하는 것이다.

인슐린	글루카곤
• 간에 작용하여 포도당을 글리코겐으로 합성 • 근육세포, 지방세포 내로 포도당 이동 촉진 • 조절인자(자극)는 혈액 내의 고혈당 농도	• 간에 작용하여 글리코겐을 포도당으로 분해 • 비탄수화물류에서 포도당으로의 전환을 촉진 • 조절인자(자극)는 혈액 내의 저혈당 농도

295 경구용 혈당하강제(Diabinese)를 복용하는 환자의 공복시 혈당이 100mg/dl이었다. 이 결과에 대한 해석은?

① 혈당 조절이 적당하다.

② 혈당 조절이 적당하나 고혈당의 우려가 있다.

③ 혈당 조절이 적당하나 저혈당의 우려가 있다.

④ 혈당 조절이 나쁘므로 인슐린 주사가 필요하다.

⑤ 경구용 당부하 검사(Glucose Tolerance Test)가 필요하다.

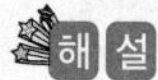 Diabinese 복용 후 환자의 공복시 혈당 100mg/dl은 혈당조절은 적당하나 저혈당의 우려가 있음을 의미한다. 정상혈당치보다 낮다.

294 ③ 295 ③ 정답

296 **무과립세포증으로 올 수 있는 합병증으로 알맞은 것은?** 꼭 나오는 유형

① 출 혈
② 다혈구혈증
③ 아나필락틱 쇼크
④ 감 염
⑤ 두 통

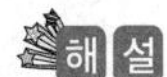
무과립세포증은 혈액 내의 호중구가 감소하여 미열, 권태감, 두통, 식욕부진 같은 가벼운 증세로부터 구강 및 인후점막의 궤양, 피부 농양, 폐렴, 패혈증 등의 합병증에 이르기까지 여러 정도의 증상을 나타내는 혈액질환으로 감염이 가장 위험한 합병증이다.

297 **급성심근경색증으로 의심되는 환자가 응급실에 왔다. 의사의 처방 중 가장 먼저 시행해야 할 것은?**

① Morphine을 투여한다.
② 활력징후를 측정한다.
③ 포도당 수액을 연결한다.
④ 혈액검사를 위해 혈액을 채취한다.
⑤ 심전도 검사를 한다.

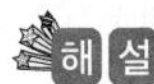
심근경색증시 가장 먼저 해야 할 것은 심전도 검사이다. 그 후 니트로글리세린을 투여하거나 모르핀을 투여하여 통증을 완화시킨다.

298 **만성 기관지염 환자의 증상으로 옳지 않은 것은?**

① 고 열
② 피가 섞인 가래
③ 저산소혈증
④ 탄산과잉증
⑤ 쇼 크

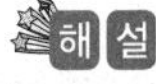
만성 기관지염 환자 증상
- 만성 기관지염은 기관에 점액 분비가 과다할 때 생기며 특징적인 증상은 점액 또는 분비물을 동반한 만성적인 또는 재발되는 기침과 가래이다.
- 기관지에 세균이 감염되어 점막이 충혈되거나 짓무르면 가래는 고름같이 되고 때로는 피가 섞인 가래가 나오기도 하며 열이 나는 수도 있다.
- 병이 어느 정도 진행되면 심한 기침이 나오고 비탈길이나 계단을 오를 때에는 호흡곤란, 저산소혈증, 탄산과잉증이 나타난다.

정답 296 ④ 297 ⑤ 298 ⑤

299 기관지 천식 발작을 예방하기 위해 교육해야 할 것으로 옳은 것은?

> ㉠ 수영을 규칙적으로 한다.
> ㉡ 수분 섭취는 식전 30분에 하는 것이 소화에 좋다.
> ㉢ 밀가루, 달걀, 초콜릿의 섭취를 피한다.
> ㉣ 공기를 건조하게 하고 실내온도는 약간 서늘하게 유지한다.

① ㉠, ㉡, ㉢ ② ㉠, ㉢
③ ㉡, ㉣ ④ ㉣
⑤ ㉠, ㉡, ㉢, ㉣

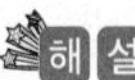 ㉣ 습도를 높이고 적당한 실내온도를 유지한다.

기관지 천식 발작 예방

- 기관지 경련 일으키는 자극물 제거
- 차고 건조한 공기에서 천식발작이 호발되므로 온도·습도 조절
- 먼지 없는 환경 제공
- 호흡기 감염 조기 치료

300 십이지장 궤양환자의 간호로 알맞은 것은?

> ㉠ 아스피린과 스테로이드를 식간에 복용한다.
> ㉡ 술, 알코올, 초콜릿 등을 되도록 피한다.
> ㉢ 유동식의 고열량 음식물을 소량씩 나누어서 자주 먹는다.
> ㉣ 원인균이 H.pyroli 균인 경우 십이지장궤양의 통증이 사라진 후에는 약물복용을 중단한다.

① ㉠, ㉡, ㉢ ② ㉠, ㉢
③ ㉡, ㉣ ④ ㉣
⑤ ㉠, ㉡, ㉢, ㉣

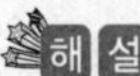 ㉣ 원인균이 H.pyroli 균인 경우 십이지장궤양의 통증이 사라진 후에도 약물복용을 계속하여야 한다.

십이지장 궤양환자의 간호중재

- 육체적 안정과 더불어 일상생활에서 정신적 긴장을 푼다는 것은 치료에 가장 필요한 조건이 된다.
- 아스피린과 스테로이드를 식간에 복용하고, 이때 제산제도 함께 복용한다.
- 술, 알코올, 초콜릿 등을 되도록 피하고, 원칙적으로 유동식의 고열량 음식물을 소량씩 나누어서 여러 번 투여하는 것이 이상적이다.

299 ① 300 ① 정답

301 **직장암 환자가 혈액 검사시 CEA 수치가 감소하였다면 예측 가능한 사항은?**

① 복막, 흉막으로 전이가 예측된다.
② 더이상 치료는 필요 없다.
③ 환자의 직장암이 재발되었다.
④ 치료가 성공적이다.
⑤ 아무런 의미가 없다.

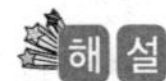

직장암 환자가 CEA 수치가 감소하였다면 치료가 성공적임을 의미한다. CEA는 대장, 직장암 환자에서 의미가 있는 암 표식자이다. 대장암 수술환자에서 종양의 재발이나 타 장기로의 전이를 확인하는 데 중요하며, 화학적, 방사능 치료효과를 보기 위한 기준이 된다.

302 **급성 췌장염 환자의 간호중재로 옳은 것은?** 꼭 나오는 유형

> ㉠ 급성 통증시 금식시키고 비위관을 삽입한다.
> ㉡ 마사지 또는 이완요법으로 불안을 경감한다.
> ㉢ 항콜린성세제, 제산제를 투여한다.
> ㉣ 췌장기능을 사정하고 저혈당증을 관찰한다.

① ㉠, ㉡, ㉢　　② ㉠, ㉢
③ ㉡, ㉣　　④ ㉣
⑤ ㉠, ㉡, ㉢, ㉣

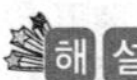

㉣ 췌장기능을 사정하고 고혈당증, 저칼슘혈증, 저칼륨혈증을 관찰해야 한다.

303 **부신종양으로 한 쪽 부신절제술 후 당류 코티코이드가 처방되었다. 환자에게 약물투여에 대한 간호사의 설명으로 옳은 것은?** 꼭 나오는 유형

① 남은 부신이 충분량의 코티솔을 분비할 때까지 약제는 일시적으로 투여한다.
② 수술 후 출혈로 인한 쇼크를 방지하기 위해 1회만 투여한다.
③ 수술부위 통증과 불편감을 예방하기 위함이다.
④ 호흡기 감염방지를 위해 수술 후 1일째에 투여한다.
⑤ 부신절제술 후 코티솔의 혈중 농도를 유지하기 위해 평생 투여한다.

해설 한 쪽 부신을 절제했을 경우 그동안 부신에서 분비되었던 코티솔의 양이 줄어들게 됨으로 당류 코티코이드를 처방하여 남은 부신이 충분한 양의 코티솔을 분비할 때까지 약제를 일시적으로 투여한다.

정답 301 ④ 302 ① 303 ①

304 뇌막염 환자의 간호가 아닌 것은?

꼭 나오는 유형

① 두통을 조절해 준다.
② 불필요한 자극을 감소시킨다.
③ 병실 환경을 밝게 해 준다.
④ 경련이 있는지 자주 관찰한다.
⑤ 해열제를 투여한다.

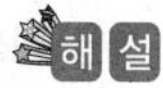
뇌막염 환자의 올바른 간호는 병실환경을 밝게 해주는 것이 아니고 불필요한 자극을 감소시키기 위하여 방을 조용하고 어둡게 해 주는 것이다.

305 파킨슨환자가 상의 단추를 풀 때 진전이 사라지는 걸 보았다. 간호사가 이를 올바르게 이해한다면?

① 진전은 심리적 의지로 조절이 가능하다.
② 진전은 목적이 있는 수의적 운동을 하면 감소된다.
③ 진전 시 환자의 주의집중에 따라 진전이 줄어들었다면 그 질병의 심각도는 감소한다.
④ 우연히 있는 증상이다.
⑤ 섬세한 진전이 상지의 큰 운동에 의해 가려진 것이다.

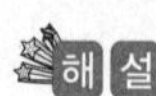
② 진전은 목적이 있는 수의적 운동을 하면 감소하게 된다.

진 전

파킨슨병에서의 진전은 자발적인 운동을 하는 동안에는 떨림이 감소하는 안정시 진전(Resting Tremor)의 양상을 보인다. 안정시 진전이란 손을 무릎 위나 의자에 가만히 얹어 놓고 있는 상태에서는 떨림이 심하고 물컵을 들거나 물건을 잡고 있으면 떨림이 감소하는 양상의 진전을 말한다.

306 두개강내압 상승이 심한 뇌손상 환자에게 요추천자, 척수액 역동검사를 금기하는 이유는?

① 두개강내압 상승 환자에게 척수액 역동검사는 무의미하므로
② 갑작스러운 척수액 제거로 뇌조직이 대후두공으로 탈출될 수 있으므로
③ 척수천자 시에 취하는 체위가 환자 두통을 더 심하게 할 수 있으므로
④ 척수액 제거시 X-ray상 뇌혈관 관찰이 어려우므로
⑤ 척수액 제거로 탈수상태가 더 심하게 되므로

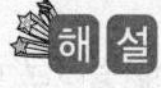
② 척수액의 급격한 제거로 뇌조직이 대후두공으로 탈출되어 연수를 압박하여 사망의 원인이 될 수 있다.

304 ③ 305 ② 306 ② 정답

307 척수손상환자의 저긴장성 · 고긴장성 방광손상을 예방하기 위한 간호중재는?

① 뇨의를 느끼는가 사정하고 소변을 보도록 한다.
② 뇨의가 느껴질 때까지 참도록 한다.
③ 배뇨시간을 사정하여 도뇨관을 삽입한다.
④ 유치도뇨관을 삽입하여 일정한 간격으로 잠갔다 풀어준다.
⑤ 조이는 옷을 풀어준다.

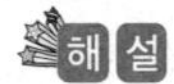
저긴장성 · 고긴장성 방광의 손상예방
허리 이하의 척추 손상시 방광 기능이 사라져 뇨의를 느낄 수 없고 배뇨를 할 수 없다.
- 저긴장성이나 고긴장성이 나타나면 방광에 소변이 그대로 남아있게 되어 인공도뇨를 하여 배출시켜야 한다.
- 급성기에는 유치도뇨관을 삽입하여 일정한 간격으로 잠갔다 풀어준다.

308 간 생검 후 간호중재에 대한 설명으로 옳지 않은 것은?

① 검사 후 움직여서는 안 되며 절대 안정하여야 한다.
② 검사 후 최소 6시간은 모래주머니를 대고 압박한다.
③ 식사는 당일 저녁부터 가능하다.
④ 검사 후 처음 1~2시간 동안은 좌측위를 취한다.
⑤ 검사 후 활력증후를 2시간 동안 15분마다 확인한다.

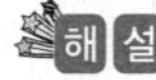
④ 검사 후 24시간 동안 침상휴식을 취하고, 처음 1~2시간 동안은 출혈과 담즙누출의 위험을 감소시키도록 우측위를 취한다.

309 간 손상환자의 간기능 검사 결과 알부민/글로불린의 비율이 변하는 이유로 알맞은 것은?

① 손상된 간세포가 알부민을 합성하지 못해서
② 백혈구가 간에서 생성된 알부민을 파괴해서
③ 혈액으로의 알부민 흡수를 방해해서
④ 과잉 증식된 임파조직이 글로불린을 과량 생성해서
⑤ 합성단백질이 손상된 간에 축적되어서

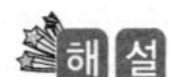
손상된 간세포가 알부민을 합성하지 못해서이다. 알부민과 글로불린의 비율은 간의 기능뿐 아니라 다른 질환에서도 변화를 보여 유용한 참고 자료로 이용된다.

정답 307 ④ 308 ④ 309 ①

310 코 수술을 한 환자의 간호에 대한 설명으로 옳지 않은 것은?

① 필요시에 코 밑 드레싱을 교환한다.
② 호흡 곤란 유무를 관찰한다.
③ 의식이 있으면 상체를 약간 올려 준다.
④ 코를 자주 풀어 분비물을 모두 뱉도록 한다.
⑤ 식욕 촉진을 돕도록 한다.

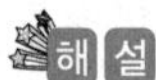

④ 코 수술 전에 수술 후 코를 풀지 말 것과 분비물은 농반에 모두 뱉도록 알린다.

수술 후 대상자를 돕기 위한 간호

- 출혈을 관찰하고 필요시에 코밑 드레싱을 교환한다.
- 코심지 위치를 확인하고 규칙적 활력증후를 측정한다(감염 및 쇼크 예방).
- 호흡 곤란 유무 관찰(심지가 이탈하여 기도를 막으므로)
- 치료를 돕기 위해 코 위에 얼음찜질을 한다(동통과 부종경감, 착색과 출혈 감소).
- 휴식과 안정의 권장하고, 구강위생을 위한 구강 간호를 자주 한다.
- 의식이 있으면 상체를 약간 올려 준다(국소 부종경감, 배액촉진, 호흡원활).
- 만일 외부 부목을 대고 있다면 압력을 받는 부위의 피부를 관찰한다.
- 고통을 경감시키고, 식욕 촉진을 돕도록 한다(냄새 맡는 기능이 떨어지고 코에 불편감이 있으므로).

311 농가진에 대한 설명으로 알맞은 것은?

> ㉠ 원인균은 포도상 구균이며 아동에게 빈발한다.
> ㉡ 수포가 생기나 그대로 두면 저절로 치유된다.
> ㉢ 항생제 도포나 전신적인 항생제 요법을 사용한다.
> ㉣ 감염력이 없기 때문에 개인 수건을 사용할 필요가 없다.

① ㉠, ㉡, ㉢
② ㉠, ㉢
③ ㉡, ㉣
④ ㉣
⑤ ㉠, ㉡, ㉢, ㉣

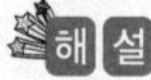

㉡ 감염성이 매우 강해 단 하루 만에 쌀알만한 반점이 메추리알 크기로 변해 몸 전체로 퍼진다.
㉣ 접촉으로 감염되기 때문에 전파방지를 위해 개인 수건을 사용한다.

농가진

- 연쇄상구균 또는 포도상구균에 의한 피부의 표재성 화농성 감염으로 주로 여름철에 소아에게 발생한다.
- 치료제로는 항생제를 먹이면서 항생제 연고를 바르는 것이 좋다.

310 ④ 311 ② 정답

312 만성신부전 환자의 임상특성으로 옳지 않은 것은? 꼭 나오는 유형

① 혈소판 증가로 혈전 위험이 있다.
② 호흡시 요독성 악취가 난다.
③ 사구체 여과율 감소로 수분 정체되어 혈압이 상승한다.
④ 장관으로부터 칼슘 흡수가 감소되어 신성골이영양증이 발생한다.
⑤ 적혈구 조혈 호르몬 분비 감소로 빈혈이 발생한다.

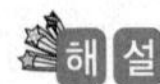 만성신부전 환자의 임상 특성
- 사구체 여과율 감소로 수분이 정체되어 혈압이 상승한다.
- 호흡시 요독성 악취가 난다.
- 장관으로부터 칼슘 흡수가 감소되어 신성골이영양증이 발생한다.
- 적혈구 조혈 호르몬의 분비 감소로 빈혈이 발생한다.
- 혈액검사상 빈혈, 고인산혈증, 저칼슘혈증 등의 소견이 보인다.

313 기관지 천식 환자를 위한 중재로 옳은 것은? 꼭 나오는 유형

㉠ 기관지 확장제를 투여한다.	㉡ 안정시킨다.
㉢ 수분섭취를 권장한다.	㉣ 앙와위로 눕히고 고개를 옆으로 돌려준다.

① ㉠, ㉡, ㉢
② ㉠, ㉢
③ ㉡, ㉣
④ ㉣
⑤ ㉠, ㉡, ㉢, ㉣

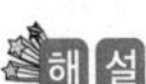 기관지 천식 환자의 간호중재
- 안 정
- 알레르기원을 제거한다.
- 기관지 확장제를 투여한다.
- 실내습도를 높인다.
- 호흡곤란을 경감시키기 위해 좌위를 취하도록 한다.

314 류머티즘 환자를 운동시킬 수 있는 진단은?

① 헤모글로빈 증가
② CRP 상승
③ ESR 감소
④ 류머티즘 인자 양성
⑤ 근전도의 향상

정답 312 ① 313 ① 314 ③

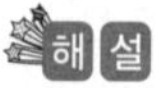 ③ 혈액학적 이상으로 ESR의 증가는 류머티즘 활성도에 비례한다. ESR은 이 병의 활성도를 관찰하는 데 유용한 지표가 된다.

315 간질발작환자의 간호로 알맞은 것은?

㉠ 바닥에 눕힌다.
㉡ 반드시 조용하며 냉정을 잃지 않는다.
㉢ 푹신한 베개를 베고 자도록 한다.
㉣ 손과 발을 주물러 준다.

① ㉠, ㉡, ㉢
② ㉠, ㉢
③ ㉡, ㉣
④ ㉣
⑤ ㉠, ㉡, ㉢, ㉣

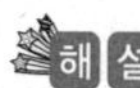 ㉣ 마사지나 억제대를 하지 않는다.

간질발작환자 간호

- 환자는 바닥에 눕히고 기구나 기타 딱딱한 물건 또는 위험한 기계 등에서 멀리 떨어지게 한다.
- 반드시 방을 어둡게, 조용히 한다.
- 혀를 깨물거나 질식이 안 되도록 고개를 돌려준다.
- 푹신한 베개를 베고 자도록 한다.

316 출혈시간지연, 근육통, 강축, 후두마비, 무감각 등을 나타내는 전해질 불균형에 해당하는 것은?

① 고칼슘혈증
② 저칼슘혈증
③ 고탄산혈증
④ 저탄산혈증
⑤ 고산소혈증

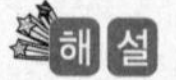 저칼슘혈증

선천적 혹은 후천적인 다양한 원인에 의하여 발생된다. 원인에 관계없이 이온화 칼슘의 감소로 인하여 신경근육계의 감각이상, 근육통, 강축 및 경련 등 신경근육계의 흥분도 증가에 의한 증상이 발생된다. 이상감각, 테타니, 후드경련, 심부정맥, 심장마비가 나타난다.

315 ① 316 ② 정답

317 **본태성 고혈압 환자의 항고혈압제 복용에 대한 다음 교육 중 강조되어야 할 사항은?**

꼭 나오는 유형

㉠ 의사처방 없이 복용을 중단하지 않는다.
㉡ 환자가 약물을 스스로 조절한다.
㉢ 수분과 염분식이를 제한한다.
㉣ 고혈압약 복용 직후 운동을 한다.

① ㉠, ㉡, ㉢ ② ㉠, ㉢
③ ㉡, ㉣ ④ ㉣
⑤ ㉠, ㉡, ㉢, ㉣

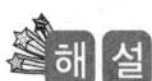

해설 본태성 고혈압일 경우는 그 원인을 정확하게 알 수 없으므로 안정요법, 식이요법, 운동요법 등을 시행하며, 이상의 요법으로 크게 효과를 거두지 못할 경우 약물요법을 병행하게 된다.

- 본태성 고혈압은 원인을 제거하지 못하므로 대부분 평생 약을 먹어야 하는 것이 사실이지만 치료로써 얻는 이익이 크고 확실하기 때문에 중단할 수 없는 것이다.
- 고혈압은 의사의 처방에 따른 항고혈압제를 복용해야 하고, 수분과 염분을 제한해야 한다.
- 약을 복용하고 바로 운동을 하면 직립성 저혈압, 빈맥, 실신 등의 부작용이 일어날 수 있으므로 복용 직후 운동은 피해야 한다.

318 **알레르기 반응에 대한 설명이다. 옳지 않은 것은?**

① 항원에 따라 면역반응이 지나치게 나타나 조직이 손상된 것을 말한다.
② 면역 반응의 결과로 조직이 손상된 것이고 이때의 자극을 알레르기원이라고 한다.
③ 알레르기원은 히스타민, 세로토닌, 브라디키닌 등 매개물질을 방출한다.
④ 과민반응은 주로 알레르기원에 반복 노출되어 있다.
⑤ 과민반응은 발생강도, 숙주의 방어조직, 항원에 노출된 정도에 관계없이 나타난다.

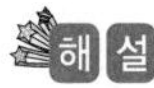

해설 ⑤ 과민반응은 발생강도, 숙주의 방어력과 항원 노출 정도에 따라 달라진다.

알레르기 반응

- 생체가 항원에 접하면 개체 방어적인 면역반응이 생길 뿐 아니라 조직에 손상을 일으킬 수 있는 것을 의미하며 알레르기를 일으키는 자극원을 알레르기원이라고 한다.
- 외인성 항원들은 먼지, 화분, 음식물, 약물, 미생물 그리고 화학물질에서 유래한다. 외인성 항원에 대한 면역반응은 피부의 소양증과 같이 사소한 반응으로부터 기관지 천식과 같은 치명적 질병까지 여러 가지 형이 있다. 이런 반응들을 과민성 반응(Hypersensitivity Reaction)이라 칭하고, 이들은 체액성 면역기전 혹은 세포매개성 면역기전에 의하여 일어난다.
- 알레르기 반응의 화학매개체는 히스타민, 호산구, 호중구, 헤파린, 브라디키닌 등이 있다.
- 숙주의 방어력과 항원 노출 정도에 따라 발생강도가 달라진다.

정답 317 ② 318 ⑤

319 **대상자의 ABGA 검사결과이다. 무엇을 의미하는가?** 꼭 나오는 유형

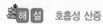

pH : 7.0, PCO_2 : 55, HCO_3 : 25

① 대사성 산증
② 호흡성 산증
③ 호흡성 알카리증
④ 대사성 알카리증
⑤ 저탄산혈증

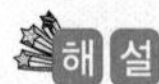 호흡성 산증
- pH 7.0 : 정상 이하
- PCO 수치 55 : 정상 이상 과소환기
- PO : 조직의 산화상태를 반영하지 않는다.
- HCO_3 수치 25 : 정상 수준

320 **페니실린 주사 직후 아나필락틱 반응을 일으킨 대상자의 간호중재로 옳지 않은 것은?**

꼭 나오는 유형

① 교감신경 흥분제인 에피네프린을 준다.
② 기관지 협착과 질식시 산소를 투여한다.
③ 수액주입을 하여 혈액순환량을 보강하여 쇼크에 대한 치료를 한다.
④ 즉시 저감작요법을 시작한다.
⑤ 혈압상승제를 투여한다.

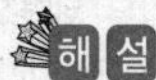 페니실린 아나필락틱 쇼크에 대한 간호중재
- 에피네프린 주사
- 산소 공급
- 수액 공급
- 혈압상승제 투여, 스테로이드 정맥주사, 기도삽관 등 조치

319 ② 320 ④ 정답

321 **두개강내압 상승 환자의 증상에 대한 설명으로 옳은 것은?**

> ㉠ 유두부종
> ㉡ 오심 및 투사성 구토
> ㉢ 대광반사의 소실
> ㉣ 빠르고 불규칙한 호흡

① ㉠, ㉡, ㉢
② ㉠, ㉢
③ ㉡, ㉣
④ ㉣
⑤ ㉠, ㉡, ㉢, ㉣

해설 두개강내압 상승 환자의 호흡 : 무호흡 기간이 길어지면서 호흡이 느려짐, 불규칙 호흡

322 **초기 저혈량성 쇼크가 의심되는 환자의 증상은?**

> ㉠ 발한, 차고 축축한 피부
> ㉡ 폐모세혈관쐐기압(PCWP)의 증가
> ㉢ 소변의 삼투압과 비중의 증가
> ㉣ 맥박수는 증가하나 호흡수는 감소

① ㉠, ㉡, ㉢
② ㉠, ㉢
③ ㉡, ㉣
④ ㉣
⑤ ㉠, ㉡, ㉢, ㉣

해설
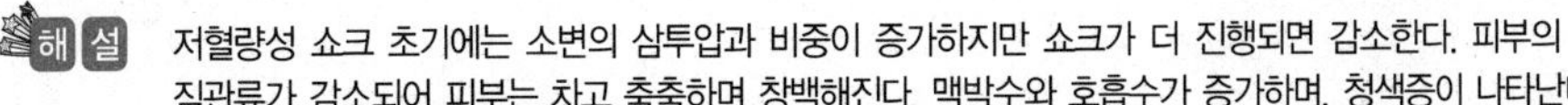
저혈량성 쇼크 초기에는 소변의 삼투압과 비중이 증가하지만 쇼크가 더 진행되면 감소한다. 피부의 조직관류가 감소되어 피부는 차고 축축하며 창백해진다. 맥박수와 호흡수가 증가하며, 청색증이 나타난다.

정답 321 ① 322 ②

323 **두개수술 환자의 머리를 30° 상승시키는 가장 중요한 이유는?** 꼭 나오는 유형

① 산소 공급을 위해
② 수술 후 분비물 배출촉진을 위해
③ 정맥순환증진과 뇌압상승을 예방하기 위해
④ 경부근육의 긴장완화, 환자를 편안하게 하기 위해
⑤ 동맥순환을 증진시켜 호흡을 원활히 하기 위해

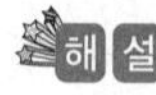 ③ 일반적으로 정맥순환증진과 뇌압상승 예방을 위해 두부를 30~40° 정도 높여준다.

324 **무의식 환자에게 특별한 처치 외 측위를 취해주는 이유는?**

㉠ 구강 분비물의 흡인을 예방하기 위해서이다.
㉡ 혀에 의한 기도폐색을 예방하기 위해서이다.
㉢ 혈액순환 강화와 호흡기 합병증을 예방하기 위해서이다.
㉣ 고관절의 경축과 욕창을 예방하기 위해서이다.

① ㉠, ㉡, ㉢ ② ㉠, ㉢
③ ㉡, ㉣ ④ ㉣
⑤ ㉠, ㉡, ㉢, ㉣

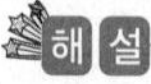 무의식 환자의 체위를 측위로 하는 이유는 기도 내 구강 분비물의 분비로 인한 기도폐쇄를 방지하고, 호흡기 합병증 예방을 위해서이다.

325 **척수손상환자의 간호에 대한 설명으로 옳은 것은?**

㉠ 규칙적으로 환자의 체위를 변경한다.
㉡ 규칙적으로 관장을 하여 대변을 배출시킨다.
㉢ 손상된 척수 부위에 충격이 가해지지 않도록 한다.
㉣ 푹신한 침대에 눕히고 머리를 똑바로 유지한다.

① ㉠, ㉡, ㉢ ② ㉠, ㉢
③ ㉡, ㉣ ④ ㉣
⑤ ㉠, ㉡, ㉢, ㉣

323 ③ 324 ① 325 ① 정답

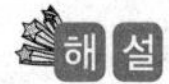
척수손상환자 간호
- 널빤지를 깐 딱딱한 침대에 눕히고 등과 목을 똑바로 유지한다.
- 욕창방지를 위해 2시간마다 규칙적으로 체위 변경을 실시한다.
- 소변관리 : 초기에는 Foley Cather를 삽입하고 점차 스스로 소변을 볼 수 있도록 한다.
- 대변관리 : 초기에는 마비성 장폐색이 올 수 있으며, 규칙적으로 관장을 하여 대변을 배출시켜야 한다.

326 **늑막액을 제거하기 위한 흉곽천자(Thoracentesis)시 간호중재로 옳지 않은 것은?**

꼭 나오는 유형

① 삼출액을 너무 빨리 뽑으면 종격동의 변위가 올 수 있으므로 천천히 흡인해야 한다.
② 환자를 상두대(Over Bed Table)에 머리와 팔을 대고 엎드리게 하고 검사 중에 움직이지 않게 한다.
③ 검사 후 출혈이나 배액량이 과도한지 검사부위의 드레싱을 자주 관찰한다.
④ 검사 후 호흡곤란, 청색증, 심한 기침, 기흉의 증상 등이 있는지 관찰한다.
⑤ 검사 후 1시간 정도 천자 부위가 아래로 가도록 측와위로 눕혀 검사부위의 출혈을 방지한다.

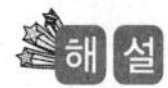
흉곽천자시 간호중재
검사 후 1시간 정도 천자부위가 위로 가도록 측와위로 눕힘(늑막액의 누출 방지)

327 **급성 천식 환자의 기도유지를 위한 간호중재로 옳지 않은 것은?**

① 발한방지를 위해 수분섭취를 제한한다.
② 종이봉지호흡을 시킨다.
③ 숨쉬기 편한 자세로 좌위를 취해준다.
④ 환경의 자극을 줄여주고 휴식하게 한다.
⑤ 지시된 약물과 산소요법을 시행하고 환자의 상태 변화를 살핀다.

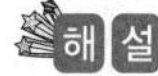
① 수분공급이 필수적이다.
천식 환자의 기도유지 간호
실내습도를 높여주고 수분공급을 한다.

정답 326 ⑤ 327 ①

328 65세 남자가 후두암으로 부분후두절제술(Partical Laryngectomy)을 받은 지 3일이 지났다. 이 환자를 간호함에 있어 전체 후두 절제술을 받은 경우보다 더 주의 깊게 관찰해야 할 내용은? 꼭 나오는 유형

① 출 혈
② 기도유지
③ 통 증
④ 활력징후
⑤ 불 안

해설 후두부분절제술 후에는 수술로 인한 출혈 및 분비물이 증가하기 때문에 기도유지 관찰이 필수적이다.

329 심부전 환자에게 디곡신을 투여한 후 나타날 수 있는 부작용으로 옳은 것은?

㉠ 전도장애	㉡ 기면상태
㉢ 심실조동	㉣ 시력장애

① ㉠, ㉡, ㉢
② ㉠, ㉢
③ ㉡, ㉣
④ ㉣
⑤ ㉠, ㉡, ㉢, ㉣

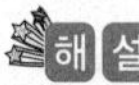
해설 디곡신 투여 후 나타날 수 있는 부작용
식욕부진, 오심, 구토, 설사, 복통, 전도장애, 기면상태, 시력장애, 심실조동, 심장 방실 결절성 리듬 등

330 심폐소생술의 실시 순서로 옳은 것은?

① 도움요청 → 기도유지 → 인공호흡 → 심장마사지
② 도움요청 → 심장마사지 → 기도유지 → 인공호흡
③ 기도유지 → 인공호흡 → 심장마사지 → 도움요청
④ 기도유지 → 도움요청 → 인공호흡 → 심장마사지
⑤ 인공호흡 → 기도유지 → 심장마사지 → 도움요청

해설 심폐소생술의 순서
도움요청 → 심장마사지 → 기도유지 → 인공호흡 → 약물요법

328 ② 329 ⑤ 330 ② 정답

331 장기간 침상휴식 중인 환자에게 정맥혈전 형성의 가능성이 높아지는 이유는?

꼭 나오는 유형

㉠ 정맥벽의 손상됨	㉡ 정맥혈관벽이 압박됨
㉢ 혈행이 느려짐	㉣ 혈액점도가 저하됨

① ㉠, ㉡, ㉢
② ㉠, ㉢
③ ㉡, ㉣
④ ㉣
⑤ ㉠, ㉡, ㉢, ㉣

해설 ㉣ 정맥혈전 형성이 높아지는 것은 혈액의 점도와는 무관하다.

332 부분적 위절제술을 받은 환자에게 삽입된 비위관의 제거 시기는?

① 인후점막에 염증이 생겼을 때
② 위액분비물에 담즙이 섞여 있지 않을 때
③ 설사가 멈출 때
④ 장운동이 정상으로 회복될 때
⑤ 마취에서 깨어날 때

해설 ④ 비위관은 장운동이 정상으로 회복될 때 제거하게 된다.

333 급성위염의 유발요인은?

꼭 나오는 유형

㉠ 자극성 음식이나 부식성 물질 섭취	㉡ 술, 담배를 많이 하는 사람
㉢ 장기간의 정서적 긴장	㉣ 50~60대 남자

① ㉠, ㉡, ㉢
② ㉠, ㉢
③ ㉡, ㉣
④ ㉣
⑤ ㉠, ㉡, ㉢, ㉣

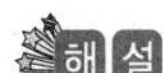

급성위염은 아스피린 같은 감기약이나 진통제 등의 약물을 복용했거나 심한 음주 후 또는 큰 수술이나 사고 등을 당했을 때 받게 되는 심한 스트레스에 의해 발생하는 병으로 위내시경 검사에서는 다양한 크기로 위점막이 헐어 있는 양상이 보이거나 출혈 증상이 나타날 수도 있다.

정답 331 ① 332 ④ 333 ①

334 위식도 역류질환의 증상을 호소하는 환자를 위한 간호교육 내용으로 옳은 것은?

㉠ 낮은 베개를 사용한다.
㉡ 과다체중시 체중을 감소시킨다.
㉢ 초콜릿, 토마토, 양파 등의 섭취를 권장한다.
㉣ 잠자기 2~3시간 전에는 음식을 먹이지 않는다.

① ㉠, ㉡, ㉢
② ㉠, ㉢
③ ㉡, ㉣
④ ㉣
⑤ ㉠, ㉡, ㉢, ㉣

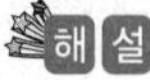

위식도 역류질환의 간호교육 내용
- 높은 베개를 사용하고, 잠자기 2~3시간 전에는 음식을 먹이지 않는다.
- 초콜릿, 커피(카페인), 지방이 많은 음식, 토마토, 양파, 페퍼민트 등을 피한다.
- 과체중의 경우 체중도 줄이는 것이 좋다.

335 만성 폐쇄성 폐질환 환자의 간호로 가장 알맞은 것은?

① 입으로 숨을 깊게 들어 마시게 한다.
② 실내의 공기를 따뜻하고 건조하게 유지한다.
③ 영양가가 풍부한 음식을 포만감을 느낄 때까지 섭취하도록 한다.
④ 숨을 쉴 때 내쉬는 시간이 들어 마시는 시간보다 두 배 이상 길게 하도록 한다.
⑤ 입술을 내밀면서 빠르게 숨을 내쉬게 한다.

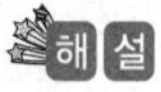

만성 폐쇄성 폐질환(Chronic Obstructive Pulmonary Disease)의 호흡법은 코로 숨을 깊게 들어 마신다.

336 폐엽 절제술 환자의 간호수행은?

꼭 나오는 유형

㉠ 환자에게 8 ~ 10L/분으로 산소 공급을 한다.
㉡ 습기를 제공한다.
㉢ 환자를 침상에서 절대 안정시킨다.
㉣ 침대머리를 10~20° 상승시킨다.

334 ③ 335 ④ 336 ③ 정답

① ㉠, ㉡, ㉢ ② ㉠, ㉢
③ ㉡, ㉣ ④ ㉣
⑤ ㉠, ㉡, ㉢, ㉣

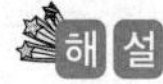

폐엽 절제술 환자의 간호수행
- 수술 후 고여 있는 점액 배출을 쉽게 하기 위해서 습기를 제공한다.
- 활력 징후가 안정되면 호흡을 용이하게 하고 흉곽 배액이 용이한 반좌위를 취한다.

337 폐결핵균의 특성에 대한 설명으로 옳은 것은?

① 빛과 열에 강하다.
② 내성이 생기기 때문에 단독으로 약물을 투여한다.
③ 약물치료를 시작하고 2~4주 이상 지나면 격리할 필요가 없다.
④ B.C.G 접종은 투베르클린 반응에서 양성인 사람에게만 접종한다.
⑤ 독소를 생산하며, 약물 획득 내성률이 낮다.

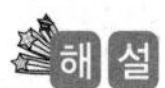

폐결핵균의 특성
- 빛과 열에 약하여 직사광선 살균제, 자외선에 의해 파괴된다.
- B.C.G 접종은 투베르클린 반응에서 음성인 사람에게만 접종을 한다.
- 결핵균은 독소를 생산하지 않는다.
- 약물치료를 시작하고 2~4주 이상 지나면 활동을 제한하지 않고 격리할 필요가 없다.
- 단독으로 약물을 투여하면 내성이 빨리 생기므로 항상 병용하여 사용한다

338 위궤양 환자의 특성에 대한 설명으로 옳지 않은 것은?

① 식후 2~3시간 또는 한밤중에 통증이 있다.
② 음식물에 의해 통증이 악화된다.
③ 빈혈, 토혈이나 흑색변을 보일 수 있다.
④ 신트림이 자주 올라오고 식욕이 떨어진다.
⑤ 통증이 없는 환자도 있다.

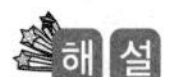

위궤양 증상
주로 식후 30분 정도에 통증이 나타나게 되며, 공복 시에도 통증이 나타나기도 하지만 제산제를 복용하면 사라진다.

정답 337 ③ 338 ①

339 수술 후 회복실 환자 간호에서 자세변경과 자극을 주는 이유로 옳은 것은?

꼭 나오는 유형

㉠ 의식회복 및 상태관찰	㉡ 근무력증 예방
㉢ 호흡기 합병증 예방	㉣ 소화장애 예방

① ㉠, ㉡, ㉢
② ㉠, ㉢
③ ㉡, ㉣
④ ㉣
⑤ ㉠, ㉡, ㉢, ㉣

해설 수술 후 회복실환자 간호에서 자세변경과 자극을 주는 이유는 호흡기계 합병증의 예방과 의식회복, 의식상태를 관찰하기 위함이다.

340 수술 후 무기폐 예방을 위한 간호로 옳은 것은?

㉠ 탄력 스타킹을 신게 한다.	㉡ 심호흡을 시킨다.
㉢ 항응고제를 투여한다.	㉣ 조기이상을 도모한다.

① ㉠, ㉡, ㉢
② ㉠, ㉢
③ ㉡, ㉣
④ ㉣
⑤ ㉠, ㉡, ㉢, ㉣

해설 무기폐(Atelectasis) 예방을 위한 간호
심호흡, 조기이상, 기침, 재채기 실시

341 결장루 수술 환자에게 수술 전 항생제를 주는 이유는?

① 진통완화를 위해
② 심리적 불안을 감소시키기 위해
③ 장을 깨끗이 하여 수술 중 감염을 예방하기 위해
④ 수술 후 회복 촉진을 위해
⑤ 수술 후 합병증 예방을 위해

해설 결장루 수술 환자에게 수술 전 항생제를 주는 이유는 수술 중 감염을 예방하기 위함이다.

339 ② 340 ③ 341 ③ 정답

342 **무릎하 절단 수술 후 환자의 재활 간호로 옳은 것은?** 꼭 나오는 유형

㉠ 수술 후 2～3일부터 경축방지 운동을 실시한다.
㉡ 출혈 및 외상방지를 위해 탄력붕대를 감는다.
㉢ 절단부를 단단히 하기 위해 체중부하를 시킨다.
㉣ 출혈 및 외상방지를 위해 초기부터 운동을 수행한다.

① ㉠, ㉡, ㉢
② ㉠, ㉢
③ ㉡, ㉣
④ ㉣
⑤ ㉠, ㉡, ㉢, ㉣

해설 무릎하 절단 수술 후 환자의 재활 간호에는 ㉠·㉡·㉢과 관절구축 예방이 있다.

343 **신체적 불구장애로 좌절감에 빠진 환자의 재활을 위한 동기 조성에 가장 우선적인 조건은?**

① 환자 스스로 장애를 극복하고자 하는 의욕
② 환자가 받고 있는 치료의 종류와 질
③ 환자의 경제력과 학력
④ 환자가 지각하는 사회적 지지정도
⑤ 환자 성별과 연령

해설 신체적 불구장애로 좌절감에 빠진 환자의 재활을 위해서는 환자 스스로 불구로 인한 장애를 수용하고, 장애를 극복하고자 하는 의지가 있어야 한다.

344 **장이 다른 장으로 포개어져 들어간 것을 무엇이라고 하는가?** 꼭 나오는 유형

① 감돈탈장
② 장축염전
③ 장중첩증
④ 게 실
⑤ 결장종양

해설 장중첩증은 장의 한 부분(회맹장 부위)이 안으로 밀려들어가 포개어져 있는 상태를 말한다.

정답 342 ① 343 ① 344 ③

345 습성 늑막염 환자의 흉곽천자 교육내용이 아닌 것은?

> ㉠ 흡기시 흉곽천자를 한다.
> ㉡ 테이블 위에 팔과 어깨를 올린다.
> ㉢ 검사 중 움직이지 않는다.
> ㉣ 배액이 잘 되도록 기침을 한다.

① ㉠, ㉡, ㉢　　② ㉠, ㉢
③ ㉡, ㉣　　④ ㉣
⑤ ㉠, ㉡, ㉢, ㉣

해설 ㉣ 기침을 하면 기흉이 올 수 있다.

346 호흡기문제를 가진 대상자의 저산소증 예방은 대상자의 손상을 최소화할 수 있다. 저산소증의 조기증상에 해당하는 것은?

> ㉠ 과대환기　　㉡ 청색증
> ㉢ 경미한 혼돈　　㉣ 저혈압

① ㉠, ㉡, ㉢　　② ㉠, ㉢
③ ㉡, ㉣　　④ ㉣
⑤ ㉠, ㉡, ㉢, ㉣

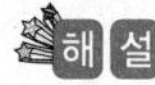
해설 저산소증의 조기증상
과대환기, 빈맥, 고혈압, 안절부절, 두통, 경미한 혼돈 등

347 급성 췌장염 환자 사정시 가장 특징적인 증상은?

① 혈청 아밀라아제 증가　　② 저혈당
③ 저체온증　　④ 혈청 리파아제 감소
⑤ 장운동 항진

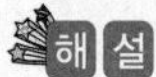
해설 급성 췌장염 증상
혈중 및 요중 아밀라아제, 리파아제, 트립신의 상승과 Amylase-creatinine Clearance 비율의 상승이 중요하다.

345 ④ 346 ② 347 ① 정답

348 담낭절제술 후의 식이요법은?

꼭 나오는 유형

㉠ 영양섭취를 충분히 한다. ㉡ 과일이나 주스를 제한한다.
㉢ 고지방 식이를 제한한다. ㉣ 가스 유발 채소류를 금지한다.

① ㉠, ㉡, ㉢
② ㉠, ㉢
③ ㉡, ㉣
④ ㉣
⑤ ㉠, ㉡, ㉢, ㉣

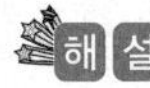

담낭정제술 후의 식이요법
- 오심, 구토 호소시 금식 유지
- 급성기가 지나면 저지방식이, 그 후 고탄수화물 고단백식이 제공
- 달걀, 크림, 튀긴 음식, 가스생성을 유발하는 채소, 알코올 제한

349 급성 충수돌기염 환자의 증상에 대한 설명으로 옳지 않은 것은?

① RLQ pain
② 미 열
③ 백혈구 증가
④ 지속적 심한 고열
⑤ 구토 및 식욕 소실

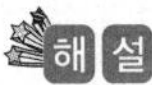

- 증상 · 통증 : 상복부와 배꼽주위에서 시작, McBurney s point(RLQ 1/4)로 국소화, 지속적 통증
- 통증 후 구토 시작, 식욕 소실, 약간의 미열
- 백혈구 증가, 약간의 설태

350 갑상선 절제술을 받은 환자를 간호할 때 환자의 침상 옆에 항상 준비해 둬야 하는 것은?

① Suture Set
② 비타민 D 제제
③ 기관 절개 세트와 산소
④ Lugol 용액
⑤ 밀봉 흉부 배액관

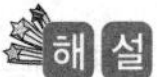

출혈이나 성문의 부종, 후두신경 손상으로 급성 호흡기 폐쇄가 올 수 있다. 이때는 기관 내 삽관이나 절개술을 해 주지 않으면 위험하게 되므로 기관 절개 세트와 산소를 환자 침상 옆에 준비해 두어 응급상황에 대비한다.

정답 348 ② 349 ④ 350 ③

351 **중독물질에 의한 흡입성 중독시의 응급처치에 대한 설명으로 옳지 않은 것은?**

① 미지근한 물로 반복 세척한다.
② 가스가 새는 곳을 차단하고 창을 열어 환기를 시킨다.
③ 신속히 병원으로 후송하여 고압산소요법을 받도록 한다.
④ 환자의 체위는 토물에 의한 흡인을 방지하기 위하여 복위를 취해 준다.
⑤ 호흡이 약하거나 끊길 때는 인공호흡을 실시한다.

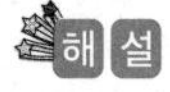

중독물질에 의한 흡입성 중독시 환자의 체위는 토물에 의한 흡인을 방지하기 위하여 고개를 옆으로 돌리고 횡위로 한다.

352 **한쪽 하지가 약해서 체중부하를 할 수 없고 다른 한쪽 하지는 튼튼하여 전체 체중유지가 가능할 때의 목발보행으로 적당한 것은?**

① 4점 보행
② 2점 보행
③ 삼각보행
④ 뛰기보행
⑤ 3점 보행

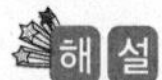

체중지지 보행(Weight-bearing Gait)

- 4점 보행 : 양측하지에 체중부하가 가능한 대상자, 오른쪽 목발, 왼쪽 발, 왼쪽 목발, 오른쪽 발의 순서
- 2점 보행 : 4점 보행보다 좀 더 빠른 방법. 양쪽 하지가 어느 정도 체중을 지탱할 수 있을 때, 좌측 목발과 우측 발이 동시에 나가고, 그 다음에는 우측 목발과 좌측 발이 동시에 나가서 딛게 되는 보행
- 삼각보행 : 하지마비 대상자, 좌측 목발이 먼저 나가고, 그 다음 우측 목발이 나간 후 몸을 앞으로 끌어당기는 방법
- 3점 보행(부분 체중지지 보행) : 한쪽 하지가 약해서 체중부하를 할 수 없지만 다른 한쪽 하지는 튼튼하여 전체 체중유지가 가능할 때, 양쪽 목발로 허약한 쪽 다리를 지탱하면서 동시에 나가고 그 다음 강한 쪽 다리를 내딛음

351 ④ 352 ⑤ 정답

353 심한 탈수가 있을 때 투여 가능한 수액으로 알맞은 것은?

㉠ 하트만 용액	㉡ 5% 생리식염수 용액
㉢ 5% 포도당 용액	㉣ 0.9% 포도당 용액

① ㉠, ㉡, ㉢　　② ㉠, ㉢
③ ㉡, ㉣　　④ ㉣
⑤ ㉠, ㉡, ㉢, ㉣

해설 심한 탈수가 있을 때 투여 가능한 수액
5% 포도당 용액, 0.9% 생리식염수 용액, 하트만 용액

354 아나필락틱 쇼크가 있을 때의 중재이다. 맞는 것은?

㉠ 후두 부종 등의 방지를 위하여 에피네프린을 근육이나 설하로 투여한다.
㉡ 소양증 감소를 위하여 보온을 해 준다.
㉢ 스테로이드는 부종 감소를 위하여 사용한다.
㉣ 저장성 수액을 정맥으로 주입하여 전해질 균형을 맞춘다.

① ㉠, ㉡, ㉢　　② ㉠, ㉢
③ ㉡, ㉣　　④ ㉣
⑤ ㉠, ㉡, ㉢, ㉣

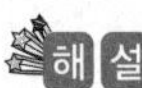
해설 아나필락틱 쇼크시 간호중재에는 Epinephrine 투여, 스테로이드 제제 투여(부종 감소), 얼음주머니(소양증 감소) 등이 있다.

355 식도열공탈장 환자의 간호계획으로 옳지 않은 것은?

① 무거운 물건을 들지 않도록 한다.
② 식사는 정상적으로 하루 세 번 섭취한다.
③ 계단 오르는 것을 피한다.
④ 가슴앓이가 있을 때는 제산제를 복용한다.
⑤ 식사 후에 몸을 굽히거나 옆으로 눕는 것을 피한다.

해설 ② 식사는 1회 먹는 양을 줄이고 조금씩 자주 먹도록 한다.

정답 353 ② 354 ② 355 ②

356 위액분비 억제 요인과 관련된 것으로 옳은 것은?

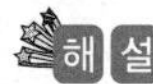

㉠ 지방식이	㉡ 고농도식이
㉢ 위 염	㉣ 미주신경자극

① ㉠, ㉡, ㉢ ② ㉠, ㉢
③ ㉡, ㉣ ④ ㉣
⑤ ㉠, ㉡, ㉢, ㉣

해설 위액분비를 억제하는 요인
- 소장 내의 호르몬 기전
- 고농도 식이
- 미주신경 자극 억제
- 위 염

357 유문폐색인 위암 환자로서 소화불량, 영양불량, 복부팽만을 호소하는 진행성 위암환자 간호중재는?

① 소량씩 자주 음식 주기 ② 금 식
③ 비경구 영양 ④ 비위관 영양
⑤ 유동식

해설 진행성 위암환자의 간호중재로는 비경구적 영양공급이나 공장루술을 이용할 수 있다.

358 뇌막자극 증상을 알 수 있는 검사는?

㉠ Kernig 징후	㉡ Homan 징후
㉢ Brudzinski 징후	㉣ Babinski 징후

① ㉠, ㉡, ㉢ ② ㉠, ㉢
③ ㉡, ㉣ ④ ㉣
⑤ ㉠, ㉡, ㉢, ㉣

356 ① 357 ③ 358 ② 정답

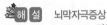

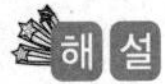 뇌막자극증상
- Kernig 징후 : 고관절을 굽힌 상태에서 슬관절의 신전에 저항하는 증상
- Brudzinski 징후 : 경부를 굴곡시키려 할 때 고관절과 슬관절의 반사적 굴곡이 나타나는 증상

359 척추 손상시 간호중재로 알맞은 것은?

① 경추 손상시 앙와위로 두부 견인한다.
② 손상부위에 부목으로 고정한 후 움직이지 않게 신체선열을 유지해 안전하게 이동한다.
③ 혼자일 때 환자를 업어서 옮긴다.
④ 빨리 들것에 실어 옮긴다.
⑤ 분비물이 배출되도록 목을 옆으로 돌린다.

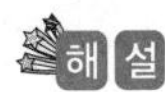 척추 손상의 응급처치
- 기도유지
  - 하악견인법으로 기도 유지 후 호흡보조기구 삽입하여 기도 확보
  - 구강 내 이물질 있을 경우 손가락, 흡입기로 제거
  - 목이 전후좌우로 구부러진 경우도 하악견인법으로 몸체의 정중축에 평행한 일직선으로 위치시켜 기도 유지
  - 손상부위에 부목으로 고정한 후 움직이지 않게 신체선열을 유지해 안전하게 이동
- 척추손상시 고정 : 척추손상 부위가 1~2mm만 전위되어도 척수손상을 유발할 수 있음

360 인슐린을 투여받는 당뇨병 환자에게서 고혈당이 나타날 수 있는 경우는?

꼭 나오는 유형

㉠ 새벽현상	㉡ 전신적 과민반응
㉢ Somogy 효과	㉣ 인슐린성 지방대사 장애

① ㉠, ㉡, ㉢　　② ㉠, ㉢
③ ㉡, ㉣　　④ ㉣
⑤ ㉠, ㉡, ㉢, ㉣

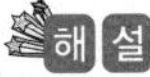 인슐린 치료 당뇨병환자 중 고혈당이 나타나는 경우
- Somogy 효과 : 중간형이나 지속형 인슐린의 과량 투여하면 심야에 무자각적인 저혈당 상태이었다가 이른 아침에 혈당이 상승하는 현상
- 새벽현상 : 야간에 저혈당이 나타나지 않는데도 이른 아침에 혈당이 상승하는 현상

정답 359 ② 360 ②

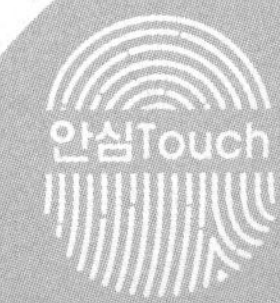

361 요붕증 환자 소변검사 결과로 옳은 것은?

㉠ 당이 검출되지 않는다. ㉡ Na 함유량이 많다.
㉢ 소변비중이 낮다. ㉣ 삼투압이 높다.

① ㉠, ㉡, ㉢ ② ㉠, ㉢
③ ㉡, ㉣ ④ ㉣
⑤ ㉠, ㉡, ㉢, ㉣

해설 요붕증 환자의 소변검사 결과에서는 당이 검출되지 않으며 소변비중이 낮다.

362 전신성 홍반성 낭창 질환의 특징으로 옳지 않은 것은?

① 홍 반 ② 백혈구 감소
③ ESR 증가 ④ 단백뇨
⑤ 면역글로불린 감소

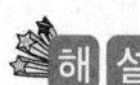
해설 전신성 홍반성 낭창 질환의 특징
면역글로불린 증가, 홍반, 단백뇨와 농뇨(+), 백혈구 감소증, 혈소판 감소증, 빈혈, ESR 증가

363 석고붕대나 견인장치를 한 대상자에게 신경혈관계의 상태를 사정했을 때 이상이 있어 의사에게 보고해야 하는 경우는?

㉮ 환측사지에 냉감이 느껴진다.
㉯ 반대측과 비교했을 때 손상부위의 색이 동일하다.
㉰ 손(발)톱 밑에 잠시 압박을 가했다가 이완시켰을 때 색이 환원되는 데 6초 정도 소요된다.
㉱ 족부맥박은 양측이 동일하게 나타난다.

① ㉠, ㉡, ㉢ ② ㉠, ㉢
③ ㉡, ㉣ ④ ㉣
⑤ ㉠, ㉡, ㉢, ㉣

해설 말초를 압박했다가 이완했을 때 색이 환원되는 데 2~4초 정도 소요되는 것이 정상이다.

361 ② 362 ⑤ 363 ② 정답

364 전신성 홍반성 낭창, 갑상선 질환, 류마티스성 관절염의 공통점은?

① 자가면역성 질환 ② 염증성 질환
③ 갑상샘기능항진증 ④ 부신피질항진증
⑤ 뇌하수체항진증

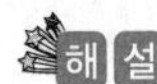
자가면역성 질환
B형간염, C형간염, 당뇨병, 전신성 홍반성 낭창, 류머티스 관절염, 원형 탈모증, 갑상선염, 폐렴 신경염, 루푸스, 만성 신부전증, 치매 등

365 과민반응의 치료에 사용하는 약물이 아닌 것은? 꼭 나오는 유형

① 아드레날린 ② 인데랄
③ 아미노필린 ④ 항히스타민제
⑤ 콜티코스테로이드

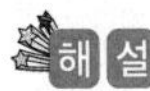
- 인데랄 : 교감신경 자극차단제로 고혈압, 부정맥, 협심증에 사용되며, 편두통 예방에 가장 흔히 쓰이는 약
- 아드레날린 : 교감신경 흥분제
- 아미노필린 : 기관지 천식 치료제
- 항히스타민제 : 알레르기 질환의 한 원인인 히스타민의 작용에 길항하는 약제
- 콜티코스테로이드 : 천식 치료를 위해 사용

366 심부전으로 심혈량이 감소되었을 경우, 보상기전으로 나타나는 현상으로 맞는 것은?

㉠ 빈 맥	㉡ 심실 확대
㉢ 심비대	㉣ 소변 생성량의 감소

① ㉠, ㉡, ㉢ ② ㉠, ㉢
③ ㉡, ㉣ ④ ㉣
⑤ ㉠, ㉡, ㉢, ㉣

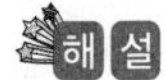
심부전의 보상기전
빈맥, 심실 확대, 심비대, 소변 생성량의 감소

정답 364 ① 365 ② 366 ⑤

367 **불안정형 협심증환자에게 나타나는 임상적인 특성은?**

① 안정을 취하여도(혹은 니트로글리세린을 투여하여도) 완화되지 않는 흉통
② 심전도에서 이상 Q파의 출현
③ SGPT, CPK의 상승
④ 고 열
⑤ 적혈구 침강속도, 백혈구의 상승

해설 불안정형 협심증의 임상적 특징 : 안정을 취해도 완화되지 않는 통증

368 **심전도상에서 P파가 의미하는 것은?** 꼭 나오는 유형

① 심방수축
② 심실수축
③ 심실재분극
④ 방실결절의 흥분
⑤ 심실의 기외수축

해설 심전도 검사상에서 P는 심방흥분에 유래하는 소파로 심방의 수축을 의미한다.

369 **BBB(각 차단, Bundle Branch Block)일 때 심전도양상에 맞는 것은?**

① P파가 사라진다.
② ST 분절이 길어진다.
③ QRS가 넓어진다.
④ T파가 뾰족해진다.
⑤ QRS군이 좁아진다.

해설 ③ BBB일 때 QRS가 넓어진다.

370 **근치 유방 절제 수술 이후 발생하기 쉬운 기형적 체위는?** 꼭 나오는 유형

① 양측 팔 길이가 달라진다.
② 허리가 구부러진다.
③ 환측 팔이 몸에 붙고 머리가 기울어진다.
④ 몸체가 수술하지 않은 쪽으로 기울어진다.
⑤ 환측 팔이 외전된다.

367 ① 368 ① 369 ③ 370 ③ 정답

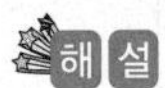 근치 유방 절제 수술 이후 발생하기 쉬운 기형적 체위
수술 쪽 팔 근육의 굴곡 구축이 생겨 환측 팔이 몸에 붙고 균형을 유지하기 위해 머리가 기울어진다.

371 **대상포진에 관한 설명으로 옳지 않은 것은?**

① 바이러스에 의한 질환이다.
② 수포가 신경로를 따라 발생한다.
③ 면역력이 저하된 성인에게 많이 발생한다.
④ 통증이 심하다.
⑤ 병변이 대칭적으로 발생한다.

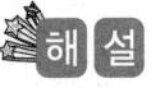 대상포진이 걸리면 우선 몸의 좌우 중 어느 한쪽으로 일정한 부위가 아프거나, 따갑거나, 가렵게 된다. 경우에 따라 열이 나거나 머리가 아플 수도 있다.

372 **화상 후 첫 24시간에 수분 전해질 불균형으로 나타나는 증상으로 옳은 것은?**

㉠ 혈장 소실	㉡ 소변 증가
㉢ 포타슘 과잉	㉣ 소듐 과잉

① ㉠, ㉡, ㉢　　② ㉠, ㉢
③ ㉡, ㉣　　④ ㉣
⑤ ㉠, ㉡, ㉢, ㉣

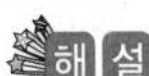 화상환자의 수분 전해질 불균형으로 인한 증상 : 혈장 소실, 포타슘 과잉

373 **안구벽의 중간층을 형성하는 막으로서 혈관과 멜라닌 세포가 많이 분포하며, 외부에서 들어온 빛이 분산되지 않도록 막는 것은?**

① 각 막　　② 공 막
③ 맥락막　　④ 유리체
⑤ 결 막

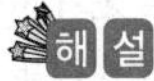 • 맥락막 : 흑갈색의 세포막이 있어 공막으로 빛이 들어가는 것을 차단하며, 망막의 외층에 영양을 공급하는 역할을 한다.

정답 371 ⑤ 372 ② 373 ③

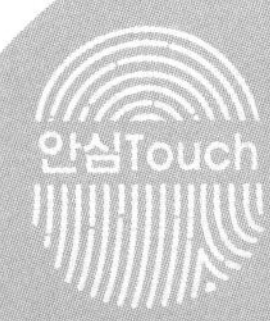

- 각막 : 공막의 일부가 변해서 된 것으로 수정체 앞에 있는 얇고 투명한 막이다.
- 공막 : 눈의 가장 바깥에 있는 막으로 눈의 형태를 유지하고 내부를 보호한다.
- 유리체 : 수정체와 망막 사이의 공간을 채우고 있는 조직으로서, 안구의 형태를 유지하고 빛을 통과시킨다.
- 결막 : 안구와 안검(눈꺼풀)을 결합하는 점막으로, 안구가 외계와 접하는 경계부를 이루는 점막조직이다.

374 중년기 과업에 속하는 것은?

> ㉠ 자녀가 건강하고 책임 있는 성인이 되도록 돕는다.
> ㉡ 피부의 탄력성 감소, 체형의 변화 등 신체의 변화를 받아들인다.
> ㉢ 부부는 성적인 대상보다는 인생의 동반자로 받아들인다.
> ㉣ 또래집단과 애착을 형성한다.

① ㉠, ㉡, ㉢　② ㉠, ㉢
③ ㉡, ㉣　④ ㉣
⑤ ㉠, ㉡, ㉢, ㉣

해설 ㉣ 또래집단과 애착을 형성하는 시기는 노년기이다.

375 화상 부위에 감염예방과 치유를 돕기 위한 국소치료법 중 개방법에 대한 설명으로만 묶인 것은?

> ㉠ 옷이나 이불이 직접 환부에 닿지 않도록 크레들을 이용한다.
> ㉡ 환부를 세척한 후 공기 중에 노출시키는 방법으로 얼굴이나 목, 흉부, 회음부 등 드레싱 적용이 어려운 부위에 널리 사용된다.
> ㉢ 통증이 있을 때는 처방된 진통제를 투여한다.
> ㉣ 오한을 호소하지 않는다.

① ㉠, ㉡, ㉢　② ㉠, ㉢
③ ㉡, ㉣　④ ㉣
⑤ ㉠, ㉡, ㉢, ㉣

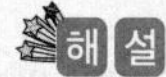
해설 화상 환자들은 혈관이 파괴되어 체열 보존을 위한 혈관 수축 기능이 상실되므로 정상적인 피부 표면보다 더 많은 양의 열을 소실한다. 개방법을 적용하는 경우 일반적으로 오한을 호소한다.

374 ① 375 ① 정답

376 알레르기환자 간호시 우선적으로 고려해야 하는 간호원칙은? 꼭 나오는 유형

① 약물요법에 대한 부작용을 교육한다.
② 휴식과 영양공급에 대한 중요성을 교육한다.
③ 알레르기원을 파악하여 피하도록 한다.
④ 정서적인 지지와 자아 존중감을 유지하도록 한다.
⑤ 신체 다른 질환과의 관계성 여부를 확인한다.

해설 ③ 알레르기원을 파악하여 제거한다.

377 염증성 부종의 원인은 무엇인가? 꼭 나오는 유형

① 염증 삼출물이 조직 내의 혈관으로 빠져 들어와서
② 피하조직에서 조직액이 나와서
③ 모세혈관의 투과성이 감소되어서
④ 림프액이 세포외액에 빠져나와서
⑤ 림프액에 세포내액에 스며들어서

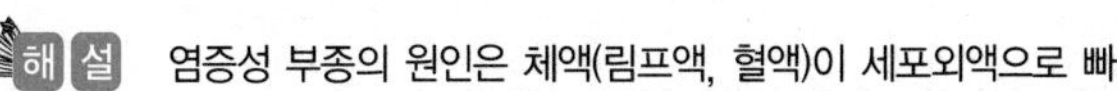
해설 염증성 부종의 원인은 체액(림프액, 혈액)이 세포외액으로 빠져 나오기 때문이다.

378 우심부전으로 인한 정맥계 울혈 증상으로 옳은 것은?

㉠ 말초부종	㉡ 경정맥 울혈
㉢ 전신부종	㉣ 간비대

① ㉠, ㉡, ㉢
② ㉠, ㉢
③ ㉡, ㉣
④ ㉣
⑤ ㉠, ㉡, ㉢, ㉣

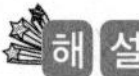
해설
- 우심부전으로 인한 정맥계 울혈 증상 : 말초부종, 경정맥 울혈, 전신부종, 간비대
- 우심부전 증상 : 간비대, 우상복부 압통, 문액압 상승, 복강 내 혈관으로부터 혈액의 유출, 요흔성 부종, 청색증

정답 376 ③ 377 ④ 378 ⑤

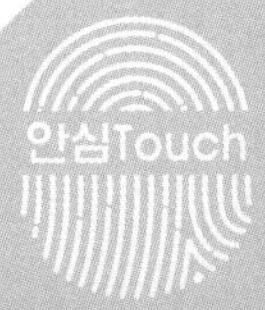

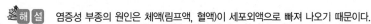

379 **심장모니터링을 하고 있는 환자의 심정지를 예측할 수 있는 심전도 소견은?**

꼭 나오는 유형

① PR 간격이 연장된다.
② 심실세동이 가끔 나타난다.
③ 모양이 다른 조기심실수축이 계속 나타난다.
④ 제2도 방실블럭이 출현한다.
⑤ 반복되는 심방성 발작성 빈맥이 보인다.

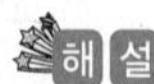

심실세동은 심정지 환자에서 가장 흔히 관찰되는 부정맥으로서 전문 심장구조술을 제공하는 의료인에게는 가장 중요한 심전도 소견이다. 심정지 환자에서 심실세동이 관찰되면 즉시 제세동을 시행해야 하므로 심실세동은 EKG 상에서 빨리 인지할 수 있어야 한다.

380 **심근경색을 진단하는 임상검사는?**

㉠ CPK	㉡ LDH
㉢ CK-MB	㉣ SGOT

① ㉠, ㉡, ㉢ ② ㉠, ㉢ ③ ㉡, ㉣
④ ㉣ ⑤ ㉠, ㉡, ㉢, ㉣

해설 심근경색을 진단하는 임상검사는 CK-MB, CPK와 LDH이다.

- CK-MB : 발현 4~6시간 지나면 상승, 12~18시간 내 최고치에 이르며 3~4일 후 정상으로 돌아옴
- LDH 상승
- Troponin 상승, WBC 상승

381 **급성심근경색증으로 들어온 환자의 활력징후와 임상검사 결과이다. 이것을 보고 취해야 할 간호중재로 옳은 것은?**

pH : 7.30 PO_2 : 55mmHg PCO_2 : 42mmHg 맥박 : 132/분 호흡수 : 32/분

① 과호흡상태로 절대안정이 필요하다.
② 저산소증 상태로 산소공급이 필요하다.
③ 대사성 산증으로 산소공급과 중탄산염 공급이 필요하다.
④ 대사성 염기증으로 원인을 제거하면 된다.
⑤ 호흡성 염기증으로 이산화탄소의 재흡수를 위해 마스크가 필요하다.

379 ② 380 ① 381 ② 정답

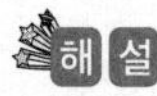 ② 위의 예는 PO_2가 정상치보다 낮은 저산소증 상태이다.
정상치
- pH(7.35~7.45) : 혈액의 수소이온농도 7.45 이상이면 알칼로시스이고 7.35 이하면 산독증이다.
- PCO_2(35~45mmHg) : PCO_2의 증가는 과소환기(과탄산증)의 결과이다. 정상보다 낮은 PCO_2는 과대 환기의 결과이고 저탄산증을 의미한다.
- PO_2(80~100mmHg) : 숨을 쉴 때 80mmHg 이하이면 저산소증이다. 보기의 경우 PO_2 55mmHg 이면 저산소증으로 산소를 공급하여야 한다.

382 경요도 전립선 절제술 환자의 방광세척과 관련된 간호중재로 옳은 것은?

꼭 나오는 유형

> ㉠ 2~3일간 지속적인 무균세척
> ㉡ 섭취량과 배설량 정확히 사정
> ㉢ 튜브의 위치, 세척액의 색깔 주의 깊게 관찰
> ㉣ 세척액으로 소독증류수 이용

① ㉠, ㉡, ㉢　② ㉠, ㉢　③ ㉡, ㉣
④ ㉣　⑤ ㉠, ㉡, ㉢, ㉣

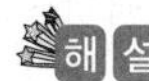 ㉣ 방광세척에 쓰이는 용액은 등장성 용액이어야 한다.

383 만성신부전 환자의 신기능 악화시 간호중재로 알맞지 않은 것은?

① 물과 함께 소디움 공급
② 안지오텐신 전환요소 억제제 투여
③ 단백질 제한
④ 회음부 청결 유지
⑤ 칼슘과 인을 충분히 보충

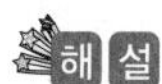 만성신부전 환자의 신기능 악화시 간호중재
- 체액과 전해질 균형유지를 위하여 물과 함께 소디움을 공급하고 탈수를 예방한다.
- 고혈압을 조절하기 위하여 칼슘통로 차단제, 안지오텐신 전환요소 억제제 등의 혈압약을 투여한다.
- 식이요법은 단백질제한, 인 섭취제한 및 인결합제 사용, 칼슘보충 등을 한다.
- 요로 감염을 예방하기 위하여 회음부를 청결히 한다.
- 체액 과다상태 조절 : 부종, 울혈성 심부전
- 치환요법 계획 수립, 환자교육(치환요법에는 혈액투석, 복막투석, 신이식이 있으며 서로 보완적으로 사용된다)

정답 382 ① 383 ⑤

384 임질에 대한 설명으로 옳지 않은 것은?

① 콘돔을 사용해도 감염된다.
② 환자로부터 직접 감염된다.
③ 불임증이 될 수 있다.
④ 성 상대자를 항상 함께 치료한다.
⑤ 치료약은 페니실린을 사용한다.

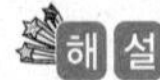
해설 임질(Gonorrhea)은 성교시 콘돔 사용으로 예방이 가능하나 콘돔에 구멍이 없는지 사용 전에 반드시 확인해야 한다.

385 피부암을 예방하기 위한 방법이 아닌 것은?

① 오일을 바르고 선탠을 권장한다.
② SPF 15 이상의 자외선 차단제를 사용한다.
③ 외출시 긴 팔 상의와 긴 바지를 입는다.
④ 피부를 정기적으로 관찰하고 변화가 있을 시 즉시 의사에게 보고한다.
⑤ 건강한 피부를 유지하기 위해 균형잡힌 영양식이를 섭취한다.

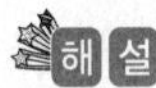
해설 ① 오일을 바르고 선탠을 하는 것은 피부노출이므로 삼가야 한다.

386 무릎 관절 고정술 후 간호 중재로 옳은 것은?

> ㉠ 완전 체중부하 10~14일이 지나면 가능하다.
> ㉡ 수술부위를 상승시키고 통증 경감을 위한 진통제를 투여한다.
> ㉢ 완전 융합이 되면 신발 끈을 묶거나 계단을 오르는 등 불편함이 없어진다는 것을 교육한다.
> ㉣ 관절 융합이 이루어질 때까지 석고 붕대나 외부 고정 장치를 적용하여 부동을 유지한다.

① ㉠, ㉡, ㉢　　② ㉠, ㉢
③ ㉡, ㉣　　④ ㉣
⑤ ㉠, ㉡, ㉢, ㉣

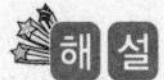
해설 고정술로 관절이 고정되면 움직이지 못하므로 불편해진다. 따라서 수술을 결정하기 전에 장점뿐 아니라 초래될 수 있는 불편함에 대해서도 고려해야 하며, 수술 후 10~14일 후에 부분 체중 부하는 허용된다.

384 ① 385 ① 386 ③ 정답

387 무혈성 골괴저에 대한 설명으로 옳지 않은 것은?

① 혈액공급에 장애가 있는 경우에 발생한다.
② 대퇴골 경부 골절 등의 외상 후에 흔히 관찰된다.
③ 무균성 괴사(Aseptic Necrosis)라고 한다.
④ 산소공급이 부족해서 생긴다.
⑤ 모든 뼈가 침범당하지는 않으며, 팔의 뼈가 주로 영향을 받는다.

해설 ⑤ 모든 뼈가 침범당할 수 있지만 대퇴, 팔뼈가 주로 영향을 받는다.

388 석고붕대 환자가 청색증이 오고 냉감과 감각이 없어질 때 간호사가 해야 할 행위는?

① 따뜻한 물수건을 대준다.
② 탄력붕대를 감아준다.
③ 석고붕대 부위를 상승시킨다.
④ 신경사정을 한다.
⑤ 석고붕대를 제거해 준다.

해설 의사는 석고붕대를 반원통으로 자르거나 원통석고붕대의 일부를 잘라 압박을 감해준다.

389 절단환자의 굴곡경축을 예방하기 위한 간호중재에 대한 설명으로 옳은 것은?

① 다리 밑에 베개를 대어 준다.
② 다리 옆에 모래주머니를 대어 준다.
③ 다리 사이를 베개로 받쳐준다.
④ 자주 반좌위를 취해준다.
⑤ 체위를 변경시키지 않는다.

해설 ② 절단부 외회전 방지를 위해 다리 옆에 모래주머니를 대어 준다.

정답 387 ⑤ 388 ⑤ 389 ②

390 류마티스 관절염시 재활기의 간호로 맞는 것은?

꼭 나오는 유형

㉠ 운동과 휴식을 적절히 안배한다.
㉡ 수동 저항운동을 해 준다.
㉢ 동통과 염증을 완화시키기 위해 부목을 대준다.
㉣ 고강도의 관절 운동을 해준다.

① ㉠, ㉡, ㉢
② ㉠, ㉢
③ ㉡, ㉣
④ ㉣
⑤ ㉠, ㉡, ㉢, ㉣

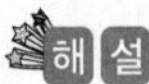

㉣ 무릎관절 등에 보조기를 착용하여 관절에 무리한 힘을 주는 것을 피해야 한다.

간호중재
- 관절운동범위, 근육강화 운동
- 열·냉 적용, 진통제 복용 30~60분 후
- 안정기 10회, 활동기 2~3회
- 관절의 과도한 긴장금지
- 통증 심하면 중단
- 조조강직 : 일어나서 더운물 목욕

391 고나트륨혈증의 증상으로 옳지 않은 것은?

① Na 148mEq/L
② 체온 상승
③ 맥박 108/분, 혈압 90/50mmHg
④ 삼투질 농도 290mOsm/kg 이하
⑤ 호흡곤란

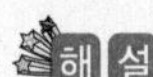

④ 삼투질 농도는 290mOsm/kg 이상이다.
- 신경계 : 혼돈, 경련, 혼수, 진전, 과반사, 발작
- 심혈관계 : 보상성 빈맥, 체위성 저혈압, 고혈압, 경정맥 팽창, 말초정맥 충혈, 심잡음, 부정맥
- 체중증가, 부종
- 호흡계 : 호흡곤란, 수포음, 흉막심출
- 신장 : 다뇨(저혈량성), 핍뇨(고혈량성)
- 갈증, 발열, 체온 상승
- 검사 : 혈장 삼투압 > 295mOsm/kg

390 ① 391 ④ 정답

392 **니트로글리세린 복용시 간호중재로 알맞은 것은?**

> ㉠ 약은 앉은 자세에서 투약하는 것이 효력이 좋다.
> ㉡ 알약은 삼키지 않고 혀 밑에 넣은 뒤 녹여서 삼킨다.
> ㉢ 1회 복용(5분간) 후에도 통증이 계속되면 응급실로 간다.
> ㉣ 몸에 붙지 않는 의복주머니나 지갑에 넣어 다닌다.

① ㉠, ㉡, ㉢　② ㉠, ㉢
③ ㉡, ㉣　④ ㉣
⑤ ㉠, ㉡, ㉢, ㉣

해설 니트로글리세린 복용법
- 흉통시에 증상이 완화될 때까지 5분마다 반복해서 사용한다.
- 혀 밑에 넣고 녹이는 것으로 약은 누운 자세에서 투약하는 것이 효력이 좋다.
- 3회 복용한 후(15분간)에도 통증이 계속되면 응급실로 간다.
- 재킷 등의 몸에 붙지 않는 의복 주머니나 지갑에 넣어 다닌다.

393 **벅스 견인을 한 대퇴골절환자가 붕대부위에 조이는 듯한 통증을 호소할 때의 간호중재는?**

① 돌려 눕힌다.
② 견인부위 붕대를 느슨하게 해준다.
③ 견인측 하지를 낮게 해준다.
④ 견인을 위한 줄과 도르레 위치를 바꾼다.
⑤ 조금 더 지켜본다.

해설 ② 붕대부위에 조이는 듯한 통증을 호소할 때는 견인부위 붕대를 느슨하게 해준다.

394 **포도막염의 치료제로 아트로핀을 투여하는 이유는?**

① 동공을 산대시켜, 수정체와 홍채의 유착을 방지하기 위함이다.
② 안구통증을 경감시키기 위함이다.
③ 수명을 증대시키기 위함이다.
④ 홍채와 모양체를 긴장시키기 위함이다.
⑤ 안압을 상승시키기 위함이다.

정답 392 ③ 393 ② 394 ①

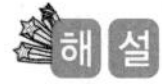
포도막염

- 포도막은 눈의 가장 바깥쪽의 공막과 가장 안쪽의 망막 사이에 있는 막으로, 혈관이 분포하여 눈에 영양공급을 하고 있다. 이 막에 염증이 생기면 주변의 망막, 공막은 물론 수정체, 각막 등 눈의 중요한 부분에 손상을 입히므로 시력저하나 실명까지 초래할 수 있다.
- 아트로핀은 동공을 확대시키므로 수정체와 홍채의 유착을 방지하고 안과에서 산동제로써 내복, 주사, 점안제로 홍채염, 홍채모양염, 각막염, 포도막염 치료에 사용하나 녹내장에는 사용하지 않는다.

395 확장기 잡음이 들리는 판막질환은?

① 삼첨판 협착증
② 승모판막 폐쇄부전증
③ 대동맥판막 협착증
④ 대동맥판막 폐쇄부전증
⑤ 삼천판막 폐쇄부전증

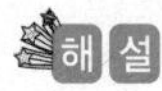
심음 발생 부위별 분류

- 심첨부 잡음
  - 수축기 : 방실판 폐쇄부전(승모판 폐쇄부전)
  - 확장기 : 방실판구 협착(승모판구 협착)
- 심기부 잡음
  - 수축기 : 반월판구 협착(대동맥, 폐동맥판구 협착)
  - 확장기 : 반월판 폐쇄부전(대동맥판막 폐쇄부전)
- 심막마찰음
- 심기부 연속성 잡음

396 갑상선기능항진증 환자 간호중재는?

픽 나오는 유형

> ㉠ 심신의 안정을 도모할 수 있는 환경제공
> ㉡ Propylthiouracil과 같은 항갑상선 약물투여
> ㉢ 발한이 심하면 자주 목욕하고 면옷을 착용
> ㉣ 부종을 관찰하고 염분섭취를 권장

① ㉠, ㉡, ㉢ ② ㉠, ㉢
③ ㉡, ㉣ ④ ㉣
⑤ ㉠, ㉡, ㉢, ㉣

해설 ㉣ 갑상선기능저하증 환자에 대한 간호중재이다.

395 ④ 396 ① 정답

397 알러지성 비염에 대한 간호중재로 옳지 않은 것은?

① 비알러지성 화장품을 사용한다.
② 모직침구를 사용한다.
③ 가구에 덮개를 씌운다.
④ 항히스타민제를 사용한다.
⑤ 집안에 동물을 키우지 않는다.

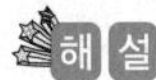
해설 ② 베개나 침구 덮개는 면으로 하고 모직침구를 사용하지 않는다.
알러지성 비염 예방법
• 알레르겐과 분리
• 먼지 생성 물질 제거
• 부교감 자극상황 피하기(알코올, 흡연, 기온과 습도 변화)

398 부분 위절제술을 받은 환자에게서 식후 30분에 어지러움, 발한, 복부경련, 설사의 증상이 나타났다. 증상을 완화시키기 위한 교육내용은?

① 식후에 좌위를 취하도록 한다.
② 국물과 함께 밥을 먹지 않도록 한다.
③ 탄수화물, 특히 죽이나 미음을 먹도록 권장한다.
④ 저지방식이를 먹도록 한다.
⑤ 식후에 물을 먹도록 한다.

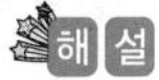
해설 부분 위절제술을 받은 환자에게서 식후 30분에 어지러움, 발한, 복부경련, 설사의 증상이 나타나면 덤핑증후군이다. 이러한 환자는 식사 중에 물을 마시지 말고 천천히 먹는다.

정답 397 ② 398 ②

399 십이지장 궤양의 증상에 대한 설명으로 옳은 것은?

> ㉠ 출혈, 천공, 폐색을 일으킬 수 있다.
> ㉡ 암으로의 발전 가능성이 높다.
> ㉢ 식사를 하면 통증이 완화된다.
> ㉣ 음식배출속도가 느리다.

① ㉠, ㉡, ㉢　　② ㉠, ㉢
③ ㉡, ㉣　　④ ㉣
⑤ ㉠, ㉡, ㉢, ㉣

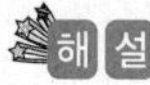

십이지장 궤양의 증상
- 위가 비어 있을 때 나타나므로 식사를 하면 통증이 완화된다.
- 출혈, 천공, 폐색을 일으킬 수 있다.

400 호흡의 화학적인 조절에 관한 설명으로 옳은 것은?

꼭 나오는 유형

① 혈압이 상승하면 호흡이 빠르고 얕아진다.
② 저산소혈증이 되면 과소환기를 하게 된다.
③ 체온이 상승하면 호흡수는 감소한다.
④ 체내 탄산가스 농도가 증가하면 호흡이 느려진다.
⑤ 동맥혈 내 수소이온이 많아지면 호흡수는 증가한다.

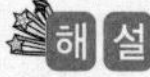

호흡의 화학적 조절(Chemical Regulation)
- 호흡, 맥박이 빠르면 저혈압
- 저산소혈증이면 과도환기
- 체온상승하면 호흡수 증가
- 체내 탄산가스 농도 올라가면 호흡수 증가
- 동맥혈 내 수소이온 농도 증가시 호흡수 증가

399 ② 400 ⑤ 정답

핵심문제

제 02 장

모성간호학

● 시험 시간표

교 시	시험과목(문제수)	문제수	시험시간
1교시	성인간호학 (70) 모성간호학 (35)	105	09:00~10:35(95분)
2교시	아동간호학 (35) 지역사회간호학 (35) 정신간호학 (35)	105	11:05~12:40(95분)
점심시간 12:40~13:40(60분)			
3교시	간호관리학 (35) 기본간호학 (30) 보건의약관계법규 (20)	85	13:50~15:10(80분)

시험에 나올 문제만 콕! 짚어 놓은

제2장

모성간호학

01 월경주기를 이용한 자연피임방법을 사용할 때, 배란주기 중 기초체온 측정결과에 대한 설명으로 옳은 것은?

① 갑자기 하락했다가 지속된다.
② 약간 하락했다가 상승한다.
③ 갑자기 상승했다가 떨어진다.
④ 고온 상태에서 떨어진다.
⑤ 지속적으로 상승한다.

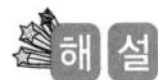

자연주기법에 의한 피임

- 기초체온법 : 이른 아침 4~6시 사이 안정된 상태에서 매일 체온을 측정해 보면 월경 시작부터 배란이 일어나기까지는 체온이 저온상태로 유지, 배란기 무렵에 약 0.3℃ 정도 하락했다가 약 3일이 지나면 상승하여 월경 전까지 고온기를 유지하는 것을 이용하는 피임방법이다.
- 배란법(Ovulation Method) : 자궁경부에서 만들어지는 점액양과 그것이 어떻게 느껴지는가의 변화에 기초하여 배란 여부를 판명하는 방법이다. 이 방법은 질입구의 점액과 이의 변화를 정기적으로 측정해야 한다.
- 증상체온법(Symptothermal Method) : 기초체온법과 배란법의 혼합형이며 점액의 변화와 체온변화의 측정 이외에 배란을 시사하는 다른 현상을 관찰해야 한다. 즉, 유방의 압통, 복통, 질의 점상출혈, 자궁의 위치와 경도의 변화 등을 관찰해야 한다.

02 제대탈출이 의심될 때 임부를 어떤 자세로 해주면 좋은가?

꼭! 나오는 유형

① 쇄석위
② 슬흉위
③ 복 위
④ 좌 위
⑤ 반좌위

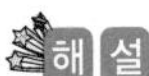

② 태아의 제대가 눌리는 것을 막아야 하므로 환자의 체위를 슬흉위로 취해준다.

제대탈출시 임부 체위

골반부위–트렌델렌버그, 슬흉위, 좌측위 취하기 → 더 심한 탈출의 예방 및 선진부 압력 완화 → 제대 압박 감소

정답 1 ② 2 ②

03 임신 26주된 임부가 산전건강관리를 받으러 병원에 와서 임신성 당뇨병이라고 진단받았다. 간호사가 이 임부의 식이교육을 실시하려고 할 때 옳지 않은 것은?

① 정상 체중과 활동을 유지하기 위해 2,000~2,500kcal를 권장한다.
② 전체 칼로리의 45%는 탄수화물, 30%는 지방, 25%는 단백질로 섭취하게 한다.
③ 탄수화물을 불충분하게 섭취하면 산독증과 케톤혈증의 위험이 있다고 알려준다.
④ 지방식이는 위가 비는 것을 느리게 하고 고혈당증을 예방할 수 있다고 알려준다.
⑤ 기름기가 많은 양질의 단백질을 섭취하게 한다.

해설 임신성 당뇨병의 식이요법

- 임신 후반기이므로 하루 에너지 섭취량은 350kcal를 추가한 2,350kcal로 처방한다.
- 식사 구성은 3대 영양소 당질 40 ~ 50%, 단백질 20%, 지방 30 ~ 40% 비율로 배분을 하며, 식사 배분은 아침 식사의 경우 전체 열량의 10%, 점심은 20 ~ 30%, 저녁은 30 ~ 40%, 간식은 30%의 비율이 권장된다.
- 혈당 조절과 저혈당증세, 케톤증을 예방하기 위해 3끼의 식사와 3번의 간식으로 식품 섭취 빈도를 자주 하는 것이 좋다.
- 가장 중요한 점은 음식을 골고루 섭취하는 것이다(곡류는 복합당질 이용).
- 기름기가 적은 양질의 단백질을 섭취하게 한다.
- 섬유질은 다양한 식품에서 하루 20 ~ 35g 정도를 섭취하도록 한다. 이는 섬유질이 당질의 흡수 속도를 지연시켜 주며 만복감을 줄 수 있는 이점이 있기 때문이다.
- 정상보다 몸무게가 많이 나가는 임부라도 불충분한 탄수화물을 섭취하는 당뇨병 임부는 태 산성증과 케톤혈증의 위험이 있어 체중저하를 추천하지 않는다.

04 분만 5시간 후 산모를 진찰할 때 자궁저부가 제와부에 있다. 분만 후 첫 소변을 도뇨하고 2번째 자연배뇨를 기다리는 중이다. 체온 37도, 혈압 100/80mmHg였고, 갈증과 피로, 회음부 동통을 호소하였다. 이 산모에게 어떤 정서적 간호가 필요한가?

① 적극적이고 자율적인 심리상태이므로 엄마의 역할에 적응하도록 격려한다.
② 분만으로부터 정신적 회복이 다 된 상태이므로 가정일과 부부생활에 적응하도록 돕는다.
③ 의존적이고 수동적인 심리상태이므로 산모의 요구를 들어주고 쉬게 한다.
④ 산욕기 우울 상태이므로 정신과 의사에게 의뢰한다.
⑤ 특별한 정신적 간호는 필요없고 신체적 간호가 중요하다.

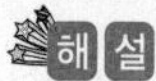 산욕기 산모의 정서적 간호

분만 24시간 내의 소극기에 해당한다. 따라서 산모가 의존적이고 수동적인 심리상태이므로 산모의 요구를 들어주고 쉬게 해야 한다.

3 ⑤ 4 ③ 정답

05 임부의 철분결핍성 빈혈의 기준으로 알맞은 것은?

① Hb 5gmE/100cc 이하, Hct 20% 이하
② Hb 5gmE/100cc 이하, Hct 30% 이하
③ Hb 10gmE/100cc 이하, Hct 30% 이하
④ Hb 10gmE/100cc 이하, Hct 40% 이하
⑤ Hb 15gmE/100cc 이하, Hct 40% 이하

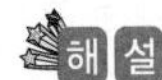

철분결핍성 빈혈은 임신중기 이후에 혈액수치가 10g/dl, Hct 30% 이하일 때를 말하며 보통 15%의 임신부에서 나타난다. 대개 임신을 하면 생리적으로도 혈액소 및 적혈구의 농도가 감소하는 경향을 나타내며, 임신시에 필요한 철분량은 많아지나 철분의 보급이 충분하지 못하기 때문이다.

06 산후 대퇴혈전성 정맥염 산모의 간호중재는?

꼭 나오는 유형

① 다리의 동통완화를 위해 잘 문지른다.
② 순환증진을 위해 마사지를 자주 해준다.
③ 이환된 하지를 침대 아래로 내린다.
④ 자주 걸어다니도록 권장한다.
⑤ 침상안정을 취하도록 한다.

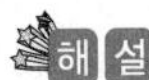

혈전성 정맥염(Thrombophlebitis)의 간호중재
- 트렌델렌버그 체위로 침상안정 : 정맥귀환과 혈액순환을 촉진
- 다리 압박감 피하고자 cradle 설치, 온찜질
- 문지르거나 마사지하지 말 것 : 혈괴가 떨어져 나와 색전이 될 우려가 있으므로
- 안정, 침범된 다리 상승, 항생제, 진통제, 항응고제 투여로 혈전 용해
- 신체적 편안감 제공
- 증상 증후 관찰로 합병증의 조기 발견, 지지적 간호

07 자궁의 구조와 기능에 관한 설명으로 옳은 것은?

꼭 나오는 유형

> ㉠ 수의근의 근육층으로 되어 있다.
> ㉡ 전경 전굴의 형태이다.
> ㉢ 배란기능과 월경 기능을 한다.
> ㉣ 자궁의 전방에는 방광, 후방에는 직장이 위치한다.

① ㉠, ㉡, ㉢　② ㉠, ㉢　③ ㉡, ㉣
④ ㉣　⑤ ㉠, ㉡, ㉢, ㉣

정답 5 ③ 6 ⑤ 7 ③

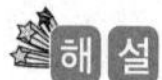 자궁의 구조와 기능

- 자궁은 두꺼운 막으로 된 불수의근의 근육기관이다.
- 임신말기까지 태아를 수용할 수 있을 정도로 팽창이 잘되는 근육으로 구성되어 있어 있다.
- 자궁은 전경 전굴의 형태로 서양배 모양을 하고 있으며 크기는 다양하다.
- 자궁의 중요한 기능은 월경을 하게 하고, 수정란을 자궁내막에 착상시켜 임신을 유지시키며 임신에서 분만까지 태아를 자라게 해준다(배란은 난소에서 한 달에 한 번 한다).
- 자궁 안은 비어 있으며, 자궁의 전방에는 방광이 있고, 후방에는 직장이 있다.

08 임신으로 인한 빈혈의 보편적인 원인은?

꼭 나오는 유형

① 엽산결핍
② 실혈에 의한 헤모글로빈 농도 저하
③ 혈장량 증가에 의한 철분 농도의 저하
④ 혈액조성 구성과정에서의 이상
⑤ 혈액의 체세포 순환부전

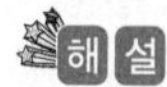 임신이 진행됨에 따라 혈액량이 많아지게 되고 적혈구 생산이 많이 이루어진다. 임신 20주경에 이르러서는 철분이 체내보유량으로는 부족하게 되어 빈혈증상이 나타나게 된다.

09 유도분만 중 옥시토신 투여시 주입 중단은?

㉠ 강직성 자궁수축	㉡ 양막 파수
㉢ 태아 서맥, 빈맥	㉣ 이슬량 증가

① ㉠, ㉡, ㉢　② ㉠, ㉢　③ ㉡, ㉣
④ ㉣　⑤ ㉠, ㉡, ㉢, ㉣

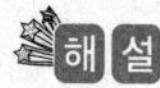 옥시토신의 정맥점적

- 옥시토신의 평균 반감기는 약 5분 정도이며 옥시토신에 의해 과자극 자궁수축이 나타나는 경우 즉시 투여를 중지하면 혈장 내 옥시토신의 농도가 급격히 저하되어 과자극을 피할 수 있다.
  - 모체 : 긴장성 자궁수축 → 태반조기박리, 자궁파열, 경관열상, 산후출혈, 감염, 양수전색증
  - 태아 : 빈번하고 지연된 자궁수축 → 태아질식, 신생아 저산소증, 신체상해, 조산
- 옥시토신을 투여하는 동안 자궁수축과 태아의 심박수를 계속적으로 세심히 감시해야 하며 자궁수축이 10분 내에 5회 이상 일어나거나 1분 이상 수축이 나타나거나 또는 태아심박수가 현저히 감소되면 즉시 투여를 중지하여야 한다.

8 ③ 9 ② 정답

10 자궁 외 임신 시 복강 내 출혈로 제와부위가 푸른색을 띠는 것을 무엇이라고 하는가?

① 맥도널드 증후(McDonald' s Sign)
② 구델 증후(Goodell' s Sign)
③ 쿨렌 증후(Cullen' s Sign)
④ 차드윅 증후(Chadwick' s Sign)
⑤ 헤가 증후(Hegar' s Sign)

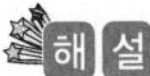
① 임신 7~8주경에 자궁저부가 경부 쪽으로 휘어지기 쉽게 되는 현상
② 임신 5주경에 경부가 부드러워지는 것
④ 임신 후 질점막이 자청색으로 변하는 현상(질점막 혈관 분포의 양 증가가 원인이다)
⑤ 임신 약 7주 정도 되어 협부가 부드러워지는 것

11 복부 초음파 검진 준비시 맞는 내용은?

꼭 나오는 유형

㉠ 검사 전에 내진을 실시한다.
㉡ 검사 전에 금식을 한다.
㉢ 검사 전에 충분히 물을 마시고 소변을 본다.
㉣ 검사 전에 방광을 채운다.

① ㉠, ㉡, ㉢
② ㉠, ㉢
③ ㉡, ㉣
④ ㉣
⑤ ㉠, ㉡, ㉢, ㉣

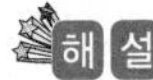
초음파 검진시 주의 사항

- 산부인과 검사시는 배뇨를 참게 한다(투과성 용이하게).
  - 방광 내 Urine을 충만시켜야만 투과가 용이하며 심부자궁 및 장기 등의 확인이 용이하다. 인위적으로는 생리식염수를 주입한다.
  - 위장을 검사하기 위해서는 다량의 물을 먹인 후 검사하기도 한다. 또한 물로 찬 위를 음창(Sonic Window)으로 사용하여 췌장이나 하부 담관을 검사할 수도 있다.
  - 골반강을 검사하기 위해서는 방광을 물로 채워 음창으로 이용한다. 물은 아주 좋은 음창으로 오줌으로 찬 방광을 통해서 방광 뒤에 있는 자궁, 직장같은 장기를 용이하게 검사할 수 있고 방광이 충만되면 골반강 내에 있는 공기로 찬 장관을 위로 밀어 올려 방해 없이 검사를 용이하게 할 수 있다.
- 임신초기(태아기관 형성기)에는 장시간 초음파 검사를 하지 않는 것이 좋다.

정답 10 ③ 11 ④

12 진진통에 대한 설명으로 옳은 것은?

> ㉠ 경관의 개대와 소실이 동반된다.
> ㉡ 혈성이슬이 감소한다.
> ㉢ 진통은 배에서부터 허리 쪽으로 옮겨진다.
> ㉣ 10분 간격으로 찾아오기 시작해 간격이 점차 길어진다.

① ㉠, ㉡, ㉢ ② ㉠, ㉢ ③ ㉡, ㉣
④ ㉣ ⑤ ㉠, ㉡, ㉢, ㉣

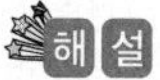

진진통

- 분만진통이라고 하는 진진통은 10분 간격으로 찾아오기 시작해 간격이 점차 짧아지고 진통의 세기도 점점 커져간다. 또한 아기가 골반으로 내려오기 때문에 진통은 배에서부터 허리 쪽으로 옮겨진다.
- 혈성이슬이 증가하고 경관의 개대와 소실이 동반되며, 걸으면 진통의 강도가 심해져 진정제의 효과도 없다.

특 성	진진통	가진통
규칙성	규칙적	불규칙적
간 격	간격이 점점 짧아짐	간격의 변화 없음
강 도	• 강도가 점점 강해짐 • 걸으면 더욱 심해짐	• 강도 변화 없음 • 걸으면 완화됨
부 위	등과 복부	하복부에 국한
진정제 효과	없 음	있 음
이 슬	보 임	안 보임

13 자궁복구에 영향을 미치는 요인은?

꼭 나오는 유형

> ㉠ 골반염증성 질환 ㉡ 자궁긴장도
> ㉢ 자궁내막염 ㉣ 산모의 식이

① ㉠, ㉡, ㉢ ② ㉠, ㉢ ③ ㉡, ㉣
④ ㉣ ⑤ ㉠, ㉡, ㉢, ㉣

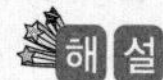

자궁복구에 영향을 미치는 요인

- 산후 자궁수축이 원활하게 이루어지지 않아 회복이 늦어짐
- 태반 일부의 잔유물이나 심한 출혈
- 자궁 내 감염, 자궁근종, 골반염증성질환
- 모유 분비 억제제를 사용했을 경우

12 ② 13 ① 정답

14 **다음 중 태반박리증상은?**

> ㉠ 공모양으로 변한다.
> ㉡ 치골결합 상부를 누르면 제대가 당겨 올라간다.
> ㉢ 자궁저부가 일시적으로 제와부 이상으로 올라간다.
> ㉣ 혈액은 배출되지 않는다.

① ㉠, ㉡, ㉢　② ㉠, ㉢　③ ㉡, ㉣
④ ㉣　⑤ ㉠, ㉡, ㉢, ㉣

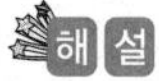
해설 태반박리
- 임신 후반기 출혈의 원인이다.
- 정의 : 비정상적으로 태아가 만출되기 전에 태반박리가 일어나는 것
- 증 상
  - 암적색 질출혈, 질구에서 제대가 늘어지고, 치골결합 상부를 눌러도 제대가 당겨 올라가지 않는다.
  - 자궁의 모양은 원반모양에서 공 모양으로 변화된다.
- 태반조기박리의 의증 : 질 출혈, 배를 통해서 자궁을 만질 경우 아파하는 증상이 있을 때, 요통, 태아의 호흡곤란, 자궁수축이상, 원인불명의 조기진통
- 지속적인 통증 : 날카로운 통증
- 자궁의 긴장도 증가 : 나무판자처럼 단단해져 태아촉지 불가

15 **임신 2기에 난산으로 외상성 질 분만을 하였고 혈압이 저하되고 회음부에 열상과 통증이 심한 산모에 대한 적절한 간호는?**

① 오로의 양과 저혈량 쇼크를 관찰한다.
② 머리를 올려주고 수액주입 속도를 낮추어 준다.
③ 혈압강하제를 즉시 투여한다.
④ 탈수된 자궁을 올려준다.
⑤ 자궁절제술에 대해 심리적으로 지지한다.

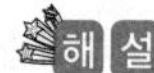
해설 외상성 질 분만 산모의 간호중재
- 오로의 양과 저혈량 쇼크 증상을 관찰한다.
- 산모의 다리 쪽을 올려주고 정맥주입 속도를 증가시킨다.

정답 14 ② 15 ①

16 심질환 임부의 치료 및 간호에 대한 설명으로 틀린 것은?

① 식후 30분씩 낮잠을 잔다.
② 심장 손상의 원인이 되는 모든 감염을 피한다.
③ 무리한 집안일, 운동, 계단을 빨리 오르내리는 것 등 활동을 제한한다.
④ 스트레스를 피하기 위해 여행을 한다.
⑤ 12kg 이상의 체중증가를 제한한다.

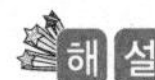 심질환 임부의 치료 및 간호

- 일상생활에 주의하여 무리한 일, 스트레스, 여행, 무거운 것을 드는 것, 계단을 빨리 오르내리는 것 등을 피한다.
- 휴식과 수면을 충분히 취하고, 식후 30분씩 낮잠을 잔다.
- 심장 손상의 원인이 되는 모든 감염을 피한다.
- 10~12kg으로 체중 증가를 제한한다.
- 고단백, 저염식이, 철분보충, 수분섭취를 제한한다.
- 감염으로 인한 심장의 부담과 손상을 예방한다.
- 강심제 : 처방받은 임부는 계속 복용한다.
- 이뇨제 : Class Ⅲ, Ⅳ에 처방한다.

17 임신 1기의 증상으로 옳은 것을 모두 고른 것은?

> ㉠ 비후점막 등의 혈관이 확장됨
> ㉡ 위산 분비 증가
> ㉢ Hegar Sign이 나타남
> ㉣ 변비증이 생기고, 배뇨횟수 감소

① ㉠, ㉡, ㉢ ② ㉠, ㉢
③ ㉡, ㉣ ④ ㉣
⑤ ㉠, ㉡, ㉢, ㉣

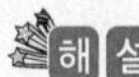 임신 1기 증상

- 월경이 없어지고, 소변검사로 임신을 진단할 수 있다.
- 호르몬의 변화 : 체온 상승, 위장활동의 둔화로 변비증
- 위장 작용 둔화 : 입덧, 오심, 구토
- 위산 분비 감소 : 신 음식을 많이 먹는다.
- 모세혈관의 저항력이 떨어져 비후점막 등의 혈관이 확장된다.
- 자궁의 모양은 전굴되고 자궁근은 섬유 증식과 비대, 탈락막의 발달이 일어나게 되며 협부가 부드러워지는 Hegar's Symptom이 일어난다.
- 태아의 발육에 따라 주위 장기 압박으로 방광이 압박되어 배뇨횟수가 증가된다.

16 ④ 17 ② 정답

18 **자궁근종 환자를 진단하는 방법으로 맞는 것은?** 꼭 나오는 유형

㉠ 환자의 하복부 팽만감 호소에 근거하여 양손으로 진찰하면 덩어리가 촉진된다.
㉡ 자궁근종은 난소의 기능이 활발할 때 잘 자란다.
㉢ 항문을 압박하면 변비증상이 있다.
㉣ 방광을 압박할 경우 빈뇨, 배뇨 곤란이 있다.

① ㉠, ㉡, ㉢
② ㉠, ㉢
③ ㉡, ㉣
④ ㉣
⑤ ㉠, ㉡, ㉢, ㉣

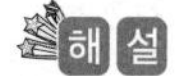

자궁근종 진단
- 자궁벽에서 딱딱하고 경계가 분명한 혹이 관찰되는 것으로 폐경이 되면 자궁이 위축되는 관계로 증상의 완화를 보이며 새로운 질환의 출현은 드물다.
- 자궁근종이 많이 진행되었을 경우 환자 본인이 복부에서 촉진 가능하다.
- 소화장애, 소량의 음식을 섭취한 경우에서도 복부 팽만감을 호소하기도 한다.
- 이상자궁출혈이 있을 수 있고 월경량과 기간이 증가하며 커진 자궁이 방광을 눌러 빈뇨, 배뇨곤란, 배뇨 후 잔뇨감 등을 호소하기도 한다.
- 항문을 압박하면 변비증상이 있다.

19 **다음 중 산욕기에 응고인자가 상승하여 발생할 수 있는 합병증은 어느 것인가?** 꼭 나오는 유형

① 산후출혈
② 서 맥
③ 심장기능의 변화
④ 혈전성 정맥염
⑤ 퇴축부전

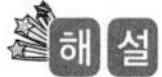

혈전성 정맥염
- 혈관벽에 달라붙는 혈전의 형성을 동반하는 정맥염증으로 산모들의 산욕기 동안 혈액의 응고인자들이 상승하여 혈전성 정맥염의 발생률이 높다.
- 혈전은 대개 장딴지에 위치한 슬와정맥이나 대퇴정맥에서 시작하여 그 상하부로 진행되는데, 복부에 위치하는 장골정맥이나, 하대정맥에 혈전이 파급되면 치사율이 대단히 높은 폐색전증으로 발전되기 쉽다.

정답 18 ⑤ 19 ④

20 다음 중 뇌하수체 – 난소 – 자궁의 관계를 옳게 설명한 것은?

① 뇌하수체 후엽 – LH – 황체호르몬
② 뇌하수체 후엽 – FSH – 황체변성
③ 프로게스테론 – 자궁내막증식기 – 수정란착상
④ 뇌하수체 전엽 – FSH – 난포성장
⑤ 에스트로겐 – 자궁내막분비기 – 월경

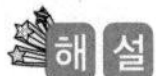

뇌하수체 – 난소 – 자궁의 관계
- 뇌하수체 전엽에서 난포 자극 호르몬(FSH)을 분비하여 난포를 성장시킨다.
- 난소의 기능은 에스트로겐과 프로게스테론의 분비와 배란 작용을 한다.

21 자간전증을 예방하기 위한 검사로 옳은 것은?

① 혈액검사, 경련검사, 뇌파검사
② 혈액검사, 소변검사, 심전도
③ 뇌파검사, MRI, 소변검사
④ 혈압측정, 체중검사, 소변검사
⑤ 심장초음파, 유전자검사, 혈압검사

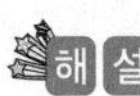

자간전증 예방을 위한 검사
- 혈압 : 6시간마다 두 번 측정, 결과가 평상시 BP보다 수축기압 30mmHg, 이완기압 15mmHg 이상 상승하거나 140/90mmHg ↑
- 체중 : 조직 내 수분증가로 인한 부종
- 단백뇨 : PIH와 자간전증의 지표, 경한자간전증에서 24시간, 소변 수집 검사에서 요단백 5g/l

22 자간전증 임부에 대한 간호로 옳은 것은?

> ㉠ 혈압이 150/100mmHg 이상이고 단백뇨가 1g/24h 이상이면 병원에 입원하도록 권한다.
> ㉡ 가급적 빨리 분만하도록 하고 유도분만을 실시한다.
> ㉢ 자간의 위험을 줄이기 위해 방을 어둡게 하고 임부는 왼쪽 옆으로 눕도록 권한다.
> ㉣ 항경련제이며 혈관 이완작용이 있는 Calcium Gluconate를 투여한다.

① ㉠, ㉡, ㉢
② ㉠, ㉢
③ ㉡, ㉣
④ ㉣
⑤ ㉠, ㉡, ㉢, ㉣

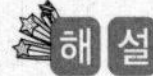

자간전증 간호중재
- 임신 후 혈중 특정 단백질 분자가 비정상적으로 많으면 임신중독증인 자간전증을 겪을 위험이 매우 높다.

20 ④ 21 ④ 22 ② 정답

- 혈압이 150/100mmHg 이상이고 단백뇨가 1g/24h 이상이면 병원에 입원하도록 권한다.
- 환자의 신변에 위험한 기구를 두지 말고, 머리를 차게 해주며, 조용하고 어두운 방에 왼쪽 옆으로 눕히고 항경련제인 $MgSO_4$를 투여한다.
- 발작 중에 혀 손상 방지를 위해 치열 사이에 설압자를 끼워 준다.

23 태향을 알아보기 위해서 촉진을 하니 태아의 천골이 모체 골반의 왼쪽 앞에서 만져졌다. 이 태아의 방향으로 옳은 것은?

① 좌전방 두정위　　② 우전방 안면위
③ 좌전방 천골위　　④ 우전방 횡위
⑤ 좌전방 둔위

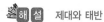

해설 태향(Position)
태향이란 각 태위의 지표와 모체의 골반과의 관계를 나타낸 것이다.
- 두정위의 지표 – 후두(Occiput)
- 안면위의 지표 – 턱(Mentum)
- 둔위의 지표 – 천골(Sacrum)
- 횡위의 지표 – 견갑(Acromion Process)

24 다음 중 제대와 태반에 대한 설명이다. 해당되지 않는 것은?

① 2개의 동맥과 한 개의 정맥이 있다.
② 임신말기에 신생아와 태반의 비율은 6 : 1이다.
③ 제대정맥에 산소가 부족하다.
④ 모체면에 15 ~ 20개의 태반분엽이 있다.
⑤ 제대 주위에 Wharton's Jelly가 있다.

해설 제대와 태반
- 제 대
  - 2개의 제대동맥과 한 개의 제대정맥으로 구성된다.
  - 제대가 태반 중앙으로부터 잘 뻗어 나오고 있는지, 평균 길이가 55cm 정도인지를 확인한다.
  - 제대주위에 왈톤젤리(Wharton's Jelly)가 있다.
- 태 반
  - 태반의 직경 15~20cm 정도, 두께 2~3cm 정도이다.
  - 태반의 모체면은 몇 개의 태반분엽(Cotyledon)으로 이루어져 있으며, 전반적으로 검붉은 색을 띤다.
  - 임신 말기에 신생아와 태반의 비율은 6 : 1이다.
  - 모체면에 15~20개의 태반분엽이 있다.

정답 23 ⑤ 24 ③

25 폐경기에 발생되는 증상으로 옳지 않은 것은?

꼭 나오는 유형

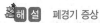

① 우울증
② 얼굴 붉어짐
③ 음모의 탈락
④ 노인성 질염의 감염
⑤ 에스트로겐 과다 분비

해설 폐경기 증상
- 생리 신체적 증후
  - 월경정지 : 불규칙한 배란, 무배란성 월경
  - 자율신경계 증상 : 열감(Hot Flush), 발한, 손발이 차지고 어지럼증, 가슴 두근거림 등
  - 위축성 질염, 소양증, 작열감, 성교시 통증, 질점막 출혈, 유착
  - 비뇨기계 증상 : 에스트로겐 결핍으로 인한 위축성 변화로 자궁탈, 노인성 질염 등의 발생
  - 두통, 허약해진 느낌, 피로, 출혈 등
- 정서적 · 사회적 특성
  - 긍정적 반응 : 시간과 정신적 여유, 부부 간의 친밀감 형성, 삶의 재창조에 대한 긍정적 인식
  - 부정적 반응 : 허무, 고독, 슬픔, 집중력 저하, 성취욕 감소, 감정의 기복, 불안, 우울, 신경쇠약, 의존에 대한 두려움, 죽음에 대한 두려움
  - 빈 둥지 증후군(Empty Nest Syndrome) : 고독감, 소외감

26 다음 중 임신기간 동안 과도한 흡연으로 초래될 수 있는 현상은?

꼭 나오는 유형

㉠ 태아의 기형	㉡ 출생시 태아의 체중감소
㉢ 지능발육지연	㉣ 낮은 모성사망률

① ㉠, ㉡, ㉢
② ㉠, ㉢
③ ㉡, ㉣
④ ㉣
⑤ ㉠, ㉡, ㉢, ㉣

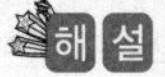

흡연이 임신에 미치는 영향
태아의 혈액순환장애, 태아가 저산소증으로 혈관의 수축, 호흡수가 빨라진다. 자연유산, 사산, 산전출혈, 양막조기파열, 조산, 기형아 · 저체중아의 위험성, 성장장애, 지적능력과 언어장애 등을 일으킨다.

25 ⑤ 26 ① 정답

27 **자궁적출술 환자가 수술 후 성생활에 대한 질문을 하였다. 이때 교육할 답변으로 적절한 내용은 어느 것인가?**

① 성교와 출산은 가능하다.
② 성교와 월경은 가능하다.
③ 월경은 없으나 성교는 가능하다.
④ 성교도 할 수 없고, 출산도 할 수 없다.
⑤ 성교는 할 수 있으나, 성의욕은 상실한다.

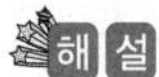

자궁적출술 환자의 수술 후 성생활
자궁을 적출하였기에 월경과 출산은 불가능하나 성생활의 주역을 담당하는 질(膣)은 그대로 남아 있고 여성호르몬도 분비되기 때문에 성생활에 지장을 주거나 여성으로서 매력이 사라지는 것은 아니다. 성적 쾌감 역시 떨어지지 않는다.

28 **저긴장성 자궁기능부전으로 올 수 있는 것은?**

㉠ 자궁수축이 약하고 짧다.
㉡ 이완성 자궁출혈의 위험이 있다.
㉢ 자궁경관이 개대되지 못한다.
㉣ 태아저산소증이 발생한다.

① ㉠, ㉡, ㉢
② ㉠, ㉢
③ ㉡, ㉣
④ ㉣
⑤ ㉠, ㉡, ㉢, ㉣

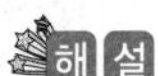

고긴장성 자궁수축과 저긴장성 자궁수축

고긴장성 자궁수축	저긴장성 자궁수축
• 태반관류감소로 분만초기부터 태아저산소증이 발생한다. • 자궁긴장도 증가로 인한 강한 압력으로 아두의 주형, 산류, 두혈종 등이 발생한다.	• 자궁경관이 개대되지 못하고 산부에게 탈진, 탈수의 위험이 있다. • 자궁수축이 약하고 짧으며, 선진부 하강이 잘 되지 않는다. • 이완성 자궁출혈의 위험이 있다.

29 **임신초기에 임부의 소변을 이용한 임신 반응검사는 어떤 호르몬을 이용하는 것인가?**

꼭 나오는 유형

① Progesteron
② Estrogen
③ Androgen
④ LH
⑤ HCG

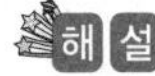

임신초기 임신반응 검사
임신이 되면 분비되는 HCG(Human Chorionic Gonadotropin) 호르몬이 소변을 통해 흘러나오는 것을 검사하는 원리이다.

정답 27 ③ 28 ① 29 ⑤

30 태아 안녕을 조사하기 위해 도움이 되는 검사는?

㉠ 혈중 알부민	㉡ 요중 Estriol
㉢ 요중 Pregnanediol	㉣ 요중 HCG

① ㉠, ㉡, ㉢ ② ㉠, ㉢ ③ ㉡, ㉣
④ ㉣ ⑤ ㉠, ㉡, ㉢, ㉣

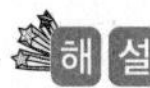
- 태아 안녕을 조사하기 위해 도움이 되는 검사는 요중 Estriol과 HCG이다.
- Albumin(알부민) : 알부민은 주로 간에서 만들어지는데 전신의 조직, 세포의 영양단백의 보급원으로서 유용하며 기타 금속이온, 빌리루빈, 지방산, 비타민, 호르몬, 약물 등 각종 성분을 결합 · 운반하여 필요한 것을 세포로 운반하고 불필요한 것을 제거하는 역할을 담당하고 있다.
- 임신부 요내의 Estriol 측정 : 이 검사는 당뇨병 환자의 임신, 과숙아, 고혈압 질환에서의 주산기 사망률을 감소시키는 데 효과적으로 사용되었다. Estriol은 20주가 되면 처음으로 소변에 나오기 시작하여 만삭이 되면 하루에 12mg 정도 나오는데, 4mg 이하이면 자궁 내 태아사망이 임박함을 시사한다.
- 요중 Pregnanediol : 태아전구물질을 요구하지 않기 때문에 태아 안녕평가에서는 거의 가치가 없다.
- 요중 HCG : 임신이 되면 요중에 태반 호르몬인 HCG(융모성 고나도트로핀)가 나타난다.

31 PIH시 나트륨을 제한하는 이유는?

꼭 나오는 유형

① 경 련 ② 부 종
③ 고혈압 ④ 당뇨병
⑤ 뇌졸중

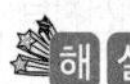
임신성 고혈압에서 나트륨을 제한하는 이유는 부종 때문이다. 부종으로 인하여 체중이 증가하고, 나트륨과 수분 배출이 되지 않아 혈압을 올려준다.

32 자궁내막선암에 관한 설명 중 옳지 않은 것은?

① 자궁체부의 악성종양 가운데 가장 흔하다.
② 에스트로겐의 투여와 관련 있다.
③ 폐경기 이후 부인에게 자주 발생한다.
④ 자궁내막 표면에 국한된다.
⑤ 폐경 이후의 여성은 위험도가 감소하는 추세이다.

30 ③ 31 ② 32 ⑤ 정답

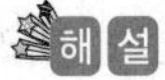 자궁내막선암

- 자궁내막암은 자궁체암이라고도 하며 병리적 형태는 자궁내막선암과 선극세포종이 대부분이다.
- 자궁내막에 생기는 암은 대부분 선암이며 고협압, 비만, 당뇨 Estrogen 등과 상관 관계가 있다.
- 자궁내막에 생긴 종양은 자궁근층을 침투하며 주위 림프절 및 장기로 전이한다.
- 여성 호르몬에 오래 노출이 되는 여성이 위험 인자가 되므로 아기를 낳지 않은 여성이나 폐경 이후의 여성, 뚱뚱하거나 당뇨가 있는 사람 등에서 위험도가 증가한다.
- 생리가 아닌데도 출혈을 하는 것이 주요 증상이라고 할 수 있다.

33 태아 선진부위의 준거지표에 대한 설명으로 옳은 것은?

① 둔위 – 견갑
② 두정위 – 턱
③ 횡위 – 턱
④ 안면위 – 후두
⑤ 단둔위 – 천골

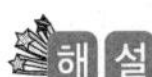 산모의 골반 입구에 가장 먼저 도달하는 태아의 부분을 선진부위라고 한다. 선진부위가 머리일 경우 두위라고 하며 선진부위가 엉덩이일 경우를 둔위라고 한다.

- 두정위의 지표 – 후두(Occiput)
- 안면위의 지표 – 턱(Mentum)
- 둔위의 지표 – 천골(Sacrum), 단둔위도 천골이 준거지표이다.
- 횡위의 지표 – 견갑(Acromion Process)

34 분만 후 조기 이상의 장점으로 옳은 것은?

꼭 나오는 유형

㉠ 변비 예방	㉡ 혈전성 정맥염의 예방
㉢ 방광합병증 감소	㉣ 자궁 퇴축 촉진

① ㉠, ㉡, ㉢
② ㉠, ㉢
③ ㉡, ㉣
④ ㉣
⑤ ㉠, ㉡, ㉢, ㉣

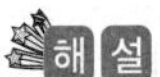 분만 후 조기 이상의 장점

- 장기간 누워 있으면 자궁후굴, 요통의 원인이 된다.
- 방광의 합병증을 예방하고, 직장기능을 증진시켜 변비를 예방한다.
- 출혈 경향을 감소시키며 자궁내막의 치유를 촉진시킨다(자궁 퇴축 촉진).
- 혈전성 정맥염을 예방한다.
- 산후회복 촉진 : 분만 후 1~2일 내에 침대에서 일어나 약간의 실내운동을 한다.

정답 33 ⑤ 34 ⑤

35 2일 전에 3.0kg 남아를 분만한 산모가 땀이 많이 나서 불편함을 호소한다. 이러한 증상의 이유는?

① 허약과 피로
② 과민 반응
③ 과열 반응
④ 한선의 분비물 증가
⑤ 산욕 감염

해설 땀이 나는 이유
땀은 쾌적한 온도에서 자연스럽게 흘려야 한다. 출산 후 2~3일경에는 몸에서 열감이 생기는데 이 열감으로 임신 중 피부에 누적된 수분이 땀으로 배출된다. 따라서 적당히 땀을 내는 것은 산후비만과 산후부종을 막는 데 도움이 된다.

36 생식기 결핵 발생률이 가장 높은 부위는?

① 질
② 경 관
③ 난 소
④ 난 관
⑤ 자 궁

해설 생식기 결핵 호발 부위
난관 90~100%, 자궁 50~60%, 난소 20~30%, 경관 5~15%, 질 1%의 순이다.

37 산후 모유수유시 유두 간호로 옳은 것은?

① 매일 하루에 한 번씩 유두를 소독수로 소독한다.
② 수유 전 비누로 씻고 수유 후 건조시킨다.
③ 유두열상이 생기면 곧 수유를 중지한다.
④ 심한 유두열상시 구멍난 플라스틱 덮개로 유두를 덮는다.
⑤ 젖이 잘 나오지 않으면 냉찜질과 마사지를 한다.

해설 산후 모유수유시 유두 간호
- 수유 전에는 깨끗한 물로만 씻고 비누, 알코올, 소독수 등은 사용하지 않는다.
- 유두열상이 생기면 아프지 않는 쪽부터 수유를 시작하고 수유시간을 5분 이내로 줄인다.
- 유두열상이 심하여 통증이 있으면 유두를 보호할 수 있는 덮개를 사용한다.
- 유방 충혈시 찜질과 유방 마사지를 한다.
- 젖이 잘 나오지 않으면 여러 차례 뜨거운 찜질과 마사지한다.
- 통증시 한쪽에 5분 정도만 수유하고, 남은 모유는 손으로 짜낸다.
- 유두를 공기에 노출시키고 수유 후에 열 램프를 이용하여 유두를 건조시킨다.

35 ④ 36 ④ 37 ④ 정답

38 **산모가 산후통을 호소하는 원인은?** 꼭 나오는 유형

① 자궁내막 혈관의 확장
② 자궁근의 탄력저하
③ 성숙난포의 파열
④ 자궁근의 간헐성 수축
⑤ 경관염증

해설 산후통의 원인은 자궁근육 인대의 탄력이 저하되었기 때문이다.

39 **분만시 자궁 경관의 개대와 소실은 어떤 기전에 의해 일어나는가?**

㉠ 양수의 압력	㉡ 선진부의 자궁 상부를 향한 압력
㉢ 자궁수축과 자궁내압	㉣ 복직근의 수축

① ㉠, ㉡, ㉢　　② ㉠, ㉢
③ ㉡, ㉣　　④ ㉣
⑤ ㉠, ㉡, ㉢, ㉣

해설 자궁경관의 개대와 소실의 기전
자궁경부의 개대와 소실에 기여하는 힘은 자궁수축과 자궁내압, 양수의 압력, 선진부의 자궁 하부를 향한 압력에 의한다.

40 **분만 후 산모가 배뇨를 하지 못해 방광이 팽만되어 있을 때, 간호사가 주의해서 관찰할 사항은?**

① 비뇨기계 감염　　② 자궁탈출
③ 자궁출혈　　④ 자궁후굴
⑤ 방광탈출

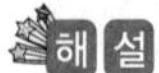
해설 산후 방광팽만시 관찰사항
산후 방광팽만이 오면 자궁수축을 방해하여 산후 출혈의 원인이 된다. 그러므로 분만 후 6~8시간이 지나도 배뇨를 하지 못하면 자연배뇨를 유도한다.

정답 38 ② 39 ② 40 ③

41 임신중 유방의 변화에 대한 설명으로 옳은 것은?

> ㉠ 유방이 커지고 민감해진다.
> ㉡ 유방의 정맥성 충혈성이 증가한다.
> ㉢ 유두가 착색된다.
> ㉣ 초유가 임신의 초반기에 나온다.

① ㉠, ㉡, ㉢　　② ㉠, ㉢
③ ㉡, ㉣　　④ ㉣
⑤ ㉠, ㉡, ㉢, ㉣

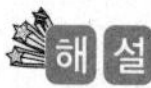
해설 임신중 유방의 변화

- 유방이 커지고 민감해진다.
- 유선조직이 증가되어 민감해진다.
- 유방 내 정맥들이 육안으로 볼 수 있을 정도로 커진다.
- 유두가 커지고 착색된다.
- 묽고 우유 같은 액체, 즉 초유가 임신의 중반기에 나온다.
- 유륜에 작은 융기인 몽고메리선이 생긴다.

42 자궁수축의 특징에 대한 설명으로 옳은 것은?

> ㉠ 진통초기에는 30초 정도이다가 5~10초로 짧아진다.
> ㉡ 수축과 이완이 교대로 온다.
> ㉢ 처음에는 규칙적이다가 점점 불규칙적이 된다.
> ㉣ 분만 시작전 자궁 내의 압력은 10mmHg 이하이다.

① ㉠, ㉡, ㉢　　② ㉠, ㉢
③ ㉡, ㉣　　④ ㉣
⑤ ㉠, ㉡, ㉢, ㉣

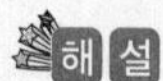
해설 자궁수축의 특성

- 빈도(Frequency) : 수축과 이완이 교대로 오며, 처음에는 20~30분 간격, 점점 짧아져 2~3분 간격
- 규칙성(Regularity) : 불수의적인 수축으로 처음에는 불규칙적이다가 점점 규칙적이 됨
- 기간(Duration) : 수축이 시작되어 사라질 때까지. 진통초기에는 30초 정도이다가 60~90초로 길어짐
- 강도(Intensity) : 처음에는 약하게 수축하다가 강해져서 태아만출시 가장 강함
- 자궁 내의 압력 : 분만 시작 전 10mmHg 이하, 제2기 60~80mmHg, 이완시 12mm 이하

41 ① 42 ③ 정답

43 **다음 중 태아 두개골에서 시상봉합의 위치는?**

① 전두골과 두정골
② 두정골 사이
③ 후두골과 두정골 사이
④ 후두골과 측두골 사이
⑤ 전두골과 전두골 사이

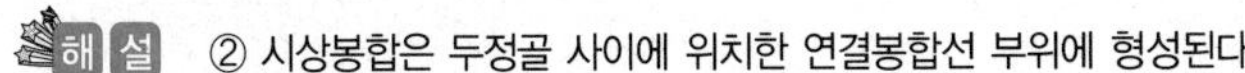
해설 ② 시상봉합은 두정골 사이에 위치한 연결봉합선 부위에 형성된다.

44 **산후 신체변화와 관련된 내용은?**

① 산후출혈 – 자궁이 유연하고 물렁물렁함 – 자궁저부 마사지
② 유방의 크기 – 유즙분비자극 – 유즙분비량에 영향
③ 분만 24시간 후 38도 이상 체온 상승 – 서맥 – 산후감염
④ 모유수유 – 자궁근육수축 – 오로배출감소
⑤ 유즙분비억제호르몬 – 프로락틴 – 비수유부에게 투여

45 **포상기태 환자에게서 발견할 수 없는 증상은?** 꼭! 나오는 유형

① 질출혈
② 저혈압과 오심
③ 양성 임신반응
④ 단백뇨
⑤ 자궁의 확대

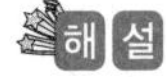
해설 포상기태의 증상

- 초기증상은 간헐적 · 지속적으로 갈색 분비물이 나오는 것으로 정상적인 입덧이 비정상적으로 심해지기도 한다.
- 임신이 지속되면 작은 기포가 질 전체에 퍼지기도 하고 임신중독증이나 체중감소, 갑상선기능항진 등 다른 증상을 동반하기도 하며 HCG 호르몬 수치가 높아져 난소가 커지기도 한다.
- 초음파로 포상기태를 확실하게 진단할 수 있으며 배아나 태아의 조직이 없고 작은 기포로 인해 자궁이 커졌음을 볼 수 있다.
- 과도하게 큰 자궁으로 임신 3개월에 5개월의 크기를 보인다.
- β-HCG는 정상임신에 비해 높은수치를 나타낸다.
- 임신 9~12주에 자간전증 증상으로 혈압상승, 단백뇨, 부종을 보인다.

정답 43 ② 44 ① 45 ②

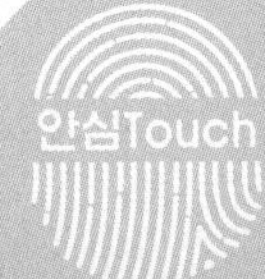

46 산후 생리 중 서로 관련성이 높은 것은?

꼭 나오는 유형

① 산모의 발한 – 허약, 피로 – 심한 산후 합병증
② 경관열상 – 태반조각잔류 – 산후출혈
③ 배뇨곤란 – 유방울혈 – 산욕열
④ 유즙분비시작 – 에스트로겐 – 유방의 선방세포
⑤ 자궁퇴축부전 – 방광팽만 – 자궁저부 마사지

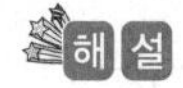
경관열상
태아가 나오면서 자궁의 일부분인 자궁경관에 큰 상처를 내어 출혈이 멈추지 않는 경우를 말한다. 대부분 상처 범위가 작아 출혈도 많지 않고 저절로 아무는 경우가 많으나 상처가 심해 자궁경관열상으로 진전된 경우 많은 출혈을 일으킨다(산후출혈의 원인은 경관열상, 태반조직의 잔여, 자궁이완 등).

47 골반 입구 뒷면의 첨단이 되며, 요추와 결합되어 있어 아두의 골반강 내 진입을 억제하기도 하는 산과적 부위는?

① 좌골가시
② 좌골결절
③ 천골갑
④ 천골바닥
⑤ 장골능

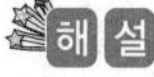
천골갑은 제1천추와 제5요추의 접합부위 상부의 돌출부위로 아두의 골반강 내 진입을 억제하기도 하며 골반입구 전후 경선의 지표가 되기도 한다.

48 충수염, 난관염, 유산, 난소의 염전 등 감별진단이 필요한 경우는?

① 자궁파열
② 포상기태
③ 조기파수
④ 난관임신
⑤ 불가피 유산

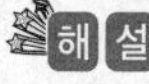
- 난관임신(자궁외 임신) : 충수염, 난관염, 유산, 난소의 염전 등과 감별진단이 요구된다.
- 자궁파열 : 분만 중이나 임신 말기에 발생되는 것으로 자궁이 파열하거나 찢어지는 증상을 말한다.
- 포상기태 : 임신 초기에 융모상피세포(Trophoblast)가 이상증식하여 자궁강 전체가 포도상 낭포(囊胞)로 차는 이상임신이다.
- 조기파수 : 자궁이 완전히 열리기 전에 양막이 터져 양수가 흘러나오는 일이다.
- 불가피 유산 : 자궁경부가 열리면서 양막이 파열되는 경우이며, 이 경우 유산은 불가피하다.

46 ② 47 ③ 48 ④ 정답

49 월경시 동통을 유발하는 주요인은?

① 에스트로겐 분비저하
② 프로게스테론 분비저하
③ 자궁내막 탈락
④ 혈액소모
⑤ 프로스타글란딘 분비

해설 자궁내막에서는 프로스타글란딘이라는 호르몬이 분비되는데 이 호르몬이 자궁 근육을 수축시키는 역할을 하기 때문에 경련성 통증을 느끼게 되는 것이다. 이 호르몬은 창자를 자극해서 설사를 일으키기도 한다.

50 양수의 기능을 설명한 것이다 옳은 것은?

꼭 나오는 유형

㉠ 태아의 체온유지
㉡ 태아와 양막의 융합방지
㉢ 외부충격으로부터 태아를 보호
㉣ 분만시 경관 개대 촉진

① ㉠, ㉡, ㉢
② ㉠, ㉢
③ ㉡, ㉣
④ ㉣
⑤ ㉠, ㉡, ㉢, ㉣

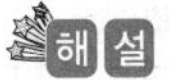
해설 양수의 기능

- 외부로부터 외상 방지
- 태아와 난막을 분리시켜 태아가 균형 있게 자랄 수 있는 공간 제공
- 태아를 자유롭게 움직이게 하여 태아의 근골격계 발달에 도움
- 일정한 온도 유지
- 태아의 성장, 발달을 대칭적으로 이루어지게 함
- 태아가 삼킬 수 있는 구강액의 근원
- 노폐물 저장고
- 분만시 압력을 가해 자궁경관 개대 도움
- 양수 천자를 통해 태아의 질병상태나 기형여부를 알아낼 수 있음

51 다음 중 부인과 진찰 단계로 옳은 것은?

① 복부검진 → 외생식기 검사 → 질경검사 → 검사물채취 → 쌍합진
② 복부검진 → 쌍합진 → 검사물 채취 → 질경검사 → 외생식기 검사
③ 쌍합진 → 복부진찰 → 질경검사 → 외생식기 검사 → 검사물채취
④ 검사물채취 → 복부진찰 → 외생식기 검사 → 질경검사 → 복부검진
⑤ 외생식기 검사 → 질경검사 → 검사물채취 → 복부검진 → 쌍합진

정답 49 ⑤ 50 ⑤ 51 ①

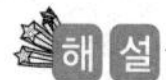 부인과 진찰 단계

- 신체검진시 복부의 시진과 촉진으로 복부진찰과 외음부의 시진 및 촉진, 질과 경부의 질경검사를 실시하고 이때 검사물을 채취한다.
- 양손진찰법(쌍합진)에 의해 자궁 및 부속기관을 검사한다.

52 자궁경부암에 대한 설명으로 맞는 것은?

꼭 나오는 유형

> ㉠ 자궁경부 주름이 있는 편평상피세포에서 주로 발생한다.
> ㉡ 초기에는 성교 후, 심한 운동 후, 배변 후 접촉성 출혈이 있다.
> ㉢ 수술요법과 방사선요법으로 치료한다.
> ㉣ 실러테스트는 초기 정확한 검사이다.

① ㉠, ㉡, ㉢
② ㉠, ㉢
③ ㉡, ㉣
④ ㉣
⑤ ㉠, ㉡, ㉢, ㉣

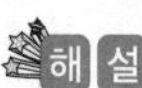 ㉣ 초기 정확한 검사는 실러테스트가 아니고 파파니콜라우 스미어 테스트이다.

자궁경부암

- 세포검사(자궁경부에서 면봉으로 세포를 떼내어 검사)에서 고등급 상피세포 병변이 나오면, 이것이 암인지 전암상태인지를 판단하기 위하여 생검(조직을 조금 떼어냄)을 하게 된다.
- 초기에는 전혀 증상이 없는 것이 보통이고 암이 조금 진행되어 나타나는 초기의 증상으로는, 월경과 상관없는 출혈, 성행위시의 출혈, 심한 운동 후, 배변 후 접촉성 출혈, 평소와 달리 대하의 양이 늘어나는 것 등이 있다. 이외에도 월경양이 많아지거나 기간이 길어지는 경우가 있다.
- 치료방법은 자궁의 단순적출 · 원추절제(O기), 자궁의 준 광범위 전적출, 방사선 치료 등이 있다.

53 폐경 후 에스트로겐 변화에 대한 설명으로 옳은 것은?

① 황체호르몬의 분비가 감소한다.
② 비만여성은 보통여성보다 에스트로겐으로의 전환율이 낮다.
③ 혈중 FSH 농도가 감소한다.
④ 에스트로겐은 Estradiol보다 2~4배가 많다.
⑤ 폐경 전후 프로게스테론의 비율은 같다.

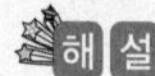 폐경 후의 에스트로겐 변화

- 에스트로겐은 Estradiol보다 2~4배가 많다.
- 비만여성은 보통여성보다 에스트로겐으로의 전환율이 높다.
- 폐경으로 에스트로겐의 수치는 감소하고 여성의 신체 내에 있는 테스토스테론과 같은 남성호르몬의 수치는 상대적으로 높아진다.

52 ① 53 ④ 정답

• 폐경기가 되어 난소에서 호르몬 분비가 감소하면 부신에서 안드로겐 종류의 호르몬 분비가 증가하여 약화된 에스트로겐의 작용을 대신할 수 있으며 에스트로겐을 만드는 전구체가 될 수 있다.
• 배란이 중단되어 황체호르몬의 분비가 증가되고 혈중 FSH 농도가 증가된다.

54 분만이 시작되는 시기는?

① 파수 후
② 이슬이 나온 후
③ 하강감이 있은 후
④ 규칙적인 자궁수축이 시작된 후
⑤ 자궁경관의 완전 개대 후

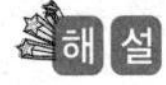 ④ 분만 제1기는 규칙적인 자궁수축시부터 자궁 경관의 완전 개대(10cm)까지를 말한다.

55 출산 후 변화와 간호가 바르게 연결된 것은?

꼭 나오는 유형

① 출혈 – 물렁물렁한 자궁 저부 – 복부마사지
② 오로 – 회음부 열상 – 저섬유소 음식 섭취
③ 혈압 – 분만시 피로 – 1시간마다 측정
④ 수유 – 자궁수축 – 오로감소
⑤ 방광 – 분만 후 이뇨작용 – 이뇨제 투여

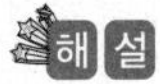

• 오로 : 오로는 적혈구, 탈락막 조직, 상피세포 및 세균이 포함된 것이다. 분만 후 첫 수일간은 오로에 포함된 혈액으로 인하여 붉은색을 띠어 적색오로라 한다. 분만 3~4일경에는 오로는 점차 색깔이 엷어지면서 장액성 오로가 된다. 산후 10여 일이 되면 양이 크게 감소하고 거의 무색으로 되어 백색오로가 된다. 오로는 한달 정도면 멈추게 된다.
• 혈압 : 분만 후 1시간 동안에는 혈압 및 맥박수를 15분마다 재야 하며, 질 출혈을 살핀다.
• 수유 : 모유는 신생아에게 이상적인 음식이다. 또한 수유시 신생아가 젖꼭지를 빠는 자극에 의해 옥시토신이 분비되어 자궁수축을 촉진시키다. 산욕기에 담배를 피는 것은 모유량을 감소시키고 영아의 성장속도를 감소시킨다.
• 방광 : 분만 및 진통 중에 투여한 수액 등에 의해 분만 후에는 방광에 소변이 급속도로 찰 수 있다. 또한 마취제나 광범위한 회음절개, 열창, 혈종으로 인한 통증이 있을 시는 방광의 감각기능 저하가 오며, 방광을 비울 수 있는 능력이 저하되어 방광이 과도 팽창될 수 있다. 만일 분만 후 4시간 내에 배뇨를 못하면 소변을 빼주어야 한다.

정답 54 ④ 55 ①

56 융모선성상피암을 유발할 수 있기 때문에 주의해야 할 상황은?

① 정상분만 후
② 계류유산 후
③ 자궁외 임신 후
④ 포상기태 후
⑤ 습관성 유산 후

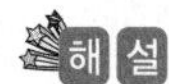

융모선성상피암의 유발요인
포상기태, 침윤성기태, 융모상피암

57 임신말기 자궁증대로 인하여 일어날 수 있는 증상이 아닌 것은?

꼭! 나오는 유형

㉠ 하지 정맥류	㉡ 변 비
㉢ 다리의 부종	㉣ 피부 착색

① ㉠, ㉡, ㉢
② ㉠, ㉢
③ ㉡, ㉣
④ ㉣
⑤ ㉠, ㉡, ㉢, ㉣

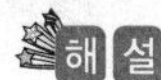

㉣ 피부 착색은 멜라닌 세포자극 호르몬에 의해 임신 8~16주부터 나타나는 것으로 자궁증대로 인한 증상은 아니다.

58 자간전증의 예방검사로 적절하지 않은 것은?

꼭! 나오는 유형

① 혈압측정
② 방광경 검사
③ 체중측정
④ 단백뇨 검사
⑤ 규칙적인 산전검사

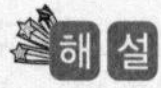

② 방광경 검사와는 무관하다.

자간전증

- 예전에는 임신중에 발생하는 독소가 그 원인일 것이라는 생각으로 임신중독증이라고 불렀으나, 근래는 그 원인이 독소가 아님이 밝혀지면서 '자간전증'이라고 하고 있다.
- 자간전증은 고혈압으로 인한 혈압상승, 부종으로 인한 체중증가, 단백뇨 등의 증상이 나타나는 것이다. 또 단백뇨는 임신성 고혈압과 자간전증의 지표로 활용된다.
- 정기적인 진찰, 혈압측정, 체중측정, 단백뇨 검사를 받음으로써 초기에 예방과 진단이 가능하다.
- 예방을 위한 검사 : 혈압(6시간마다 두 번 측정), 체중(조직 내 수분증가로 인한 부종), 단백뇨(PIH와 자간전증의 지표)

56 ④ 57 ④ 58 ② 정답

59 **산욕기에 초래되는 자궁후방 후위를 방지하기 위해 산모에게 특히 권장해야 할 자세는?**

꼭! 나오는 유형

① 반좌위 ② 쇄석위
③ 복 위 ④ 배횡와위
⑤ 슬흉위

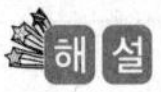

해설
- 자궁위치 교정을 위한 자세는 슬흉위이다.
- 반좌위 : 호흡곤란
- 쇄석위 : 내진
- 복위 : 등 마사지, 토물배출 용이
- 배횡와위 : 복부진찰

60 **다음 중 수정이 가장 쉽게 일어나는 부분은 어디인가?**

① 자궁저부 ② 난관 간질부
③ 난관 팽대부 ④ 난관체
⑤ 난관 협부

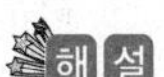

해설 남자의 정자가 여성의 질 내에 들어가면 이때 배출된 정자는 여성 질 내의 분비물에 따라 생존이 결정되며, 자궁으로 들어간 정자는 여성의 난관 끝의 약 3분의 1 지점인 팽대부에서 수정이 이루어진다. 이때 정자가 난자 외피를 뚫고 들어가 결합되면서 다른 정자 세포가 들어올 수 없도록 튼튼한 막을 형성한다. 이런 과정을 수정이라 한다. 수정은 나팔관의 팽대부에서 일어난다.

61 **양수전색증의 주요 증상으로 옳지 않은 것은?**

① 강직성 자궁수축
② 호흡부전
③ 폐부종
④ 저 섬유소원 혈증
⑤ 경기, 발작

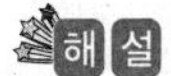

해설 양수전색증은 임신말기, 분만 중 또는 분만 직후 태아에서 생성된 양수 및 양수에 함유된 고형물질(태아신체의 털, 태지, 상피세포, 태분, 점액질 등 조직액)이 자궁 정맥을 통하여 산모 혈액순환기에 주입되어 폐의 모세혈관을 폐쇄시켜서 폐의 호흡산소교환 기능을 저하시킴으로써 폐부전증으로 인한 저산소혈증을 일으켜 심부전증 및 심장마비로 사망하게 하는 병이다.

정답 59 ⑤ 60 ③ 61 ①

62 질식자궁적출술 후 간호중재에 대한 설명으로 알맞은 것은?

> ㉠ 탈수 및 저혈압을 예방한다.
> ㉡ 혈압을 확인하고 섭취량과 배설량을 기록한다.
> ㉢ 피부색과 양상을 관찰한다.
> ㉣ 상실과 관련된 심리적 지지를 한다.

① ㉠, ㉡, ㉢ ② ㉠, ㉢
③ ㉡, ㉣ ④ ㉣
⑤ ㉠, ㉡, ㉢, ㉣

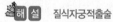

해설 질식자궁적출술

- 질환이 있는 자궁을 복부를 통하지 않고 질강을 통해 적출해 내는 수술법으로 짧은 시간 내에 용이하게 자궁적출이 가능하고 복부절개로 인한 합병증 등을 피할 수 있어, 적응증이 확대되고 있다.
- 간호사정에서 가장 중요한 것은 혈압을 확인하고 섭취량과 배설량을 기록하며, 출혈유무를 관찰한다.
- 그 밖에 간호중재는 수분공급, 탈수 및 저혈압 예방, 활력증후 측정, 호흡음 청진, 피부색과 양상 관찰, 회음패드 관찰, 상실과 관련된 심리적 지지 등이다.

63 다태임신시 가장 빈번한 주산기 사망원인은?

꼭 나오는 유형

① 전치태반 ② 제대탈출
③ 태반조기박리 ④ 기 형
⑤ 조 산

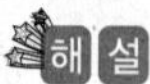

다태임신은 주산기(임신 29주에서 생후 1주까지의 기간)에 임신성 고혈압, 양수부전, 자궁의 성장지연, 태아부전 등의 합병증이 많은데 이 중 조산으로 인한 사망위험이 가장 높다.

64 유방염과 관련이 있는 것은?

① 초임부에게 산전에 많이 발생된다.
② 용혈성 연쇄상구균에 의해서 발생된다.
③ 유두열상이 있을 때 세균감염으로 발생된다.
④ 유방울혈이 직접적 원인이다.
⑤ 유방을 완전히 비우지 않았을 때 발생된다.

62 ⑤ 63 ⑤ 64 ③ 정답

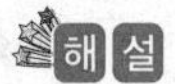

해설 유방염
- 원인균 : 유두열상시 황색포도상구균에 의한 감염으로 발생한다.
- 증상 : 분만 직후 3~4일 사이에 젖을 분비하기 위해 유방에 갑자기 혈액이 몰리고 유방이 커지고, 열이 나면서 딱딱해지는 등 통증을 호소한다. 유방이 열이 나면서 유관이 막히면 농양이 발생하여 유방염으로 병이 악화되기도 한다.

65 첫 임신을 한 23세 여자가 임신 34주에 병원에 왔다. CBC 검사결과 산소(철분) 결핍 빈혈이 나왔다. 그 근거로 가장 알맞은 것은?

㉠ 백혈구 13,000/㎕	㉡ 헤모글로빈 15g/dl
㉢ 헤마토크리트 30%	㉣ 헤모글로빈 8g/dl

① ㉠, ㉡, ㉢
② ㉠, ㉢
③ ㉡, ㉣
④ ㉣
⑤ ㉠, ㉡, ㉢, ㉣

해설 성인 남자의 경우 헤모글로빈 농도가 13g/100ml 이하일 때, 성인 여자는 12g 이하, 임신부는 10g, Hct 30% 이하일 때 빈혈로 판정한다.

66 임부가 산전간호를 받기 위해 처음으로 병원을 방문했을 때 측정하는 것으로 틀린 것은?

꼭 나오는 유형

① 체중 측정
② 혈압 측정
③ 소변 검사
④ 흉부 X-선 검사
⑤ 간염 검사

해설 ④ 흉부 X-선 검사는 임신초기 태아에게 영향을 줄 수 있기 때문에 실시하지 않는다.
임신 중에 해두어야 할 검사
혈액형 검사, 혈청 검사, 간염 검사, 소변 검사, 혈압측정, 체중측정 등

정답 65 ④ 66 ④

67 임부의 혈압사정시 임신성 고혈압을 의심할 수 있는 것은?

꼭! 나오는 유형

① 서있거나 앉아 있을 때 혈압이 150/100이다.
② 긴장시 두통을 유발한다.
③ 측정시마다 임부의 평균혈압이 동일하다.
④ 평상시 혈압보다 수축압 20mmHg, 이완기압 10mmHg 이상 상승한다.
⑤ 측정시마다 다르며 혈압상승, 오심 구토를 동반한다.

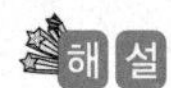

정상혈압이었던 여성이 임신 20주 이후에 수축기 혈압이 140mmHg, 이완기 혈압이 90mmHg 경우에 임신성 고혈압을 진단할 수가 있다.

- 정상혈압=수축기 혈압/이완기 혈압=120/80

68 분만 전에 방광을 비워야 하는 이유로 알맞은 것은?

㉠ 난산 예방	㉡ 분만후 배뇨장애 예방
㉢ 방광염 예방	㉣ 이완성 자궁출혈 예방

① ㉠, ㉡, ㉢
② ㉠, ㉢
③ ㉡, ㉣
④ ㉣
⑤ ㉠, ㉡, ㉢, ㉣

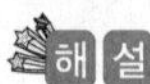

분만 전 방광관리의 이유

- 난산 : 방광이 차 있으면 태아가 커진 방광에 걸려서 잘 내려오지 못하고 자궁문이 잘 열리지 않는다.
- 방광기능장애 : 방광이 가득 찬 상태로 오래 두면 방광근육이 늘어나고 방광수축기능이 나빠져서 분만 후에 배뇨장애가 온다.
- 자궁수축 부전 : 분만 후에 소변을 못 보고 방광에 소변이 많이 차 있으면 자궁이 방광에 의해서 위로 떠밀려 올라가서 자궁수축이 약해져 이완성 자궁출혈이 많아진다.
- 요로감염으로 인한 방광염 : 방광에 소변이 남아 있으면 세균감염으로 방광염이나 신장염이 잘 생긴다.

69 다음 중 이상적인 피임법의 조건으로 가장 적절하지 않은 것은?

① 인체의 건강에 무해할 것
② 사용법이 간편하고 비용이 저렴할 것
③ 부부가 서로 합의하고 선호하는 방법일 것
④ 유효한 피임효과를 가질 것
⑤ 피임의 효과가 일시적이고 복원 가능할 것

67 ④ 68 ⑤ 69 ④ 정답

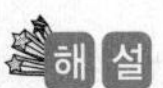 유용한 피임법은 피임효과가 확실해야 한다. 피임법의 효과는 일반적인 질병의 치료법과 달라서 '약간 유효하다' 거나 '대단히 유효하다' 등과 같은 중간적인 효과만으로는 이상적이라고 할 수 없다. 그 효과가 절대적으로 확실하여야 한다.

70 **분만예정일이 임박한 임부에게 이슬이 보였다. 이 현상이 의미하는 것은?**

① 전치태반
② 태반조기박리
③ 분만개시
④ 자궁이완
⑤ 제대탈출

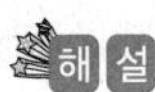 이슬이란 난막이 벗겨지면서 생기는 혈액과 자궁 경부 점액이 합쳐진 것으로 이슬이 비치면 대개 하루 안에 진통이 있다(개인차가 있다). 이는 분만개시의 신호이다.

71 **분만을 위해 임산부의 신체검진을 실시하였다. 내진시 대각결합선 촉진 결과 13cm이었다. 적절한 관리로 맞는 것은?**

① 난산이 예측되므로 제왕절개를 실시한다.
② 산도가 좁으므로 X-ray 골반계측을 실시한다.
③ 골반유형을 확인한다.
④ 골반입구와 횡경선을 확인한다.
⑤ 정상분만이 가능하므로 특별한 처치가 필요없다.

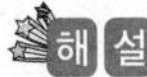 ⑤ 치골결합 하연에서부터 천골갑까지의 길이로 치골 결합 높이만큼 빼면 진결합선은 11.5cm이고, 태아 두위의 직경이 10cm이므로 정상분만이 가능하다. 따라서 특별한 처치가 필요없다.

72 **거품이 있는 질 분비물이 발견된 부인을 건강 사정할 경우 수집하여야 할 자료로 적절한 것은?**

㉠ 성생활	㉡ 소양증
㉢ 배뇨시 통증	㉣ 외음부 피부의 변화

① ㉠, ㉡, ㉢
② ㉠, ㉢
③ ㉡, ㉣
④ ㉣
⑤ ㉠, ㉡, ㉢, ㉣

정답 70 ③ 71 ⑤ 72 ⑤

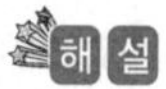 거품이 있는 질분비물(거품이 있고 양이 많거나 우유 찌꺼기처럼 하얗게 나옴)인 경우, 성병과 관련하여 월경력, 소양증, 배뇨시 통증, 분비물의 냄새, 외음부 피부의 변화 등 관련된 증상 등을 중심으로 물어보아 증상의 발현시기와 경과 등을 알아본다.

73 **산모는 배변하고 싶은 느낌을 호소하며 몹시 불안정하고 땀을 많이 흘렸다. 자궁수축빈도는 2~3분이었고, 지속시간은 60~70초였으며, 이슬량이 증가되었다. 현재 산모상태는?**

① 태아질식 가능성
② 분만 2기 임박
③ 산부 탈수
④ 과도한 자궁수축
⑤ 폐쇄 분만 가능성

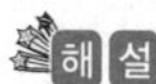 분만 제2기(태아만출기)의 산모상태

- 자궁수축의 간격은 2~3분으로 짧아지고, 기간은 60~70초 정도이다.
- 혈액이 포함된 이슬이 보인다.
- 양막파열 가능, 태아 선진 부위가 나타나고(발로), 아두가 만출되면서 압박감과 동통은 순간에 감소되고 안도감을 느끼게 된다.

74 **대퇴혈전성 정맥염이 주로 발생하는 정맥은?**

① 경정맥
② 서혜부정맥
③ 난소정맥
④ 신장정맥
⑤ 슬와정맥

해설 ⑤ 대퇴혈전성 정맥염의 호발부위는 슬와정맥과 대퇴정맥이다.

73 ② 74 ⑤ 정답

75 자궁근종에 대한 설명으로 옳은 것은?

> ㉠ 월경주기가 일정하지 않다.
> ㉡ 불임, 유산 등의 원인이 된다.
> ㉢ 소변이 자주 마렵고 변비가 생긴다.
> ㉣ 월경량이 줄어든다.

① ㉠, ㉡, ㉢　② ㉠, ㉢　③ ㉡, ㉣
④ ㉣　⑤ ㉠, ㉡, ㉢, ㉣

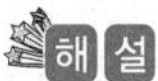

㉣ 월경량이 많아진다.

자궁근종
- 자궁에 조그마한 혹이 생기는 자궁근종은 여성에게 매우 흔한 질환이지만 50~70%는 자각 증상이 없어 무심히 지나간다. 때로는 불임, 유산 등의 원인이 된다.
- 어느 정도 근종이 커지게 되면 월경량이 많아지고 생리통이 심해지는 경우가 많다.
- 자궁 안쪽에서 발생해 자라는 점막하 근종 때는 출혈량이 많고 빈혈이 나타나기도 한다.
- 혹의 압박으로 소변이 자주 마렵고 변비가 생기거나 허리가 아픈 증상이 올 수도 있다.
- 월경 전이나 월경기 때 유방통이 나타나며 월경주기가 일정치 않고, 월경색이 검고 생리 때 덩어리 피가 나오기도 한다.

76 다음 중 임질의 증상은?

> ㉠ 배뇨시 작열감
> ㉡ 황녹색의 화농성 질분비물
> ㉢ 소양감
> ㉣ 발 적

① ㉠, ㉡, ㉢　② ㉠, ㉢
③ ㉡, ㉣　④ ㉣
⑤ ㉠, ㉡, ㉢, ㉣

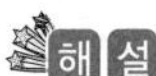

임질의 증상으로는 화농성 요도분비물, 배뇨시 작열감, 요도소양감이 있고 외요도구가 발적되어 부어 있다. 전립선을 침범하면 빈뇨, 급뇨 등이 생기며, 정관을 따라 더 파급되면 급성 부고환염을 초래한다. 여성의 경우 질분비물, 배뇨곤란, 요통 및 복부동통이 동반될 수 있으나 약 60~90%에서는 증상이 없다. 합병증으로 남자에서는 요도주위염이 진행되면 요도협착을 초래할 수 있고, 전립선염이 심하면 전립선농양으로 발전할 수 있으며, 부고환염이 합병되면 불임증이 야기될 수 있다. 여자에서는 난관염, 질주위염, 자궁내막염, 난소염, 골반장기염, 직장항문염, 불임증 등이 올 수 있다.

정답 75 ① 76 ⑤

77 태반부착 부위의 치유양상은?

꼭 나오는 유형

① 적색이며 양이 많다.
② 갈색이며 양이 많다.
③ 갈색에서 적색으로 변한다.
④ 적색에서 계속 유지된다.
⑤ 백색 오로가 나온다.

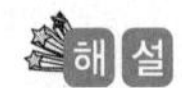 오로와 태반부착 부위의 치유양상

- 오로 : 산후에 태반에 부착된 부위에서 나오는 탈락세포, 양수, 솜털 등을 포함한 혈액성분들이 질로 배출되는 것으로 오로의 양과 특성으로 태반부착 부위의 치유양상을 알 수 있다.
- 적색오로(Lochia Rubra) : 산후 1~3일에 나오며 선홍색이다.
- 갈색오로(Lochia Serosa) : 산후 4~9일에 나오며 점차 양이 적어지며 혈장, 백혈구 및 유기체가 섞여 있다.
- 백색오로(Lochia Albs) : 산후 10~15일에 나오며 극소량으로 3~6주 후 완전히 없어지고 태반부착 부위가 회복된다.

78 첫 분만을 마친 산모가 "2년간은 모유수유를 할 예정이고, 그동안에 임신될 염려가 없기 때문에 피임에 신경을 쓰지 않겠다."고 말하였다. 이 산모에게 교육해야 할 내용은?

① 모유수유하는 동안에는 배란과 월경이 억제되므로 안심해도 됩니다.
② 월경을 다시 시작할 때까지는 안심해도 됩니다.
③ 월경을 하지 않더라도, 배란될 수가 있기 때문에 피임법을 사용하십시오.
④ 모유수유를 할 경우, 1년간은 배란과 월경이 억제되므로 그때까지는 안심해도 됩니다.
⑤ 수유 형태에 상관없이, 분만 후 1달 때부터 월경이 시작되니, 피임법을 사용하십시오.

해설 모유 수유시에는 월경이 억제되나 배란의 가능성이 있으므로 피임법을 사용하도록 교육해야 한다.

77 ⑤ 78 ③ 정답

79 다음 중 인공파막술을 해야 하는 환자는?

㉠ 태아선진부가 골반강 내 진입했을 때
㉡ 조산아일 때
㉢ 분만진통이 시작했을 때
㉣ 태아선진부가 둔위일 때

① ㉠, ㉡, ㉢
② ㉠, ㉢
③ ㉡, ㉣
④ ㉣
⑤ ㉠, ㉡, ㉢, ㉣

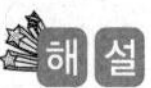

인공파막술은 분만을 진행시키기 위해 양막을 인공적으로 파막시키는 것으로 Oxytocin을 투여할 수 없을 때, 태아선진부가 골반강 내 진입했을 때, 분만진통이 시작했을 때 한다. 진통이 빨라지고, 태변 착색을 조기에 발견할 수 있으며 태아감시를 위한 전극을 연결할 수 있고 자궁내압측정 카테터의 삽입이 용이하게 된다.

80 산후우울증을 유발시킬 수 있는 요인에 해당하는 것은?

㉠ 미숙아 출산
㉡ 계획되지 않은 임신
㉢ 사회적 지지의 결여
㉣ 호르몬의 변화

① ㉠, ㉡, ㉢
② ㉠, ㉢
③ ㉡, ㉣
④ ㉣
⑤ ㉠, ㉡, ㉢, ㉣

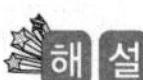

산후우울증 유발요인

- 분만 후 여성호르몬인 에스트로겐의 변화
- 사회적 지지의 결여
- 배우자와 사이가 좋지 않은 경우나 미혼모인 경우
- 산모나 아기에게 분만 후유증이 있는 경우
- 아기의 건강이나 기질 등의 문제로 육아에 어려움이 많은 경우
- 계획되지 않은 임신
- 미숙아 출산
- 산모의 성격성향 등

정답 79 ② 80 ⑤

81 다음 중 임신의 확정적 징후가 아닌 것은? 꼭 나오는 유형

① 태아심음을 청취할 수 있다.
② 검진자에 의해 태동이 느껴진다.
③ 초음파로 태아를 확인할 수 있다.
④ 임신부가 태동을 느낀다.
⑤ 방사선으로 태아를 확인할 수 있다.

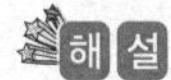
해설 ④는 주관적 징후이다.

- 임신의 확정적 징후 : 태아심음 청취, 초음파로 태아확인, 검진자에 의해 느끼는 태동 등
- 추정적 징후 : 주로 임부에 의해 느껴지는 신체적 변화
  - 무월경(4주)
  - 오심, 구토와 입덧(4주)
  - 빈뇨(6주) : 자궁확대로 인한 방광 압박 때문
  - 유방 팽만, 민감성 증가(6~8주)
  - 피 로
  - 첫 태동(16~18주)
- 가정적 징후 : 좀 더 객관적이지만 확증은 아님
  - 복부증대
  - 자궁크기, 모양, 경도 변화
  - 임신선 등의 피부 착색
  - Chadwick's Sign : 혈류 증가에 의해 질벽과 질 전정부위 색깔이 자청색으로 변하는 것(8주)
  - Goodell's Sign : 질과 자궁경부가 부드러워지는 것(6주)
  - Hegar's Sign : 협부가 부드러워지는 것(6주)
  - McDonald's Sign : 자궁저부가 경부쪽으로 휘어지기 쉽게 되는 것(7~8주)
  - Cullen's Sign : 자궁외임신이 파열되었을 때 복강 내 출혈로 인해 배꼽 주위 피부에 청색 착색이 생기는 현상
  - Braxton Hick's Contraction(16~18주) : 무통의 간헐적인 자궁 수축
  - 복부 촉진에 의한 태아 윤곽 확인
  - 부구감에 의한 태아 확인(16~20주) : 선진부를 툭 건드리면 양수에 의해 태아의 반동이 느껴짐
- 확정적 징후
  - 태아 심박동(Doppler 10~12주, 청진기 17~18주)
  - 검진자에 의한 태아 움직임(20주 이후)
  - 초음파에 의한 태아 확인(6주 이후부터 가능)

81 ④ 정답

82 분만하는 중에 나타나는 자궁수축의 특징으로 옳은 것은?

> ㉠ 불수의적 수축이다.
> ㉡ 수축과 이완이 동시에 생긴다.
> ㉢ 경부의 소실과 개대가 일어난다.
> ㉣ 자궁하부의 수축이 상부의 수축보다 강하다.

① ㉠, ㉡, ㉢
② ㉠, ㉢
③ ㉡, ㉣
④ ㉣
⑤ ㉠, ㉡, ㉢, ㉣

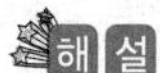
해설 실제적인 분만과정은 자궁수축에 의해 일어난다. 장시간에 걸친 자궁수축은 경부의 소실과 개대가 일어나고, 불수의적이며, 수축과 이완이 교대로 생긴다. 또 자궁상부의 수축이 하부의 수축보다 강하여 개대가 이루어진다.

83 산모의 장축과 태아의 장축과의 관계를 무엇이라 하는가?

① 태 위
② 선진부
③ 태 향
④ 태 세
⑤ 하강도부위

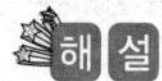
해설 태위는 종위(Longitudinal Lie)와 횡위(Transeverse Lie)로 구별되는데 종위란 태아의 장축이 모체의 장축과 평형선을 이루는 경우이고, 횡위란 태아의 장축이 모체의 장축과 직각을 이루고 있는 경우이다. 즉 태위는 태아의 장축과 모태의 장축이 상호관계에 있다.

84 산욕기 감염 산모의 오로배출을 돕는 체위는?

① 앙와위
② 측 위
③ 심스체위
④ 반좌위
⑤ 배횡와위

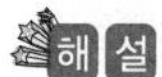
해설 반좌위
상체를 약간 세운 자세로 양쪽 무릎을 세운 자세를 취하면 오로배출과 자궁수축을 도와주는 효과가 있으며 출산 후 골반이 벌어지는 것을 예방할 수 있다.

정답 82 ② 83 ① 84 ④

85 **임신중반기에 습관성 유산과 조산의 원인은?** 꼭 나오는 유형

① 영양결핍증
② 수정란 이상
③ 자궁경관무력증
④ 고혈압성 질환
⑤ 자궁의 해부학적 이상

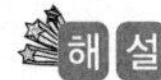
③ 조기유산의 원인으로는 비정상적인 배아의 발달, 염색체 이상, 유전적인 결함, 내분비 이상, 영양결핍, 약물복용 및 환경요인 등이 있다. 특히 습관성 유산은 자궁의 경관무력증으로 인해 발생하는 경우가 가장 많다.

자궁경관무력증

임신 중반기나 후반기 초에 분만진통 없이 자궁경관이 열리면서 양수가 나오고 미숙아가 출생되거나, 저체중아이기 때문에 사망하는 경우이다. 반복적인 유산과 조산을 초래하는데, 그 원인으로는 자궁 내 소파수술, 원추형 절제술(진단 및 치료를 목적으로 자궁경부를 팽이 모양으로 도려내는 수술), 전기소작술 등으로 자궁에 손상이 생긴 경우이고, 선천적으로 자궁경부에 근육성분이 많은 경우도 있다.

86 **폐경기에 빈도가 가장 높은 증상은?**

① 음부소양감
② 빈뇨와 요실금
③ 홍 조
④ 성교통
⑤ 골다공증

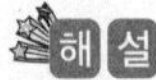
- 안면홍조(Hot Flushes)는 폐경기의 여성에서 가장 빈번히 나타나는 괴로운 증상 중의 하나이다. 폐경여성의 50~85%에서 안면홍조를 경험하며 약 70%는 2년 동안 지속되며 25%는 5년, 약 5%의 여성들은 영구히 지속되기도 한다.
- 폐경기 증상 : 안면홍조(70~80% 경험함), 발한, 심계항진, 골다공증, 심근경색, 질염 · 요도염 증가, 피부탄력 저하
- 간호 : 규칙적 생활 습관, 운동(Kegel's Exercise), 식이(Ca 권장), 심리적 · 사회적 지지

87 **태아의 선진부 하강도를 정하는 기준은?** 꼭 나오는 유형

① 치골결합
② 치골궁
③ 천골갑
④ 좌골결절
⑤ 좌골극

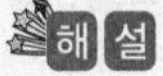
⑤ 선진부 하강도는 좌골극을 기준으로 선진부가 좌골극보다 위쪽에 있으면 [−], 좌골극을 연결한 평면상 진입은 [o], 선진부가 좌골극보다 아래에 있으면 [+]로 표시한다.

85 ③ 86 ③ 87 ⑤ 정답

88 **유산은 진행되는 과정에 따라 임상적으로 달리 명명된다. 자궁이 더 커지지 않으며, 유방 변화가 퇴행할 때 예측할 수 있는 유형은?**

① 절박유산
② 불가피유산
③ 불완전유산
④ 완전유산
⑤ 계류유산

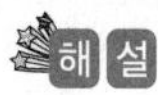

- 계류유산 : 자궁 내에서 사망한 태아가 수주일 동안 자궁 내에 잔류되어 있는 경우를 말하며 증상은 자궁은 더 커지지 않으며, 유방변화가 퇴행한다. 대부분의 계류유산은 자연적으로 배출되는데, 간혹 장기간 남아 있는 경우 심한 응고 이상에 의해 코피, 잇몸 출혈 등이 있을 수 있다.
- 절박유산 : 임신 전반기에 질 출혈이 있는 경우를 말한다. 임신 초기에는 매우 흔하여 4~5명 임신당 1명꼴로 생기며, 이 중 약 반수가 유산된다. 하지만 임신 주수가 지남에 따라 유산 가능성은 감소하게 된다. 유산과 동반되는 통증은 배 앞 쪽에서 있으며, 주기적이다.
- 불가피유산 : 자궁경부가 열리면서 양막이 파열되는 경우로 출혈과 동통이 있다. 이 경우 유산은 불가피하다. 불가피유산인 경우 자궁수축이 즉시 시작되어 임신산물이 배출되게 되고 감염이 발생할 수도 있다.
- 불완전유산 : 임신 10주 이전에 유산되는 경우에는 대부분 태아와 태반이 동시에 배출되지만, 그 이후에는 각각 배출된다. 태반의 일부 또는 전부가 자궁 내에 남아 있게 되면 출혈이 있게 되는데, 이것이 불완전유산의 주요 증상이다.
- 완전유산 : 자궁 안의 태아와 부속물이 완전배출되고 출혈이 진행되는 경우이다.

89 **폐경 후 자연적으로 증상이 사라질 수 있는 것은?** 꼭 나오는 유형

① 자궁경관염
② 자궁내막암
③ 자궁근종
④ 자궁경관암
⑤ 노인성질염

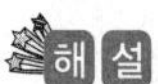

자궁근종은 자궁에서 발생하는 가장 흔한 양성 종양으로서 대개 30~45세에서 호발하고 40세 이상은 약 40~50%에서 발견되며, 폐경기 이후에는 종양의 크기가 위축되는 양상을 나타내는 질환이다.

90 **레오폴드 복부촉진법 제1방법에서 알 수 있는 것은?**

① 태아의 작은 신체 부분들을 알 수 있다.
② 태아의 머리가 고정이 되었는지 알 수 있다.
③ 자궁저부를 만져보아 태아의 어느 부분이 있는가 알 수 있다.
④ 복부의 아랫부분을 만져보아 태아 선진부와 진입정도를 알 수 있다.
⑤ 골반입구를 향하는 축의 방향으로 깊이 압력을 가하여 태아 선진부와 진입정도를 알 수 있다.

정답 88 ⑤ 89 ③ 90 ③

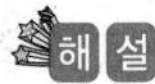 레오폴드 복부촉진법

- 제1방법 : 양손을 이용하여 손가락 끝으로 임부의 자궁저부(Uterine Fundus)를 촉지함으로써 태아극(Fet Alpole)을 확인한다. 즉 자궁저부를 촉진하여 태아의 어느 부분이 있는가 알 수 있다.
- 제2방법 : 양손바닥을 임부의 양측 복부에 얹고 조심스럽게 힘을 주어 촉지하여 태아의 등과 사지를 확인한다.
- 제3방법 : 한손의 엄지와 다른 손가락을 이용하여 치골 결합부의 바로 위, 즉 복부의 아랫부분을 만져보아 태아 선진부와 진입정도를 확인한다.
- 제4방법 : 검사자가 임부의 발쪽을 보도록 돌아서서 양손의 처음 세 손가락 끝을 이용하여 골반입구를 향하는 축의 방향으로 깊이 압력을 가하여 보아 태아 선진부와 진입정도를 확인한다.
- 준비사항 : 방광비우기, 베개 한 개 정도를 베고 무릎은 약간 구부린 자세 유지
- 방 법
  - 1단계 : 자궁저부촉진-모양, 크기, 강도, 운동성 파악
  - 2단계 : 태아의 등과 등의 반대편(손, 다리, 무릎, 팔꿈치) 파악
  - 3단계 : 선진부를 촉진, 1단계와 3단계의 결과를 비교하여 태위와 태향을 결정, 선진부의 함입상태 파악
  - 4단계 : 아두 굴곡 여부 확인, 골반강을 향해 하복부를 깊이 눌러 선진부의 함입상태 파악

91 환자의 생식기 검진시 준비사항으로 맞는 것은?

① 2시간 전부터 소변을 보지 않도록 한다.
② 질세척을 하고 오도록 한다.
③ 월경시기를 피해서 오도록 한다.
④ 검사 전날 저녁부터 금식하도록 한다.
⑤ 검사 전 2~3일부터 금욕하도록 한다.

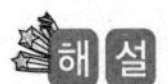 생식기 검진시 정확한 검사를 위해 결과에 영향을 주는 행위를 금해야 한다. 즉 질에 투약이나 세척을 하지 않도록 하고, 월경시는 검사물 채취시 영향을 주므로 피해야 하며, 검사를 시행하기 전 방광은 비워야 한다. 그러나 금욕이나 금식은 영향을 주지 않는다.

92 임신 초반기에 고위험 임신이 될 수 있는 위험요인은?

㉠ 임신오조증	㉡ 자궁외 임신
㉢ 17세 이하의 임신	㉣ 자궁후굴

① ㉠, ㉡, ㉢　　② ㉠, ㉢　　③ ㉡, ㉣
④ ㉣　　⑤ ㉠, ㉡, ㉢, ㉣

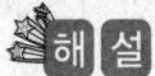 위의 요인과 35세 이상의 초산 등은 고위험 임신을 초래할 수 있다.

91 ③ 92 ⑤ 정답

93 대상자에게서 폭력피해의 징후를 발견했을 때 간호사가 해야 할 일은?

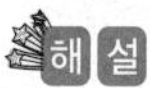

㉠ 대상자 스스로 문제를 해결할 수 있도록 도와준다.
㉡ 자기비난, 죄책감 등의 잘못된 비난을 고쳐준다.
㉢ 대상자 스스로의 성장가능성을 존중한다.
㉣ 시간이 지나면 없어지므로 안심시킨다.

① ㉠, ㉡, ㉢　② ㉠, ㉢
③ ㉡, ㉣　④ ㉣
⑤ ㉠, ㉡, ㉢, ㉣

해설 ㉣ 시간이 지나도 없어지지 않으므로 간호사는 서두르지 말고 대상자 스스로 자신의 문제를 해결할 수 있도록 도와준다.

폭력피해 대상자에 대한 간호
- 간호사는 서두르지 말고 대상자 스스로 자신의 문제를 해결할 수 있도록 도와준다.
- 가해자에 대한 사랑과 증오관계에 대한 대상자의 두 가지 감정 모두를 이해한다.
- 대상자가 자기비난이나 죄책감을 느끼는지를 파악한 후에 잘못된 인식을 바꾸도록 정보를 제공해 준다.
- 대상자 스스로 변화 및 성숙 가능성을 존중한다.

94 임신 중 생식기계의 변화로 옳은 것은?

㉠ Goodell's Sign – 질과 자궁경부가 부드러워짐
㉡ Ladin's Sign – 협부가 부드러워짐
㉢ Chadwick's Sign – 혈류증가로 질벽과 질전정부의 색이 자청색으로 변함
㉣ Hegar's Sign – 경부와 자궁이 접히는 부위가 연해짐

① ㉠, ㉡, ㉢　② ㉠, ㉢
③ ㉡, ㉣　④ ㉣
⑤ ㉠, ㉡, ㉢, ㉣

해설 Ladin's Sign은 경부와 자궁이 접히는 부위가 연해진다(임신 5~6주).

정답 93 ① 94 ②

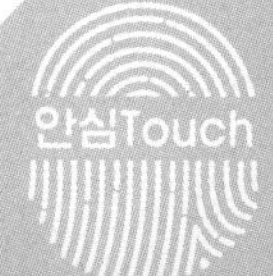

95 임부가 가슴앓이를 호소하는 이유는?

꼭 나오는 유형

① 위점막에서 염산이 소량 분비되기 때문이다.
② 정신적 긴장으로 위염이 생기기 때문이다.
③ 커진 자궁에 의해서 위로 밀린 횡경막에 심낭벽이 마찰되기 때문이다.
④ 위장운동의 저하로 위 내용물이 식도로 역류되기 때문이다.
⑤ 프로게스테론이 미주신경을 자극하여 위산이 많이 나와 위궤양이 생기기 때문이다.

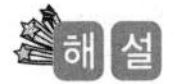

가슴앓이

역연동이 위문부에서 식도에 걸쳐 일어나는 것으로 소화가 느려 위에 음식물이 머무는 시간이 길어져 나타난다. 그 원인은 간혹 위 내용물이 식도로 역류되어 가슴앓이를 호소하기도 한다. 또 프로게스테론의 증가는 장운동을 저하시켜 변비가 오는 데다 커진 자궁이 혈관을 압박하여 치질이 잘 온다.

96 유두 열상 예방법에 대한 설명으로 옳은 것은?

① 1회 수유시 한쪽 유방만 30분 이상 수유한다.
② 열상이 있는 쪽부터 먼저 빨리도록 한다.
③ 갈라진 쪽 젖꼭지는 5분 이상 빨리지 않는다.
④ 1회 수유시 양쪽 유방을 교대로 수유하되 각각 30분 이내로 한다.
⑤ 젖꼭지를 항상 촉촉하게 유지한다.

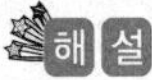

② 열상이 없는 쪽부터 먼저 빨리도록 한다.
④ 1회 수유시 양쪽 유방을 교대로 수유하되 각각 20분 이내로 제한한다.
⑤ 젖꼭지를 항상 건조하게 유지해야 한다.

유두의 상처(열상) 예방법

- 먼저 아기의 수유 자세를 바르게 한다.
- 처음에 젖을 빨릴 때는 수유간격을 줄여 자주 수유하고, 갈라진 쪽 젖꼭지는 5분 이상 빨리지 말고, 열상이 없는 쪽부터 먼저 빨리도록 한다.
- 아기가 젖꼭지만을 물고 젖을 빠는 경우 젖꼭지가 갈라지고 아플 수 있으므로 젖꼭지를 물릴 때는 코와 턱이 유방에 살짝 닿을 정도로 유륜까지 깊게 물리도록 한다.
- 1회 수유시 양쪽 유방을 교대로 수유하되 각각 20분 이내로 제한한다.
- 젖꼭지를 항상 건조하게 유지해야 한다. 수유 후 젖꼭지에 남은 젖은 깨끗이 닦아내고 공기에 그대로 노출시켜 말리고 샤워 후에는 드라이기 등으로 유두를 건조하게 말려야 한다.
- 유두에 비누 또는 크림을 사용하지 않고 하루에 한 번만 젖꼭지를 씻도록 충고한다.
- 젖을 먹이지 않을 때는 젖꼭지를 가능한 한 햇볕에 많이 노출한다.

95 ④ 96 ③ 정답

97 임신 12주인 임부의 산전 건강관리를 위한 혈액검사에서 반드시 체크할 사항은?

꼭 나오는 유형

㉠ RH 인자와 혈액형	㉡ 매 독
㉢ 혈색소 및 적혈구 용적률 검사	㉣ 간염검사

① ㉠, ㉡, ㉢ ② ㉠, ㉢
③ ㉡, ㉣ ④ ㉣
⑤ ㉠, ㉡, ㉢, ㉣

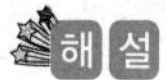

혈액에 의한 산전진단
태아에 기형을 초래할 수 있는 태아의 감염 여부를 알기 위하여 산모의 혈액을 검사하는 방법과 태아에 신경관 결손증이나 다운증후군의 발생 여부를 알아보기 위한 검사로 이루어진다. 즉 혈액형 Rh 인자 및 불규칙 항체를 검사하여 용혈현상 등으로 인한 유산, 조산, 사산의 위험을 줄일 수 있는 검사와 빈혈, 혈액형, 매독, B형간염, 간기능, 콜레스테롤, 에이즈, 풍진, Triple검사(3종) 등도 함께 검사해야 한다.

98 다음 중 양수천자를 해야 하는 경우로 틀린 것은?

① 산모의 가족 중에 기형의 가족력이 있을 때
② 산모가 유전질환을 가지고 있을 때
③ 산모가 1번 이상의 유산을 경험했을 때
④ 산모가 35세 이상일 때
⑤ 산모가 전에 다운증후군의 기형을 가지고 있을 때

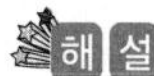

양수천자를 해야 하는 경우
- 산모가 35세 이상일 때
- 산모가 전에 다운증후군 등의 기형을 가지고 있을 때
- 엄마와 아빠 두 가족 중에 기형의 가족력이 있을 때
- 엄마나 아빠가 어떤 유전질환을 가지고 있을 때
- 산모가 3번 이상의 유산을 경험했을 때

정답 97 ⑤ 98 ③

99 불임부부에게 실시되는 검사에 대한 설명 중 틀린 것은?

꼭 나오는 유형

① Cervical Mucus Test – 자궁경부 점액이 정자의 운송과 저장에 적당한지 알기 위함
② Endometrial Biopsy – 배란시기를 알기 위함
③ Sims-Huhner Test – 정액 내에 포함된 운동성을 가진 정상 정자의 수를 알기 위함
④ Rubin Test – 난관의 개통 여부를 알기 위함
⑤ Hysterosalpingography – 자궁강내 및 난관의 폐쇄 여부를 알기 위함

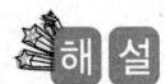

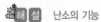

Endometrial Biopsy
배란 유무를 알 수 있는 검사로 내분비 변화 즉 황체기 결함을 확인하기 위해 배란 이후 10~12일쯤 검사한다.

100 다음 중 난소의 기능으로 바른 것은?

㉠ 난자발육	㉡ 배 란
㉢ 호르몬 분비	㉣ 난자 생성

① ㉡, ㉢
② ㉠, ㉢, ㉣
③ ㉡, ㉣
④ ㉣
⑤ ㉠, ㉡, ㉢, ㉣

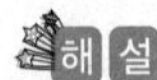

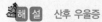

난소의 기능
난소는 난자를 발육 · 배출하고, 그 밖에 뇌하수체 전엽의 조절에 의해 여성 호르몬인 에스트로겐과 프로게스테론을 분비하는 역할을 담당한다. 여성은 출생시 각 난소에 약 40만 개의 원시난포를 가지고 태어나지만 유아기와 소녀기를 거치면서 그 숫자는 감소하여 여성이 생식능력을 갖추는 이후에는 약 300~400개의 난포만이 성숙에 이른다.

101 초산모인 김씨는 아기를 낳은 지 7일 동안 아기에게 무관심하다. 어떤 반응인가?

① 산후 우울증이다.
② 정신병이다.
③ 과민반응이다.
④ 애정결핍증이다.
⑤ 불안반응이다.

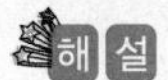

산후 우울증
일부 산모는 산후 3일째부터 '산후 우울증(Postpartum Blues)'을 경험하며, 불안정, 식욕감퇴, 불면증, 슬픔을 경험하거나 울기도 한다. 이것은 일시적인 상태이나, 심하거나 계속되는 우울증은 심각하게 다루어야 한다.

99 ② 100 ② 101 ① 정답

102 **임신말기 임부에게 특히 많이 섭취하도록 권장하는 영양소는?**

① 철 분 ② 칼 슘
③ 인 ④ 불포화지방산
⑤ 비타민

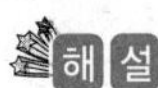

• 정상적인 분만에서 오는 출혈도 빈혈인 임산부에게는 매우 위험할 수 있다. 많은 역학조사에서 가임여성의 경우 가장 부족하기 쉬운 영양소가 철분이라고 하며, 우리나라 여성에게도 철분결핍성 빈혈의 빈도가 높아, 임신에 의해 빈혈의 위험성이 더욱 증가하게 된다.
• 철분의 권장량은 임신전반기에는 26mg을, 후반기에는 30mg을 권장하고, 철분의 급원으로는 간, 육류, 달걀, 도정하지 않은 곡류와 빵 종류, 녹황색 채소, 견과류, 말린 콩 등이며, 식품을 통한 섭취만으로는 어려우므로 철분 영양제로 보충을 해야 한다.

103 **PIH 환자의 간호에 대한 설명으로 옳은 것은?**

㉠ 침상안정을 취하게 한다.
㉡ 수분섭취를 제한한다.
㉢ 경련에 대비하여 응급약품을 준비한다.
㉣ 휴식을 취하도록 환자를 혼자 있게 한다.

① ㉠, ㉡, ㉢ ② ㉠, ㉢
③ ㉡, ㉣ ④ ㉣
⑤ ㉠, ㉡, ㉢, ㉣

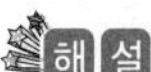

PIH(고혈압성 장애)는 임신기간을 단축시키는 다양한 혈관성 장애이며 임신, 분만 또는 산욕 초기에 발생하는 합병증으로 다음과 같이 간호한다.
• 산모를 침상안정(좌측위)을 시켜준다.
• 어둡고 조용한 환경을 제공하여 임부가 안정을 취하게 해준다.
• 경련을 일으킬 수 있으므로 설압자, 응급약품 등을 준비해 두고 환자 곁을 떠나지 않도록 한다.
• 식이는 염분제한, 고단백, 고섬유질, 수분제한 등을 한다.
• 혈압 150/100mmHg 이상, 단백뇨 1g/24h 이상일 때 입원한다.
• 경련 조절위해 자극 최소화 : 방을 어둡게 하고, 소음 피하기, 방문객 제한, 절대안정, Side Rail 올리기
• 경련시 간호 : 좌측위, 경련 후 산소공급, 태아 심음 청취
• 투약 : $MgSO_4$ 투여

정답 102 ① 103 ①

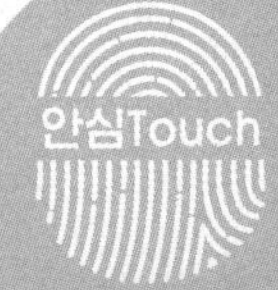

104 다음 중 자간증, 자간전증으로 발생할 수 있는 합병증은?

① 양수과소증 ② 기형아
③ 자궁파열 ④ 자궁후굴
⑤ 태반조기박리

태반조기박리
태아가 만출하기 전에 태반이 착상 부위에서 부분적으로 떨어지거나 완전히 떨어지는 상태로 가끔 쇼크, 핍뇨, 피브리노겐 감소증 형태로 모체의 전신 반응을 수반한다.

105 초임부의 경우 하강감은 언제 나타나는가?

꼭! 나오는 유형

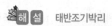

① 분만 직전 ② 분만 2~4주 전
③ 진진통 시작 전 ④ 이슬이 보일 때
⑤ 자궁경관이 개대될 때

해설 분만의 전구증상인 하강감은 분만 2~4주 전에 자궁 하부분이 늘어나서 태아의 머리가 자궁 하부분 내로 하강되고 자궁은 골반 내로 들어가 호흡은 보다 편안해지고 위장압박도 풀리게 되어 배가 처진다.

106 임신 10개월 동안의 이상적인 체중증가로 알맞은 것은?

① 5~8kg ② 8~10kg
③ 10~12kg ④ 12~15kg
⑤ 15~20kg

해설 임신 중 매주 체중증가량은 임신 8~20주에서는 매주 0.32kg, 임신 20주 이후에는 매주 0.45kg씩 증가하는 것이 보통이다. 따라서 임신 중 권장되는 체중증가량은 일반적으로 10~12kg이다.

107 임부가 산전간호를 받기 위해 왔을 때 마지막 월경시작일이 7월 22일이라고 답변했다. 분만예정일은 언제인가?

① 다음 해 4월 19일 ② 다음 해 4월 29일
③ 다음 해 5월 22일 ④ 다음 해 4월 12일
⑤ 다음 해 6월 5일

104 ⑤ 105 ② 106 ③ 107 ② 정답

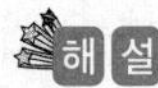

분만예정일 계산

태아가 모체 내에 있는 기간이 일정한 것은 아니며, 수정된 날짜도 정확히 알 수 없지만, 최종 생리일부터 280일, 즉 4주간(28일)을 1개월로 본 40주(10개월)를 임신기간으로 본다.

- 생리주기가 일정할 때 : 최종 생리일 계산법, 기초체온법, 임신력 등
- 생리주기가 불규칙적일 때 : 태동, 자궁저의 표준 높이로 계산
- 최종 생리일을 기준으로 한 계산법 : 마지막으로 생리를 마친 달 수에서 3을 빼거나, 그 달의 숫자가 작아 3을 뺄 수 없을 때는 9를 더한 것이 아기가 나올 '달' 수가 된다. 그런 다음 마지막으로 생리한 달의 첫날에 7일 더한 것이 분만 예정일이다.
  - 마지막으로 생리한 달 − 3 = 분만예정일의 개월 수
  - 마지막으로 생리한 달의 첫날 + 7 = 분만예정인 달의 날짜
    - 예 마지막 생리 시작 일이 7월 22일인 경우
      : 7 − 3 = 4, 22 + 7 = 29 그러므로 분만예정일은 다음 해 4월 29일이다.

108 회음절개를 실시하는 이론적 근거는 무엇인가?

꼭 나오는 유형

① 산모의 동통을 감소시켜 안위를 도모하기 위해서이다.
② 분만 3기를 빨리하기 위해서이다.
③ 제대 손상을 방지하기 위해서이다.
④ 회음부와 항문괄약근의 열상을 방지하기 위해서이다.
⑤ 아두 손상을 방지하기 위해서이다.

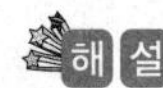

회음절개술 실시 목적

- 회음부와 항문괄약근의 열상방지(이론적 근거)
- 태아만출 시간 단축
- 요실금, 자궁탈출 예방

109 다음 중 임신에 의해 생기는 국소적인 변화로 옳은 것은?

㉠ 자궁에 흐르는 혈류양이 증가한다.
㉡ 혈관의 증가로 희고 탁한 질분비물이 증가한다.
㉢ 배란이 멈추고, 난포의 성숙도 정지된다.
㉣ 질의 산도는 약산성으로 변한다.

① ㉠, ㉡, ㉢　　② ㉠, ㉢
③ ㉡, ㉣　　④ ㉣
⑤ ㉠, ㉡, ㉢, ㉣

정답 108 ④ 109 ⑤

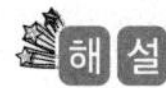 임신에 의해 생기는 국소적인 변화

- 임신으로 산모의 몸에는 여러 가지 생화학적, 생리적, 해부학적 변화가 생긴다.
- 자궁에 수정란이 착상되면, 태아, 양수, 태반을 모두 수용할 수 있게 5리터의 용적이 된다. 자궁의 무게도 점점 커져 1,100g으로 증가한다.
- 임신이 되면 회음부와 질의 피부와 근육의 혈관이 증가하여 충혈이 되고 부드러워진다. 이러한 혈관의 증가로 희고 탁한 질분비물도 증가하게 된다.
- 자궁의 모양은 서양배 모양에서 임신 3개월에는 공모양이 된다. 그 후에는 넓이보다는 길이가 성장하여 난원형(달걀모양)이 된다.
- 임신시 자궁에는 태아와 태반의 성장과 대사에 필요한 물질이 운반될 뿐 아니라 대사산물(찌꺼기)이 제거되어야 하므로 자궁에 흐르는 혈류양도 증가하게 된다.
- 임신 초기의 자궁은 불규칙하며 통증이 없는 수축을 하며, 임신 중기에는 Braxton Hicks 수축이라는 리듬성이 없는 불규칙적인 수축이 되다가, 임신 마지막 주에는 10분 내지 20분 간격으로 리듬성을 나타낼 수 있다.
- 난소의 변화를 보면, 임신을 하면 배란이 멈추고, 난포의 성숙도 정지된다. 배란 후의 난포를 황체라 하는데, 임신 중기까지 기능이 유지된다.
- 질의 산도는 약산성으로 변한다.

110 태아 위치를 평가하는 방법은?

꼭 나오는 유형

㉠ 내 진	㉡ 항문진
㉢ 레오폴드 복부촉진법	㉣ 양수검사

① ㉠, ㉡, ㉢
② ㉠, ㉢
③ ㉡, ㉣
④ ㉣
⑤ ㉠, ㉡, ㉢, ㉣

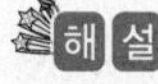

- 내진 : 태아 위치나 자궁 경부의 상태 등 기본적이고도 가장 중요한 산전 정보를 얻어 태아 위치 이상, 협골반, 조기 진단의 위험성 등을 파악해 낼 수 있다.
- 항문진 : 선진부와 태위, 경관개대 하강정도를 알기 위해 실시되나 내진만큼 정확하지는 않다.
- 레오폴드 복부촉진법 : 분만시 태아의 위치를 사정하기 위해 태향, 태위, 선진부 진입 여부를 알아보고 질강검진은 선진부의 위치를 알기 위해 실시된다.
- 양수검사 : 부부 중 어느 한 사람에게 유전성 대사질환이 있거나 기형인 아이를 낳은 경험이 있는 등 의학적으로 객관적인 타당성이 있는 경우에만 시행하는 것으로 태아 위치를 평가하는 방법은 아니다.

110 ① 정답

111 임신시 임질이 걸렸을 때 치료는?

㉠ 즉시 페니실린 치료	㉡ 격 리
㉢ 신생아에게 Erythromycin 점적	㉣ 분만 후 치료

① ㉠, ㉡, ㉢　② ㉠, ㉢
③ ㉡, ㉣　④ ㉣
⑤ ㉠, ㉡, ㉢, ㉣

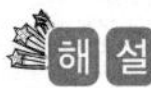 임신시 임질이 걸렸을 때 치료

- 임신 중에 임질에 감염되었으면 조산, 조기양막파열, 자궁외 임신, 유산이나 사산의 위험성이 증가한다.
- 질식분만(자연분만)을 하는 경우 질에 있는 임균에 의해 태아가 감염되어 결막염, 전신감염, 관절염 등이 생길 수 있다. 그래서 아기가 태어나면 산모의 감염 여부에 상관없이 태아의 눈에 임질 예방약(Erytromycin, Tetracycline)을 투여하도록 되어 있다.
- 임질의 치료는 남편과 같이 검사를 받아야 하며 짧은 기간 동안 페니실린 등의 항생제를 사용한다.

112 다음 중 노인성 질염의 치료로 옳은 것은?

① 항생제 투여　② 전신호르몬 투여
③ 에스트로겐 질크림 도포　④ 초산수 세척
⑤ 식염수 세척

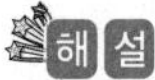 위축성 질염

- 정의 및 원인 : 위축성 질염은 비특이성 질염이나 노인성 질염이라고도 한다. 즉, 갱년기와 폐경을 거치면서 난소가 점차 기능을 상실하고, 난소에서 분비되는 여러 호르몬도 같이 그 기능이 떨어져 호르몬의 작용으로 유지해 오던 질 점막이 점차 얇아지는 것이다.
- 치료 및 예방 : 근본원인이 호르몬의 부족에 따른 변화에 의한 것이기 때문에 부족한 호르몬, 즉 에스트로겐 질크림 도포 또는 경구호르몬제 복용치료를 병용하기도 한다.

113 정중 회음절개술(Median Episiotomy)의 특징은?

㉠ 치유가 빠르다.	㉡ 불편감이 적다.
㉢ 3도 열상이 발생되기 쉽다.	㉣ 혈액손실이 적다.

① ㉠, ㉡, ㉢　② ㉠, ㉢
③ ㉡, ㉣　④ ㉣
⑤ ㉠, ㉡, ㉢, ㉣

정답 111 ② 112 ③ 113 ⑤

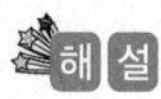

회음절개술은 질구가 작은 임부의 분만을 용이하게 하여 아이가 나오기 쉽게 회음부위를 조금 절개하는 방법으로 회음부위에 열상이 크게 나는 것을 방지해 준다. 이 수술은 질구가 저절로 찢어질 때보다 필요한 만큼 인위적으로 절개하는 쪽이 빨리 상처가 아물며 쉽게 치료가 되기 때문에 행해진다. 또한 출혈이 적으며 질구의 진통을 완화시켜 준다. 그러나 절개부분 외에 항문괄약근이나 항문까지 열상이 확장될 우려가 있다.

	정중 회음절개술	중측방 회음절개술
적응증	• 신생아가 아주 큰 경우 • 최음이 짧을 경우	정상 분만시
장단점	• 쉽게 치유, 동통 경미 • 항문괄약근(3도 열상), 직장(4도 열상) 위험 있음	• 출혈 다량, 치유 어려움, 동통 심함 • 4도 열상 흔치 않으나 3도 열상은 종종 발생

114 폐경 후 증상에 대한 설명으로 옳은 것은?

㉠ 고혈압　　㉡ 소양증
㉢ 관상동맥질환　　㉣ 맥박수 감소

① ㉠, ㉡, ㉢　② ㉠, ㉢
③ ㉡, ㉣　④ ㉣
⑤ ㉠, ㉡, ㉢, ㉣

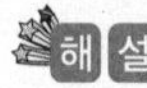

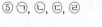

폐경 후 증상
• 요로 생식계의 변화 : 질점막의 쇠퇴나 위축으로 인한 성교 동통이나 질염, 소양증 등이 발생한다.
• 골관절계의 변화 : 에스트로겐 결핍으로 골형성의 억제, 골다공증 등이 발생한다.
• 심맥관계 변화 : 고혈압, 관상동맥질환 등이 발생한다.
• 정신과적 증상 : 불안, 긴장감, 감정 변화, 짜증, 수면 장애 등의 문제들이 발생한다.

115 임부가 산전간호를 받기 위해 처음으로 병원을 방문했을 때 측정하는 것은?

꼭 나오는 유형

㉠ 체 중　　㉡ 혈 압
㉢ 매독검사　　㉣ 흉부 X-선 검사

① ㉠, ㉡, ㉢　② ㉠, ㉢　③ ㉡, ㉣
④ ㉣　⑤ ㉠, ㉡, ㉢, ㉣

114 ① 115 ① 정답

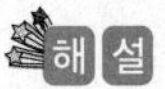 임신 중에 해 두어야 할 검사
혈액형검사, 소변검사, 혈청검사(매독검사의 일종), 간염검사, 초음파검사, 톡소플라즈마 검사, 풍진검사, 결핵검사, 혈압측정, 체중측정, 기타 태아의 심음전자 감시장치를 이용한 검사, 골반계측, 세포진검사 등이 있다.

116 **산과력이 4-0-2-4인 65세 여자가 질 하복부에 경미한 압박감, 질부위 하수감, 하복부 중압감의 증상을 호소하면서 이 증상들은 오후에 더 심해진다. 일차적으로 의심하는 질환은?**

① 자궁근종
② 골반감염
③ 자궁경부암
④ 자궁탈수
⑤ 자궁내막증

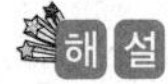 자궁탈수
자궁이 정상위치에서 아래로 내려간 질환을 자궁하수 또는 자궁탈이라고 한다. 자궁의 탈수는 주로 잦은 분만으로 인한 손상과 선천적으로 약한 경우, 나이가 많은 여성에게 발생한다. 자궁탈이 방광질탈, 그리고 직장질탈을 일으켰을 때는 빈뇨, 배뇨와 배변장애가 있고 분비물 이상이 있게 된다.

117 **태반부착 부위의 치유를 나타내는 증상으로 옳은 것은?**

① 오로의 성상이 백색으로 변했다.
② 오로의 성상이 갈색이고 양이 많다.
③ 오로의 성상이 적색이고 양이 많다.
④ 오로의 성상이 백색이었다가 갈색으로 변한다.
⑤ 오로의 성상이 갈색이었다가 적색으로 변한다.

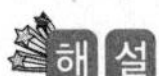 오로의 양상은 자궁 내막의 치유 정도를 알 수 있는 지표가 된다. 오로는 처음에는 혈액이 섞여 나오다가 시간이 갈수록 혈액의 양이 줄고 나중에는 백색으로 변한다.

118 **분만 후 자궁퇴축 지연이 일어날 가능성이 있는 환자는?**

㉠ 자궁근종이 있는 산모	㉡ 양수과다증이었던 산모
㉢ 골반 내 감염이 있는 산모	㉣ 초산인 산모

정답 116 ④ 117 ① 118 ①

① ㉠, ㉡, ㉢ ② ㉠, ㉢
③ ㉡, ㉣ ④ ㉣
⑤ ㉠, ㉡, ㉢, ㉣

 분만 후 자궁퇴축 지연이 발생하는 경우는 양수과다증, 다산의 경우, 쌍태아분만, 자궁 내에 태반조직이 잔류되어 있거나, 자궁내막염 또는 자궁근종이 있거나 골반 내 감염 등이 있는 경우이다.

119 태아질식이 있을 때 나타날 수 있는 증상은?

꼭 나오는 유형

㉠ 태아혈액의 pH가 7.00이다.
㉡ 태아심음이 130회/분이다.
㉢ 태아감시장치 결과 가변성 감퇴가 있다.
㉣ 태아감시장치 결과 조기감퇴가 있다.

① ㉠, ㉡, ㉢ ② ㉠, ㉢
③ ㉡, ㉣ ④ ㉣
⑤ ㉠, ㉡, ㉢, ㉣

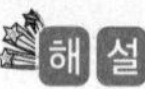
- 두피혈액의 pH의 정상범위는 7.25~7.35의 범위로 혈액의 pH가 7.20 이하인 경우, 태아질식이나 태아산증을 의미한다.
- 태아감시결과에서 가변성 감퇴는 탯줄의 압박에 의한 태아질식을 의미한다.
- 태아심음(FHR)은 정상적으로 120~160회/분이다. 태아질식과 관련이 없다.
- 조기감퇴는 아두의 압박과 관련이 있어서 정상이다.

120 쌍태 임신과 관련있는 위험요인은?

① 조 산 ② 핍 뇨
③ 오심과 구토 ④ 저혈압
⑤ 하지부종

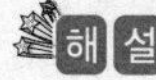 정상 임신부에 비해 쌍둥이 임신부가 더 잘 생길 수 있는 합병증으로는 조산통이 대표적이며, 자궁무력증, 비정상 태위, 제대(탯줄)의 자궁 밖 탈출, 태반조기 박리, 분만 후 출혈 등이다. 특히 마취시에는 미숙아, 모성 고혈압, 진통곤란증에 주의하여야 한다.

119 ② 120 ① 정답

121 임신 5개월 된 태아의 상태로 알맞은 것은?

① 아기는 거의 완전히 형성되어 있으나 성별은 아직 구별되지 않는다.
② 아기의 머리는 달걀 크기 정도이며, 전체적으로 보면 2등신에 가깝다.
③ 엄마의 목소리뿐 아니라 엄마 배 밖에서 나는 소리도 어느 정도 들을 수 있다.
④ 아기는 손톱, 발톱을 제외하고 거의 완전히 형성되어 있으며 머리카락도 많이 있다.
⑤ 아기는 거의 완전히 형성되어 있으며 눈을 뜨고 볼 수 있고 지문도 형성되었다.

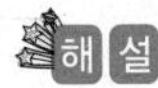

임신 5개월의 태아 상태
- 오감의 발달이 빨리 이루어지기 때문에 본격적으로 태교를 시작하면 좋은 시기이다.
- 대부분의 엄마들이 첫 태동을 느끼는 때이기도 하다.
- 태아의 머리는 달걀 크기 정도로, 전체적으로 보면 3등신에 가깝다.
- 빛에 민감한 반응을 보이며, 임신 17~20주 사이엔 청각이 크게 발달해서 엄마의 목소리뿐 아니라 엄마 배 밖에서 나는 소리도 어느 정도 들을 수 있다.
- 미각이 생기기 시작하고, 임신 18주 정도 되면 심장의 움직임이 활발해져 청진기로도 태아의 심장 뛰는 소리를 들을 수 있다.

122 두정위의 지적부위로 알맞은 것은?

① 천 골　　② 견 갑
③ 턱　　④ 후 두
⑤ 얼 굴

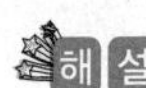

준거자료
- 두정위의 지표 – 후두(Occiput) : O
- 안면위의 지표 – 턱(Mentum) : M
- 둔위의 지표 – 천골(Sacrum) : S
- 횡위의 지표 – 견갑(Acromion Process) : A

123 태아심음이 제와부위 상부우측에서 청취가 예상되는 태아의 위치는?

① 둔 위　　② 전액위
③ 두정위　　④ 안면위
⑤ 견갑위

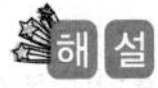

① 태아심음이 산모의 제와부위를 기준으로 해서 상부우측에서 들리면 둔위이다.
태아심음 청진법
정상태위와 둔위의 경우 태아 심음은 태아의 등(Back)을 통해 가장 잘 들리고, Face Presentation 시는 가슴(Thorax)을 통해 가장 잘 들린다.

정답 121 ③ 122 ④ 123 ①

124 **분만 48시간이 지난 산모의 체온이 38℃, 심한 산후통 호소, 자궁 퇴축 부전, 악취나는 오로 배출이 있을 때 우선 생각할 수 있는 것은?** 꼭 나오는 유형

① 급성경관염
② 자궁내막염
③ 비뇨기계감염
④ 난관염
⑤ 혈전성정맥염

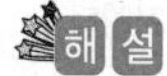 자궁내막염의 증상

- 자궁수축 부전
- 심한 산후통
- 악취나는 오로의 배출, 자궁경부나 질 부위 열상, 태반잔류 등
- 38도의 고열을 동반하면 자궁내막염을 의심해 보아야 한다.

125 **자궁경부가 열리면서 양막이 파열되는 경우에 해당하는 것은?**

① 습관성 유산
② 불가피유산
③ 불완전 유산
④ 절박유산
⑤ 계류유산

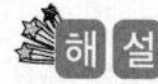 유산의 종류

- 습관성 유산 : 3번 이상 연속되는 자연유산을 말한다. 2번 이상 연속적으로 유산이 되면 습관성 유산을 의심하여 필요한 검사를 개시하는 것이 합당하다.
- 불가피유산 : 자궁경부가 열리면서 양막이 파열되는 경우이며, 이 경우 유산은 불가피하다. 불가피유산인 경우 자궁수축이 즉시 시작되어 임신 산물이 배출되게 되고 감염이 발생할 수도 있다.
- 불완전 유산 : 임신 10주 이전에 유산되는 경우에는 대부분 태아와 태반이 동시에 배출되지만, 그 이후에는 각각 배출된다. 태반의 일부 또는 전부가 자궁 내에 남아 있게 되면 출혈이 있게 되는데, 이것이 불완전유산의 주요 증상이다.
- 절박유산 : 임신 전반기에 질 출혈이 있는 경우를 말한다. 임신 초기에는 매우 흔하여 임산부 4~5명당 1명 정도 생기며, 이 중 약 반수가 유산된다.
- 계류유산 : 자궁 내에서 사망한 태아가 수 주일 동안 자궁 내에 잔류되어 있는 경우를 말한다. 자궁은 더 커지지 않으며, 유방변화가 퇴행한다.

124 ② 125 ② 정답

126 **자궁내막선암을 진단하는 데 가장 중요한 검사는?** 꼭 나오는 유형

① Pap Smear 검사
② 내막소파검사와 세포검사
③ 원추절제생검
④ 경관소파검사
⑤ 쉴러검사(Shiller' s Test)

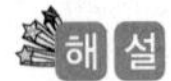

자궁경부암의 진단

- Pap Smear(세포진) 검사 : 진단 목적이라기보다는 스크리닝 목적의 검진이며, 확진은 조직검사에 의존하여야 한다.
- 내막소파검사와 세포검사 : 자궁내막선암 등을 진단하기 위한 검사이다.
- 자궁경부촬영법 : 35mm 카메라를 이용하여 세포진검사시 동시에 시행할 수 있으며, 촬영한 필름을 슬라이드로 만들어 질확대경 전문가에게 판독을 의뢰하는 방법이다.
- 자궁경관 내 소파술 : 폐경기 여성에서 편평원주상피 접합부가 자궁경관 내부에 존재하여 질확대경 검사가 불가능한 경우나 자궁경관 내 선암이 의심될 경우에 시행한다.
- 원추절제생검 : 육안으로 자궁경부에 병소가 보이는 경우 외래에서 질확대경 조준하여 생검을 시행함으로써 대부분 진단할 수 있으며, 외래에서 시행한 자궁경부 생검으로 확진이 안 되는 경우 원추형 생검이 필요할 수 있다.
- 질확대경검사 : 병변의 위치, 범위 및 정도를 파악할 수 있고, 조준생검이 가능하다.

127 **중년부인이 질분비물 때문에 검진을 받고자 할 때 필요한 준비 사항으로 옳지 않은 것은?**

① 방광을 비운다.
② 정서적 이완을 시킨다.
③ 복부와 양 다리에 힘을 뺀다.
④ 쇄석위를 취한다.
⑤ 질세척을 실시한다.

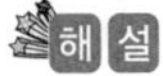

생식기 검진을 위한 준비

- 검진시 적절한 자세인 쇄석위를 취하도록 한다.
- 검사의 정확성과 환자의 안위를 위해 방광을 비워야 한다.
- 편하게 진찰을 받을 수 있도록 정서적 이완을 시킨다.
- 복부와 양 다리에 힘을 빼도록 한다.
- 질세척 유무를 파악한다(병원에 오기 24시간 전에는 하지 않아야 한다).
- 불필요한 노출을 삼간다.

정답 126 ② 127 ⑤

128 악성 임신오조증에 대한 설명으로 바르지 않은 것은?

① 심리적 원인에 의해 발생되기도 한다.
② 탈수, 기아의 징후를 사정한다.
③ 입덧과 처치가 유사하다.
④ 수액과 전해질의 불균형에 중점을 두고 간호한다.
⑤ 호르몬 대체 요법을 실시한다.

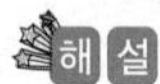

임신오조증

임신오조증(구토증)은 단순한 입덧과는 달리 계속적인 구토로 인해 탈수와 기아, 수분 전해질 불균형, 혼수상태에 빠질 수 있기에 적절한 치료를 받지 않으면 위험하다. 일반적으로 초임이나 다태임신, 포상기태일 경우에 많이 생긴다. 이 증상과 밀접하게 관련된 요인으로는 성선자극호르몬의 증가와 정신적 · 심인적 인자 등이 있다. 입덧 단계의 예방이 중요하다. 간호는 체중감소 예방 및 수액과 전해질의 불균형에 중점을 두어야 한다.

129 강간 피해자에게 적용될 수 있는 간호진단은?

> ㉠ 폭력 경험과 관련된 두려움
> ㉡ 손상증후군과 관련된 자존감 장애
> ㉢ 임신 가능성과 관련된 잠재적인 의사결정 갈등
> ㉣ 증거 수집을 위한 신체검진과 관련된 불안

① ㉠, ㉡, ㉢
② ㉠, ㉢
③ ㉡, ㉣
④ ㉣
⑤ ㉠, ㉡, ㉢, ㉣

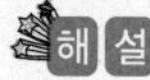

강간상해증후군(강간 후 피해자가 경험하는 증상)

- 심한 두려움, 굴욕감, 분노, 무력감 등
- 손상증후군과 관련된 자존감 장애
- 임신 가능성과 관련된 불안과 잠재적인 의사결정 갈등
- 증거 수집을 위한 신체검진과 관련된 불안
- 비효율적 가족대처 등

128 ③ 129 ⑤ 정답

130 **임부의 과도한 흡연이 태아에게 미치는 영향으로 옳은 것은?**

㉠ 신생아 이환율 증가	㉡ 선천성 기형
㉢ 영아 돌연사	㉣ 저체중 출생아

① ㉠, ㉡, ㉢
② ㉠, ㉢
③ ㉡, ㉣
④ ㉣
⑤ ㉠, ㉡, ㉢, ㉣

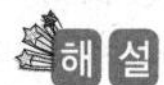
해설 임부의 과도한 흡연이 태아에게 미치는 영향
- 태아의 지능발육 · 성장부전, 조산
- 저체중아, 사산
- 영아 돌연사
- 선천성 기형
- 태아나 신생아 이환율과 사망률을 증가시킨다.

131 **전치태반의 증상으로 옳은 것은?**

① 암적색 질출혈
② 고혈압
③ 자궁의 긴장도 증가
④ 무통성 질출혈
⑤ 서 맥

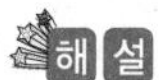
해설 전치태반의 증상
- 임신 7개월 이후 무통성 선홍색 질출혈
- 저혈압, 빈맥
- 임신주수보다 높은 자궁저부

정답 130 ⑤ 131 ④

132 산후 2주 이상 선홍색 오로가 지속되는 경우 의심되는 것은? 꼭 나오는 유형

㉠ 자궁 후굴	㉡ 자궁복구부전
㉢ 직장, 질 누공	㉣ 산욕기 감염

① ㉠, ㉡, ㉢　② ㉠, ㉢　③ ㉡, ㉣
④ ㉣　⑤ ㉠, ㉡, ㉢, ㉣

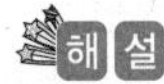

심한 오로에 따른 증상

- 자궁복구부전 : 10일 이상 검붉은 오로가 나오면 몸에 이상이 있다는 증거로, 자궁이 원상태로 회복되지 않는 자궁복구부전 때도 붉은색 오로가 그치지 않는다.
- 산욕기 감염 : 산욕기 감염이란 출산 후 24시간을 제외한 10일 이내에 2일 이상 38℃ 이상의 체온이 올라가 있는 상태이다. 이는 임신 중에 성기가 연해지고, 충혈되어 있어 세균의 번식이 좋은 상태가 되기 때문이다. 이런 상태에서 분만으로 상처가 생기거나, 난막이나 태반의 일부가 자궁에 남아있거나, 오로가 있으면 세균의 번식을 부추기게 된다. 이러한 산욕기 감염은 일반적으로 정상적인 오로(질 분비물)는 2~3주 정도 배출되며, 색도 처음 3~4일간은 선홍색, 차차 암적색으로 변하다가 9~10일이 지나면 황색 또는 우유색으로 변한다. 이때 피가 섞인 선홍색 오로가 지속되면 산욕기 감염을 의심해야 한다.

비정상 오로배출시 의심되는 소견

- 적색 오로 지속 : 태반 조직이나 양막이 자궁강 내 잔류
- 장액성 백색 오로 6주 이상 지속 : 자궁 내막염
- 3~4주 후 출혈 : 감염 또는 태반부착부위의 복구 부전
- 거품, 악취 : 감염

133 다음 중 병리적 무월경은? 꼭 나오는 유형

㉠ 14세까지 2차성징과 초경이 안 나타난다.
㉡ 월경을 하던 여성에게서 6개월 동안 월경이 없다.
㉢ 월경경험 여성이 주기 3회 동안 월경이 없다.
㉣ 임신 중, 수유 중, 폐경기에 월경이 없다.

① ㉠, ㉡, ㉢　② ㉠, ㉢　③ ㉡, ㉣
④ ㉣　⑤ ㉠, ㉡, ㉢, ㉣

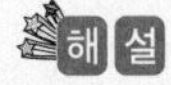

무월경

- 생리적 무월경 : 월경이 있어야 할 때 없는 상태로 임신, 수유, 폐경 등으로 나오지 않는 경우로 정상적이다.
- 병리적 무월경
  - 14세 이상이 되어도 초경이 없거나 16세 이상이 되어도 초경과 상관없이 월경이 없는 경우
  - 월경을 하던 여성이 주기 3회 동안 월경이 없는 경우
  - 월경을 하던 여성에게서 6개월 동안 월경이 없는 경우

132 ③　133 ① 정답

134 **급속분만으로 흔히 초래될 수 있는 태아 측 위험요인으로 옳은 것은?**

① 산도열상 ② 저산소증
③ 양수색전증 ④ 저체온증
⑤ 안면신경마비

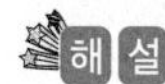 급속분만

- 모성 측 위험 : 자궁파열, 산도열상, 분만 후 이완성 자궁출혈이 속발되며 또한 자궁경관, 질, 회음부 등의 광범위한 열상으로 인해 양수색전증을 일으킬 수 있다.
- 태아 측에 일어나는 위험 : 자궁수축이 강하게 지속적으로 나타나서 자궁의 혈류를 막아 저산소증으로 주산기 사망률 및 주산기 이환률이 증가하고, 태아가 급속히 하강하면서 산도에 대한 아두손상 및 뇌손상, 추락손상을 입거나 즉시 신생아소생술을 시행하지 못해 위험할 수 있다.

135 **난소 섬유종 환자의 간호로 맞는 것은?** 꼭 나오는 유형

㉠ 복압을 올린다. ㉡ 감정관리는 하지 않아도 된다.
㉢ 방광절제술을 한다. ㉣ 흉수와 복수를 제거한다.

① ㉠, ㉡, ㉢ ② ㉠, ㉢
③ ㉡, ㉣ ④ ㉣
⑤ ㉠, ㉡, ㉢, ㉣

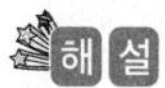 난소 섬유종(갈색세포종) 환자 간호중재

- 고섬유식이를 취하고 복압이 올라가지 않도록 한다.
- 스트레스를 관리한다.
- 난관난소 절제술을 시행한다.
- 흉수와 복수 제거를 한다.

136 **임신 9개월 임부가 산전간호를 받으러 병원에 왔다. 태아 선진부가 두정위이며 후두가 임부의 골반 오른쪽 앞에 있고 태아의 사지부분이 임부의 왼쪽 배에서 만져진다. 이때의 태향은?**

① LOA ② ROA
③ LOT ④ LOP
⑤ ROP

정답 134 ②, 135 ④ 136 ②

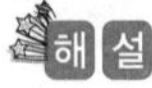
- ROA : 선진부가 후두로 모체골반의 우측전방에 위치함을 나타낸다.
- LOA : 좌전방 두정위
- LOT : 좌측방 두정위
- LOP : 좌후방 두정위
- ROP : 우후방 두정위

137 임신 20주경에 볼 수 있는 소견 중 옳은 것은?

꼭 나오는 유형

㉠ 초음파로 태아심음을 들을 수 있다.
㉡ 모체가 처음으로 태동을 느끼게 된다.
㉢ 태아의 몸이 솜털로 덮여 있다.
㉣ 자궁저부가 제와부위와 검상돌기 사이에서 촉진된다.

① ㉠, ㉡, ㉢ ② ㉠, ㉢ ③ ㉡, ㉣
④ ㉣ ⑤ ㉠, ㉡, ㉢, ㉣

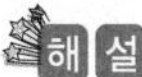
㉣ 자궁저부가 검상돌기와 제와부 사이에 촉진되는 경우는 임신 16주경이다.

임신 20주경의 소견
- 초음파로 태아심음을 청취한다.
- 모체가 처음으로 태동을 느낀다.
- 뇌에는 주름이 생기기 시작하고 태아의 몸이 솜털로 덮여 있다.
- 자궁저부는 제와부 아래나 치골결합 위의 15cm 높이에 있다.

138 전치태반 환자의 관리방법에 대한 설명으로 가장 알맞은 것은?

① 정기적으로 질을 촉진한다.
② 임신 30주 이상이면 제왕절개술을 한다.
③ 전치태반이 앞쪽에 있으면 수평 절개가 안전하다.
④ 출혈이 심할 경우 미리 수혈을 한다.
⑤ 출혈이 심할 경우 수혈을 할 수 있는 정맥주입선을 유지한다.

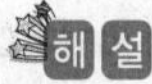
전치태반 간호중재
- 보존적 관리 : 임부는 침상안정으로 최대한 임신 유지
- 내진금지, 초음파로 전치 태반 확인
- 제왕절개분만 : 30% 이상의 전치태반이나 출혈이 심한 경우
- 자연분만 : 30% 이하의 전치태반
- 변연 전치태반으로 출혈이 있으나 질을 통한 분만이 진행 중인 경우 인공 파막시켜 분만 시도(태아의 선진부가 하강되면서 출혈을 막는 효과)

137 ① 138 ⑤ 정답

139 **자궁경부암 치료를 받는 환자에게 외부방사선 조사 실시 후 알맞은 간호수행은?**

> ㉠ 조사부위에 피부 발적이 생기면 일반 화장품 로션을 바른다.
> ㉡ 치료부위가 화상을 입기 쉬우므로 마사지를 금한다.
> ㉢ 피부 탄력성을 기르기 위해 자주 목욕하도록 지도한다.
> ㉣ 물기가 있을 때는 가볍게 두드리면서 마른다.

① ㉠, ㉡, ㉢ ② ㉠, ㉢
③ ㉡, ㉣ ④ ㉣
⑤ ㉠, ㉡, ㉢, ㉣

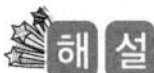

외부방사선 치료시 치료받는 부위의 털이 빠지거나 피부가 약간 검붉어지고, 건조해지며, 가렵고, 압통이 생길 수도 있다. 치료부위는 항상 청결하게 건조하여 유지하고 마사지는 금하며, 로션이나 크림을 함부로 사용해서는 안된다. 또 물로만 씻고 가볍게 두드리면서 말린다.

140 **성폭력을 당한 후 임신을 예방하기 위한 즉각적인 처치로 옳은 것은?**

① 질세척을 한다. ② 자궁내막 흡인술을 받는다.
③ 자궁내막 소파술을 받는다. ④ 응급복합피임약을 복용한다.
⑤ 임신반응검사를 실시한다.

해설 응급피임법
성폭력을 당한 후 임신가능성이 있다면 72시간 내에 응급피임약(Emergency Contraception Pill)을 복용하면 된다. 가장 잘 알려진 ECP 요법으로는 Yuzpe 요법이 있다. 1974년 캐나다의 Albert Yuzpe 교수가 약효를 발표한 후 그의 이름을 따서 이렇게 불렸는데, 두 개의 알약으로 되어 있다. 이는 Estrogen과 Progestin 호르몬을 배합한 것이다.

141 **분만을 한 여성의 방광 상태 변화에 관한 설명으로 옳은 것은?** 꼭 나오는 유형

> ㉠ 방광점막이 축소된다. ㉡ 방광근육이 약화된다.
> ㉢ 방광허혈 현상이 온다. ㉣ 경막하 마취인 경우 감각이 둔화된다.

① ㉠, ㉡, ㉢ ② ㉠, ㉢
③ ㉡, ㉣ ④ ㉣
⑤ ㉠, ㉡, ㉢, ㉣

정답 139 ③ 140 ④ 141 ③

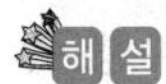 ㉣ 경막하 마취인 경우 감각이 둔화된다.
분만을 한 여성의 방광 상태
• 방광 점막은 부종과 충혈이 있고 방광 근육은 약화된다.
• 방광경이 요도를 통과함으로써 근육에 자극을 주어 근육의 긴장과 피로를 느낀다.

142 옥시토신이 정맥주입되고 있는 산부에게 바람직한 간호중재로 옳지 않은 것은?

① 약물의 이뇨효과로 인한 요배설량의 증가에 따른 탈수 현상을 관찰한다.
② 자궁 수축이 60초 이상이면 옥시토신 주입을 중단한다.
③ 15분마다 태아심음, 산부의 혈압과 맥박을 측정한다.
④ 강한 자궁수축이 오기 전까지 산부의 징후를 관찰한다.
⑤ 태아심박수가 현저히 감소되면 즉시 투여를 중지하여야 한다.

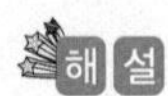 옥시토신의 정맥점적방법
• 옥시토신의 평균 반감기는 약 5분 정도이며 옥시토신에 의해 과자극자궁수축이 나타나는 경우 즉시 투여를 중지하면 혈장 내 옥시토신의 농도가 급격히 저하되어 과자극을 피할 수 있다.
• 옥시토신을 투여하는 동안 자궁수축과 태아의 심박수를 15분마다 세심히 감시해야 하며 자궁수축이 10분 내에 5회 이상 일어나거나 1분 이상 수축이 나타나거나 또는 태아심박수가 현저히 감소되면 즉시 투여를 중지하여야 한다.
옥시토신의 간호중재
• 태아상태 사정 : 저산소증, 태반기능 부전
• 자궁 과다수축 징후 사정 : 전두부 통증, 수분중독과 동반된 고혈압, 경련, 짧은 호흡(자궁수축이 90초 이상 지속되면 주입속도를 줄이거나 중단)
• 활력징후 측정
• 섭취량, 배설량 기록 : 항이뇨 작용 → 소변량 감소되면 의사에게 보고
• 옥시토신의 연속 주입으로도 분만에 실패할 경우 재왕절개 시행 준비

143 중증 임신성 고혈압환자의 치료 및 간호이다. 옳은 것은?

꼭 나오는 유형

㉠ 엄격한 침상안정	㉡ 경련예방을 위한 $MgSO_4$ 정맥 투여
㉢ 필요시 이뇨제 투여	㉣ 심맥관계 위험이 높을 때 항고혈압제 투여

① ㉠, ㉡, ㉢
② ㉠, ㉢
③ ㉡, ㉣
④ ㉣
⑤ ㉠, ㉡, ㉢, ㉣

142 ① 143 ⑤ 정답

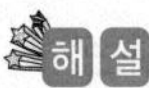 임신성 고혈압 환자의 치료 및 간호

- 엄격한 침상안정이 필요하며, 정맥내로 $MgSO_4$를 투여하여 경련을 예방한다.
- 폐부종이 있을시 이뇨제를 투여한다.
- 심맥관계의 위험이 높을 경우에 항고혈압제를 투여한다.
- 식이요법으로는 염분을 줄이고 고단백, 저칼로리 음식을 섭취하도록 유의하고, 지방질은 식물성으로 하고 당분은 줄인다.

144 심장병 임부는 정상 임부에 비해 안정 및 관찰이 필요하다. 다음 중 특히 안정이 필요한 시기는 언제인가?

① 임신 2~3개월 이내 ② 임신 6~7개월 이내 ③ 임신 7~8개월 이내
④ 산욕 초기 ⑤ 임신 전 기간

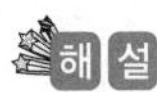 심장병 임부에게 안정이 필요한 이유

분만 후 1~2일 이내 모체 조직 내 축적된 수분이 순환계로 몰려 심박출량이 현저히 증가하여 울혈성 심부전증을 초래, 산모에게 위험을 준다. 분만이 무사히 끝났어도 산후에 돌연 나빠지는 수가 있으므로 산욕시의 안정이 중요하다.

145 진진통의 특징으로 올바른 조합은? 꼭 나오는 유형

㉠ 규칙적 양상이다. ㉡ 진통기간이 점차 짧아진다.
㉢ 걸으면 진통이 더 강하게 온다. ㉣ 진통이 하복부에 국한되어 온다.

① ㉠, ㉡, ㉢ ② ㉠, ㉢ ③ ㉡, ㉣
④ ㉣ ⑤ ㉠, ㉡, ㉢, ㉣

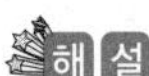 분만진통이라고 하는 진진통은 규칙적인 간격(10분) 간격으로 찾아오기 시작해 간격이 점차 짧아지고 또 진통의 세기도 점점 커져간다. 이밖에도 아기가 골반으로 내려오기 때문에 진통은 배에서부터 허리 쪽으로 옮겨진다. 따라서 허리도 같이 아프며, 안정을 취해도 아픈 것이 사라지지 않는 특징이 있다.

특 성	진진통	가진통
규칙성	규칙적	불규칙적
간 격	간격이 점점 짧아짐	간격의 변화 없음
강 도	• 강도가 점점 강해짐 • 걸으면 더욱 심해짐	• 강도 변화 없음 • 걸으면 완화됨
부 위	등과 복부	하복부에 국한
진정제 효과	없 음	있 음
이 슬	보임	안 보임

정답 144 ④ 145 ②

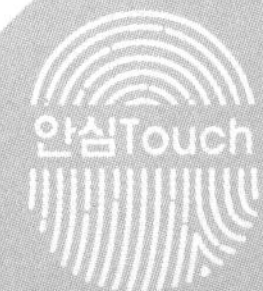

146 **28세 임부가 경한 입덧으로 고통을 호소하고 있다. 가장 적절한 간호중재는?**

① 입덧이 있을 때 약간의 탄산음료를 마신다.
② 취침하기 전 버터, 크림, 튀김류 등을 먹는다.
③ 고형식과 액체를 동시에 섭취한다.
④ 아침에 자리에서 일어나기 전에 가벼운 음식을 먹는다.
⑤ 1일 3식의 규칙적인 식사를 한다.

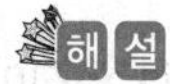

입덧 환자의 간호중재
- 입덧이 있을 때는 아침에 자리에서 일어나기 전에 가벼운 음식을 먹는다.
- 지방은 피하는 편이 좋기 때문에 잼을 바른 토스트나 비스킷과 과자류가 좋다.
- 이부자리에서 녹차, 따뜻한 우유 등을 마신다.
- 가급적 탄산음료는 피하는 것이 좋다.

147 **다음 중 임부에게 엄격히 금지하는 예방접종으로 옳은 것은?**

① 풍 진　② 폐 렴
③ 황열병　④ 소아마비
⑤ 장티푸스

해설 유행성 이하선염(볼거리), 풍진의 경우 임신 중 예방접종을 금해야 한다.

148 **임신 43주 된 산모에서 태어난 신생아의 특징은?**

> ㉠ 피부가 건조하고 갈라져 있다.
> ㉡ 체중이 정상 신생아보다 많이 나간다.
> ㉢ 손톱이 많이 자라 있다.
> ㉣ 피부에 태지가 과도하게 붙어 있다.

① ㉠, ㉡, ㉢　② ㉠, ㉢
③ ㉡, ㉣　④ ㉣
⑤ ㉠, ㉡, ㉢, ㉣

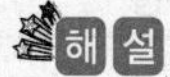

과숙아는 피부가 주름지거나 마르고 탄력이 없으며 벗겨지기도 하고 태변에 의해 착색된 소견을 보이며, 손톱이 길고 머리카락이 풍성하며 눈을 뜨고 있거나 비정상적으로 깨어 있어 나이 들어 보이는 등의 성숙이 진행된 소견이 흔히 관찰된다.

146 ④ 147 ① 148 ② 정답

과숙아
- 개념 : 임신 37주 1일부터 42주까지는 만삭이라 하고 정상이지만 출생시 체중과 관계 없이 임신 42주 이후에 태어나는 신생아를 말한다.
- 특 징
  - 피부에 태지가 감소한다.
  - 피부가 건조하다(갈라지고 벗겨짐).
  - 머리카락의 숱이 많고, 피하지방이 적다.
  - 피부가 짙은 노랑 혹은 초록색이며 손톱, 발톱이 많이 자라 있다(양수 과소증, 태변착색으로 인함).
  - 아기가 또렷또렷(Alertness)하고 키가 크고 마른 신체적 특징이 있다.

149 임부에게 당뇨병이 발생할 때 뒤따르는 문제가 아닌 것은?

꼭 나오는 유형

① 자간전증이나 자간증의 빈도가 높음

② 감염의 발생이나 정도가 심함

③ 거대아로 인한 난산

④ 양수과소증

⑤ 임신중독증의 발생률 높음

해설 임신 당뇨시 수반되는 간호 문제
- 임신중독증이 4배나 잘 생긴다.
- 감염이 잘 생기고, 그 정도가 심하다.
- 거대아로 인해 산도손상, 견갑난산(분만시 태아의 머리가 나오고, 어깨가 빠져나오지 못하는 경우)이 올 수 있다.
- 태아사망, 양수과다증, 산후출혈의 빈도가 높다.
- 자간전증이나 자간증의 빈도가 높다.
- 태아가 커 분만 손상으로 신생아 이환율이나 사망률이 높다. 또 기형아의 발생율도 높다.
- 임신성당뇨의 위험이 많은 사람은 산모의 나이 30세 이상이거나 당뇨병가족력이 있거나 과거에 거대아, 기형아, 사산아를 낳은 경우, 비만, 고혈압이 있는 산모이다.

150 두정위 분만시 양수에 태변이 착색되었을 때 태아의 상태는?

꼭 나오는 유형

① 저산소증

② 용혈성 빈혈

③ 감 염

④ 무뇌증

⑤ 신경관 결손

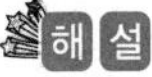

해설 ① 저산소증이 나타나 태아가 질식상태에 빠지므로 태아의 머리가 나오자마자 인두와 기도로부터 태변을 흡인해 주어 감염을 피한다.

정답 149 ④ 150 ①

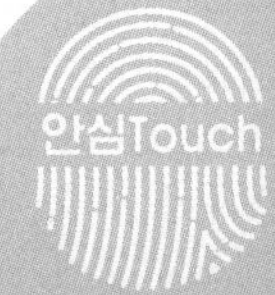

151 **다음 중 여성의 성숙위기에 해당되는 것은 어느 것인가?**

① 사춘기
② 이 혼
③ 죽 음
④ 조 산
⑤ 신체질환

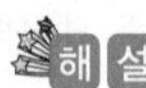 ① 11세에서 13세에 사춘기가 시작되며, 2차성징이 발현하는 시기로 여성으로서의 신체적 변화가 오고 정서적 · 심리적인 변화를 겪는다.

152 **학대를 받는 여성에 대한 간호로 바람직하지 않은 것은?**

① 여성의 폭력은 어느 상황에서라도 용납될 수 없는 것임을 확신시킨다.
② 간호사의 주관적 관점을 배제하고 객관적 사실을 기록한다.
③ 피해자가 자신을 한 개인으로 받아들이도록 하고 이혼을 격려한다.
④ 폭력의 주기성에 대해서 교육한다.
⑤ 도움을 받을 수 있는 자원과 지식을 교육한다.

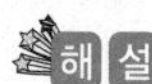 학대를 받는 여성에 대한 간호

- 여성의 폭력은 어느 상황에서든지 정당화되거나 용납될 수 없다는 것을 분명히 인식시킨다.
- 대상자가 진술하는 것에 대해 간호사의 주관적 관점을 배제하고 객관적 사실을 대상자의 표현 그대로 인용부호를 써서 기록한다.
- 폭력은 개인적인 문제가 아니고 사회적인 문제이므로 사회기관에 의한 중재나 지역사회 자원을 제공하고, 가능한 법적 대처를 위한 자료준비 등을 통해 옹호자의 역할을 할 수 있다. 즉 이혼만으로 해결방법을 찾는 것은 바람직하지 않다.
- 폭력은 일시적이 아니고 습관적 · 반복적 · 주기성에 대해서 교육한다.

153 **분만 중 태아 곤란증이 나타났을 경우 해야 할 중재로 알맞은 것은?**

> ㉠ 내진으로 제대탈출 여부를 확인한다.
> ㉡ 양수주입술를 통하여 신속한 분만을 한다.
> ㉢ 좌측위로 취해준다.
> ㉣ 옥시토신(Oxytocin)을 투여한다.

① ㉠, ㉡, ㉢
② ㉠, ㉢
③ ㉡, ㉣
④ ㉣
⑤ ㉠, ㉡, ㉢, ㉣

151 ① 152 ③ 153 ① 정답

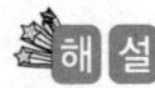
해설 태아 곤란증의 관리
- Oxytocin 투여를 중지한다.
- 임부의 체위는 태반의 혈액순환을 증진시키기 위해 체위를 좌측위로 취해 준다.
- 산소마스크를 통해 산소를 주입한다.
- 저혈압을 교정하며 내진으로 제대탈출 여부를 확인한다.
- 양수주입술를 통하여 신속한 분만을 한다.

154 자궁내막 소파술(D&C)의 적용이 옳지 않은 것은?

① 자궁암 치료
② 불규칙한 자궁출혈 치료
③ 자궁내막염 치료
④ 자궁내막 상태 파악
⑤ 치료적 유산

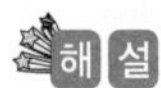
해설 자궁내막 소파술의 적용
- 비정상적 출혈을 동반하고 있는 비임신 상태의 자궁근종
- 자궁내막염 치료
- 자궁내막 상태 파악(폴립과 증식)
- 불완전 유산
- 치료적 유산

155 산모에게 유방염이 생기기 쉬운 경우에 해당하지 않는 것은?

① 젖무리에 열상이 생겼을 때
② 유두에 상처를 입어 균이 침범했을 때
③ 유방울혈이 생겼을 때
④ 유선이 막혔을 때
⑤ 유방대를 너무 헐겁게 했을 때

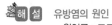

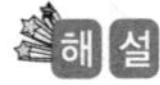
해설 유방염의 원인
- 원인균 : 포도상구균
- 유두의 세균성 감염
- 유두나 젖무리의 열상
- 신생아의 아구창
- 유선의 압박으로 인한 울혈과 폐쇄
- 수유시 유방을 완전히 비워주지 않을 경우
- 산모의 피곤과 스트레스로 신체면역이 저하되었을 때

정답 154 ① 155 ⑤

156 성폭력 피해자의 간호시 유의할 사항은?

> ㉠ 개인의 비밀이 보장되는 응급간호를 제공한다.
> ㉡ 피해자의 신분이 노출되지 않도록 보호한다.
> ㉢ 피해자가 자신의 요구를 스스로 결정하도록 기회를 제공한다.
> ㉣ 과거의 성경험에 대한 질문에 정확히 응답하도록 유도한다.

① ㉠, ㉡, ㉢
② ㉠, ㉢
③ ㉡, ㉣
④ ㉣
⑤ ㉠, ㉡, ㉢, ㉣

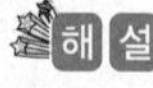

간호사는 피해자의 신체적 손상에 대한 간호와 더불어 정신·정서적 장애에 대한 간호를 수행해야 하며 지적능력 회복을 위한 간호와 사회적 지지체계 및 법적 서비스에 대한 정보도 제공해야 한다.

157 자궁퇴축부전 산모에게서 관찰되는 증상은?

꼭 나오는 유형

> ㉠ 요통 및 골반의 중압감
> ㉡ 오로의 지연 분비
> ㉢ 물렁물렁한 복부
> ㉣ 체온의 급격한 상승

① ㉠, ㉡, ㉢
② ㉠, ㉢
③ ㉡, ㉣
④ ㉣
⑤ ㉠, ㉡, ㉢, ㉣

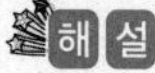

㉣ 체온의 급격한 상승은 산욕열을 의미한다.

자궁퇴축부전의 증상

- 자궁저부가 물렁물렁하면서 부드럽게 만져진다.
- 요통 및 골반의 중압감
- 오로의 지연

156 ① 157 ① 정답

158 산욕기에 응고인자 상승으로 말미암아 일어나는 합병증은?

꼭 나오는 유형

① 산후출혈
② 서 맥
③ 심장기능 부전증
④ 혈전성 정맥염
⑤ 자궁퇴축부전

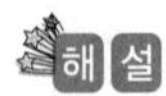

혈전성 정맥염

- 혈관벽에 달라붙는 혈전의 형성을 동반하는 정맥염증으로 모든 산모들은 산욕기 동안 혈액의 응고인자들이 상승함으로 인해 발생 빈도가 증가된다.
- 동맥혈과는 달리 정맥혈은 심장의 펌프 작용에 의해 움직이는 것이 아니라 정맥 주위의 근수축에 의해 움직인다. 따라서 수술 뒤나 심한 질환의 회복기 동안의 침상안정과 같이 오랜 기간 활동하지 않으면 정맥을 통해 흐르는 혈액의 흐름이 불충분해 그 결과 혈전과 염증이 생기게 된다. 이러한 병변이 가장 잘 나타나는 곳은 다리이다.

159 과립세포종이 생성하는 호르몬은?

꼭 나오는 유형

① 프로게스테론
② 에스트로겐
③ 테스토스테론
④ 티록신
⑤ HCG

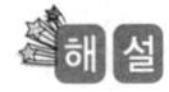

- 에스트로겐 : 난소에서 나오는 호르몬 중 중요한 2가지 호르몬은 여성호르몬인 에스트로겐(Estrogen)과 황체호르몬인 프로게스테론이다. 과립막 세포종의 대부분은 에스트로겐을 생산하여 흔히 폐경기 여성에서 질출혈을 일으킨다.
- 프로게스테론 : 여성의 생식계에서 분비되는 호르몬으로 주로 자궁속막의 환경을 조절한다. 프로게스테론은 난소 · 태반 · 부신에서 생성되는데 난소에서는 황체 조직에서 생성된다.
- 테스토스테론 : 테스토스테론은 뇌하수체에서 ICSH(Interstitial Cell Stimulating Hormone-LH : 황체자극 호르몬)이 분비되면 고환의 간질 세포에서 생성된다. 이렇게 분비된 남성 호르몬은 남성적 2차성징 발현을 시키는 작용을 한다. 목소리를 굵게 만들고, 수염이 나고, 근육을 발달시키는 작용을 한다.
- 티록신 : 갑상선(Thyroid Gland)에서 분비되는 일차적인 호르몬으로 인체 내에 존재하는 거의 모든 세포에 작용하여 체중 및 에너지 수치, 기억, 심장박동 등을 조절하는 중요한 기작에 영향을 미친다.
- HCG(Human Chorionic Gonadotropin) : 융모성 성선자극 호르몬인 HCG는 태반의 합포체 영양아세포(Syncytiotrophoblast)에서 분비되는데, HCG의 혈중 농도의 증가는 임신 초기 3개월간 증가하여 최고에 이르고 16주까지 점차 감소하여 그 이후는 일정한 값을 보이게 된다. 임신에 있어 HCG의 생리학적인 역할은 임신 기간 동안의 황체의 유지와 임신 초기 3개월간의 에스트로겐과 프로게스테론의 생산을 촉진하는 것이다. 또한 태아의 생식관 분화의 역할을 하고 임신 여부, 자궁외 임신 등을 진단하고 Follow-up 하는 데 필수적인 요소이다.

정답 158 ④ 159 ②

160 다음 중 자궁절제술을 받은 환자에게 적합한 교육내용은 어느 것인가?

① 성교와 출산을 할 수 없다.

② 성교와 정상 출산은 가능하다.

③ 성교와 월경이 가능하다.

④ 성교가 가능하나 월경은 없어진다.

⑤ 성교가능하나 성생활에 대한 모든 의욕이 상실된다.

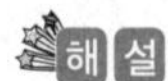 자궁절제술을 받은 환자의 교육내용

- 자궁절제술은 자궁을 제거하는 것으로 난관과 난소절제가 함께 이루어지기도 하는데, 자궁이 제거되었으므로 출산과 월경은 불가능하나 성교는 가능하다.
- 성교는 6~8주부터 할 수 있으며, 수술로 인하여 일시적으로 줄어든 질을 확장하는 데 도움을 줄 수 있다.
- 남편의 자극과 격려가 대상자가 능동적인 성반응과 성만족감을 얻는 데 도움을 준다.

161 임질의 증상으로 옳은 것은?

① 단단하고 통증이 없는 결절이 만져진다.

② 작은 반점이 소음순이나 서혜부에서 발생한다.

③ 음부에 수포가 발생한다.

④ 생식기와 항문에 구진이 발생한다.

⑤ 황록색 화농성 질분비물이 다량 분비된다.

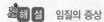

 임질의 증상

- 잠복기 1~30일
- 다량의 황색, 황록색 화용성 질 분비물
- 배뇨시 불편감
- 침범범위 자극, 부종, 소양감

160 ④ 161 ⑤ 정답

162 **임신 39주된 26세 산모가 진통이 약하고 불규칙하며 "2시간 전에 파수가 된 것 같아요."라며 병원에 왔다. 이 산모에게 행하여 줄 간호중재로 옳은 것은?**

① 수축이 불규칙한 것으로 보아 가진통이므로 집으로 돌아가서 기다리라고 한다.
② 감염여부를 확인하기 위해 체온을 측정한다.
③ 나이트라진 용지에 질분비물을 묻혀 색이 푸른색으로 변하는지 관찰한다.
④ 위험한 상태로 측와위로 눕힌다.
⑤ 산부의 불안한 마음을 안정시키기 위해 태아 심음을 들려준다.

해설 임신 39주이므로 분만 가능성이 예상되는 시기이므로, 먼저 질경으로 양수가 흐르는지를 확인한다. 다음 나이트라진 검사용지의 색이 변하는지를 관찰한다. 용지는 오렌지색이며 양수가 묻으면 초록색 내지는 푸른색으로 변한다.

163 **태아 전자 탐지기 기록지를 관찰하던 간호사가 자궁 수축이 극에 달할 때마다 태아 심박수가 저하된 것을 발견하였다. 이때 어떠한 조치를 취해야 하는가?** 꼭! 나오는 유형

① 산소공급
② 좌측위로 임부의 몸을 취해준다.
③ 자궁수축제 주입 중이면 중지한다.
④ 10분간 더 관찰하고 주치의에게 말한다.
⑤ 정상이므로 계속 관찰한다.

해설 자궁수축이 극에 달했을 때 심박수가 저하된 것은 만기태아 심박동감소로 옥시토신(자궁수축제) 자극에 의한 과도한 자궁수축이나 경막외 마취에 의한 저혈압 등으로 인해 발생하기 쉬우므로 자궁수축제 주입 중이면 즉시 중지해야 한다.

164 **다음 중 태반에서 분비되는 호르몬은?** 꼭! 나오는 유형

㉠ 융모성선 자극 호르몬
㉡ 에스트로겐
㉢ 프로게스테론
㉣ 테스토스테론

정답 162 ③ 163 ③ 164 ①

① ㉠, ㉡, ㉢　　② ㉠, ㉢
③ ㉡, ㉣　　④ ㉣
⑤ ㉠, ㉡, ㉢, ㉣

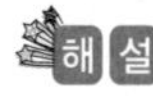 ㉣ 고환에서 분비되는 호르몬이다.

165 **임신은 포도당 대사에 심각한 영향을 끼칠 수 있다. 그 이유는?**

① 신사구체의 여과력이 감소하기 때문이다.
② 임부는 임신하지 않은 여성에 비해 포도당이 빠른 속도로 분해되기 때문이다.
③ 임부의 식사량 증가 때문이다.
④ 태반 락토겐(HPL)이 인슐린과 길항작용을 하기 때문이다.
⑤ 임부의 급진적인 체중증가의 결과 때문이다.

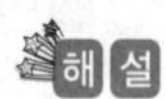 임신 중에는 호르몬 분비에 변화가 생겨 인슐린의 작용을 방해(길항작용)하는 여러 가지 호르몬(에스트로겐, 프로게스테론, 코티졸, 태반 락토겐)이 모체의 태반에서 나오게 된다. 그 때문에 임산부는 당뇨에 걸리기 쉬운 상태가 되는 것이다. 임신 중 태반에서는 태반 락토겐이라는 호르몬이 분비되어 지방 조직에 작용, 지방을 분해하여 모체의 에너지원으로 활용하고, 모체에 축적된 포도당은 그대로 태아에게 전달되어 모체는 포도당을 에너지원으로 사용할 수 없게 되는 것이다. 인슐린은 원래 혈당치가 높아지면 그만큼 더 많이 분비된다.

166 **자궁복구 부전 예방을 위한 간호활동은?**

① 유즙분비억제제 투여
② 절대안정
③ 슬흉위유지
④ 진통제 투여
⑤ 모유수유 권장

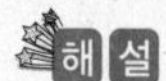 자궁복구 부전 예방
모유 수유는 자궁 수축을 자극하는 작용을 하는데, 모유 분비 억제제를 사용했을 경우 자궁복구 부전이 나타날 수 있다. 따라서 모유수유를 권장해야 한다.

165 ④ 166 ⑤ 정답

167 **여성건강을 담당하는 간호사의 역할은?**

> ㉠ 정상 분만 개조
> ㉡ 정상 임부의 건강관리
> ㉢ 간단한 산부인과 질병치료
> ㉣ 신체검진과 건강력 사정

① ㉠, ㉡, ㉢
② ㉠, ㉢
③ ㉡, ㉣
④ ㉣
⑤ ㉠, ㉡, ㉢, ㉣

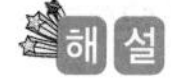 간호사의 역할은 정상 임부의 건강관리 및 신체검진과 건강력을 사정하는 일이다. 정상 분만 개조는 조산사의 역할이고, 질병치료는 의사의 역할에 해당된다.

168 **임신성 고혈압 임부에게 황산마그네슘($MgSO_4$)을 투여하고 있는 중에 투여 중단해야 되는 경우가 아닌 것은?** 꼭 나오는 유형

① 환자 호흡수 12회/분 이하인 경우
② 소변배설량 25cc/시간인 경우
③ 갑자기 저혈압이 나타난 경우
④ 반사감소, 반사소실이 나타난 경우
⑤ 심부건 반사가 정상으로 나타나는 경우

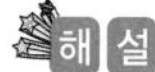 임신성 고혈압 임부에게 황산마그네슘을 투여하고 있는 중 투여 중단하는 경우
- 중추신경계를 억제하여 경련을 조절하며 혈관을 확장하여 혈압을 떨어뜨리기도 한다.
- 12mEq/L 이상이 되면 호흡이 억제되어 호흡정지가 나타나게 된다.
- 25ml/시간 이하의 소변량, 12회/분 이하의 호흡수, 과반사, 반사감소, 반사소실, 태아심음의 갑작스러운 감소 등이다.

정답 167 ③ 168 ⑤

169 **결혼한 지 3개월 된 여성이 임질 진단을 받고 몹시 당황해하고 있다. 이 여성의 치료를 위해 간호사가 설명할 내용 중 옳지 않은 것은?** 꼭! 나오는 유형

① "성 접촉으로 전파되므로 배우자도 꼭 함께 치료를 받아야 합니다."
② "치료하지 않으면 불임의 합병증이 올 수 있습니다."
③ "한 번 발병하면 영구면역을 얻어 재발하지 않습니다."
④ "클라미디아 같은 다른 성병과 동반되는 경우가 있으므로 철저한 검사가 필요합니다."
⑤ "치료하지 않으면 신생아에게 피해를 줄 수 있습니다."

해설 ③ 재발하는 원인은 치료가 불충분한 경우보다는 재감염되는 경우가 대부분이다.

170 **피임방법 중 감염, 월경과다 혹은 월경불순의 부작용이 흔히 예상되는 것은?**

① 경구 피임약
② 경관캡
③ 페사리
④ 자궁 내 장치
⑤ 살정제

해설 자궁 내 장치의 부작용으로는 월경 과다, 자궁 밖 임신, 하복부 불편 등이 있다.

171 **모성간호 실무지침으로 옳은 것은?** 꼭! 나오는 유형

ㄱ 건강증진과 질병예방을 위한다.
ㄴ 간호할 때 역할에 대한 적응을 하도록 한다.
ㄷ 가족 중심으로 접근한다.
ㄹ 비정상적인 증상에 대한 진단을 한다.

① ㄱ, ㄴ, ㄷ
② ㄱ, ㄷ
③ ㄴ, ㄹ
④ ㄹ
⑤ ㄱ, ㄴ, ㄷ, ㄹ

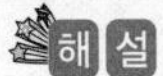
해설 ㄹ 비정상적인 증상을 진단하는 것은 의학적 접근법이다.

모성간호 실무지침이 되는 3가지 기본원칙
- 건강증진과 질병예방 측면에서 간호를 실시하는 것
- 자신의 역할에 능숙하도록 돕는 것
- 가족중심의 접근

169 ③ 170 ④ 171 ① 정답

172 피임법의 조건에 대한 설명으로 옳은 것은?

㉠ 피임의 효과는 복원 가능한 것이어야 한다.
㉡ 부작용이나 합병증이 없어야 한다.
㉢ 사용방법이 간편하고, 비용도 적게 들어야 한다.
㉣ 성행위가 부자연스럽거나 불만족스러워서는 안 된다.

① ㉠, ㉡, ㉢
② ㉠, ㉢
③ ㉡, ㉣
④ ㉣
⑤ ㉠, ㉡, ㉢, ㉣

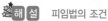

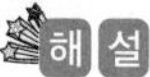
해설 피임법의 조건

- 유용한 피임법은 피임효과가 확실해야 한다. 피임법의 효과는 일반적인 질병의 치료법과는 달라서 '약간 유효하다' 거나 '대단히 유효하다' 등과 같은 중간적인 효과만으로는 이상적이라고 할 수 없다.
- 피임의 효과는 일시적이어야 하며 복원 가능한 것이어야 한다. 건강에 무해하여야 하고, 부부 어느 한 쪽에라도 건강에 지장을 주어서는 안 되며, 부작용이나 합병증이 없어야 한다.
- 피임법을 사용함으로써 성교나 성감을 해치거나 성행위가 부자연스럽거나 불만족스러워서는 안 된다.
- 사용방법이 간편해야 한다. 아무리 좋은 방법이라도 사용방법이 쉽지 않으면 보급성이 떨어지며, 특히 사용자 자신이 사전에 준비하여 실행할 수 없는 방법은 실용가치가 적다.
- 비용도 적게 들어야 한다. 여러 가지 조건이 모두 구비되어도 많은 비용이 드는 방법으로서는 한정된 사람들만이 사용할 수 있을 뿐이기 때문이다.
- 부부가 서로 합의하고 선호하는 방법이어야 한다. 그 외 성병감염과 HIV의 감염을 예방하는 효과도 피임 효과 못지 않게 중요하다.

173 임신오조증이 심한 임부를 위한 간호로 가장 적절하지 않은 것은?

① 섭취량과 배설량을 정확히 측정한다.
② 탈수치료를 위해 수분을 공급한다.
③ 식사는 여러 번으로 나누어 조금씩 먹게 한다.
④ 필요한 경우 포도당주사를 통해 영양을 공급한다.
⑤ 위장기능을 좋게 하기 위해 철분제제나 영양제 등을 공급한다.

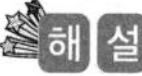
해설 ⑤ 철분제제나 영양제 등은 오히려 위장기능에 좋지 않으므로 빈혈이 있는 산모가 아니라면 공급할 필요 없다.

임신오조증 간호중재

- 체중 감소 예방, 수액과 전해질 불균형 교정, 산증-알칼리증 치료에 초점 두기
- 탈수치료 : 수분공급(3,000ml/day)
- 기아상태 치료 : 5~10% DW IV, 위관영양 및 고비타민, 고칼로리 음식 제공, Thiamin SC, 지방분 적은 음식 소량씩 제공
- 자극 피함

정답 172 ⑤ 173 ⑤

- Pyridoxine(비타민 B_6) 10~20mg/day
- Clorpromazine(Thorazine) 10~25mg 4~6시간마다 투여
- 미음, 마른음식에서 서서히 유동식과 정상식 제공
- 위생적 환경준비, 유해한 냄새 감소시키기

174 다음 중 제대탈출시 간호로 바른 것은?

㉠ 제대를 손가락으로 넣어준다.
㉡ 골반고위를 취해 준다.
㉢ packing을 해준다.
㉣ 소독된 생리식염수를 적신 거즈로 잘 덮어준다.

① ㉠, ㉡, ㉢
② ㉠, ㉢
③ ㉡, ㉣
④ ㉣
⑤ ㉠, ㉡, ㉢, ㉣

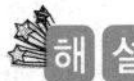

제대탈출시 간호중재
- 태아심음사정 : 자궁수축 동안 제대압박과 관련된 급성 태아질식 증상 확인
- 골반고위 : 트렌델레버그, 슬흉외, 좌측위
- 고농도 산소 공급, 정맥 수액요법
- 제대 맥박 확인
- 노출된 제대는 생리식염수 거즈로 덮기
- 유치도뇨관 삽입

175 정자개수가 1,000, 정상정자형태가 50%라면 이 사실은 무슨 검사를 함으로써 알 수 있는가?

① 정액검사
② 경관점액검사
③ 방광검사
④ 전립선 검사
⑤ 고환검사

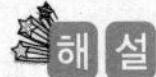

정액검사는 정액의 물리적 특성, 정자밀도, 정자의 운동성 및 형태 등으로 평가하며 최근에는 객관적으로 컴퓨터를 이용한 정액검사가 일반적으로 사용된다. 정액 1cc당 정자의 수는 2천만 마리 이상이어야 하고 정상 정자가 50%를 넘어야 정상이다.

174 ③ 175 ① 정답

176 **임신 5개월인 임부에게 초음파검사를 실시한 결과 태아심음이 잘 들리고, 임신기간에 비해 태반이 자궁 아래 부분에 놓여 있을 때 알 수 있는 것은?** 꼭! 나오는 유형

① 전치태반 ② 태반조기박리
③ 자궁외임신 ④ 계류유산
⑤ 포상기태

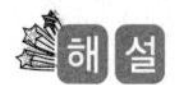

전치태반
자궁의 통증없는 출혈이 가장 특징적인 증상이다. 그러나 임신 중기말까지는 대개 출혈은 나타나지 않고 임신기간에 비해 태반이 자궁 아래 부분에 놓여 있다. 또, 임신 주수보다 높은 자궁저부를 나타내며, 저혈압과 빈맥을 보인다.

177 **다음 중 자궁경부에 대한 설명으로 옳지 않은 것은?**

① 분만시 0.1~0.5cm 늘어난다.
② 서있을 때 바닥과 수직을 이룬다.
③ 외층은 종행근, 중간층은 사위근으로 되어 있다.
④ 내층은 주로 윤상근으로 되어 있다.
⑤ 주름이 많고 편평상피로 되어 있다.

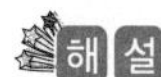

① 분만시 10~11cm 개대된다.

178 **다음 중 학대나 구타당하는 여성에 대한 간호사의 올바른 중재 내용은 어느 것인가?**

① 대상자가 구타자의 행동에 대해 책임질 필요가 있다고 인식시킨다.
② 경제적인 문제와 자녀교육을 위해 빠른 시간내에 가정으로 돌아가도록 설득한다.
③ 지역사회의 기관과 조직의 명부, 전화번호부를 알려준다.
④ 빠른 시간 내에 학대상황에 대해서 충고한다.
⑤ 직접적인 구타원인을 묻는 것은 당혹감을 느끼게 되므로 피한다.

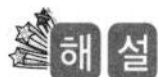

지역사회에 이용 가능한 서비스 자원을 제공하고, 가능한 법적 대처를 위한 자료준비 등을 통해 옹호자의 역할을 해야 한다.

정답 176 ① 177 ① 178 ③

179 다음 중 난산을 초래하는 요인으로 고려될 수 있는 것은?

꼭 나오는 유형

㉠ 자궁의 수축능력 부전	㉡ 태아 발육 이상
㉢ 산도의 모양이나 크기 이상	㉣ 조기파막 여부

① ㉠, ㉡, ㉢
② ㉠, ㉢
③ ㉡, ㉣
④ ㉣
⑤ ㉠, ㉡, ㉢, ㉣

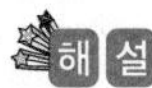

난산을 초래하는 요인
- 모체측 : 만출력 이상과 골반협착, 생식기 기형 등
- 태아측 : 태아의 위치 이상과 발육 이상

180 전치태반이 의심되는 임부에게 우선적으로 취해야 할 간호중재는 무엇인가?

① 질출혈 양상과 태아 관찰
② 임부의 활력 징후
③ 자궁수축의 빈도와 강도
④ 경부의 개대와 거상여부
⑤ 태아의 심박동

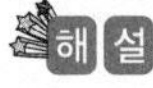

① 전치태반의 가장 문제가 되는 것은 출혈이므로 이와 관련하여 임부와 태아 상태를 관찰하는 것이 우선적으로 해야 할 간호중재이다.

전치태반의 증상
- 임신 7개월 이후 무통성 선홍색 질출혈
- 임신 주수보다 높은 자궁 저부
- 저혈압, 빈맥

181 39주된 28세의 임부가 빠르고 약한 맥박을 나타내었다. 5% 포도당 1,000cc에 옥시토신 10유니트를 주입하던 중 임신부의 자궁수축이 2분 간격으로 80초간 계속되었다. 간호사가 제일 먼저 해야 할 일은?

꼭 나오는 유형

① 1분에 5방울 주입한다.
② 1분에 2방울 주입한다.
③ 즉시 수액주입을 중지하고 주치의를 부른다.
④ 1분에 10방울로 증가한다.
⑤ 계속 그대로 주입한다.

해설 ③ 자궁수축이 1분 이상 수축이 나타나면 즉시 투여를 중지해야 한다.

179 ① 180 ① 181 ③ 정답

182 **다리에 백고종(Milk Leg)이 있고, 다리 전체에 박동성 동통이 느껴질 때 의심할 수 있는 것은?**

① 신장염 ② 고혈압
③ 관절염 ④ 혈전성정맥염
⑤ 심부정맥혈전증

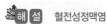

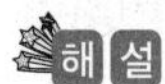 혈전성정맥염
폐쇄된 부위에 통증이 오기도 하며 다리 전체에 박동성 동통이 느껴지기도 한다. 주요정맥에 혈전이 형성되고 그 지점에서 커져서 혈관을 막게 되는 상태를 산욕백고종(Milk Leg)이라고 한다.

183 **정맥류 예방교육에 대한 설명으로 옳지 않은 것은?**

① 적정 체중을 유지한다.
② 너무 조이는 옷을 피한다.
③ 온찜질을 자주 해준다.
④ 다리를 골반보다 올려준다.
⑤ 고탄력 압박 스타킹을 신는다.

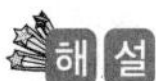 ③ 온찜질이나 용광로와 같은 너무 뜨거운 곳에의 노출을 삼간다.
정맥류 예방교육
- 정맥류 간호
- 비만, 장시간 서있기, 조이는 의복, 변비 Valsalvas Manenver 제한
- 적당한 운동
- 하지, 둔부 부분 높이고 휴식
- 탄력 스타킹은 일어나기 전 착용
- 온수좌욕, 글리세린 찜질이 도움이 됨(부종, 동통 감소)

184 **태반사정에 대한 설명으로 옳지 않은 것은?**

① 임신말기에 신생아와 태반의 비율은 1 : 6이다.
② 모체면에 15~20개의 태반분엽이 있다.
③ 태반의 막이 양막과 융모막의 이중막으로 되어 있다.
④ 성숙된 태반은 원형으로서 가장자리가 부드럽고 둥글다.
⑤ 태반의 모체면은 전반적으로 검붉은 색을 띤다.

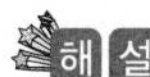 ① 임신말기의 신생아와 태반의 비율은 6 : 1이다.

정답 182 ④ 183 ③ 184 ①

185 **다태 임신에서 가장 빈도가 높은 합병증은 무엇인가?**

① 임신중독증　　② 제대탈출　　③ 조 산
④ 위치 이상　　⑤ 산후출혈

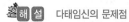

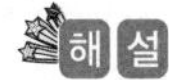
다태임신의 문제점
- 모체-심혈관계 부담 : 혈액량 과다 증가
  - 빈혈(태아의 철분 요구량 증가, 전치태반, 태반 조기 박리, 양수과다증, 자간전증)
  - 자궁기능 부전 : 과도한 자궁증대
  - 산후출혈 증가
  - 분만 중 감염성 합병증 증가
- 태 아
  - 선천성 기형 : 작은태반
  - 태아위치 이상
  - 조산(다태임신 중 가장 빈번한 주산기 사망원인)

186 **자녀의 출생은 가족체계에 어떠한 변화를 초래하는가?**

> ㉠ 가족의 위기가 될 수 있다.
> ㉡ 경제적 여유가 생긴다.
> ㉢ 가족구성원의 역할 변화를 가져온다.
> ㉣ 부부간에 결속력이 증대되며 긴장과 갈등은 일어나지 않는다.

① ㉠, ㉡, ㉢　　② ㉠, ㉢
③ ㉡, ㉣　　④ ㉣
⑤ ㉠, ㉡, ㉢, ㉣

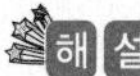
자녀출생에 따른 가족체계의 변화
- 첫 아이의 탄생은 가족구성원 수와 역할 변화를 가져온다.
- 가족 간의 위기와 부부간에 긴장과 갈등이 일어날 수 있다.

187 **분만 동안 태아상태를 지속적으로 판단할 때 쓰이는 자료는 어느 것인가?** 꼭 나오는 유형

① 태아 활동 정도　　② 양수 내 태변
③ 태아 심박동수 변화　　④ 태아 두피 혈액 검사
⑤ X-ray 검진

해설　태아상태를 지속적으로 판단할 때 쓰이는 자료는 태아 심장박동수의 변화이다.

185 ③　186 ②　187 ③　정답

188 태반 배출 후 태반검사를 하는 가장 중요한 이유는 무엇인가?

꼭 나오는 유형

① 태반의 중량을 알기 위함이다.
② 제대의 부착부위를 알기 위함이다.
③ 태반의 모양을 알기 위함이다.
④ 태아 부속물의 결손 여부를 알기 위함이다.
⑤ 태반의 기형유무를 알기 위함이다.

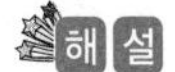

태반을 관찰하는 이유
태반의 이상 유무, 즉 태아 부속물의 결손 여부를 파악하기 위해서이다. 태반의 외양, 무게, 혈관분포를 관찰해서 결손된 부분이 있는지 살펴야 하며, 그 이유는 일부가 자궁 내에 남아있게 된다면 자궁이완과 출혈의 원인이 되기 때문이다.

189 포상기태 환자가 퇴원할 때 추후 치료기간 동안 융모상피암으로의 전이유무를 확인하기 위해 반드시 받고 가야 할 검사는 무엇인가?

꼭 나오는 유형

① Simple Abdomen
② Chest PA
③ KUB
④ Skull-Series
⑤ 혈구검사

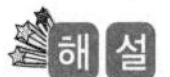

융모상피암 전이가 의심될 경우 시행되는 검사
- 흉부 X선 검사 : 검사상 음성 소견을 보일지라도, 이 중 약 40%에서 폐로의 전이 병변을 가지고 있으므로, Chest PA를 촬영하여 전이 여부를 확인해야 한다.
- 지속적 융모상피 중의 경우 최소 2주 간격으로 검사한다.
- 이상이 있을 경우 뇌와 복부 CT Scan 혹은 MRI를 시행하여야 한다.

190 당뇨병이 임신에 미치는 영향에 대한 설명으로 옳은 것은?

㉠ 선천적 기형 초래	㉡ 세균 또는 진균에 의한 감염
㉢ 중추 신경계 이상	㉣ 체형 이상, 저혈당, 호흡곤란

① ㉠, ㉡, ㉢
② ㉠, ㉢
③ ㉡, ㉣
④ ㉣
⑤ ㉠, ㉡, ㉢, ㉣

정답 188 ④ 189 ② 190 ⑤

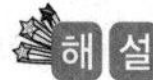 당뇨병이 산모에게 미치는 영향

- 세균 또는 진균에 의한 감염 : 비뇨생식시 감염
- 선천적 기형 초래
- 중추 신경계 이상
- 체형 이상, 저혈당, 호흡곤란
- 양수과다증 : 산모의 호흡곤란을 초래할 수 있다.

191 여성건강간호의 지식체계를 이루는 개념들은 무엇인가?

㉠ 발달에 대한 이해	㉡ 성장에 대한 이해
㉢ 인간의 성에 대한 이해	㉣ 가족발달에 대한 이해

① ㉠, ㉡, ㉢　　② ㉠, ㉢
③ ㉡, ㉣　　④ ㉣
⑤ ㉠, ㉡, ㉢, ㉣

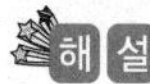 여성건강간호의 지식체계를 이루는 개념

- 인간의 성은 생식기능과 밀접한 관계가 있다.
- 출산은 산부 혼자서 경험하는 것이 아니며 한 사람 이상의 가족과 관련이 된다.
- 출산의 경험은 발달의 기회로 출산 동안 가족단위의 결속을 다지는 가족발달의 계기가 된다.
- 발달과 성장에 대한 이해가 필요하다.

192 월경전 증후군(PMT)을 완화할 수 있는 방법으로 알맞은 것은?

㉠ 저단백 식이	㉡ 규칙적인 운동
㉢ 다량의 수분섭취	㉣ 칼륨, 마그네슘을 함유한 음식 섭취

① ㉠, ㉡, ㉢　　② ㉠, ㉢
③ ㉡, ㉣　　④ ㉣
⑤ ㉠, ㉡, ㉢, ㉣

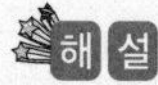 월경전 증후군(PMT)을 완화할 수 있는 방법

- 카페인과 술은 일반적으로 삼가야 한다.
- 저염식이와 고단백 식이를 한다.
- 운동은 자연적으로 불안, 우울, 피로를 감소시키며 최대의 효과를 얻기 위해서는 본인이 즐길 수 있는 운동을 택하여 규칙적으로 하는 것이 도움이 된다.
- 비타민 B_6, 칼륨, 마그네슘을 함유한 음식은 증상 완화에 도움을 줄 수 있다.

191 ⑤　192 ③　정답

193 **분만시 가장 흔한 태위는?**

① LOP　　② LOT
③ LOA　　④ LMP
⑤ LMA

해설 가장 흔한 태위는 LOA이다.

194 **산욕 감염을 예방하기 위한 방법으로 옳지 않은 것은?**

① 규칙적으로 질세척을 해준다.
② 오로를 처리하는 손이나 기구를 충분히 소독한다.
③ 세균이 침입하지 못하도록 주의하여야 한다.
④ 규칙적인 산전 진찰을 받는다.
⑤ 미리 빈혈과 같은 영양결핍을 해결한다.

해설 산욕경과에 특별한 이상이 없는 한 질강의 세척은 금한다.

195 **골반염증성 질환(PID)의 증상으로 아닌 것은?**

① 고 열
② 백혈구 감소
③ 복부근육경직과 통각
④ 복부팽만
⑤ 오심과 구토

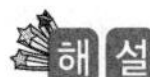
해설 골반염증성 질환(PID)의 증후와 증상
복부근육경직과 통각, 복부팽만, 오심과 구토, 백혈구 증다증, 38℃ 이상의 고열

정답 193 ③ 194 ① 195 ②

196 골다공증이 발생하기 쉬운 갱년기 여성은?

꼭 나오는 유형

① 정상체중에 미달인 여성
② 초경이 빠르고 갱년기가 늦은 여성
③ 긴장성 요실금이 있는 여성
④ 혈청 내 성선자극 호르몬 수치가 저하된 여성
⑤ 비만인 여성

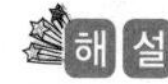
골다공증의 위험이 높은 여성들은 정상체중에 미달인 여성, 폐경이 빨리 온 경우, 혈청 내 성선자극 호르몬 수치가 기준치 이상인 경우, 골격이 약하고 흡연이나 음주 습관이 있는 여성 또는 평소 운동량이 적은 여성들이다.

197 산욕기 산모의 신체변화에 대한 설명으로 옳지 않은 것은?

① 유즙은 선조직의 양과 관계된다.
② 1~2일간 경한 단백뇨가 나오는 것은 정상이다.
③ 유방의 크기와 유즙량은 무관하다.
④ 비수유부의 월경은 평균 7~9주경에 시작된다.
⑤ 출산 직후 1kg 정도 되는 자궁은 출산 2주 정도가 지나면 정상 크기로 복구된다.

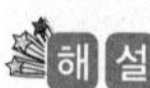
⑤ 출산 직후 1kg 정도 되는 자궁은 출산 6주 정도가 지나면 60~70g으로 줄어든다.
① 유즙은 선세포에서 분비되며, 선조직의 양과 관계된다.
④ 비수유부는 평균 7~9주경에 시작되며 1년 이내에 90% 정도의 비수유부가 월경을 경험한다.

198 다음 중 산욕감염증의 요인은?

꼭 나오는 유형

㉠ 분만 2일 전 파수
㉡ 분만시 아두만출을 돕기 위한 흡인 만출기 사용
㉢ 경관개대 상태를 알기 위한 빈번한 내진
㉣ 분만 유도를 위한 인공파수

① ㉠, ㉡, ㉢
② ㉠, ㉢
③ ㉡, ㉣
④ ㉣
⑤ ㉠, ㉡, ㉢, ㉣

196 ① 197 ⑤ 198 ② 정답

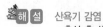

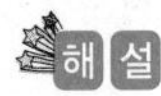
산욕기 감염

- 출산 후 생식기의 세균감염을 말한다.
- 이전에는 산욕열, 산욕기패혈증, 분만열이라고 하였다. 감염은 임신중독증, 산과적 출혈과 더불어 모성사망의 삼대 중요한 요인 중에 하나이다.
- 빈혈이 있는 경우, 영양결핍이 있는 경우, 양막이 조기파수 된 경우, 회음부에 상처가 큰 경우, 출산시 피를 많이 흘린 경우에 잘 생긴다.
- 원인균으로는 박테로이드, 대장균, 연쇄상 구균, 포도상 구균, 장내구균, 클라미디아 등이 있다.
- 산전요인(영양결핍, 빈혈), 수술적요인(제왕절개수술, 태반용수박리, 회음절개, 수술조작시 상처), 산후요인(분만 2일 전 파수, 빈번한 내진)으로 분류할 수 있다.
- 이외에 심한 경우 골반혈전성 정맥염, 복막염, 골반봉와직염 등이 원인이 되어 산욕열이 생길 수 있다.

199 여성간호학의 가족적 간호접근에 대한 설명으로 맞는 것은?

㉠ 출산에 가족을 참여시킨다.
㉡ 자연분만을 할 수 있는 가정 분위기를 조성한다.
㉢ 모자동실, 그리고 가능하면 가정 분만을 격려한다.
㉣ 간호제공자와 가족은 파트너 관계로서 간호에 참여한다.

① ㉠, ㉡, ㉢
② ㉠, ㉢
③ ㉡, ㉣
④ ㉣
⑤ ㉠, ㉡, ㉢, ㉣

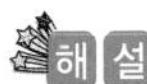
여성간호학의 가족적 간호접근

- 출산은 가족 모두의 역동적인 관계 내에서 이해되어야 한다.
- 참여분만, 자연분만, 모자동실, 외력을 배제한 출산, 선택적 출산과 가정분만의 부활 등의 분위기를 조성하고 격려한다.
- 간호제공자와 가족은 파트너 관계로서 간호에 참여한다.

정답 199 ⑤

200 분만 후 산모의 첫 자연배뇨를 꼭 확인해야 하는 경우는?

㉠ 산후감염예방	㉡ 방광기능확인
㉢ 자궁압박완화	㉣ 산후출혈예방

① ㉠, ㉡, ㉢ ② ㉠, ㉢
③ ㉡, ㉣ ④ ㉣
⑤ ㉠, ㉡, ㉢, ㉣

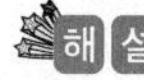

배뇨상태

- 분만 후 배뇨하지 않고 방치되면 방광팽만을 초래하여 감염의 위험이 있다.
- 방광의 팽만은 자궁근육의 수축을 어렵게 하여 산후 출혈을 초래한다.
- 분만시 손상이 없었음을 확인하기 위해서도 배뇨확인은 중요하다.

200 ⑤ 정답

핵심문제

제 03 장

아동간호학

시험 시간표

교 시	시험과목(문제수)	문제수	시험시간
1교시	성인간호학 (70) 모성간호학 (35)	105	09:00~10:35(95분)
2교시	아동간호학 (35) 지역사회간호학 (35) 정신간호학 (35)	105	11:05~12:40(95분)
점심시간 12:40~13:40(60분)			
3교시	간호관리학 (35) 기본간호학 (30) 보건의약관계법규 (20)	85	13:50~15:10(80분)

시험에 나올 문제만 콕! 짚어 놓은

제3장

아동간호학

01 수두 환아의 소양감 완화를 위한 간호로 옳은 것은?

㉠ 전분목욕을 시킨다.
㉡ 면으로 만든 벙어리장갑을 손에 끼워준다.
㉢ 칼라민 로션을 바른다.
㉣ 따뜻한 물로 비누 목욕시킨다.

① ㉠, ㉡, ㉢
② ㉠, ㉢
③ ㉡, ㉣
④ ㉣
⑤ ㉠, ㉡, ㉢, ㉣

해설 수두 환아의 간호

- 수두 환자를 치료하는 데 가장 중요한 요인은 합병증의 발생 위험도라 할 수 있는데 합병증이 동반하지 않는 경우 가장 흔한 증상은 가려움증과 발열이다.
- 소아에게는 대증요법으로, Acetaminophen, 항히스타민제, Calamine 외용 로션 등을 사용한다.
- 환아가 긁지 않도록 면으로 만든 벙어리장갑을 사용하고, 팔꿈치 억제대를 적용한다.
- 목욕은 비누를 사용하지 않으며 미지근한 물 중조, 전분목욕을 시킨다.

수두 간호중재

- 병원 내 격리(수포가 사라질 때까지 일주일 정도)
- 대증요법
- 느슨한 가피 제거
- 2차 감염 예방 위해 항생제 투여
- 긁을 수 없도록 장갑을 끼우거나 손톱을 짧게 깎기
- 소양증 완화 : 피부 병변 전분 목욕, 칼라민 로션 도포
- 오염된 물품 소독, 침구와 의복 청결 유지
- 소양증에서 관심을 돌리기 위해 재미있는 게임을 시킴
- 비누를 사용하지 않은 차가운 스펀지 목욕

02 분만 외상으로 인한 말초신경손상과 골절 여부를 확인하기 위해 간호사가 사정해야 할 것은?

꼭 나오는 유형

㉠ 반사양상
㉡ 호흡양상
㉢ 사지의 운동성
㉣ 수유량과 양상

① ㉠, ㉡, ㉢
② ㉠, ㉢
③ ㉡, ㉣
④ ㉣
⑤ ㉠, ㉡, ㉢, ㉣

정답 1 ① 2 ①

해설 말초신경손상과 골절 여부를 확인하기 위해서는 반사양상, 사지의 운동성, 호흡의 양상 등을 관찰한다.

03 영아 뇌수종 환자에게서 발견할 수 있는 증상으로 옳지 않은 것은?

① 대천문 확대
② 함몰된 눈
③ 봉합 분리
④ 뇌내압 하강
⑤ 날카롭고 고음의 울음

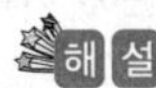

뇌수종의 증상

- 비정상적으로 급격한 두위가 증가하고, 대천문 팽대, 뇌내압 상승, 봉합 분리, 두개골이 얇아지고 Macewen 증상이 나타난다.
- 뇌압 증가가 가장 특징적이다.
- 영아기 : 두위증가, 비정상적인 빠른 머리 성장, 대천문 팽창, 울때 두피정맥 확장, 움푹한 눈, 봉합문 분리, 뇌압 증가로 두개골 얇아지고 봉압선 분리, 타진시 둔탁한 소리(Macewen 증상), 날카롭고 고음의 울음, 구토 등이 발생한다.
- 아동기 : 두통, 구토, Papiledema(유두부종), 사시, 운동실조증, 불안정, 무기력, 무감동, 혼수 등이 나타난다.

04 뇌성마비(Cerebral Palsy)에 관한 설명이다. 옳은 것은?

꼭 나오는 유형

> ㉠ 뇌손상으로 수의근의 조절이 어렵다.
> ㉡ 척수신경 손상으로 발생한다.
> ㉢ 산전감염, 무산소증, 두개 내 출혈, 대뇌의 발육 이상 때문이다.
> ㉣ 정상적으로 성장발달을 한다.

① ㉠, ㉡, ㉢
② ㉠, ㉢
③ ㉡, ㉣
④ ㉣
⑤ ㉠, ㉡, ㉢, ㉣

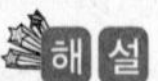

뇌성마비

- 출생 전, 출생시 또는 출생 후의 뇌의 발육기간 중에 두개강 내에 발생한 선천성 기형, 손상 또는 중추신경 질환에 의하여 영구적이며 비진행성인 운동 장애를 가리킨다.
- 증 상
  - 청력 및 시력장애, 걷고, 말하고, 앉고, 음식 먹는 것 등의 발육이 지연된다.
  - 경직은 어떤 근육의 긴장으로 나타나고, 주먹은 항상 쥐고 있고, 전박은 굴곡하며, 상박은 가슴에 꼭 대고 있으며, 다리는 가위 모양으로 내반된 상태이다.
  - 무정위 운동증은 불수의적으로 천천히 몸을 비트는 것으로, 수의근의 조절이 어렵다.
  - 강직, 운동실조(평형감각의 소실), 진전(불수의적인 운동이 율동적이고 교대적으로 나타남)

3 ④ 4 ② 정답

05 척추 측만증을 발견하기 위해서 대상자에게 어떤 자세를 취하게 하는가?

① 허리를 왼쪽과 오른쪽으로 교대로 굽힌다.
② 마주보고 똑바로 선 자세에서 양쪽 팔을 머리 위로 든다.
③ 똑바로 선 자세에서 양팔을 편안히 늘어뜨린 채 허리를 앞으로 구부린다.
④ 서로 등지고 서서 양쪽 팔을 머리 위로 든다.
⑤ 허리를 앞으로 구부리고 양손을 머리 위로 올린다.

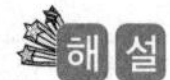

척추 측만증 발견을 위한 자세
전방굴곡 검사(전굴검사)라고 하는 이 검사법은 검사 대상자로 하여금 정면을 보고 서게 한 후 허리를 앞으로 숙이도록 한다. 이때 무릎은 굽히지 말아야 하며 양손은 아래로 뻗어 두 손끝이 일치되도록 하는 것이 중요하다. 이런 자세를 취한 후 검사자가 앞 또는 뒤에서 등을 관찰하여 한 쪽이 튀어나왔는지를 살펴본다.

06 아동이 입원시 건강력에 포함되지 않는 것은?

① 출생력(산후) – 수유량
② 출생력(산전) – 분만특성
③ 가족력 – 가계성
④ 현재병력 – 발병시기
⑤ 발달력 – 영양, 수면

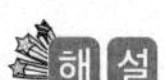

아동의 건강력에 포함되는 내용
- 가족력 : 가족 구성원, 가계성 유전질환, 가족 사회력
- 현 병력 : 발병시기와 주 호소의 특성을 파악(종류, 특성, 부위, 중증도, 기간, 영향요인, 과거치료, 현재치료), 증상의 현 상태와 현재 치료받고자 하는 이유
- 발달력 : 운동발달 수준, 언어발달 수준, 지적 발달 수준, 사회적 발달 수준, 일상생활 활동에 관련된 현재 발달 상태(영양, 배설, 수면, 놀이, 안전, 치아건강, 성격, 훈육, 성)
- 출생력(산전, 산후) : 출생환경, 분만특성, 출생시 아기상태, 수유방법, 입원시 체중감소나 증가량 등

07 7개월 된 영아가 할 수 있는 것은?

꼭 나오는 유형

㉠ 한 손으로 장난감을 잡을 수 있다.
㉡ 장난감을 밀고 당긴다.
㉢ 딸랑이를 쥐고 흔든다.
㉣ 적목 2개를 쌓을 수 있다.

① ㉠, ㉡, ㉢
② ㉠, ㉢
③ ㉡, ㉣
④ ㉣
⑤ ㉠, ㉡, ㉢, ㉣

정답 5 ③ 6 ① 7 ②

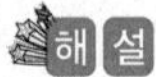 7개월 된 영아의 특징

- 아기가 스스로 놀이를 만들어가는 시기이므로 어른이 상대가 되어주거나 장난감을 준비해준다.
- 딸랑이를 쥐고 흔들거나 혹은 한 손으로 장난감을 잡을 수 있다.

08 편도선 절제술 후 수술부위 출혈의 유무를 알기 위해 관찰해야 하는 것은?

㉠ 맥박 하강	㉡ 밝고 붉은 토혈
㉢ 혈압 상승	㉣ 잦은 연하

① ㉠, ㉡, ㉢　　② ㉠, ㉢
③ ㉡, ㉣　　④ ㉣
⑤ ㉠, ㉡, ㉢, ㉣

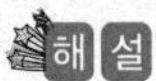 편도선 수술 후 합병증

가장 흔한 합병증은 출혈이며 빈맥(120회/분 이상), 저혈압, 창백, 밝고 붉은 토혈, 잦은 연하 등이 있다.

편도선 절제술 후 간호중재

- 엎드려 눕히거나 옆으로 눕힘(측위, 복위) → 분비물 배액 촉진, 흡인 방지
- 침상 안정, 휴식
- 기침 금지 : 수술 부위 자극
- 분비물과 구토물 관찰 : 출혈여부 확인 위해
- 인후통 : 차가운 얼음 목도리나 진통제 투여(직장, 비경구)
- 아스피린 투여금지 : 출혈 위험

09 18개월 된 영아의 입원 사정시 장난감은?

㉠ 밀고 당기는 장난감	㉡ 동물 그림책
㉢ 장난감 전화기	㉣ 종이 자르는 가위

① ㉠, ㉡, ㉢　　② ㉠, ㉢
③ ㉡, ㉣　　④ ㉣
⑤ ㉠, ㉡, ㉢, ㉣

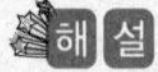 16~18개월 영아의 장난감

- 동물 그림책, 흔들 목마, 밀고 당기는 장난감, 장난감 전화기, 낮은 미끄럼틀 등 한두 가지 장난감을 주어서 놀이에 몰입하도록 도와준다.
- 가위로 종이자르기는 4세 아동이 할 수 있는 놀이이다.

8 ③ 9 ① 정답

10 재태기간 35주 체중 1,400g으로 태어난 신생아 분류로 옳은 것은?

㉠ 극소저체중아	㉡ 저체중아
㉢ 조산아	㉣ 과숙아

① ㉠, ㉡, ㉢　② ㉠, ㉢
③ ㉡, ㉣　④ ㉣
⑤ ㉠, ㉡, ㉢, ㉣

해설 ㉠ 1,500g 미만 : 극소 저체중
㉢ 임신 28~38주 사이에 난 아기 : 조산아

11 아동의 사회화 과정에서 부모의 필수적인 역할 요소들 중 옳은 것은?

꼭 나오는 유형

㉠ 규 칙	㉡ 일관성 있는 태도
㉢ 강 화	㉣ 부모의 권위

① ㉠, ㉡, ㉢　② ㉠, ㉢
③ ㉡, ㉣　④ ㉣
⑤ ㉠, ㉡, ㉢, ㉣

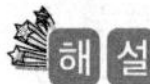
해설 아동을 사회화하는 과정에서 부모의 필수적인 역할은 규칙, 일관성, 체벌과 보상, 강화, 역할모델, 아동의 상상력의 사용이다.

12 인간의 성장발달에 대한 견해이다. 옳은 것은?

꼭 나오는 유형

㉠ 성장발달이란 유기체와 기관의 양적 증대, 구조적 정밀화, 기능의 유능화이다.
㉡ 개체의 성장발달은 각 고유한 특성, 최적 혹은 최고의 가능성에 도달하려는 경향이 있다.
㉢ 성장발달은 신체, 정신, 사회적으로 통합된 전체로서 이루어진다.
㉣ 성장발달은 학습과 훈련에 의해 이루어지므로 학습과 훈련만을 강화해야 한다.

① ㉠, ㉡, ㉢　② ㉠, ㉢
③ ㉡, ㉣　④ ㉣
⑤ ㉠, ㉡, ㉢, ㉣

정답 10 ② 11 ① 12 ①

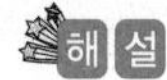 ② 성장과 발달은 학습과 훈련뿐만이 아닌 복합적인 요소로서 유전과 환경의 영향을 받는다.

13 신생아의 손바닥에 손가락을 대면 본능적으로 꼭 잡는 반사는?

① 내밈반사
② 빨기반사
③ 근원반사
④ 파악반사
⑤ 연하반사

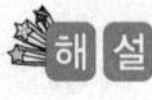

- 파악반사 : 18~20주(4~5개월) 정도 지속되며 손바닥에 어른의 손가락이나 장난감을 대주면 본능적으로 꼭 잡는다.
- 내밈반사 : 혀를 만지거나 압력을 줄 때 유아는 그것을 밖으로 밀어내는 반응을 한다.
- 빨기반사 : 입술에 닿는 것은 젖꼭지뿐 아니라 무엇이든지 힘차게 빤다.
- 근원반사 : 입에 닿는 것이 있으면 그쪽으로 얼굴을 돌려 오물거린다.
- 연하반사 : 혀 뒤에 액체를 대주면 빠는 동시에 삼킨다.

14 생후 2년 된 아기가 유문협착증으로 입원했다. 간호사가 사정할 수 없는 것은?

① 혈 변
② 탈수상태
③ 구토의 양
④ 불안정
⑤ 변 비

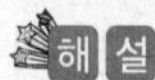 선천성 유문협착증의 사정내용

담즙이 섞이지 않는 사출성의 구토이며 그로 인해 탈수증상과 불안정한 모습을 보인다.

유문협착증 증상

- 수유 직후 담즙 섞이지 않은 투사성 구토
- 올리브 크기의 덩어리가 우측 상복부(RUQ)에서 촉진
- 수유 동안 좌측에서 우측으로 연동운동 발생
- 대사성 알칼리증
- 수유 후에도 배고픔 호소하며 보챔
- 체중 감소, 탈수 및 농축된 소변, 변비가 나타남

13 ④ 14 ① 정답

15 류마티스 열을 앓고 있는 10세 아동에게 크래들 침상을 제공하였다. 기대하는 효과는 무엇인가?

① 무릎에 가해지는 이불의 무게로 인한 통증을 덜어 준다.
② 침상에서 안정하는 동안 다리운동을 할 수 있다.
③ 온열치료용 전구를 설치할 수 있다.
④ 족저 굴곡을 예방할 수 있다.
⑤ 감염 위험성을 줄일 수 있다.

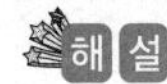

류마티스 열 환자의 크레들 침상의 기대 효과

- 이불 등의 무게에 민감하여 피부에 압통이 느껴지므로 크래들을 사용하여 압력을 경감시켜준다.
- 크래들 침상은 위 침구의 무게가 환자에게 가해지지 않도록 하고, 위 침구가 직접 환자 피부에 닿지 않게 하기 위함이다.

16 신생아 탈수열에서 볼 수 있는 증상은?

꼭 나오는 유형

㉠ 안구돌출	㉡ 체중감소
㉢ 대천문 팽대	㉣ 체온상승

① ㉠, ㉡, ㉢
② ㉠, ㉢
③ ㉡, ㉣
④ ㉣
⑤ ㉠, ㉡, ㉢, ㉣

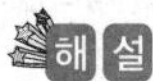

신생아 탈수열

- 증상 : 38도 이상의 고열, 체중감소, 대천문함몰, 안구함몰
- 건강하게 태어나 아무런 병이 없는데도 38~39℃의 고열이 나타나는 경우를 신생아 탈수열 또는 신생아 일과성열이라고 한다.
- 어린 아기들의 경우 체온조절 능력이 부족하고 외부 온도에 영향을 많이 받는다. 특히 신생아는 이불로 꽁꽁 싸 두거나 수분공급이 부족할 때 체온이 상승한다.
- 체중이 감소하고 계속 칭얼거리는 횟수가 많아진다. 물을 주면 잘 먹으며 열도 금방 떨어진다.
- 빨리 수분을 공급해 주지 않으면 창백해져 의식을 잃거나 경련을 일으킬 수 있다. 심한 경우 뇌 손상이나 영아 돌연사의 원인이 될 수 있다.

정답 15 ① 16 ③

17 풍진에 대한 설명으로 옳지 않은 것은?

① 발진 원인은 바이러스의 일종이다.
② 발진은 얼굴부터 생기기 시작하여 전신으로 퍼진다.
③ 풍진은 대개 합병증 없이 치유되는 질환이다.
④ 급성 감염성 질환으로 접촉을 피해야 한다.
⑤ 정기예방접종은 생후 2개월부터 시작한다.

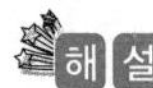
⑤ 정기예방접종 : 생후 12개월 이후부터 시작한다.
①·④ 바이러스성 감염이며, 급성 감염성 질환이다.
② 홍반, 귀밑의 경부 임파선이 증대하고 발진은 얼굴부터 시작하여 전신으로 퍼진다.
③ 합병증 : 대개 합병증 없이 치유된다.

선천성 풍진 증후군
임신 첫 3개월 동안, 특히 임신 첫달에 풍진의 감염을 받으면, 신생아에서 선천성 기형 즉 백내장, 심장질환(특히 동맥관 개존증, 폐동맥 협착, 심방 및 심실중격 결손), 귀머거리 및 심한 지능박약을 동반하는 수두증 등이 발생하는 경우가 많다.

18 특발성 혈소판 감소성 자반병(Idiopathic Thrombocytopenic Purpura)에 관한 설명으로 옳지 않은 것은?

꼭 나오는 유형

① 면역학적 기전에 의해 발병할 수 있다.
② 홍역이나 풍진이 선행될 수 있다.
③ 대부분 급성 경과를 보인다.
④ 2세 미만아에서 흔히 볼 수 있다.
⑤ 후천성 출혈성 질환이다.

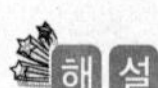
④ 급성 혈소판 감소성자반증은 2~5세의 소아에게 흔하며 갑자기 점상 출혈반이 나타난다.

특발성 혈소판 감소성 자반병(ITP)
- 정의 : 과도한 혈소판 파괴로 인한 혈소판 감소와 자반으로 특정 지어지는 후천성 출혈성 질환. 주로 2~8세에 발생, 다른 감염이 1~3주 선행하여 발생
- 증상 : 잦은 타박상, 점상출혈반, 일혈반, 점상출혈(코피, 잇몸), 내출혈, 하지의 혈종
- 진단 : 혈소판 감소, 출혈시간 연장, 응고시간 정상, 프로트롬빈 시간 정상, PTT 정상, 거핵세포 수 정상 또는 증가, 1~3주 전에 선행감염(풍진, 홍역, 호흡기 감염)
- 치료 : Frech Frozen Plasma, 스테로이드, 면역글로블린, Anti-D 항체
- 바이러스에 의한 감염 : 홍역, 풍진의 선행
- 면역학적 기전 : 항체생성, 혈소판의 파괴

17 ⑤ 18 ④ 정답

19 **수막척수류 환아의 수술 전 간호준비는?**

① 둔부와 생식기를 청결히 하고 건조시킨다.
② 수유시 반드시 안아서 먹이고 트림을 시킨다.
③ 기저귀를 자주 교환해주고 2시간마다 체위변경을 한다.
④ 되도록 반좌위를 취해준다.
⑤ 낭이 압박되거나 감염이 되지 않도록 한다.

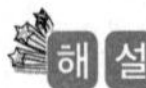

⑤ 수막척수류는 심각한 신경학적 결손을 보이는 비교적 흔한 선천성 질환으로, 수막척수류 환아의 수술 전 간호로는 낭을 보호하는 것이 가장 중요하다.

수막척수류 수술 전 간호
- 낭포 손상방지 : 낭포 파열, 뇌척수액의 누수방지(무균적인 Saline 적신 거즈 덮어줌)
- 감염 방지 : 둔부를 매일 노출시킴, 척추하부에는 기저귀 채우지 않기
- 하지의 괴사와 기형 예방 : 수동적 관절 운동
- 합병증 관찰 : 두위의 증대, 천문의 팽창, 체온의 변화, 농, 발열, 경련
- 정상 영아와 같은 지지

20 **간호사가 기관절개술을 한 아동의 기도에서 분비물을 흡인하기 전에 소독된 생리식염수를 몇 방울 정도 내관 안으로 떨어뜨려 넣었다. 이 시술에 관한 설명으로 옳은 것은?**

꼭 나오는 유형

① 옳지 못한 시술이다.
② 내관을 닦아내기 위한 시술이다.
③ 분비물을 묽게 하고 기침반사의 효과를 높이기 위한 시술이다.
④ 흡인관의 삽입을 원활하게 하기 위한 시술이다.
⑤ 내관 소독의 한 방법이다.

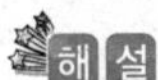

기관절개술을 한 기도에서 분비물을 흡인하기 전에 0.5~0.2ml의 생리식염수를 주입하면 분비물을 묽게 하고 기침반사의 효과를 높일 수 있다.

21 **43주 된 신생아의 신체적 특징으로 옳은 것은?**

㉠ 몸이 마르고 가늘다.	㉡ 모발이 적다.
㉢ 손톱이 길게 자랐다.	㉣ 피부에 탄력이 있다.

정답 19 ⑤ 20 ③ 21 ②

① ㉠, ㉡, ㉢ ② ㉠, ㉢ ③ ㉡, ㉣
④ ㉣ ⑤ ㉠, ㉡, ㉢, ㉣

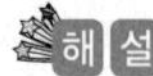
43주 된 신생아(과숙아)의 신체적 특징
- 손톱은 길고 모발이 많다.
- 피부는 탄력이 없고 건조하며 지방층이 없어 몸은 마르고 가늘다.
- 장의 연동운동이 증가되어 괄약근이 이완되어 태변을 보고, 태변을 먹어 태변흡입 증후군이 된다.

22 경추 제6, 7번에 손상을 받은 환자가 수행할 수 있는 것은?

㉠ 보조기를 적용하고 걸을 수 있다. ㉡ 휠체어 바퀴를 돌릴 수 있다.
㉢ 대소변을 조절할 수 있다. ㉣ 자기 손으로 음식을 먹을 수 있다.

① ㉠, ㉡, ㉢ ② ㉠, ㉢ ③ ㉡, ㉣
④ ㉣ ⑤ ㉠, ㉡, ㉢, ㉣

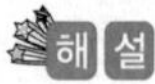
경추 6, 7번 손상시 목, 흉부, 팔의 움직임이 가능하고 팔과 손의 근기능이 일부 남아 있어 음식을 먹거나 옷을 입고 휠체어 바퀴를 돌릴 수 있다.

23 18개월 된 아동의 청력 이상시 발달특성은?

㉠ 말에 대한 반응이 적다. ㉡ 언어발달이 느리다.
㉢ 낯선 상황에 쉽게 적응 못한다. ㉣ 말소리가 크다.

① ㉠, ㉡, ㉢ ② ㉠, ㉢ ③ ㉡, ㉣
④ ㉣ ⑤ ㉠, ㉡, ㉢, ㉣

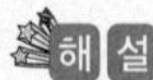
청력에 이상이 있는 18개월 된 아동의 특성
- 큰 소리에 놀라거나 울지 않는다.
- 큰 소리가 나도 고개를 돌리지 않거나 잠에서 깨지 않는다.
- 이름을 부르거나 음악을 들어도 반응을 보이지 않고 소리가 나는 곳의 위치를 찾아보지 않는다.
- 돌이 지나도 발자국 소리나 전화 벨소리에 반응하지 않고 간단한 음절의 말도 하지 않는다.
- 불러도 대답을 잘 안 하고 텔레비전에 바짝 다가앉아 시청하거나 소리를 크게 튼다.
- 말하는 사람을 유난히 쳐다보거나 대화 도중 손짓에 많이 의존하고 말의 고저와 음질의 변화가 적다.
- 아이가 갑자기 자지러지게 울거나 귀를 잡아당기는 시늉을 하면 중이염에 의한 난청이 생긴 건 아닌지 의심해 보아야 한다.

22 ③ 23 ⑤ 정답

24 4세 된 아동이 할 수 있는 활동은?

㉠ 가위를 사용하여 그림을 잘라낸다.
㉡ 줄넘기를 한다.
㉢ 간단한 옷을 혼자 입고 벗는다.
㉣ 스케이트를 탄다.

① ㉠, ㉡, ㉢
② ㉠, ㉢
③ ㉡, ㉣
④ ㉣
⑤ ㉠, ㉡, ㉢, ㉣

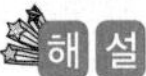

4세 아동의 활동

- 한쪽 발을 들고 깡충깡충 뛰어 다니며, 던지는 공을 받을 수 있다.
- 가위로 표시된 선을 따라 자를 수 있고, 사람도 그리며, 여러 가지 모양을 만들고 구슬을 실에 꿰고, 연필 혹은 크레용을 자유롭게 사용하며, 세모와 네모뿐만 아니라 다른 모양 그리고 글자와 숫자를 보고 베낄 수 있다.
- 혼자서도 단추를 채우고 옷을 입을 수 있으나 복잡한 구조의 옷은 앞뒤를 잘 구별하지 못하여 아직 잘 입지 못한다. 또한 이때부터 유아는 스스로 얼굴이나 손발을 씻고, 이를 닦을 수 있게 된다.

25 심한 설사로 인하여 탈수된 영아의 간호중재로 옳은 것은?

㉠ 매일 체중을 측정한다.
㉡ 체온, 맥박, 혈압을 사정한다.
㉢ 부종의 유무에 대해 사정한다.
㉣ 처방된 수액을 주입한다.

① ㉠, ㉡, ㉢
② ㉠, ㉢
③ ㉡, ㉣
④ ㉣
⑤ ㉠, ㉡, ㉢, ㉣

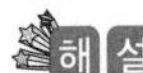

탈수 환아 간호중재

- 구토, 발한, 설사, 체온상승, 화상, 외상, 대수술 등과 같은 체액 손실을 초래할 수 있는 상황과 조건, 탈수의 증상을 관찰해야 한다.
- 활력증후는 체온(탈수 정도에 따라 체온이 정상이거나 상승 또는 낮아짐), 맥박, 혈압사정
- 피부는 색깔, 온도, 느낌 탄력도, 부종의 유무에 대한 사정
- 천문(영아)은 함몰 유무, 부드러움, 정상을 관찰하고 감각변화는 갈증 유무를 확인한다.

정답 24 ② 25 ⑤

26 청색증형 심장질환 환아에게 적혈구 과다증이 있을 때 이는 무엇을 의미하는 것인가?

꼭! 나오는 유형

① 조직에서 산소요구량이 많다.
② 적혈구 수명이 더 길다.
③ 조직에서 산소소모가 증가하고 있다.
④ 빈혈이 있다.
⑤ 수분공급 제한을 한다.

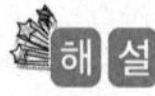
① 조직의 산소공급 부족으로 산소요구량이 많아진다.

27 신장증 아동의 증상과 증후에 대한 설명으로 옳은 것은?

① 단백뇨와 전신부종
② 현저한 체중 감소
③ 고단백혈증과 콜레스테롤 감소
④ 탈수와 음낭의 부종
⑤ 피부에 홍반증 나타남

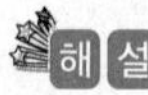
신장증의 증상과 증후
- 단백뇨, 전신적 부종, 현저한 체중 증가가 나타나고, 복수가 심해지고 음낭의 부종이 흔하다.
- 피부가 팽창하기 때문에 창백증이 나타난다.
- 저단백혈증, 콜레스테롤 상승, 저지질혈증 등이 있다.

28 급성사구체신염 환아에게 현저하게 나타나는 증상은?

꼭! 나오는 유형

㉠ 단백뇨	㉡ 부 종	㉢ 혈 뇨	㉣ 복 통

① ㉠, ㉡, ㉢　　② ㉠, ㉢
③ ㉡, ㉣　　④ ㉣
⑤ ㉠, ㉡, ㉢, ㉣

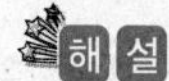
급성사구체신염의 증상
- 단백뇨 및 요량이 감소하며, 혈뇨, 복통 등이 나타난다.
- 부종을 볼 수 있는데 특히 아침에 잘 나타난다(매일 체중 측정 필요).
- 고혈압 : 60~70%가 갑자기 혈압상승(안정, 항고혈압제 투여)이 나타난다.

26 ① 27 ① 28 ⑤ 정답

29 **Traction에 관한 설명으로 옳은 것은?**

㉠ Bryant 견인법은 항상 양측을 같은 무게로 사용함
㉡ Russell 견인은 팔꿈치 손상과 어깨 골절 치료에 사용
㉢ 부종, 약해진 말초맥박, 감각의 변화 관찰
㉣ Buck 신전은 2세 이하 아동의 대퇴 골절시 사용

① ㉠, ㉡, ㉢
② ㉠, ㉢
③ ㉡, ㉣
④ ㉣
⑤ ㉠, ㉡, ㉢, ㉣

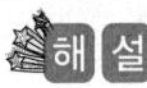
해설 2세 이하 아동 혹은 12~14kg 이하 아동의 대퇴 골절시 Bryant 견인법을 사용하며, Russell 견인법은 무릎 손상과 대퇴골절 치료에 사용한다.

30 **아이의 분노 발작시 부모의 행동으로 가장 알맞은 것은?**

① 아동을 방에 혼자 둔다.
② 발작행동을 보인 즉시 나무란다.
③ 관심을 보이지 않는다.
④ 아동이 반성할 수 있도록 벌을 준다.
⑤ 원하는 것을 들어준다.

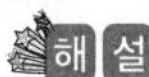
해설 아이의 분노 발작시 부모의 행동

- 단호하고 일관성 있는 부모의 양육태도를 보여준다.
- 아이에게 관심을 보이지 않는다.
- 아동학대의 예방이다. 부모훈련, 가족지지 프로그램 등과 같은 프로그램을 시행하여 아동이 가족 내에서 폭력의 희생이 되지 않도록 하여야 한다. 폭력은 또 다른 폭력을 일으킬 수 있다.
- 아이의 감정표현을 적극적으로 격려한다. 아이가 자신의 감정을 표현하는 것을 돕기 위해서는 약간의 대화 기술이 필요하다.
- 공격성을 유발할 수 있는 상황을 미리 막는다.

정답 29 ② 30 ③

31 신아세포종(윌림스 종양)에 대해 옳은 것은?

꼭 나오는 유형

㉠ 아동기에 가장 흔한 복강 내 종양이다.
㉡ 전이가 가장 잘 되는 부위는 폐, 간이다.
㉢ 일측성이다.
㉣ 만지면 통증이 있고 터질 수 있다.

① ㉠, ㉡, ㉢
② ㉠, ㉢
③ ㉡, ㉣
④ ㉣
⑤ ㉠, ㉡, ㉢, ㉣

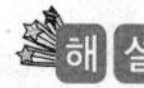

신아세포종

- 환자의 75%가 5세 이전에 일측성으로 발생한다.
- 어른에게는 거의 나타나지 않는다.
- 초기단계에는 무증상, 나중에 발열 증상과 신장이 비틀어진다. 만지면 통증이 있고 터질 수 있다.
- 복부 및 옆구리의 통증 · 체중감소 · 메스꺼움 · 식욕부진 · 구토 등의 증상도 나타난다.
- 폐 · 간 · 뇌 · 뼈로 전이한다.

32 신생아 탈수열과 관련이 있는 사항으로 옳은 것은?

꼭 나오는 유형

㉠ 입이 건조하고 피부가 거칠하다.
㉡ 해열제로 열 조절이 잘 안 된다.
㉢ 경구로 수분 투여시 증상이 조절된다.
㉣ 감염의 초기 증상이다.

① ㉠, ㉡, ㉢
② ㉠, ㉢
③ ㉡, ㉣
④ ㉣
⑤ ㉠, ㉡, ㉢, ㉣

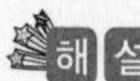

신생아 탈수열(일과성열)

- 동반되는 특별한 증상 없이 38~39℃의 고열이 나타난다.
- 입이 건조하고 피부가 거칠하다.
- 체중이 감소하고 계속 칭얼거리는 횟수가 많아진다.
- 물을 주면 잘 먹으며 열도 금방 떨어진다.
- 빨리 수분을 공급해 주지 않으면 창백해져 의식을 잃거나 경련을 일으킬 수 있다. 심한 경우 뇌 손상이나 영아 돌연사의 원인이 될 수 있다.

31 ⑤ 32 ② 정답

33 **골수염의 급성기 간호는?**

① 목발로 걷는 것을 격려한다.
② 환측 다리에 체중을 실어 걸을 수 있게 격려한다.
③ 통증 조절, 환측 다리를 조심스럽게 다룬다.
④ 매일 아침 목욕을 돕는다.
⑤ 경축 예방을 위해 물리치료사에게 의뢰한다.

해설 골수염의 급성기 간호는 고열과 심한 중독 증상이 나타나므로 통증을 조절하고, 환측 다리를 조심스럽게 다루어야 한다.

34 **생후 6개월에서 24개월 사이의 아동에게 나타날 수 있는 경련의 가장 흔한 원인은?**

꼭 나오는 유형

① 급성 감염 ② 고 열
③ 출산시 뇌손상 ④ 뇌의 발육이상
⑤ 간 질

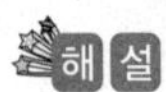

해설 소아기에 가장 흔한 경련의 원인
- 약 70%는 상기도감염에 의한 급성감염으로 인한 고열이며, 편도염, 중이염, 위장염, 돌발진 등도 그 원인이 될 수 있다.
- 유전적인 경향이 있고 60~70%가 가족력이 있다.

35 **장중첩증 환아의 대변 양상은?**

① 단단하다. ② 묽다.
③ 타르 같다. ④ 혈액이 섞인 점액성 변
⑤ 지방이 섞인 변

해설 ④ 대변이 폐색 부위를 통과하기 어렵기 때문에 변은 대개 점액성 혈변으로 젤리 모양의 변이 된다.

36 **에릭슨의 아동의 사회정서적 발달에 대한 설명으로 옳은 것은?**

㉠ 영아기 – 신뢰감	㉡ 유아기 – 주도성
㉢ 학령기 – 근면성	㉣ 청소년기 – 친밀감

정답 33 ③ 34 ② 35 ④ 36 ②

① ㉠, ㉡, ㉢　　② ㉠, ㉢
③ ㉡, ㉣　　④ ㉣
⑤ ㉠, ㉡, ㉢, ㉣

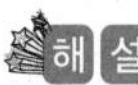

Erickson의 인성발달이론, 사회심리적 발달이론

인간의 발달을 8단계로 나누고 각 단계에서 개인이 반드시 완수해야 할 여러 가지 발달과업이 있으며 이 과업들은 주요한 갈등과 관련되어 있다고 했다. 발달과업이란, 개인이 각 단계마다 거쳐나가기 위해 노력해야 할 두 가지 반대 입장 사이에서 균형을 얻는 것이라고 한다. 그래서 발달과업을 설명하면서 대(Versus, Vs)라는 단어를 사용하였는데, 이는 두 가지 입장 중에서 어느 한 가지만 존재한다는 의미가 아니다. 각 사람은 해당 발달 단계의 상반된 두 가지 입장을 모두 경험해 보게 되지만 긍정적인 방향의 성취를 위해 노력해 나가는 것이라 볼 수 있다. 유아기부터 학령 전기까지의 갈등해소는 대개 부모에게 달려 있다. 학령기와 청년기 동안에는 교사도 함께 책임을 져야 한다. 청년기부터 성인기까지는 자기 발전에 대한 책임을 맡게 된다.

- 유아기(영아기, 출생 시부터 12개월까지) : 신뢰 대 불신
- 초기 아동기(유아기, 12개월부터 3세까지) : 자율성 대 수치심 및 의심
- 학령 전기(4세에서 5세까지) : 주도성(솔선성) 대 죄책감
- 학령기(6세부터 11세까지) : 근면성 대 열등감
- 청소년기(12세부터 20세까지) : 정체감(주체성) 대 정체감 혼동(역할혼란)
- 성인 초기(성인기, 21세에서 40세까지) : 친밀감 대 고립감
- 성인 중기(중년기, 41세부터 64세까지) : 생산성 대 침체감
- 성숙 노인기(노년기, 65세 이후) : 자아통합감 대 절망감

37 류마티스 열환아에게 아스피린 제제 투여시 부작용은?

꼭 나오는 유형

① 오심, 부종, 현기증　　② 오심, 구토, 변비
③ 설사, 두통, 얼굴부종　　④ 피부발진, 구토
⑤ 오심, 구토, 이명

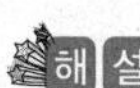

아스피린

- 효능 : 항염작용, 진통작용, 항발열작용, 항혈소판작용, 류마티스에 유효
- 부작용 : 오심, 구토, 과호흡, 신기능장애, 간기능장애, 위장장애, 과민증, 이명, 난청, 현기증, 혈액응고 시간연장, 혈소판 기능 이상, 소화관 출혈
- 금기 : 과민증환자, 혈우병 및 출혈성 궤양이 있는 환자

38 영아가 3kg에서 9kg이 되면 정상 발육이라고 볼 때 몇 개월인가?

① 4개월　　② 6개월
③ 12개월　　④ 18개월
⑤ 24개월

37 ⑤ 38 ③ 정답

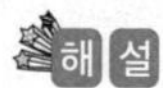
영아기 신체발달 성장은 급속도로 진행되며, 출생 후 1년경(12개월)이 되면 체중은 약 3배, 신장은 약 1.5배 정도 증가하는 성장급등(Growth Spurt)현상을 나타낸다.

39 **생후 7일된 첫 아이를 둔 어머니가 '신생아의 수면 및 활동양상'에 대해 기록하였다. 문제가 되는 것은?**

꼭! 나오는 유형

㉠ 눈을 감고 있어 눈 접촉을 할 수 없다.
㉡ 잠자는 동안 안구가 빠르게 움직인다.
㉢ 우는 시간이 하루 10분 정도이다.
㉣ 하루 23시간 이상 잠을 잔다.

① ㉠, ㉡, ㉢ ② ㉠, ㉢ ③ ㉡, ㉣
④ ㉣ ⑤ ㉠, ㉡, ㉢, ㉣

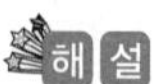
신생아의 잠은 50~70%가 렘수면이라는 얕은 잠이다. 렘수면이란 몸은 자고 있지만 뇌는 깨어 있는 상태이기 때문에 가벼운 외부자극에도 곧잘 깨어 운다. 신생아는 온종일 잠을 잔다고 할 만큼 하루 16~20시간 정도씩 잠을 잔다. 23시간 자는 것은 비정상적이다.

40 **청소년 약물남용의 원인으로 옳은 것은?**

㉠ 청소년 스스로의 낮은 자존감, 불안 등으로 인해
㉡ 호기심 때문에
㉢ 또래집단의 영향으로 인해
㉣ 일상생활의 대처능력이 부족해서

① ㉠, ㉡, ㉢ ② ㉠, ㉢ ③ ㉡, ㉣
④ ㉣ ⑤ ㉠, ㉡, ㉢, ㉣

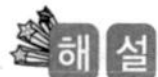
청소년기 약물남용의 원인
- 청소년기에는 극단적인 정신적 · 육체적 · 사회적 기능성을 시험해보고 싶은 욕구가 있다.
- 호기심만으로도 약물을 복용하며, 일상생활의 대처능력 부족 등도 원인이 된다.
- 청소년 스스로 우울, 낮은 자존감, 스트레스, 불안 등으로 자가 투약을 시도한다.
- 권태로움에서 벗어나기 위한 부적절한 수단으로 투여한다.
- 청소년은 또래집단의 영향이 크다.

정답 39 ④ 40 ⑤

41 볼거리(Mumps) 환아의 증상으로 가장 흔한 것은?

① 현 훈
② 설 사
③ 인후통
④ 관절통
⑤ 이 명

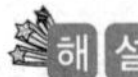

볼거리의 증상
- 전구기 : 쇠약, 식욕부진, 발열, 저작시 악화되는 이통, 두통
- 급성기 : 일측 혹은 양측 귀밑샘이 팽창, 통증, 압통
- 그 외 증상 : 전신 증상 수반, 고열, 오한, 권태, 식욕부진, 두통, 연하곤란

42 신생아 수유장애를 예방하기 위한 간호중재는?

> ㉠ 수유 중간에 트림을 시킨다.
> ㉡ 수유시 안정을 위해 팔, 다리를 마사지해준다.
> ㉢ 수유 전 기저귀를 갈아준다.
> ㉣ 수유 후 음식물이 위로 잘 유입되도록 왼편으로 눕힌다.

① ㉠, ㉡, ㉢
② ㉠, ㉢
③ ㉡, ㉣
④ ㉣
⑤ ㉠, ㉡, ㉢, ㉣

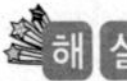

㉣ 위와 십이지장의 연결부위가 오른쪽으로 굽어 있기 때문에 수유 후 음식물이 아래쪽으로 잘 흐르도록 오른쪽으로 눕혀야 한다.

43 아이가 무언가에 불만이 있거나 불안할 때 떼를 쓰다가 울다 지쳐 쓰러지는 현상은?

① 유분증
② 이식증
③ 틱
④ 분리불안
⑤ 분노발작

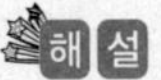

- 분노발작 : 떼를 쓰던 아이가 울다 지쳐 쓰러지는 것을 말한다.
- 유분증 : 대소변가리기 훈련이 끝난 아동이 부적절한 곳에 변을 보는 일이 1개월에 1회 이상 적어도 3개월 이상 일어나는 현상이다.
- 이식증 : 영양가가 없는 물질(흙, 쌀을 날것으로)을 먹는 섭식장애이다.
- Tic : 틱은 목적 없이 어떤 근육군이 갑작스럽고, 반복적으로 움직임을 나타내는 것을 말한다. 눈깜박임, 안면수축, 머리를 상하좌우로 움직이는 경우도 있으며, 어깨, 팔, 다리로 이어질 수도 있다.
- 분리불안 : 애착을 갖고 있는 대상과 떨어지는 것을 심하게 불안해하는 증상이다.

41 ③ 42 ① 43 ⑤ 정답

44 급성 비인두염 환아의 간호로 옳지 않은 것은?

꼭 나오는 유형

① 발열시 옷을 얇게 입힌다.
② 실내습도를 높여 준다.
③ 해열제는 사용하지 않는다.
④ 비강 폐쇄시에는 수유 전에 흡인한다.
⑤ 수분섭취를 증가시킨다.

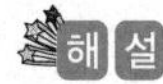

급성 비인두염 환아의 간호

- 고열 : 진통해열제인 Acetaminophen을 사용한다.
- 보온 및 습도유지 : 방의 온도는 22℃, 습도는 80~90%로 유지한다.
- 식사 조절과 수분섭취량 증가 : 수분의 섭취량을 증가시킨다.
- 코가 막혀 숨쉬기가 어려울 때나 포유 곤란이 있을 때는 식염수 몇 방울을 코에 넣고 환아를 Prone Position, Trendelenburg Position을 취하게 하여 배액을 돕는다.
- 비강점적 투약 : 비점막 수축약을 수유 15~20분 전이나 잠자기 전에 준다.

45 청소년기 발달특성과 관련된 문제점에 대한 설명으로 옳은 것은?

㉠ 혈관운동계의 불안정 때문에 얼굴이 갑자기 붉어진다.
㉡ 근골격계가 근육보다 빨리 자라서 자세가 나빠진다.
㉢ 신체성장이 빠르므로 쉽게 피로하다.
㉣ 신체적 성숙이 정신적 성숙을 따르지 못하므로 갈등이 심하다.

① ㉠, ㉡, ㉢
② ㉠, ㉢
③ ㉡, ㉣
④ ㉣
⑤ ㉠, ㉡, ㉢, ㉣

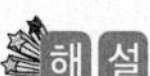

㉡ 근육이 근골격계보다 빨리 자라서 자세가 나빠지고 보기에 어색하다.
㉣ 정신적 성숙이 신체적 성숙을 따르지 못하므로 갈등이 심하다.

46 아동성장의 발달로 맞는 것은?

㉠ 환경적 요소가 유전적 요소보다 더 많은 영향을 준다.
㉡ 가족 간의 상호작용과 부모역할이 영향을 준다.
㉢ 대부분 대중매체는 바람직하지 못한 영향을 준다.
㉣ 절대적 빈곤은 저해요인이 될 수 있다.

정답 44 ③ 45 ② 46 ③

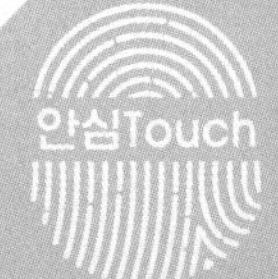

① ㉠, ㉡, ㉢　　② ㉠, ㉢
③ ㉡, ㉣　　④ ㉣
⑤ ㉠, ㉡, ㉢, ㉣

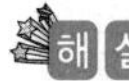
㉠ 환경적 요소와 유전적 요소는 서로 상호작용으로 이룬다.
㉣ 절대적 빈곤이나 질병은 아동성장 발달에 영향을 준다.

47 유아가 화가 나 있고 욕구충족이 안 되었을 때 격렬하게 머리를 벽에 부딪치며 잠시 호흡을 멈췄다. 이것을 무엇이라 말하는가?

① 영아경축　　② 소발작
③ 수면발작　　④ 분노발작
⑤ 무동성 전간 발작

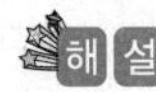
떼를 쓰던 아이가 울다 지쳐 쓰러지는 것을 분노발작이라고 한다.

48 미열과 약간의 피로감이 있는 결핵을 치료 중인 사춘기 소년의 간호로 맞는 것은?

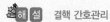

꼭 나오는 유형

㉠ 정상적 등교
㉡ 지나치게 격렬한 운동 제한
㉢ 적절한 영양관리와 휴식의 필요성 강조
㉣ 호흡기 감염 노출 주의

① ㉠, ㉡, ㉢　　② ㉠, ㉢
③ ㉡, ㉣　　④ ㉣
⑤ ㉠, ㉡, ㉢, ㉣

결핵 간호관리
- 안 정
  - 환자의 상태에 따르는 안정도가 결정되기 전에는 양치질, 세수, 식사 정도의 운동만을 허락하고 안정을 취하도록 한다.
  - 육체적 안정 못지않게 정신적 안정도 중요하다.
  - 불면증을 없애도록 노력한다. 증상에 의한 불면증에는 대증요법을 사용한다.
  - 베개 또는 방석으로 잘 괴어 주고 침상에는 널판이나 딱딱한 매트리스 등을 깔아 주어 동통을 완화시켜 준다.
- 피부간호 : 피부를 노출시켜 공기가 잘 통하도록 하고, 환아의 상태에 따라 등 마찰을 자주한다.

47 ④ 48 ⑤ 정답

- 객담 : 기관에 담이 있으면 자연히 배출되므로 환자 자신이 과도하게 기침을 하여 정력을 소비하고, 치유가 늦어지지 않도록 한다.
- 식이간호 : 지방이 풍부한 음식은 지용성 비타민 섭취에 도움이 되며, 적은 양으로서 많은 에너지를 낼 수 있다. 탄수화물도 충분히 보충하고, 특히 결핵환자는 유기물질이 풍부한 음식을 먹어야 한다.
- 간호사의 기록 : 환아의 식욕, 기침 횟수, 객담의 성상 및 양, 정신적 및 정서적인 변화

49 구개열 환자의 교정시기로 가장 적절한 것은?

① 가능한 한 일찍 교정하는 것이 좋다.
② 구개파열의 경우 생후 1~2개월에 실시한다.
③ 언어발달을 위해 2세 이전에 교정해준다.
④ 구순파열의 경우 생후 18개월경에 수술을 한다.
⑤ 언제 시행해도 상관없다.

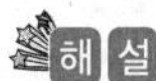

구개파열 교정시기
- 구순파열의 경우 생후 1~2개월에 수술한다.
- 구개파열의 경우 생후 18개월경에 수술한다.
- 언어발달을 위해 2세 이전에 교정해 준다.

50 당뇨병 산모의 아기가 출생 두 시간 후 발한, 경련, 빈맥을 보인다. 예상되는 검사결과에 해당되지 않는 것은?

㉠ 고인슐린혈증	㉡ 고빌리루빈혈증
㉢ 저혈당	㉣ 저프로트롬빈혈증

① ㉠, ㉡, ㉢　② ㉠, ㉢
③ ㉡, ㉣　④ ㉣
⑤ ㉠, ㉡, ㉢, ㉣

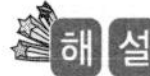

㉣이 있다면 출혈경향이 있다.
임신성 당뇨합병증
당뇨가 동반된 임신의 경우 알려진 합병증들로는 양수과다증, 임신중독증, 자간증, 신우신염, 조산, 난산, 산후 출혈, 수술적 분만으로 인한 합병증 및 감염 등이 있다. 또한 신생아의 경우에도 기형아, 거대아, 고인슐린혈증, 저혈당증, 저칼슘혈증, 고빌리루빈혈증, 적혈구 과다증, 신생아 호흡곤란증 등이 생길 수 있다고 하며, 따라서 당뇨가 조절되지 못하는 경우 주산기 사망률이 증가한다.

정답 49 ③ 50 ④

51 체중이 4kg된 영아에게 1 : 4 용액 400ml를 24시간 동안 정맥주입을 하려고 한다. 적절한 분당 주입속도는?(단, 1ml는 15방울로 계산한다)

꼭 나오는 유형

① 2 ~ 3방울
② 4 ~ 5방울
③ 6 ~ 7방울
④ 8 ~ 9방울
⑤ 10 ~ 11방울

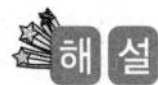

해설 주입률(Drip Rate)

- 분당 방울수(gtt/min) = 총주입량(ml)×ml당 방울수 / 총시간×60분
- Drop Factor : 10, 15, 20, 60으로 제품에 따라 다르다.
  - 수액세트의 포장지에 명시되어 있다.
  - 일반적으로 성인은 15(Drop), 영아는 60(Drop) 사용
    400ml×15gtt / 24시간×60분 = 4.17(4~5방울)

52 아동의 선천적 기형 중 심실중격결손과 폐혈류가 감소되어 나타나는 결손은?

① Fallot 4징후
② 삼첨판 폐쇄
③ 대혈관 전휘
④ 대동맥 협착
⑤ 심방심실관 결손

해설 심실중격결손, 폐동맥의 협착, 폐혈류 감소로 인해 발생하는 선천적 심질환은 Fallot 4징후이다.

53 생후 1개월 된 수막척수류 아동의 수술 후 퇴원계획이 세워졌다. 퇴원을 위한 간호계획 중 부모교육에 포함되어야 할 내용은?

꼭 나오는 유형

> ㉠ 발달을 촉진시키는 감각자극 활동
> ㉡ 합병증의 증상과 징후관찰
> ㉢ 환부간호 및 관리
> ㉣ 만성질환 아동의 적응과정

① ㉠, ㉡, ㉢
② ㉠, ㉢
③ ㉡, ㉣
④ ㉣
⑤ ㉠, ㉡, ㉢, ㉣

51 ② 52 ① 53 ① 정답

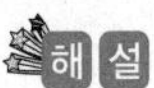

수막척수류는 심각한 신경학적 결손을 보이는 비교적 흔한 선천성 질환이다. 아동의 수술 후 퇴원을 위한 간호계획은 환부간호 및 관리, 합병증의 증상과 징후관찰, 발달을 촉진시키는 감각자극 활동을 장려해 주어야 한다.

수막척수류 부모교육

퇴원 후 가족지지와 가정 간호 수행을 위해 합병증 예방에 대한 관리를 교육하고 감각자극을 통해 발달을 촉진시키는 방법, 부모가 아동의 상태에 대해 대처할 수 있는 능력을 사정하여 부모교육을 실시할 것. 생후 1개월 아동의 정규교육 준비보다는 아동의 발달을 촉진시킬 수 있는 감각자극 활동에 대한 교육을 해야 한다.

54 생후 6개월 된 아기가 감기에 열이 나면서 귀를 베개에 대고 자꾸 비벼댄다. 그 이유는?

① 열이 나서 보채는 것
② 중이염
③ 상악동염
④ 이한선염
⑤ 귀에 벌레가 들어갔는지 관찰

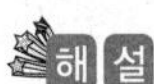

- 중이염 : 상기도 감염의 합병증으로 초래되는 중이의 감염이다. 호발연령은 6~24개월이고, 연령이 많아짐에 따라 관의 변화로 발생 빈도가 낮다.
- 상악동염 : 고열로 인한 열성 경련

55 신생아의 감각기능에 해당하는 것으로 옳은 것은?

꼭 나오는 유형

㉠ 청력이 예민하여 사람의 목소리에 반응한다.
㉡ 한 물체를 집중해서 응시한다.
㉢ 출생 직후부터 촉감에는 예민하게 반응한다.
㉣ 맛을 구별하는 능력은 1개월 후에 나타난다.

① ㉠, ㉡, ㉢
② ㉠, ㉢
③ ㉡, ㉣
④ ㉣
⑤ ㉠, ㉡, ㉢, ㉣

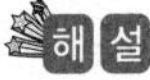

신생아는 날 때부터 맛을 구분할 수 있으며 출생 직후부터 촉각도 발달한다. 시각은 한 물체를 집중해서 10초간 응시할 수 있으며 청각도 예민하게 발달한다.

정답 54 ② 55 ①

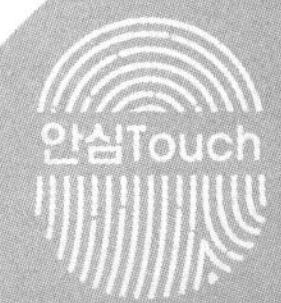

56 토순(Cleft Lip) 환아의 수술 후 간호로 옳지 않은 것은?

① 체위배액을 용이하게 하기 위해 복위를 취해준다.
② 상처보호를 위해 팔꿈치 억제대를 해준다.
③ 수유 후 봉합상처를 식염수거즈로 닦아낸다.
④ 구강수유로 상처부위를 만지지 않도록 한다.
⑤ 울음을 막아 봉합상처의 긴장을 시키지 않는다.

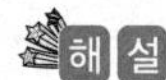

토순(Cleft Lip) 환아의 수술 후 간호
- 배액을 돕기 위해 측위로 눕힌다.
- 상처보호를 위해 팔꿈치 억제대를 해준다.
- 상처부위를 만지지 않도록 하여 구강수유를 한다.
- 수유 후 봉합선을 생리식염수로 닦아낸다.

57 급성 연쇄상구균성 인두염의 합병증은?

㉠ 뇌 염	㉡ 류마티스열
㉢ 성홍열	㉣ 급성사구체신염

① ㉠, ㉡, ㉢
② ㉠, ㉢
③ ㉡, ㉣
④ ㉣
⑤ ㉠, ㉡, ㉢, ㉣

해 설 연쇄상구균성 인두염의 합병증
- 바이러스에 의한 합병증은 드물다.
- 연쇄상구균에 의한 감염 : 편도 주위 농양, 중이염, 성홍열, 드물게는 뇌막염까지 올 수 있다.
- 늦게 오는 합병증으로는 급성사구체신염, 류마티스열 등이 있다.

56 ① 57 ⑤ 정답

58 10세 학령기 아동의 발달특성에 대한 설명으로 옳은 것은?

㉠ 지적 호기심이 왕성하고, 경쟁을 즐긴다.
㉡ 학교생활, 사회활동이 활발해진다.
㉢ 또래집단을 통해 사회의 가치관을 획득한다.
㉣ 이성의 부모를 존경한다.

① ㉠, ㉡, ㉢
② ㉠, ㉢
③ ㉡, ㉣
④ ㉣
⑤ ㉠, ㉡, ㉢, ㉣

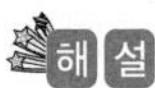
해설 ㉣ 이성보다는 동성의 부모를 존경한다.

학령기(6세~11세) : 근면성 대 열등감

- 아동의 시간은 집에 있는 시간과 학교에 있는 시간으로 나누어지며 학교생활, 사회활동이 활발해지고, 동성의 부모를 존경한다.
- 지적인 탐구에 대해 이것저것 열심히 하려고 하고 또래집단을 통해 사회의 가치관이나 규범을 획득하는 좋은 기회가 된다. 그 가운데서 무언가를 주도적으로 할 수 있고, 자신감을 얻게 되면 근면성이 개발된다.
- 근면성에 대해 가정에서 받은 부정적인 반응이 학교에서의 긍정적인 반응에 의해 중화될 수 있으며 그 반대도 가능하다.
- 자신감과 근면성이 개발되지 않고, 계속적인 실패나 낙심에 부딪히게 되면 열등감을 느끼게 된다.

59 태아적아구증 환아에게 교환수혈을 할 때에 놓을 혈관은?

① 요골동맥
② 경부정맥
③ 제대정맥
④ 상박동맥
⑤ 요골정맥

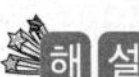
해설 ③ 태아적아구증 환아 교환수혈은 제대정맥을 이용한다.

60 선천성 유문협착증 환아의 수유시 주의할 점은?

① 원유를 1/2로 희석해서 준다.
② 원유에 곡분을 넣어 진하게 해서 준다.
③ 원유에 과즙을 타서 준다.
④ 비경구적으로 수분, 전해질을 공급한다.
⑤ 탈지유 가운데 고단백질 강화한 우유를 준다.

정답 58 ① 59 ③ 60 ②

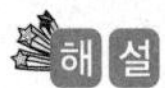

② 원유에 곡분을 넣어 진하게 타서 먹이면 조제유의 비중이 높아 구토를 줄일 수 있다(농축된 우유 = 미음+우유).

유문협착증 환아의 간호 중재

- 수술 전 : 수분 및 전해질 균형 유지
- 수술 후
  - 4~6시간 후 포도당 수액 및 전해질 섭취
  - 소량씩 자주, 천천히 수유하며 I&O 관찰
  - 수유 후 트림시키며 반좌위에서 오른쪽으로 고개 돌림
  - 이후 곡물 섞인 농도가 진한 우유 제공
  - 구토 발생 관찰하며, 수유지도
  - 복막염 징후 관찰 : 복부팽만, 장음감소 또는 부재, 빠른 흉식 호흡 등
  - 감염주의 : 영양 섭취장애 영아는 감염에 민감

61 모유수유에 대한 설명으로 옳은 것은?

> ㉠ 모자의 정서적 만족
> ㉡ 산후자궁의 복구 촉진
> ㉢ 무균적이고 위생적임
> ㉣ 유당이 많음

① ㉠, ㉡, ㉢　② ㉠, ㉢
③ ㉡, ㉣　④ ㉣
⑤ ㉠, ㉡, ㉢, ㉣

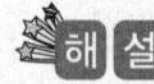

수유가 모체에 이로운 점

모유수유가 모체에 이로운 점	모유수유가 신생아에게 이로운 점
• 뇌하수체 후엽의 Oxytocin의 분비로 자궁수축이 일어나 산후자궁의 복구를 촉진시킨다. • 모자의 정서적 만족, 사랑을 느낀다. • 어머니로서의 긍지와 자부심을 느낀다. • 결속력을 이룰 수 있다. • 시간이 절약되고 경제적이다.	• 소화가 잘 되고, 신생아의 욕구를 만족시킬 수 있다. • 원할 때 언제나 먹일 수 있고 젖의 양을 임의로 조절할 수 있다. • 감염성 질환에 대한 항체를 가지고 있어 위장장애, 호흡기 질환, 알레르기 질환에 강하다. • 알맞은 온도를 자연 유지하며, 무균적이며 위생적이다.

61 ⑤ 정답

62 **만곡족 아동의 Cast시 가장 중요한 간호는?**

① Cast 주위를 청결하게 유지한다.
② 대소변이 Cast에 스며들지 않도록 한다.
③ 다리를 움직이지 않도록 한다.
④ 발가락 순환상태를 파악한다.
⑤ 이물질, 피부손상을 관찰한다.

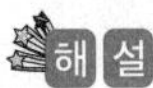 ④ 피부와 혈액순환이 가장 중요하다.

선천성 만곡족

- 원인이 되는 다른 병 없이 태어날 때부터 발의 모양이 기형으로 생기는 것을 말하며, 발 뒤꿈치가 작고 들리고, 발바닥이 안쪽으로 향하며, 발의 앞쪽 끝부분이 안쪽으로 휘어져서, 전체적으로 골프채와 같은 모양의 변형을 보이는 선천성 기형을 말한다.
- 아동기에는 성장이 빠르고 장기간 교정해야 하기 때문에 피부와 혈액순환을 관찰해야 한다.
- 치료는 도수정복으로 변형을 보이는 발을 교정하고, 석고붕대 등으로 교정을 유지하는 비수술적 방법과 수술적 방법이 있다.

63 **6세 아이가 학교에 가기 전에 복통을 호소하다가 엄마가 "오늘은 학교를 쉬어야겠다."라고 하자 증상이 사라졌다. 이 아동에 대한 설명으로 맞는 것은?** 꼭 나오는 유형

㉠ 학교공포증은 아동이 학교환경에 대한 두려움과 집을 벗어나는 데 대한 불안으로 인해 야기된다.
㉡ 아동이 계속 학교에 다니도록 하는 것이 기본목적이므로 변형된 수업 등에 참석하도록 한다.
㉢ 식욕부진, 오심, 구토, 설사, 현기증, 두통, 하지통, 복통 그 밖의 여러 가지 증상이 있다.
㉣ 학교공포증의 뚜렷한 특징은 아동이 집에 있으면 그 징후가 즉시 사라진다.

① ㉠, ㉡, ㉢ ② ㉠, ㉢ ③ ㉡, ㉣
④ ㉣ ⑤ ㉠, ㉡, ㉢, ㉣

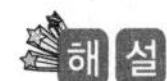 학교공포증 증상

- 학교공포증은 불안 등 정신적 증상과 구토, 복통, 식욕결핍, 설사, 창백, 단순 기절, 무기력, 두통 등의 신체적 증상을 동반할 수도 있다.
- 학교공포증이 있는 아이들의 대부분은 평소에 정상적으로 잘 놀고, 음식물도 잘 먹고 모든 것이 정상적일 수 있다.
- 학교에 가기 직전에 두통, 복통, 구토 등 여러 가지 증상이 나타날 수 있다.
- 학교에 가기 전에 나타났던 그 증상이 오후에는 거의 완전히 없어지고 학교에 가지 않는 공휴일에는 나타나지 않는 것이 보통이다.
- 학교에 가기를 두려워할 뿐만 아니라 친구 집, 친척 집, 파티 등에 가는 것도 두려워하고 동물도 비정상적으로 두려워할 수도 있다.

정답 62 ④ 63 ⑤

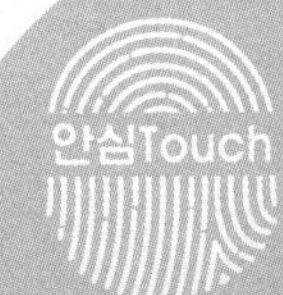

64 아동에 대한 간호사정시 학대의 경고 징후에 해당하지 않는 것은?

① 가정형편과는 달리 영양실조 등으로 수척한 아동
② 지나치게 수줍어하는 아동
③ 부모가 자녀의 상처에 대하여 설명을 하지 않는 경우
④ 동생을 잘 돌보아 주는 언니 혹은 누나
⑤ 부모가 자녀의 병원입원이나 치료를 거부하는 경우

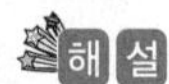

아동학대의 징후

- 어린이의 울음소리나 비명, 신음이 계속되는 경우
- 외상이 흔히 눈에 띄거나, 가정형편과는 달리 영양실조 등으로 수척한 아동
- 어른들을 보면 회피하거나, 지나치게 수줍어하는 아동
- 늘 혼자 앉아 있거나, 친구와 어울리지 않거나, 아이들이 노는 장소에서 멀리 떨어져 있는 등 소극적이며 비활동적인 아동
- 신체 부위에 화상을 입었거나 멍이 든 아동
- 자녀의 상처에 대해 부모의 설명이 모순되거나 거짓인 경우
- 부모가 자녀의 상처에 대하여 설명을 하지 않는 경우
- 너무 늦게 병원으로 아동을 데려옴으로써 적절한 치료시기를 지연시킨 경우
- 부모가 자녀의 병원입원이나 치료를 거부하는 경우

65 건강했던 8개월 남아가 갑자기 심한 울음, 구토, 혈변의 증상을 나타내고 복부에서 소시지 모양의 덩어리가 만져졌을 때 의심되는 질환은?

꼭 나오는 유형

① 급성 충수염
② 장중첩증
③ 이 질
④ 급성감염
⑤ 위궤양

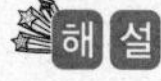

- 장중첩증 : 구토, 복부에 소시지 모양의 덩어리가 만져짐, 혈액과 점액이 섞인 젤리 모양의 대변
- 급성 충수염 : 오심과 구토, 중등도의 열이 나타남(37.2~38.8℃), 오른쪽 다리를 구부린 자세를 취할 경우 우측 하복부에 지속적인 압통 발생
- 이질 : 열, 점액혈변, 이급후증
- 위궤양 : 속쓰림, 신트림, 공복시 상복부 통증, 소화불량

64 ④ 65 ② 정답

66 **신생아의 체온조절이 잘 안 되는 이유로 틀린 것은?** 꼭 나오는 유형

① 체온조절중추의 미성숙
② 피하지방의 부족
③ 과도한 근육운동으로 인한 열생상 과다
④ 체표면적이 넓어 과도한 열손실
⑤ 혈관이 피부 표면에 분포

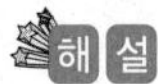

③ 열생산 과도가 아닌 열생산 저하가 나타난다.
신생아의 체온조절이 잘 안되는 이유
- 신생아들은 체온조절중추가 미성숙하다.
- 체내에서 열을 생산하지 못해서가 아니라 열손실이 쉽기 때문이다.
- 체중에 비해 몸의 면적이 넓은데다 피하지방이 적고 피부가 얇아 열손실이 성인보다 4배나 많다.

67 **생후 하루 지난 신생아가 태변을 보지 않을 때 의심되는 것은?**

① 식도 기관루
② 담관폐색증
③ 서혜부 탈장
④ 항문직장기형
⑤ 유분협착증

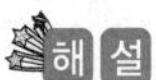

항문직장기형의 임상증상
항문개구가 없고, 직장 안으로 체온계나 손가락을 삽입할 수 없으며, 진행성 복부팽만이 있다. 누공이 있을 때에는 녹색의 소변이 배출된다.

68 **스테로이드요법을 하고 있는 류마티스열 아동의 부작용에 해당하는 것은?**

㉠ 만월형 얼굴	㉡ 천공 및 출혈성 위궤양
㉢ 뇌압상승	㉣ 피부각질층 비대

① ㉠, ㉡, ㉢
② ㉠, ㉢
③ ㉡, ㉣
④ ㉣
⑤ ㉠, ㉡, ㉢, ㉣

정답 66 ③ 67 ④ 68 ①

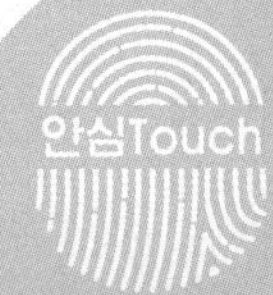

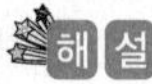 ㉣ 피부각질층 비대가 아니라 근무력증, 근육의 허약, 피부쇠약이다.
스테로이드요법 부작용
- 위장관 : 천공 및 출혈성 위궤양, 궤양성 식도염, 췌장염, 복부팽만
- 내분비계 : 월경불순, Cushing's Syndrome, 소아의 성장억제, 속발성 부신기능 부전, 잠재성 당뇨병 발현
- 신경계 : 혈압상승, 뇌압상승, 두통, 어지러움
- 기타 : 나트륨저류, 체액저류, 칼륨소실, 울혈성 심부전증, 근육쇠약, 골다공증, 장골의 병리적 골절, 근무력증, 외상치유 지연, 피부쇠약, 안면홍반, 발한, 만월형 얼굴(Moon Face), 후방 백내장, 안압상승, 녹내장, 안구돌출 등

69 **"11개월의 아이를 지지해 주어도 앉지 못한다."고 부모가 걱정하고 있다. 이때 간호사의 적절한 반응은?**

① 모든 아이들은 11개월이 지나야 앉을 수 있습니다.
② 매일 앉는 연습을 시켜보세요.
③ 비정상적인 소견이군요.
④ 아기마다 조금씩 차이가 있으니 기다려 보세요.
⑤ 전문가를 찾아가 신경학적 검사를 받아보세요.

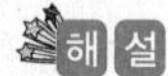 11개월의 아이는 서고 걷기를 시작하는 것이 정상적이다. 그러나 아이를 지지해 주어도 앉지 못한다면 발달에 이상이 있는 것으로 전문가를 찾아 가도록 권해야 한다.

70 **소양증이 있는 영아습진환아에 대한 간호로 옳은 것은?**

① 반 팔 소매 옷을 입는다.
② 뜨거운 물주머니로 온찜질한다.
③ 파우더를 발라준다.
④ 심하게 가려우면 미지근한 소금물로 적셔준다.
⑤ 심하게 가려우면 손바닥으로 가려운 곳을 문지른다.

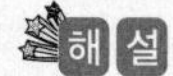 소양증 간호방법
- 긴 팔 소매 옷으로 손가락을 가려서 긁지 않도록 해야 한다.
- 중조, 전분을 탄 찬물에 목욕시킨다.
- 손바닥으로 가려운 곳을 문지른다.
- 파우더는 사용하지 않는다.

69 ⑤ 70 ⑤ 정답

71 비청색증형 선천성 심장질환 환아의 흔한 증상은?

꼭 나오는 유형

㉠ 빈번한 상기도 감염	㉡ 심잡음
㉢ 허약, 발육부진	㉣ 곤봉형 손가락

① ㉠, ㉡, ㉢　② ㉠, ㉢
③ ㉡, ㉣　④ ㉣
⑤ ㉠, ㉡, ㉢, ㉣

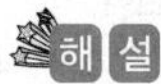
해설 ㉣은 울혈성 심부전, 폐농양의 증상이다.

선천성 심장질환은 환자가 외견상 청색증(정맥혈이 동맥혈에 섞여서 손톱, 발톱, 입술, 뺨 등이 파랗게 보이는 상태)을 보이느냐, 그렇지 않느냐에 따라서 비청색증형(청색색조를 띠지 않는 상태) 심장질환과 청색증형(청색색조를 띠는 상태) 심장질환의 두 가지로 크게 나눈다.

비청색증형 심장질환

- 대개 심장에 구멍이 있거나(산소화된 동맥혈이 정맥혈 쪽으로 구멍이나 관을 통하여 새는 것, 좌-우 단락 병변), 심장에서 몸이나 폐로 혈액을 보내는 대혈관이나 판막이 좁아져서 생기는 폐쇄성 병변의 두 종류가 있다.
- 비청색증형 단락병변은 모두 좌-우 단락 병변에 속하고 심방중격 결손증, 심실중격 결손증, 동맥관개존증, 방실중격 결손증 등이 대표적 질환이며, 폐쇄성 병변에는 폐동맥 협착증, 대동맥 협착증, 대동맥 축착증 등이 있다. 비청색증형 심장질환도 심한 폐고혈압증으로 인해 단락의 방향이 바뀔 때에는 청색증형으로 될 수 있다.

청색증

주로 입술, 손톱, 발톱, 뺨 등에 청색의 색조를 띠는 것으로 몸 안에 있는 혈액에 산소가 부족하여 생기는 것을 말한다. 대표적인 병변으로 팔로사증후(TOF), 대혈관 전위증(TGA), 삼첨판 폐쇄증(TA), 양대혈관 우심실 기시증(DORV), 단심실증(SV) 등이 있으며 일반적으로 비청색증형 심장질환이 청색성 질환에 비해 환자의 자연경과가 좋은 편이고 수술을 받는 경우 그 예후도 상대적으로 좋다.

72 성장발달에 대한 설명으로 옳은 것은?

㉠ 전체적 반응으로부터 특수한 부분 반응으로 분화, 발달한다.
㉡ 개인에 따라 크게 차이가 있다.
㉢ 일정한 방향과 순서가 있다.
㉣ 유전적인 것이 환경적 요소보다 더 영향을 미친다.

① ㉠, ㉡, ㉢　② ㉠, ㉢
③ ㉡, ㉣　④ ㉣
⑤ ㉠, ㉡, ㉢, ㉣

정답 71 ① 72 ①

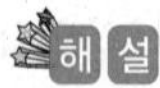

ⓔ 유전과 환경이 상호작용하므로 개인에 따라 차이가 크다.

인간의 발달단계

- 연속적이며 점진적인 과정이다 : 인간발달은 양적 · 질적 성장의 면 모두 연속성, 계속성, 지속성을 유지하며 발달한다.
- 성숙과 학습의 상호작용의 결과이다 : 성숙은 유기체가 유전적 내재 법칙을 쫓아서 발달하는 과정이고, 학습은 유기체 자신이 후천적으로 훈련과 경험을 통해서 행동수준을 높여가는 발달과정이라고 설명할 수 있다. 따라서 인간발달은 생물학적인 유전적 특성과 후천적으로 쌓게 되는 훈련과 경험의 상호작용의 결과라고 말할 수 있다.
- 일정한 방향과 순서가 있다 : 성장하는 신체부위, 유치의 발생순서, 모음에서 자음으로 발달하는 언어발달 등과 같이 순서적으로 발생한다.
- 전체적 반응으로부터 특수한 부분 반응으로 분화, 발달한다 : 신경계통의 발달결과로 신생아들의 반응은 전체적이나 나중에 가서는 점점 특수하고 분화된 부분 반응으로 나타난다.
- 나이가 많아짐에 따라 발달경향에 대한 예측이 어려워진다 : 발달에는 개인차가 있으나 동시에 방향성과 순서성이 있으며 누구나 비슷한 과정과 형태로 이행되지만, 인간이 성장함에 따라 경험의 종류가 달라지고 환경이 변함에 따라 그 발달경향과 행동에 대한 예측이 힘들어진다. 즉, 주위환경의 영향을 보다 많이 받는다.
- 개인차가 있다 : 유전과 환경이 상호작용하므로 개인에 따라 크게 차이가 있다.

73 여드름 환아의 간호교육내용은?

ⓐ 적절한 식이를 권장한다.
ⓑ 정서적 스트레스를 감소시킨다.
ⓒ 적절한 운동을 권장한다.
ⓔ 알칼리성 비누로 자주 세안한다.

① ⓐ, ⓑ, ⓒ　② ⓐ, ⓒ
③ ⓑ, ⓔ　④ ⓔ
⑤ ⓐ, ⓑ, ⓒ, ⓔ

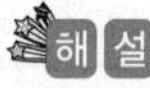

ⓔ 중성 비누로 세안한다.

여드름 간호중재

- 균형잡힌 식단
- 적절한 휴식
- 자외선 쏘이기
- 정서적 긴장 및 불안 감소
- 청결 유지
  - 병변을 손으로 만지지 않도록 교육
  - 머리카락의 기름이 모낭을 막을 수 있으므로 얼굴에 닿지 않도록 함
  - 하루 3번 따뜻한 물과 중성비누로 씻기
- 염증이 심할 경우 항생제 투여할 수도 있음
- 안드로겐 분비가 너무 심할 경우 필요시 호르몬 제제를 투여하기도 함

73 ① 정답

74 18개월 된 유아의 배변훈련이 실패하는 가장 큰 원인은? 꼭 나오는 유형

① 훈련시 사용되는 용기의 크기가 어린이에게 맞지 않는다.
② 바람직한 행동에 대해 보상이 너무 적다.
③ 유아 자신의 개성을 나타내려고 한다.
④ 훈련시 사용하는 언어가 부적합하다.
⑤ 유아의 신체적 · 정신적 발달이 미숙하다.

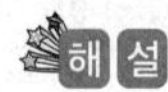

배변훈련
- 배변훈련은 유아가 신체적 · 정신적으로 발달한 생후 24개월에서 30개월에 실시해야 한다.
- 아이가 방광과 대장을 조절할 수 있고, 엄마가 하는 말도 어느 정도 알아들을 수 있는 시기에 해야 한다. 또 자신이 느끼는 변의(便意)를 '쉬쉬', '응가' 등의 말로 표현할 수 있는 때이기도 하다.

75 크룹요법을 실시하고 있는 아동의 간호로 옳지 않은 것은?

① 격리방법을 철저히 시킨다.
② 액화를 위해 찬 공기를 제공한다.
③ 습한 옷과 이불은 자주 교환한다.
④ 증기와 산소를 함께 제공한다.
⑤ 수분 섭취를 충분히 높인다.

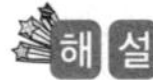

① 격리하지 않는 것이 좋다.
크룹요법을 실시하고 있는 아동의 간호
- 분무요법, 흡입기 등을 사용하여 습기로 포화된 방에 환아를 놓아두거나, Croup tent 내의 습도를 높여 줌으로써 기도 내에 수분을 축적시켜 분비물에 수분을 더해 분비물을 액화시켜 기침에 의해 쉽게 제거되도록 한다.
- 옷이나 홑이불을 자주 교환해 주어 건조시킨다.
- 환아를 조용하게 두어 휴식하게 한다.
- 먹는 것은 감소시켜도 되나 수분은 많이 섭취시킨다.

정답 74 ⑤ 75 ①

76 영아의 성장지표로 많이 사용되는 것은?

① 신 장　　② 체 중
③ 혈액형　　④ 머리 둘레
⑤ 지 능

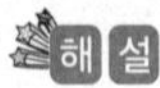 체 중

몸무게는 신체성장의 중요한 지표 중 하나이다. 영아기는 몸무게가 일생에서 가장 급속히 늘어나는 시기이다. 이러한 몸무게의 증가는 유전뿐만 아니라 영아가 무엇을 얼마나 먹었느냐에 따라서 차이가 난다. 영아가 자신의 성장 가능성을 최대로 하기 위해서는 적절한 영양을 갖춘 음식을 충분히 먹는 것이 필요하다. 이 시기의 영양실조는 영아의 몸무게에만 영향을 주는 것이 아니라 영아기 이후의 모든 발달에 영향을 미친다.

77 5세 여아가 기관지 천식으로 입원했다. 환아의 증상완화를 위한 간호중재로 옳지 않은 것은?

① 처방에 따라 아미노필린제(Aminophylline)를 투여한다.
② 어머니와 아동의 원만한 관계를 유지한다.
③ 물을 많이 마시게 한다.
④ 안정을 위해 모르핀(Morphine)을 투여한다.
⑤ 급성 천식시에는 산소요법이 도움이 된다.

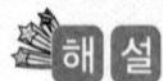 ④ 모르핀은 호흡중추를 억제시키므로 사용하지 않는다.

알레르기성 천식에는 어머니와 아동의 원만한 관계를 유지하고 원인이 되는 알레르겐으로부터 피하는 방법이 가장 중요한 방법이다. 가래배출을 쉽게 하기 위해서 물을 많이 마시게 하고, 체위를 이용해서 가래배출을 시도하고, 급성 천식시에는 산소요법이 도움이 된다. 약물로는 교감신경자극제로 에피네프린 자극제가 있고, 기관지 확장제로 아미노필린제를 사용하며, 스테로이드제, 부교감신경, 차단제, 항히스타민제 등이 도움이 된다.

78 9개월 된 영아에게 탈수가 의심된다. 어떤 증상을 보이는가?

㉠ 소변량 감소	㉡ 대천문 함몰
㉢ 체중감소	㉣ 서 맥

① ㉠, ㉡, ㉢　　② ㉠, ㉢
③ ㉡, ㉣　　④ ㉣
⑤ ㉠, ㉡, ㉢, ㉣

76 ② 77 ④ 78 ① 정답

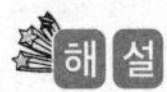 ㉣ 서맥이 아닌 빈맥이다.

79 류머티즘 열을 앓고 있는 10세 아동에게 크래들 침상을 제공했을 때 기대되는 효과는?

① 무릎에 가해지는 이불의 무게로 인한 통증을 덜어 준다.
② 침상에서 안정하는 동안 다리운동을 할 수 있다.
③ 온열치료용 전구를 설치할 수 있다.
④ 족저 굴곡을 예방할 수 있다.
⑤ 감염위험성을 줄일 수 있다.

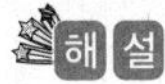 류머티즘 열은 전 다발성 관절염, 심염, 무도증, 발열 등의 증상이 특징인데 이불 등의 무게에 민감하여 피부에 압통이 느껴지므로 크래들을 사용하여 압력을 경감시켜 준다.

80 러셀(Russel's) 견인을 하고 있는 아동 간호시 옳은 것은?

㉠ 하지부종, 혈액순환 장애 여부를 관찰한다.
㉡ 두 개의 견인이 모두 수평이 되게 한다.
㉢ 다른 견인 또는 석고붕대 환아와 같은 방에 있게 한다.
㉣ 가끔씩 견인선 한쪽을 풀어 준다.

① ㉠, ㉡, ㉢　　② ㉠, ㉢
③ ㉡, ㉣　　④ ㉣
⑤ ㉠, ㉡, ㉢, ㉣

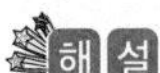 ㉡ 견인선은 두 방향으로 하나는 다리하부의 수평방향이고, 다른 하나는 다리와 직각방향이 된다.
㉣ 한쪽을 풀어주면 유합이 되지 않는다.

러셀견인

- 피부견인으로 무릎 아래의 다리 하부에 솜이 든 붕대로 감아 사용한다.
- 견인선은 두 방향으로 하나는 다리하부의 수평방향이고, 다른 하나는 다리와 직각방향이 된다.
- 환아에게 중요한 것은 피부통합 장애와 혈액순환 장애를 관찰하는 것이다.
- 같은 상황의 아이들과 함께 있으면 정서적으로 도움이 된다.

정답 79 ① 80 ②

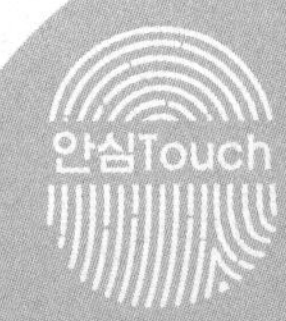

81 류마티스열 환아에게 퇴원 후 꼭 지키도록 설명하여야 하는 것은?

① 절대 안정하도록 한다.
② 영양상태를 호전시키도록 단백질 섭취를 강조한다.
③ 차고 습한 지역은 좋지 않으므로 이사가도록 권한다.
④ 심염의 가능성이 있을 때에는 3~5년간 예방적 치료를 한다.
⑤ 다리가 아플 때는 마사지를 한다.

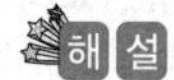
류마티스열의 가장 큰 후유증은 류마티스성 심질환으로 심염의 가능성이 있을 때에는 3~5년간 예방적 치료를 한다. 또한 류마티스 열을 앓았던 경험이 있는 환아는 재발하기 쉬우므로 계속적인 보호가 필요하며, 재발하지 않도록 4주에 한 번씩 Penicillin을 근육주사한다. 충분한 식사, 비타민 섭취가 필요하며, 정신과적인 간호도 중요하다. 모든 가족에게 인두의 연쇄상구균에 대한 배양검사를 실시해서 이에 대한 감염 여부를 확인하고, 양성 반응을 보인 사람은 모두 치료를 받도록 한다.

82 영아기 아동이 성취해야 할 가장 중요한 사회심리적 발달 과업은?

① 자율성
② 근면성
③ 신뢰감
④ 수취심
⑤ 죄책감

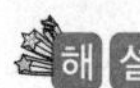
에릭슨의 발달단계에 따르면 영아기 아동의 심리적 발달특성은 불신감을 극복하면 신뢰감을 형성하는 것이다.

83 유문협착 아동의 수유시 유의해야 할 사항으로 옳은 것은?

㉠ 경구 수유는 금하는 것이 좋다.
㉡ 조제유를 묽게 타서 수유한다.
㉢ 수유 후 오른쪽으로 눕힌다.
㉣ 수유할 때는 앙와위로 천천히 먹인다.

① ㉠, ㉡, ㉢
② ㉠, ㉢
③ ㉡, ㉣
④ ㉣
⑤ ㉠, ㉡, ㉢, ㉣

81 ④ 82 ③ 83 ② 정답

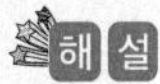 유문협착 아동의 수유시 유의사항
- 경구 수유는 금하는 것이 좋다.
- 수유 후에는 오른쪽으로 눕힌다.
- 조제유를 진하게 타서 수유시켜 소화기능을 지연시킨다(농축된 우유=미음+우유).
- 앙와위를 반좌위로 한다.

84 **다음 중 크룹에 대한 설명으로 옳지 않은 것은?**

① 발작시기는 주로 새벽 2~4시 사이에 잘 일어난다.
② 2~4세 신경질적 아동에게 흔히 나타난다.
③ 천명음과 청색증이 나타난다.
④ 흉골 및 쇄골 밑의 견축이 일어난다.
⑤ 열은 나지 않고, 구토 후 완화된다.

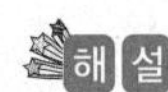 Croup(경련성 후두염)
- 2~4세의 활동적이며 신경질적 아동에게 흔히 나타난다.
- 발작시기는 주로 추운 날씨 밤 11시에서 새벽 2시 사이에 잘 일어난다.
- 상기도 감염 후에 오며, 개 짖는 것 같은 기침소리, 목쉰 소리, 청색증이 나타난다.
- 흉골 및 쇄골 밑의 견축이 일어나고, 열은 나지 않는다.
- 흡기에 소리가 나고(천명음), 구토 후 완화된다.

85 **학령기 당뇨아동에게 인슐린 요구량을 증가시켜야 하는 시기는?** 꼭 나오는 유형

㉠ 심한 발한시	㉡ 급성상기도 감염시
㉢ 신체활동량 증가시	㉣ 과식 후

① ㉠, ㉡, ㉢　　② ㉠, ㉢
③ ㉡, ㉣　　④ ㉣
⑤ ㉠, ㉡, ㉢, ㉣

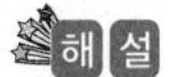 급성상기도 감염이나 과식으로 고혈당증이나 케톤증이 나타나면 인슐린을 보충하여야 한다.

정답 84 ① 85 ③

86 미숙아에 관한 설명 중 옳지 않은 것은?

① 빈번하게 무호흡 증상이 있고, 환기가 저하된다.
② 관절이 이완되고 인위적인 힘에 의해 쉽게 조작된다.
③ 체온조절 능력이 저하되어 있다.
④ 손바닥, 발바닥의 주름이 적거나 없다.
⑤ 솜털이 없고 피부가 창백하다.

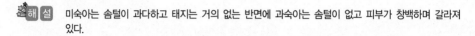

해 설 미숙아는 솜털이 과다하고 태지는 거의 없는 반면에 과숙아는 솜털이 없고 피부가 창백하며 갈라져 있다.

87 다음 중 영아기 때 가장 흔한 사고는?

① 교통사고 ② 골 절
③ 익 사 ④ 이물질 흡입
⑤ 파열상

해 설 ④ 6세 이하 아동의 사고사의 주된 원인은 이물질 흡입으로 인한 기도폐쇄이다.

88 학령기의 발달단계 중 프로이트 – 에릭슨 – 피아제의 순으로 바르게 연결된 것은?

① 잠재기 – 근면성 – 구체적 조작기
② 구강기 – 근면성 – 구체적 조작기
③ 잠재기 – 신뢰성 – 감각운동기
④ 항문기 – 주도성 – 구체적 조작기
⑤ 남근기 – 자율성 – 형식적 조작기

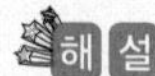
해 설 프로이트 성격발달단계(아이들의 정신 성욕 발달을 5기로 나누었음)

- 구강기(Oral Stage, 0~1세)
- 항문기(Anal Stage, 2~3세)
- 남근기(Phallic Stage, 3~5세)
- 잠재기(Latent Stage, 6~12세)
- 성기기(Genital Stage, 12세 이후)

에릭슨의 심리 사회적 발달단계

- 기본적 신뢰감 대 불신감(0~18개월)
- 자율성 대 의심, 수치심(18개월~3세)
- 주도성 대 죄의식(3~6세)
- 근면성 대 열등감(6~12세)

86 ⑤ 87 ④ 88 ① 정답

- 정체감 대 역할혼미(12세~18세)
- 친밀감 대 고립감(성인 전기)
- 생산성 대 침체(성인 중기)
- 통합감 대 절망감(성인 후기)

Piajet의 인지발달 이론단계
- 감각운동기(Sensorimotor Period, 0~2세)
- 전조작기(Preoperational Period, 2~7세)
- 구체적 조작기(Concrete Operation Period, 7~11세)
- 형식적 조작기(Formal Operational Period, 11세 이후)

89 유아기의 특징은?

꼭 나오는 유형

㉠ 항문기적 특징을 가지고 배변훈련을 할 수 있게 된다.
㉡ 자신의 욕구가 좌절될 때에는 분노발작을 보인다.
㉢ 부모님이 하는 집안일을 따라 한다.
㉣ 동성부모를 동일시하면서 이성부모에 대한 애착이 있다.

① ㉠, ㉡, ㉢
② ㉠, ㉢
③ ㉡, ㉣
④ ㉣
⑤ ㉠, ㉡, ㉢, ㉣

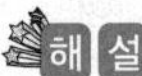

㉣ 동성부모를 동일시하면서 이성부모에 대한 애착을 가지는 시기는 학령전기 아동의 특성이다.

유아기의 특징
- 새롭게 획득한 보행 등의 기술을 사용하려 함
- 다른 사람들의 행동을 모방하는 시기
- 부모의 가치관과 신념에 동일화
- 평행놀이 : 아동은 독립적으로 놀지만 선택한 활동이 자연스럽게 다른 아동들과 섞이게 함, 주위의 아동들과 비슷한 장난감을 가지고 놀지만 가까이에 있는 아동들의 활동에 의해 영향을 받으려 하지 않는다.

90 태어난 지 두 시간된 미숙아가 호흡곤란과 흉부함몰이 있을 때 우선적으로 어떤 간호를 해야 하는가?

꼭 나오는 유형

① 보육기에서 습도를 올리고 산소를 공급한다.
② 보온을 하고, 적절한 자극을 준다.
③ 자주 만지지 않고 칼로리를 제공한다.
④ 호흡자극을 위해 흉곽을 마사지한다.
⑤ 기도를 확보하고 기관지 분비물을 제거해 준다.

정답 89 ① 90 ⑤

해설 태어난 지 두 시간된 미숙아가 무호흡, 흡인으로 개선되지 않은 청색증, 흉골의 함몰 등을 수반하는 호흡장애가 있을 때는 기도를 유지하고 분비물을 제거해 준 다음 산소를 공급해 주어야 한다.

91 신생아 반사소실에 관한 내용으로 바르게 묶인 것은?

㉠ 보행반사 5개월에 소실	㉡ 흡철반사 3개월에 소실
㉢ 모로반사 12개월에 소실	㉣ 바빈스키반사 12개월에 소실

① ㉠, ㉡, ㉢
② ㉠, ㉢
③ ㉡, ㉣
④ ㉣
⑤ ㉠, ㉡, ㉢, ㉣

해설 보행반사는 1~2개월에 소실되고, 모로반사는 2~3개월에 소실된다.

92 한 번 질환을 앓고 난 후에 영구면역을 얻을 수 있는 질환에 해당하는 것은?

㉠ 백일해	㉡ 홍 역	㉢ 성홍열	㉣ 일본뇌염

① ㉠, ㉡, ㉢
② ㉠, ㉢
③ ㉡, ㉣
④ ㉣
⑤ ㉠, ㉡, ㉢, ㉣

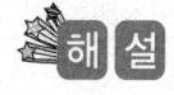
영구면역이 잘 되는 질병
두창, 홍역, 수두, 유행성 이하선염, 백일해, 성홍열, 발진티푸스, 일본뇌염, 폴리오 등이 있다.

93 아동의 성장발달에 대한 설명으로 옳지 않은 것은?

① 아동기 전과정에 걸쳐 일정한 속도로 진행된다.
② 최고 · 최적의 발달을 하려는 경향이 있다.
③ 성장에는 특정 위기가 있다.
④ 성장률과 유형은 수정될 수 있다.
⑤ 개체와 환경 사이의 상호작용과정이며 순서적으로 진행된다.

91 ③ 92 ⑤ 93 ① 정답

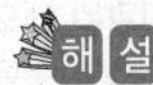 ① 아동기의 성장 속도는 고르지 않다.

아동의 성장과 발달

- 성장은 복합적이다.
- 성장은 계속적이며 순서적인 과정이다.
- 성장의 속도는 고르지 않다.
- 성장률과 유형은 수정될 수 있다.
- 개인은 고유의 독특한 방법으로 성장한다.
- 성장은 양적이고도 질적이다.
- 성장은 규칙적인 방향이 있다.
- 성장의 측면에 따라 다른 율로 발달한다.
- 성장에는 특정 위기가 있다.
- 최고 · 최적의 발달을 하려는 경향이 있다.

94 **생후 2주 된 신생아의 어머니가 아기가 젖을 먹은 후 자주 토한다고 걱정한다. 그 이유로 옳은 것은?** 꼭 나오는 유형

① 연동운동이 빨라서 생긴 현상이다.
② 위 용적이 적기 때문이다.
③ 소화효소가 부족하여 생긴 소화장애이다.
④ 분문 괄약근 발달이 미숙하기 때문이다.
⑤ 감염에 대한 저항력이 약하여 위장염이 발생하였기 때문이다.

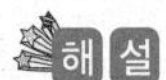 아기가 자주 토하는 경우는 장염, 위식도 역류, 유문협착증, 수유과다, 잘못된 수유방법 등의 원인이 있다. 위식도 역류는 식도와 위 사이에 있는 분문부라고 하는 괄약근의 힘이 약하여 위에서 식도로 우유가 거꾸로 올라오는(역류) 것으로 시간이 지남에 따라(6개월~2살) 좋아지는데 계속해서 토하는 경우에는 우유를 먹이고 난 후 트림을 잘 시키고 몸의 오른쪽이 아래로 가게 눕히고 머리를 약간 높게 해 주는 것이 좋다.

95 **청소년 문제에 대한 간호중재로 알맞은 것은?**

> ㉠ 'I Message'를 사용한다.
> ㉡ 청소년들이 쓰는 방어적 기술을 지지한다.
> ㉢ 바람직한 행동의 모델이 되도록 한다.
> ㉣ 청소년이 스스로 문제를 해결하도록 두고 본다.

① ㉠, ㉡, ㉢　② ㉠, ㉢　③ ㉡, ㉣
④ ㉣　⑤ ㉠, ㉡, ㉢, ㉣

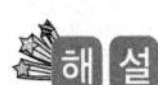 ㉣ 부모가 아니라도 믿고 의지할 수 있는 관계를 갖도록 한다.

청소년 문제에 대한 간호중재

- 독특성을 인정하는 동시에 의존적 욕구를 보살펴주고 내적 충동에 대한 조절을 위해 필요한 제한을 알려준다. 또한 생활의 구조화를 통해 안전하고 확고하며 합리적인 경계를 주고 내적 에너지를 발산할 건설적인 활동도 할 수 있게 한다.

정답 94 ④ 95 ①

- 1 : 1 관계를 통해 신뢰, 온정 및 관심을 경험토록 하고 자기개방을 촉진한다. 일관된 태도로 가능한 약속을 지켜주는데 이를 위해 범위를 제한하기도 한다. 청소년들이 쓰는 방어적 기술을 지지하는 것도 도움이 된다. 청소년과 직접 접촉하고 청소년에게 말하지 않고 부모에게 알리는 것은 삼간다.
- 또래와의 관계를 넓힐 기회를 갖게 해주고 이성관계에 대해서도 자연스러운 탐색도 하고 적절한 정보, 지식도 얻도록 한다. 부모가 아니라도 믿고 의지할 수 있는 관계를 갖도록 한다.
- 감정을 수용해주어 표현을 격려하며 자기성찰의 경험을 갖도록 도와주고 또한 'I Message'를 사용하도록 한다. 간호사 자신도 자기감정에 대해 방어하지 말고 성실하게 답하여 바람직한 행동의 모델이 되도록 한다.

96 유아의 행동에 대한 설명으로 옳은 것은?

㉠ 베개를 업고 다닌다.
㉡ 두드리는 소리를 재미있어하며 반복한다.
㉢ 방해물을 제거하여 물건을 찾아낸다.
㉣ 모양이 다른 그릇에 담긴 물의 양을 비교할 수 있다.

① ㉠, ㉡, ㉢
② ㉠, ㉢
③ ㉡, ㉣
④ ㉣
⑤ ㉠, ㉡, ㉢, ㉣

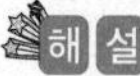
해설 ㉠ 모방을 통해서 세상을 배운다. 자기 방식대로만 하려고 하고, 간섭하거나 자기 것을 만지면 대단히 화를 낸다.
㉢ 혼자서 하는 것을 야단치지 말고 허용해주는 것이 좋다.
㉡ 반복적인 행위를 하는 시기는 영아기이다.

97 탈장에 관한 내용으로 옳지 않은 것은?

① 서혜부 탈장은 좌측에 흔히 발생
② 제대와 서혜부에 빈번
③ 복강 내 장기가 복벽의 비정상적인 개구부를 통해 탈출한 상태
④ 수술 전 탈장주위부종 및 염증 관찰
⑤ 얼음주머니를 환부에 대주어 부종 감소

해설 서혜부 탈장은 90%가 남아에게 많으며 대부분 일측성으로 우측에 흔하다.

96 ② 97 ① 정답

98 **편도선 절제술 후 깨어난 아이가 목의 심한 통증을 호소하고 있다. 통증을 완화시킬 수 있는 간호중재로 옳은 것은?**

> ㉠ 스포츠 음료를 먹인다.
> ㉡ 아세트아미노펜을 투여한다.
> ㉢ 콜라나 사이다 등과 같은 자극성 음료를 피한다.
> ㉣ 따뜻한 미음을 먹인다.

① ㉠, ㉡, ㉢　② ㉠, ㉢
③ ㉡, ㉣　④ ㉣
⑤ ㉠, ㉡, ㉢, ㉣

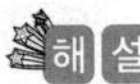 해설 ㉣ 미음을 식혀서 먹도록 하고, 아주 부드러운 음식 즉, 카스텔라, 고기 국물, 냉우유, 아이스크림, 채소 주스 등을 먹는 것이 좋다(뜨거운 음식 제외).

99 **생후 10시간된 신생아가 많은 양의 점액으로 청색증이 점점 심해질 때 가장 먼저 해야 할 간호는?**

① 의사에게 즉시 보고한다.
② 산소를 공급한다.
③ 산소를 공급하고 간호일지에 기록한다.
④ 신생아를 거꾸로 들고 발바닥을 때린다.
⑤ 점액을 흡인기로 제거한다.

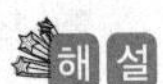 해설 식도폐쇄와 기관식도의 누공이 원인이 된다. 식도폐쇄 환아의 가장 심각한 문제는 분비물 흡인으로 인한 흡인성 폐렴의 우려이다. 따라서 환아는 지속적인 간호가 요구되며, 매 15분 간격으로 인두 내 분비물을 흡인한다.

100 **아동의 약물중독시 위세척을 실시하기 전에 간호사가 사정해야 하는 것은?**

① 연 령　② 신장과 체중
③ 활력징후　④ 약물을 투여한 시간과 약물의 종류
⑤ 아동의 반응

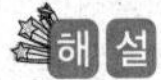 해설 ③ 기도유지와 활력징후를 사정하고 나서, 약물을 투여한 시간과 약물의 종류 등을 파악한다.

정답 98 ① 99 ⑤ 100 ③

101 식도기관루가 있는 아동에게 적절한 체위는?

① 복 위
② 측 위
③ 반좌위
④ 쇄석위
⑤ 슬흉위

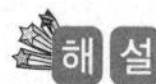

반좌위(半座位 ; Fowler's Position)
머리를 45° 정도 세운 자세로 근위부 식도낭으로부터의 분비물 흡인과 위내용물이 루를 통해 기도로 역류되는 것을 예방하기 위함이다.

102 DPT의 기본 예방접종 시작시기와 접종간격으로 옳은 것은?

꼭! 나오는 유형

① 생후 1개월 전부터 2개월 간격
② 생후 2개월부터 2개월 간격
③ 생후 2개월부터 1개월 간격
④ 생후 4개월부터 2개월 간격
⑤ 생후 6개월부터 1개월 간격

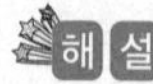

DPT의 예방접종 시기는 생후 2 · 4 · 6개월에 한 번씩 기본접종을 하고, 15~18개월과 만 4~6세에 추가접종을 한다.

103 수두증 아동의 조기발견을 위해 도움이 되는 징후는?

꼭! 나오는 유형

① 혈압상승
② 머리둘레 증가
③ 안구돌출
④ 운동발달지연
⑤ 경 련

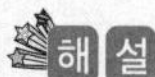

② 가장 확실한 증후는 비정상적으로 두위가 증가하는 것이다.

수두증
- 뇌척수액이 뇌의 뇌측이나 외측에 고여서 뇌와 두개골을 압박하는 병이다.
- 유아기 때 수두증의 가장 확실한 증후는 비정상적으로 아기의 머리 크기가 커지는 것이다.
- 대천문이 부풀어 오르거나 팽팽해지기도 하고 두피는 얇아지고 반짝거리기도 하고 두피 정맥이 부자연스럽게 커져 있기도 한다.
- 증상은 구토, 졸음, 보채기, 아기 눈동자가 아래쪽으로 떨어져 있는 현상, 발작 등이다.
- 걸음마 시기에도 봉합선이 완전히 닫히지 않았기 때문에 비정상적으로 큰 머리를 보인다.
- 걸음마 시기 후기나 소년기에는 봉합선이 이미 닫혔기 때문에 머리 크기가 커지는 증상보다는 뇌실이 커져 발생되는 두개강 내압 항진증세를 나타나게 된다.

101 ③ 102 ② 103 ② 정답

104 병원에 입원한 학령전기 아동과 효율적으로 의사소통하는 방법은?

㉠ 단순하고 짧은 문장을 반복적으로 말해준다.
㉡ 아동에게 눈높이를 맞추고 이야기한다.
㉢ 인형, 동물 등에 인간적 특성을 부여하여 이야기한다.
㉣ 간접적이면서 전체적으로 정직하게 설명한다.

① ㉠, ㉡, ㉢
② ㉠, ㉢
③ ㉡, ㉣
④ ㉣
⑤ ㉠, ㉡, ㉢, ㉣

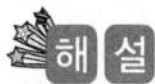

학령전기 아동과의 의사소통
- 아동에게 눈높이를 맞추어 단순하고 짧은 문장을 반복적으로 말해준다.
- 직접적이면서 구체적으로 정직하게 설명한다.
- 인형, 동물 등에 인간적 특성을 부여하여 흥미를 돋우며 대화하면 효과적이다.

105 여드름의 청결유지방법은?

① 세수는 자주 할수록 좋다.
② 햇빛이나 자외선에는 되도록 노출시키지 않는다.
③ 중성비누와 물로 씻는다.
④ 타월 등으로 얼굴을 씻는다.
⑤ 곪았을 때는 손으로 짜낸다.

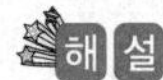

여드름 청결유지방법
- 세안을 너무 자주 하면 건조증 때문에 각질이 일어날 수 있으므로 하루 4회는 넘지 않도록 한다.
- 씻을 때 물의 온도는 미지근한 것이 좋으며 중성비누를 사용해야 한다.

106 선천성 심장기형 중 폐혈류가 감소되어 나타나는 질환은?

꼭 나오는 유형

① ASD(심방중격결손)
② AS(대동맥 협착)
③ VSD(심실중격결손)
④ TOF(활로 4증후)
⑤ COA(대동맥 축착)

정답 104 ① 105 ③ 106 ④

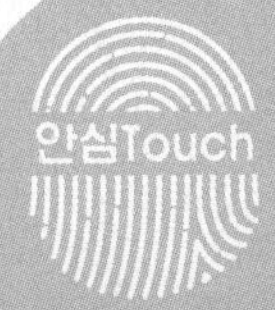

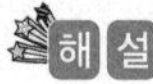 ④ 활로 4증후와 삼첨판 협착에서 폐혈류 감소가 나타난다.

선천성 심장질환은 외견상 청색증(정맥혈이 동맥혈에 섞여서 손톱, 발톱, 입술, 뺨 등이 파랗게 보이는 상태)과 비청색증형(청색색조를 띠지 않는 상태) 심장질환의 두 가지로 크게 분류하여 다음과 같이 정리할 수 있다.

- 폐혈류 감소 : 활로 4증후와 삼천판 협착
- 폐혈류 증가 : 심방중격 결손, 심실중격 결손, 동맥관 개존
- 혼합된 혈류 : 대동맥 전위, 총동맥 간증
- 심실로부터 혈류의 폐쇄 : 대동맥 축착, 대동맥 협착, 폐동맥 협착

107 4세 아동에게 말할 때, 아동의 언어적 발달에 도움이 되는 것은?

① 손짓, 몸짓을 많이 사용하며 이야기한다.
② 큰소리로 이야기한다.
③ 천천히 정확한 어조로 말한다.
④ 말하는 도중 가끔 쉬면서 말한다.
⑤ 빠른 속도로 음절을 분명히 발음하도록 한다.

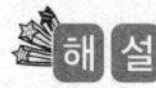 ③ 자음과 모음이 정확치 못하므로 말을 할 때는 천천히 정확한 어조로 해야 한다.

108 급성 사구체신염으로 입원한 5세 아동의 간호로 옳지 않은 것은?

① 혈압을 측정한다.
② 매일 신장을 기록한다.
③ 매시간 소변량을 측정한다.
④ 안정과 휴식을 취하도록 한다.
⑤ 염분이 많은 음식을 제한한다.

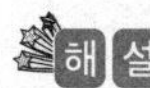 ② 신장이 아니라 체중을 기록해야 한다.

급성 사구체신염

아동에게 가장 빈발한 신염의 한 형태로 급성으로 부종, 고혈압, 핍뇨, 단백뇨 등의 증상을 초래하는 질환이다.

- 급성기에는 적어도 육안적 혈뇨, 부종, 고혈압이 소실될 때까지는 안정시켜야 한다.
- 감염을 예방하는데 발열, 상기도 감염 또는 기타 감염성 질환에 이환되어 있는 환자의 병실에 환아를 입원시켜서는 안 된다.
- 고혈압(140/90mmHg)을 완화하기 위해서 안정을 취하고 혈압을 측정해야 한다.
- 환아의 연령에 따라 치료에 필요한 식이를 주고 식사제한에 대해 환아와 부모에게 설명해준다. 부종, 고혈압, 핍뇨가 있을 때에는 염분을 제한한다.
- 환아의 상태를 관찰하고 기록하는데 수분섭취량과 배설량을 정확히 기록하고 매일 체중을 기록한다.
- 합병증인 고혈압성 뇌증의 경련을 동반한 환아는 진정제 투여가 필요하다.

107 ③ 108 ② 정답

109 **후두경 검사를 받는 영아에게 적절한 억제법은?** 꼭 나오는 유형

① 팔목억제법
② 팔꿈치 억제법
③ 미이라 억제법
④ 사지억제법
⑤ 머리억제법

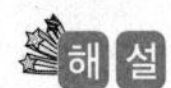 해설 미이라 억제법(전신억제대)
몸 전체 또는 팔과 다리를 모포 속에 단단히 고정시켜 환아가 몸부림치는 것을 막는 것으로, 머리, 목, 가슴 부위 검사나 치료를 행할 때, 경정맥 천자, 비위관 삽입, 두피정맥 주사와 눈, 귀, 코의 정밀한 검사시 사용된다.

110 **다음 중 '기도청결의 비효율성'이라는 진단을 가진 기관지염 환아의 간호중재로 옳은 것은?** 꼭 나오는 유형

> ㉠ 진동과 타진으로 배액을 촉진한다.
> ㉡ 필요시 기관지 분비물을 흡인한다.
> ㉢ 가습기를 적용한다.
> ㉣ 수분섭취를 충분히 한다.

① ㉠, ㉡, ㉢
② ㉠, ㉢
③ ㉡, ㉣
④ ㉣
⑤ ㉠, ㉡, ㉢, ㉣

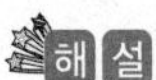 해설 기도청결을 유지하기 위해서는 기도 내에 있는 분비물을 제거해야 한다. 진동과 타진으로 배액을 촉진하고, 필요시 기관지 분비물을 흡인하며, 분비물의 액화를 위한 적절한 수분섭취와 흡인된 공기의 가습화를 실시한다. 그 밖에 체위변경, 적절한 휴식제공, 충분한 영양섭취, 이차세균의 감염증상 관찰 등이 있다.

111 **수두 환아의 감염기간은?** 꼭 나오는 유형

① 다양함(2~4주)
② 발진 1일 전부터 발진 6일 후 가피가 형성될 때까지
③ 증세 발현 전
④ 불 명
⑤ 발진 4일 전에서 5일 후까지

정답 109 ③ 110 ⑤ 111 ②

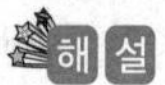 수 두

경한 전신 증상과 구진, 수포가 전신에 속출하고 가피가 생기는 것이 특징인 감염질환이다. 감염기간은 발진 1일 전부터 발진 6일 후까지이다.

112 첫 돌 아이의 장난감으로 적당한 것은?

① 딸랑이
② 곰인형
③ 장난감 전화
④ 밀고 다니는 장난감
⑤ 모 빌

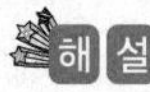 ④ 이 시기에는 보행기술이 습득되는 시기로 밀고 다니는 장난감 등으로 어느 정도 스스로 몸의 균형을 잡게 하고 실내 그네나 흔들목마를 태워주기도 한다.

113 초등학생의 당뇨병 퇴원시 교육사항으로 옳지 않은 것은?

① 매일 규칙적으로 운동을 하도록 한다.
② 감염의 예방을 위해 항생제 요법을 실시하도록 한다.
③ 주머니 속에 각설탕, 사탕 등을 넣고 다니도록 한다.
④ 인슐린 쇼크에 대한 지식을 교육한다.
⑤ 목욕을 자주 하고, 발 간호에 유의하게 한다.

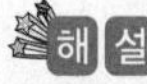 ② 감염의 예방을 위해 목욕을 자주 하며, 특히 발 간호에 유의하게 한다.

소아당뇨 환아와 가족교육

- 인슐린 쇼크와 당뇨병 산증의 증상과 치료에 대한 지식을 교육한다.
- 매일 규칙적으로 운동을 하도록 교육한다.
- 감염의 예방을 위해 목욕을 자주 하며, 특히 발 간호에 유의하게 한다.
- 정확하게 소변검사를 할 수 있도록 격려하고 기록방법을 교육한다.
- 인슐린 투여를 위해 환아가 7세 이상이면 자신이 투여할 수 있도록 오렌지나 비슷한 물건을 가지고 실습하게 하고, 투여량을 정확하게 측정하여 주입하도록 교육한다.
- 응급사태를 대비하여 인슐린 반응이 있을 때에 사용할 수 있는 오렌지 주스, 각설탕, 사탕 같은 것을 환아가 가지고 있도록 교육한다.

112 ④ 113 ② 정답

114 **가정에서 2세 된 유아가 Aspirin을 먹는 것을 발견한 어머니가 제일 먼저 해야 할 일은?**

① 아기 몸을 따뜻하게 해준다.
② 물을 먹이고 진정시킨다.
③ 우유나 물을 먹여 토하게 한다.
④ 즉시 의사를 부른다.
⑤ 체온을 잰다.

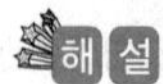 아스피린 중독
- 증상 : 과호흡, 구토, 열, 이명, 기면, 혼수 등의 증상이 온다.
- 치료 : 우유나 물을 먹여 토하게 하거나 위세척, 활성탄, 하제, 수액, 산소, 전해질 투석 등으로 치료한다.

115 **수액을 주입하고 있는 아동의 간호 중 가장 중요한 것은?**

① 혈압의 변화
② 배설량
③ 전체 주입량
④ 체온 하강
⑤ 주입속도

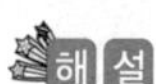 수액을 주입할 때는 주어진 시간에 정확한 주입량을 계산하여야 하며 주입량에 맞추어 용액이 정확한 주입속도로 주입되고 있는지 확인하는 것이 중요하다.

116 **5세된 아동이 죽음을 이해하는 태도로 알맞은 설명은?**

> ㉠ 수면과 같다.
> ㉡ 숙명으로 받아들인다.
> ㉢ 단순한 이별이다.
> ㉣ 생명을 영원히 잃는 것이다.

① ㉠, ㉡, ㉢
② ㉠, ㉢
③ ㉡, ㉣
④ ㉣
⑤ ㉠, ㉡, ㉢, ㉣

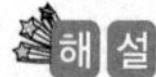 인간이 '죽는다'는 개념을 정확히 이해하는 것은 10세 전후이다. 학령전기의 아동은 죽음을 단순한 이별로 잠자는 것과 같다고 이해하여 일시적인 것으로 받아들인다.

정답 114 ③ 115 ⑤ 116 ②

117 홍역에서 나타나는 Koplik 반점에 대한 설명으로 옳은 것은?

① 피부발진이다.
② 홍역에서만 볼 수 있는 열점이다.
③ 몸의 색소침착이다.
④ 구강협부 점막에 생기는 반점이다.
⑤ 콧등에 산재한 좁쌀모양의 반점이다.

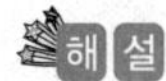
Koplik 반점은 첫 번째 하구치 맞은편 구강 점막에 충혈된 작은 점막으로 둘러싸여 있는 회백색의 모래알 크기의 작은 반점으로 발진 1~2일 전에 나타나 12~18시간 내에 소실되는데, 이것은 증식된 내피세포로 되어 있으며, 홍역을 조기 진단하는 지표가 되는 중요한 임상소견이다.

118 습진이 있는 영아의 장난감으로 알맞지 않은 것은?

① 표면이 매끈한 완구
② 아기의 연령과 발달에 적합한 완구
③ 모나지 않은 고무 완구
④ 털실로 짠 부드러운 봉제완구
⑤ 쉽게 씻을 수 있는 플라스틱 완구

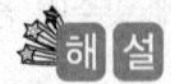
습진이 있는 영아의 장난감
- 씻기 쉽고 안전하며 표면이 매끈한 완구
- 아기 연령에 적합하며 쉽게 씻을 수 있는 플라스틱 완구
- 아기 발달에 적합하며 모나지 않은 고무 완구
- 색깔이 밝고 가벼운 목재 완구

119 호흡곤란 징후가 나타날 위험이 높은 신생아는?

> ㉠ 태변이 착색되어 분만된 신생아
> ㉡ 제왕절개 분만으로 출생한 미숙아
> ㉢ 양수과다증 산모에게서 출생한 신생아
> ㉣ 20대 산모에게서 출생한 신생아

① ㉠, ㉡, ㉢
② ㉠, ㉢
③ ㉡, ㉣
④ ㉣
⑤ ㉠, ㉡, ㉢, ㉣

117 ④ 118 ④ 119 ① 정답

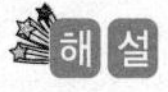

호흡곤란 징후가 있는 신생아

- 양수과다증 산모에게서 출생한 신생아 : 산모 양수과다로 인해 신생아에게 호흡곤란이 있다.
- 제왕절개 분만으로 출생한 미숙아 : 미숙아는 폐포의 발육이 불완전하고, 정상 폐포세포가 분비하는 물질이 부족하여 호흡곤란이 있다.
- 태변이 착색되어 분만된 신생아 : 태변을 아기가 호흡으로 들이마셔서, 폐렴, 기관지 폐쇄 등의 문제를 일으킬 수 있다.
- 40대 산모에게서 출생한 신생아 : 고령임신은 임신중독증을 유발하여 태아의 호흡곤란이 올 수 있다.

120 요붕증 증상으로 옳은 것은?

꼭 나오는 유형

㉠ 요비중이 낮다.
㉡ 다량의 소변배출을 한다.
㉢ 심한 갈증을 호소한다.
㉣ 고혈압, 비만 아동이 많다.

① ㉠, ㉡, ㉢
② ㉠, ㉢
③ ㉡, ㉣
④ ㉣
⑤ ㉠, ㉡, ㉢, ㉣

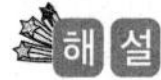

㉣ 고혈압, 비만 아동이 아니라 중추성 요붕증, 신(腎)성 요붕증, 심인성 요붕증 등이 원인이다.

요붕증

- 신체기관 중 배뇨에 관계하는 신장은 노폐물을 소변으로 배출할 때, 물은 가능한 한 재흡수해 소변으로 배설하지 않으려 한다. 이 과정에는 뇌하수체에서 분비하는 항이뇨호르몬이 관여한다.
- 요붕증은 바로 이 호르몬이 잘 분비되지 않거나 신장에서 제대로 작용하지 못할 경우 발생하며 식욕부진과 체중증가 부진현상이 동반된다.
- 유형에는 대뇌에서 항이뇨호르몬이 잘 생산되지 않는 중추성 요붕증, 신장에 병이 있어 항이뇨호르몬의 효과가 잘 나타나지 않는 신(腎)성 요붕증, 심리적 원인에 의해 물을 자주 마시고 소변을 많이 보는 심인성 요붕증 등이 있다.

정답 120 ①

121 철분 결핍성 빈혈에 대한 설명으로 옳은 것은?

> ㉠ 설염, 구각염, 스푼형 손톱을 볼 수 있다.
> ㉡ 인공수유아보다 모유수유아에게 더 많이 나타난다.
> ㉢ 피부와 점막이 창백해질 수 있다.
> ㉣ 보통 생후 3~5개월까지 흔히 나타난다.

① ㉠, ㉡, ㉢
② ㉠, ㉢
③ ㉡, ㉣
④ ㉣
⑤ ㉠, ㉡, ㉢, ㉣

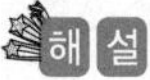

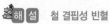

해설 철 결핍성 빈혈

- 출생시 철 저장의 부족, 철분 섭취 부족 등에 의해 유발된다.
- 보통 생후 3~5개월까지는 태내에서 저장된 철분으로 충당이 되지만 6개월 이후에는 저장 철분의 소비로 인해 외부로부터 철분을 섭취하지 못하면 철 겹핍증이 오게 된다.
- 미숙아에 있어서는 저장 철분이 부족된 상태이므로 생후(2개월) 일찍부터 철분을 보충해 주어야 한다.
- 모유수유아보다 인공수유아에게 더 많이 나타난다.
- 불안정과 식욕부진이 나타나고, 피부와 점막은 창백해질 수 있다.
- 상피 조직에 변화를 일으켜 설염, 구각염, 스푼형 손톱을 볼 수 있다.

122 아동의 영양상태와 단기간의 성장 지표를 확인하는 데 가장 많이 활용하는 것은?

꼭 나오는 유형

① 치 아
② 체 중
③ 두 위
④ 신 장
⑤ 흉 위

해설 체 중

- 몸무게는 신체 성장의 중요한 지표 중 하나이다. 영아기는 몸무게가 일생에서 가장 급속히 늘어나는 시기이다.
- 생후 5개월경에는 출생시의 몸무게의 2배가 되며, 1년경에는 3배가 된다. 즉, 생후 3개월경까지는 매달 평균 약 900g씩 늘며 6개월경까지는 평균 약 450g씩, 그리고 1년경까지는 평균 약 300g씩 늘어난다.
- 몸무게의 증가는 유전뿐만 아니라 영아가 무엇을 얼마나 먹었느냐에 따라서 차이가 난다.

121 ② 122 ② 정답

123 **개량 DPT(디프테리아, 파상풍, 백일해)를 접종한 2개월 된 영아의 엄마교육이 올바른 것은?**

꼭 나오는 유형

① 7일에서 10일까지 피부팽만 관찰 가능
② 설사예방 위해 우유섭취량 감소
③ 열나고 보채는 경우 해열제 투여
④ 대변에 바이러스균 포함가능
⑤ 2개월 간격 3회 접종 후 영구면역 가능

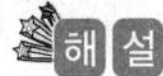

해설 DPT 접종한 2개월 된 영아의 엄마교육
- DPT : 디프테리아, 백일해, 파상풍 예방주사
- 예방접종 종류, 시기, 접종 후 부작용, 주의사항에 대해 설명
- 접종 후 7~10일까지 피부팽만 관찰 가능
- 초회접종 : 생후 2개월부터 2개월 간격으로 3회 접종
- 추가접종의 필요성 교육

124 **아동의 골절 특성으로 옳은 것은?**

> ㉠ 생목골절을 일으킨다.
> ㉡ 나이가 어릴수록 잘 치료된다.
> ㉢ 골절은 골단판에 잘 생긴다.
> ㉣ 골절부위의 부종은 드물고 부종이 있어도 어른보다 빨리 가라앉는다.

① ㉠, ㉡, ㉢　② ㉠, ㉢　③ ㉡, ㉣
④ ㉣　⑤ ㉠, ㉡, ㉢, ㉣

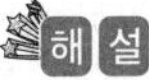

해설 아동 골절의 특성
- 움직임이 증가하는 시기이므로 흔히 발생
- 성장판, 골단 부위 손상 호발
- 성장판이 인대보다 약하므로 골절시 인대 파열 전에 골단분리가 먼저 발생
- 골막이 성인보다 두껍고 강하며 골격이 유연성 있음
- 성인보다 아동의 골절융합이 빠름
- 구부러지거나 뒤틀리는 골절(Greenstick Fracture) 발생

정답 123 ① 124 ①

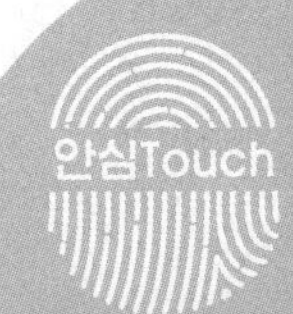

125 **학령기 아동의 행동 특성에 대한 설명으로 옳지 않은 것은?**

① 동년배 이성친구가 많다.
② 자기주장이 강하다.
③ 집단이나 단체에 충성심을 가진다.
④ 가족보다 친구를 좋아한다.
⑤ 성공과 승리에 대한 욕구가 높다.

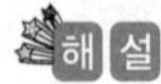

학령기 아동의 행동 특성
- 학문적, 사회적, 신체적 경쟁감이 발달하고 인지적 발달이 뚜렷이 이루어지는 시기로 자발적이고 자기주장이 강하다.
- 학교공포증, 즉 성공에 대한 욕구와 경쟁, 실패에 대한 좌절로 복통이나 두통을 호소한다.
- 게임시 규칙을 어겨서라도 이기고 싶어 한다.
- 가족보다 친구를 좋아하고, 집단이나 단체에 충성심을 가진다.
- 생활은 학교와 친구 중심적이다.
- 10살까지는 개인적인 것을 즐긴다(우표수집, 개인상자, 자기 방 등).

126 **페닐케톤뇨증의 합병증으로 나타날 수 있는 것은?**

① 심장병
② 사지기형
③ 정신지체
④ 뇌성마비
⑤ 뇌척수염

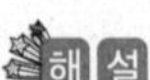

페닐케톤뇨증(Phenylketonuria, PKU)의 합병증
정신지체 장애, 담갈색 모발, 흰 피부색 등의 멜라닌 색소결핍증

127 **4세 된 아동이 병원에 입원한 후 환아의 어머니가 간호사에게 "우리 아이가 평소 집에서는 괜찮은데, 낮잠을 자다가 오줌을 쌌어요."라고 했을 때 간호사의 적절한 조언은?**

① 일시적인 현상이니 그냥 옷을 갈아입혀 주세요.
② 실수를 할 때마다 부정적인 표정을 지어 주세요.
③ 실수를 하지 않으면 칭찬 스티커를 주겠다고 말하세요.
④ 자꾸 실수를 하면 벌을 주겠다고 말하세요.
⑤ 방광 훈련 프로그램에 참여하세요.

해설 ① 아이는 큰 충격을 받게 되므로 그냥 옷을 갈아입혀 주는 것이 좋다.

125 ① 126 ③ 127 ① 정답

128 **당뇨병 아동의 퇴원시 아동과 가족에게 교육할 사항으로 옳지 않은 것은?**

① 매일 규칙적으로 운동하도록 한다.
② 소변기록방법을 교육한다.
③ 약간 넉넉한 신발을 신는다.
④ 감염의 예방을 위해 목욕을 자주 하지 않도록 한다.
⑤ 오렌지 주스, 사탕 등을 가지고 다니도록 한다.

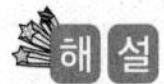

소아당뇨 환아와 가족교육
- 인슐린 쇼크와 당뇨병 산증의 증상과 치료에 대한 지식을 교육한다.
- 운동을 매일 규칙적으로 하도록 교육한다.
- 감염의 예방을 위해 목욕을 자주 하며, 특히 발 간호에 유의한다.
- 꼭 끼는 신발 신지 않는다.
- 정확하게 소변 검사를 할 수 있도록 격려하고 기록 방법을 교육한다.
- 저혈당에 대비하여 오렌지 주스, 각설탕 등을 가지고 다니도록 교육한다.

129 **집에서의 응급처치 중 구토를 유발시켜야 하는 경우에 해당하는 것은?**

① 가정용세제를 삼킨 경우
② 석유화학제품을 삼켰을 경우
③ 정온제를 삼킨 경우
④ 날카로운 물질을 삼킨 경우
⑤ 독성물질을 삼킨 후 2시간 이상이 경과한 경우

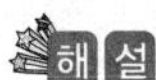

집에서 구토를 유발시켜야 할 경우
- 가정용세제를 삼킨 경우
- 구토를 유발하는 방법
  - 토근(吐根) 시럽(체중 10파운드당 1스푼)
  - 과산화수소 3% 용액(10분마다 1~3스푼 : 3회 실시)
  - 소금 1/2~1스푼을 혀의 뒤로 밀어 넣어준다.

정답 128 ④ 129 ①

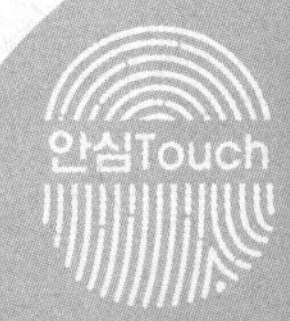

130 신생아에게 모로반사가 미약하거나 또는 손실되었을 때 일어날 수 있는 것은?

꼭 나오는 유형

㉠ 뇌손상	㉡ 안면신경마비
㉢ 사지골절	㉣ 영양실조

① ㉠, ㉡, ㉢　　② ㉠, ㉢
③ ㉡, ㉣　　④ ㉣
⑤ ㉠, ㉡, ㉢, ㉣

해설 모로반사
바로 누운 아이를 30° 정도 머리를 들어 순간적으로 뒤로 떨어뜨린 후 바로 검사자의 손으로 받쳐주면 아이는 양팔을 외전하며 쭉 펴고 엄지손가락은 구부리는 동작에 이어서 양팔을 구부려 내전하는 양상을 보인다. 하지와 몸통과 둔부의 운동은 일정하지 않다. 반사는 대칭적이며 5~6개월 이후 소실된다(신생아 시기에 반사가 없거나 7개월 이후에도 있으면 비정상임). 이 반사가 비대칭인 경우는 쇄골 골절, 상지 신경 손상, 편마비 등을 의심하며 만삭아의 모로 반사의 소실은 중추신경계의 심각한 기능 장애를 의미한다.

131 인격발달에 대한 설명으로 옳은 것은?

㉠ 어린시절 고통스러운 경험은 인격발달에 지속적으로 영향을 미친다.
㉡ 성격은 생애를 통해서 변한다.
㉢ 인격의 발달단계는 각 단계마다 성취해야 할 특별한 과제와 문제가 있다.
㉣ 인격발달의 단계는 명확하게 고정되어 있다.

① ㉠, ㉡, ㉢　　② ㉠, ㉢
③ ㉡, ㉣　　④ ㉣
⑤ ㉠, ㉡, ㉢, ㉣

해설 인성의 발달은 전 생애를 거쳐 변화되고, 각 단계마다 성취해야 할 특별한 과제와 문제가 있으나 인격발달의 단계가 명확히 고정되어 있는 것은 아니다.

130 ② 131 ① 정답

132 아동에게 투약을 하는 간호사의 행동이다. 옳은 것은?

꼭 나오는 유형

㉠ 아동－간호사 간에 신뢰관계가 형성되어야 한다.
㉡ 금기사항이 아니면 쓴 약은 소량의 주스나 얼음물에 섞어 먹인다.
㉢ 약을 잘 먹는 아동은 칭찬을 해준다.
㉣ 약을 먹지 않으면 대신 주사를 맞게 된다고 알려준다.

① ㉠, ㉡, ㉢
② ㉠, ㉢
③ ㉡, ㉣
④ ㉣
⑤ ㉠, ㉡, ㉢, ㉣

해설 ㉣ 투약방법 변경은 의사의 고유 권한이다.

133 생후 3개월 영아에게 적합한 장난감은?

㉠ 뮤직 박스
㉡ 만국기
㉢ 모 빌
㉣ 딸랑이

① ㉠, ㉡, ㉢
② ㉠, ㉢
③ ㉡, ㉣
④ ㉣
⑤ ㉠, ㉡, ㉢, ㉣

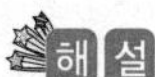

생후 3개월 영아에게는 모빌, 딸랑이, 거울, 만국기, 노래가 나오는 장난감 등이 좋다.

134 영아의 감염성 설사에 대한 설명으로 옳은 것은?

㉠ 경구로 전파된다.
㉡ 충분한 수분과 전해질을 공급한다.
㉢ 주로 콜레라, 장출혈성 대장균에 의해 발생한다.
㉣ 환아를 격리시킬 필요는 없다.

① ㉠, ㉡, ㉢
② ㉠, ㉢
③ ㉡, ㉣
④ ㉣
⑤ ㉠, ㉡, ㉢, ㉣

정답 132 ① 133 ⑤ 134 ①

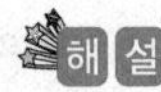

영아의 감염성 설사

- 설사는 크게 삼투성 설사와 감염성 설사로 나뉘는데 삼투성 설사는 위장관에서 흡수할 수 없는 여러 물질이 축적될 때 일어나는 것이다.
- 감염성 설사를 일으키는 원인으로는 콜레라, 장출혈성 대장균, 바이러스성 설사 및 여행자 설사 등으로 경구로 전파되므로 격리시켜야 한다.
- 탈수 방지를 위해 충분한 수분과 전해질을 공급해 주는 것이 가장 기본적인 치료이며 정맥주사법을 이용해 치료하기도 한다.

135 **뇌성마비 환아의 간호중재는?**

> ㉠ 자기 자신을 돌보는 일에 대한 훈련
> ㉡ 특수교육 프로그램 활용
> ㉢ 의사소통 방법에 대한 훈련
> ㉣ 자조집단에의 참여유도

① ㉠, ㉡, ㉢　　② ㉠, ㉢
③ ㉡, ㉣　　④ ㉣
⑤ ㉠, ㉡, ㉢, ㉣

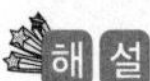

뇌성마비 환아의 간호중재

- 자기 자신을 돌보는 일에 대한 훈련
- 특수교육 프로그램 활용
- 의사소통의 방법에 대한 훈련
- 자조집단의 참여 유도
- 근육 훈련, 언어 훈련 및 물리 요법을 포함한 재활 교육 실시

136 **자신의 위치와 사회에서 역할을 확고히 하기 위한 청소년기 발달과제에 해당하는 것은?**

① 신뢰감　　② 통합성
③ 주도성　　④ 친밀감
⑤ 정체감

해설 청소년기의 발달과제 : 정체감(주체성) 대 정체감 혼동(역할혼란)

135 ⑤ 136 ⑤ 정답

137 철결핍성 빈혈에 대한 설명으로 옳지 않은 것은?

꼭 나오는 유형

① 6개월에서 3세 사이 아동에게 흔히 나타난다.

② 모유수유아보다 인공수유아에게 더 많이 나타난다.

③ 불안정과 식욕부진이 나타나고, 피부와 점막은 창백해질 수 있다.

④ 철분 섭취시 대변이 청녹색이 된다.

⑤ 적혈구는 과색소성과 대구성을 나타낸다.

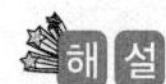 철분 결핍성 빈혈

- 혈액검사시 헤모글로빈의 농도가 저하되어 있는 것으로 인공수유아에게 더 많이 발생한다(철분흡수율 모유 50%, 우유 10%).
- 보통 6개월에서 3세 사이의 아동, 청소년기에 빈번하게 발생한다.
- 원 인
  - 출생시 불충분한 철분 저장 : 조기 출산, 모체의 철분 부족(태아기에 모체로부터 받은 철분 : 만삭아 5~6개월, 미숙아, 다태아는 2~3개월 동안 유지)
  - 급성장기(영아기, 사춘기)에 불충분한 철분 섭취, 설사로 인해 철분 흡수력 저하
  - 잠혈 등으로 인해 혈액 손실
- 치료 및 간호
  - 구강 철분 보충제 투여방법 : 식간에 오렌지 주스와 함께 복용(비타민 C는 철분 흡수 도움)
  - 우유는 철분 흡수를 방해하므로 투여시 제한
  - 철분 섭취시 대변은 청녹색이 되는 것을 부모에게 교육
  - IM일 경우 Z-tract 방법을 이용하여 큰 근육에 깊이 주사하고, 피부 착색과 자극 최소화하기 위해 주사부위는 마사지하지 않기
  - 우유 섭취를 제한(하루 1ℓ 이하)
  - 모유수유 : 모유에 철분이 많이 포함
  - 액상의 철분제제는 일시적 치아 착색 가능성 있으므로 빨대나 점적기 사용

138 수두(Chicken Pox)의 감염경로는?

꼭 나오는 유형

① 감염된 우유를 마셔서 감염된다.

② 수포발생 전 피부접촉을 통해 옮겨진다.

③ 혈액을 통해 전해진다.

④ 비말감염으로 옮겨진다.

⑤ 오염된 대변을 통해 옮겨진다.

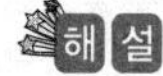 ④ 공기감염, 비말감염, 직접 혹은 간접 접촉으로 감염된다.

정답 137 ⑤ 138 ④

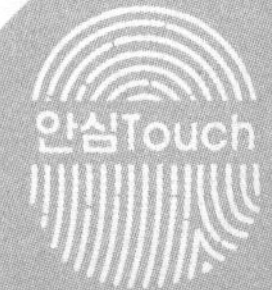

139 선천성 거대결장 환아의 증상으로 옳은 것은?

㉠ 빈 혈	㉡ 복부팽만
㉢ 설사와 구토	㉣ 혈 변

① ㉠, ㉡, ㉢ ② ㉠, ㉢
③ ㉡, ㉣ ④ ㉣
⑤ ㉠, ㉡, ㉢, ㉣

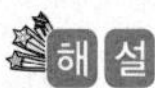

선천성 거대결장 환아의 증상

- 출생 후 24~48시간 이내에 태변 배출 실패, 담즙 섞인 구토, 복부팽만, 변비, 설사와 구토, 영양불량 및 빈혈
- 태변 배출 지연, 만성적 변비, 복부팽만, 담즙성 구토, 무기력
- 식욕부진, 리본 같이 악취 나는 변, 발열, 체중증가 없음
- 직장검진시 직장은 비어있고, 장천공 및 패혈증 동반

140 인슐린의 대사 작용에 관한 설명으로 옳은 것은?

㉠ 신세뇨관으로부터 수분의 재흡수를 높인다.
㉡ 포도당을 지방질로 전환한다.
㉢ 조직 내 미생물의 증식과 영양 환경을 억제한다.
㉣ 포도당을 근육 내에 당원(Glycogen)으로 전환한다.

① ㉠, ㉡, ㉢ ② ㉠, ㉢
③ ㉡, ㉣ ④ ㉣
⑤ ㉠, ㉡, ㉢, ㉣

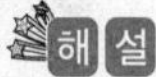

인슐린의 주요 기능

- 근육과 지방세포의 포도당 흡수와 이용을 증가시키는 것이다. 또한 인슐린은 간에서 글리코겐 합성을 조절하고, 글리코겐, 아미노산이 포도당으로 분해되는 것을 억제한다. 이 모든 작용이 혈당을 저하시킨다.
- 인슐린은 혈액 속의 포도당이 세포막을 통과하여 지방세포로 이동하게 한다. 이 호르몬은 유리 지방산을 지방세포에 흡수시키고 축적시키며, 지질의 합성을 돕는다. 이들 작용은 지방합성을 촉진하고, 지방분해를 억제한다. 인슐린은 유리 지방산의 산화를 줄이고 케톤 형성을 억제한다.
- 밥(당질)을 먹으면 위장에서 소화되어 단순당인 포도당으로 분해되고 혈액 내로 흡수되어 혈당(피에 녹아 있는 포도당)이 된다. 이 혈당은 인슐린의 신호를 받을 때에만 간, 근육 및 지방세포 안으로 들어가 일부는 에너지로 사용되고 나머지는 당원이나 지방으로 전환되어 저장이 된다.

139 ① 140 ③ 정답

141 **신생아가 패혈증에 걸리기 쉬운 주된 요인은?** 꼭 나오는 유형

① 면역 글로불린 A와 M에 의한 면역 약화
② 특발성 혹은 비특발성 면역 부족
③ 림프계의 면역 불균형
④ 증가된 염증 반응
⑤ 미성숙한 조혈작용

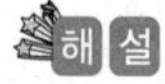 신생아는 특발성(체액성), 비특발성(염증성) 면역상태가 낮아서 쉽게 감염된다.

142 **구개파열 환아가 수술 후 팔꿈치 억제대를 하였다. 팔꿈치 억제대 적용시 간호 중 가장 옳은 것은?**

① 엄마와 간호사가 보고 있을 때 억제대를 잠깐 풀어준다.
② 간호사가 근무 교대시마다 풀어준다.
③ 환아가 잠에 들었을 때 풀어준다.
④ 아이가 얌전하면 풀어준다.
⑤ 환아가 울고 보채면 풀어준다.

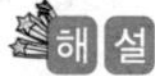 팔 억제대는 장시간 착용하면 팔운동 및 피부통합에 장애를 가져오므로 주기적으로 풀어주어야 하는데 보호자나 간호사가 관찰하고 있을 때 잠깐씩 풀어주어야 한다.

143 **발작성 크룹 환아의 간호계획으로 알맞은 것은?**

㉠ 불안을 감소시킴	㉡ 분무요법을 실시함
㉢ 홑이불을 자주 교환해 줌	㉣ 에너지를 보존함

① ㉠, ㉡, ㉢　② ㉠, ㉢　③ ㉡, ㉣
④ ㉣　⑤ ㉠, ㉡, ㉢, ㉣

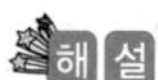 발작성 크룹 환아의 간호계획
- 호흡을 용이하게 한다.
- 에너지를 보존한다.
- 아동과 가족의 불안을 감소시킨다.
- 분무요법, Croup Tent 내의 습도를 높여준다.
- 옷이나 홑이불을 자주 교환해 주어 건조시키고, 환아를 조용하게 두어 휴식하게 한다.

정답 141 ② 142 ① 143 ⑤

144 백혈병 환아에 대한 항암요법 도입단계에서 환아의 간호계획으로 옳은 것은?

> ㉠ 안정과 휴식을 자주 취해 준다.
> ㉡ 잦은 특별 구강 간호를 한다.
> ㉢ 감염 및 자연출혈 예방이 중요하다.
> ㉣ 치료 중이라도 예방접종은 정기적으로 실시한다.

① ㉠, ㉡, ㉢ ② ㉠, ㉢
③ ㉡, ㉣ ④ ㉣
⑤ ㉠, ㉡, ㉢, ㉣

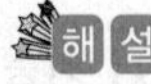
㉣ 예방접종이 필요 없다.
백혈병 환아의 항암단계에서의 간호계획
- 감염과 출혈 등 합병증 예방이 중요하다.
- 빈혈로 인한 피로방지를 위해 안정과 휴식을 자주 취해 준다.
- 구강이 부식되기 때문에 잦은 특별 구강 간호를 해야 한다.

145 영아기에 중이염이 자주 발생하는 이유를 이관(Eustachian Tube)의 해부학적 특징으로 설명한 것은?

꼭 나오는 유형

① 길고 좁다. ② 길고 좁고 곧다.
③ 짧고 곧고 좁다. ④ 짧고 넓고 곧다.
⑤ 짧고 좁다.

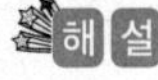
중이염이 영아기에 가장 빈발하는 원인은 영아는 아동보다 이관이 짧고, 곧고, 넓으며, 대부분의 시간을 누워서 지내기 때문이다.

146 청색증이 일차적인 문제로 나타나지 않는 심장질환은?

> ㉠ 대동맥 협착 ㉡ 대혈관 전위
> ㉢ 심실중격 결손 ㉣ 팔로(Fallot) 4증후군

① ㉠, ㉡, ㉢ ② ㉠, ㉢
③ ㉡, ㉣ ④ ㉣
⑤ ㉠, ㉡, ㉢, ㉣

144 ① 145 ④ 146 ② 정답

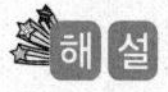 ② 대동맥 협착과 심실중격결손에서는 청색증이 주요 증상이 아니다.
- 비청색증형 심장질환 : 심실중격결손(VSD), 심방중격결손(ASD), 동맥관 개존(PDA), 삼첨판 폐쇄증, 대동맥 축착
- 청색증형 심장질환 : Fallot 4징후(심실중격결손, 폐동맥협착, 우심실 비대, 대동맥 우위)

147 생후 6개월 아동의 발달 상태를 사정하고 있다. 비정상적인 발달 소견은?

꼭 나오는 유형

㉠ 붙잡아 주어도 일어설 수 없다.
㉡ 기어다닐 수 없다.
㉢ 엄지와 검지로 물건을 집을 수 없다.
㉣ 주먹을 꽉 쥐고 있다.

① ㉠, ㉡, ㉢
② ㉠, ㉢
③ ㉡, ㉣
④ ㉣
⑤ ㉠, ㉡, ㉢, ㉣

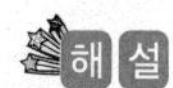 ㉣ 주먹을 꽉 쥐고 있는 것은 생후 6주에서 3개월의 아이이다.
6개월의 아이는 출생시보다 체중의 2배가 되며 뒤집거나 앉을 수는 있어도 기어다니거나 지지해 주어도 일어설 수는 없다. 또 엄지와 검지로 물건을 잡을 수도 없다.

148 입원으로 인해 초래되는 것 중 발달 특성상 유아에게 가장 문제가 되는 것은?

① 역할 발달
② 자아개념 손상
③ 분리불안
④ 애착 결여
⑤ 가족역동의 변화

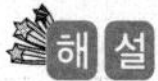 ③ 가족간호자의 부재로 인한 분리불안이 문제가 되는데, 특히 만 2세에 분리불안이 가장 심하다.

정답 147 ④ 148 ③

149 **6세 아동에게 귀약을 점적하는 방법으로 알맞은 것은?**

① 귓바퀴를 아래로 잡아 약간 앞쪽으로 당긴다.

② 귓바퀴를 아래로 잡아 약간 뒤쪽으로 당긴다.

③ 귓바퀴를 위로 잡아 앞쪽으로 잡아당긴다.

④ 귓바퀴를 위로 잡아 뒤쪽으로 잡아당긴다.

⑤ 귓바퀴를 위쪽으로 잡아당기다가 아래쪽으로 잡아당긴다.

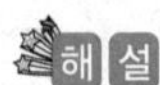 아동에게 귀약을 점적하는 방법

- 3세 미만의 아동은 외관이 위쪽으로 굽어 있기 때문에 후하방으로 점적한다.
- 3세 이상의 아동은 외이관이 전하방으로 굽어 있기 때문에 후상방으로 점적한다.

150 **탈수상태인 영아에게 나타날 수 있는 증상으로 옳은 것은?**

① 체중감소

② 대천문 돌출

③ 소변량 증가

④ 눈물 생성 증가

⑤ 피부 탄력도 증가

 탈수증의 증상

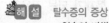

- 입술이 바싹 마르고, 혀를 손으로 만져보면 물기가 없고 깔깔한 느낌이 든다.
- 복부의 피부를 손으로 꼬집어보면 마치 목욕탕에 오랫동안 있다가 나온 사람같이 꼬집은 자리가 펴지지 않는다.
- 체중이 감소하고, 아이가 힘이 약해져서 축 처지고 잠만 자려고 한다.
- 18개월 미만 어린이의 경우, 머리의 대천문이 아직 닫히지 않은 상태인데, 평소와 달리 대천문이 깊이 움푹 들어가는 증상이 나타난다.
- 소변량이 줄어들어서, 화장실을 가지 않게 된다.
- 구강점막 건조, 눈물 생성 저하, 맥박 상승, 혈압 저하, 쇠약감, 피부 탄력도 저하, 뇨비중 증가(1.030 이상), 소변량 감소
- 움푹 패인 눈, 대천문 함목, 칙칙한 피부색, 힘없는 울음, 테타니, 경련, Hb↑, HCT↑, BUN↑, Cr↑

149 ④ 150 ① 정답

151 아동의 대소변 훈련과 관련하여 맞는 것은?

꼭 나오는 유형

㉠ 18개월에 소변훈련이 가능하다.
㉡ 야간의 소변조절은 4~5세 때 완성된다.
㉢ 너무 엄격할 경우 아동에게 소극적인 경향이 나타나게 된다.
㉣ 대부분의 아동은 2세가 되어서야 충분히 대소변을 가릴 수 있게 된다.

① ㉠, ㉡, ㉢
② ㉠, ㉢
③ ㉡, ㉣
④ ㉣
⑤ ㉠, ㉡, ㉢, ㉣

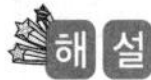

배변훈련

- 부모가 지나치게 엄격할 경우 제한적이고 소극적인 경향이 나타나게 된다.
- 소변 가리기는 18개월이면 가능하고, 2세 반이 되면 완성된다.
- 만 4세가 되면 밤에도 가릴 수 있다.

152 고페닐알라닌혈증(PKU) 아이의 엄마에게 교육할 내용이다. 옳은 것은?

꼭 나오는 유형

㉠ 저페닐알라닌 식이를 한다.
㉡ 초기부터 식이요법을 하는 것이 효과적이다.
㉢ 아동 피부에 색소결핍이 나타난다.
㉣ 정신지체나 손상이 흔히 나타난다.

① ㉠, ㉡, ㉢
② ㉠, ㉢
③ ㉡, ㉣
④ ㉣
⑤ ㉠, ㉡, ㉢, ㉣

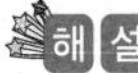

고페닐알라닌혈증 아이의 부모교육

- 곰팡이 냄새가 나므로 저페닐알라닌 식이를 한다.
- 멜라닌 색소의 감소로 피부와 모발에 색소 결핍이 나타난다.
- 성장장애, 정신장애, 뇌손상 등이 흔히 발생한다.
- 식이치료는 출생 1개월 동안 입원하여 시행한다. 그 후에도 신경계 이상이 나타날 수 있으므로 주의한다.

정답 151 ⑤ 152 ⑤

153 **학령기 아동의 과도한 신체활동은 손상을 초래할 수 있다. 긴장성 골절을 자주 발생시키는 운동 종목이 아닌 것은?**

① 달리기
② 체 조
③ 농 구
④ 수 영
⑤ 축 구

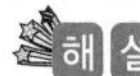

④ 수영은 해당되지 않는다.
학령기 아동은 신체활동이 활발하여 골절이 많이 발생하는데 달리기, 체조, 농구, 축구 등에서 잘 발생한다.

154 **Bryant 견인법에 해당되는 경우는?**

㉠ 체중이 15kg 이상인 아동에게 대퇴골 골절시 사용한다.
㉡ 골격견인 중 하나이다.
㉢ 아동의 둔부가 침상 표면에서 떨어지지 않도록 한다.
㉣ 한 쪽 다리에만 문제가 있어도 양쪽 다리에 모두 적용한다.

① ㉠, ㉡, ㉢
② ㉠, ㉢
③ ㉡, ㉣
④ ㉣
⑤ ㉠, ㉡, ㉢, ㉣

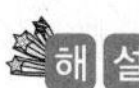

㉣ 한쪽 다리만 견인이 되었어도 두 다리를 모두 견인한다.
Bryant 견인
- 대퇴골 골절을 당한 2세의 유아(12~14kg 이하)에게 사용한다(유아의 체중에서 기저귀는 제외한다).
- 한 쪽 다리만 골절이 되었어도 두 다리를 모두 견인하는데 유아의 엉덩이는 손바닥이 지나갈 수 있도록 들려 있어야 한다.
- 양다리에 똑같은 양의 견인을 하고 몸통은 억제시켜 골반과 엉덩이의 회전을 방지하고 사지에 똑같은 하중을 가한다.

155 **천식의 증상을 유발시킬 수 있는 상황은?**

㉠ 차가운 기후
㉡ 가스 생성 음식
㉢ 상기도 염증
㉣ 수면습관의 변화

153 ④ 154 ④ 155 ② 정답

① ㉠, ㉡, ㉢ ② ㉠, ㉢
③ ㉡, ㉣ ④ ㉣
⑤ ㉠, ㉡, ㉢, ㉣

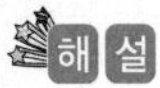
해설
- 기관지 천식 증상 유발 상황 : 차가운 기운(한냉), 상기도 감염, 기상학적 요소, 대기오염 물질, 스트레스 등
- 천식의 원인 : 알러지성 과민반응, 유전적 소인, 기도 내 이물질, 기관지 염증, 날씨 변화, 운동, 정서적 요인, 내분비선 요인

156 **소아과 외래를 방문한 3세된 아동이 "싫어, 아니"라는 말을 자주 쓴다고 한다. 이 아동의 부모는 집에서도 그런다며 걱정하고 있다. 이때 간호사의 적절한 반응은?**

① 불안은 극복하기 위한 정상적 반응이다.
② 의사소통 방법의 미숙으로 나타난 반응으로 정상이다.
③ 낯선 환경에서 나타날 수 있는 정상반응이다.
④ 거절로써 자율성을 시도하는 정상반응이다.
⑤ '예', '아니요'를 구별하지 못하는 것으로 정상이다.

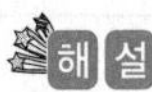
해설
3세 아동은 자율성을 경험하는 시기로 '아니요'라는 반응이 계속되는 '거부증'은 자기조절에 필요한 주장을 나타내는 것으로 정상적인 반응이다.

157 **5세 환아를 돌보는 간호사가 고려해야 할 아동의 발달 특성으로 옳은 것은?**

㉠ 연합 놀이를 한다.
㉡ 성적인 놀이에 흥미를 갖는다.
㉢ 억제, 투사 등의 방어기전을 사용한다.
㉣ 공격적인 행동과 퇴행적 행동이 번갈아 나타날 수 있다.

① ㉠, ㉡, ㉢ ② ㉠, ㉢ ③ ㉡, ㉣
④ ㉣ ⑤ ㉠, ㉡, ㉢, ㉣

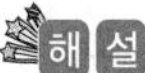
해설
5세 아동의 발달 특성
- 공격적인 행동과 퇴행적 행동이 번갈아 나타날 수 있다.
- 연합 놀이를 하면서 신체적인 상처와 통증을 두려워한다.
- 신체 부위에 대해 관심이 많으며 특히 성적인 놀이에 흥미를 갖는다.
- 지시받는 것에 더 방어적이고 스트레스와 불안을 방어하기 위해 억제, 투사 등의 방어기전을 사용한다.

정답 156 ④ 157 ⑤

158 출생 후 가장 먼저 시행되는 예방접종은?

① DTaP　　② 홍 역
③ MMR　　④ B형간염
⑤ 수 두

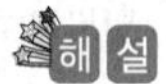 ④ 임신 중 B형간염 표면항원 양성인 산모로부터 출생한 신생아는 출생 후 12시간 이내 B형간염 면역글로불린 및 B형간염 백신을 동시에 접종한다.

예방접종의 종류

구 분	접종대상자
결 핵	생후 4주 이내
B형간염	생후 12시간 이내, 1 · 6개월
디프테리아, 파상풍, 백일해(DTaP)	2 · 4 · 6개월, 15~18개월, 만 4~6세
폴리오	2 · 4 · 6~18개월, 만 4~6세
b형헤모필루스인플루엔자, 폐렴구균	2 · 4 · 6개월, 12~15개월
홍역, 볼거리, 풍진(MMR)	12~15개월, 만 4~6세
수 두	12~15개월
A형간염	12~23개월
일본뇌염	12~23개월. 24~35개월, 만 6세, 만 12세
사람유두종바이러스 감염증	만 11~12세

159 미숙아들은 집중치료실에 있는 동안에도 감염가능성이 높다. 그 이유는?

꼭 나오는 유형

㉠ 세포방어기전이 제대로 발달되어 있지 않기 때문이다.
㉡ 글로불린 합성 및 항체 형성이 제대로 이루어지지 않았기 때문이다.
㉢ 피부나 점막이 연약하여 쉽게 손상을 받을 수 있기 때문이다.
㉣ 재태기간 초기에 태아에게 전달되는 면역물질이 결핍되었기 때문이다.

① ㉠, ㉡, ㉢　　② ㉠, ㉢
③ ㉡, ㉣　　④ ㉣
⑤ ㉠, ㉡, ㉢, ㉣

해설 ㉣ 재태기간 초기가 아니라 임신 3기에 면역글로불린이 태반을 통과하기 때문이다.

158 ④ 159 ① 정답

160 척추측만증이 있는 아동을 위한 간호중재는?

> ㉠ 급성장기(12~16세)에 빈번하다.
> ㉡ 수술이 일차적 치료방법이다.
> ㉢ 기능성 척추측만의 원인은 나쁜 자세이다.
> ㉣ 밀워키 보조기는 20도 이하 만곡의 치료에만 적용된다.

① ㉠, ㉡, ㉢
② ㉠, ㉢
③ ㉡, ㉣
④ ㉣
⑤ ㉠, ㉡, ㉢, ㉣

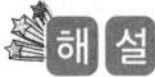 척추측만증 아동의 간호중재

- 청소년기에 가장 많이 발생하며, 80% 이상이 아직 원인을 모르는 특발성 환자로 추정되고 있다.
- 지속적으로 잘못된 자세나 성장기 때 한 쪽으로만 책가방을 매는 것도 원인이 될 수 있다.
- 조기에만 발견하면 대부분 물리치료나 보조기 착용 등의 보존적 방법으로 치료할 수 있다.
  - 기형의 각도가 20도 미만인 경우에는 3~6개월마다 방사선 검사를 시행하고, 그 기형이 유연하면 보조기가 치료에 도움이 되며, 보조기의 종류는 다양하고 기형의 위치에 따라 선택하게 된다.
  - 기형의 각도가 크거나 성장이 거의 완료된 경우에는 수술적 치료가 필요할 수도 있다.

161 편도선 수술 후 수술부위의 출혈 여부를 알기 위해 관찰하여야 할 사항에 해당하지 않는 것은?

① 혈 뇨
② 빈 맥
③ 안절부절못함
④ 잦은 연하반응
⑤ 차고 축축한 피부

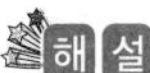

- 편도선 수술 후 출혈 여부 확인 : 잦은 연하반응, 안절부절못함, 빈맥, 창백함, 차고 축축한 피부 등
- 편도선절제술 후 간호중재
  - 엎드려 눕히거나 옆으로 눕힘(측위, 복위) → 분비물 배액 촉진, 흡인 방지
  - 침상 안정, 휴식
  - 기침 금지 : 수술 부위 자극
  - 분비물과 구토물 관찰 : 출혈여부 확인 위해
  - 인후통 : 차가운 얼음 목도리나 진통제 투여(직장, 비경구)
  - 아스피린 투여금지 : 출혈 위험

정답 160 ② 161 ①

162 아동에게서 거부증이 나타나는 근본적 원인은?

꼭! 나오는 유형

① 다른 아동의 거부행동을 모방하고 싶어서
② 부모가 계속적인 거부하는 태도를 보여서
③ 대소변 가리기 훈련이 시작되므로
④ 독립심 증가
⑤ 부모의 관심이 부족

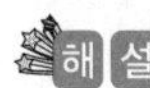

거부증은 다른 사람에 의해 자기가 통제되는 것에 대한 저항으로 독립심이 증가하기 때문이다.

163 아동의 소천문이 닫히는 시기로 알맞은 것은?

① 1개월 이내 ② 2~3개월 ③ 6~12개월
④ 12~18개월 ⑤ 24개월 이후

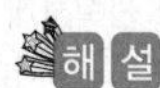

폐쇄 시기

- 대천문 : 마름모 꼴 2개의 전두골과 2개의 두정골 사이. 12~18개월에 닫힌다.
- 소천문 : 삼각형, 후두골과 2개의 두정골 사이. 2~3개월에 닫힌다.

164 아동의 언어 장애가 의심되는 것은?

① 아~, 이~ 소리를 내는 2개월 영아
② 말을 더듬는 5세 아동
③ 말을 정확히 못하는 12개월 아동
④ 5세 아동이 '엄마, 집에 가' 한다.
⑤ 의자 위에 공을 갖다놓으란 말을 못 알아듣는 7세 된 아동

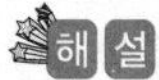

영아기의 말하기

- 1개월 : 울음으로 불쾌감을 호소한다.
- 2개월 : 음성에 따라 반응하며, 웃고, 옹알거리며, 소리를 낸다.
- 3개월 : 큰소리로 옹알거리며 자신의 기분을 충분히 알린다.
- 5개월 : 적극적으로 소리를 낸다. 음성을 모방한다.
- 8개월 : 여러 가지 소리를 내며 즐긴다. 의미를 모르면서 '엄마', '아빠'를 따라한다.
- 9개월 : 정확하게 모방한다. 좋은 모델이 필요하다.
- 12개월 : 평균 10개의 단어를 말할 수 있다.
- 5세 아동 : 짧은 이야기라면 이야기 내용을 상대방에게 잘 전달할 수 있다.
- 7세 아동 : 6세 이후의 아동들은 문법 지식이 향상되어 복잡한 문장을 이해하고 실제로 사용할 수도 있게 된다. 학령기 때 언어는 두 가지 방향으로 발달된다고 하는데, 첫째는 단어의 지식(어휘수)과 단어의 의미를 이해하는 것이다. 또 다른 하나는 단어를 사용하는 데 필요한 문장과 문법의 규칙을 이해하는 것이다.

162 ④ 163 ② 164 ⑤ 정답

165 **회복기에 있는 7세된 폐렴환아의 놀이지도로 적당한 것은?**

① 탐정소설 읽기
② 인형놀이
③ 전쟁놀이 그림 그리기
④ 침상에 앉아서 카드놀이하기
⑤ 텔레비전 보기

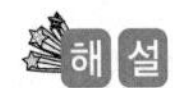 학령기 놀이
- 넓은 장소 필요
- 놀이를 통해 다른 사람을 존중, 존경, 정의감, 동료애, 역할분담, 감정이입, 정직성을 배운다.
- 남아, 여아의 차이 발생(남아는 신체적인 놀이, 공격적인 운동경기, 여아는 소꿉놀이, 인형)
- 회복기 환아의 경우 침상에서 할 수 있는 놀이 중 규칙을 가지고 있는 카드놀이가 적합하다.

166 **아동 면담(사정)시 친해지기 위한 간호사의 행동으로 알맞지 않은 것은?**

① 지속적인 눈맞춤은 피한다.
② 신속하고 빠르게 접근한다.
③ 조용한 가운데 확신에 찬 목소리로 말한다.
④ 단순한 언어와 짧은 문장을 사용한다.
⑤ 관점, 의견, 느낌을 표현할 기회를 제공한다.

해설 ② 지속적인 눈맞춤은 피하고 서두르지 않고 조용한 가운데 확신에 찬 목소리로 말한다.

167 **유아가 작은 장난감을 가지고 놀다가 갑자기 얼굴이 파랗게 질리고 기침하며 목소리가 이상해졌다. 우선적으로 간호사가 취해야 하는 것은?** 꼭 나오는 유형

① 주위에 삼킬 수 있는 물건을 치운다.
② 머리를 낮게 하고 가슴 위로 두 손을 모아서 친다.
③ 습도를 높게 하여 기관지 분비물을 묽게 한다.
④ 음식이나 마실 것을 준다.
⑤ 몸을 따뜻하게 하고 안정시킨다.

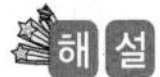 ② 머리를 낮게 하여 올려놓고 가슴 위로 두 손을 모은 다음 손바닥 안쪽으로 아이의 양쪽 어깨 사이 등을 여러 번 빠르게 친다.

정답 165 ④ 166 ② 167 ②

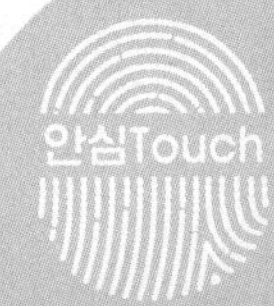

168 기저귀 발진을 예방하기 위한 간호는?

꼭 나오는 유형

① 기저귀 세탁시 살균 표백제를 사용한다.
② 부신피질 호르몬 연고를 하루에 두세번 도포한다.
③ 기저귀 세탁시 비누사용을 금한다.
④ 소변 누출 방지를 위해 방수기저귀를 사용한다.
⑤ 기저귀 부위를 청결하고 건조하게 유지한다.

해설 기저귀 발진

- 개념 : 기저귀를 채워놓은 부분의 피부가 벌게지면서 좁쌀처럼 작은 돌기가 생겼다. 살갗이 벌겋게 벗겨지기도 하는데 그다지 열은 없다.
- 예방법
  - 엉덩이가 더러워지면 거즈나 젖은 휴지로 닦아주고 미지근한 물로 씻어준다.
  - 설사가 계속될 때는 짓무르기 쉬우므로 좌욕을 시키고 자주 갈아 준다.
  - 기저귀는 통기성이 좋은 것으로 고르고 화학물질이 첨가된 것은 피한다.
  - 상처를 닦아주고 완전히 건조시킨 후에 기저귀를 채워야 하며 의사에 지시에 따라 발진부위에 항균제를 발라주어도 좋다.

169 골수염의 치료 및 간호에 대한 설명으로 옳지 않은 것은?

① 설파제를 다량 투여한다.
② 통증 조절, 환측 다리를 조심스럽게 다룬다.
③ 국소적 동통, 체온 상승 등을 관찰한다.
④ 환측 다리에 체중을 실어 걸을 수 있게 격려한다.
⑤ 농양이 형성되었을 때에는 수술을 해서 배농하도록 한다.

해설 ④ 건강한 다리에 체중을 실어 걸을 수 있게 격려한다.

168 ⑤ 169 ④ 정답

170 고빌리루빈혈증 환아를 위한 광선요법 간호로 옳은 것은?

> ㉠ 피부를 보호하기 위해 오일이나 로션을 바른다.
> ㉡ 눈이 노출되지 않도록 눈에 안대를 착용한다.
> ㉢ 신체표면 노출을 감소시키기 위해 체위변경을 자제한다.
> ㉣ 수분손실을 보상하기 위해 수분을 공급한다.

① ㉠, ㉡, ㉢ ② ㉠, ㉢
③ ㉡, ㉣ ④ ㉣
⑤ ㉠, ㉡, ㉢, ㉣

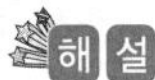
해설 고빌리루빈혈증 환아를 위한 광선요법 간호
- 체위변경을 자주 해서 신체표면 노출을 증가시킨다.
- 눈이 노출되지 않도록 눈에 안대를 적용한다.
- 오일이나 로션은 피부가 타는 것을 방지하기 위해 사용하지 않는다.
- 신생아의 수분손실방지를 위해 수분을 공급한다.

광선치료(빌리루빈 14mg/dl 이상일 때)
- 신생아로부터 45~60cm 거리에 전구를 매다는데 이는 빛이 피부에 흡수되는 빌리루빈을 수용성으로 바꿔 배설시킴
- 노출을 극대화하기 위해 체위를 자주 변경할 것
- 안구손상 예방을 위해 안대 착용하고 고환을 가릴 것
- 빌리루빈이 체외로 배출되면서 묽은 변이 있을 수 있음(회음부 세심하게 간호)
- 광선으로 인한 체온 상승과 탈수가 있을 수 있으므로 관찰하도록
- 매일 빌리루빈치 측정
- 수유 동안에는 안대를 벗겨서 시각적, 감각적 자극을 제공하도록
- 탈수증과 건조증상을 주의

171 아동기 건강장애 범주에 해당하는 것은?

> ㉠ 제1당뇨병 ㉡ 교통사고
> ㉢ 정신 발육지연 ㉣ 체중 75백분위 영아

① ㉠, ㉡, ㉢ ② ㉠, ㉢
③ ㉡, ㉣ ④ ㉣
⑤ ㉠, ㉡, ㉢, ㉣

해설 ㉣ 영아체중의 5~95백분위 이내이면 정상발달이다.

정답 170 ③ 171 ①

172 **수액을 주입하고 있는 아동의 간호 중 가장 중요한 것은?**

① 혈압의 변화
② 배설량
③ 전체 주입량
④ 체온하강
⑤ 주입속도

해설 ⑤ 아동에게 수액을 주입시 가장 중요한 간호는 주입속도의 조절이다.

173 **DDST검사를 할 때 환아의 부모가 무엇을 알기 위해 하는 검사냐고 물을 때 간호사의 답변으로 가장 옳은 것은?**

① "신체의 기능을 사정하는 것입니다."
② "아동의 우수성을 판단하기 위한 것입니다."
③ "발달지연을 알아보기 위한 것입니다."
④ "아동용 지능검사입니다."
⑤ "아동과 같이 하는 놀이입니다."

해설 덴버발달선별검사(DDST)는 생후 1개월에서 6세까지의 유아를 대상으로 발달지연을 조기발견하기 위해 시행하는 검사이다.

174 **유치 발생이 늦어지는 원인으로 옳은 것은?** 꼭 나오는 유형

㉠ 구내염	㉡ 영양장애
㉢ 구강궤양	㉣ 구루병

① ㉠, ㉡, ㉢
② ㉠, ㉢
③ ㉡, ㉣
④ ㉣
⑤ ㉠, ㉡, ㉢, ㉣

해설 유치 발생이 늦어지는 원인은 영양장애, 구루병, 내분비 질환 등이다.

172 ⑤ 173 ③ 174 ③ 정답

175 **생후 1주된 신생아가 자주 놀란다고 할머니가 걱정하신다. 간호사의 적절한 반응은?**

① 신생아에게 정상적으로 있는 반사이니 염려하지 마세요.
② 놀란 것이니 그때마다 아기를 꼭 껴안아 주세요.
③ 예민한 아이인 것 같으니 주위를 조용히 해 주세요.
④ 경기를 하는 것 같으니, 의사에게 가 보세요.
⑤ 먹인 것이 잘못된 것 같으니 토하게 하세요.

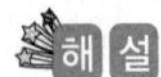
생후 1주일된 신생아가 자주 놀라는 것은 신생아의 정상적인 신경반사이다. 모로(Moro)반사, 긴장성 경반사, 파악반사 등이 있다.

176 **유아기 아동이 손톱을 자주 깨무는 이유는?**

① 기분이 좋을 때
② 피곤할 때
③ 목이 아플 때
④ 긴장했을 때
⑤ 배가 고플 때

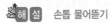

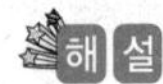
손톱 물어뜯기
손톱을 물어뜯는 것은 6세 전후의 아이들에게 흔히 나타나는 습관 중의 하나로 아이들이 이런 행위를 하는 것은 긴장감이 생기고 걱정되는 상황, 즉 일상생활과 연결된 어려움을 조금이라도 덜어 내려는 의도 때문이다. 유치원 입학, 질병, 부모와 떨어지는 것, 동생의 탄생 등 이런 생활의 리듬을 끊어 놓는 것들이 손톱 물어뜯기의 원인이 되는 것이다.

177 **심한 설사 환아가 과다호흡을 한다면 이것은 어떤 증상으로 진행되고 있는 것인가?**

꼭 나오는 유형

① 심장 합병증
② 뇌증상
③ 상기도 감염
④ 산혈증
⑤ 폐포 탄력성의 저하

심한 설사의 경우 케톤산 증가로 산혈증이 나타나고 과호흡이 나타날 수 있다.

정답 175 ① 176 ④ 177 ④

178 **홍역환자와 접촉한 아동에게 홍역 발병을 막기 위해 접촉 후 적어도 5일 이내 투여해야 할 것은?**

① 항생제
② 홍역백신
③ 감마글로불린
④ 부신피질 호르몬
⑤ 페니실린 제제

해설 홍역 노출 5일 이내에 면역글로불린을 주사하여 홍역을 예방하거나 약화시킨다.

179 **미숙아에게 산소를 공급할 때 가장 중요한 고려 사항은?** 꼭 나오는 유형

① 산소를 공급하는 방법
② 산소농도
③ 산소를 공급하는 시간
④ 산소공급 후 미숙아의 반응확인
⑤ 산소공급 후 미숙아의 호흡확인

해설 미숙아에게 고농도 산소를 공급하면 수정체후부 섬유증식증(미숙아 망막증)으로 실명의 원인이 된다.

180 **생후 6주의 건강한 아기가 젖을 먹을 때마다 투사성 구토를 하며 토한 후에도 자꾸 먹으려 한다. 무슨 질환이 의심되는가?** 꼭 나오는 유형

① 식도협착증
② 급성 위장관염
③ 식도 확장증
④ 유문협착증
⑤ 유문이완증

해설 생후 6주된 신생아의 투사성 구토의 의미
- 유문협착증, 장염, 위식도역류, 수유과다, 잘못된 수유방법 등이 원인
- 탈수가 심하고 몸무게가 갈 늘지 않고 토한 후에도 자꾸 먹으려 한다면 유문협착증이다.

178 ③ 179 ② 180 ④ 정답

181 **생후 1주된 구개파열 환아 어머니가 교정시기를 문의하였다. 적절한 시기는?**

① 생후 즉시
② 생후 18~24개월
③ 초등학교 입학 전
④ 초등학교 저학년기
⑤ 사춘기 시작 전 아무 때나

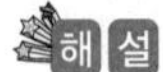

구개파열의 경우 수술은 아이가 적당한 연령이 되고 전신상태가 양호하면 수술을 하게 된다. 환자의 신체 상태, 파열의 크기 등에 따라 다르나 구순 파열의 경우 생후 1~2개월에, 구개파열의 경우 생후 18개월경에 수술을 한다. 이후 교정수술을 하는 등 여러 단계의 수술을 거친다. 언어발달을 위해 2세 이전에 교정해 준다.

182 **서혜부 탈장 수술 후 간호중재로 가장 중요한 것은?**

① 아동을 울리지 않는다.
② 수술부위 상처 오염을 예방한다.
③ 침상 안정을 시킨다.
④ 머리를 아래로 해서 복강 내용물을 아래로 한다.
⑤ 수분섭취를 증가한다.

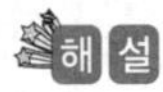

① 서혜부 탈장 수술 후에는 절개 부위의 압력이 올라가지 않도록 가급적 아동을 울리지 않아야 한다.

서혜부탈장

- 간호중재
  - 탈장 주위 부종 및 염증 간호
  - 복압 감소 위해 발은 붙이고 머리 낮출 것
  - 절개 부위에 자극주지 않기
  - 동통경감
  - 활동 제한
- 수술 전 간호
  - 상기도 감염 예방 : 환부파열 가능성 감소
  - 복압 감소 : 아이 울리지 않기
  - 복압 상승요인 감소 : 변비, 설사 피하기
  - 따뜻한 목욕권장
- 수술 후 간호
  - 상처부위 깨끗하고 건조하게 유지
  - 밀봉드레싱
  - 기저귀교환 : 절개부위 감염이나 자극 최소화
  - 얼음팩, 탈장대지지 : 환부 부종 예방

정답 181 ② 182 ①

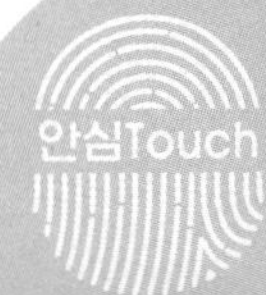

183 선천성 거대결장 환아에게 관장을 시행하려고 할 때 사용될 수 있는 관장약은 무엇인가?

① 수돗물
② 생리식염수
③ 고장성 용액
④ 저장성 용액
⑤ 묽은 바륨 관장용액

해설 선천성 거대결장 환아의 수술 전에 관장을 하게 되는데 이때 관장용액은 생리식염수를 사용한다.

184 백일해의 발작기에 있는 아동을 위한 간호로 알맞은 것은?

㉠ 급격한 온도변화, 연기, 먼지 등을 피한다.
㉡ 아동을 격리시킨다.
㉢ 식사를 소량씩 여러 번에 나누어 먹인다.
㉣ 실내를 건조하게 유지한다.

① ㉠, ㉡, ㉢
② ㉠, ㉢
③ ㉡, ㉣
④ ㉣
⑤ ㉠, ㉡, ㉢, ㉣

해설 ㉣ 방안 습도를 높여주고 급격한 온도변화, 연기, 먼지 등을 피한다.

185 열성 경련을 일으키는 아동이 응급실에 들어왔을 때, 간호사가 우선적으로 해야 할 일은?

꼭 나오는 유형

① 즉시 의사에게 알린다.
② 옷을 벗기고, 열을 내려준다.
③ 항경련제 및 해열제 주사한다.
④ 산소공급을 하고 의사를 기다린다.
⑤ 맥박과 혈압을 측정해서 알맞게 처치한다.

해설 열성 경련
- 고열과 경련이 있을 때 고열의 원인이 두개강내 이외에 있으면 열성 경련이라고 한다.
- 고열의 원인으로는 감기, 편도선염, 인두염, 후두염 기관지염, 폐렴 등이 있다.
- 열이 있을 때는 몸을 시원하게 해서 열이 발산되도록 하는 것이 우선적으로 할 일이다.

183 ② 184 ① 185 ② 정답

186 **토순이 있는 환아에게 수술 전 수유방법으로 적절한 것은?** 꼭 나오는 유형

① 점적기를 이용한다.
② 유출량이 적은 젖꼭지로 수유한다.
③ 가급적 모유수유를 권장한다.
④ 경구수유를 금하고 정맥으로 영양 공급을 한다.
⑤ 젖병 수유 및 위관영양을 한다.

해설 토순 환아의 수술 전 수유 방법 : 머리를 똑바로 세운 자세에서 점적기를 이용하여 공급한다.

187 **학령전기 아동의 놀이 특성으로 가장 적절한 것은?**

① 놀이를 통해 존경, 정의감, 동료애, 역할분담 등을 배운다.
② 규칙이 있는 게임이나 컴퓨터에 계속해서 열중한다.
③ 놀이에 대한 흥미를 보이지 않는다.
④ 자신의 신체를 통하여 환경을 탐색하고 자신의 몸을 가지고 논다.
⑤ 또래의 친구들과 함께하는 놀이보다는 혼자 하는 놀이를 즐긴다.

해설 놀이를 통해 다른 사람에 대한 존경, 정의감, 동료애, 역할분담, 감정이입, 정직성을 배운다.

188 **말기 백혈병 환아의 어머니가 "우리 아이가 죽을 것 같아요. 어쩌면 좋아요?" 했을 때 가능한 간호진단은?**

① 사고과정장애　　② 무력감
③ 부모역할장애　　④ 슬픔의 기대반응
⑤ 비효율적 대응

해설 말기 백혈병 환아를 둔 어머니의 주요 감정 : 허망함, 절망감, 무력감에 빠져들게 된다.

정답 186 ① 187 ① 188 ②

189 320cc 약물을 2시간에 걸쳐 투여하라는 의사 처방이 나왔다. 적절한 분당 주입속도는?(단, 1ml는 15방울로 계산한다)

① 10gtt ② 20gtt ③ 30gtt
④ 40gtt ⑤ 50gtt

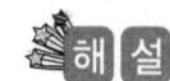

분당 주입속도
분당 방울수(gtt/min)=(총주입량(ml)×ml당 방울수)/(총시간×60분)
따라서 분당 방울수는 (320×15)/(2×60)=40gtt/분

190 선천성 비대성 유문협착증이 있는 환아에게 나타나는 구토 증상으로 옳은 것은?

> ㉠ 담즙이 섞이지 않는 투사성 구토이다.
> ㉡ 수분 및 전해질 손실로 신진대사의 변화를 초래한다.
> ㉢ 계속적인 구토로 대사성 알칼리증이 나타난다.
> ㉣ 수유 직후 토하며, 토한 후에 수유를 거부하는 경향이 있다.

① ㉠, ㉡, ㉢ ② ㉠, ㉢
③ ㉡, ㉣ ④ ㉣
⑤ ㉠, ㉡, ㉢, ㉣

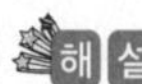

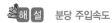

㉣ 환아는 구토 후에도 먹고 싶어 하는 욕구가 발생한다.

191 30개월된 아동의 발달단계를 프로이트, 에릭슨, 피아제순으로 옳게 나열한 것은?

① 구강기 – 신뢰감 – 감각운동기
② 구강기 – 근면성 – 전조작기
③ 항문기 – 자율성 – 전조작기
④ 남근기 – 주도성 – 구체적 조작기
⑤ 항문기 – 친밀감 – 형식적 조작기

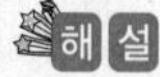

30개월된 아동의 발달단계
- 프로이트의 성 심리 발달에 의하면 항문기
- 에릭슨의 심리 사회발달에 의하면 자율성
- 피아제의 인지 발달 과정에 의하면 전조작기

189 ④ 190 ① 191 ③ 정답

192 **학령기 아동에게 규칙이나 단합을 위한 사회규범을 익히기에 적합한 놀이는?**

① 카드게임
② 노래자랑
③ 자전거 타기
④ 인형놀이
⑤ 축구시합

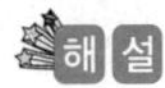 학령기 사회적 관계 발달

- 학령기 무렵의 아동들은 공식적인 규칙에 의해 통제되는 게임들에 열심히 참여하게 되고 협동적인 형태의 복잡한 가장놀이가 보다 더 보편화된다.
- 또래집단은 단순히 놀이 친구들의 집합을 의미하는 것이 아니라 규칙에 따라 상호작용하고, 소속감을 분명히 하며, 구성원들이 자체의 규준을 공식화한다. 또 집단 구성원들이 공유하는 목표를 달성하기 위하여 협력해갈 수 있도록 하는 구조 혹은 위계적 조직을 발달시키는 연합체를 의미한다.
- 초등학교 아동들은 분명히 자신들의 집단을 동일시한다. 따라서 학령기 아동들은 참여적인 느낌과 공유하는 목표에 대한 충성심을 발달시키고, 나아가 사회조직이 자신들의 목표를 어떻게 추구하는지에 관한 여러 가지 중요한 교훈을 배우게 된다.

193 **다음은 13세 여아 신체검진소견이다. 이에 대한 간호중재는?**

> 현저한 체중감소, 체중증가에 대한 두려움, 왜곡된 신체상, 월경 연속3회 이상 없음, 피부 건조, 손톱 갈라짐

> ㉠ 음식섭취권장
> ㉡ 행동수정 프로그램 실시
> ㉢ 긍정적 자아정체감 유도
> ㉣ 전해질과 소변량 측정

① ㉠, ㉡, ㉢
② ㉠, ㉢
③ ㉡, ㉣
④ ㉣
⑤ ㉠, ㉡, ㉢, ㉣

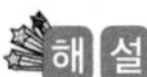 신경성 식욕부진증 간호중재

- 음식섭취를 권장하고 행동프로그램을 활용하여 긍정적 자아정체감을 형성하도록 한다.
- 체중과 영양에 대한 인지를 사정하고 그에 맞게 교육한다.
- 체액결핍방지 등을 위해 전해질과 소변량을 측정한다.

정답 192 ⑤ 193 ⑤

194 뇌성마비 환아에 대한 설명으로 옳은 것은?

꼭 나오는 유형

㉠ 환아의 90%는 지능 발육부진을 동반한다.
㉡ 난산으로 발생한다.
㉢ 반드시 발작이 동반한다.
㉣ 강직성, 간헐적 근경련 운동 실조증이 올 수 있다.

① ㉠, ㉡, ㉢
② ㉠, ㉢
③ ㉡, ㉣
④ ㉣
⑤ ㉠, ㉡, ㉢, ㉣

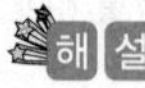

해설 뇌성마비 환아에 대한 설명

- 출산시 난산으로 인한 출혈과 산소결핍, 기계적인 분만으로 인한 뇌손상 등
- 주 증상은 근육마비로 강직성, 간헐적 근경련, 운동실조증
- 간질, 감각장애, 언어장애, 청각장애, 이상행동 등 여러 장애를 동반하는 경우가 많다.

195 8개월된 영아가 장염으로 입원하였다. 하루 동안 8 ~ 9회의 설사와 구토를 하며 세균배양검사에서 대장균이 검출되었을 때의 간호로 옳은 것은?

㉠ 유당이 든 음식물을 섭취하지 않는 것이 좋다.
㉡ 신경학적인 이상, 피부긴장도 등을 검사한다.
㉢ 어머니에게 손씻기와 기저귀 처리에 대해 교육한다.
㉣ 가능하면 모유수유 대신 인공영양을 먹인다.

① ㉠, ㉡, ㉢
② ㉠, ㉢
③ ㉡, ㉣
④ ㉣
⑤ ㉠, ㉡, ㉢, ㉣

해설 ㉣ 가능하면 인공영양을 먹이는 대신 모유수유를 한다.

194 ③ 195 ① 정답

196 아동간호사가 아동환자를 간호함에 있어서 빠질 수 있는 윤리적 딜레마는?

꼭 나오는 유형

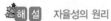

① 무해성의 원리
② 자율성의 원칙
③ 정의의 원리
④ 선행의 원리
⑤ 선의의 간섭주의

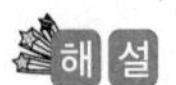

자율성의 원리
- 개인 스스로 선택한 계획에 따라 행동 과정을 결정하는 자유를 의미한다.
- 다만 아동환자는 자율성의 원리를 실천하는 데 제약이 있다.

197 야뇨증이 있는 아동의 부모를 위한 교육내용으로 옳은 것은?

㉠ 침대나 이불 위에 이중으로 방수 천을 깔아준다.
㉡ 행동의 결과에 대한 책임감을 부여한다.
㉢ 화를 내거나 야단치지 않는다.
㉣ 잠자는 도중에 배뇨시키는 방법을 지도한다.

① ㉠, ㉡, ㉢
② ㉠, ㉢
③ ㉡, ㉣
④ ㉣
⑤ ㉠, ㉡, ㉢, ㉣

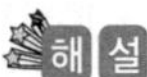

야뇨증 치료시 부모가 할 수 있는 일
- 야뇨증은 심리적 원인이 주이므로 조롱하거나 창피를 주는 것을 피하고 화를 내거나 야단치지 않는다.
- 낮에 아동을 긴장시키는 일이 없도록 주의시킨다.
- 잘 가렸을 때 칭찬한다는 원칙을 가지고 대한다.
- 치료를 위해서 항콜린성 약물, 방광훈련, 저녁식사 후 수분섭취의 제한, 잠자는 도중에 배뇨시키는 방법 등을 지도한다.
- 잠드는 침대나 이불 위에 이중으로 방수 천을 깔아주고, 새 잠옷을 아이의 침상 곁에 미리 준비해 준다. 실수한 경우에 어떻게 스스로 이부자리를 정리하고 옷을 갈아입을 것인가에 대해 낮 동안에 미리 연습시킨다. 이렇게 함으로 해서 가족에 의한 스트레스가 많이 줄어들 수 있다.
- 행동의 결과에 대한 책임감을 부여한다. 나이가 든 아이 같으면 젖은 속옷을 직접 빨래하도록 지도한다. 어린 아이라 하더라도 빨래통에 속옷을 가져다 넣도록 해준다.

정답 196 ② 197 ⑤

198 **활로 4징후에서 나타나는 구조적 변화이다. 옳은 것은?**

> ㉠ 심실중격결손
> ㉡ 폐동맥 협착
> ㉢ 대동맥 우위
> ㉣ 우심실 비대

① ㉠, ㉡, ㉢
② ㉠, ㉢
③ ㉡, ㉣
④ ㉣
⑤ ㉠, ㉡, ㉢, ㉣

해설 Fallot 4징후(Tetralogy Of Fallot, TOF)

- 개 요
  - 전체 선천성 심질환의 약 10%를 차지하고 있으며, 입술이 파랗게 보이는 이른바 청색증형 선천성 심장병 중 가장 많이 보는 것으로, 특히 1세 이상의 청색증형 선천성 심장병의 75% 이상을 차지한다.
  - 큰 심실중격결손과 폐동맥 협착(좁아짐)이 같이 오며 오른쪽 심실이 커지는 변화가 나중에 올 수 있다.
- 정의 : 심장에 다음과 같은 몇 가지 이상이 겹치는 경우를 Fallot 4징후라고 한다.
  - 큰 심실중격결손이 대동맥 판막 바로 아래에 있고 대동맥이 심실 중격 위의 바로 중앙에 있으며(대동맥 우위 또는 기승, Overriding of Aorta), 폐동맥 판막의 아랫부분을 원추부라 하는데 원추부 협착이나 원추부 협착과 폐동맥 판막 협착이 같이 있다.
  - 2차적인 변화로 폐동맥이 좁아지면 좁은 곳으로 혈액을 보내느라 우심실이 힘을 많이 쓰기 때문에 근육이 두꺼워 우심실이 비대해진다. 이러한 변화 네 가지(심실중격결손, 폐동맥 협착, 대동맥 기승, 우심실 비대)를 일컬어 Fallot라는 의사의 이름을 본떠 Fallot 4징후라 한다.

199 **6개월 된 영아에게 시행하는 예방접종은?** 꼭 나오는 유형

① A형간염
② DTaP
③ MMR
④ 결 핵
⑤ 일본뇌염

198 ⑤ 199 ② 정답

 예방접종의 종류

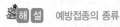

구 분	접종대상자
결 핵	생후 4주 이내
B형간염	생후 12시간 이내, 1 · 6개월
디프테리아, 파상풍, 백일해(DTaP)	2 · 4 · 6개월, 15~18개월, 만 4~6세
폴리오	2 · 4 · 6~18개월, 만 4~6세
b형헤모필루스인플루엔자, 폐렴구균	2 · 4 · 6개월, 12~15개월
홍역, 유행성이하선염, 풍진(MMR)	12~15개월, 만 4~6세
수 두	12~15개월
A형간염	12~23개월
일본뇌염	12~23개월. 24~35개월, 만 6세, 만 12세
사람유두종바이러스 감염증	만 11~12세

200 **소아형 당뇨병과 성인형 당뇨병의 차이점으로 알맞은 것은?**

> ㉠ 소아형은 발병초기에 산독증이 나타난다.
> ㉡ 소아형은 인슐린 주사를 중심으로 치료를 한다.
> ㉢ 성인형은 식사요법을 중심으로 한 치료를 한다.
> ㉣ 성인형과 소아형 모두 비만과 밀접한 관련성을 지닌다.

① ㉠, ㉡, ㉢
② ㉠, ㉢
③ ㉡, ㉣
④ ㉣
⑤ ㉠, ㉡, ㉢, ㉣

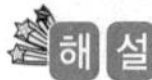 소아의 당뇨병과 성인의 당뇨병의 차이점
- 성인은 비만형으로 식이요법 중심으로 치료한다.
- 소아는 약년형으로 인슐린주사를 중심으로 치료한다.

정답 200 ①

핵심문제

제 04 장

지역사회간호학

● 시험 시간표

교 시	시험과목(문제수)	문제수	시험시간
1교시	성인간호학 (70) 모성간호학 (35)	105	09:00~10:35(95분)
2교시	아동간호학 (35) 지역사회간호학 (35) 정신간호학 (35)	105	11:05~12:40(95분)
점심시간 12:40~13:40(60분)			
3교시	간호관리학 (35) 기본간호학 (30) 보건의약관계법규 (20)	85	13:50~15:10(80분)

시험에 나올 문제만 콕! 짚어 놓은

제4장

지역사회간호학

01 다음 중 공공부조에 해당하는 것은?

① 산재보험
② 건강보험
③ 연금보험
④ 의료급여
⑤ 고용보험

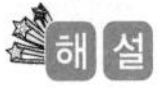

해설 공공(공적)부조란 조세를 중심으로 한 일반재정으로 국가 및 지방자치단체의 책임하에 국민의 최저 생활을 보장하는 제도를 말한다. 이 중 가장 대표적인 것이 의료급여이다.

02 진료보수 지불제도 중 등록된 환자 또는 사람 수에 따라 일정액을 보상하는 방식은?

① 행위당수가제
② 봉급제
③ 인두제
④ 포괄수가제
⑤ 총괄계약제

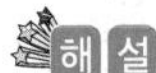

해설
- 인두제 : 등록된 환자 또는 사람 수에 따라 일정액을 보상하는 방식
- 행위당수가제 : 제공된 의료서비스의 단위당 가격에 서비스의 양을 받은 만큼 보상하는 방식
- 봉급제 : 서비스 양이나 제공받는 사람의 수에 상관없이 일정기간에 따라 보상하는 방식
- 포괄수가제 : 환자 종류당 총괄보수단가를 설정하여 보상하는 방식
- 총괄계약제 : 지불자 측과 진료자 측이 진료보수총액의 계약을 사전에 체결하는 방식

정답 1 ④ 2 ③

03 지역사회 간호활동의 목적으로 가장 중요한 것은?

꼭! 나오는 유형

① 지역사회의 보건정책을 수립하는 데 있다.
② 가족과 친밀한 관계를 이루어 건강문제를 파악한다.
③ 지역민의 예방접종을 늘려 감염병을 예방한다.
④ 지역사회 간호제공과 간호교육을 통해 지역주민과 가족으로 하여금 건강문제를 스스로 해결할 수 있도록 하기 위함이다.
⑤ 지역사회 보건기관과 사회사업기관을 활용하여 지역민의 요구사항에 맞는 업무를 수행한다.

해설 지역사회간호의 목표는 지역사회 간호제공과 간호교육을 통해 지역사회 건강문제를 지역주민과 가족으로 하여금 스스로 해결할 수 있도록 하기 위함이다.

04 일차보건의료 사업을 성공적으로 이루기 위해서 제도적인 개선을 한다면 다음 중 어떤 것이 우선적으로 필요한가?

① 일차 진료기관인 의원급 의료기관을 증설한다.
② 지역주민의 건강요구에 적합한 보건의료 전달체계를 확립한다.
③ 의료인을 최대한 많이 배치한다.
④ 일차진료기관에 최신 의료장비를 보강한다.
⑤ 보건복지부가 일원화된 보건사업계획을 수립, 즉시 일선에 하달한다.

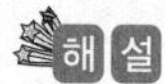

해설 일차보건의료의 성공적인 요건

- 지역주민의 건강요구에 적합한 보건의료 전달체계를 확립한다.
- 정부책임하에 모든 사업의 계획, 실천과정을 마을 단위에서부터 중앙행정 수준까지 즉 사회, 경제 및 보건개발사업을 서로 상호관련성을 갖고 운영해야 한다.

05 포괄수가제에 대한 설명으로 맞는 것은?

① 소비자의 의료서비스의 선택의 폭이 넓다.
② 의료서비스 양이 극대화된다.
③ 의사의 재량권이 보장된다.
④ 서비스 내용의 자율성이 증가한다.
⑤ 과잉진료를 방지한다.

3 ④ 4 ② 5 ⑤ 정답

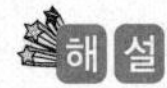 포괄수가제
- 환자의 종류 당 총 보수단가를 설정하여 보상하는 방식이다.
- 장점 : 경제적인 진료수행을 유도하고, 의료기관의 생산성을 증대하고, 행정적으로 간편하다.
- 단점 : 서비스 양이 최소화되고 구체화되며, 진료진에 대한 행정직의 간섭이 지나치다.

06 하천오염에 대한 설명으로 옳은 것은?

㉠ 화학적 산소요구량이 낮으면 깨끗한 물이다.
㉡ 생물학적 산소요구량이 높으면 깨끗한 물이다.
㉢ 용존산소량이 5ppm 이상시 물고기가 살 수 있다.
㉣ 용존산소는 낮을수록 깨끗한 물이다.

① ㉠, ㉡, ㉢ ② ㉠, ㉢ ③ ㉡, ㉣
④ ㉣ ⑤ ㉠, ㉡, ㉢, ㉣

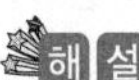 ㉡ 생물학적 산소요구량(BOD)과 화학적 산소요구량(COD) 값이 낮을수록 깨끗한 물이다.
㉣ 용존산소는 높을수록 깨끗한 물이며 5ppm 이상시 물고기가 살 수 있다.

07 직업병 중 열경련 환자의 예방으로 맞는 것은?

꼭 나오는 유형

㉠ 고온작업장의 허용기준을 정하여 지키도록 한다.
㉡ 작업의 자동화로 근육작업을 경감한다.
㉢ 작업장 배치시 환기가 잘되고 서늘한 장소에 배치하도록 한다.
㉣ 내분비 질환, 심장장애가 있는 사람은 취업을 제한한다.

① ㉠, ㉡, ㉢ ② ㉠, ㉢ ③ ㉡, ㉣
④ ㉣ ⑤ ㉠, ㉡, ㉢, ㉣

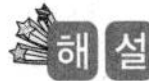 열경련(Heat Cramp) 환자의 예방대책
- 작업장 허용기준 정하여 지키기
- 환경조건과 작업강도의 적정화 및 자동화
- 작업현장의 휴게실에 냉방통풍장치와 방열복, 냉방복 등의 개인보호구 사용
- 미숙련자에 대한 위생교육 실시
- 일상생활의 건강관리
- 내분비 질환, 심장장애가 있는 사람의 취업 제한

정답 6 ② 7 ⑤

08 가족구성원 상호 간 협조관계가 강하며 곤경에 처했을 경우 가족구성원이 보다 많은 도움을 줄 수 있는 가족형태는?

꼭 나오는 유형

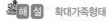

① 핵가족(Nuclear Family)
② 확대가족(Extended Family)
③ 집단가족(Communes)
④ 인형의 집 가족(Doll's House Family)
⑤ 폐쇄가족(Closed-type Family)

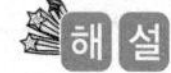

확대가족형태
부부와 결혼한 자녀가 함께 생활하는 형태로 가족구성원 상호 간 상호의존적 협조관계가 강하여 가족구성원이 곤경에 처한 경우 다른 가족구성원에 의해 보다 많은 도움을 받을 수 있으며 강력한 가족지도자가 있으므로 안정성이 이루어진다.

09 임신 8주인 산모가 모자보건실을 방문하여 등록한 후 가장 중요한 간호중재는?

① 임신 3개월까지는 유산의 가능성이 높은 시기이므로 매주 산전관리를 받도록 한다.
② 산과적 진찰로 초음파검사와 내진을 실시한다.
③ 임신중독증을 조기발견할 수 있는 방법을 교육한다.
④ 계속적인 산전관리의 중요성에 대해 알려준다.
⑤ 모성실 이용의 장점과 이용절차에 대해 안내한다.

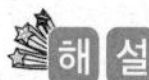

임산부 건강관리의 가장 중요한 간호중재
임신중독증이나 기타 합병증을 미연에 방지하여 건강한 아기출산 및 모성의 건강을 보호하기 위해 가장 중요하다는 것을 강조하여야 한다.

10 분진발생이 심한 작업장에서 근무하는 산업 간호사가 정기적으로 근로자의 폐기능 검사를 하는 목적은?

① 의사진단 확인
② 작업장 환경위험 정도 확인
③ 근로자 피해보상 기준 결정
④ 대상자 건강위험 정도 판단
⑤ 대상자의 예후 판정

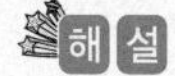

분진발생 작업장은 특수건강진단 대상업무이므로 직업병 검출을 목적으로 정기적으로 건강진단을 실시하여 건강위험 정도를 판정하고 유소견자를 조기진단한다.

8 ② 9 ④ 10 ④ 정답

11 가족간호에서 가장 강조되는 사업의 초점은 무엇인가?

꼭 나오는 유형

① 가정에서의 환자간호
② 감염병 환자의 접촉자 색출 및 접촉빈도
③ 가족계획 대상자 색출 및 지도
④ 가족을 단위로 한 건강관리의 지도
⑤ 모자중심의 가족간호

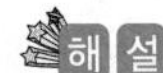
해설 가족간호는 가정을 보건의료 장소로 하여 전문적인 간호를 제공하는 간호사업의 한 분야로 가정에 있는 개인이나 가족구성원에게 보건사업을 제공하는 포괄적이며, 연속적인 의료의 구성요소이다. 즉 가족을 단위로 한 건강관리의 지도이다.

12 세균성 식중독에 해당하는 것은?

① 독버섯 중독
② 감자의 Solanine 중독
③ 복어 중독
④ 비브리오 식중독
⑤ 독미나리 중독

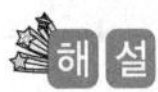
해설 ①·②·③·⑤ 자연독 식중독에 해당한다.

세균성 식중독

감염형	세균의 체내 증식에 의함(살모넬라 식중독, 병원 대장균 식중독, 비브리오 식중독)
독소형	• 세균이 분비하는 독소에 의함(보툴리즘, 포도상 구균 식중독) • 부패 산물에 의함(알레르기상 식중독)

13 금연행동화단계로 맞는 것은?

꼭 나오는 유형

㉠ 목표날짜 정하기
㉡ 금연권고, 금연 경쟁심 유발
㉢ 목표 설정하기
㉣ 재발방지 지속적 노력

① ㉠, ㉡, ㉢
② ㉠, ㉢
③ ㉡, ㉣
④ ㉣
⑤ ㉠, ㉡, ㉢, ㉣

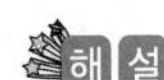
해설 금연프로그램의 행동화단계
- 목표날짜 정하기
- 목표설정하기
- 기록하기

정답 11 ④ 12 ④ 13 ②

14 **양호교사가 자신이 시행한 학교보건 사업평가를 위해 보건사업예산 및 보건관련회의 개최 횟수를 측정했다. 평가의 범주는?**

① 투입된 노력　　② 과 정
③ 효 과　　④ 효율성
⑤ 적합성

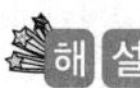 학교보건사업평가 중 관련예산 및 관련회의 개최 횟수에 대한 측정의 평가범주에 해당하는 것은 투입된 노력에 대한 평가에 해당된다.

15 **지역사회보건사업을 성공시키기 위한 필요조건은?** 꼭 나오는 유형

㉠ 사업계획이 잘 수립되어야 한다.
㉡ 지역주민들의 참여도를 높일 수 있어야 한다.
㉢ 필요한 예산이 확보되어야 한다.
㉣ 지역의 특수집단에게 혜택을 주는 사업이어야 한다.

① ㉠, ㉡, ㉢　　② ㉠, ㉢
③ ㉡, ㉣　　④ ㉣
⑤ ㉠, ㉡, ㉢, ㉣

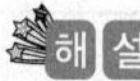 ㉣ 지역보건을 활성화하기 위해서는 지역의 특수집단이 아닌 지역주민 전체에게 혜택이 주어지는 형평성 있는 사업이어야 한다.

16 **다음 중 지역사회간호사가 중재해서 해결 가능한 문제에 해당하는 것은?** 꼭 나오는 유형

① 실직가장의 직업알선
② 이혼하려는 부부의 법적 문제
③ 8개월 임부의 스트레스
④ 독거노인의 의료급여 대상
⑤ 소녀가장의 경제적 문제

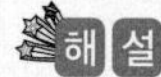 ①·②·④·⑤는 지역간호사가 대변자(옹호자)의 역할로 수행해야 할 문제이며 ③은 지역사회간호사가 직접 해결가능한 문제이다.

14 ① 15 ① 16 ③ 정답

17 **집단교육방법 중 전문가를 선정하여 10~15분 정도 발표하게 한 후 사회자의 진행에 따라 공개토론하는 방법은?**

① 심포지엄
② 역할극
③ 분단토의
④ 배심토의
⑤ 시범회

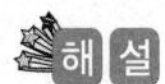
집단교육방법
- 심포지엄 : 일정한 목표도달에 적합한 몇 명의 전문가를 선정하여 10~15분 정도 발표하게 한 후 사회자의 진행에 따라 변화 있게 공개토론하는 것
- 배심토의 : 패널토의로 사전에 충분한 지식을 가진 소수의 전문가들이 다수의 청중 앞에서 그룹토의를 하는 방법
- 분단토의 : 교육 참여자 수가 많을 때 전체를 수개의 분단으로 나누어 토의시키고 다시 전체회의에서 종합하는 방법
- 역할극 : 교육대상자들이 직접 실제상황 중의 인물로 등장. 상황분석, 해결방안 모색
- 시범회 : 실제 물건이나 자료를 가지고 시범하는 방법

18 **과체중 4인 가족에게 보건교육을 실시한 후 2개월 후에 체중을 측정했는데 변화가 없었다. 평가되어야 할 내용으로 알맞지 않은 것은?**

① 내용 및 일정에 맞게 수행되었는지?
② 목표에 어느 정도 도달했는지?
③ 보건교육의 내용이 가족들의 교육수준에 맞았는지?
④ 목표의 설정시 가족들이 참여했는지?
⑤ 목표의 보상은 적절했는지?

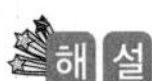
보건교육의 평가 내용
- 내용 및 일정에 맞게 수행되고 있는지 평가한다.
- 제한된 내에 목표에 어느 정도 도달했는지 평가한다.
- 보건교육 내용이 가족들의 요구와 수준에 적합한지 평가한다.
- 보건교육 수행시 가족들이 참여했는지 평가한다.
- 보건교육 목표에 도달하지 못했다면 그 원인을 분석하여 그 결과를 교육계획에 반영하여야 한다.

정답 17 ① 18 ⑤

19 보건상담의 목적으로 가장 중요한 것은?

꼭! 나오는 유형

① 피상담자가 자신의 문제인식과 문제해결방안을 스스로 찾도록 한다.
② 보건문제를 효율적으로 해결하기 위함이다.
③ 지역사회 건강인식의 수준을 향상시킨다.
④ 대상자를 잘 이해하기 위함이다.
⑤ 보건사업을 통해 정부에 협조하기 위함이다.

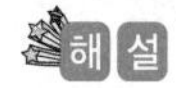

보건상담의 목적은 개인이나 가족 자신들의 건강문제를 피상담자가 자신의 문제인식과 문제해결방안을 스스로 찾도록 도움을 주기 위한 것이다.

20 시력검사 시행시 지켜야 할 사항으로 옳은 것은?

ㄱ 우측시력 먼저 시행
ㄴ 시력표와 피검자와의 거리가 10m
ㄷ 시력표의 높이 1m 선상이거나 피검사자의 눈과 수평
ㄹ 검사실 조도 150~250Lux

① ㄱ, ㄴ, ㄷ
② ㄱ, ㄷ
③ ㄴ, ㄹ
④ ㄹ
⑤ ㄱ, ㄴ, ㄷ, ㄹ

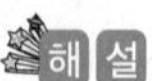

시력표와 피검자와의 거리는 5m, 높이는 1m이고, 시력검사표는 형광등이 내장된 것으로 시력표 조명도 150~250Lux, 시력검사실의 조도는 200~250Lux 이상이 되어야 한다. 검사시 우측 시력을 먼저 측정하여야 한다.

21 다음 표에서 흉부 X-ray 집단검진의 특이도는?

구 분		결핵환자 O	결핵환자 ×	합 계
X-ray	양 성	170	20	190
	음 성	30	1780	1810

① 190
② 1,810
③ 170
④ 110
⑤ 99

19 ① 20 ② 21 ⑤ 정답

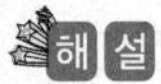 흉부 X-ray 집단검진 특이도
특이도는 질병에 안 걸린 사람이 검사상 걸리지 않게 나오는 확률이다.
질병에 걸리지 않은 사람(1,800명) 중에 X-ray상 음성으로 나온 사람(1,780명)의 비율이므로 1,780/1,800이고 98.88 ≒ 99이다.

22 가족의 발달주기에 관한 설명으로 옳은 것은?

㉠ 각 발달단계는 마지막 자녀의 나이와 학년에 의해 구분한다.
㉡ 부모와 자녀로 구성된 핵가족을 중심으로 한다.
㉢ 각 발달단계에서 가족에 의해 완수되어야 할 기본발달과업은 가족마다 다르다.
㉣ 각 단계에 따라 가족이 완수해야 할 특정 발달과업이 있다.

① ㉠, ㉡, ㉢
② ㉠, ㉢
③ ㉡, ㉣
④ ㉣
⑤ ㉠, ㉡, ㉢, ㉣

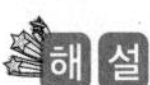 가족의 발달주기
- 각 발달단계는 부모와 자녀로 구성된 핵가족을 중심으로 첫 자녀의 나이에 의해 구분한다.
- 각 발달단계에 따라 가족이 완수해야 할 특정 발달과업이 공통으로 존재한다.

23 VDT 증후군의 주된 증상에 포함되는 것은?

꼭 나오는 유형

㉠ 눈의 피로(안정피로)
㉡ 근육계 증상(경견완 증후군)
㉢ 정신신경계 증상(중추성 피로)
㉣ 피부증상(발진)

① ㉠, ㉡, ㉢
② ㉠, ㉢
③ ㉡, ㉣
④ ㉣
⑤ ㉠, ㉡, ㉢, ㉣

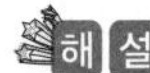 VDT 증후군의 주된 증상
- 대상 : 컴퓨터 모니터, 단말기 취급자
- 증상 : 안정피로(눈의 피로 등), 어깨 결림(경견완 증후군), 손목의 통증, 중추성 피로, 피부발진, 시력저하, 요통

정답 22 ③ 23 ⑤

24 고열용해 작업환경에서의 안전작업수칙에 대한 설명으로 옳지 않은 것은?

① 탈수를 막기 위해 1시간에 1,000cc씩 물을 마시도록 한다.
② 심한 발한으로 체내 염분부족을 막기 위해 0.1% 생리식염수를 작업장에 비치한다.
③ 방열복, 방열화, 방열장갑, 보안경 등을 착용한다.
④ 작업이 끝난 후 반드시 목욕을 한다.
⑤ 자신의 얼굴에 꼭 맞는 방진마스크를 선택하여 사용한다.

해설 심한 발한으로 인한 염분부족을 방지하기 위해 시원한 0.1% 식염수를 작업장에 비치하여 하루에 3,000cc 이상 마신다.

25 지역사회간호사가 가족간호를 위해 사정 및 계획단계에서 준수해야 하는 기본원칙으로 가장 옳은 것은?

① 가족 전체보다는 개인 구성원 각자에게 초점을 맞춘다.
② 정상가족의 기능에 기준을 두고 사정한다.
③ 확인된 가족의 문제점을 중심으로 계획한다.
④ 가족간호사가 가족을 사정한 후 단독으로 계획한다.
⑤ 단편적인 정보에 의존하기보다는 여러 사람으로부터 복합적인 정보를 수집한다.

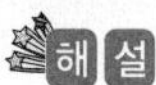

지역사회간호사가 가족간호의 사정 및 계획단계에서 준수해야 하는 기본원칙
- 가족구성원, 친척, 이웃, 행정기관 등 다양한 통로로 여러 사람으로부터 복합적인 정보를 수집한다.
- 가족 전체에 초점을 둔다.
- 해당가족 특성에 기준을 두고 사정한다.

26 가족간호 평가시 평가자료로 활용할 수 있는 것은?

꼭 나오는 유형

㉠ 환자와 가족의 행동관찰	㉡ 가족간호에 대한 태도나 의견
㉢ 삽화적 기록	㉣ 간호일지

① ㉠, ㉡, ㉢　② ㉠, ㉢　③ ㉡, ㉣
④ ㉣　⑤ ㉠, ㉡, ㉢, ㉣

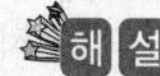

가족간호 평가시 평가자료
환자와 가족의 행동관찰, 가족간호에 대한 태도나 의견, 간호일지, 가족의 만족도 등을 통해 평가한다.

24 ① 25 ⑤ 26 ⑤ 정답

27 **초등학교 고학년 때부터 중 · 고등학교 때까지 이어지는 보건교육영역으로 가장 적당한 것은?**

① 안전생활에 대하여
② 약물남용에 대하여
③ 응급처치에 관하여
④ 흡연에 대하여
⑤ 성교육에 대하여

해설 초등학교 저학년은 안전사고가 가장 많이 발생하는 연령으로 가장 중요하며 성교육은 초등학교 고학년 때부터 중 · 고등학교 때까지 이어져야 하며 흡연, 약물남용, 응급처치는 중 · 고등학교 때 하여야 할 보건교육내용이다.

28 **지역사회 보건관리 체계모형의 투입 – 과정 – 산출에서 '투입'에 해당하는 것은?**

㉠ 환경자원
㉡ 건강수준 변화
㉢ 의료기술
㉣ 지역사회 간호목적

① ㉠, ㉡, ㉢
② ㉠, ㉢
③ ㉡, ㉣
④ ㉣
⑤ ㉠, ㉡, ㉢, ㉣

해설 지역사회 간호사업 체계모형
- 투입 : 보건인력, 주민, 의료정보, 의료기술, 환경자원 등
- 과정 : 지역사회 간호과정
- 산출 : 지역사회 간호목적 또는 목표, 건강수준 변화

29 **보건소가 일차보건의료기관으로서 기능을 다할 수 있도록 발전방향을 모색한 결과 다음과 같은 의견들이 제시되었다. 옳지 않은 것은?**

① 지역 특성에 맞는 조직으로 개편해야 한다.
② 프로그램 중심의 팀접근 운영이 강화되어야 한다.
③ 업무추진력을 높이기 위해 수직적 조직구조의 강화가 필요하다.
④ 관할지역 내 타 조직 간의 연계체계를 구축해야 한다.
⑤ 탄력적인 보건소 조직운영이 필요하다.

해설 ③ 업무추진력을 높이기 위해서는 수직적 조직구조를 탈피하고, 주민이 적극 참여할 수 있는 수평적(횡적) 조직구조를 이루어야 한다.

정답 27 ⑤ 28 ② 29 ③

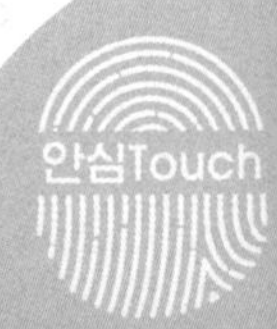

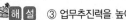

30 학교에서 감염병예방을 중요하게 다루는 이유로 가장 적절한 항목은?

> ㉠ 감염된 학생은 학업에 지장을 받는다.
> ㉡ 학생은 성인에 비해 감염병에 대한 저항력이 약하여 감염병 발생시 감염이 잘 이루어진다.
> ㉢ 학교는 많은 학생이 밀집되어 공동생활을 하는 장소이므로 전파력이 강하다.
> ㉣ 감염병에 감염되면 정상발육을 할 수 없다.

① ㉠, ㉡, ㉢
② ㉠, ㉢
③ ㉡, ㉣
④ ㉣
⑤ ㉠, ㉡, ㉢, ㉣

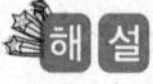

학교는 많은 학생이 밀집되어 공동생활을 하는 장소이므로 전파력이 강하고, 학업에 지장을 주며, 학생은 성인에 비해 저항력이 약하다. 그러나 감염병에 감염된다고 해서 정상발육을 할 수 없는 것은 아니다.

31 지역보건의료계획에 포함되어야 할 내용으로 옳은 것은?

꼭 나오는 유형

> ㉠ 보건의료에 관한 장 · 단기 공급대책
> ㉡ 보건의료의 전달체계
> ㉢ 보건의료 수요측정
> ㉣ 지역보건의료에 관련된 통계의 수집 및 정리

① ㉠, ㉡, ㉢
② ㉠, ㉢
③ ㉡, ㉣
④ ㉣
⑤ ㉠, ㉡, ㉢, ㉣

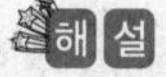

지역보건의료계획에 포함되어야 할 내용
보건의료 수요측정, 보건의료에 관한 장단기 공급대책, 인력 · 조직 · 재정 등 보건의료자원의 조달 및 관리, 보건의료전달체계, 지역보건의료에 관련된 통계의 수집 및 정리 등이 포함된다.

30 ① 31 ⑤ 정답

32 가족 건강에 대한 책임이 누구보다도 가족 스스로에게 있음을 인식시키고 가족의 협력과 적극적인 참여를 유도하기 위하여 간호사가 이용할 수 있는 가장 효과적인 중재방법은?

① 의 뢰
② 계 약
③ 건강상담 및 교육
④ 예측적 안내
⑤ 가족의 자원 강화

해설 건강상담 및 교육
보건교육과 상담을 통하여 가족 스스로가 자신의 건강 문제를 파악하고 적극적인 참여와 유도를 통해 문제해결의 방안을 스스로 찾을 수 있게 한다.

33 일반 출산율을 산출하는 공식으로 가장 알맞은 것은?

① 연간 총 출생수 / 연 중앙 인구×1,000
② 같은 연령층 여자가 낳은 연간 총 출생아 수 / 특정연령층 여자 수×1,000
③ 일 년 동안의 출생아 수 / 15~45세의 가임여성 수×1,000
④ 일 년 동안의 출생아 수 / 15~45세의 가임여성 수×10,000
⑤ 15세~49세의 가임여성 수 / 연간 총 출생수×10,000

해설 ③ 일반 출산율은 가임기여성 1,000명당의 출산율을 말한다.
① 조출생률 공식이다.
② 연령별 출산율이다.

34 지역사회 자원활용에 적용하는 원리로 옳은 것은?

꼭 나오는 유형

㉠ 질적으로 높은 수준의 자원만을 활용한다.
㉡ 기존의 가용자원을 잘 조절하여 우선적으로 이용한다.
㉢ 물질적인 자원이 비물질적인 자원보다 우선적으로 이용된다.
㉣ 지역사회 내 각 보건기관의 사업범위와 제한점을 알아둔다.

① ㉠, ㉡, ㉢
② ㉠, ㉢
③ ㉡, ㉣
④ ㉣
⑤ ㉠, ㉡, ㉢, ㉣

해설 지역사회 내 다양한 자원을 활용하여 지역주민들에게 복지의식을 고취시키고 지역사회 내 각 보건기관의 사업 범위와 제한점을 확인한다.

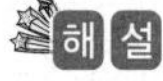

정답 32 ③ 33 ③ 34 ③

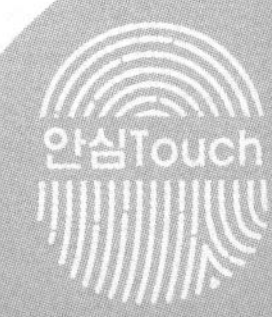

35 지역사회 정신간호사업의 일차예방사업에 해당하는 것은?

꼭 나오는 유형

㉠ 대중매체를 통해 깨끗한 환경, 안락한 생활공간 및 건강식이에 대해 교육한다.
㉡ 개인 및 사회의 안녕과 질서를 유지하여 정신질환 발병률을 감소시킨다.
㉢ 가족 및 타인과 심리적인 상호관계를 잘 맺기 위한 효율적인 인간관계 방법을 훈련시킨다.
㉣ 정신질환자를 빨리 발견하여 조기치료를 받도록 한다.

① ㉠, ㉡, ㉢
② ㉠, ㉢
③ ㉡, ㉣
④ ㉣
⑤ ㉠, ㉡, ㉢, ㉣

해설 지역사회 정신간호사업
- 일차예방 : 건강증진
- 이차예방 : 조기발견과 조기치료
- 삼차예방 : 재활치료

36 보건소장은 지역주민에게 일차보건의료의 기본원리를 적용하여 보건의료서비스를 시행하고자 한다. 기본원리에 해당하지 않는 것은?

① 질적으로 높은 수준의 서비스 제공
② 지역주민의 전적인 참여유도
③ 주민에게 꼭 필요한 서비스 제공
④ 지속적 서비스 제공
⑤ 지역주민이 지불 가능한 의료수가 설정

해설 보건소장이 지역사회 주민에게 적용할 수 있는 일차보건의료의 기본원리
- 지역주민들이 요구하는 서비스를 제공한다.
- 기본적 건강상태를 유지하기 위한 지속적 서비스를 제공한다.
- 지역주민이 지불 가능한 의료수가를 설정한다.
- 지역주민 전체의 적극적인 참여를 유도한다.

35 ① 36 ① 정답

37 **우리나라 음용수의 수질기준에 대한 설명으로 옳은 것은?**

㉠ pH 2.5~5.2
㉡ 염소이온은 250mg/l 이하
㉢ 일반세균수가 1cc 중 1,000CFU 이하
㉣ 대장균은 100cc에서 미검출

① ㉠, ㉡, ㉢
② ㉠, ㉢
③ ㉡, ㉣
④ ㉣
⑤ ㉠, ㉡, ㉢, ㉣

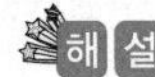

㉠ pH 5.8~8.5
㉢ 일반세균수가 1cc 중 100CFU 이하

38 **공공보건기관에서 만성퇴행성 질환 관리사업을 전개하기 위한 접근전략으로 옳은 것은?**

꼭! 나오는 유형

㉠ 만성퇴행성 질환의 위험요인을 관리하기 위한 일차예방사업에 중점을 둔다.
㉡ 민간의료기관과 중복되는 서비스의 개발은 가능한 한 피한다.
㉢ 보건의료조직의 수준별 관리체계를 구성한다.
㉣ 집단조기검진을 통해 발견된 만성질환자는 다른 사업보다 우선적으로 집중관리한다.

① ㉠, ㉡, ㉢
② ㉠, ㉢
③ ㉡, ㉣
④ ㉣
⑤ ㉠, ㉡, ㉢, ㉣

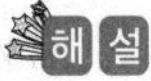

공공보건기관에서는 만성퇴행성 질환의 위험요인을 관리하기 위한 일차예방사업에 중점을 두고 지역 특성과 질환에 맞는 보건의료조직의 수준별 관리체계를 구성해야 한다.

정답 37 ③ 38 ②

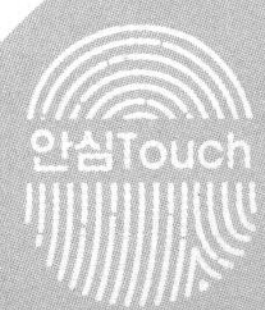

39 다음 가정간호기관 중 지역사회 중심의 가정간호기관에 대한 설명으로 묶인 것은?

> ㉠ 재가 장애자 및 만성질환자의 자가 간호 및 재활지도, 이상사례 병원의뢰, 보건교육 등의 업무를 한다.
> ㉡ 가정간호 수가를 결정하여 보험, 의료급여 및 개인의 비용으로 운영한다.
> ㉢ 지역사회 주민을 대상으로 한다.
> ㉣ 의사의 감독 하에 의사 처방에 따른 가정간호를 실시한다.

① ㉠, ㉡, ㉢
② ㉠, ㉢
③ ㉡, ㉣
④ ㉣
⑤ ㉠, ㉡, ㉢, ㉣

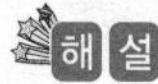

㉡, ㉣은 병원 중심의 가정간호기관에 대한 설명이다. 재원조달방법은 공공재원이나 민간기금으로 운영하고, 직접 의사 감독 없이도 필요시 자문 및 의뢰 하에 가정간호를 실시할 수 있다.

40 다음은 분진작업장의 위험요인 관리방법이다. 우선순위가 높은 것은?

꼭 나오는 유형

① 분진 발생이 적은 재료를 선택한다.
② 환기를 자주시킨다.
③ 집진기를 설치한다.
④ 보호구를 착용한다.
⑤ 특수 신체검진을 실시한다.

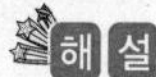

분진대책의 위험요인 관리 방법 중 우선순위가 높은 것
- 분진 발생이 적은 원료 사용
- 잦은 환기
- 생산공정이나 작업환경의 개선으로 인한 분진의 폭로저감
- 분진 발생원 대책(밀폐화, 국소배기장치의 설치, 습식화)에 의한 작업환경 중의 분진량 저감
- 가장 최종적으로 사용할 수 있는 방법은 보호구 착용

39 ② 40 ① 정답

41 지역사회 간호사의 역할 중 어떤 보건의료 혜택을 받을 수 있는지 주민 스스로 정보를 얻을 능력이 생길 때까지 알려주고 안내하는 역할에 해당하는 것은?

① 촉진자 ② 옹호자 ③ 상담자
④ 치료자 ⑤ 교육자

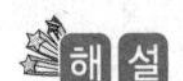

옹호자
어떤 개인이나 집단의 이익을 위해 행동하거나 그들의 입장에 서서 의견을 제시한다. 어떤 보건의료의 혜택을 받을 자격이 있는지, 어떻게 보건의료를 이용하거나 혜택을 받을 수 있는지에 대해서 스스로 정보를 얻을 능력이 생길 때까지 알려주고 안내한다.

42 국가보건의료체계의 유형 중 자유방임형에 대한 설명이다. 옳지 않은 것은?

꼭 나오는 유형

① 소비자의 의료기관에 대한 선택 및 자유가 보장된다.
② 의료비가 증가한다.
③ 건강증진 예방기능이 약화된다.
④ 형평의 원칙이 잘 지켜지지 않는다.
⑤ 의료서비스가 포괄적으로 이루어진다.

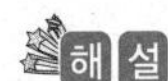

자유방임형 의료전달체계
전통적으로 개인의 자유와 능력을 최대한 존중하여 기업정신에 따라 민간주도의 형태로 의료가 전달되며, 미국이 대표적인 예이다.
- 보건의료의 생산이 경제적 이익이 있을 때 활발하다.
- 국민의 의료인이나 의료기관의 선택은 자유롭다(포괄적이 아니다).
- 정부의 통제는 극히 제한적이어서 의료인도 자유경쟁 속에서 효과적으로 운영이 가능하고, 의료수준의 질도 높다.

43 가장 대표적인 건강지표로 한 국가의 보건학적 상태, 사회 · 경제학적 조건을 포함하는 것은?

① 노인사망률 ② 모성사망률 ③ 비례사망비
④ 영아사망률 ⑤ 원인별 사망률

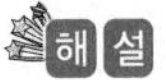

영아사망률
가장 대표적인 건강지표로 후진국일수록 높은 사망률을 나타낸다. 그 이유는 영아는 성인에 비해 환경악화나 비위생적 생활환경에 가장 예민하게 영향을 받는 시기이기 때문이다. (생후 1년 이내에 사망한 어린 아이의 수 / 연간 총 출생아 수)×1,000의 공식으로 구한다.

정답 41 ② 42 ⑤ 43 ④

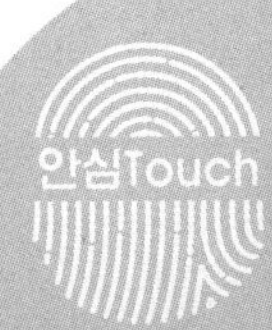

44 **새로운 지역사회 간호사업인 금연교실을 운영하고자 할 때 지역사회조직화 과정에서 간호사가 제일 먼저 해야 할 단계는?**

① 관련된 기관을 설득하고 지원을 받는 것
② 지역사회지도자들에게 사업에서의 역할을 배분하는 것
③ 금연교실운영의 비용-효과를 측정하는 것
④ 지역사회단위인 위원회를 구성하는 것
⑤ 지역사회의 인구동태를 파악하는 것

해설 조직화과정의 첫 단계는 사업의 합법성을 확보하는 것으로 위원회를 구성하는 것이다.

45 **지역사회 간호제공 후 기대되는 결과로 볼 수 있는 것은?** 꼭 나오는 유형

① 주기적인 보건소 이용률 증가
② 지역사회 주민들의 인식변화와 건강행동 변화
③ 지역사회 보건시설 이용률 증가
④ 지역사회 보건간호사의 가정방문 상담
⑤ 보건교육 참여율 증가

해설 지역사회간호사업을 제공한 후 기대되는 결과는 행동과 인식의 결과이다. 즉 사업대상자의 지식, 태도, 가치관, 행동의 변화, 사업에 대한 만족도를 기대한다.

46 **인체 내에서 산소보다 쉽게 Hb과 결합하여 혈중 산소운반능력을 감소시키고 중독증상을 유발시킬 수 있는 대기오염가스는?**

① 아황산가스 ② 일산화탄소
③ 질산가스 ④ 이산화가스
⑤ 프레온가스

해설 일산화탄소(CO)는 산소보다 헤모글로빈(COHb)과의 친화력이 강하여 혈액의 산소운반능력을 감소시켜 사망에 이를 수 있다.

44 ④ 45 ② 46 ② 정답

47 **지역사회의 보건교육시 가장 먼저 해야 할 일로 알맞은 것은?**

① 지난 보건교육을 평가한다.
② 목표를 설정한다.
③ 지역사회 주민의 요구도를 확인한다.
④ 보건교육의 방법 및 수단을 선택한다.
⑤ 기준 및 지침을 확인한다.

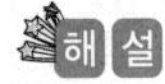

지역사회의 보건교육시 우선순위
집단지도에 대한 요구사정 · 기준 및 지침확인 → 요구에 따른 우선순위 확인 · 목표설정 → 보건교육의 방법 및 수단선택 → 수행 및 평가계획 → 수행 · 평가 순으로 한다.

48 **가족을 하나의 사회체계로서 개념화하고 가족환경과 상호작용면을 강조하는 가족이론에 해당하는 것은?**

① 제도적 접근
② 발달적 접근
③ 상황적 접근
④ 구조기능적 접근
⑤ 상호작용적 접근

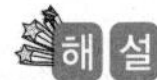

가족이론
- 구조기능적 접근 : 가족을 사회체계로서 개념화하고 가족환경과 상호작용면을 강조하는 이론이다.
- 상호작용적 접근 : 가족 구성원들에게 부과된 역할로서 개인은 준거집단과 자신의 자아개념에 의하여 주어진 상황에서의 역할기대를 규정짓는다.
- 발달적 접근 : 가족생활주기의 개념은 발달적 체계의 중심이 된다.

49 **가족이론 중 체계이론에 대한 설명이다. 거리가 먼 것은?**

① 가족 일원의 문제는 가족 전체에 영향을 준다.
② 가족은 외부체계와의 지속적 상호작용과 교류를 통해 변화와 안정 사이에 균형을 유지한다.
③ 가족의 행동은 가족이라는 상황하에서 잘 이해된다.
④ 한 가족 구성원이 변화하면 나머지 가족 구성원도 이전과는 다른 형태로 행동한다.
⑤ 가족구성원의 행동은 회환기제로서 설명되는 원인과 결과의 직선관계에서 잘 이해된다.

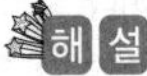

⑤ 가족구성원의 행동은 회환기제로서 설명되는 원인과 결과의 직선관계가 아닌 회환기제로서 순환적 관점에서 보다 잘 이해된다.

정답 47 ⑤ 48 ④ 49 ⑤

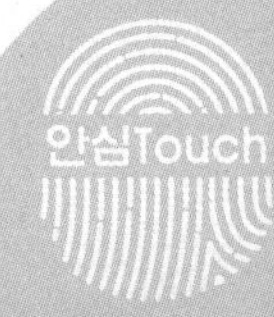

50 우리나라 모성사망률과 영아사망률을 저하시키는 방법으로 효율적인 것은?

꼭! 나오는 유형

① 보건사상 계몽
② 경제적 수준향상
③ 철저한 산전관리
④ 보건의료망 확충
⑤ 유능한 의료인 확보

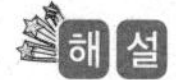

산전관리의 목표
임신의 전 기간에 걸쳐 산모의 건강을 해치지 않고, 건강한 태아를 분만하도록 하는 것으로 철저한 산전관리는 모성사망률과 영아사망률을 감소시키기 위한 가장 효과적인 사업이다.

51 경구피임약을 권할 수 있는 대상자는 누구인가?

① 월경불순이 있는 부인
② 우울증이 있는 부인
③ 정맥혈전증이 있는 부인
④ 유방암을 앓는 부인
⑤ 고혈압인 부인

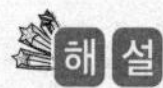

① 생리가 불규칙적인 부인이 경구피임약을 먹으면 규칙적인 생리를 하게 된다.
경구피임약은 여성호르몬인 에스트로겐과 황체호르몬인 프로게스테론을 함유하는 약물로서 배란을 억제함으로써 피임효과를 나타낸다. 경구피임약의 이점은 피임효과 이외에도 골반염증예방, 자궁외 임신예방, 난소암예방이 있으며 월경과다에 의한 빈혈, 월경통, 월경전 증후군을 예방할 수 있는 비교적 안전한 약이며 사용이 간편하다. 고혈압, 당뇨, 간염, 자궁·난소·질의 암이나 유방암, 우울증, 정맥혈전증을 가지고 있는 여성들은 피임약 사용을 금하여야 한다. 그러나 월경불순인 경우 월경주기를 조절할 수 있는 장점이 있다.

50 ③ 51 ① 정답

52 상수의 인공정수과정으로 옳은 것은?

① 소독 → 침전 → 폭기 → 여과
② 여과 → 침사 → 소독 → 침전
③ 소독 → 여과 → 침전 → 침사
④ 침전 → 폭기 → 여과 → 소독
⑤ 침전 → 침사 → 소독 → 여과

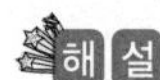 상수의 정수과정은 취수 → 스크린 → 염소 전 처리 → 침사지 → 응집제 투입(약품 투입) → 교반 → 침전지 사(모래)여과 → 염소 후 처리 → 정수지 → 송수펌프 → 송수 급수 상수처리과정을 요약하면 침전 - 폭기 - 여과 - 소독의 단계로 정수과정이 이루어진다.

53 우리나라 보건의료체계에서 가정간호사업의 구성요소는?

㉠ 가정간호자원개발
㉡ 병원중심 가정간호와 지역사회중심 가정간호로 자원배치
㉢ 국민이 원하는 가정간호제공
㉣ 가정간호사업의 효과에 대한 평가

① ㉠, ㉡, ㉢
② ㉠, ㉢
③ ㉡, ㉣
④ ㉣
⑤ ㉠, ㉡, ㉢, ㉣

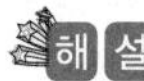 가정간호사업이란 한 국가의 보건의료 전달체계의 구성요소로서 급만성 질환을 앓고 있는 재가환자나 간호요구가 있는 자를 대상으로 건강증진, 건강회복, 재활 또는 임종을 위해 의사의 처방에 의한 치료적 서비스와 전문간호기술 및 교육을 제공하는 간호방법이며, 가정을 보건의료장소로 하여 전문적인 간호를 제공하는 간호사업의 한 분야로서 단순히 장소가 가정이라는 점보다 간호의 대상이 가정 전체라는 데 의의가 있다.

54 다음 중 간호사가 할 수 있는 환경관리로 옳은 것은?

꼭 나오는 유형

㉠ 간호사가 장비와 가구의 상태를 점검하는 것은 환자의 안전과 관련된다.
㉡ 물품관리를 철저히 무균적으로 한다.
㉢ 청소도구와 청소방법을 지도 및 감독하여 병동의 청결상태를 유지한다.
㉣ 계속 있는 환자와 가족을 위해 간호사가 일정한 간격으로 환기시킨다.

① ㉠, ㉡, ㉢
② ㉠, ㉢
③ ㉡, ㉣
④ ㉣
⑤ ㉠, ㉡, ㉢, ㉣

해설 간호사가 할 수 있는 환경관리는 안전관리, 위생적인 환경유지, 안정된 분위기, 사생활 유지 등이다.

정답 52 ④ 53 ① 54 ⑤

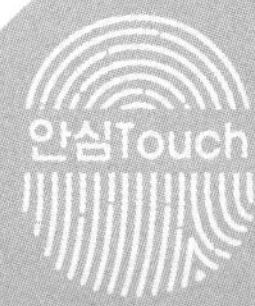

55 보건교육시 전략으로 옳지 않은 것은?

① 시선을 한 곳에 집중하지 말고 전체에게 골고루 안배한다.

② 전달하고자 하는 의미를 희석시키기 않도록 필요 이상 다양한 예는 들지 않는다.

③ 교육자가 잘 했을 때 칭찬을 해주고 잘못시 지적하지 않는다.

④ 질문시 모르는 답이 있으면 다음 기회에 알려준다고 약속한다.

⑤ 주의집중이 어려울 때 질문을 해서 참여의식을 높인다.

해설 ③ 잘못했을 때는 지적해야 한다.

56 채용 전 건강진단의 목적은?

> ㉠ 건강기초자료
> ㉡ 적성에 맞는 부서 배치
> ㉢ 감염병 발견
> ㉣ 직업병 발견

① ㉠, ㉡, ㉢

② ㉠, ㉢

③ ㉡, ㉣

④ ㉣

⑤ ㉠, ㉡, ㉢, ㉣

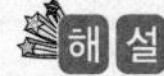

㉣은 정기검진의 목적이다.

채용 전 건강진단의 목적

- 개인건강에 관한 기본기록을 얻어서, 근로자가 자신, 동료, 대중에 대한 위험 없이(감염병 발견 등) 해당직무를 수행함에 적합한지 여부를 가린다.
- 질과 양 측면에서 생산에 불리한 노동력이 축적되지 않도록 한다.
- 치료 가능한 신체결함을 근로자 스스로 교정할 수 있는 기회를 부여하는 데 있다.

55 ③ 56 ① 정답

57 보건교육에 대한 정의로서 가장 잘 표현한 것은?

꼭! 나오는 유형

① 건강증진과 동일한 개념이다.
② 얻어진 지식을 비판 없이 받아들여 실천에 옮기는 것이다.
③ 교육을 통해 태도, 생각을 변화시켜 실천하도록 하는 것이다.
④ 질병을 예방하기 위해 사용하는 방법이다.
⑤ 대상자에게 전문 건강지식을 가르친다.

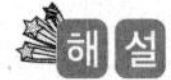
보건교육의 정의
보건교육이란 단순히 지식을 전달하거나 가지고 있는데 그치는 것이 아니라 건강을 자기 스스로 지켜야 한다는 태도를 가지고 건강에 올바른 행동을 일상생활에서 습관화하도록 돕는 교육과정이다.

58 지역보건의료계획에 대한 설명으로 틀린 것은?

① 보건의료수요 측정
② 보건의료에 관한 장단기 공급대책
③ 보건의료의 전달체계
④ 지역보건의료에 관련된 통계수집
⑤ 국가계획과 지역현황

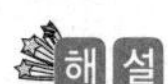
지역보건의료계획의 내용

- 보건의료수요 측정
- 보건의료에 관한 장단기 공급대책
- 인력 · 조직 · 재정 등 보건의료자원의 조달 및 관리
- 보건의료의 전달체계
- 지역보건의료에 관련된 통계수집 및 정리
- 지역현황과 전망

59 학습에 영향을 미치는 요소로 옳은 것은?

㉠ 개인의 능력	㉡ 학습동기
㉢ 파지 및 전이	㉣ 교육장소의 크기

① ㉠, ㉡, ㉢　　② ㉠, ㉢
③ ㉡, ㉣　　④ ㉣
⑤ ㉠, ㉡, ㉢, ㉣

정답 57 ③ 58 ⑤ 59 ⑤

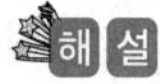

학습에 영향을 미치는 요소
학습동기, 학습자의 준비도, 교육장소의 크기, 온도 · 환기 등의 학습환경, 개인의 능력, 학습자의 개인차, 연습, 이해, 파지(망각에 미치는 요인들과 효과적인 암기방법의 문제), 전이(기본지식을 새 학습상황에 활용 및 응용하는 문제) 등이 포함된다.

60 학교보건교육의 중요성에 대한 설명으로 옳지 않은 것은?

① 보건에 관한 지식의 생활화가 용이하다.
② 학교는 지역사회 중심체로서의 역할을 한다.
③ 학생들의 경우 장기치료를 요하므로 의료비가 증가한다.
④ 학부모들에게까지도 건강지식이나 정보를 전달할 수 있다.
⑤ 학령기의 바른 건강습관이 평생 건강관리 형태에 영향을 미친다.

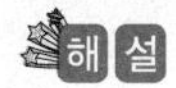

③ 노인보건의 중요성에 해당한다.
학교보건의 중요성
- 학교는 지역사회 중심체로서의 역할을 한다.
- 학교보건은 여러 보건사업을 추진하는 데 유리한 여건을 내포하고 있다.
- 학교인구는 학교가 존재하는 그 지역사회 총 인구의 1/4~1/3 정도나 되는 많은 인구수를 가지고 있다.
- 학생은 배우려는 의욕이 강하기 때문에 보건교육의 효과가 빨리 나타나고 보건에 관한 지식의 생활화가 용이하다.
- 학생들을 통하여 학부모들에게까지도 건강지식이나 정보를 전달할 수 있다.
- 교육집단으로 되어 있어 집단교육실시가 용이할 뿐 아니라 습관화됨으로써 건강한 생애를 보낼 수 있는 기초를 마련하므로 매우 중요하다.

61 폐결핵이 의심되는 초등학생에게 먼저 실시하여야 하는 검사는?

① 혈액 검사
② 객담배양 검사
③ 흉부 X-ray 검사
④ 투베르쿨린 검사
⑤ BCG 예방접종

해설 ③ 폐결핵이 의심되는 초등학생에게 먼저 흉부 X-ray 검사를 실시한다.

60 ③ 61 ③ 정답

62 가족을 대상으로 하는 건강상담의 목적은?

꼭 나오는 유형

① 가족이 알고자 하는 질병에 대한 정보와 환자 간호에 대한 정보를 제공한다.
② 가족의 잠재적 건강문제와 현재 건강문제를 깨닫게 한다.
③ 가족의 자원이용능력을 증대시킨다.
④ 가족이 자신의 문제를 인식하게 하고 문제해결 방안을 스스로 찾을 수 있게 한다.
⑤ 간호사가 전문적인 기술로 가족의 건강문제를 해결해 주는 것이다.

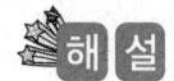

가족 건강 상담의 목적
대상자가 자신의 건강문제의 파악하여 적정기능 수준으로 스스로 건강문제를 해결할 수 있도록 도와 주는데 있다.

63 학교보건사업에 투입된 인적 · 물적 자원을 비용으로 환산하여 목표량에 대한 투입비용을 산출하여 분석하는 평가의 범주는?

꼭 나오는 유형

① 학교보건사업 목적 달성의 정도에 대한 평가
② 투입된 노력에 대한 평가
③ 사업의 적합성에 대한 평가
④ 사업진행에 대한 평가
⑤ 사업의 효율성에 대한 평가

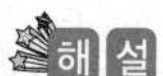

투입된 인적 · 물적 자원을 비용으로 환산하여 목표량에 대한 투입비용을 산출하여 분석 · 측정하는 것은 사업의 효율성에 대한 평가이다.

64 우리나라 음용수의 수질검사 항목에 대한 설명으로 옳은 것은?

① 대장균은 1,000cc 중 검출되지 않아야 한다.
② 수소이온 농도(pH)는 8.5~10.0을 유지해야 한다.
③ 용존산소가 많을 경우 미생물 증식을 도우므로 용존산소는 10ppm 이하를 유지해야 한다.
④ 일반세균 1cc 중 100집락수 이하이어야 한다.
⑤ 물의 색이 없어야 하며 동시에 물맛이 좋아야 한다.

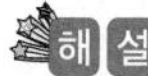

① 대장균은 100cc 중 검출되지 않아야 한다.
② 수소이온 농도는 5.8~8.5이다.
③ 용존산소는 음용수의 수질기준이 아니다.
⑤ 무미하고 색도는 5도 이하이어야 한다.

정답 62 ④ 63 ⑤ 64 ④

65 **가족간호에 대해 평가를 실시하는 사람을 모두 포함하는 것은?** 꼭 나오는 유형

> ㉠ 지역사회 간호사
> ㉡ 보건소장
> ㉢ 가 족
> ㉣ 지역사회 주민

① ㉠, ㉡, ㉢
② ㉠, ㉢
③ ㉡, ㉣
④ ㉣
⑤ ㉠, ㉡, ㉢, ㉣

해설 가족간호는 지역사회 간호사, 가족구성원 전체가 사정에서부터 평가까지 간호과정 전 과정에 참여한다.

66 **일본뇌염 환자가 발생했다. 어떤 방법의 보건교육이 가장 적당한가?**

① 학교교육
② 전시회
③ 대중매체
④ 강연회
⑤ 집단토론회

해설 일본뇌염은 제3급감염병이므로 TV, 라디오, 신문 등의 대중매체를 통해 가장 빠르고 동시에 많은 대상자에게 전달 가능하여야 한다.

67 **10여 명의 농촌어머니에게 이유식이를 지도하려고 할 때 실천에 옮기는 데 가장 도움을 주는 교육방법은?** 꼭 나오는 유형

① 강 의
② 개별상담
③ 집단토의
④ 시범지도
⑤ 강의와 소책자 이용

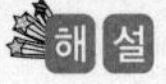
해설 시범지도
시범은 이론과 실제를 동시에 하는 것으로 실물이나 실제 장면을 만들어내어 지도하는 방법으로 이유식이를 실천에 옮기는 데 가장 도움을 주는 교육방법이다.

65 ② 66 ③ 67 ④ 정답

68 **유방암 진단을 위한 자가검진도구의 타당도에 대한 결과이다. 아래 표에서 민감도는?**

유방자가검진	조직검사		계
	양 성	음 성	
양 성	20	10	30
음 성	10	160	170
계	30	170	200

① 20/10　　② 20/30　　③ 160/170
④ 10/170　　⑤ 30/40

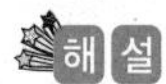 민감도는 실제로 질병에 걸린 사람(30명)이 검사상 실제로 병이 있다고(양성) 나올 확률(20)이므로 20/30이다.

69 **지역보건법에 의거한 보건소의 관장업무에 해당하지 않는 것은?**

① 감염병의 예방 · 관리 및 진료　　② 난임의 예방 및 관리
③ 노인보건사업　　④ 공중위생 및 식품위생
⑤ 최신의료기기 보급

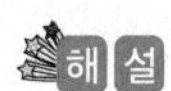 보건소의 기능 및 업무(지역보건법 제11조)

- 건강 친화적인 지역사회 여건의 조성
- 지역보건의료정책의 기획, 조사 · 연구 및 평가
  - 지역보건의료계획 등 보건의료 및 건강증진에 관한 중장기 계획 및 실행계획의 수립 · 시행 및 평가에 관한 사항
  - 지역사회 건강실태조사 등 보건의료 및 건강증진에 관한 조사 · 연구에 관한 사항
  - 보건에 관한 실험 또는 검사에 관한 사항
- 보건의료인 및 보건의료기관 등에 대한 지도 · 관리 · 육성과 국민보건 향상을 위한 지도 · 관리
  - 의료인 및 의료기관에 대한 지도 등에 관한 사항
  - 의료기사 · 보건의료정보관리사 및 안경사에 대한 지도 등에 관한 사항
  - 응급의료에 관한 사항
  - 공중보건의사, 보건진료 전담공무원 및 보건진료소에 대한 지도 등에 관한 사항
  - 약사에 관한 사항과 마약 · 향정신성의약품의 관리에 관한 사항
  - 공중위생 및 식품위생에 관한 사항
- 보건의료 관련기관 · 단체, 학교, 직장 등과의 협력체계 구축
- 지역주민의 건강증진 및 질병예방 · 관리를 위한 지역보건의료서비스의 제공
  - 국민건강증진 · 구강건강 · 영양관리사업 및 보건교육
  - 감염병의 예방 및 관리
  - 모성과 영유아의 건강유지 · 증진
  - 여성 · 노인 · 장애인 등 보건의료 취약계층의 건강유지 · 증진
  - 정신건강증진 및 생명존중에 관한 사항
  - 지역주민에 대한 진료, 건강검진 및 만성질환 등의 질병관리에 관한 사항
  - 가정 및 사회복지시설 등을 방문하여 행하는 보건의료 및 건강사업
  - 난임의 예방 및 관리

정답 68 ② 69 ⑤

70 지역사회 간호사업을 시행할 때 가장 우선적으로 문제를 다루어야 하는 것은?

① 감염성 질환이 발견되었다.

② 주거환경이 불량하다.

③ 교육수준이 매우 낮다.

④ 주민의 평균연령이 높다.

⑤ 당뇨병환자가 많다.

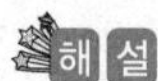

지역사회 간호사업을 시행할 때 우선순위 결정시 고려사항

- 다수에게 영향을 주는 문제(감염성 질환 등)
- 영유아사망의 원인이 되는 문제
- 모성건강문제의 원인이 되는 문제
- 만성질환, 불구
- 지역사회개발에 영향을 주는 문제
- 학동기, 청소년에 영향을 주는 문제

71 1990년대 이후 우리나라 지역사회 간호사업의 중요사건은?

① 농어촌 보건의료를 위한 특별조치법에 근거한 보건진료원 제도

② 산업안전보건법 개정에 따른 산업간호사의 독자적 산업간호사업의 시작

③ 학교보건법제정에 의한 보건교사 배치

④ 가정간호사 법제화

⑤ 의료법의 분야별 간호사로서 보조간호사 명칭 사용

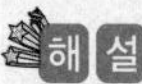

- 산업안전보건법 : 1981년에 제정, 1990년 개정되어 산업간호사의 독자적 산업간호활동 시작
- 농어촌 보건의료를 위한 특별조치법 : 1980년 제정
- 교육공무원법 : 1953년에 제정되어 양호교사가 처음으로 제도화
- 가정간호사 제도 : 1989년에 도입하여 법제화
- 의료법에 분야별 간호사로서 보건간호사 명칭 사용 : 1970년대

70 ① 71 ② 정답

72 평소에 월경량이 많은 부인에게 권장할 만한 피임방법이 아닌 것은? 꼭 나오는 유형

① 먹는 피임약
② 자궁 내 장치
③ 점액관찰법
④ 젤리제
⑤ 주기이용법

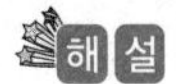
자궁 내 장치 부작용
월경량 증가, 골반염증의 증가, 자궁천공 등

73 임부의 매독치료 시기는?

① 발생 즉시 치료하여야 한다.
② 4개월 이후 치료하면 선천성 매독아 출산을 예방할 수 있다.
③ 6개월 이전에 치료하면 기형아 출산을 예방할 수 있다.
④ 임신 말까지 치료하여야 한다.
⑤ 분만 후 치료한다.

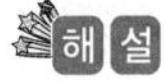
임부의 매독은 선천성 매독아를 출산할 위험이 있으므로 발생 즉시 치료하여야 하며 늦어도 5개월 이전에 치료하여야 한다.

74 보건진료 전담공무원의 업무촉진을 위하여 마을건강요원을 활용하도록 권장하고 있다. 마을건강요원의 활동 가운데 중요한 것은?

① 보건소와의 업무연락
② 응급환자의 처치
③ 진료기록의 보조 및 관리
④ 보건진료 전담공무원과 마을주민 간의 의사소통
⑤ 운영협의회 조직 및 운영

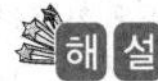
마을건강요원 활동은 마을건강요원이 보건사업 담당간호사의 지도를 받으며 유기적인 교류와 교육을 통해 얻은 보건지식을 마을주민들에게 전달하고 지역의 고혈압, 당뇨병 등 성인병 질환자들의 추구관리를 보조하며 가족계획, 결핵관리, 모자보건 등의 업무를 수행하고 있다. 또한, 이들은 〈건강의 집〉을 운영하면서 각종 환자관리 및 치료상담을 통해 마을주민의 보건향상에 기여하고 있다.

정답 72 ② 73 ① 74 ④

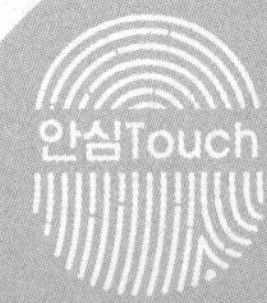

75 우리나라 국민건강수준과 질병양상 변화에 따른 지역사회 건강증진사업의 필요성으로 맞는 것은?

꼭 나오는 유형

㉠ 악성신생물, 뇌혈관 질환이 두드러지게 증가
㉡ 자동차 이용률이 50배 증가
㉢ 만성 퇴행성 질환 증가
㉣ 영아사망률이 출생 100명당 3.0명으로 감소

① ㉠, ㉡, ㉢
② ㉠, ㉢
③ ㉡, ㉣
④ ㉣
⑤ ㉠, ㉡, ㉢, ㉣

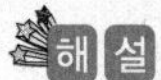
우리나라의 영아사망률은 1999년 출생아 1,000명당 6.2명, 1993년 출생아 1,000명당 9.9명, 1996년 출생아 1,000명당 7.7명으로 계속 감소하였다.

76 국가는 국민의 건강권 보호를 위해 사회보장제도를 운영하고 있다. 다음 중 의료보장제도의 목표로 가장 거리가 먼 것은?

① 보건의료서비스의 균등분배
② 최상의 의료서비스 제공
③ 보건의료사업의 효과 극대화
④ 보건의료범위 적정수준유지
⑤ 예기치 못한 의료비부담으로부터 재정적 보호

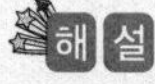
② 최상의 의료서비스가 아니라 기본적인 의료서비스이다.

의료보장제도의 목표

- 예기치 못한 의료비의 부담으로부터 국민을 경제적으로 보장한다(의료비로 인한 가정경제의 파탄 방지).
- 국민간의 보건의료서비스를 균등 분배한다(의료혜택의 균등 분배).
- 보건의료사업의 극대화를 추구한다(국민의료의 효과성과 능률성 제고).
- 보건의료비의 적정수준을 유지한다(국민의료비의 증가 억제).

75 ① 76 ② 정답

77 **음료수에 함유된 불소량과 관련 있는 것은?**

① 치근염 ② 구 취
③ 충 치 ④ 골다공증
⑤ 괴혈병

해설 음료수에 함유된 불소는 함유량이 적으면 충치, 과다하면 반상치가 발생한다.

78 **재가 장애인을 조기 발견하기 위한 방법으로 옳은 것은?**

㉠ 복지전문요원을 통해 정보를 얻는다.
㉡ 동사무소에 등록된 장애인 정보를 활용한다.
㉢ 홍보를 통해 장애인이 직접 등록하도록 한다.
㉣ 가정방문사업을 활성화한다.

① ㉠, ㉡, ㉢ ② ㉠, ㉢
③ ㉡, ㉣ ④ ㉣
⑤ ㉠, ㉡, ㉢, ㉣

해설 재가 장애인을 조기 발견하기 위한 방법으로 행정기관의 기존자료 이용, 복지요원 등의 자원인력활용, 지역주민에 대한 가정방문, 보건소와 관련기관으로부터 의뢰, 대상자나 가족으로부터 요청을 받는 등의 방법이 있다.

79 **사업장에서 근로자에게 실시하는 일반건강진단에 대한 설명이다. 옳은 것은?**

꼭 나오는 유형

㉠ 취업 배치 후 근로자의 건강상태를 정기적으로 파악하여 근로자의 기능간 조화를 확인한다.
㉡ 직업병을 조기에 검출할 수 있다.
㉢ 위험요인이 될 수 있는 건강장애를 조기에 발견하기 위함이다.
㉣ 근로자를 적재적소에 배치하고자 함이다.

① ㉠, ㉡, ㉢ ② ㉠, ㉢
③ ㉡, ㉣ ④ ㉣
⑤ ㉠, ㉡, ㉢, ㉣

정답 77 ③ 78 ⑤ 79 ②

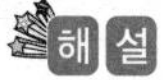
㉡ 특수건강진단의 내용이다.
㉣ 신규채용시 건강진단에 대한 내용이다.

80 어떤 나라의 영아사망률이 감소한다는 것은 무엇을 의미하는가?

① 문화적 수준의 퇴보를 의미한다.
② 신생아 출생율이 높아진 것을 의미한다.
③ 건강수준이 낮아진 것을 의미한다.
④ 1 ~ 4세 인구가 증가한 것을 의미한다.
⑤ 사회적, 경제적, 생물학적 수준이 향상됨을 의미한다.

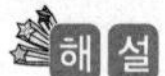
①의 경우 문화적 수준과는 직접적인 관계 없다. ②·③·④ 영아사망률 증가를 의미한다.
영아사망률은 국민소득의 균등분배 정도를 대변해주는 사회지표로 널리 사용된다. 유아사망률이 낮은 선진국의 경우 주요 사인은 내생적 원인(선천적 기형, 출생 상해, 질식 등)인 데 비해, 유아사망률이 높은 개도국의 경우에는 외생적 원인(불결한 환경, 부적절한 의료시설 등)이 더 큰 비중을 차지하고 있다.

81 지역사회간호사업에서 지역사회의 정의는?

① 단순한 행정단위와 같이 일정한 경계를 가진 지역의 주민들을 말한다.
② 사회적 기능을 중심으로 모인 사람들의 집단이다.
③ 일정한 지역에 거주하는 주민들로서 공동의식을 갖고 상호관련성이 있는 사람들의 집단이다.
④ 주민의 개념과 동일한 것이다.
⑤ 감각이나 감성이 중심이 되어 모인 공동체이다.

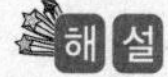
①은 지정학적인 공동체, ②는 기능적 지역사회, ⑤는 감정적 지역사회에 대한 정의이다.
지역사회의 정의
일정지역, 주민의 공동의식, 상호관련성이 있는 사람의 집단

80 ⑤ 81 ③ 정답

82 제한된 보건의료 자원으로 양질의 의료를 공급하기 위한 가장 적절한 방법은?

꼭 나오는 유형

① 저렴한 의료수가
② 의료교육기관 설립
③ 균등한 의료시혜의 분포
④ 의사인력의 확대공급
⑤ 효과적인 의료전달체계의 확립

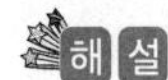

복지서비스 전달체계의 과제는 사회복지를 효과적으로 전달하기 위한 관리의 확립에 있다. 즉 사회복지정책이 설정한 목적이나 목표를 효율적으로 달성하기 위해 한정된 재원으로 가능한 한 국민의 복지증진을 극대화시키는 것이 사회복지전달체계의 관심이자 과제가 된다.

83 다음은 어떤 간호이론의 특성에 대한 설명인가?

- 간호행위를 완전보상체계, 부분보상체계, 지지교육체계로 구분한다.
- 자가간호활동을 통해 인간의 안녕상태를 유지시키는 것을 전제로 한다.

① 오렘의 자가간호이론
② 로이의 적응이론
③ 로저스의 인간고유성 이론
④ 존슨의 행동체계이론
⑤ 뉴만의 건강관리체계이론

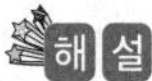

② 로이의 적응이론 : 선천성기전과 후천성기전을 발전시키는 것이다.
③ 로저스의 인간고유성 이론 : 생물학적인 에너지 영역, 교양학적인 상호작용을 도모한다.
④ 존슨의 행동체계이론 : 존슨은 인간을 기능의 결과가 행동으로 관찰될 수 있는 행동체계로 개념화하였다.
⑤ 뉴만의 건강관리체계이론 : 간호목표를 정상방어선을 기초로 설명하였고, 간호행위를 일차간호 · 이차간호 · 삼차간호로 구분하였으며, 간호대상을 개인 · 가족 · 지역사회로 설정하였다.

정답 82 ⑤ 83 ①

84 다음 평가항목은 투입된 노력의 양을 측정하는 것이다. 옳은 것은?

㉠ 간호팀이 사업을 위해 제공한 시간
㉡ 가정방문횟수
㉢ 자원동원횟수
㉣ 지역주민의 행태 변화

① ㉠, ㉡, ㉢
② ㉠, ㉢
③ ㉡, ㉣
④ ㉣
⑤ ㉠, ㉡, ㉢, ㉣

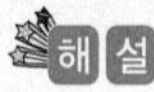
투입된 노력의 양의 측정은 투입된 인력의 동원횟수, 방문횟수를 의미하고 인적 · 물적 자원의 소비량을 산출하여 평가한다. 지역주민의 행태 변화는 목표 달성정도에 대한 평가측정이다.

85 1995년 보건소법이 지역보건법으로 개정되면서 보건소 중심의 간호사업보다 더 강조되고 있는 활동은?

① 감염병 예방을 위한 예방접종사업
② 지역주민의 평생건강관리
③ 학교보건에 대한 협조
④ 보건에 대한 실험 또는 검사
⑤ 보건의료정보 관리사업

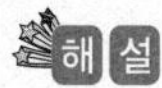
② 1991년 보건소법의 개정으로 방문간호사업이 시작되었으며 1995년 보건소법이 지역보건법으로 개정되면서 주민의 질병관리 측면에서 예방중심으로 변화하였고 보건소를 지역주민의 평생건강관리기관으로 강화하였다.

86 가정에서 계속 치료받아야 할 거동불능 만성환자의 가족계획작성시 지역사회 간호사가 해야 할 일은?

① 가족의 경제수준을 고려한다.
② 가까운 병원의 응급실 이용이 가능한지 확인한다.
③ 환자의 지적 수준을 확인한다.
④ 환자를 가까이서 돌볼 사람이 있는지를 확인한다.
⑤ 환자가 정기적 건강검진을 받는지를 확인한다.

84 ① 85 ② 86 ④ 정답

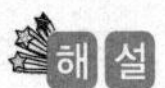

만성질환자의 가정간호기록 작성시 간호사의 임무
환자 가까이서 돌볼 사람, 즉 가족 중 누가, 인근 친척, 자원 봉사자, 사회복지사, 행정기관, 사회복지 시설 등 이용 가능한 자원이 있나 알아본다.

87 보건소에 대한 설명으로 옳은 것은?

㉠ 지역주민 모두를 대상으로 하고 있다.
㉡ 사업전달방식이 하의상달방식에서 상의하달방식으로 전환되었다.
㉢ 지역주민의 건강요구와 지역특성을 반영한 사업을 제공한다.
㉣ 영세민이나 특정질환자를 사업의 대상으로 한다.

① ㉠, ㉡, ㉢
② ㉠, ㉢
③ ㉡, ㉣
④ ㉣
⑤ ㉠, ㉡, ㉢, ㉣

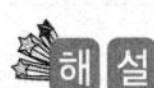

보건소의 사업대상
- 지역주민 모두를 대상으로 그들의 건강요구와 지역특성을 반영한 사업을 제공한다.
- 보건소는 시 · 군 · 구별로 1개소씩 설치한다.
- 정부에서 하향식으로 사업목적과 달성목표가 전달되었으나 현재는 보건소에서 정부로 사업을 전달하는 상향식 사업전달방식으로 전환되었다.
- 기존에는 영세민이나 특정질환자를 사업의 대상으로 하였으나 현재는 지역주민 모두를 대상으로 하고 있다.

88 가족간호사업의 성과(Outcome)에 대한 평가내용으로 가장 적절한 것은?

꼭 나오는 유형

① 의뢰건수는 몇 건이 있었는가?
② 가정간호시 사용된 물품은 적당한가?
③ 가정방문시 가족이 호의적이었는가?
④ 간호중재의 결과가 목표를 어느 정도 성취했는가?
⑤ 충분한 시간을 갖고 간호를 하였는가?

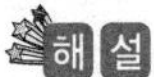

④ 성과에 대한 평가는 계획단계에서 설정해 놓은 목적이 어느 정도 달성되었는지를 측정 및 분석해 보는 것을 말한다. 다음 간호사업에 보다 효율적인 사업을 수행하는 기초자료로 활용하는 데 목적이 있다.

정답 87 ② 88 ④

89 효과적인 지역사회 개발사업을 위하여 지역사회 참여를 유도해야 한다. 지역사회의 참여의 의미가 가장 잘 설명된 것은?

① 이장, 면장 등 행정적인 대표자를 중심으로 주민들의 의견을 모아 상부에 전달하는 것
② 중앙에서 지시한 문제해결방안을 주민들 스스로 집행하여 평가하는 것
③ 지역 내의 문제해결에 있어 외부적 자원이 전혀 없이 주민 스스로 모든 문제를 이끌어가는 것
④ 지역사회 문제발견, 사업계획 수립, 집행, 평가에 주민이 참여하는 것
⑤ 지역주민들이 시간, 돈, 기타 재원과 관련하여 어느 정도 사업에 참여했는가를 파악하는 것

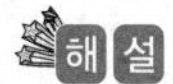

지역사회개발에서의 주민참여는 주민들이 자기들의 이해와 관계되는 문제를 담당하는 행정기관의 개발방향, 개발계획수립, 사업선정, 집행, 평가 등의 과정에 직·간접적으로 참여하여 그 정책결정에 영향을 미치고, 그 시행과정에 자발적으로 참여하는 것을 의미한다.

90 26세된 부인이 2년 후 임신을 목적으로 자궁 내 장치(IUD)를 하러 왔을 때 수집해야 할 사항으로 알맞은 것은?

㉠ 임신경험의 유무	㉡ 자궁내막염의 유무
㉢ 후천성 자궁경부 이상 유무	㉣ 마지막 월경이 끝난 날

① ㉠, ㉡, ㉢
② ㉠, ㉢
③ ㉡, ㉣
④ ㉣
⑤ ㉠, ㉡, ㉢, ㉣

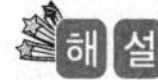

㉣ 자궁 내 장치 삽입 시기는 생리 끝나고 3~5일 이내이므로 생리가 끝난 날이 아니라 시작일을 알아야 한다.

91 가정간호사가 노인환자가 있는 가정을 방문하여 가정환경을 사정하고 있다. 다음 관찰내용 중 즉각적인 조치가 필요한 것은?

① 높이 조절이 가능한 가구
② 샤워 후 젖어 있는 화장실 바닥
③ 눈에 잘 띄지 않는 색채의 방문
④ 작동하지 않는 비상소화기
⑤ 문턱이 없는 노인의 방과 화장실

89 ④ 90 ① 91 ② 정답

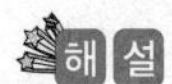 낙상의 기본적인 원인은 현기증, 자세의 불안정, 기립성 저혈압, 감각의 결손, 비정상적인 걸음걸이, 하지 근력의 약화 등이다. 또한 위험한 환경에 적응을 잘못하여 부적절한 조명, 고정되지 않은 깔개, 계단, 젖었거나 미끄러운 바닥, 침대 난간, 빙판길, 미끄러운 도로 등과 같은 외적 요인에 의해서 쉽게 낙상하기도 한다.

92 면담에 대한 설명 중 맞는 것은?

꼭 나오는 유형

㉠ 의견의 정보를 주고받는 한 과정이다.
㉡ 어떤 뚜렷한 목표를 가지고 두 사람 사이에 교환되는 대화이다.
㉢ 면접시 전문직에 대한 학문과 기술이 있어야 한다.
㉣ 개인의 배경을 확인하기 위하여 이루어진다.

① ㉠, ㉡, ㉢
② ㉠, ㉢
③ ㉡, ㉣
④ ㉣
⑤ ㉠, ㉡, ㉢, ㉣

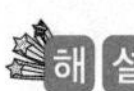 ㉣ 개인의 배경을 확인하기 위해 면담을 하는 것은 아니다.

93 간호사업의 평가내용에 포함되어야 하는 것은?

꼭 나오는 유형

㉠ 평가자
㉡ 평가시기
㉢ 평가도구
㉣ 평가범위

① ㉠, ㉡, ㉢
② ㉠, ㉢
③ ㉡, ㉣
④ ㉣
⑤ ㉠, ㉡, ㉢, ㉣

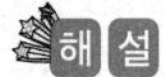 간호사업 평가내용
누가 평가할 것인가, 언제, 어디서 할 것인가, 무엇을 가지고 할 것인가, 어떤 범위로 평가할 것인가 등을 결정한다.

정답 92 ① 93 ⑤

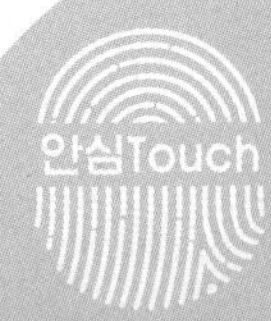

94 산업장의 건강상태 사정시 수집할 내용으로 알맞은 것은?

> ㉠ 산업장의 작업환경
> ㉡ 작업의 특성
> ㉢ 현재의 보건관리 사업과 계획
> ㉣ 근로자의 건강수준

① ㉠, ㉡, ㉢
② ㉠, ㉢
③ ㉡, ㉣
④ ㉣
⑤ ㉠, ㉡, ㉢, ㉣

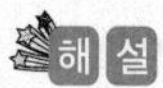

산업장의 건강상태 사정시에는 산업장의 작업환경 및 작업의 특성, 근로자의 건강수준, 자원 및 환경(인적자원, 건물, 기구 및 도구, 자료, 사회, 재정, 시간), 근로자와 환경간의 상호작용 등을 확인한다.

95 체중관리프로그램을 운영하는 보건교사가 수행해야 하는 간호과정이 아닌 것은?

① 학교의 체육교사, 담임, 영양사 등 모두 참여하게 한다.
② 필요시 가정방문을 나간다.
③ 영양평가를 위해 전교생의 체격검사를 실시한다.
④ 비만아동을 프로그램에 참여시킨다.
⑤ 예산을 집행한다.

해설 ⑤ 예산의 계획과 확보는 보건교사가 하지만 예산의 집행은 학교장이 한다.

96 자유기업형 의료기관체계의 단점을 보완하기 위해 정책시 고려해야 할 사항은?

꼭 나오는 유형

① 정부의 간섭을 최소화한다.
② 3차 의료기관을 확대하여 의료의 질적 수준을 향상시킨다.
③ 공공의료기관을 확충하여 국민의 의료에 형평을 기한다.
④ 국민에게 공정하게 의료가 분배되도록 한다.
⑤ 의료기관과 의료자원을 확충하여 자유경쟁체계를 확립한다.

해설 ③ 단점을 보완하기 위해서는 국가의 통제에 따라 국민의료비 증가에 대처하는 형평성 있는 의료 서비스가 제공되어야 한다.

94 ⑤ 95 ⑤ 96 ③ 정답

97 **노인인구의 증가와 생활양식의 변화로 만성 퇴행성 질환이 증가하는 건강증진시대의 보건교육자의 역할은?**

① 대상의 치료적 요구를 충족시키는 진료를 강조하는 보건교육을 한다.
② 건강행위의 적절한 선택을 위한 근거와 행동변화에 동기를 부여한다.
③ 건강활동에 대한 지역사회의 흥미를 자극하는 이벤트 중심의 보건교육을 한다.
④ 잘못된 사회 심리적인 문제를 제외한 신체적 문제를 강조하여 관심과 흥미를 유발하는 보건교육을 한다.
⑤ 잘못된 건강지식에 대한 전문적인 보건지식 전달에 주력한다.

해설 보건교육자는 건강행위에 대한 적절한 선택과 관리를 위한 근거와 행동변화에 동기를 부여하는 역할을 한다.

98 **간호과정 적용의 장점이 아닌 것은?**

① 간호실무 범위를 구체적으로 제시해준다.
② 대상자가 자신의 간호에 참여할 수 있다.
③ 치료요원들이 정보 등을 각각 수집해서 정보의 정확성을 비교할 수 있다.
④ 간호능력 향상으로 간호사 직무만족도를 높인다.
⑤ 건강관리팀의 의사소통을 증진시켜 실무에서 간호사의 실수를 예방하고 환자문제를 신속히 처리하므로 재원기간이 단축되고 의료비용이 절감된다.

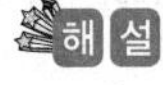
해설 ③ 치료요원 간의 정보의 정확성을 비교하기 위한 목적은 아니다.

간호과정 적용의 장점

간호대상자 측면	간호사 측면	간호직 측면
• 간호의 연속성 유지 • 생략과 중복의 방지 • 개별간호의 향상 • 대상자 참여의 증가	• 업무만족도의 증진 • 지속적인 지식 습득 • 자기신뢰의 증진 • 인력분담 • 실무의 기준	• 협동 촉진 • 간호직 설명

정답 97 ② 98 ③

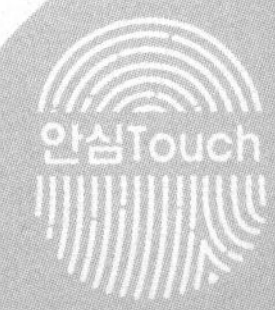

99 여고생에게 임신생리에 대해 보건교육을 하고자 한다. 다음 교육매체 중 생식기계의 구조와 기능에 대한 자료를 시각적으로 제시하여 교육자와 피교육자 간의 시선을 유지할 수 있는 것으로 옳은 것은?

① 슬라이드
② 영 화
③ 투시환등기(OHP)
④ 유인물
⑤ 융 판

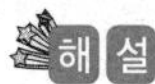 OHP는 교육자가 필요에 따라 필름을 넘기고 중지할 수 있으므로 과정, 사실, 요점 등을 명료하고 효과적으로 전달할 수 있으며, 학생은 화면을 보지만 교사는 학생을 바라보면서 교육할 수 있어 교사와 학생이 시선을 맞추면서 설명할 수 있다. 즉 시각적 자료를 제시하면서 시선유지가 되는 매체이다.

100 산업간호의 목적으로 적절한 것은?

㉠ 산업위생관리	㉡ 근로자의 건강관리
㉢ 보건교육	㉣ 직업병의 진단 및 치료

① ㉠, ㉡, ㉢
② ㉠, ㉢
③ ㉡, ㉣
④ ㉣
⑤ ㉠, ㉡, ㉢, ㉣

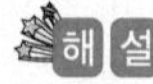 ㉣은 의사의 권한이다.

산업간호의 목적

근로자의 신체적 · 정신적 · 사회적 건강을 고도로 유지 · 증진하기 위하여 근로자와 작업환경으로 구성되어 있는 산업공동체를 대상으로 근로자의 건강관리, 산업위생관리, 보건교육을 일차보건의료 수준에서 제공함으로써 산업체의 자기건강관리능력을 적정기능 수준까지 향상시키는 목표를 달성하고자 하는 것이다.

101 동일한 온도감을 나타낼 때 감각온도(Effective Temperature)의 기습, 기류 조건으로 알맞은 것은?

① 풍속 0.5m/sec 이하, 포화습도
② 무풍상태, 포화습도
③ 풍속 0.5m/sec 이상, 습도 60% 이하
④ 무풍상태, 습도 50% 정도
⑤ 풍속 1.0m/sec 이하, 습도 50% 이상

99 ③ 100 ① 101 ② 정답

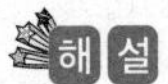 감각온도(Effective Temperature ; ET, 유효온도)는 온도 T℃, 포화습도(습도 100%), 그리고 무풍의 환경을 기준으로 하여 이것과 똑같은 감각을 나타낼 기온, 습도, 기류의 조합을 모두 유효온도로 표현한다(㉑ 어떤 환경의 기온이 65°F(18.3℃), 습도 100%, 무풍일 경우에 그 환경의 유효온도(감각온도)는 65°F라고 한다).

102 **아버지의 만성질환으로 인해 어려움을 겪고 있는 가족을 위한 간호중재목표 중 가장 중요한 것은?**

① 효율적인 가족역할을 재구축하여 가족이 만성질환 관리에 대처할 수 있도록 돕는 것이다.
② 가족의 건강문제를 인식하게 하고, 가족의 자기 건강관리능력을 함양시키는 것이다.
③ 가족이 질병에 효율적으로 대처할 수 있는 구체적인 지식과 기술을 함양시키는 것이다.
④ 가족의 건강문제가 악화되는 것을 막고 적정기능수준 향상을 도모하는 것이다.
⑤ 가족이 가진 자원을 조사하고 최대한 이를 활용할 수 있도록 돕는 것이다.

해설 ① 효율적인 가족역할을 재구축하여 가족이 만성질환 관리에 대처할 수 있도록 돕는 것이다.

103 **산업보건에 관한 설명으로 옳은 것은?** 꼭 나오는 유형

㉠ 산업장의 작업조건이 근로자의 건강을 해치지 않도록 보호한다.
㉡ 작업에 부적응을 일으키는 요인을 파악하여 개선 또는 제거한다.
㉢ 신체적 · 정신적으로 적성에 맞는 작업환경에서 일하도록 배치한다.
㉣ 기업주와 근로자간의 인화관계를 유지한다.

① ㉠, ㉡, ㉢ ② ㉠, ㉢
③ ㉡, ㉣ ④ ㉣
⑤ ㉠, ㉡, ㉢, ㉣

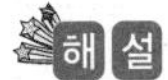 산업보건
국제노동기구(ILO)와 세계보건기구(WHO)에서는 '모든 직업에서 일하는 근로자들의 육체적 · 정신적 · 사회적 건강을 유지 · 증진시키며, 작업조건으로 인한 질병을 예방하고, 건강에 유해한 취업을 방지하며, 근로자를 생리적 · 심리적으로 적합한 작업환경에 배치하여 일하도록 하는 것'으로 산업보건을 정의하고 있다.

정답 102 ① 103 ⑤

104 영아사망률과 모성사망률을 감소시키기 위한 지역사회 모자보건사업은?

① 영양관리
② 병원시설 확충
③ 조산소 분만 증가
④ 지속적 산전관리사업
⑤ 철분제 투약

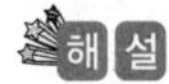 지역사회 모자보건사업
임신의 전 기간에 걸쳐 산모의 건강을 해침이 없이, 건강한 태아를 분만하도록 하는 것으로 모성사망률과 영아사망률을 낮추기 위한 가장 효과적인 사업이다.

105 가족의 위기대처능력에 영향을 미치는 것은 무엇인가?

㉠ 지역사회 자원이용	㉡ 가족 내 의사소통
㉢ 가족의 통합이나 결속	㉣ 가족역할 재분배

① ㉠, ㉡, ㉢
② ㉠, ㉢
③ ㉡, ㉣
④ ㉣
⑤ ㉠, ㉡, ㉢, ㉣

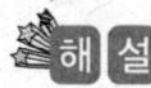 지역사회 자원 이용력이 좋고 가족구성원 간에 상호관계가 좋은 경우 대처능력이 발달된다. 그러나 결손가정이나 의사소통장애 등이 있으면 대처능력이 떨어질 수 있다.

106 간호대상자의 자가간호기술 습득을 위한 보건교육방법으로 좋은 것은?

꼭 나오는 유형

① 상 담
② 대중매체 이용
③ 시 범
④ 견 학
⑤ 강 의

해설 시범교육
실제 물건이나 자료를 가지고 시범하는 방법으로 동기유발이 용이하며 직접 눈으로 보고 배우기 때문에 자가간호기술 습득에 용이하다.

104 ④ 105 ⑤ 106 ③ 정답

107 보건교사가 시력저하 아동들의 시력보호를 위해 점검해야 할 사항으로 옳은 것은?

> ㉠ 교실 내의 모든 표면을 광택으로 한다.
> ㉡ 광선의 방향은 좌후방이어야 한다.
> ㉢ 창 면적이 마루 면적의 15%가 되도록 한다.
> ㉣ 남향 건물에서 햇빛이 비치는 면의 창이 불투명한지 확인한다.

① ㉠, ㉡, ㉢
② ㉠, ㉢
③ ㉡, ㉣
④ ㉣
⑤ ㉠, ㉡, ㉢, ㉣

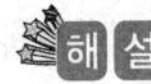
해설 ㉠ 빛반사로 눈부심을 막기 위해 교실 내의 모든 표면을 무광택으로 한다.
㉢ 창 면적이 마루 면적의 20~25%가 되도록 한다.

108 인구의 노령화 현상을 나타내는 것으로 옳지 않은 것은?

① 노년부양비의 증가
② 노인인구 비율의 증가
③ 평균수명의 연장
④ 노인인구의 성비감소
⑤ 노령화 지수의 증가

해설 노인인구의 성비감소는 남자노인보다 여자노인의 평균수명이 높기 때문이며 노령화 현상과는 관계가 없다.

109 지역사회 간호사 역할 중 연구자의 역할에 관한 설명으로 옳은 것은?

꼭 나오는 유형

① 간호사업 조직을 개발하고 구성하며 평가를 담당한다.
② 유용한 기관이나 자원을 대상자에게 소개한다.
③ 건강문제를 과학적인 접근을 통해 논리적으로 분석한다.
④ 지역주민을 대상으로 직접적 · 간접적 방법을 통해 보건교육을 실시한다.
⑤ 대상자의 권리를 옹호하며 지지해준다.

해설 지역사회 간호사 역할 중 연구자의 역할
실무현장에서 과학적인 접근을 통해 질문을 제기하며 가설을 설정하여 검증하고 논리적으로 분석하여 결론을 유출해내며 연구결과를 실무현장에 적용하는 역할을 한다.

정답 107 ③ 108 ④ 109 ③

110 지역사회 간호사가 지역주민의 건강문제를 파악하기 위해 활용할 수 있는 2차자료가 아닌 것은?

① 지방자치단체의 연보
② 주변의 친척들로부터 얻은 자료
③ 과거 질병기록
④ 가족구성원들로부터 직접 얻은 진술
⑤ 공공단체의 연구논문과 행정통계

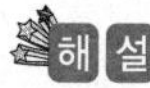 ④ 직접적으로 들은 진술은 1차자료에 해당한다.

의료보건자료

- 1차자료 : 관찰, 대상자나 가족구성원들로부터 직접 얻은 진술
- 2차자료 : 다양한 자료원인 통계자료, 주변의 친척들로부터 얻은 자료, 과거 질병기록, 보고자료, 센서스, 행정통계, 연구논문 등

111 간호과정의 정의에 대한 설명으로 옳지 않은 것은?

① 간호과정의 각 단계는 상호관련되어 있다.
② 간호과정은 사정, 진단, 계획, 수행, 평가 단계로 구성된다.
③ 모든 대상자에게 집단적인 간호를 제공한다.
④ 사정단계는 현재의 건강상태에 대한 질을 평가하는 것이다.
⑤ 간호과정은 순환적인 과정으로 사정에서 평가까지 연속적이다.

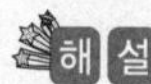 ③ 모든 대상자에게 집단적인 간호가 아닌 개별적인 간호를 제공하는 체계적인 문제해결방법이다.

간호과정의 5단계

- 사정 : 현재의 건강상태에 대한 질을 평가하는 것
- 진단 : 대상자의 자료분석과 해석, 간호진단 진술 및 확인
- 계획 : 목표와 우선순위 설정, 간호지시 내림
- 수행 : 간호활동 기록, 간호계획 수행
- 평가 : 목표의 성취정도 측정, 목표성취에 대한 긍정적, 부정적 영향요인 확인, 필요시 간호계획을 수정

110 ④ 111 ③ 정답

112 한 집단의 어떤 평균을 측정한 하나의 값으로 대표값에 해당하는 것은?

㉠ 최빈값	㉡ 분 산
㉢ 산술평균	㉣ 표준편차

① ㉠, ㉡, ㉢　　② ㉠, ㉢
③ ㉡, ㉣　　④ ㉣
⑤ ㉠, ㉡, ㉢, ㉣

해설 대표값에는 산술평균, 중앙값, 최빈값이 있으며 범위, 분산, 표준편차는 산포도에 해당한다.

113 다음은 식중독과 식품의 보존방법에 대한 내용이다. 잘못 설명된 것은? 꼭 나오는 유형

① 포도상구균 식중독을 예방하기 위해서는 화농과 편도선염을 가진 사람이 음식을 취급하지 말아야 한다.
② 웰치균 식중독은 어류나 육류 또는 그 가공품 등 단백질 식품이 주요 원인식품이며 가열 후 즉시 섭취하거나 급냉시키면 균의 증식을 억제할 수 있다.
③ 건조법은 미생물의 생육에 필요한 수분을 식품으로부터 제거시켜 미생물의 생육을 저지시키는 방법으로 주로 곡류에 이용되며 수분함유량이 50% 이하여야 한다.
④ 우유는 60~63℃로 30분간 가열하는 저온살균법을 사용한다.
⑤ 저장음식에서 설탕에 절이는 비율은 일반적으로 50%의 농도를 사용한다.

해설 ③ 일반적으로 수분함유량이 15% 이하에서는 세균이 번식하지 못한다.

114 우리나라 1980년대 이후 공중보건사의 중요 이정표에 해당한 것은?

㉠ 농어촌 보건의료법을 위한 특별조치법의 제정과 일차보건법
㉡ 지역보건법
㉢ 건강증진법
㉣ 의료보험제도의 실시

① ㉠, ㉡, ㉢　　② ㉠, ㉢
③ ㉡, ㉣　　④ ㉣
⑤ ㉠, ㉡, ㉢, ㉣

정답 112 ② 113 ③ 114 ①

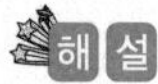 공중보건사의 중요 이정표

- 농어촌 보건의료를 위한 특별법 : 1980년
- 지역보건법 : 1995년
- 국민건강증진법 : 1995년
- 우리나라 의료보험제도의 시작은 1977년이며, 1989년 전 국민 의료보험이 도입되었다.

115 건강증진을 위하여 집단검진을 시행하고자 할 때 선행조건으로 옳은 것은?

㉠ 조기 발견가능하며 발견시 효과적인 치료방법이 있어야 한다.
㉡ 검사방법이 기술적으로 시행이 쉽고 검사의 단가가 싸야 한다.
㉢ 일반 대중에게 검사방법이 수용되어야 한다.
㉣ 특정 질병에 대한 위험이 큰 사람에게 관심을 갖는다.

① ㉠, ㉡, ㉢　② ㉠, ㉢
③ ㉡, ㉣　④ ㉣
⑤ ㉠, ㉡, ㉢, ㉣

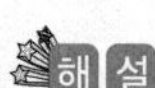 ㉣ 특정질병이 아니라 기초적 질병에 대한 예방이 우선이다.

집단검진의 조건

- 민감하고 특수한 검진도구가 있어 검진방법이 정확해야 한다.
- 검사방법이 기술적으로 시행이 쉽고 검사의 단가가 싸며 일반 대중에게 검사방법이 수용되어야 한다.
- 조기 발견가능하며 발견시 효과적인 치료방법이 있어야 한다.
- 검진을 위해 투자하는 비용, 시간, 노력이 질병의 초기발견에 효과적이어야 한다.

116 보건복지부는 국가보건 의료체계를 구성하는 보건의료자원을 개발하려고 한다. 다음 중 보건의료자원을 말하는 것은?

㉠ 보건간호인력　㉡ 보건의료시설
㉢ 보건의료장비　㉣ 보건의료지식

① ㉠, ㉡, ㉢　② ㉠, ㉢
③ ㉡, ㉣　④ ㉣
⑤ ㉠, ㉡, ㉢, ㉣

115 ① 116 ⑤ 정답

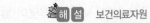

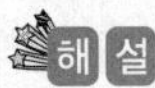 보건의료자원
- 인력 : 보건의료분야에 종사하는 자
- 시설 : 1차, 2차, 3차 보건의료기관
- 보건의료장비 및 물품 : 의약품, 의료장비와 기구
- 보건의료지식 및 기술 : 과학적 검증을 거친 축적된 의학적 지식

117 **노인은 높은 상해를 경험하는 연령층이다. 노인의 상해위험을 높이는 요인은?**

㉠ 감각기관 기능 감소	㉡ 근육, 뼈 약화 초래
㉢ 운동성 장애를 초래하는 만성질환	㉣ 통증에 민감하여 과다반사 작용

① ㉠, ㉡, ㉢　② ㉠, ㉢
③ ㉡, ㉣　④ ㉣
⑤ ㉠, ㉡, ㉢, ㉣

해설 ㉣ 노인은 통증에 민감하지 않으며 감각기능과 반응력이 감소되어 운동반사신경이 둔감할 뿐 아니라, 체질적 이유로 가벼운 충격에도 심각한 상해를 입는 일이 많다.

118 **지역사회 간호사가 한 가정을 방문하였는데 다음 상황을 목격하였다. 적절한 진단과 우선적 중재로 맞는 것은?** 꼭! 나오는 유형

> 한 가정을 방문하니 8세된 ○○의 머리에 3cm 정도 찢어진 상처가 있었고, 간호사가 살펴보고자 했으나 아이는 괜찮다며 상처를 숨기는 듯 했다. 다친 경위를 물으니 아이는 이야기를 하지 않고 엄마 눈치만 살폈다. 병원치료가 우선이라는 생각이 들어 아이에게 병원에 가자고 설득을 했지만 어머니는 병원에 갈 필요가 없다고 하였다.

① 지진아동양육에 대한 상담 및 지역자원 소개
② 지진아동의 부모교육 및 상담
③ 학대아동에 대한 학대사실 확인 및 상담
④ 학대아동에 대한 관련기관 신고 및 부모교육
⑤ 과잉행동아동의 양육에 대한 상담 및 부모교육

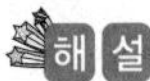 ③ 아동이 신체적으로 학대를 받는 가정으로 간호사는 학대사실을 확인하고 부모와 아동을 상담해야 한다.

정답 117 ① 118 ③

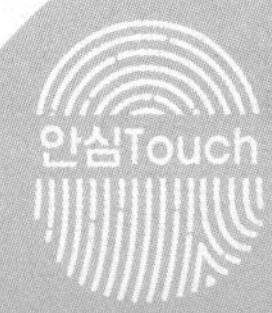

119 **소규모 작업장에서 같은 자리에 앉아서 일하는 공장의 여자 근로자에게 VDT 증후군이 발생할 우려가 있을 때 효과적으로 예방하기 위해 간호사가 할 수 있는 방법은?**

① 작업 책상에 홍보 스티커를 붙여 놓는다.
② 근무교대 시간에 방송을 한다.
③ 식당 게시판에 유인물을 붙여 놓고 읽을 수 있도록 한다.
④ 전단지를 이용한다.
⑤ 강의실 교육을 한다.

해설 ① 종일 앉아서 일하는 근로자이므로 앉은 자리에서 수시로 예방방법을 읽고 실천할 수 있도록 작업 책상에 스티커를 붙여 놓는 것이 가장 효과적이다.

120 **가정방문시 생후 2개월 된 첫 아이를 모유수유하고 있는 부인을 발견하였다. 이 경우 터울조절을 위해 권장할 수 있는 피임방법 중 가장 적절한 것은?**

① 난관결찰술
② 먹는 피임약
③ 정관수술
④ 자궁 내 장치
⑤ 체외사정법

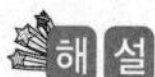

터울조절이 목적이므로 영구불임술은 적합하지 않으며 모유수유 중이므로 경구피임약도 사용하지 않는 것이 좋다. 체외사정의 경우 적용할 수는 있으나 실패율이 높다. 자궁 내 장치는 분만 후 4~6주 경 수유와 상관없이 시술이 가능하므로 가장 적합한 방법이다.

121 **지역사회 간호사업 실현성의 검토로 옳은 것은?** 꼭 나오는 유형

> ㉠ 기술적 타당성 – 그 발생이 기술적으로 가능하여 효과가 있는 것을 말한다.
> ㉡ 사회적 타당성 – 각계의 지지도를 말한다.
> ㉢ 경제적 타당성 – 경제적으로 가능하고 효과적인 것을 말한다.
> ㉣ 정치적 타당성 – 사업 대상자들의 수용도를 말한다.

① ㉠, ㉡, ㉢
② ㉠, ㉢
③ ㉡, ㉣
④ ㉣
⑤ ㉠, ㉡, ㉢, ㉣

해설 ㉡ 사회적 타당성 : 수용성
㉣ 정치적 타당성이 아닌 법적 타당성을 고려해야 한다.

119 ① 120 ④ 121 ② 정답

122 **국가보건의료체계를 이루는 하부구조 가운데 의료서비스에 대한 수요가 가용자원을 초과하므로 기획을 통해 보건의료서비스에 대한 우선순위를 결정하는 역할을 하는 것은?**

① 보건의료자원 개발
② 보건의료 제공
③ 자원의 조직적 배치
④ 경제적 재원 확보
⑤ 관 리

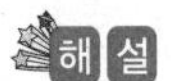

의료체계의 하부구조 다섯 분야
의료자원의 개발, 자원의 조직화, 의료서비스의 제공의 3개 분야, 재정 지원과 정책 및 관리의 2개 분야

123 **지역사회를 이해하기 위한 필수요소에 해당하지 않는 것은?**

① 간호대상자와의 관계
② 간호활동
③ 간호수단
④ 교육과정
⑤ 간호의 목적

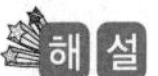

지역사회를 이해하기 위한 필수요소
간호과정(간호 활동과 간호 대상자와의 관계), 대상이 추구하는 목표, 적정기능수준 향상이라는 목표를 달성하기 위한 간호수단

124 **지역사회 간호문제 중 우선순위가 가장 높은 것은?**

① 다수에게 영향을 주는 문제
② 학동기, 청소년에 영향을 주는 문제
③ 영유아 사망의 원인이 되는 문제
④ 지역사회 개발에 영향을 주는 문제
⑤ 만성질환 및 불구문제

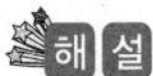

지역사회 간호문제의 우선순위
다수에게 영향을 주는 문제 → 영유아 사망의 원인이 되는 문제 → 모성건강문제의 원인이 되는 문제 → 만성질환, 불구 → 지역사회 개발에 영향을 주는 문제 → 학동기, 청소년에 영향을 주는 문제 순으로 결정한다.

정답 122 ⑤ 123 ④ 124 ①

125 지역사회간호과정 중 교환과정이 많이 사용되는 단계는?

꼭 나오는 유형

① 지역사회 건강사정 단계
② 지역사회 간호계획 단계
③ 지역사회 간호수행 단계
④ 지역사회 간호평가 단계
⑤ 지역사회 자료수집 단계

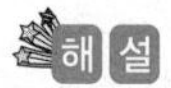

교환과정은 물질적 · 비물질적인 것을 상호 주고받는 과정으로 교환이 이루어지는 양자의 관계는 서로 대등한 위치에서 일어나며 간호수행 단계에서 많이 일어난다.

126 노인간호에서 노인의 기능적 수행 평가의 중요성에 대한 설명으로 옳은 것은?

㉠ 노인에게 필요한 돌봄의 수준을 정확히 예측해 낼 수 있다.
㉡ 치료를 위해서 우선시되어야 할 것이 무엇인지를 알 수 있다.
㉢ 노인의 건강상태에 대한 전문가들의 의사소통에 편리한 방법을 제공한다.
㉣ 최적의 수행을 위하여 어떠한 치료방법을 사용해야 하는지 알 수 있다.

① ㉠, ㉡, ㉢
② ㉠, ㉢
③ ㉡, ㉣
④ ㉣
⑤ ㉠, ㉡, ㉢, ㉣

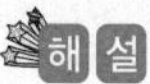

노인의 기능적 수행 평가의 중요성

- 어느 활동이 노인에게 가장 중요하며, 치료를 위해서 우선시되어야 할 것은 무엇인지를 알 수 있다.
- 기능적 활동이 노인에게 어떠한 변화와 균형을 가져다 주는지를 알 수 있다.
- 최적의 수행을 위하여 어떠한 치료방법을 사용해야 하는지를 알 수 있다.

127 가정간호사 및 호스피스제도의 도입동기에 대한 설명으로 옳지 않은 것은?

① 인구의 고령화로 인하여
② 거동불편 인구의 증가로 인하여
③ 의료보험의 전국민 개보험화로 인한 의료이용이 증가하였기 때문
④ 급성 감염병 이환에서 만성 - 퇴행성질환의 이환이 증가하였기 때문
⑤ 저소득 주민의 의료이용 접근율을 높이기 위하여

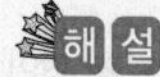

가정간호사 및 호스피스제도의 도입동기

- 급격한 사회, 경제적 여건변화로 인구의 고령화를 가져오고 있다.
- 질병양상의 변화로 급성 감염병 이환에서 만성 - 퇴행성질환의 이환이 증가되었다.
- 의료보험이 전국민 개보험화가 되어 의료이용이 증가되었다.

125 ③ 126 ⑤ 127 ⑤ 정답

128 가족이론 중 상호작용이론에 관한 설명이다. 옳은 것은?

꼭 나오는 유형

㉠ 가족단위의 변화는 가족구성원들의 행동의 산물이라고 본다.
㉡ 개인의 행위는 가족구성원들의 상호작용을 통해 형성된다고 본다.
㉢ 가족의 역할, 갈등, 의사소통, 의사결정 등의 가족 내 내적인 과정에 초점을 둔다.
㉣ 가족단위의 변화요인으로 외적, 환경적 요인을 중시한다.

① ㉠, ㉡, ㉢　② ㉠, ㉢　③ ㉡, ㉣
④ ㉣　⑤ ㉠, ㉡, ㉢, ㉣

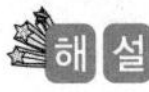 해설 ㉣ 가족단위의 변화요인은 외적, 환경적 요인의 중시가 아니라 가족구성원들의 행동의 산물이라고 본다.

129 지역사회건강진단을 위한 자료수집방법으로 가장 추천할 만한 것은?

① 기존자료 수집과 지역사회가 갖고 있는 정보를 직접 수집
② 직접 면담을 통한 자료수집
③ 설문지조사를 통한 사전조사
④ 지역사회의 인간집단을 싸고 있는 환경에 대한 조사
⑤ 통계자료 이용

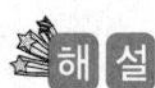 해설 ① 기존자료인 센서스, 행정통계, 보고자료, 연구논문, 주변의 친척들로부터 얻은 자료, 과거 질병기록 등을 활용하는 방법과 지도자 면담이나 참여관찰, 현지조사, 설문지 조사 등 직접정보를 수집하는 방법을 활용한다.

130 일정기간 내에서 이환자수의 특정인구에 대한 비율로, 동태(動態)를 나타내는 것은?

① 유병률　② 평균 사망률　③ 발병률
④ 발생률　⑤ 치명률

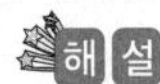 해설 인구동태는 발병률, 인구정태는 유병률이다.

- 유병률 : 발병시점과 관계없이 어떤 지역에서 어떤 시점(특정일)에 조사한 이환자(罹患者) 수를 그 지역 인구수에 대하여 나타내는 비율로 특정 질병 있는 사람 수나, 크기
- 평균 사망률 : 어느 인구집단을 대상으로 한 1년간의 사망자수가 그해의 그 인구집단 전체 인구에 대하여 차지하는 비율
- 발병률 : 일정기간 내에서 이환자수의 특정인구에 대한 비율. 이병률 · 이환율이라고도 함. 이것은 유병률(有病率)이 정태(靜態)를 나타내는 것에 비해 동태(動態)를 나타냄
- 치명률 : 어떤 질환에 의한 사망자수를 그 질환의 환자수로 나눈 것

정답 128 ① 129 ① 130 ③

131 산업장 근로자들이 자신의 건강문제를 스스로 해결할 수 있도록 동기부여 및 당면한 근로환경의 개선을 위해 능동적 접근을 촉구하는 것은 산업장 간호사의 어떤 역할인가?

① 변화촉진자　② 상담자　③ 대변자
④ 교육자　⑤ 직접 간호제공

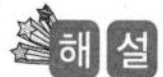
근로자들이 자신의 건강문제를 스스로 해결할 수 있도록 동기부여 및 당면한 근로환경의 개선을 위해 능동적 접근을 촉구하는 것, 즉 의사결정에 영향력을 행사하여 보건의료를 위한 변화를 효과적으로 가져오도록 돕는 것은 산업장 간호사의 변화촉진자로서의 역할에 해당된다.

132 지역사회간호사가 지역사회방문을 하려고 한다. 가정방문시 순서로 옳은 것은?

㉠ 임산부	㉡ 성병환자
㉢ 학령기아동	㉣ 결핵환자

① ㉠ → ㉡ → ㉢ → ㉣　② ㉠ → ㉢ → ㉡ → ㉣
③ ㉢ → ㉠ → ㉡ → ㉣　④ ㉢ → ㉠ → ㉣ → ㉡
⑤ ㉣ → ㉡ → ㉠ → ㉢

해설 가정방문의 우선순위

- 비감염성 대상자
- 문제가 있는 대상자
- 급성질환을 우선적으로 방문
- 의심이 있는 대상자
- 신환자
- 경제, 교육수준이 낮은 층
- 집합되어 있는 곳. 단, 감염병이나 질병에 대한 감염력이 있는 환자는 제일 나중에 방문

133 학교보건교사가 학생과 교직원의 건강상태를 사정하고자 할 때 조사해야 할 것은?

꼭 나오는 유형

㉠ 교직원 건강진단결과	㉡ 보건실 이용상태와 주 호소내용
㉢ 결석률과 결석의 원인	㉣ 교내 안전상태

① ㉠, ㉡, ㉢　② ㉠, ㉢　③ ㉡, ㉣
④ ㉣　⑤ ㉠, ㉡, ㉢, ㉣

131 ① 132 ② 133 ① 정답

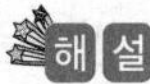 학교 구성원의 건강상태 사정시 필요한 자료
- 학생과 교직원의 건강상태와 진단결과
- 보건실 이용상태와 주 호소내용
- 결석률과 결석의 원인 등 구성물과 자원 간의 상호작용을 파악하고 사정

134 **산업장 작업환경관리방법 중 가장 최후의 수단으로 사용해야 하는 것은?**

① 보호구 선택에 대한 지도
② 작업장 순회점검
③ 작업환경측정 및 평가
④ 작업환경관리실태 파악
⑤ 작업환경측정결과 사후조치

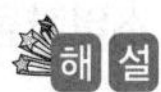 ① 보호구는 위험물로부터 근로자들의 신체를 보호하기 위해 만들어진 보조기구로서 근본적 대책은 아니다.

작업환경 및 작업관리방법
- 작업환경관리실태 파악 및 작업장 순회점검
- 작업환경측정 및 평가
- 작업환경측정결과 사후조치
- 유해작업환경 개선에 대한 지도
- 작업방법 지도
- 보호구 착용 지도

135 **학생수가 300명인 A 초등학교에서 집단 급식 후 세균성이질 환자들이 발생하였다. 이 학교에서 취해야 할 조치는?**

	신고의무자	신 고	보 고
①	학교장	3차병원	보건복지부
②	학교장	보건복지부	교육청
③	학교장	보건소	교육청
④	보건교사	보건소	학교장
⑤	보건교사	교 의	학교장

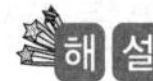 ③ 감염병환자 발생시 학교장은 즉시 관할보건소장에게 신고하고 교육청에 보고한다.

정답 134 ① 135 ③

136 ○○초등학교 학생들 손씻기 보건교육을 실시하고자 한다. 가장 효과적인 방법은?

① 역할극
② 시 범
③ 그룹토의
④ 패널토의
⑤ 분단토의

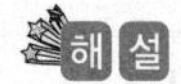 시범교육
이론과 함께 시각적으로 볼 수 있는 모든 실제 물건을 사용하는 것으로 말이나 토의로는 전달이 어려운 어떤 행동이나 절차를 수행하는 방법을 자세하게 보여주므로 시청각 효과가 크다.

137 학교 간호사업의 평가시 학교 보건 인력 참여와 건강 관리실 소모품의 소비량을 산출하는 평가는?

① 사업진행에 대한 평가
② 투입된 노력에 대한 평가
③ 사업효율에 대한 평가
④ 사업적합성에 대한 평가
⑤ 목표달성 정도에 대한 평가

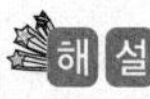 ② 재정적 예산보다 투입된 인적자원의 소비량, 물적 자원 소비량, 즉 간호사가 간호사업을 위해 얼마나 노력을 기울였는지를 평가한다.

138 비례사망지수가 낮은 지역에서 간호사가 우선적으로 관심을 가져야 할 집단은?

꼭 나오는 유형

① 영 아　　② 모 성
③ 노 인　　④ 여 성
⑤ 모 두

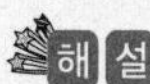
- 비례사망지수가 낮으면 영아 사망률이 높은 것을 의미하므로 지역의 건강수준이 낮음을 증명한다.
- 비례사망지수(PMI) : 연간 총 사망수에 대한 50세 이상의 사망자수를 퍼센트(%)로 표시한 지수로 값이 높을수록 건강수준이 좋음을 의미한다.

136 ② 137 ② 138 ① 정답

139 **학교보건교육시 교육방법을 선정할 때 고려해야 할 요소로 바르지 않은 것은?**

① 교육대상자의 수
② 양호교사의 관심도
③ 학습목표의 난이도
④ 교육실시 장소
⑤ 교육 대상자들의 교육 정도

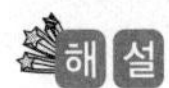
교육방법 선정시 고려할 요소
- 교육대상자의 수
- 교육에서 도달하여야 할 학습목표의 난이도
- 교육에 참가한 대상자들의 교육 정도
- 교육실시 장소 및 시설

140 **산업간호사가 지난 1년간 이루어졌던 산업간호 사업을 평가하고자 한다. 위험에 노출된 단위시간당 사고발생의 빈도를 알 수 있는 지표로 가장 적합한 것은?**

① 도수율
② 중독률
③ 강도율
④ 평균손실률
⑤ 평균결근일수

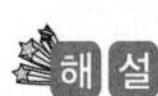
- 도수율 : 노동재해의 발생빈도를 나타내는 수치이며, 연가동 100만 시간당 사상자수로 나타낸 것으로 위험에 노출된 단위시간당 사고발생의 빈도를 알 수 있다.
- 강도율 : 노동재해의 강도를 나타내는 수치이며, 손실일수를 가동인원으로 나누어 1,000배한 것이다.

141 **대기오염을 관리하기 위한 방안으로 옳은 것은?**

> ㉠ 대기오염을 방지하기 위한 국가의 확고한 의지와 법적규제가 필요하다.
> ㉡ 대기오염 방지 기술을 개발한다.
> ㉢ 열효율이 높은 에너지를 사용함으로써 에너지 사용량을 줄인다.
> ㉣ 저유황유 대신 오염발생이 적은 고유황유로 대체한다.

① ㉠, ㉡, ㉢
② ㉠, ㉢
③ ㉡, ㉣
④ ㉣
⑤ ㉠, ㉡, ㉢, ㉣

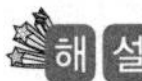
㉣ 대기오염 대책으로 연료 선택시 탈황(유황을 제거한) 재료를 선택해야 한다.

정답 139 ② 140 ① 141 ①

142 **지역사회간호의 수단 중 가정방문의 장점이 아닌 것은?**

① 같은 경험을 가진 사람들과의 교류가 활발하다.
② 직접적이고 효과적인 방법이다.
③ 실제적인 가족의 요구를 파악할 수 있다.
④ 대상자와의 관계형성이 용이하다.
⑤ 가정에 있는 도구로 건강교육이 가능하다.

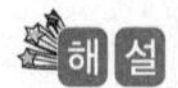
가정방문
- 목적 : 가족을 단위로 한 건강관리
- 중요성 및 장점
  - 포괄적인 간호제공 및 대상자와의 관계형성 용이
  - 직접적이고 효과적인 방법(대상자에게 적합한 지도)
  - 실제적인 가족의 요구 파악(가족들의 상태 관찰)
  - 대상자가 긴장감 없이 의사표현 및 왕래가 불편한 대상자에게 간호제공
  - 가정물품을 이용한 건강교육(가정에 있는 도구를 이용하여 지도)
- 단점 : 시간과 인력이 많이 소요되고, 같은 경험을 가진 사람들과의 교류가 불가능하다.

143 **소음이 발생하는 주물공장에서 근무하는 환자가 집에서 TV 시청시 잘 들리지 않는다고 호소한다. 산업간호사로서 가장 우선적으로 중재해야 할 것으로 옳은 것은?**

① 소음수준 및 소음 노출정도를 확인한다.
② 신체검사에서 4,000Hz에서 들을 수 있는지 확인한다.
③ 작업시 반드시 귀마개를 쓰는지 물어본다.
④ 의사에게 진료를 의뢰한다.
⑤ 작업장을 순회한다.

해설 ① 난청이 의심되므로 제일 먼저 작업장의 소음을 측정하여야 한다.

142 ① 143 ① 정답

144 **임신 4주 된 임부가 모성실에 등록했을 때 지역사회간호사가 건강감독 및 지도해야 할 내용으로 가장 적절한 사항은?** 꼭 나오는 유형

① 모성실에서 받을 수 있는 혜택, 산전상담 및 진찰의 필요성
② 구강청결, 영양지도, 음부 청결지도 및 상담
③ 분만준비, 영양지도 상담
④ 분만준비 및 분만장소 상담 결정
⑤ 모성사망의 3대 원인에 대해 설명

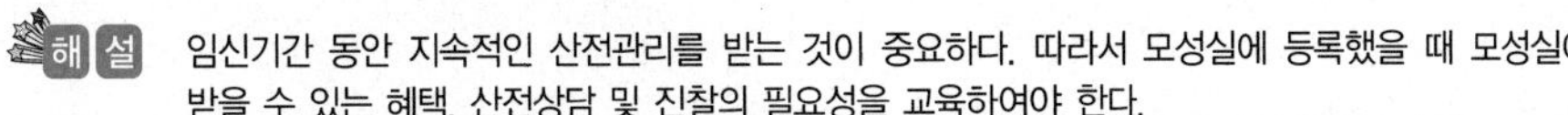

해설 임신기간 동안 지속적인 산전관리를 받는 것이 중요하다. 따라서 모성실에 등록했을 때 모성실에서 받을 수 있는 혜택, 산전상담 및 진찰의 필요성을 교육하여야 한다.

145 **지역사회간호사가 가족간호를 적용할 때 가족이론을 적용하는 이유로 옳은 것은?**

> ㉠ 가족이론은 가족간호의 기본적 지식이다.
> ㉡ 가족간호 적용의 안내를 받는다.
> ㉢ 가족은 지역사회 간호의 대상자이다.
> ㉣ 가족간호의 체계적인 시각을 제공하고 이해를 증진시킨다.

① ㉠, ㉡, ㉢
② ㉠, ㉢
③ ㉡, ㉣
④ ㉣
⑤ ㉠, ㉡, ㉢, ㉣

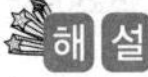

해설 가족이론을 적용하는 이유
- 가족이론은 간호가족의 기본적 지식이다.
- 가족간호 적용의 지침이다.
- 가족은 지역사회간호 대상의 기본이다.
- 조직적이고도 체계적인 시각제공, 이해를 증진시키므로 사정을 위한 자료수집의 지침이 된다.

146 **행동목표를 기술할 때 포함되어야 할 요소로 옳은 것은?** 꼭 나오는 유형

> ㉠ 변화의 정도를 명시하여야 한다.
> ㉡ 변화하고자 하는 내용이 포함되어야 한다.
> ㉢ 변화를 요구하는 조건이 제시되어야 한다.
> ㉣ 암시적인 행동용어를 사용한다.

정답 144 ① 145 ⑤ 146 ①

① ㉠, ㉡, ㉢　　② ㉠, ㉢
③ ㉡, ㉣　　④ ㉣
⑤ ㉠, ㉡, ㉢, ㉣

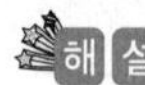
학습목표의 기술요령
- 학습할 교육내용 또는 학습자의 변화의 내용, 정도, 조건
- 교육 후 학습자에게 기대하는 행동
- 학습자의 행동변화를 알 수 있는 판정기준이 있어야 함

147 학교보건문제에 관한 설명으로 옳은 것은?

꼭 나오는 유형

㉠ 국가보건사업의 기본전략 및 학교의 사업 방향과 일치하는 문제를 선정한다.
㉡ 학교보건 사업지침이나 학교업무지침 등을 확인하여 학교보건문제를 선정한다.
㉢ 간호문제는 학교인구건강, 학교환경, 학교보건지원, 학교보건사업 등의 영역에서 추출된다.
㉣ 학교보건문제를 보건교사가 해야 할 일, 학교장이 해야 할 일, 교육청이 해야 할 일 등으로 구분하여 계획한다.

① ㉠, ㉡, ㉢　　② ㉠, ㉢　　③ ㉡, ㉣
④ ㉣　　⑤ ㉠, ㉡, ㉢, ㉣

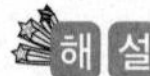
학교보건문제
- 국가보건사업의 기본전략 및 학교의 사업 방향과 일치하는 문제를 선정한다.
- 학교보건문제 중 학교간호문제를 선정한다.
- 학교간호문제는 학교인구의 건강, 학교환경, 학교보건지원, 학교보건사업 등의 영역에서 추출된다.
- 학교보건문제는 보건교사, 학교장, 교육청의 역할을 구분하여 계획한다.

148 가정간호사가 질 출혈이 있는 산모의 가정을 방문하였다. 제일 먼저 해야 할 일은?

① 즉시 병원으로 옮긴다.
② 내진을 실시하여 질 출혈의 원인을 파악한다.
③ 절대안정시킨 후에 의사에게 의뢰한다.
④ 유산의 가능성이 있다고 얘기해 준다.
⑤ 출혈에 관한 보건교육을 실시한다.

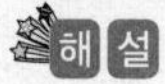
산모의 질 출혈은 위험한 상황이고 유산의 징후일 수 있으므로 먼저 절대안정시키고 의사에게 의뢰해야 한다.

147 ⑤　148 ③　정답

149 금연을 시도하여 유지단계에 있는 근로자를 돕기 위한 지역사회 간호사의 역할은?

① 흡연이 건강에 미치는 영향에 대해 교육한다.
② 흡연으로 인해 폐암에 걸린 사례를 소개한다.
③ 금연의 유익성에 대해 정보를 제공한다.
④ 흡연의 유혹을 거절할 수 있는 방법을 훈련시킨다.
⑤ 담배의 유해성분을 확인할 수 있는 실험에 참여시킨다.

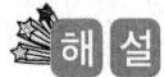
④ 지속적인 금연으로 이어질 수 있도록 건강에 위해한 사례를 들어 스스로 유혹을 거절하고 금연할 수 있는 방법을 훈련시켜야 한다.

150 지역사회의 건강수준을 평가하기 위한 자료로 알맞은 것은?

㉠ 평균수명	㉡ 비례사망지수
㉢ 조사망률	㉣ 인구증가율

① ㉠, ㉡, ㉢
② ㉠, ㉢
③ ㉡, ㉣
④ ㉣
⑤ ㉠, ㉡, ㉢, ㉣

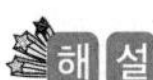
건강을 측정하는 지표

- 인구집단의 건강을 측정하는 지표에는 건강지표, 보건지표가 있다.
- 건강지표 : 영아사망률, 모성사망률, 평균수명, 조사망률, 비례사망지수, 사망률 및 상병률 등을 추천하고 있다.
- 사회 · 경제적 지표 : 인구증가율, 국민소득, 주거상태 등

151 지역사회 간호계획 수립시 고려해야 할 사항은? 꼭 나오는 유형

㉠ 대상자의 요구에 기초하여 간호계획을 세워야 한다.
㉡ 사업제공자와 주민이 공동 참여하여 간호계획을 세워야 한다.
㉢ 사업계획에는 상세한 평가계획도 포함되어야 한다.
㉣ 사업의 수행계획은 가능한 한 구체적으로 작성되어야 한다.

① ㉠, ㉡, ㉢
② ㉠, ㉢
③ ㉡, ㉣
④ ㉣
⑤ ㉠, ㉡, ㉢, ㉣

정답 149 ④ 150 ① 151 ⑤

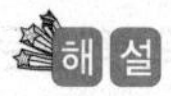 간호계획은 대상자의 요구에 기초하여 간호수행계획과 평가계획을 사업제공자와 주민이 공동 참여하여 구체적으로 수립하여야 한다. 사업의 수행계획은 수행방법, 수행자, 시기, 장소가 포함되도록 작성한다.

152 **보건교육 계획안 작성단계 중 도입단계의 목적으로 옳지 않은 것은?**

① 핵심 학습정보를 제공한다.
② 대상자의 흥미를 유발한다.
③ 이전시간 학습내용을 기억하게 한다.
④ 대상자 학습동기를 증가시킨다.
⑤ 모르는 것을 받아들일 수 있게 심리적 안정감을 준다.

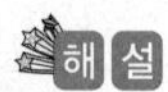 ① 핵심 학습정보제공은 도입단계에서는 제외된다.
도입단계에는 학습자의 흥미를 유발시키고 학습목표와 동기를 유발시킨다. 전개단계는 수업의 중심 활동으로 학습정보(학습내용과 학습자료)를 제시한다.

153 **다음 중 실내공기오염의 지표와 허용기준의 연결이 바른 것은?**

① SO_2 - 0.1%
② SO_2 - 0.5%
③ CO_2 - 0.1%
④ CO_2 - 0.5%
⑤ CO - 1.0%

해설 ③ 실내공기오염의 지표는 이산화탄소(CO_2)이며 허용기준은 0.1%이다.

154 **지역사회 간호사의 역할 중 조정자의 역할은?** 꼭 나오는 유형

① 대상자의 입장에서 문제를 해결한다.
② 필요한 보건 정보를 제공한다.
③ 보건의료요원 간의 협력적 활동을 조절한다.
④ 환자행동이 바람직한 방향으로 변화하도록 유도한다.
⑤ 개인, 가족, 지역사회 대상으로 보건교육을 실시한다.

해설 ①은 대변자, 옹호자의 역할, ②는 정보제공자의 역할, ③은 조정자의 역할, ④는 변화촉진자로서의 역할, ⑤는 교육자로서의 역할이다.

152 ① 153 ③ 154 ③ 정답

155 **질병예방의 분류 중 1차 예방활동에 해당하는 것은?**

① 환경지도
② 조기치료
③ 재활치료
④ 조기진단
⑤ 질병치료

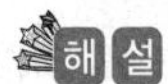

질병예방 분류
- 1차 예방 : 질병 발생 전 사전예방(예방주사, 환경지도, 건강생활지도, 예방접종 등)
- 2차 예방 : 질병 발생 후 조기진단 및 치료(결핵주사를 위한 X-ray 촬영, 색출검사, 조기치료)
- 3차 예방 : 질병 치료 후의 재활

156 **의료보험 확대 실시 이후 국민의료비가 상승추세에 있다면 의료비 억제를 위한 대책은?**

> ㉠ 포괄수가제
> ㉡ 예방 서비스 급여의 확대
> ㉢ 의료기관에 따른 진료수가 차등
> ㉣ 행위별수가제 적용

① ㉠, ㉡, ㉢
② ㉠, ㉢
③ ㉡, ㉣
④ ㉣
⑤ ㉠, ㉡, ㉢, ㉣

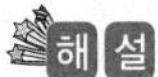

㉣ 행위별수가제는 과다진료가 발생하는 의료비 증가 요인이다.
국민의료비억제를 위한 대책
- 지불보상제도 변화(포괄수가제)
- 예방 서비스 급여의 확대
- 의료기관에 따른 진료수가 차등, 장기요양보험의 도입
- 의료기술평가 가이드라인의 도입
- 신 의료기술의 도입 및 약제비의 경제성 평가가 필요하다.

정답 155 ① 156 ①

157 가정간호사업의 평가 중 효과 평가에 포함되지 않는 것은?

① 건강행위 실천 정도
② 보건교육 참여율
③ 가정방문 제공 횟수
④ 건강지식 향상 수준
⑤ 건강 가치관 변화 정도

해설 ③ 목표달성정도에 대한 평가를 말하며 가정방문 제공 횟수는 투입된 노력에 대한 평가에 해당한다.

158 가족이라 함은 사회체계의 기본단위이다. 가족이 갖는 특성은?

> ㉠ 가족은 강력한 결합관계를 지닌다.
> ㉡ 가족은 그가 속한 지역사회와 관계한다.
> ㉢ 가족은 스스로 성장한다.
> ㉣ 가족은 시간, 장소에 따라 변화하지 않는다.

① ㉠, ㉡, ㉢
② ㉠, ㉢
③ ㉡, ㉣
④ ㉣
⑤ ㉠, ㉡, ㉢, ㉣

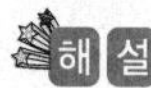
가족은 그가 속한 지역사회에서 시간, 장소, 환경에 따라 변화하고 성장하며 강력한 결합관계를 갖는다.

159 잇몸이나 치아 주위에 검푸른 착색이 나타나고 소변 내 코프로포르피린(Copropor pyrin)이 증가하며 빈혈, 권태, 체중감소, 변비 등을 호소하는 직업병은?

꼭 나오는 유형

① 수은중독
② 인중독
③ 크롬중독
④ 망간중독
⑤ 납중독

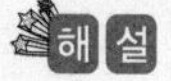
납(연)중독의 증상은 빈혈로 인한 피부 창백, 구강 치은부에 암청색의 납 침착(연연), 호염기성 과립적혈구 증가, Hb 감소, 소변 중 코프로포르피린이 검출, 신근의 마비나 신장장애, 환각이나 흥분 등의 뇌증세도 보인다.

157 ③ 158 ① 159 ⑤ 정답

160 **보건소 모성실에 근무하는 간호사는 분만 1개월째인 임산부에게 모유수유를 권하면서 모유를 먹는 아이의 감염병 발생률이 분유를 먹는 아이보다 낮다고 교육하였다. 이는 어떤 면역이 형성됨을 강조한 것인가?**

① 선천 면역
② 자연능동 면역
③ 자연피동 면역
④ 인공능동 면역
⑤ 인공피동 면역

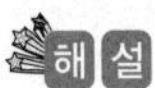
모유수유로 얻는 면역은 자동피(수)동 면역이다. 자동피(수)동 면역은 모유수유를 통해 면역글로불린이 생성되는 것이며 인공수동 면역은 면역글로불린을 투여받거나 항독소를 투여받은 경우 생성된다.

161 **우리나라의 경우 보건의료 재원 중 가장 높은 비율을 차지하는 재원은?**

① 자치단체나 외국의 원조
② 기부금을 지원하는 민간기관
③ 의료소비자의 개별 가계
④ 의료보험료를 일부 부담하는 고용주
⑤ 보건복지부의 공공재원

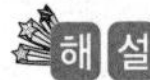
③ 우리나라의 경우 보건의료 재원 중 가장 높은 비율을 차지하는 재원은 의료소비자의 개별 가계이다.

162 **보건진료팀이 해당지역노인들을 대상으로 저염식이에 대한 보건교육 실시 후 노인들의 고혈압 유병상태를 파악하기 위해 가정방문을 통해 혈압을 측정하였다면 이는 다음의 평가범주 중 어디에 해당하는가?**

① 투입된 노력
② 사업진행
③ 사업효과
④ 사업 효율성
⑤ 적합성

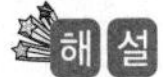
사업효율에 대한 평가
사업을 수행하는 데 투입된 노력, 인적자원, 물적 자원 들을 비용으로 환산하여 그 사업의 단위목표량에 대한 투입된 비용이 어느 정도인지. 즉, 적은 비용으로 최대의 목표에 도달하자는 것이다.

정답 160 ③ 161 ③ 162 ③

163 지역사회간호사의 역할은 다양하다. 다음과 같은 경우는 어떤 역할에 해당하는가?

꼭 나오는 유형

> 생활이 어려운 혼자 사는 김씨 노인이 기초생활을 할 수 있도록 동사무소 등에 김씨에 대한 정보를 제공하였다.

① 직접간호제공자　② 관리자
③ 교육자　④ 변화촉진자
⑤ 대변자

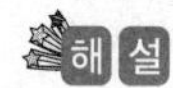

대변자
어떤 개인이나 집단의 이익을 위해 행동하거나 그들의 입장에 서서 의견을 제시한다. 어떤 보건의료의 혜택을 받을 자격이 있는지, 어떻게 보건의료를 이용하거나 혜택을 받을 수 있는지에 대해서 스스로 정보를 얻을 능력이 생길 때까지 알려주고 안내한다.

164 지역사회 간호사업의 궁극적 목적은?

꼭 나오는 유형

① 전 인류에게 균등한 간호를 제공하는 것이다.
② 의료전달 제도를 잘 수행하는 것이다.
③ 지역주민의 적정기능수준의 건강을 유지하고 향상시키는 것이다.
④ 지역사회에서 감염병을 퇴치하는 것이다.
⑤ 무의촌에서 독자적 간호를 전개하는 것이다.

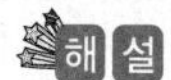

지역사회 간호 정의
지역사회를 대상으로 간호제공 및 보건교육을 통하여 지역사회의 적정 기능수준 향상에 기여하는 것을 궁극적 목표로 하는 과학적인 실천이다.

165 보건진료원제도가 시작하는 데 있어서 가장 중요한 계기가 된 것은?

① 미국의 골드마크 보고서
② 포괄수가제 도입
③ 세계보건기구의 알마타 선언
④ 캐나다 라놀드 보고서
⑤ 미국의 전문간호사제도 도입

163 ⑤ 164 ③ 165 ③ 정답

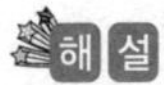 세계보건기구의 알마타 선언

- 1978년 소련의 Almata에서 일차보건의료에 대한 국제회의를 개최하고 ALMATA 선언을 하였다.
- 'Health for all by the year 2000' 이라는 슬로건을 내걸고 일차보건의료에 대한 개념을 발표하였다.
- 우리나라는 국가전략으로 "농어촌 보건의료를 위한 특별조치법"을 제정하고 1981년 구체적인 행동계획인 일차보건의료를 위한 국가전략으로 보건진료원(현재 보건진료 전담공무원)제도를 제출하였다.

166 지역 특성에 기초한 보건사업계획을 위해 적용한 접근방법 중에서 역학적 접근법을 활용하는 이유로 옳지 않은 것은?

① 질병의 치료방법을 개발할 수 있다.
② 질병의 측정과 유행발생의 감시역할을 한다.
③ 건강문제 발생의 고위험 집단을 파악할 수 있다.
④ 보건의료의 기획과 평가를 위한 자료를 제공한다.
⑤ 질병 발생을 결정하는 요인을 규명할 수 있다.

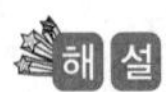 ① 질병의 치료방법의 개발은 역학적 접근법에 해당되지 않는다.

역학의 목적과 활용

- 질병의 예방을 위하여 질병발생의 병인 또는 그 발생을 결정하는 요인의 규명
- 질병의 측정과 유행발생의 감시역할
- 보건의료의 기획과 평가를 위한 자료 제공
- 임상연구에서의 활용 및 질병의 자연사 연구

167 질병의 크기별 유행의 양상에 해당하는 것은?

㉠ 산발성	㉡ 지방성
㉢ 범유행성	㉣ 돌연 유행성

① ㉠, ㉡, ㉢
② ㉠, ㉢
③ ㉡, ㉣
④ ㉣
⑤ ㉠, ㉡, ㉢, ㉣

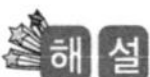 ㉣ 돌연 유행성 : 크기별 질병 발생용어가 아니라 시간적 특성을 나타내는 질병발생용어이다.

질병의 크기별 유행의 양상

- 산발성(Sporadic) : 지역에 관계없이 산발적으로 발병
- 지방성(Endemic) : 지역에 계속적으로 발병되는 일종의 풍토병
- 유행성(Epidemic) : 넓은 지역에 단시일 내에 많은 환자 발생
- 범유행성(Pandemic) : 유행병이 광범위하게 퍼져 있는 상태

정답 166 ① 167 ①

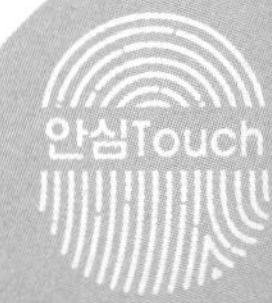

168 우리나라는 보건소를 어떤 유형 근거로 설치하는가?

① 소속 공동체　　② 흥미 공동체
③ 생태학적 공동체　　④ 지정학적 공동체
⑤ 문제해결 공동체

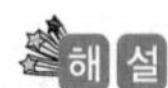
해설 보건소는 지역보건법에 의거해 현재 각 지방자치단체(시 · 군 · 구)에 1개소씩 설치해 경제적, 사회적으로 소외된 사람에게 최저의 구호수단으로 제공하는 곳이다. 시 · 군 · 구는 우리나라 정치적 행정구역으로 지정학적 공동체에 속한다.

169 보건진료 전담공무원의 업무에 해당하지 않는 것은?

① 지역주민의 의료에 의한 진단검사
② 만성병환자의 요양지도 및 관리
③ 질병예방에 관한 업무
④ 정상분만시의 분만 도움
⑤ 예방접종

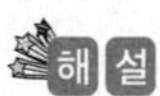
해설 보건진료 전담공무원의 업무(농어촌 등 보건의료를 위한 특별조치법 시행령 제14조)

- 질병 · 부상상태를 판별하기 위한 진찰, 검사
- 환자이송
- 외상 등 흔히 볼 수 있는 환자의 치료 및 응급 조치가 필요한 환자에 대한 응급처치
- 질병 · 부상의 악화 방지를 위한 처치
- 만성병환자의 요양지도 및 관리
- 정상분만시의 분만 도움
- 예방접종
- 의료행위에 따르는 의약품의 투여
- 환경위생 및 영양개선에 관한 업무
- 질병예방에 관한 업무
- 모자보건에 관한 업무
- 주민의 건강에 관한 업무를 담당하는 사람에 대한 교육 및 지도에 관한 업무
- 그 밖에 주민의 건강증진에 관한 업무

170 일차보건의료사업의 성공을 위한 제도개선 중 가장 우선적인 것은?

① 일차진료사업의 기본인 의원급 의료기관 증설
② 지역사회주민의 요구에 적합한 보건의료전달체계 확립
③ 간호교육 일원화로 간호의 질 향상
④ 일차진료사업 의료장비의 고급화
⑤ 보건복지부의 일원화된 보건의료사업 수립과 즉시 하달

168 ④ 169 ① 170 ② 정답

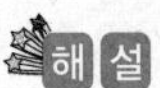 일차보건의료란 단순한 일차진료만을 의미하는 것이 아니고 개인, 가족 및 지역사회를 위하여 건강 증진, 예방, 치료 및 재활 등의 서비스가 통합된 기능으로 제도적으로 주민이 보건의료체계에 처음 접하는 관문이 되며 기술적으로는 예방과 치료가 통합된 포괄적 보건의료를 의미한다. 여기서 일차 보건의료사업의 성공을 위한 제도개선으로 지역사회주민의 요구에 적합한 의료전달체계의 확립이 선행되어야 한다.

171 다음 중 근로자를 위한 특수 검진 결과 유소견자에 대한 사후 조치로 옳은 것은?

꼭 나오는 유형

㉠ 근무 부서의 변경　　㉡ 작업전환
㉢ 근로시간 단축　　㉣ 직업병의 조기 발견

① ㉠, ㉡, ㉢　　② ㉠, ㉢
③ ㉡, ㉣　　④ ㉣
⑤ ㉠, ㉡, ㉢, ㉣

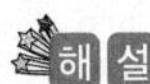 직업병의 조기 발견은 특수건강검진의 목적이며 건강진단 결과 사후조치는 유소견자에 대해 의사소견에 따라 요양조치, 작업전환, 취업장소 변경, 휴직 및 근무 중 치료, 기타 필요한 의학적 조치를 할 수 있다.

172 신생아 건강평가를 위한 진찰과 추후 관리로 가장 적절한 것은?

① 1개월 이내 – 1개월에 한 번　　② 1~6개월 – 2주에 한 번
③ 1~6개월 – 1개월에 한 번　　④ 7개월~1년 – 1개월에 한 번
⑤ 7개월~1년 – 3개월에 한 번

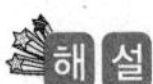 신생아 건강평가를 위한 진찰과 추후 관리
- 1개월 이내는 2주에 1회
- 1~6개월에는 매월 1회
- 7개월~1년은 2개월에 1회 신생아 건강평가를 받아야 한다.

173 진료비 지불제도 중 "DRG"라는 질병군(환자군)별로 미리 책정된 일정액의 진료비를 지급하는 제도에 해당하는 것은?

① 행위별 수가제　　② 인두제
③ 봉급제　　④ 포괄수가제
⑤ 총액계약제

정답 171 ① 172 ③ 173 ④

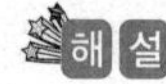 진료보수 지불제도

- 행위별 수가제 : 행위별 수가제는 진료에 소요되는 약제 또는 재료비를 별도로 산정하고, 의료인이 제공하는 진료행위 하나하나마다 항목별로 가격을 책정하여 진료비를 지불하는 제도로서 가장 일반적인 지불방식이며, 시장의 거래관행에 가장 가까운 방법이다.
- 인두제 : 일정한 수의 가입자가 특정 의료공급자에게 등록하고, 의료공급자는 진료비를 등록자당 일정금액을 지불받는 방식이다.
- 봉급제 : 의료인들에게 그들 각자의 근무경력, 기술수준, 근무하는 의료기관의 종별 및 직책에 따라 보수수준을 결정하고 그에 따라 월 1회 또는 일정기간에 한 번씩 급료를 지급하는 방법을 말한다.
- 포괄수가제 : 환자가 어떤 질병의 진료를 위하여 입원했는가에 따라 "DRG"라는 질병군(또는 환자군)별로 미리 책정된 일정액의 진료비를 지급하는 제도이다.
- 총액계약제 : 보험자측과 의사단체(보험의협회)간에 국민에게 제공되는 의료서비스에 대한 진료비 총액을 추계 · 협의한 후, 사전에 결정된 진료비총액을 지급하는 방식이다.
- 일당진료비 방식 : 주로 병원의 입원진료에 적용되는 방식으로 투입자원이나 서비스 강도의 차이를 두지 않고 진료 1일당 수가를 책정하여 진료기간에 따라 진료비총액이 결정되는 제도로, 일당 진료비 방식도 일종의 포괄수가제로 보는 경우도 있다.

174 학생들의 체격검사방법에 대한 설명으로 옳지 않은 것은?

① 몸무게는 반드시 용변 후에 측정한다.
② 키 측정시 머리의 후두부와 자대 사이에 손이 들어갈 정도로 띄운다.
③ 가슴둘레 측정시 피검사자의 흡기 시에 측정한다.
④ 몸무게는 식사 후나 과격한 운동 직후에는 삼간다.
⑤ 앉은키는 대퇴부가 수평이 되도록 좌고계의 걸상을 조절하여 측정한다.

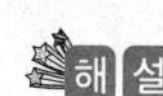 체격검사방법

- 몸무게 : 체중계의 정확성을 수시로 확인하고 반드시 용변 후에 측정하며, 식사 후나 과격한 운동 직후에는 삼간다.
- 가슴둘레 : 선자세로 두팔을 자연스럽게 폈다가 몸양측에 내리게 하고, 검사자는 검사대상자의 등 쪽 견갑골 바로 밑 부분부터 앞가슴 젖꼭지 바로 윗부분에 줄자를 댄 다음 검사 대상자가 숨을 내쉬고 멈춘 상태에서 측정한다.
- 키 : 피검자의 등, 엉덩이, 팔꿈치부분이 자대에 붙어있는지의 여부를 확인하고, 머리의 후두부와 자대 사이에 손이 들어갈 정도로 띄운다.
- 앉은키는 걸상에 대퇴수평이 되도록 똑바로 앉아 윗몸을 곧게 하고 눈과 귀를 수평인 상태로 유지하여 측정한다.

175 우리나라 인구 중 위암 발생률의 의미는?

꼭 나오는 유형

① 우리나라 인구의 만성퇴행성질환의 크기
② 위암의 평균 이환기간
③ 우리나라 위암증가속도

174 ③ 175 ④ 정답

④ 우리나라 사람이 위암에 걸릴 확률
⑤ 우리나라 위암환자 규모

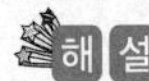 발생률이란 일정기간 중에 나타난 질병 발생자 수를 말하는 것으로 질병에 걸릴 확률 또는 위험도를 추정케 할 수 있다. 위암환자의 규모를 알 수 있는 것은 유병률이다.

176 병원에 환자를 의뢰할 때 주의할 사항으로 옳은 것은?

> ㉠ 병원에 갈 때 의뢰서를 가지고 가게 한다.
> ㉡ 의뢰 전에 담당자를 만날 시간과 장소를 알려준다.
> ㉢ 의뢰 전에 의뢰할 병원에 대해 미리 설명한다.
> ㉣ 의료 여부는 보호자가 결정한다.

① ㉠, ㉡, ㉢
② ㉠, ㉢
③ ㉡, ㉣
④ ㉣
⑤ ㉠, ㉡, ㉢, ㉣

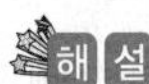 병원에 환자를 의뢰할 때 주의할 사항
- 의뢰 전에 대상자와 의논하여 본인이 납득하도록 한다.
- 의료 여부는 환자(대상자) 스스로 결정하여야 한다.
- 의뢰 전에 의뢰하는 기관이나 기관의 담당자를 먼저 접촉하여 관련사실을 파악하고 미리 설명한다.
- 의뢰 전에 기관의 위치와 담당자 만날 시간과 장소를 알려주어야 한다.
- 병원에 갈 때 의뢰서를 가지고 가게 한다.

177 보건교육을 계획할 때 고려해야 할 사항으로 옳지 않은 것은?

① 보건사업 전체의 일부분으로 수행한다.
② 실제 실시 전에 소규모로 연습한다.
③ 보건교육 예산은 교육을 실시하면서 계획한다.
④ 보건교육 후 반드시 사업에 대한 평가를 실시한다.
⑤ 경비는 우선순위에 따라 배정한다.

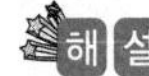 보건교육의 계획
- 보건사업 전체의 일부분으로 수행
- 대상 지역과 주민에 대해 예비조사 시행
- 주민의 문화적 배경, 예로 종교적 신앙, 전통, 습관, 행동, 규범 등에 대한 이해 필요
- 주민과 함께 계획

정답 176 ① 177 ③

• 필요한 인적 물적 자원 조사
• 실정에 맞는 교육 실시
• 실제 실시 전에 소규모로 연습
• 요원 사이에 팀워크를 이룬다.
• 교육 방법, 매체 사용법 충분히 인지
• 경비는 우선순위에 따라 배정
• 교육 전문가의 지도를 받는다.
• 교육 후 반드시 사업에 대한 평가 실시

178 **지역사회에서 건강의 의미가 아닌 것은?** 꼭 나오는 유형

① 건강이란 상대적이며 역동적이다.
② 임상적 건강보다 생태학적 건강이 더 중요하다.
③ 건강과 질병의 이분법적 사고이다.
④ 임상적 건강보다 기능적 관점으로 본다.
⑤ 개별적인 인간보다 인구집단을 대상으로 건강을 정의하며 포괄적이고 거시적이다.

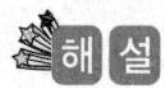

해설 지역사회에서 건강의 의미는 건강과 질병은 따로 떨어져 있는 것이 아니라 연속선상에 있는 개념으로 파악하였다.

179 **피임법의 이상적인 조건에 대한 설명으로 옳은 것은?**

> ㉠ 피임효과가 확실해야 한다.
> ㉡ 몸에 해가 없어야 한다.
> ㉢ 성감에 지장을 주거나 영향을 미쳐서는 안 된다.
> ㉣ 피임의 영향이 영구적이어야 한다.

① ㉠, ㉡, ㉢　　② ㉠, ㉢
③ ㉡, ㉣　　④ ㉣
⑤ ㉠, ㉡, ㉢, ㉣

해설 ㉣ 피임 영향이 일시적이어야 한다. 즉, 피임이 끝난 후 모든 상태가 원상으로 회복되어야 한다.

178 ③ 179 ① 정답

180 **코피가 난 학생이 양호실에 왔을 때 양호 교사가 우선 취해야 할 행동은?**

① 찬 물수건을 콧등에 대어준다.
② 코피의 양과 빈도 관찰, 파악
③ 과거의 병력을 알아본다.
④ 지혈을 위하여 콧 속을 솜이나 가제로 막아준다.
⑤ 앙와위로 눕혀 놓는다.

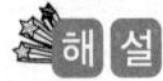
해설 코피가 나면 먼저 코피의 양과 빈도 및 원인을 사정하고 출혈되는 쪽의 콧구멍을 거즈로 막아 지혈하고 안정을 취하게 한다.

181 **집단을 대상으로 보건교육하고자 할 때 기존 집단을 활용하는 가장 큰 장점은?**

꼭! 나오는 유형

① 교육목표 달성 용이
② 교육방법 다양
③ 교육 평가 간단
④ 집단 형성 시간 비용 절약
⑤ 교육내용 그대로 이용

해설 ④ 기존 집단을 활용할 경우 새로운 집단을 형성하는데 드는 비용과 시간 및 노력이 절감되는 장점이 있다.

182 **지역 사회 간호 사업 수행시 효율적인 지역 사회 접근법은?**

꼭! 나오는 유형

㉠ 지역 주민들의 자발적인 참여를 기초로 한다.
㉡ 지역 주민 중에서 지역 보건 활동 책임자를 선정한다.
㉢ 지역의 기존 조직, 행정, 인력과 시설을 최대한 활용한다.
㉣ 새로운 보건 조직을 구성한다.

① ㉠, ㉡, ㉢
② ㉠, ㉢
③ ㉡, ㉣
④ ㉣
⑤ ㉠, ㉡, ㉢, ㉣

해설 ㉣ 기존조직을 활용한다.

정답 180 ② 181 ④ 182 ①

183 학교에서의 건강평가에 해당하는 것은?

㉠ 신체검사	㉡ 구강검진
㉢ 신체계측	㉣ 위생상태점검

① ㉠, ㉡, ㉢　② ㉠, ㉢
③ ㉡, ㉣　④ ㉣
⑤ ㉠, ㉡, ㉢, ㉣

해설 건강평가란 신체검사, 구강검진, 신체계측, 위생상태점검, 교직자의 건강에 대한 사업을 말한다.

184 근로자의 건강진단 목적에 해당하는 것은?

㉠ 산업재해 보상의 근거가 된다.
㉡ 질병을 발견하고 건강상태를 관찰한다.
㉢ 질병자를 관리한다.
㉣ 질병자를 색출하여 취업을 금지시킨다.

① ㉠, ㉡, ㉢　② ㉠, ㉢
③ ㉡, ㉣　④ ㉣
⑤ ㉠, ㉡, ㉢, ㉣

해설 근로자 건강진단
근로자들의 질병을 예방하고 직업성 질병을 조기 발견하여 건강을 유지시킬 목적으로 행하는 건강진단으로 근로자를 보호하기 위함이다.

185 지역사회 간호사의 활동 가운데 가장 민주적이며, 자조능력을 강화하는 것은?

꼭 나오는 유형

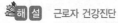

① 시 범　② 역할극
③ 집단토론　④ 개별상담
⑤ 강 의

해설 집단토론
구성원들이 특정 논제에 대하여 자유롭게 의견을 나누는 방법으로 가장 민주적이며 자조능력을 강화할 수 있는 교육방법이라 할 수 있다.

183 ⑤　184 ①　185 ③ 정답

186 **가족의 건강문제에 대한 우선순위를 설정할 때 간호사가 고려해야 하는 것이다. 옳은 것은?**

> ㉠ 사정된 건강문제의 중요 정도
> ㉡ 문제해결에 필요한 환자, 간호사 및 기관시설 등에 사용되는 노력과 비용
> ㉢ 보다 근본적인 문제에 대한 규명
> ㉣ 진단명이 최대한 세분화되었는지에 대한 확인

① ㉠, ㉡, ㉢
② ㉠, ㉢
③ ㉡, ㉣
④ ㉣
⑤ ㉠, ㉡, ㉢, ㉣

해설 가족의 건강문제에 대한 우선순위를 결정할 때 중요성, 해결가능성, 자원동원 가능성, 요구도, 가족의 관심도, 수행가능성, 문제의 심각성, 예방 가능성이 우선순위에 영향을 미친다.

187 **학교보건교육방법 선정시 고려할 사항이다. 거리가 먼 것은?**

① 교육 대상자 수
② 학습목표의 난이도
③ 교육대상자들의 수준
④ 학교보건교육 예산
⑤ 교육일시 및 장소

해설 보건교육의 교육방법 선정시 고려사항은 교육대상자의 수, 학습목표의 난이도, 교육대상자의 태도, 교육에 참여한 대상자들의 교육정도, 교육실시장소 및 시설 등이 있다.

정답 186 ① 187 ④

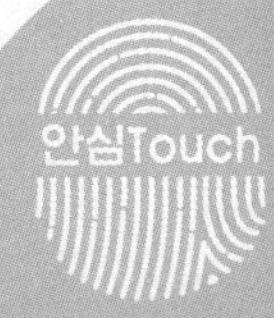

188 **인구구조 유형 중 인구가 감퇴하는 것은?**

① 기타형
② 별 형
③ 피라미드형
④ 항아리형
⑤ 종 형

해설 항아리형은 출생률이 사망률보다 낮아 인구가 감퇴하는 형이다.

189 **지역사회간호의 평가범주에 속하는 내용이다. 옳은 것은?** 꼭 나오는 유형

> ㉠ 사업의 적합성
> ㉡ 사업의 효율성
> ㉢ 사업의 진행과정
> ㉣ 사업의 평가과정

① ㉠, ㉡, ㉢
② ㉠, ㉢
③ ㉡, ㉣
④ ㉣
⑤ ㉠, ㉡, ㉢, ㉣

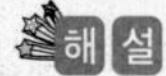
해설 간호사업에 대해 평가하는 범주에는 투입된 노력에 대한 평가, 사업 진행에 대한 평가, 목표 달성 정도에 대한 평가, 사업효율에 대한 평가, 사업의 적합성에 대한 평가가 있다.

188 ④ 189 ① 정답

190 의료서비스 중 지역사회간호사가 제공하는 1차 예방사업에 해당하는 것은?

① 지역주민에게 예방접종을 한다.
② 조기발견을 위한 정기적 검진을 한다.
③ 입원환자의 재활 관리에 대해 교육한다.
④ 입원환자에게 합병증 예방교육을 실시한다.
⑤ 지역주민의 집단검진을 실시한다.

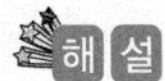

의료서비스의 예방사업
- 1차 예방사업 : 건강진단사업과 보건관리대행, 작업환경 측정, 건강증진과 보호, 예방접종, 보건교육
- 2차 예방사업 : 진료기능, 조기발견, 집단검진
- 3차 예방사업 : 재활사업, 합병증예방, 재활, 장애 최소화

191 다음은 지역사회간호를 이루는 기본요소들이다. 연결이 바른 것은?

대 상	간호행위	간호목표
① 지역사회	간호행위, 간호원리	건강유지증진
② 가 족	간호제공, 보건교육	질병치료, 불구예방
③ 가 족	보건교육, 간호관리	수명연장, 건강증진
④ 지역사회	간호제공, 보건교육	적정기능수준 향상
⑤ 지역사회	간호행위, 간호원리	적정기능수준 향상

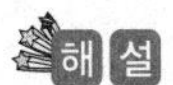

지역사회간호
지역사회간호사가 지역사회간호과정을 통해 지역사회(대상)에 간호제공 및 보건교육(간호행위 또는 간호활동)과 관리를 실시하여 지역사회의 적정수준의 기능 향상(지역사회간호 목표)에 기여하는 과학적인 실천이다.

정답 190 ① 191 ④

192 다음 중 가족의 기능에 해당하는 것은?

> ㉠ 휴식의 기능
> ㉡ 애정 및 성기능
> ㉢ 경제적 기능
> ㉣ 자녀양육과 사회화기능

① ㉠, ㉡, ㉢
② ㉠, ㉢
③ ㉡, ㉣
④ ㉣
⑤ ㉠, ㉡, ㉢, ㉣

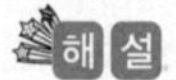
가족기능
애정 및 성기능, 자녀양육과 사회화기능, 생식기능, 경제적 기능, 정서적 안정과 휴식의 기능 등이 있다.

193 임신 4주된 임부가 모성실에 등록했을 때 보건간호사가 건강감독 및 지도해야 할 가장 적절한 사항은?

꼭 나오는 유형

① 모성실에서 받을 수 있는 혜택, 산전상담 및 진찰의 필요성
② 구강청결, 영양지도, 음부 청결지도 상담
③ 분만준비, 영양지도 상담
④ 분만준비 및 분만장소 결정상담
⑤ 모성사망의 3대 원인에 대해 설명

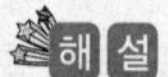
모성실에 등록시 보건간호사는 먼저 모성실에서 받을 수 있는 혜택, 산전상담 및 산전진찰에 대한 중요성을 강조하여야 한다. 특히 임신 중 질병의 조기 발견과 예방, 분만준비 및 산후섭생을 목적으로 산전관리를 제공하여 모성사망률을 감소시키기 위한 가장 효과적 사업이다.

192 ⑤ 193 ① 정답

194 지역사회 간호사업의 실무범위는?

㉠ 의료취약 집단의 건강요구가 반영된 사업 포함
㉡ 지역사회 자원 활용으로 가능한 재활사업 포함
㉢ 지역사회 건강문제를 줄이기 위한 생활습관 개선사업을 포함
㉣ 만성질환 유병률과 노인인구 증가로 이차 예방에 중점

① ㉠, ㉡, ㉢
② ㉠, ㉢
③ ㉡, ㉣
④ ㉣
⑤ ㉠, ㉡, ㉢, ㉣

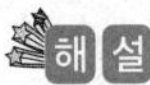

㉣ 만성질환 유병률과 노인인구 증가는 건강증진과 질병예방차원의 일차 예방에 중점을 둔 사업을 제공해야 한다. 이차 예방에 중점을 둔 사업은 임상간호에 대한 실무 범위이다.

195 보건의료전달체계 중 자유기업형 의료제도의 특징으로 조합된 것은?

꼭 나오는 유형

㉠ 국민의 의료인 및 의료기관을 선택할 자유가 최대한 보장된다.
㉡ 의료의 책임은 개개인에게 있다.
㉢ 의료기관 이용에 있어서 형평의 원칙에 위배된다.
㉣ 의료서비스의 질적 수준이 낮다.

① ㉠, ㉡, ㉢
② ㉠, ㉢
③ ㉡, ㉣
④ ㉣
⑤ ㉠, ㉡, ㉢, ㉣

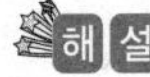

㉣ 의료서비스의 질적 수준이 높다.

정답 194 ① 195 ①

196 **다음과 같은 인구구조를 가진 지역사회가 있다. 이 지역사회의 노년 부양비는?**

- 0~14세 - 200명
- 15~44세 - 600명
- 45~64세 - 400명
- 65~74세 - 80명
- 75세 이상 - 30명

① 23.7%
② 11.0%
③ 6.1%
④ 5.6%
⑤ 2.3%

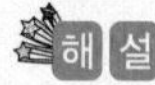
해설 노인 부양비(노인인구/생산연령인구)
노인 부양비=(65세 이상 인구수/15~64세 인구수)×100
110명/1,000명×100=0.11×100=11
그러므로 11%가 된다.

197 **치명률에 대한 설명이다. 옳은 것은?**

① 일정기간 중에 인구에 대한 질병 이환자 수
② 일정기간 중에 중앙인구에 대한 사망자 수
③ 일정기간 중에 질병 발생자 수에서 그 질병으로 인한 사망자 수
④ 어떤 시점에 있어서 중앙인구에 대한 사망자 수
⑤ 일정기간 중에 나타난 질병 발생자 수

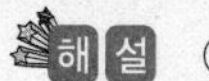
해설 ① 기간 유병률, ② 조사망률, ⑤ 발생률

196 ② 197 ③ 정답

198 **보건진료소 설치운영에 관한 설명 중 옳은 것은?**

> ㉠ 1980년 농어촌 보건의료를 위한 특별조치법에 근거한 것이다.
> ㉡ 의료 취약지역에 설치함을 목적으로 한다.
> ㉢ 보건진료 전담공무원은 보건사업 대상자의 질병예방, 건강증진 및 지역사회 개발을 목표로 포괄적인 일차의료사업을 제공함을 원칙으로 한다.
> ㉣ 보건진료소 지도 · 감독은 시장, 군수, 구청장이 하며 당내 보건소장이 위임한다.

① ㉠, ㉡, ㉢
② ㉠, ㉢
③ ㉡, ㉣
④ ㉣
⑤ ㉠, ㉡, ㉢, ㉣

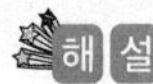
㉣ 보건진료 전담공무원은 특별자치시장, 특별자치도지사, 시장, 군수, 구청장이 임명하고, 보건소장의 지도 · 감독을 받는다.

199 **대장균이 음식물이나 음료수에 검출되어서는 안 되는 이유는?**

① 병원균의 지표가 되기 때문이다.
② 부패균의 지표가 되기 때문이다.
③ 분변오염의 지표가 되기 때문이다.
④ 중독증상의 지표가 되기 때문이다.
⑤ 보건지표가 되기 때문이다.

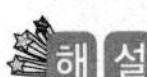
대장균이 음식물에 오염되었다는 것은 음식물에 분변오염이 있다는 증거이다. 즉, 대장균이 분변오염의 지표가 되기 때문이다.

정답 198 ① 199 ③

200 **유기용제 제작업장에서 코피가 자주 나고 적혈구, 백혈구, 혈색소가 현저하게 감소하는 증상을 보이는 근로자들이 증가하고 있다. 보건관리자가 취해야 할 조치로 옳은 것은?**

꼭 나오는 유형

> ㉠ 작업장 내 유해물질 농도점검
> ㉡ 환기장치의 작동상태 점검
> ㉢ 고무장갑 착용 상태점검
> ㉣ 감염가능성으로 가족 구성원을 포함한 특수검진 실시

① ㉠, ㉡, ㉢
② ㉠, ㉢
③ ㉡, ㉣
④ ㉣
⑤ ㉠, ㉡, ㉢, ㉣

해설 유기용제 중독은 감염성질환이 아니므로 가족구성원에게 전파되지 않는다.

200 ① 정답

핵심문제

제 05 장

정신간호학

● 시험 시간표

교 시	시험과목(문제수)	문제수	시험시간
1교시	성인간호학 (70) 모성간호학 (35)	105	09:00~10:35(95분)
2교시	아동간호학 (35) 지역사회간호학 (35) 정신간호학 (35)	105	11:05~12:40(95분)
점심시간 12:40~13:40(60분)			
3교시	간호관리학 (35) 기본간호학 (30) 보건의약관계법규 (20)	85	13:50~15:10(80분)

시험에 나올 문제만 콕! 짚어 놓은

제5장

정신간호학

01 항정신병 약물의 부작용으로 옳은 것을 모두 고른 것은?

> ㉠ 시력 장애 및 근긴장 이상이 나타난다. ㉡ 햇볕에 감수성이 증가한다.
> ㉢ 심장계의 기립성 저혈압이 나타난다. ㉣ 파킨슨씨병이 나타난다.

① ㉠, ㉡, ㉢　② ㉠, ㉢　③ ㉡, ㉣
④ ㉣　⑤ ㉠, ㉡, ㉢, ㉣

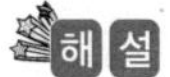
항정신병 약물의 부작용
시력장애, 근긴장이상, 광선과민증, 심장계의 기립성 저혈압, 파킨슨씨병, 정좌불능증, 경련, 피부계의 전신피부병 등

02 지역주민의 정신질환 발병을 방지하는 데 중점을 두는 일차예방사업이 아닌 것은?

① 대중매체를 통하여 쾌적한 공간, 건강식이에 대하여 교육한다.
② 잠재적인 불건전한 사회적인 여건을 개선한다.
③ 정신질환자를 빨리 발견하여 조기치료하는 것을 돕는다.
④ 개인과 사회의 안녕과 질서를 유지하여 정신질환 발생률을 감소시킨다.
⑤ 가족 및 타인과의 심리적인 상호관계를 증진시키기 위해서 효율적인 인간관계방법을 교육한다.

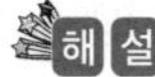
③ 2차 예방사업
①·②·④·⑤ 1차 예방사업

03 자신의 중요성에 대한 과장된 믿음으로 사고의 흐름에 장애를 나타내는 증상은?

① 관계망상(Ideas of Reference)　② 사고의 비약(Flight of Idea)
③ 건강염려증(Hypochondriasis)　④ 지리멸렬(Incoherence)
⑤ 조종망상(Delusion of Control)

정답 1 ⑤ 2 ③ 3 ②

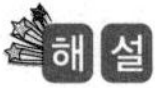
- 사고의 비약 : 과대망상, 자신의 중요성에 대한 과장된 믿음으로 사고흐름의 장애이다.
- 관계망상 : 다른 사람의 무관한 말이나 행동을 자신과 관련짓는 것으로 사고내용의 장애이다.
- 건강염려증 : 사소한 신체적 증세 또는 감각을 심각하게 해석하여 스스로 심각한 병에 걸려 있다고 확신하거나 두려워하고, 여기에 몰두해 있는 상태로 불안장애이다.
- 지리멸렬 : 앞뒤가 맞지 않고 비논리적인 사고로 사고흐름의 장애이다.
- 조종망상 : 어떤 힘에 의해서 자신의 신체나 동작 또는 정신이 조종되어 잘못된다고 믿는 장애이다.

04 기질적 뇌장애를 가진 노인을 병원생활에 적응시키는 간호중재는?

꼭 나오는 유형

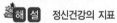

① 여러 사람을 소개해주어 활발한 대인관계를 갖게 한다.
② 새로운 경험을 하도록 자주 자극을 준다.
③ 개인위생을 스스로 책임질 수 있도록 한다.
④ 잠재적 지적 능력을 계발하도록 학습기회를 제공한다.
⑤ 새로운 취미나 흥밋거리를 갖도록 도와준다.

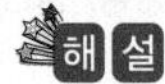
기질적 정신장애는 두뇌의 영구적인 손상이나 일시적인 기능장애에 의해 야기되는 정신기능이나 행동장애의 일종으로 지식 · 정보의 제공보다는 개인위생 및 일상생활 능력을 유지하게 도와주어야 한다.

05 정신건강을 사정하는 데 있어 기준이 되는 내용으로 적절하지 않은 것은?

① 개인의 인격특성　② 스트레스에 대한 적응능력
③ 인간관계 기술　④ 현실을 극복할 수 있는 능력
⑤ 불행한 가정환경

정신건강의 지표
- 건전한 사고 : 개인의 인격특성, 인간관계 기술
- 통정된 정서 : 스트레스에 대한 적응능력
- 삶의 의미 : 중년의 위기와 피터팬 신드롬, 현실을 극복할 수 있는 능력

06 우울상태에 대한 설명으로 옳은 것은?

㉠ 자신감, 과다행동	㉡ 불안감, 초조감
㉢ 식욕 증진, 현저한 체중 증가	㉣ 죄책감, 자기비하

4 ③ 5 ⑤ 6 ③ 정답

① ㉠, ㉡, ㉢　　② ㉠, ㉢
③ ㉡, ㉣　　④ ㉣
⑤ ㉠, ㉡, ㉢, ㉣

해설 우울상태
- 불안감, 죄책감, 초조감, 자기비하, 무기력, 절망감
- 신체증상 : 식욕이 저하되고, 체중은 현저히 감소(1개월 체중의 5% 이상)

07 다음은 무의식에 대한 설명이다. 옳지 않은 것은?

① 의식화되지 않은 상태이다.
② 행동을 결정하는 데 큰 영향을 준다.
③ 노력하면 자신과 주위 환경을 인식할 수 있는 상태이다.
④ 사고를 형성하는 데 큰 영향을 준다.
⑤ 이드와 초자아가 적용되는 부분이다.

해설 무의식
- 무의식은 노력한다고 해서 자신과 주위 환경을 인식할 수 있는 상태가 아니다.
- 이드와 초자아가 적용되는 부분으로 행동과 사고를 하는 데 영향을 준다.

08 활동요법의 목적은 무엇인가?

㉠ 환자의 사회적 위축과 퇴행을 감소시킨다.
㉡ 긴장, 불안, 적개심 등을 건설적인 방향으로 발산시킨다.
㉢ 환자의 잠재능력을 계발하고 성취감을 경험하게 하여 자존감을 증진한다.
㉣ 전문기술의 습득으로 경제적 어려움을 도와준다.

① ㉠, ㉡, ㉢　　② ㉠, ㉢
③ ㉡, ㉣　　④ ㉣
⑤ ㉠, ㉡, ㉢, ㉣

해설 활동요법의 목적
- 사회적 위축과 퇴행을 예방하고, 사회적 활동을 격려하고 지지하며, 보다 나은 인격의 통합을 위함이다.
- 긴장, 불안, 적개심 등을 건설적인 방향으로 발산한다.
- 잠재능력 계발, 성취감 경험, 자존감 증진

정답 7 ③ 8 ①

09 대인관계 모형에서의 이상행동에 대한 관점들을 옳게 서술한 것은? 꼭 나오는 유형

① 불안을 방어하는 수단으로써 증상이 나타나며, 어린시절의 해결되지 않은 갈등과 관계있다.
② 기본적인 두려움은 거절에 대한 두려움으로 자아가 인정받지 못할 때 불안이 경험된다.
③ 사회 환경적인 스트레스가 불안을 야기시키며 그 결과로 증상이 나타난다.
④ 어렸을 때의 발달과제를 성취하지 못했을 때 나타나는 불안을 조정하기 위한 부적절한 방어기전이다.
⑤ 자신의 주체성과 존재를 인식할 수 없을 때 느끼는 고독감, 무력감과 허무감의 표현이다.

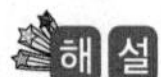

대인관계 모형(Sullivan, Peplau)

- 이상행동에 대한 관점
  - 불안은 대인관계에서 발생하고 경험된다.
  - 기본적 두려움은 거절에 대한 두려움이다.
  - 긍정적 대인관계에서 생기는 안정감과 만족이 필요하다.
- 치료과정
  - 치료자(환자 관계가 안정감을 구축한다)
  - 치료자는 환자가 신뢰있는 관계를 경험하고 대인관계에서 만족을 얻도록 돕는다.
- 치료자와 환자의 역할
  - 환자는 불안과 감정을 치료자와 나눈다.
  - 치료자는 환자의 감정을 지각하기 위해 공감을 사용하고 관계를 교정적 대인경험으로 이용한다.

10 망상이 심한 정신분열증 환자의 치료적 환경조성을 위해 간호사에게 요구되는 가장 적절한 역할은?

① 대상자가 빨리 분노와 좌절감을 표현하도록 강한 자극을 많이 주어야 한다.
② 간호는 대상자 증상의 원인 분석에 주로 초점을 두어야 한다.
③ 대상자의 비합리적인 행동을 지적하여 대상자가 깨닫고 반성하도록 한다.
④ 대상자가 자신의 욕구를 스스로 충족시킬 수 있도록 간접적인 교육을 자주 실시한다.
⑤ 대상자가 안정감을 느끼고 자신의 생각과 불안, 두려움 등의 감정을 표현할 수 있도록 격려한다.

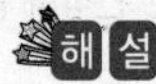

⑤ 먼저 신뢰감 있는 인간관계를 확립한다. 즉 대상자가 안정감을 느끼고 자신의 생각과 불안, 두려움, 불안정감을 언어로 표현할 수 있도록 격려하고 조용하고 부드러운 태도로 공감대를 형성해야 한다.

9 ② 10 ⑤ 정답

11 다음 중 '플래시백 효과'를 일으키는 물질은? 꼭 나오는 유형

① 아편제제 ② 알코올 ③ 흡입제
④ 환각제 ⑤ 니코틴

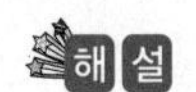 LSD

- 개념과 증상
  - LSD는 뇌세포와 뇌조직의 일상적 활동을 방해한다.
  - 연수는 심장박동, 호흡, 평활근의 수축과 같은 불수의 행위와 반응을 통제한다.
  - LSD는 연수를 과도하게 자극하여 남용자는 피부에 소름이 끼치고 눈이 붉어지며 동공이 커지고 호흡이 매우 가빠진다.
  - LSD는 자극의 일상적인 편성을 방해하여 대뇌피질에 전달된 기호들은 혼돈에 빠지게 된다.
- 남용의 위험
  - 사용 직후에 동공이 확대되고 심계항진이 나타나며 혈압이 상승하고 인체기관의 평확근이 수축된다.
  - 인식된 물체의 의미와 인식의 깊이가 변화되어 선명한 착각과 환각현상이 나타난다.
  - LSD로 인한 신체의 변화는 크지 않지만 남용자의 뇌와 염색체에 손상을 일으키며 눈동자가 풀리고 창백해지며 심박동과 혈압이 높아지며 수전증, 오한 등의 현상이 나타난다.
  - 장기 사용할 때 일부 남용자의 경우 LSD를 사용하지 않는데도 환각증상이 재연되는 플래시백(FLASH BACK) 현상이 나타나는데 이런 현상은 종종 심한 불안을 느끼게 한다.
  - LSD 사용을 중단한 후 수일 또는 여러 달이 지나서, 심하면 1년 이상 지난 후에도 나타날 수 있는데 플래시백은 LSD에 의해 야기될 수 있는 가장 위험한 증상의 하나로, 행동을 예측할 수 없기 때문에 폭력과 자살 등의 위험한 행위를 유발할 수도 있다.

12 조증환자의 간호중재에 대한 설명으로 옳지 않은 것은?

① 수용적이고 일관된 태도를 취한다.
② 경솔한 대답이나 독단적인 지시는 삼간다.
③ 환자가 외롭지 않도록 많은 방문객이 환자를 방문하도록 한다.
④ 환자의 행동이나 태도에 찬성 또는 반대의 뜻을 표현하지 않는다.
⑤ 필요시 환자의 활동을 제한하고 그 제한범위 안에서 활동할 수 있도록 한다.

해설 ③ 방문객을 제한함으로써 비자극적이고 안정된 분위기를 조성한다.

13 일반적으로 정신질환자가 가장 많이 사용하는 방어기전은?

① 승화, 투사, 합리화 ② 투사, 퇴행, 현실의 왜곡
③ 보상, 합리화, 현실의 왜곡 ③ 동일시, 부정, 반동형성
⑤ 투사, 반동형성, 상징화

해설 정신병 환자의 경우는 투사, 부정, 퇴행, 현실의 왜곡을 특히 많이 사용한다.

정답 11 ④ 12 ③ 13 ②

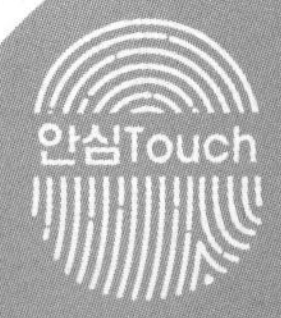

14 신체형 장애환자에 관한 설명으로 옳은 것은?

㉠ 신체 증상은 의도적이다.
㉡ 심리적 원인에 의해 신체적인 증상을 호소하나 기질적인 증상은 없다.
㉢ 신체 증상들은 이차적인 이득과 관련이 없다.
㉣ 일종의 부적절한 반응이다.

① ㉠, ㉡, ㉢　② ㉠, ㉢
③ ㉡, ㉣　④ ㉣
⑤ ㉠, ㉡, ㉢, ㉣

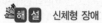

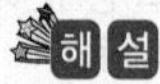

신체형 장애

- 의도적이 아닌 심리적 원인에 의해 신체적 증상을 호소하나 기질적인 증상은 없으며 일종의 부적절한 반응이다.
- 1차적 이득은 불안의 경감 및 예방이고, 2차적 이득은 책임으로부터의 회피와 타인으로부터 관심 증가 등이 있다.

15 소아나 청소년이 최소한 6개월 이상 사회적으로 용납되지 않는 행동을 지속할 때 내릴 수 있는 진단은?

① 자폐증　② 틱장애
③ 품행장애　④ 적응장애
⑤ 학습장애

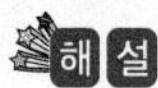

품행장애

소아나 청소년이 최소한 6개월 이상 사회적으로 용납되지 않는 행동(다른 사람의 권리나 그 나이에서의 일반적인 규칙에 위반되는 행동들)을 지속하는 것이다.

16 치매환자의 간호접근법으로 옳은 것은?

㉠ 적정 기능 수준을 유지한다.
㉡ 인지능력이 떨어지므로 작업치료는 적절치 않다.
㉢ 구조화된 그룹토의 참여와 생일잔치가 도움이 된다.
㉣ 독창적이고 개별적 간호수행은 도움이 되지 않는다.

14 ③ 15 ③ 16 ② 정답

① ㉠, ㉡, ㉢
② ㉠, ㉢
③ ㉡, ㉣
④ ㉣
⑤ ㉠, ㉡, ㉢, ㉣

해설 치매환자의 간호접근법
- 적정기능 수준을 유지하도록 한다.
- 인지기능이 떨어지므로 기억력을 증진시킬 수 있는 작업치료가 도움이 된다.
- 구조화된 그룹토의와 생일잔치에 참여하게 한다.
- 개인별 특성에 따라 다양하고 개별적인 간호수행을 한다.

17 개인의 정신건강에 가족관리가 중요함을 제시한 학자들의 이론이 맞는 것은?

꼭 나오는 유형

㉠ 액커만 – 정신분석적 모형으로 접근하여 어린이에게 있어 가족이 미치는 영향의 강도를 중시하였다.
㉡ 보우만 – 가족 내의 체제를 이해하는 데 필요한 자아의 구분, 삼각관계, 핵가족의 정서체계 등의 특성을 제시하였다.
㉢ 미누친 – 개인에게 영향을 미치는 가족의 구조를 변화시키는 것이 중요하다고 강조하였다.
㉣ 베이트슨 – 가족 간의 역기능적 의사소통이 개인에게 영향을 미치므로 이를 교정함이 중요하다고 하였다.

① ㉠, ㉡, ㉢
② ㉠, ㉢
③ ㉡, ㉣
④ ㉣
⑤ ㉠, ㉡, ㉢, ㉣

해설 정신건강에 가족관리 중요성에 대해 주창한 학자들
- 정신분석학적 가족체계이론 : Ackerman
- Bowen의 가족체계이론 : 가족 내의 체제 이해
- 의사소통이론 : Bateson의 인간의 의사소통에 관한 연구
- 구조적 가족치료이론 : Minuchin
- 전략적 가족치료이론 : Haley

정답 17 ⑤

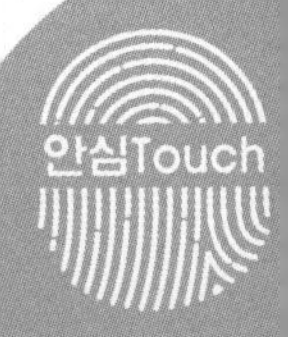

18 건강염려증에 대한 옳은 설명은?

꼭 나오는 유형

① 불안을 피하고자 하는 반응이다.
② 불안이 무의식적으로 상징적인 사고와 상황으로 전이되어 나타나는 현상이다.
③ 자신의 신체적 증상이 심리적인 것임을 알면서도 끊임없이 괴로워하는 반응이다.
④ 무의식적 갈등으로 인한 불안이 신체적 증상으로 전환되는 것이다.
⑤ 자신의 신체에 대해 병적으로 심하게 집착하고 끊임없이 신체적 증상을 호소하면서 질병을 증명하려는 반응이다.

해설 건강염려증
병에 걸릴까봐 두려워하고 걱정하며, 자신이 어떤 병에 걸려 있다고 생각하기도 하는 병을 말한다. 이들은 사회생활이나 직업활동에 지장을 받는다. 검사를 통해 신체질환이 없다고 진단을 받아도 믿지 못하고 계속 걱정한다. 이 병은 여성보다 남성에게 더 많은 것으로 알려져 있고 30~40대에 많다.

19 환자와 치료자의 관계에서 간호사가 노력하고 개발해야 하는 부분으로 알맞은 것은?

㉠ 윤리감과 책임감
㉡ 자기인식 및 전문적 역할 개발
㉢ 자기이해 및 자기개방
㉣ 환자의 역할모델

① ㉠, ㉡, ㉢
② ㉠, ㉢
③ ㉡, ㉣
④ ㉣
⑤ ㉠, ㉡, ㉢, ㉣

해설 환자와 치료적 관계에서의 간호사가 노력하고 개발해야 할 부분
- 자기인식 및 전문적 역할 개발
- 자기이해, 자기수용, 자기개방
- 감정탐색
- 환자의 역할모델로서의 간호사
- 윤리감과 책임감

18 ⑤ 19 ⑤ 정답

20 **15세 영철이는 문 뒤나 구석에 숨으려 하고 가까이 다가오는 환자나 치료요원에게 침을 뱉는다. 영철이에게 인지행동요법을 적용한 간호계획을 세우고자 할 때 옳은 것은?**

꼭 나오는 유형

㉠ 입원 초에 영철이의 문제행동을 설정한다.
㉡ 영철이가 좋아하는 놀이를 조건자극으로 이용하여 원하는 행동을 강화시킨다.
㉢ 다른 사람의 행동을 관찰하게 하거나 대리경험시킴으로써 행동변화를 유발한다.
㉣ 침 뱉는 행동을 발견할 때마다 한 대씩 때리고 문제행동을 3번 반복할 때마다 15분간 격리실에 있게 한다.

① ㉠, ㉡, ㉢
② ㉠, ㉢
③ ㉡, ㉣
④ ㉣
⑤ ㉠, ㉡, ㉢, ㉣

해설 ㉣ 때리지 말고 온정적이고 수용적인 태도로 대한다.

21 **전환장애환자의 간호로 옳은 것은?**

㉠ 환자의 발병과 중요한 관계가 있는 환경으로부터 격리시킨다.
㉡ 환자의 신체적 기능장애에 지나친 관심을 두지 않는다.
㉢ 환자를 인격적으로 수용한다.
㉣ 환자의 기능장애에 대해 계속 물어본다.

① ㉠, ㉡, ㉢
② ㉠, ㉢
③ ㉡, ㉣
④ ㉣
⑤ ㉠, ㉡, ㉢, ㉣

해설 ㉣ 마음의 문제이므로 환자의 신체적 기능장애에 지나친 관심을 두지 않는다. 전환장애는 인격적으로 수용하고 환자와 보호자를 떼어놓아야 빨리 증상이 좋아지는 병이다.

정답 20 ① 21 ①

22 에릭슨의 정신사회적 발달이론에서 영아기에서 청소년기까지 연령에 따른 발달업무 순서로 옳은 것은?

① 자아정체감 → 근면성 → 주도성 → 자율감 → 신뢰감
② 근면성 → 주도성 → 친밀성 → 자아정체감 → 자율성
③ 신뢰감 → 자율성 → 주도성 → 근면성 → 자아정체감
④ 신뢰감 → 자율성 → 근면성 → 주도성 → 통합성
⑤ 친밀감 → 주도성 → 근면성 → 자아정체감 → 생산성

해설 에릭슨의 심리사회적 자아발달단계
- 유아기(신뢰감 대 불신감 : 희망)
- 초기아동기(자율성 대 수치심 : 의지력)
- 유희기(주도성 대 죄의식 : 목적)
- 학령기(근면성 대 열등감 : 능력)
- 청소년기(자아정체감 대 자아정체감 혼란 : 성실성)
- 성인기(친밀성 대 고립감 : 사랑)
- 장년기(생산성 대 침체성 : 관심, 배려)
- 노인기(통합성 대 절망감 : 지혜)

23 지역사회 정신건강에 관한 다음 사항 중 옳은 것은?

꼭 나오는 유형

㉠ 예방적 접근에 중점을 둔다.
㉡ 모든 정신질환자의 정신사회 재활을 중요시한다.
㉢ 1950년 맥스웰 존스의 치료적 사회가 지역사회 정신건강의 기반을 이루는 자극이 되었다.
㉣ 의학적 모형에 대한 하나의 대안으로 설명이 가능하다.

① ㉠, ㉡, ㉢
② ㉠, ㉢
③ ㉡, ㉣
④ ㉣
⑤ ㉠, ㉡, ㉢, ㉣

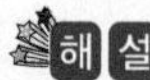

해설 지역사회 정신건강
- 오늘날 정신의학은 입원치료에 역점을 두던 과거와는 달리 1차 예방으로서의 정신건강 증진, 2차 예방인 조기발견과 조기치료, 그리고 3차 예방으로서 재활치료를 강조하고 있다.
- 1953년 Maxwell Jones의 치료적 공동체(Therapeutic Community)의 개념을 도입하면서 국내의 정신과 영역에서도 전통적인 의학적 치료접근을 벗어나 재활과 사회복귀에 관심을 가지게 되었다.
- 지역사회 정신보건은 개인적 정신건강 및 정신보건의 개념을 지역사회와 공동체적 관점, 즉 구조적·환경적 접근방식으로 보는 것이다. 곧 예방뿐 아니라 치료와 재활까지의 모든 정신건강을 위한 지역사회 측면의 서비스를 의미한다. 이것은 지역사회 자원을 최대한 활용하며 사회적인 환경 전체를 치료의 도구로 이용하고 동시에 전문적인 인력의 도움을 받아 치료 및 재활을 계속하는 접근방법이다. 또한, 지역주민 전체의 정신건강에도 관심을 가져 전반적인 지역주민의 정신건강 증진을 위한 예방적 노력도 포함한다.

22 ③ 23 ⑤ 정답

24 **이씨는 39세의 기술자로 직장에서 해고당한 후 매우 위축되고 비활동적인 양상을 보여 입원하였다. 그는 병실에서 뚫어지게 응시하면서 방바닥에 앉아 있곤 하였다. 그러다가 차츰 간호사와 말을 하게 되었으나 그의 이야기 내용은 비현실적이었다. 간호사의 가장 바람직한 의사소통방법은 무엇인가?** 꼭 나오는 유형

① 환자의 행동과 언어표현이 타인에게 어떻게 보일지에 대해 강조하여 설명한다.
② 타인과의 의사소통이 잘 안 되는 것에 대한 책임이 환자에게 있음을 암시한다.
③ 환자의 의사소통을 촉진하는 데 다양한 자극이 되도록 하기 위하여 담당간호사를 자주 바꾼다.
④ 환자가 말하려 하지 않을 때는 공감해주고 환자로 하여금 비언어적 의사소통방법으로 문제를 표현하도록 격려한다.
⑤ 언제나 환자가 먼저 이야기할 때까지 인내심을 가지고 기다리도록 한다.

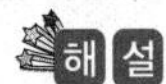

정신분열증 환자와의 의사소통방법
정신분열증 환자는 비언어적 의사소통이 언어적 의사소통보다 대상자와 공감형성에 더욱 영향을 주는 가장 중요한 요소이다. 따라서 환자가 말하려 하지 않을 때는 공감해주고 환자로 하여금 비언어적 의사소통방법으로 문제를 표현하도록 격려한다.

25 **입원실 다른 환자가 자신을 죽이려 한다는 망상으로 인해 심한 수면장애를 보이는 환자가 있다. 이 환자를 돕기 위한 간호사의 간호중재로 맞는 것은?**

① 걱정하지 마세요. 피곤해지면 잘 수 있을 거예요.
② 혼자 주무실 수 있는 빈 방으로 옮겨 드릴게요.
③ 의사에게 이야기하여 수면제를 드릴게요.
④ 당신도 밤에만 못 주무시군요.
⑤ 낮에 자면 되니까 너무 걱정하지 마세요.

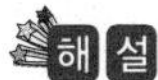

망상이란 사실과 전혀 다른 잘못된 생각을 실제 사실이라고 굳게 믿는 것을 말한다. 이러한 망상 역시 환청과 마찬가지로 정신분열병의 특징적인 증상이다. 즉 망상형인 경우, 극심한 의심이 특징이며, 환자가 안정감을 갖지 못할 경우 독방을 제공하고, 피로를 호소할 수 있으므로 수면과 휴식을 취하게 도와준다.

정답 24 ④ 25 ②

26 **정신보건요원인 김 간호사는 지역사회 정신보건센터 프로그램에 참여하고 있는 대상자를 위한 사례관리를 계획하고 있다. 계획에 포함시켜야 할 내용으로 옳은 것은?**

㉠ 위기개입 및 중재	㉡ 관찰기록 및 환자보고
㉢ 정신건강 상담	㉣ 약물관리 및 증상관리

① ㉠, ㉡, ㉢　② ㉠, ㉢
③ ㉡, ㉣　④ ㉣
⑤ ㉠, ㉡, ㉢, ㉣

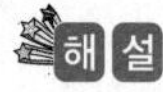

사례관리계획에 포함시켜야 할 사항으로는 방문상담 및 전화관리, 가족교육 및 지지모임, 약물관리 및 증상관리, 관찰기록, 환자보고, 재활상담, 정신건강 상담, 환자의뢰, 위기개입 및 중재 등이 있다.

27 **치료적 의사소통기술이 상황에 적절하게 사용된 경우는?** 꼭 나오는 유형

㉠ 대상자와 면담을 처음 시작할 때는 일반적인 주제로부터 시작한다.
㉡ 대상자의 말에 어떻게 반응해야 할지 확신을 못할 때에는 침묵이 좋은 방법이다.
㉢ 대상자의 상호작용을 기록할 때는 가능한 한 객관적이고 포괄적이어야 한다.
㉣ 불안이 극심한 경우 긴장을 완화시키기 위한 방법으로 유머 사용이 효과적이다.

① ㉠, ㉡, ㉢　② ㉠, ㉢
③ ㉡, ㉣　④ ㉣
⑤ ㉠, ㉡, ㉢, ㉣

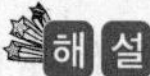

㉣ 유머보다는 대상자에게 객관적으로 공감하면서 주의를 기울이는 것이 효과적이다.
치료적 의사소통이 상황에 적절하게 사용되는 경우
- 대상자와의 의사소통은 명확하고 지시적이어야 한다.
- 침묵이나 일시적인 안심은 비치료적인 의사소통기술이다.

26 ⑤ 27 ② 정답

28 **정신과 병동에 입원한 김씨는 "나의 모든 행동이 텔레비전으로 끊임없이 감시받고 있다." 고 계속 말하고 있다. 이 환자가 겪고 있는 장애는?**

① 착 각 ② 우회증 ③ 망 상
④ 환 각 ⑤ 지리멸렬

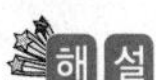

- 망상 : 생각의 병으로서 현실과는 맞지 않는 왜곡된 생각을 사실로 굳게 믿고 있다.
- 착각 : 감각자극을 잘못 해석하여 지각하는 것이다.
- 우회증 : 핵심을 말하지 못하고 돌려서 말해 상대방이 이해하지 못하게 한다.
- 환각 : 실제로 존재하지 않는 것을 마치 있는 것처럼 느끼는 것이다.
- 지리멸렬 : 사고진행이 와해되어 논리적 연결이 없고 의미론적으로도 파괴된 언어로 도무지 줄거리를 알 수 없는 얘기를 계속한다.

29 **조증장애행동 중 의기양양과 과다행동의 역동적 요인은?** 꼭 나오는 유형

① 상실로 인한 슬픈 정서의 억제
② 사회적으로 받아들일 수 없는 감정의 승화
③ 욕구좌절로 인한 감정의 억제
④ 본능적인 이드의 억제
⑤ 내면에 깔려 있는 우울감의 부정

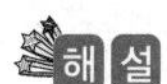

조증장애행동 중 의기양양과 과다행동의 역동적 요인
죄의식과 심한 부족감에서 나온 것으로 내면에 깔려있는 현실적 위험에 대한 부정적 반응이며 우울감의 부정이다.

30 **손을 자주 씻는 강박장애환자에게 적합한 간호는?**

① 손을 씻지 못하도록 매번 주의를 준다.
② 손을 씻지 못하도록 수도꼭지를 잠근다.
③ 긴장을 해소할 수 있도록 손을 씻게 내버려둔다.
④ 죄악감을 없애주기 위해 화장실 청소를 시킨다.
⑤ 손을 자주 씻는 이유를 말하도록 한다.

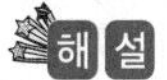

강박장애는 분명 뇌의 이상과 관련이 있는 뇌질환이다. 이는 스트레스를 푼다거나 마음을 편하게 가진다고 치료가 되는 것이 아니므로 강박행위는 방해하지 않는 것이 중요하다. 즉, 긴장을 해소할 수 있도록 손을 씻게 내버려둔다.

정답 28 ③ 29 ⑤ 30 ③

31 치매환자에게 문제가 되는 것으로 옳은 것은?

㉠ 지남력의 상실	㉡ 충동적 · 강박적 행동
㉢ 계산능력 저하	㉣ 과거의 기억 상실

① ㉠, ㉡, ㉢
② ㉠, ㉢
③ ㉡, ㉣
④ ㉣
⑤ ㉠, ㉡, ㉢, ㉣

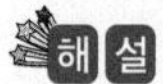

치매환자의 문제
지남력의 상실(시간, 장소, 사람), 기억력의 상실, 충동적 · 강박적 행동, 작화증, 합리적 사고와 판단장애, 계산능력 저하 등이 나타난다. 그러나 의식수준은 명료하다.

32 공포장애에 대한 설명으로 옳은 것은?

꼭 나오는 유형

㉠ 특정한 것에 대한 두려움이다.
㉡ 광장공포증, 사회공포증 등이 대표적이다.
㉢ 객관적으로 위험하지 않은 사물이나 상황에 계속적으로 두려움을 느낀다.
㉣ 의식에서 지워버릴 수 없는 반복적으로 떠오르는 생각을 말한다.

① ㉠, ㉡, ㉢
② ㉠, ㉢
③ ㉡, ㉣
④ ㉣
⑤ ㉠, ㉡, ㉢, ㉣

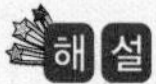

㉣ 의식에서 지워버릴 수 없는 반복적으로 떠오르는 생각은 강박적 사고이다.

공포장애
- 어떤 특수한 대상, 활동, 상황에 대하여 이치에 맞지 않는 심한 공포를 계속 갖게 되고, 자신의 공포가 비합리적이라는 것을 알지만 공포대상에 직면하면 억제할 수 없는 심한 공포가 일어나므로 공포를 일으키는 대상이나 상황을 피하게 되는 것이다.
- 공포장애는 실제적인 위험이 없는 대상이나 상황에 대해 지속적인 두려움을 나타내는 것을 말한다.
- 광장공포증, 사회공포증, 단순공포증이 대표적이다.

정답 31 ⑤ 32 ①

33 **양극성 장애로 치료받고 1개월 전에 퇴원한 20세 남자를 친형이 재입원시켰다. 환자는 "그저 여러 가지 비싼 것을 사들여 낭비를 한 것뿐인데 형이 돈이 아까워 자기를 재입원시켰다."고 말하는 대상자에게 재교육해야 할 것은?**

① 질병의 원인과 치료
② 진단적 검사 및 방법
③ 약물의 효과와 부작용
④ 질병경과
⑤ 질병의 증상 및 증후

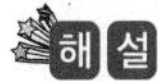

양극성 장애 재입원 환자의 재교육
- 우울증 치료는 항 우울제와 정신치료가 많이 이용된다.
- 양극성 장애는 질병의 증상과 징후에 따라 선택적으로 치료한다.
- 질병으로 그 증상과 징후를 잘 설명하여야 한다.

34 **마약의 금단증상이 가장 심하게 일어나는 시간으로 가장 알맞은 것은?**

① 금단 후 6~12시간
② 금단 후 12~24시간
③ 금단 후 24~48시간
④ 금단 후 40~72시간
⑤ 금단 후 48~80시간

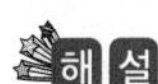

마약류 금단현상
마약류를 중단하거나 감소하면 신체적으로 인내하기 힘든 특이한 증상이다. 증상은 마약중단 수 시간 후부터 이틀째(40~72시간)에 절정에 달한다.

35 **자신도 모르게 쉴 사이 없이 눈을 깜빡이고 '킄킄' 거리며 괴상한 소리를 내는 6세 딸을 걱정하는 어머니에게 간호사가 해줄 수 있는 가장 적절한 도움은?** 꼭 나오는 유형

① 단순한 버릇이므로 모른 척하라고 한다.
② 피곤하면 없어지므로 운동을 충분히 하라고 한다.
③ 어머니의 부절적한 양육태도에 대해 지적한다.
④ 아이가 심리적 압박감을 느끼는 것이 있나 파악하라고 한다.
⑤ 어머니와 함께 나쁜 버릇을 참는 연습을 하라고 한다.

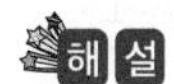

틱장애
- 하지 말라고 야단을 치거나 참으라고 요구하는 것은 전혀 도움이 되지 않는다.
- 긴장과 불안 등 심리적 압박이 그 원인이다.

정답 33 ⑤ 34 ④ 35 ④

36 원발성 수면장애의 개념이다. 틀린 것은? 꼭 나오는 유형

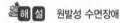

① 뚜렷한 이유 없이 최소한 한 달 이상 수면유지가 어렵다.
② 임상적으로 현저한 사회적 · 직업적 기능장애를 초래한다.
③ 우울증이나 범불안장애 같은 정신적 질환에서 자주 발생한다.
④ 뚜렷한 신체적 · 정신적 원인 없이 발생한다.
⑤ 강박적 성격인 사람에게 많이 발생한다.

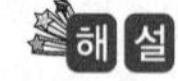

원발성 수면장애
어떤 뚜렷한 신체적 · 심리적 병리가 없는데도 불구하고 지속적으로 적절한 수면을 취할 수 없는 경우를 말한다. 즉, 신체질환이나 약물에 의한 수면장애가 아니다.

37 알코올의존환자에 대한 간호중재 내용으로 맞지 않는 것은?

① 알코올의존에 관련된 간호사 자신의 인식, 편견, 태도를 조사한다.
② 환자가 자존감을 증가시키도록 돕는다.
③ 환자와 가족이 금주를 시작하고 노력할 때 칭찬한다.
④ 환자의 알코올의존에 대해 비판적 태도를 취하지 않는다.
⑤ 알코올의존은 병이 아니라는 인식을 갖게 한다.

해설 알코올의존은 도덕적 문제가 아니고 하나의 질환이라고 이해시켜야 한다.

38 신경성 식욕부진의 정신 역동적 요인으로 옳은 것은? 꼭 나오는 유형

① 갑작스러운 불안이나 감정적인 스트레스를 받을 때 나타난다.
② 늘 긴장해 있고 성취욕이 강하고 호전적인 A형 성격일 때 나타난다.
③ 공격적 · 경쟁적 · 절대적 욕구가 억압될 경우 교감신경계의 과잉흥분으로 나타난다.
④ 의존적 욕구가 계속 억압시 부교감신경계가 과잉흥분될 때 나타난다.
⑤ 모녀간의 적개심이 있고 갈등을 보이며 어머니가 과보호적인 경우에 나타난다.

해설 ⑤ 어린시절부터 부모의 과잉보호로 의존적이며 복종적인 양상을 보이다가 청소년기에는 적개심을 표현한다.

36 ③ 37 ⑤ 38 ⑤ 정답

39 **몇 차례 무단가출한 14세 남자 중학생이 산에서 환각제에 취해 있는 것이 경찰에게 발견되어 지역사회 청소년 상담기관에 의뢰되었다. 간호계획시 제일 먼저 고려해야 할 것은?**

① 사고의 장애
② 기억의 결함
③ 지능의 저하
④ 지각의 왜곡
⑤ 자폐적 사고

해설 환각제를 흡입하게 되면 시간과 공간에 대한 지각이 변하고 착각, 망상, 환각을 일으킴을 주지시킨다.

40 **다음 중 반사회적 인격장애의 장애요인이 아닌 것은?** 꼭 나오는 유형

① 일관성 없는 훈육방법
② 긴장과 불안의 심리적 반복
③ 행동에 대한 부모의 과잉간섭
④ 사회적 적응을 잘 못함
⑤ 부모의 무관심과 애정결핍

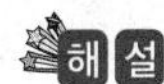
해설 반사회적 성격장애의 원인
- 일반적으로는 유전적 요인보다는 부모와의 관계, 가정교육의 차이 등에서 오며 특히 부모와의 관계(무관심, 애정결핍, 과잉간섭)에서, 특별히 부모의 사랑을 받지 못했거나 부모로부터 버림을 받은 것이 반사회적 성격장애의 주요원인이라고 볼 수 있다.
- 반사회적 성격장애의 특징은 어린시절 또는 청소년기에서 시작되어 성인이 되어서도 계속되는 무책임하고 반사회적인 행동의 형태로 특징지어진다.

41 **환자와 간호사 관계 종료시 주의해야 할 점은?**

① 환자가 매우 현실적이다.
② 환자가 용기를 갖게 된다.
③ 간호사는 친근감을 유지한다.
④ 환자는 독립단계를 유지한다.
⑤ 환자는 거부감, 무력감, 우울감을 가질 수 있다.

해설 ⑤ 환자는 거부감, 무력감, 우울감 등 정서적 외상을 경험할 수 있으므로 상호관계하는 시간을 서서히 줄여간다.

정답 39 ④ 40 ② 41 ⑤

42 **정신분열병 환자의 치료적 환경조성을 위해 간호사에게 요구되는 역할은?**

꼭 나오는 유형

① 대상자가 분노와 좌절감을 표현하도록 자극을 주어야 한다.
② 대상자 증상의 원인분석에 초점을 두어야 한다.
③ 대상자의 비합리적인 행동을 지적하여 대상자가 깨닫도록 한다.
④ 대상자가 자신의 욕구를 스스로 충족시킬 수 있도록 교육한다.
⑤ 대상자가 안정감을 느끼고 자신의 생각과 감정을 표현할 수 있도록 격려한다.

해설 ⑤ 신중하고 예의 있는 태도로 대상자의 요구와 관심을 우선적으로 생각할 수 있는 인도주의적인 태도가 필요하다. 즉 대상자가 안정감을 느끼고 자신의 생각과 감정을 표현할 수 있도록 격려한다.

43 **망상환자와 대화할 때 간호사의 태도로 옳은 것은?**

> ㉠ 최근의 생활이나 느낌을 표현하도록 한다.
> ㉡ 작은 목소리로 낮게 속삭인다.
> ㉢ 단순하고 명료한 언어를 사용한다.
> ㉣ 논리적으로 설득하거나 비평을 하면 변화된다.

① ㉠, ㉡, ㉢
② ㉠, ㉢
③ ㉡, ㉣
④ ㉣
⑤ ㉠, ㉡, ㉢, ㉣

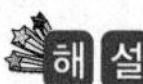
해설 ㉡ 망상환자에게 작은 목소리로 낮게 속삭이는 경우 망상을 더 조장할 수 있다.
㉣ 단순하고 명료한 언어를 사용하여 최근의 생활이나 느낌을 표현하도록 한다.

44 **의사소통이 명확하지 않은 아동을 관찰하기 위해 바람직한 도구는?**

① 글짓기
② 독 창
③ 놀 이
④ 운 동
⑤ 합 주

해설 의사소통이 명확하지 않은 아동은 주로 언어적 치료를 활용하는 정신치료보다는 놀이요법이 더 효과적이다.

42 ⑤ 43 ② 44 ③ 정답

45 **다음 중 Freud의 의식수준인 의식, 전의식, 무의삭 모두로 구성되어 있는 것은?**

① 자존감, 자아
② 본능 , 초자아
③ 초자아, 자아
④ 성욕, 본능
⑤ 자존감, 본능

해설 성격의 기본적 구조는 이드(Id), 자아(Ego), 초자아(Superego)이다. 이드는 무의식이며, 자아나 초자아는 무의식과 전의식, 경험의 의식상태 모두를 포함하는 것이다.

46 **우울환자의 간호로 적절하지 않은 것은?**

① 묵묵히 환자 옆에 있어준다.
② 가벼운 운동을 권장한다.
③ 신체적 불편을 제거한다.
④ 화려한 색깔의 의복을 선택해 보도록 한다.
⑤ 청결한 개인위생을 유지하도록 한다.

해설 우울상태 환자 옆에서 침묵하고 앉아 있는 것은 치료효과가 없다.

47 **우울환자의 감정이 우울한 주요 원인은?**

① 신체적 혹은 상징적 상실
② 오이디푸스 콤플렉스
③ 성적욕구 배출
④ 동일시 문제
⑤ 내적 요구문제

해설 **우울환자의 감정이 우울한 주요 원인**
신체적 또는 심각한 상실, 만성질환, 대인관계의 어려움, 경제적 문제 혹은 일상생활에 있어서 좋지 않은 변화가 우울증을 유발시킨다.

정답 45 ③ 46 ① 47 ①

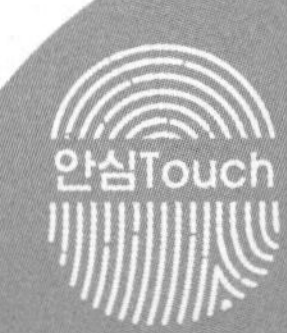

48 **49세의 직장 여성인 유씨는 복잡한 회사일과 집안일로 심한 스트레스를 받아 가슴이 답답하고 자신감까지 잃어가고 있다. 유씨의 스트레스 관리로 옳지 않은 것은?**

꼭 나오는 유형

① 가장 중요하다고 생각되는 목표들을 세우고 우선순위를 정한다.
② 우선순위가 낮은 과제는 과감하게 버린다.
③ 해결해야 할 문제가 너무 복잡하므로 유씨가 스스로 판단을 할 수 있도록 기다린다.
④ 필요한 일에 대한 효과적인 결정을 내린다.
⑤ 성취해야 할 계획, 행동, 임무를 명료화한다.

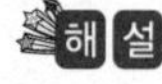

③ 스스로 판단을 내릴 수 있도록 적극적으로 도와준다.

스트레스 관리

- 스트레스를 유발하는 원인을 조절하는 방법
  - 스트레스가 되는 문제의 근본적인 원인을 해결하고, 성취해야 할 계획, 행동, 임무를 명료화하며, 필요한 일에 대한 효과적인 결정을 내림
  - 가장 중요하다고 생각되는 목표들을 세우고 우선순위를 정하고, 우선순위가 낮은 과제는 과감하게 버림
  - 촉박한 시간으로 인한 압박감에서 벗어나고, 과식을 피하고 수분과 영양을 적절히 취함
- 스트레스를 유발하는 원인을 다시 한번 생각해 봄
  - 상황을 다시 구성하여 스트레스를 받지 않는 방향으로 생각을 바꿈
  - 심리치료를 통해 상황을 재인식하고 대처하는 능력을 향상시킴
- 스트레스 억제기술
  - 적절한 수면과 이완요법(예 명상, 심상, 이완음악, 바이오 피드백 등)
  - 의사의 처방에 따라 항불안제 복용
  - 산책, 조깅, 테니스 등의 운동을 하며, 가까운 사람과 스트레스에 대해 허심탄회하게 대화
  - 스트레스를 유발시키는 자극제(커피, 차, 카페인 음료, 담배, 다이어트 약 등) 억제

49 **다음 설명에 해당하는 프로이트의 성격발달 단계는?**

> 이 시기에 남자 아이는 어머니에 대한 이성애적 감정과 갈등을 경험하고 극복하게 되는데, 아버지와의 동일시를 통해 대리 만족을 경험할 뿐만 아니라 성역할 태도를 발달시키고 부모의 가치와 규범 등을 내면화하게 된다.

① 구강기
② 항문기
③ 남근기
④ 잠복기
⑤ 생식기

48 ③ 49 ③ 정답

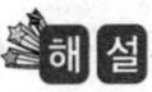 ③ 오이디푸스 콤플렉스를 경험하고 아버지와의 동일시를 통해 초자아를 형성하는 시기는 남근기에 해당한다.

Freud의 성격발달(정신분석)이론

- 주요개념 : Id(본능), Ego(자아), Superego(초자아)
- 의식수준 : 의식, 전의식, 무의식
- 성격구조
  - Id(본능, 원본능, 원초아, 성격의 생물학적 요소) : 쾌락을 추구하고, 고통을 피한다. 삶의 본능과 죽음에 대한 본능이 지배한다.
  - Ego(자아, 성격의 심리적 요소) : 현실과 접촉을 통해 내부와 외계를 연결하고, 조정자의 역할을 한다.
  - Superego(초자아) : 이상, 도덕원리에 의해 지배된다.
- 발달단계 : 구순기(0~1세), 항문기(1~3세), 남근기(3~6세), 잠복기(6~12세), 생식기(12세 이후)

50 **급성정신분열증으로 입원한 환자가 저녁시간에 처음으로 Thorazine 100mg을 복용한 후 갑자기 "목이 뻣뻣하고 움직일 수 없어요."라고 호소할 때 간호사는 P.R.N 처방으로 무엇을 투여할 수 있는가?**

① Trimin ② Sepamine ③ Haldol
④ Cogentin ⑤ Tofranil

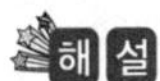 위 환자의 증상은 항정신병 약물의 부작용 중 급성 추체외 부작용으로, 이것은 항콜린성 작용이 적은 약물일수록 잘 발생한다. 이때는 항정신병 약물의 작용에 길항작용을 하는 약물인 Cogentin 2mg을 투여한다. 이외에도 Clonazepam, Ativan, Akoneton, Benadril, Valium 등이 있다.

51 **성관련 상담시 간호사의 태도로 옳지 않은 것은?**

① 말과 태도가 일치하는 신중한 태도를 가진다.
② 관심은 보이되 사무적인 태도로 듣는다.
③ 현재의 문제만을 가지고 공감대를 형성한다.
④ 종교적으로 해결하도록 유도한다.
⑤ 조용하고 안락한 분위기를 조성한다.

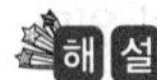 ④ 종교적인 카운셀링은 바람직하지 않다.

상담시 주의점

- 피상담자가 믿고 마음을 열 수 있도록 말과 태도가 일치하는 신중한 태도를 가진다.
- 피상담자가 자유롭게 의사를 표시할 수 있도록 부드럽고 조용한 안락한 분위기를 조성한다.
- 피상담자가 스스로 말할 수 있을 때까지 말이나 대답을 강요하지 말아야 한다.
- 피상담자가 부정적으로 반응하더라도 충분히 감정을 표시할 수 있도록 받아들인다.
- 피상담자에 대해 긍정적인 태도로 가지며, 사무적인 태도로 듣는다.
- 피상담자에 대해 지시, 명령, 훈계, 설득 등을 피한다.
- 관련문제와 연결지어 대화해 나가지 말고 현재의 문제만을 갖고 공감대를 형성하도록 노력한다.

정답 50 ④ 51 ④

52 **24세 된 김씨 부인은 잘 먹지도 않고 계속 떠들고 노래를 부르고 비싼 가구를 사고 길거리에서 아무 남자에게나 이야기를 하는 증세로 입원하였다. 가장 적합한 약물은?**

① Chlorpromazine
② Reserpine
③ Diazepam
④ Doxepine
⑤ Lithium Carbonate

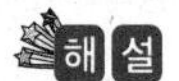 조증
- 임상적으로 조증환자는 우울증 환자와 정반대로 보인다. 정서가 고양되어 있거나 행복해 보이고, 신체적으로나 정신적으로 지나치게 적극적이고, 주제를 바꿀 때마다 사고가 연속되지 않고 비약한다. 정서가 고양되어 있는 조증은 우울증에 대한 방어로 볼 수 있다.
- 조증 상태의 대표적인 약물치료는 Lithium Carbonate와 항정신병 약물의 병용이 가장 효과적이다.

53 **치료적인 의사소통기법의 특성에 관한 설명 중 가장 옳은 것은?** 꼭 나오는 유형

① 환자를 일시적으로 안심시키기 위하여 타이른다.
② 환자 역할을 모두 이야기해준다.
③ 간호사 자신의 가치판단으로 환자의 행동을 판단한다.
④ 환자 자신이 문제의 중점을 가지고 이야기하도록 지지한다.
⑤ 환자의 해결방법을 결정해준다.

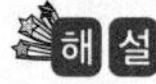 ④ 환자를 이해하고 수용하는 태도로 환자가 현실감을 갖도록 하여 환자 자신이 문제의 중점을 가지고 이야기하도록 지지한다.

54 **○○병원의 50세 남자환자는 어린아이만 보면 성적 흥분을 느끼는 증상을 가지고 있다. 이 환자를 간호하는 김 간호사는 평소 어린아이를 남달리 아끼고 좋아하기 때문에 자신의 개인적인 감정으로 인하여 이런 환자를 간호하는 데 여러 가지 애로사항이 있다. B간호사에게 도움을 청했을 때 B간호사는 어떻게 하는 것이 적절한가?**

① 여러 가지 이론적 지식을 쌓으라고 조언한다.
② 환자를 무시하고 사무적인 태도를 취한다.
③ 자신의 성에 대한 인식을 먼저 재정립하고 수용한 다음 환자를 다시 간호하게 한다.
④ 무조건 같은 병동의 다른 간호사에게 환자를 간호하게 한다.
⑤ 환자와 면담시간을 자주 갖게 한다.

52 ⑤ 53 ④ 54 ③ 정답

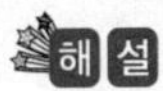 ③ 간호사 자신의 성에 대한 태도, 인식, 가치관, 감정 등을 먼저 재정립하고 수용한 다음 환자를 다시 간호하게 한다.

55 다음 중 자폐아동의 증상에 대한 설명으로 옳은 것은?

㉠ 아동기 초기에 발생한다.
㉡ 한 가지에만 집착함으로써 과잉반응을 보인다.
㉢ 정서적인 유대가 맺어지지 않는다.
㉣ 놀이는 매우 복잡하고 비감각적이다.

① ㉠, ㉡, ㉢
② ㉠, ㉢
③ ㉡, ㉣
④ ㉣
⑤ ㉠, ㉡, ㉢, ㉣

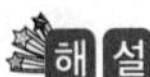 자폐아동의 놀이는 매우 단순하고, 반복적이고, 무의미하며, 감각적이며, 상상이라든가 극적인 놀이를 하지 못하고, 똑같은 글이나 행동을 반복한다.

56 반사회적 인격장애 환자의 성격구조에 있어 가장 근본적인 결함은 무엇인가?

꼭 나오는 유형

① 원초적 · 본능적 충동을 적절히 표현하지 못한다.
② 사회화에 대한 초자아나 자아 이상의 성숙과 발달에 장애가 있다.
③ 어머니와 공생적 관계를 유지하고 있다.
④ 자아의 기능이 부적절하다.
⑤ 자아의 발달이 지연되어 있다.

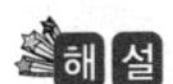 ② 사회화에 대한 초자아의 기능에 장애가 있기 때문이다.

반사회적 성격장애의 원인

- 일반적으로는 부모와의 관계, 가정교육의 차이 등에서 오며 특히 부모와의 관계(무관심, 애정결핍, 과잉간섭)에서, 특별히 부모의 사랑을 받지 못했거나 부모로부터 버림을 받은 것이 반사회적 성격장애의 주요 원인이라고 볼 수 있다.
- 초자아는 '양심'과 '자아 이상'으로 구분된다. 양심은 부모가 어린애의 언행에 비난이나 처벌준 일들을 토대로 금지된 것과 다른 생각, 행동을 할 때의 죄책감이다. 자아 이상은 어린애가 부모나 길러준 사람들로부터 크게 인정받거나 칭찬받은 일들을 기초로 부모나 권위인물을 동일시함으로써 형성되고, 자아 이상을 따르거나 만족시키면 행복감과 자존심을 느끼게 된다. 즉, 초자아는 양심과 자아 이상을 통해서 발전된다.
- 정신분석학적으로 초자아의 기능에 장애가 있기 때문에 사회적응에 어렵고 책임과 판단의 결여로 비이성적, 비도덕적, 범죄적, 죄의식 없는 행동과 다른 사람을 해치는 행동을 한다.

정답 55 ① 56 ②

57 타 환자를 공격하는 인격장애 환자의 간호 중재로 옳은 것은?

① 불쌍하게 여기고, 의존성을 격려한다.
② 환자의 갈등해소법을 있는 그대로 관찰한다.
③ 신뢰감을 증진하여 적극적인 중재를 한다.
④ 침착한 태도로 처벌하겠다고 말한다.
⑤ 소극적인 중재를 하고, 감정을 표현하도록 격려한다.

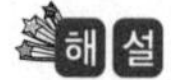

타 환자를 공격하는 인격장애 환자의 간호중재
간호사는 신뢰감을 증진하여 적극적인 중재를 하고 감정을 표현하도록 격려한다. 그러나 불쌍하게 여기거나, 의존성을 격려하거나, 비난하거나, 벌을 주어서는 안 된다.

58 정신간호사업에서 3차예방에 중점을 두어야 할 사항은?

꼭 나오는 유형

① 위기중재에 중점을 둔다.
② 정신질환의 조기 발견에 중점을 둔다.
③ 정신장애에 대한 재활과 합병증 예방에 중점을 둔다.
④ 정신장애의 치료기간 단축에 중점을 둔다.
⑤ 정신장애의 치료비용 절감에 중점을 둔다.

해설 정신보건은 입원치료에 역점을 두던 과거와는 달리 1차예방으로서의 정신건강증진, 2차예방인 조기 발견과 조기치료, 그리고 3차예방으로서의 재활치료를 강조하고 있다.

59 간호사가 약물치료시 혈중농도에 주의해야 할 약물로, 심한 중독상태가 되면 안구진탕, 경련, 혼수 등이 나타나는 것은?

① 이미프라민
② 리튬 카보네이트
③ 할로페리돌
④ 클로르프로마진
⑤ 카바마제핀

57 ③ 58 ③ 59 ② 정답

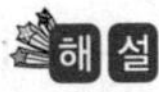

- 리튬 카보네이트 : 정신과에서 많이 사용되는 약물 중 혈중농도에 가장 주의를 기울여야 하는 약물이다. 부작용으로 초기에는 오심, 구토, 설사, 피로감, 졸음, 구강건조, 다뇨증 등이 있으며, 심한 중독상태가 되면, 운동실조, 안구진탕, 경련, 혼미, 혼수 등이 나타난다.
- 이미프라민 : 지금까지 알려진 항우울제 중 가장 효과가 있는 것으로 간주되며 1960년대에 의학계에 도입된 합성약품이며 우울증 치료에 사용되기 전에는 항정신성 신경안정제로 연구되었다. 보통 경구투여하지만 때로는 근육주사로 투여하기도 한다.
- 할로페리돌 : 도파민 수용체 길항제로 부작용으로는 급성 근긴장증, 정좌불능증, 행동저하, 인지장애, 체중증가 등이 있지만, 대개 약물을 줄이거나 끊으면 좋아진다.
- 클로르프로마진 : 강력한 합성 진정제. 중추신경계 억제제로서 대뇌중추에 선택적으로 작용하며 정신장애환자를 치료하는 데 사용된다.
- 카바마제핀 : 조증에 대한 치료효과와 우울증 예방효과가 있는 것으로 알려져 있으며, 리튬을 대체하거나 보조약물로 사용할 수 있다. 부작용으로는 걷기가 어렵거나, 졸리거나, 구역질, 시야 혼탁, 피부발진 등을 일으킬 수 있다.

60 **60세 된 할머니가 외출을 하였다가 집으로 돌아오는 길을 잊어버리는 일이 발생했다. 이 할머니의 장애는?**

① 판단력 장애 ② 지남력 장애
③ 지각장애 ④ 사고장애
⑤ 정동장애

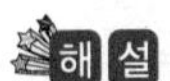

지남력의 장애
혈관성 치매나 독성상태, 대사성 질환으로 인한 치매는 초기에, 퇴행성 치매의 경우는 어느 정도 질병이 진행된 상태에서 지남력을 상실한다. 그래서 시간감각도 없고 자신이 있는 장소를 다른 곳으로 착각하기도 하며 사람에 대한 인식능력도 떨어지게 된다.

61 **정신간호사가 자신의 가치를 알아보는 것이 왜 중요한가?**

① 주제의 변화에 주도권을 가져야 하기 때문이다.
② 자신의 생각을 정확히 알고 치료에 이용해야 하기 때문이다.
③ 환자를 인간으로서보다 간호문제로 취급해야 하기 때문이다.
④ 냉담하게 전문적인 태도를 유지해야 하기 때문이다.
⑤ 간호사로서 환자에 대한 책임을 져야 하기 때문이다.

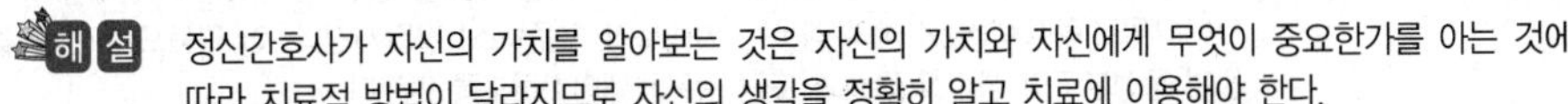

정신간호사가 자신의 가치를 알아보는 것은 자신의 가치와 자신에게 무엇이 중요한가를 아는 것에 따라 치료적 방법이 달라지므로 자신의 생각을 정확히 알고 치료에 이용해야 한다.

정답 60 ② 61 ②

62 **20세 남자 환자가 울먹이는 목소리로 "요즈음 저는 몸이 너무 안 좋습니다."라고 하자, 간호사는 "예, 요즈음 몸이 안 좋아 괴롭고 힘든가 보군요."라고 하였다. 이와 같은 의사소통은?**

① 반 영
② 현실인식
③ 명료화
④ 정보제공
⑤ 함축된 의미의 언어화

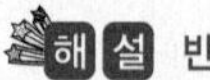 반 영

단순히 환자의 말을 반복하는 것이 아니라 가능한 한 다른 용어를 사용해서 관심을 가지고 이해하고자 한다는 태도를 보이는 것이다.

63 **다음 중 남근기의 특징으로 옳은 것은?**

> ㉠ 동일시를 통한 거세 불안 극복
> ㉡ 성역할 학습
> ㉢ 오이디푸스 콤플렉스
> ㉣ 이드로부터 자아가 형성되기 시작

① ㉠, ㉡, ㉢
② ㉠, ㉢
③ ㉡, ㉣
④ ㉣
⑤ ㉠, ㉡, ㉢, ㉣

해설 ㉣ 이드로부터 자아가 형성되기 시작하는 시기는 항문기이다. 남근기에는 부모와의 동일시 과정에서 규범을 받아들임으로써 초자아가 발달하기 시작한다.

남근기

쾌감은 생식기 자극으로부터 얻어진다. 아동은 이성 부모를 향한 근친상간적 욕구를(소년의 경우는 오이디푸스 콤플렉스, 소녀의 경우는 일렉트라 콤플렉스) 발달시킨다. 이 갈등으로 인한 불안은 아동들이 동성부모의 성역할 특성과 도덕기준을 내면화하도록 만든다.

62 ① 63 ① 정답

64 피해망상의 증상으로 다른 사람을 의심하는 행동을 하는 대상자에 대한 태도는?

꼭 나오는 유형

① 치료자로서 단호하고 엄격한 태도
② 친절하게 대상자를 격려하는 태도
③ 대상자의 의견에 경청하고 수용적인 태도
④ 친근감을 적극적으로 표현하는 태도
⑤ 명랑하고 쾌활한 태도

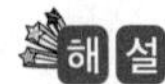
환자의 망상, 상징적 언어, 이상행동에 직면하게 되었을 때, 간호사는 먼저 경청하고 수용적인 태도로 들어주어, 환자를 이해하고 불안감을 해소시킴으로써 신뢰감을 형성하여 두려움, 불안, 분노 등의 피해망상을 감소시켜야 한다.

65 정신분열증으로 입원한 성인남자가 간호사 말을 듣다가 혼자 중얼거리고 웃기도 한다. 그리고 예수님이 나타나서 세상의 모든 것이 다 바뀔 것이라고 말씀한다고 하면서 두려움에 빠져 있다. 이때 적절한 간호중재는?

① 환자의 손을 잡아주면서 마음을 안정시킨다.
② 환자가 이야기하는 내용에 대해 아무런 반응을 보이지 않는다.
③ 환자가 들은 소리를 간호사는 듣지 못하였다고 말하며 현실감을 제공한다.
④ 단조롭고 자극 없는 상황에서 환각이 증가함을 이해시킨다.
⑤ 환자가 자극받지 않도록 조명을 은은하게 조절한다.

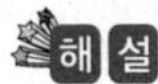
환각을 가지고 있는 환자는 환각으로부터 벗어나게 하기 위하여 실제적인 일이나 활동에 초점을 맞추어 정신병적 세계와 현실세계 사이를 구별할 수 있도록 돕는 것이다.

66 우리나라 정신보건법이 제정된 해는 언제인가?

꼭 나오는 유형

① 1963년 ② 1995년
③ 1997년 ④ 1999년
⑤ 2000년

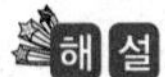
우리나라 정신보건사업에 있어 국가와 지방자치단체의 책임을 명시한 정신보건법이 1995년에 제정된 이후 정신건강문제에 대한 사회적 관심이 점차 늘어나고 있다.

정답 64 ③ 65 ③ 66 ②

67 **정신분열증 환자에서 주로 나타나는 간호진단은?**

㉠ 사고과정 장애	㉡ 가족의 비효율적 대응
㉢ 자가간호결핍	㉣ 사회적 고립

① ㉠, ㉡, ㉢ ② ㉠, ㉢
③ ㉡, ㉣ ④ ㉣
⑤ ㉠, ㉡, ㉢, ㉣

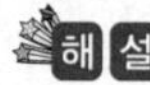
정신분열증은 사고장애를 중심으로 지각, 정서, 행동, 인격, 사회적 기능 등의 다양한 영역에서 이상을 초래하는 심각한 정신질환이다.

사고장애

정신분열증의 핵심증상으로 사고장애는 크게 사고과정의 장애와 사고내용의 장애로 구분할 수 있다.

- 사고과정의 장애 : 사고흐름의 장애로 연상의 해이로 대표된다. 사고과정에서 연상의 해이로 언어 및 의사소통과정에서 논리적 연결이 되지 않고 자주 주제에서 벗어나는 등의 장애이다. 심하면 사고의 비약동문서답, 지리멸렬(언어의 구조가 무질서하게 나타나 두서없는 경우), 사고의 차단(말의 진행이 갑자기 멈추는 것) 등이 나타난다.
- 사고내용의 장애 : 사고주입(누가 자신에게 생각을 집어넣는다), 사고전파(자신의 생각이 전파되어 모든 사람이 알게 된다), 다양한 망상 등

68 **정신과 병동에 심한 망상과 사고장애로 입원한 여자 환자가 주위사람들이 자기를 감시한다며 잠을 자려하지 않고, 음식에 독을 넣었다며 식사를 거부하고 있다. 이 환자에 대한 간호중재로 옳은 것은?**

① 그런 일은 없다며 계속 같이 있어준다.
② 질병과 관련된 증상임을 환자가 인식하도록 한다.
③ 간호사가 음식을 직접 먹어 보이며 독이 없음을 증명한다.
④ 신뢰감을 형성하며 환자의 감정에 민감하게 반응한다.
⑤ 자신의 문제에 집중하지 않도록 다양한 자극을 준다.

해설 ④ 신뢰감 형성이 관건이며 환자의 감정에 민감하게 반응하며, 신체적 불편함을 잘 해소시켜 주는 것이 중요하다.

67 ⑤ 68 ④ 정답

69 25세 여자 환자가 이유도 없이 산만하고 불안 · 초조해 하며 안절부절 못하고 혼자 있는 것을 무서워하고 있다. 이 환자를 위한 효과적인 간호접근에 해당하는 것은?

> ㉠ 환자를 지지하고 안심시킨다.
> ㉡ 환자와 공감대를 형성한다.
> ㉢ 불안에 대한 신체적 배출구를 열어준다.
> ㉣ 환자의 말을 경청하고 수용한다.

① ㉠, ㉡, ㉢
② ㉠, ㉢
③ ㉡, ㉣
④ ㉣
⑤ ㉠, ㉡, ㉢, ㉣

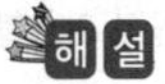
불안장애 대상자의 간호접근
불안장애는 환자를 지지하고 안심을 시키며, 신뢰관계를 형성해야 한다. 따라서 환자와 함께 있어주고 환자의 말을 경청하고 수용하며, 환자와 공감대를 형성하도록 한다.

70 지나치게 손을 자주 씻는 환자의 불안에 대한 방어기제는? 꼭 나오는 유형

① 투사, 해리, 억제
② 취소, 격리, 반동형성
③ 전환, 격리, 억압
④ 해리, 취소, 투사
⑤ 퇴행, 해리, 투사

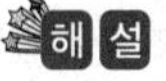
Freud에 의하면, 항문기에 해당하는 생후 2~4세경에 대소변 가리기 훈련과정에서 어린아이의 욕구와 어린아이를 사회화시키려는 부모의 요구 사이에 갈등이 제대로 해결되지 않을 때 강박성 인격이 싹트게 된다고 한다. 주로 사용하는 방어기제는 취소, 격리, 반동형성 및 전치 등이다.

정답 69 ⑤ 70 ②

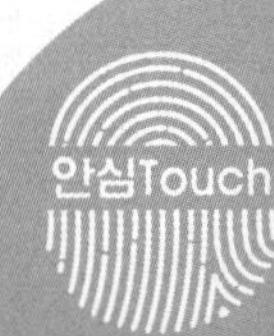

71 지역사회의 정신사회 재활프로그램 개발시 고려해야 할 사항으로 옳은 것은?

㉠ 주민의 건강상태 파악
㉡ 방문간호
㉢ 지역사회 내 전문인력과 시설
㉣ 약물관리

① ㉠, ㉡, ㉢
② ㉠, ㉢
③ ㉡, ㉣
④ ㉣
⑤ ㉠, ㉡, ㉢, ㉣

해설 정신사회 재활프로그램 개발시 고려 사항
지역사회주민의 건강상태, 주민의 정신건강 요구, 약물관리, 방문간호, 인적 · 물적 자원활용 등을 고려해야 한다.

72 반사회적 인격장애의 특성으로 옳은 것은?

꼭 나오는 유형

㉠ 초자아 형성에 장애가 있다.
㉡ 일정한 작업유지 능력이 없다.
㉢ 법적 규범에 순응능력이 없다.
㉣ 부모로서의 책임감이 결여되어 있다.

① ㉠, ㉡, ㉢
② ㉠, ㉢
③ ㉡, ㉣
④ ㉣
⑤ ㉠, ㉡, ㉢, ㉣

해설 반사회적 인격장애의 특성
- 초자아의 기능장애로 감정의 미성숙을 나타내며, 부모로서의 책임감과 판단력이 결여되어 있다.
- 법적 규범의 순응능력이 없어 조직의 규정이나 사회규율을 어기는 행동을 반복한다.
- 일정한 작업유지 능력이 없다.

71 ⑤ 72 ⑤ 정답

73 **노인의 정신건강증진에 도움이 되는 활동은?** 꼭 나오는 유형

> ㉠ 종교활동을 권장한다.
> ㉡ 과거에 경험한 긍정적인 사건들을 기억하도록 한다.
> ㉢ 은퇴 후 활동을 본인 스스로 계획해 보도록 한다.
> ㉣ 취미활동에 참여시킨다.

① ㉠, ㉡, ㉢　　② ㉠, ㉢
③ ㉡, ㉣　　④ ㉣
⑤ ㉠, ㉡, ㉢, ㉣

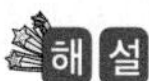
노인의 정신건강증진을 위해서는 종교활동, 취미활동 등에 참여시키고 과거의 좋은 기억들을 회상하게 하고 앞으로의 계획 등을 통해 자신감과 희망을 주고 무능력을 감소시켜 노인의 독립성을 최대한으로 증진시키는 것이다.

74 **40세의 강씨는 8년 이상 음주력을 가지고 있다. 마지막 술을 마신 후 2일이 지난 후 안절부절 못하고 혀, 입술, 얼굴이 떨리고 거미와 뱀이 보인다고 하며 무서움 때문에 잠들 수가 없다고 한다. 강씨에 대한 간호중재는?**

> ㉠ 비타민 B가 풍부한 고열량 식이 및 적당한 전해질을 투여한다.
> ㉡ 즉시 술을 끊고 침대에서 잘 쉬도록 한다.
> ㉢ 충분한 휴식을 위해 적절한 항불안제를 투여한다.
> ㉣ 과격한 행동제한을 위해 환자를 억제시킨다.

① ㉠, ㉡, ㉢　　② ㉠, ㉢
③ ㉡, ㉣　　④ ㉣
⑤ ㉠, ㉡, ㉢, ㉣

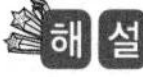
㉡ · ㉣ 즉시 금주하게 하거나, 억제하지 않는다.

금단증후군

- 일정 기간 이상의 만성음주로 내성과 신체의존이 형성된 습관성 음주자가 갑작스러운 금주나 상용량을 줄일 때 나타나는 임상증후군을 총칭한다.
- 전해질의 불균형, 폐렴, 탈수증 등 심각한 합병증을 일으킬 수 있으므로 비타민 B가 풍부한 고열량 식이 및 적당한 전해질을 투여한다.
- 충분한 휴식을 위해 적절한 항불안제를 투여한다.

정답 73 ⑤ 74 ②

75 **김양은 잠을 자지 않고 고개를 떨군 채 비틀거리며 병실을 왔다갔다 배회하였다. 간호사가 그의 불안함을 인식하고 지금 할 수 있는 간호중재로 가장 알맞은 것은?**

① 수면제를 투여하여 숙면을 취하도록 한다.
② 환자가 그 행동에 대해 이야기하도록 질문한다.
③ 간호사가 환자의 증상에 관심이 있음을 알린다.
④ 항불안제를 투여하고, 안정을 찾을 때까지 옆에 있어 준다.
⑤ 환자의 불안에 대해 충분히 안심시킨다.

해설 ② 환자가 그 행동에 대해 이야기하도록 질문함으로써, 불안을 야기시키는 문제를 명료화하는 것이 우선적으로 필요하다.

76 **정신지체를 가진 10세 아동이 식사를 잘 하지 않고 편식이 심하다. 이 어린이를 간호할 때 간호사가 유의해야 할 사항은?**

① 건강하게 활동하더라도 식사량 감소자체는 큰 걱정이다.
② 편식 자체에 신경 쓰기보다는 식사시 즐거운 분위기를 조성한다.
③ 먹지 않은 채 장시간 앉아만 있는 것은 습관이 되므로 야단쳐야 한다.
④ 식사시간 전에 지치지 않게 한다.
⑤ 식사시간을 점차 늘려가며 바람직한 식습관을 기르도록 한다.

해설 정신지체 아동의 식사거부나 편식의 문제시 그 자체에 문제점을 두지 말고 식사시 즐거운 분위기를 조성한다.

77 **자폐행위 중재에 대해 옳지 않은 것은?** 꼭 나오는 유형

① 언어적, 비언어적으로 아동과 지속적으로 의사소통한다.
② 괴상한 버릇은 제한해 주고 안정된 관계를 조성한다.
③ 놀이활동은 별 도움이 안 되므로 혼자하는 놀이를 하도록 한다.
④ 자기파괴적 행위로부터 아동을 보호한다.
⑤ 아동이 달성하지 못한 발달단계를 이루도록 교육 및 지지한다.

해설 자폐아동들이 편하게 생각하고 간접적으로 자기를 표현할 수 있는 놀이를 통하여 자연스러운 대화를 할 수 있는 계기를 만들 수 있다. 놀이는 그 자체가 치료적 기능을 갖고 있으므로 또래 나이에 어울리는 놀이활동을 함으로써 정상적인 발달로 이끌 수 있다.

75 ② 76 ② 77 ③ 정답

78 청소년기에 나타나는 부적응문제 중 흔하지 않은 것은?

① 섭식장애 ② 자 살
③ 약물중독 ④ 틱장애
⑤ 품행장애

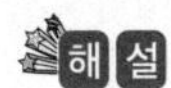해설 ④ 틱장애는 청소년기가 아니라 아동기에 주로 나타난다.
틱장애
자신의 의지와는 무관하게 근육이 빠른 속도로 리듬감 없이 반복해서 움직이거나 소리를 내는 장애이다. 자신도 모르게 나타나지만 잠을 자면 없어지고, 심리적으로 불안하거나 스트레스를 받으면 심해지기도 한다. 환자의 대부분은 운동틱을 보이는데 눈 · 얼굴 · 목 · 어깨 등을 움찔거리고 심한 경우에는 팔 · 다리 · 몸통을 흔들어대기도 한다. 음성틱은 마른기침을 하는 것처럼 '킁킁', '푸푸' 등의 소리를 내는 증세를 말한다. 이러한 증세는 일시적으로 생겼다가 없어지기도 하고 없어졌다가 다시 생기기도 하며 다른 형태로 오래 지속되기도 한다. 아동기에 주로 나타난다.

79 알코올 의존환자 간호의 질적인 삶을 위한 궁극적인 목적은?

① 사교적인 음주로 복귀시키는 것
② 가정적 · 직업적 · 사회적 적응능력을 개선시키는 것
③ 알코올을 완전히 끊게 하는 것
④ 금단증상을 조정하는 것
⑤ 혐오제의 사용을 권하는 것

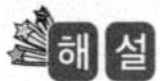해설 알코올 의존환자 간호의 질적인 삶을 위한 궁극적인 목적은 음주행위를 감소시켜 가정적 · 직업적 · 사회적 적응능력을 개선시키는 것이다.

80 간호사와 환자의 치료적인 의사소통의 장애요인은?

꼭 나오는 유형

① 환자가 표현한 감정을 파악하여 환자에게 되물어 본다.
② 환자가 이야기를 정확하게 이해했는지 확인해 본다.
③ 환자가 이야기할 영역을 간호사가 결정해 준다.
④ 말없이 환자 옆에 앉아 있는다.
⑤ 환자가 이야기하도록 지지한다.

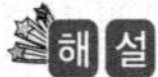해설 ③은 대상자에게 어떻게 하라고 충고해주는 것으로 대상자 스스로가 의사결정하는 데 방해가 된다. ①은 반복질문, ②는 설명의 요구, ④는 침묵, ⑤는 수용하는 태도이다.

정답 78 ④ 79 ② 80 ③

81 **4인 병실에 입원한 이씨는 피해망상으로 잠을 잘 이루지 못하는 것을 간호사가 발견하였다. 간호사가 해 줄 수 있는 간호는?**

① 수면과 휴식을 취하도록 도와준다.
② 밤에 침대에서 자도록 억제대에 묶어 둔다.
③ 피곤할 때까지 그냥 둔다.
④ 자극이 없는 활동에 참여시킨다.
⑤ 오락 활동에 참여시킨다.

해설 ① 망상형인 경우, 극심한 의심이 특징이며, 환자가 안정감을 갖지 못할 경우 독방을 제공하고, 피로를 호소할 수 있으므로 수면과 휴식을 취하게 도와준다.

82 **효과적인 의사소통을 위한 구성요소로 적당하지 않은 것은?**

① 전달자의 태도
② 정확한 정보전달
③ 상대자의 태도
④ 간접적인 피드백
⑤ 경제수준

해설 ⑤ 경제수준의 정도를 파악하는 것은 효과적인 의사소통의 요소가 아니다.

83 **다음 중 정신분석요법이 효과적으로 쓰일 수 있는 질환이 아닌 것은?** 꼭 나오는 유형

① 전환장애
② 우울장애
③ 약물중독이 있는 인격장애
④ 불안장애
⑤ 경계성 인격장애

해설 정신분석요법은 전환장애, 불안장애, 우울장애, 반사회적 인격장애자가 아니면서 알코올중독 혹은 약물중독을 겸하지 않은 인격장애, 정신성 장애, 심하지 않은 정신생리장애, 경계선 상태의 정신질환, 전환장애 등에 효과적으로 적용된다.

81 ① 82 ⑤ 83 ③ 정답

84 반사회적 인격장애자가 가장 전형적으로 나타내는 행동양상은 무엇인가?

꼭 나오는 유형

① 사회적 활동으로부터 위축되어 있다.
② 병동일과에 대해 기계적으로 복종한다.
③ 불안을 완화시키기 위해 반복적 · 의식적 행동을 한다.
④ 사회규범과 가치를 무시하고 특권을 얻으려 한다.
⑤ 매우 높은 자존감을 갖고 있다.

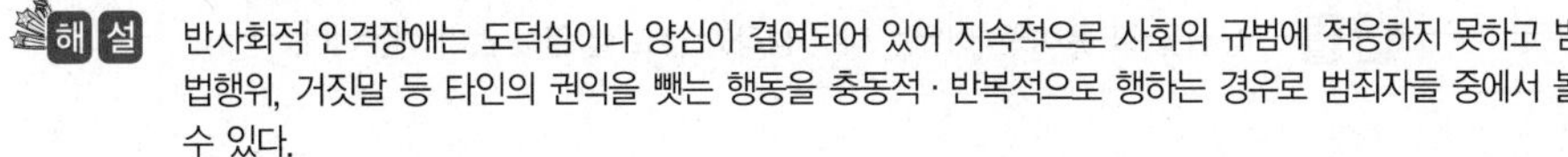

해설 반사회적 인격장애는 도덕심이나 양심이 결여되어 있어 지속적으로 사회의 규범에 적응하지 못하고 범법행위, 거짓말 등 타인의 권익을 뺏는 행동을 충동적 · 반복적으로 행하는 경우로 범죄자들 중에서 볼 수 있다.

85 최초로 교육을 받은 미국의 정신간호사는 누구인가?

① Moreno
② Adolf Meyer
③ Linda Richards
④ Philippe Pinel
⑤ Benjamin Rush

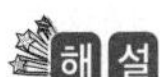

해설
- Moreno : 심리극의 창시자
- Adolf Meyer : 정신생물학의 창시자
- Philippe Pinel : 인도주의 입장에서 정신질환자의 치료를 처음 시작
- Benjamin Rush : 미국 정신의학의 아버지

86 불안장애자에게 결과적으로 올 수 있는 장애는 무엇인가?

① 현실검증에는 손상이 별로 없다.
② 대인관계에 어려움은 있으나 어느 정도 예방할 수 있다.
③ 문제와 행동, 질병에 대한 병식이 전혀 없다.
④ 심한 성격의 와해는 드물다.
⑤ 대개 심인성 기능적 장애가 오며 갈등을 해결하기 위해 억압과 억제를 이용한다.

해설 ⑤ 행동적인 측면에서는 자꾸만 무엇이든 피하려고 하거나 늘 안절부절 못한 채 서성거리는 행동이 나타나며 갈등을 해결하기 위해 억압과 억제를 이용한다.

정답 84 ④ 85 ③ 86 ⑤

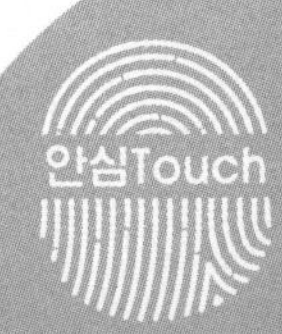

87 조증이나 의기양양한 환자가 잠을 잘 자지 못한다. 그 이유로 알맞은 것은?

① 꿈을 꾸는 것이 두렵기 때문이다.
② 잠이 필요하지 않다고 생각하기 때문이다.
③ 잠을 잘 가치가 없다고 생각하기 때문이다.
④ 잠을 잘 시간이 없을 만큼 할 일이 많기 때문이다.
⑤ 잠을 자면 죽는다고 생각하기 때문이다.

해설 ④ 잠을 잘 못 자는 이유는 너무 생각이 많고 할 일이 많기 때문이다.

88 집을 떠나기 두려워하여 외출을 하지 못하고 일상생활에 제약이 심한 50세 남성이 병원에 입원하였다. 적절한 간호는?

꼭 나오는 유형

> ㉠ 조용하고 솔직한 태도로 접근한다.
> ㉡ 객관적이고 권위적인 태도로 접근한다.
> ㉢ 환자의 두려움을 잘 경청한다.
> ㉣ 환자가 거부하더라도 공동생활에 참여하도록 강요한다.

① ㉠, ㉡, ㉢ ② ㉠, ㉢
③ ㉡, ㉣ ④ ㉣
⑤ ㉠, ㉡, ㉢, ㉣

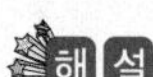

음성증상이 심한 정신분열증 환자의 간호중재
- 조용하고 솔직한 태도로 접근한다.
- 객관적이고 권위적인 태도가 아니라 수용적인 태도로 접근한다.
- 환자의 말을 잘 경청하는 태도를 보인다.
- 환자가 거부하는데도 억지로 공동생활에 참여하기를 강요하면 환자의 두려움은 심해진다.

89 에릭슨의 발달이론 중 청소년기의 완성과업으로 알맞은 것은?

① 정체감 형성 ② 신뢰감 획득
③ 주도성 형성 ④ 자율성 획득
⑤ 친밀감 형성

87 ④ 88 ② 89 ① 정답

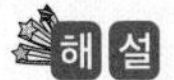 에릭슨의 심리사회 발달이론 제5단계(청소년기) : 정체감 형성
자신이 어떤 사람이 될 것인가에 대해 깊은 관심을 갖게 된다. 그래서 심리적 혁명이 마음에서 일어난다. 끊임없는 자기 질문을 통해 자신에 대한 통찰과 자아상을 찾기 위한 노력을 하게 된다. 그 결과 얻는 것이 자아정체성이다. 이것이 형성되지 못하고 방황하게 되면 역할혼란 또는 자아정체성 혼미가 온다. 이는 직업 선택이나 성 역할 등에 혼란을 가져오고 인생관과 가치관의 확립에 심한 갈등을 일으킨다.

90 우울증 환자의 간호로 옳은 것은?

㉠ 자살예방이 중요하다.
㉡ 현실과 거리감을 갖도록 한다.
㉢ 충분한 영양을 섭취하도록 한다.
㉣ 수면제나 진정제를 우선적으로 투여한다.

① ㉠, ㉡, ㉢
② ㉠, ㉢
③ ㉡, ㉣
④ ㉣
⑤ ㉠, ㉡, ㉢, ㉣

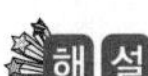 우울증의 치료에서 가장 중요한 것은 따뜻한 마음과 자상한 태도로 환자를 돌보는 것이다. 모든 병에서 마찬가지이지만 우울증 환자는 혼자 버림받은 것 같고 만사가 잘 안 되는 것 같은 생각이 심하기 때문에 주변인의 태도에 쉽게 영향을 받게 된다. 우울증 환자는 음식거부에서부터 자살생각에 이르기까지 자신에게 해가 되는 생각을 많이 한다. 따라서 치료 중 환자를 잘 관찰하여 치료자에게 알려주는 역할을 충실히 하여야 한다. 또한 환자가 할 수 있는 행동반경을 치료자와 의논하여 한 가지씩 실천하는 데 동반자가 되어야 한다.

91 다음 중 이드에 대한 설명으로 맞는 것은?

꼭 나오는 유형

㉠ 무의식에 속한다.
㉡ 생존초기부터 시작된다.
㉢ 생물학적 기본욕구가 포함된다.
㉣ 부모 동일시에 관여한다.

① ㉠, ㉡, ㉢
② ㉠, ㉢
③ ㉡, ㉣
④ ㉣
⑤ ㉠, ㉡, ㉢, ㉣

정답 90 ② 91 ①

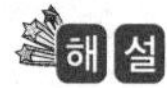

이 드

이드(Id)는 정신적 에너지의 저장소로 성격의 원초적(일차적), 본능적 요소이다. 즉 이드는 행동의 힘을 부여하는 근원적인 생물학적 충동(먹고, 자고, 배변하고, 성관계를 하는 것)을 저장하고 있다. 이드는 생물학적 충동을 지연시키지 않고 즉각적으로 만족시키려고 하는 쾌락원리에 지배된다.

92 **40세 김씨는 삼풍백화점 붕괴사고 때 건물 더미에 깔려 1주일을 지낸 뒤 구조되었다. 그 후 사고장면이 떠올라 놀라고 기억력 감퇴, 피로, 두통, 근육통을 호소하고 있다. 김씨의 진단으로 맞는 것은?**

① 공포장애
② 공황장애
③ 범불안장애
④ 강박장애
⑤ 외상 후 스트레스장애

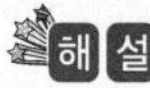

⑤ 개인이 자신이나 타인의 신체적 안녕에 심각한 위협을 가져다주는 사건을 경험 또는 직면하고 나서 극심한 공포, 무력감, 죄의식 등의 심리적 반응이 동반되는 임상적 상태를 말한다.

93 **간호사가 환자에게 자신의 생각을 스스로 정리할 시간을 주는 데 가장 효과적인 의사소통기법은?**

① 생각을 정리해보라고 말해준다.
② 초점을 맞춰 대화를 진행시킨다.
③ 되풀이해서 같은 내용을 질문한다.
④ 말없이 들어주면서 침묵하는 시간을 제공한다.
⑤ 수용하는 태도를 보이며 대상자의 의견에 동의한다.

해설 ④ 침묵은 대상자에게 사고, 느낌, 결정 등을 심사숙고할 수 있는 시간, 즉 환자에게 자신의 생각을 스스로 정리할 시간을 주는 데 가장 효과적인 의사소통 방법이다.

94 **알코올남용으로 인한 비타민 B_1의 결핍으로 오는 정신질환은?** 꼭 나오는 유형

① 신경성 식욕부진증
② 점액수종
③ 베르니케, 콜사코프 증후군
④ 진행마비
⑤ 간 질

92 ⑤ 93 ④ 94 ③ 정답

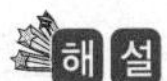 알코올남용으로 인한 비타민 B_1 결핍으로 오는 정신질환에는 알코올성 건망증후군(장기간에 걸친 음주 후에 오는 기질적 정신병으로 기억장애가 두드러지게 나타나는 베르니케 증후군과 콜사코프 증후군을 합하여 부르는 명칭이다), 환각, 불안, 수면, 기억력저하, 치매가 있다.

95 **문을 응시하며 두려워하는 환자와의 치료적 대화는?** 꼭 나오는 유형

> ㉠ 당신은 지금 문에 집중하고 있군요.
> ㉡ 무언가 당신을 산만하게 하는군요.
> ㉢ 당신은 지금 두려워하고 있군요.
> ㉣ 문쪽에 뭔가 있나 보죠?

① ㉠, ㉡, ㉢　② ㉠, ㉢　③ ㉡, ㉣
④ ㉣　⑤ ㉠, ㉡, ㉢, ㉣

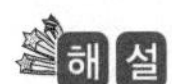 환각환자의 대응
- 환자의 호소를 절대로 부정하지 말 것
- 말의 앞뒤를 이어 준다.
- 조명에 유의한다.

96 **17세 여자가 살을 빼야 한다며 잘 먹지 않다가 일단 먹기 시작하면 엄청나게 폭식을 하고 먹은 후에는 바로 토하는 모습을 보인다. 지난 2개월 동안 무려 12kg의 체중이 감소하였으나 5kg을 더 빼야 한다며 계속하여 식사를 거부하고 있다. 우선순위를 두어야 할 간호는?**

① 영양섭취와 중요성을 설명한다.
② 신뢰감을 형성한다.
③ 아름다운 외모에 대해 칭찬해준다.
④ 식사를 계속 거부할 경우 비위관을 통해서라도 영양불균형을 교정한다.
⑤ 왜 먹지 않으려는지 그 이유를 찾아낸다.

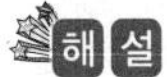 체중증가에 대한 두려움과 관련된 신체상 장애 간호중재
- 일정한 간격으로 체중을 측정하고, 체중증가에 대해 보상을 준다.
- 식사 권유를 계속 거부할 경우 비위관을 통해서라도 영양불균형을 교정한다.
- 매일 소모되는 열량섭취에 대해 감시하고 열량섭취증가 방법에 대해 교육한다.
- 대상자의 섭식 능력을 방해하는 요소 또는 대상자 및 가족의 지각에 대해 논의한다.
- 이완술을 교육한다.

정답 95 ② 96 ④

97 청소년기에 자아주체성을 확립하지 못했을 때 나타날 수 있는 증상으로 가장 적절한 것은?

① 대인기피증
② 자아 역할혼란
③ 폭력적 성격
④ 강박적 성격
⑤ 지나친 자신감

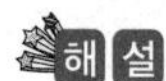

자아정체감이란 자기 동일성에 대한 자각인 동시에, 자기의 위치, 능력, 역할 및 책임에 대한 분명한 인식이다. 이 시기에 긍정적인 자아정체감을 확립하면 이후의 단계에서 부딪치는 심리적 위기를 무난히 넘길 수 있게 되지만, 그렇지 못하면 다음 단계에서도 방황이 계속되고, 때로는 부정적인 정체감, 즉 자아 역할혼동을 형성하게 된다.

98 정신분열증 환자의 질병경과 예후가 좋은 것은?

> ㉠ 확실한 발병요인이 있는 경우
> ㉡ 우울 등의 정서장애가 보이는 경우
> ㉢ 학교와 직장에서의 기능이 좋은 경우
> ㉣ 뇌의 구조적 이상이 있는 경우

① ㉠, ㉡, ㉢
② ㉠, ㉢
③ ㉡, ㉣
④ ㉣
⑤ ㉠, ㉡, ㉢, ㉣

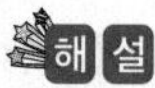

확실한 발병요인이 있고, 학교와 직장에서의 기능이 좋은 경우 일단 정신분열증이라고 진단된다면 적합한 회복을 예측할 수 있다.

99 다음 중 초자아에 대한 설명으로 옳은 것은?

> ㉠ 부모가 주는 보상과 처벌에 대한 반응으로 발달한다.
> ㉡ 초자아는 3~6세경에 완성된다.
> ㉢ 초자아는 성격구조 중 마지막으로 발달한다.
> ㉣ 초자아는 부모로부터 유전된다.

① ㉠, ㉡, ㉢
② ㉠, ㉢
③ ㉡, ㉣
④ ㉣
⑤ ㉠, ㉡, ㉢, ㉣

97 ② 98 ② 99 ② 정답

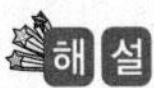 초자아(Superego)
- 초자아는 생후 3~6세경에 형성되고 9~11세경에 완성된다.
- 초자아는 인간의 마음속에 있는 윤리적 · 도덕적 · 이상적인 면을 말하며, 유전되는 것이 아니라 성격구조 중 마지막으로 발달되는 체계로써 부모의 양육태도, 즉 부모가 주는 보상과 처벌에 대한 반응으로 발달한다.

100 지역사회 정신보건에 대한 설명으로 적절한 것은?

꼭 나오는 유형

㉠ 대상은 스트레스를 가진 개인을 포함한 지역사회이다.
㉡ 질병과 직업재활은 지역사회 정신보건과 관계없다.
㉢ 지역사회 정신보건은 질병의 예방에 초점을 둔다.
㉣ 개인의 내적 역기능만 치료한다.

① ㉠, ㉡, ㉢
② ㉠, ㉢
③ ㉡, ㉣
④ ㉣
⑤ ㉠, ㉡, ㉢, ㉣

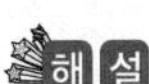 ㉡ 지역사회정신보건은 개인적 정신건강 및 정신보건의 개념을 지역사회와 공동체적 관점, 즉 구조적 · 환경적 접근방식으로 보는 것이다.
㉣ 개인의 내적 역기능만 치료하는 것이 아니라 지역주민의 정신건강 증진을 위한 예방적 노력도 포함한다.

101 알코올중독 환자들의 재활모임은?

㉠ 알라논
㉡ 알라틴
㉢ AA
㉣ ACOA

① ㉠, ㉡, ㉢
② ㉠, ㉢
③ ㉡, ㉣
④ ㉣
⑤ ㉠, ㉡, ㉢, ㉣

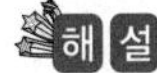
- 알코올중독자 모임 : AA
- 알코올중독자 가족모임 : 알라논(AL-ANON), 알라틴(ALATEEN), ACOA

정답 100 ② 101 ⑤

102 우울증에 대한 설명으로 옳지 않은 것은?

① 우울한 상태가 최소 2주 이상 계속된다.
② 평소의 활동에 대해 흥미를 잃는다.
③ 비애와 침체가 심한 상태이다.
④ 자살경향이 있다.
⑤ 기분의 조울이 생긴다.

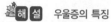

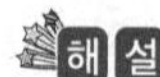
우울증의 특징

- 우울증을 앓게 되면 신체적 · 정신적 고통을 겪게 될 것이고, 심지어는 자살을 하는 경우도 있으므로 적극적인 치료를 요하는 만성적인 정신질환의 특징을 지니고 있다.
- 우울한 상태가 최소 2주 이상 계속된다. 평소의 활동에 대해 흥미를 잃고, 식욕이 떨어지고 체중이 줄며, 불면증이 생기고, 자신감을 상실하고, 항상 피곤하며, 잘 잊어버리고 또 정신집중을 할 수가 없어진다.
- 우울증은 비애와 침체가 심한 상태로 병적 슬픔의 결과이며 실망감, 무력감, 무가치감 등을 나타내며 자살경향을 가진다.

103 여자 환자가 속옷차림으로 많은 환자들이 모인 오락실에 나타났다. 이때 간호사의 치료적 태도는?

① 다른 환자들이 보고 있어요. 옷 갈아입고 나오세요.
② 다른 환자들이 흉보잖아요. 이렇게 하면 되겠어요?
③ ㅇㅇ씨 속옷 차림이네요, 제가 옷 입는 것을 도와드리겠어요.
④ "ㅇㅇ씨 속옷자랑을 하나요?"라고 농담하면서 옷을 갈아입게 한다.
⑤ "이러시면 안 됩니다. 방으로 갑시다."라고 잘못을 즉시 알려준다.

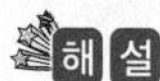
①은 환자로 하여금 수치감을 조성, ②는 환자를 비난, ④는 환자를 경시하는 태도, ⑤는 강압적이며 수치감을 조성한다. ③은 반영을 함으로써 환자로 하여금 현실감을 느끼게 하고 도와주고자 하는 의지를 보여준다.

104 다른 환자와 어울리지도 않고 식사도 거절하며 의심을 잘하는 정신분열병 환자에 대한 간호 중 가장 중요하다고 생각되는 사항은?

꼭 나오는 유형

① 따뜻한 인간애를 경험하도록 해 준다.
② 환자의 감정을 수용해 준다.
③ 의심하고 있는 부분에 대해 구체적인 질문을 한다.
④ 환자의 요구를 미리 알아차렸다가 즉시 도와준다.
⑤ 환자의 언어 및 행동에 대해 구체적으로 설명해 준다.

102 ⑤ 103 ③ 104 ② 정답

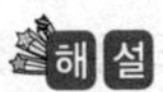 망상형(예후가 나쁨)인 경우, 극심한 의심이 특징이며, 환자가 안정감을 갖지 못할 경우 독방을 제공하고, 간호사를 비난할 경우 그 감정을 수용해 주도록 하며, 환자의 요구를 미리 알아차렸다가 즉시 도와준다.

105 치료적 의사소통의 기본이 되는 것은? (꼭 나오는 유형)

① 환자와 신뢰감을 형성한다.
② 치료에 관한 정보를 제공한다.
③ 새로운 질병의 정보를 제공한다.
④ 함께 간호계획을 세운다.
⑤ 진단에 따른 치료계획을 함께 세운다.

해설 ① 간호사와 대상자 사이에 신뢰감을 형성하고, 간호활동은 대상자와 함께 수행해야 한다.

106 정신분열병 증상 중 음성 증상에 해당하는 것은?

㉠ 연상의 해이	㉡ 연상의 막힘
㉢ 언어의 증가	㉣ 주의력 결핍

① ㉠, ㉡, ㉢
② ㉠, ㉢
③ ㉡, ㉣
④ ㉣
⑤ ㉠, ㉡, ㉢, ㉣

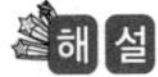 ㉠, ㉢은 양성 증상이며, ㉡, ㉣은 음성 증상이다.

정신분열증의 증상

- 양성 증상 : 연상의 해이, 환각, 기괴한 행동, 언어의 증가, 망상을 주로 보이고 있고, 뇌 단층촬영상 정상 뇌의 구조를 가지며, 치료에 비교적 잘 반응하는 경우로 알려져 있다.
- 음성 증상 : 정감(情感)의 둔화, 말이 적고 말의 내용도 빈곤, 연상의 막힘, 동기결여, 사회적 위축, 무감동, 인지결손, 주의력 결핍 등이 두드러지며, 뇌 단층촬영(CT)에서 구조적 변화가 있고, 치료에 반응하지 않는 경우로 알려져 있다.

정답 105 ① 106 ③

107 **어머니가 "딸이 대학입학시험에 떨어질 것 같다."고 말하며 6개월 정도 불안해했다. 무슨 장애인가?**

① 범불안장애 ② 공황장애
③ 공포장애 ④ 강박장애
⑤ 외상 후 스트레스장애

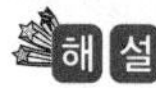 범불안장애는 일상생활의 사소한 일들에 대해 끊임없이 지나치게 걱정하며 그것이 불필요하고 방해가 된다는 것을 깨달아도 걱정을 멈출 수 없을 정도로 불안과 걱정이 심하게 나타난다.

108 **우울증 환자의 임상증상에 대한 설명으로 옳지 않은 것은?**

① 폭발적 행동 ② 죄책감
③ 자살기도 ④ 기억력 저하
⑤ 소화기능 장애

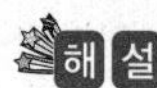 우울증의 임상 증상
- 죄책감, 무가치 혹은 무기력감(허무망상), 초조감, 쉽게 짜증을 낸다.
- 자살기도
- 집중력 및 기억력 저하, 의사결정을 하는 데 어려움, 두통
- 소화기능 장애 등

109 **불안장애 환자를 간호할 때는 문제를 분명하게 이해하는 것이 중요하다. 대상자로 하여금 문제를 분명하게 이해하게 하는 데 도움이 되는 간호사의 반응으로 알맞은 것은?**

㉠ 환자의 시야에서 환자의 말을 경청한다.	㉡ 낮은 목소리나 음색을 사용한다.
㉢ 간단하게 질문하고 답변한다.	㉣ 폐쇄적인 질문을 한다.

① ㉠, ㉡, ㉢ ② ㉠, ㉢
③ ㉡, ㉣ ④ ㉣
⑤ ㉠, ㉡, ㉢, ㉣

해설 불안장애 환자를 대할 때 간호사의 태도
- 불안을 감소하고 신뢰를 형성하기 위해 환자의 시야에서 환자의 말을 경청한다.
- 조용하고 작은 방에서 낮은 목소리나 음색을 사용하면서 또렷또렷 말한다.
- 환자의 불안, 분노, 죄의식 등을 듣고 격려하며 간단하게 질문하고 답변한다.
- 불안을 인식하도록 비위협적인 주제에서 갈등중심적인 주제로 옮기도록 개방적인 질문을 한다.

107 ① 108 ① 109 ① 정답

110 **의기양양하고 공격적인 환자를 간호할 때 간호사의 태도로 옳은 것은?**

꼭 나오는 유형

① 단호하고 강한 어조로 말한다.
② 비판적이고 딱딱한 태도로 말한다.
③ 부드럽고 엄격한 태도로 말한다.
④ 관심을 주지 않는다.
⑤ 무조건적으로 수용한다.

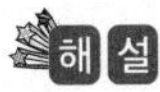

③ 무조건 환자를 비난하거나 벌주는 태도를 피하고 온건하고도 확고하게 권고하며 말다툼을 피해야 한다.

111 **간호사와 환자의 치료적 관계에서 간호사가 지녀야 할 특성에 대한 설명으로 옳은 것은?**

> ㉠ 윤리적 책임감　　㉡ 감정탐색
> ㉢ 모델로서의 역할　　㉣ 가치관 정립

① ㉠, ㉡, ㉢　　② ㉠, ㉢
③ ㉡, ㉣　　④ ㉣
⑤ ㉠, ㉡, ㉢, ㉣

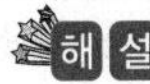

간호사와 환자의 관계에서 간호사는 감정탐색, 윤리적 책임감, 이타주의, 자기인식, 가치관 정립, 모델로서의 역할 등의 특성을 가져야 한다.

112 **인격장애자들의 행동 특성 중 옳지 않은 것은?**

꼭 나오는 유형

① 타인과의 관계에서 행동이 피상적이고 일관성이 없다.
② 경험을 통한 학습이 이루어지지 않기 때문에 같은 유형의 행동들이 되풀이된다.
③ 처음에는 지적이고 매력적으로 보이기도 한다.
④ 가끔 뿌리 깊은 불안으로 인하여 생리적인 기능장애를 보인다.
⑤ 아동에게 부모로서의 역할을 잘 수행하지 못한다.

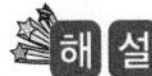

④ 인격장애는 대부분의 사람에서 발견되는 평균범위의 수준을 벗어난 편향된 상태로 정상인보다 덜 불안감을 느끼므로 불안으로 인한 생리적인 기능장애를 나타내지 않는다.

정답 110 ③ 111 ⑤ 112 ④

113 간호사를 미워하는 환자가 간호사가 자기를 미워한다고 생각하는 방어기제는?

① 전 치 ② 투 사 ③ 동일시
④ 부 정 ⑤ 망 상

해설
- 투사 : 소망이나 충동을 타인이나 또는 그 문제에 관련된 외부세계에 있는 어떤 대상에게 책임을 전가하는 것
- 전치 : 좌절에서 오는 긴장을 덜기 위해 본능적인 충동을 덜 위협적인 대상으로 옮기는 것
- 동일시 : 부모, 윗사람 등 주변의 중요한 인물들의 태도와 행동을 닮는 것
- 부정 : 외부현실의 불유쾌하고 원치 않는 부분들을 부정하는 방식
- 망상 : 사실의 경험이나 논리에 정정되지 않는 믿음, 피해망상, 과대망상 등

114 치매환자의 간호중재로 옳은 것은?

꼭 나오는 유형

① 평소 사용하던 익숙한 가구를 배치한다.
② 새로운 간호사가 간호하도록 한다.
③ 수면에 방해되지 않도록 불을 꺼놓는다.
④ 화려하게 방을 꾸며 흥미를 갖도록 한다.
⑤ TV나 온도조절장치는 사고의 위험이 있으니 치운다.

해설 치매환자의 간호중재
- 감각 결손과 기능적인 손상에 대하여 되도록 보상하기 위하여 환경을 수정한다.
- 시계, 달력, 일간 신문과 안내를 위하여 간단하게 씌어진 단서들을 사용한다(예 날짜, 이름, 장소, 사건).
- 항목과 장소(예 화장실, 침실)를 확인하기 위하여 쉬운 그림 또는 문서로 된 단서들을 사용한다.
- 라디오, TV, 기구, 그리고 온도조절장치의 조작법을 명백히 하는 간단하게 씌어진 단어들을 사용한다(예 이 방법으로 켜고, 끄고, 돌린다).
- 만약 언어적 이해가 떨어진다면, 씌어진 단서보다는 오히려 그림을 사용한다.
- 잘 알려진 사람들의 그림들은 자주 눈에 보이는 장소에 배치하지만 그림을 액자에 넣을 때 광택이 없는 그림들과 현란하지 않은 유리를 사용한다.
- 어두워지기 전에 또는 어두워지자마자 밤 동안에 희미한 불을 켜두거나 야간등을 사용한다.
- 과잉자극을 피하기 위하여 환경을 단일화한다.

115 성 장애에 대한 설명으로 옳지 않은 것은?

① 수간 – 동물과의 성교로 성적 만족을 얻음
② 소아기호증 – 어린이를 대상으로 성적 만족을 얻음
③ 피학증 – 상대방에게 고통을 줌으로써 성적 만족을 얻음
④ 노출증 – 성기의 노출로 성적 만족을 얻음
⑤ 의상도착증 – 이성의 옷을 입음으로써 성적 만족을 얻음

113 ② 114 ① 115 ③ 정답

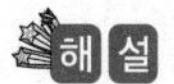 피학증

모욕, 구타, 채찍질, 묶임, 기타 고통을 당하는 방법이 성적 흥분을 얻기 위해 애용되거나 또는 유일한 방법일 때, 그리고 성적 흥분을 얻기 위하여 신체적으로 상처를 입거나 생명의 위협을 받는 행동에 의도적으로 몸을 내맡기는 경향이다.

116 **매사에 우유부단하고 스스로 결정을 잘 내리지 못하는 여고생을 간호하는 간호사가 갖추어야 할 태도는?**

㉠ 인내성	㉡ 일관성
㉢ 안정성	㉣ 지도력

① ㉠, ㉡, ㉢　② ㉠, ㉢
③ ㉡, ㉣　④ ㉣
⑤ ㉠, ㉡, ㉢, ㉣

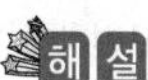 우유부단한 청소년을 대할 때 간호사의 태도

- 인내성 : 능동적 경청 및 수용
- 일관성 : 사정, 자기표현 격려, 능동적 경청 및 수용, 비판의 자제
- 안정성 : 긍정적 표현 및 인정기술의 사용
- 지도력 : 독립성의 지지와 한계 설정, 인간관계 경험 확장 등

117 **15세 철수는 사회적으로 용납되지 않는 속임수를 쓴 절도행위로 경찰에 수감되었다. 철수에게 적합한 간호중재는?**

㉠ 안전과 안락한 환경을 제공한다.
㉡ 적절한 감독과 효과적인 한계를 설정하여 제공한다.
㉢ 인지행동적 문제해결 정신치료 및 사회기술훈련을 제공한다.
㉣ 가족치료와 부모교육 및 상담을 한다.

① ㉠, ㉡, ㉢　② ㉠, ㉢
③ ㉡, ㉣　④ ㉣
⑤ ㉠, ㉡, ㉢, ㉣

정답 116 ⑤ 117 ⑤

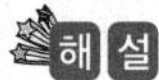 품행장애 환자의 간호

- 바람직하지 못한 행동을 억제하고 견제해주는 구조(틀)를 확고히 하며, 안전과 치료환경을 동시에 제공해 주는 효과적인 한계를 설정해준다.
- 문제행동을 목표증상으로 하여 문제행동들을 직접적으로 교정하고 훈련시킨다. 모델링, 재강화, 연습, 역할수행과 같은 직접적인 수련을 통해 새로운 행동양식을 습득하게 한다.
- 인지행동적 문제해결 정신치료 및 사회기술훈련을 제공한다.
- 가족치료와 부모교육 및 상담을 한다.

118 **입원 중인 남성이 밤에 잠들지 못하고 복도를 서성이다가 간호사에게 다가와 "죽고 싶어요. 살 의미가 없어요."라고 말하는 환자에게 적절한 의사소통은?**

① 이해합니다. 죽고 싶은 이유에 대해 함께 이야기해 볼까요?
② 그래도 죽지는 않을 거예요.
③ 오늘 날씨가 참 맑군요.
④ 참 잘 생각하셨어요.
⑤ 그런 생각은 못난 사람이나 하는 거예요.

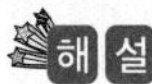 ①은 수용을 반영하는 것으로 대상자가 표현한 내용이나 느낌을 다른 용어로 표현하여 다시 대상자에게 감정이입이 이루어졌음을 확인시켜줄 수 있는 답변으로 치료적 의사소통방법이다.
②는 일시적 안심, ③은 상투적 반응, ④는 칭찬, ⑤는 비난으로 비치료적 의사소통방법이다.

119 **치매환자가 나타내는 공통적인 증상으로 옳은 것은?**

㉠ 언어장애	㉡ 공격행동
㉢ 반복행동	㉣ 성격변화

① ㉠, ㉡, ㉢　　② ㉠, ㉢
③ ㉡, ㉣　　④ ㉣
⑤ ㉠, ㉡, ㉢, ㉣

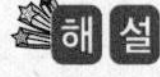 치매의 공통적인 임상증상

- 기억력 상실, 지남력 상실
- 언어의 장애, 실행증, 실인증, 수행기능의 장애, 문제행동, 배회행동, 망상, 환각, 반복질문
- 반복행동, 부적절한 성적 행동, 이식
- 성격변화
- 공격행동, 대소변 실금 등

118 ① 119 ⑤ 정답

120 마약류사용장애 환자가 병원에 입원한 지 2일째이다. 이 환자에 대한 간호계획은?

꼭 나오는 유형

> ㉠ 중독상태에 대한 금단증세 치료를 위해 아편길항제를 투여할 계획이다.
> ㉡ 마약류사용에 대한 인체 내 초래결과를 교육한다.
> ㉢ 전해질의 균형을 위해 영양제 투여 및 수액요법을 실시한다.
> ㉣ 12단계의 자조 Program을 소개한다.

① ㉠, ㉡, ㉢　② ㉠, ㉢　③ ㉡, ㉣
④ ㉣　⑤ ㉠, ㉡, ㉢, ㉣

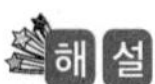 해설 ㉠ · ㉢ 마약류 환자는 입원한 지 2일째가 되면 마약금단현상이 절정에 이르게 되므로 2차예방인 응급간호가 중요하므로 길항제 투여계획과 전해질의 균형을 위해 영양제 투여 및 수액요법을 실시해야 한다.
㉡ 마약사용으로 인한 결과에 대한 교육은 1차예방이다.
㉣ 12단계의 자조 Program은 제3단계인 장기적인 간호계획이다.

121 정신분열증으로 위축이 심한 환자 간호시 적절한 것은?

① 환자에게 되도록 자극을 주지 않는다.
② 단순하고 구체적인 언어로 환자와 대화한다.
③ 환자가 많은 이야기를 하도록 유도한다.
④ 환자가 생각을 할 수 있는 시간을 가지도록 혼자 둔다.
⑤ 말을 하지 않는다고 비판한다.

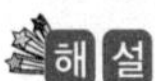 해설 ② 구성원들과의 의사소통과 상호작용으로 사회적응 행동들을 학습해야 하므로 재교육 집단과 재동기화 집단치료에 참석하여 단순하고 구체적인 언어로 대화하도록 한다.

122 환자 – 간호사 관계 중 활동단계에서 이루어지는 것이 아닌 것은?

① 신뢰감을 형성한다.
② 행동양식을 규명하고 조사한다.
③ 계속적인 문제의 사정 및 조사평가를 한다.
④ 갈등을 해소할 수 있도록 적극 돕는다.
⑤ 특수요법사용 및 문제해결 기술을 사용한다.

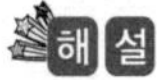 해설 ① 신뢰감 형성은 상호계약설정, 문제확인 및 목표정의, 역할설명 등 오리엔테이션 단계에서 이루어져야 한다.

정답 120 ② 121 ② 122 ①

123 다음의 정신기제 중 연결이 잘못된 것은?

① 보상 – 작은 고추가 맵다.
② 부정 – 7개월 정도 살 수 있는 암 환자가 3년 후의 생활을 계획한다.
③ 합리화 – 키 작은 여우가 손이 닿지 않는 포도에 대해 너무 시어서 못 먹는다고 한다.
④ 투사 – 잘못된 것은 모두 자신의 탓으로 돌린다.
⑤ 전치 – 동에서 뺨맞고 서에서 화풀이한다.

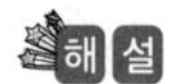

투사
타인에게 무의식적으로 책임 지우는 것으로 이루어진 자아의 방어기제이다. 외부세계에 자신의 내적 충동과 내적 갈등을 지각하는 것으로 되어 있는 방어기제이다.

124 불안한 환자를 오락활동이나 작업요법에 참가시키는 이유는?

꼭 나오는 유형

① 긴장을 풀고 관심을 다른 곳으로 돌리기 위해
② 공포를 표현할 대상을 제공하기 위해
③ 규칙적, 강압적 분위기를 완화시키기 위해
④ 새로운 의사소통 기술을 습득하기 위해
⑤ 병원생활을 즐겁게 하기 위해

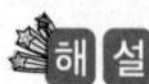

① 새로운 흥미의 창조와 에너지를 발산하여 환자의 활동성을 증가시키고, 긴장과 분위기를 완화하는 시간을 가짐으로써 자신감을 갖게 하여 대인관계와 적응력을 증진시켜 지역사회로 돌아가는 데 도움이 된다.

125 정신건강 증진을 위한 교육내용에 해당하는 항목은 무엇인가?

꼭 나오는 유형

㉠ 이완요법, 심상요법 및 스트레스 관리법
㉡ 부모와 교사를 대상으로 한 정상적인 성장발달 교육
㉢ 자녀의 자존심을 강화시키는 방법
㉣ 청소년을 대상으로 압력을 거절하는 기술 교육

① ㉠, ㉡, ㉢
② ㉠, ㉢
③ ㉡, ㉣
④ ㉣
⑤ ㉠, ㉡, ㉢, ㉣

123 ④ 124 ① 125 ⑤ 정답

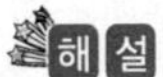 재가관리, 응급관리와 함께 만성 정신장애인들을 대상으로 집단치료, 사회기술훈련, 직업훈련, 지역사회 적응훈련, 스트레스 대처훈련 등의 프로그램을 실시, 사회에 복귀하여 건강한 삶을 누릴 수 있도록 도와준다.

126 **조증환자의 간호에 대한 설명으로 가장 적절하지 않은 것은?**

① 자극을 제한하고 방문객을 제한한다.
② 경솔한 대답이나 독단적인 지시는 삼간다.
③ 환자가 하고 싶은 대로 내버려둔다.
④ 고열량의 식이를 제공한다.
⑤ 수분 섭취를 권장한다.

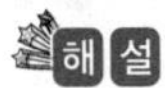 조증환자 간호
- 비자극적이고 안정된 분위기를 조성한다(자극을 제한하고 방문객을 제한한다).
- 침착성을 유지하고, 경솔한 대답이나 독단적인 지시는 삼간다.
- 바빠서 식사를 하지 못하므로 고열량의 식이를 제공하고 식사를 권하거나 먹여준다.
- 탈수를 예방하기 위해 수시로 수분을 섭취하도록 권장한다.

127 **위축행동양상 환자에게서 나타나는 사고의 장애는?**

① 남들을 의심하고 피해망상을 나타내는 현상이다.
② 비논리적이고 무관심하며 괴상하여 이해하기 어렵다.
③ 사고의 비약을 한다.
④ 지나치게 불안한 양상을 보인다.
⑤ 신의와 정직성이 없고 거짓이 많다.

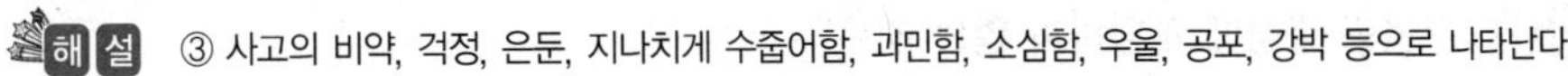
해설 ③ 사고의 비약, 걱정, 은둔, 지나치게 수줍어함, 과민함, 소심함, 우울, 공포, 강박 등으로 나타난다.

128 **정신분열증 환자의 음성증상으로 알맞은 것은?**

> ㉠ 의지결여
> ㉡ 단조로운 정동
> ㉢ 사회적 위축
> ㉣ 환각, 망상

정답 126 ③ 127 ③ 128 ①

① ㉠, ㉡, ㉢ ② ㉠, ㉢
③ ㉡, ㉣ ④ ㉣
⑤ ㉠, ㉡, ㉢, ㉣

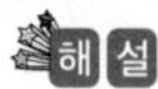

정신분열증의 음성증상
- 의지결여(무감동) : 외견상 에너지 부족, 통상적인 활동에 흥미가 없음, 무관심
- 단조로운 정동
- 비사교성 : 사회적 위축, 우울

129 전기경련요법을 실시한 직후 간호로 가장 적합한 것은?

꼭 나오는 유형

① 호흡곤란이 있는지 확인하고, 필요시 인공호흡이나 산소호흡을 한다.
② 즉시 임상활동에 참여시킨다.
③ 환자의 목을 똑바로 한다.
④ 이야기시키며 옆에서 관찰한다.
⑤ 의식 여부를 확인하기 위해 수시로 환자를 흔들어 본다.

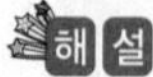

전기경련요법 후 간호는 환자의 의식이 돌아올 때까지 마취의사가 관찰할 수 있는 곳에 있어야 하며, 호흡곤란이 있는지 확인하고, 산소흡인기구, 맥박산소농도계, 활력증후 모니터 등 인공호흡 및 산소호흡 준비하고 필요시 인공호흡이나 산소호흡을 한다.

130 우울증 증상에 해당하지 않는 것은?

① 자존감 결여
② 건강염려증, 신체망상
③ 상실, 죄책감
④ 자살이나 죽음에 대한 계속된 생각
⑤ 사회적 고립, 기억장애

해 설 우울증 증상
- 상실, 죄책감, 자살이나 죽음에 대한 계속된 생각 등을 할 수 있다.
- 자존감 결여, 건강염려증, 신체망상, 빈곤망상, 죄책망상 또는 허무망상, 자살기도 등을 보일 수 있다.

129 ① 130 ⑤ 정답

131 **우울한 환자 간호를 위한 가족중심의 현실적 해결방안은?** 꼭 나오는 유형

① 처음 면접시 가족에 대해 가장 자세히 질문한다.
② 환자의 요구보다는 문제의 원인파악을 먼저 한다.
③ 문제를 사정하기보다 감정을 먼저 파악한다.
④ 대상자의 작은 목표보다는 큰 목표에 관심을 갖는다.
⑤ 가족도 원인제공자임을 확인시킨다.

해설 ③ 문제의 원인보다는 감정을 먼저 파악한다.

132 **키 180cm 몸무게 90kg인 환자가 화가 난 표정으로 주먹을 쥐고 복도를 서성이고 있다. 다른 환자들은 이 환자를 보고 불안해하고 있다. 올바른 간호중재는?**

① 환자들의 안전에 주의하고 그 환자를 관찰한다.
② 1 : 1로 다가가서 필요시 투약을 한다.
③ 격리실에 격리시킨 후 화가 난 이유에 대해 알아본다.
④ 1 : 1로 다가가서 환자에게 화가 난 이유를 알아보고 대안을 제시한다.
⑤ 억제대를 제공하여 병실 밖으로 나오지 못하게 한다.

해설 ③ 잠재된 공격성을 감시하고 공격성을 표출하기 전에 조치를 취해야 한다. 즉, 타인을 해칠 우려가 있으므로 일단 격리시키고, 환자가 분노의 원인을 파악하도록 도와주며 비경쟁적인 신체 운동을 통해서 분노의 감정을 발산하도록 도와준다.

133 **김여인이 "담당의사는 나를 이해하지 못하고 오히려 고통스럽게 하고 있어요."라고 한다. 이때 간호사의 치료적 반응은?**

① 당신은 담당의사에 대하여 화가 나신 모양입니다.
② 기회를 더 주십시오. 당신의 병이 회복되려면 좀 더 시간이 걸립니다.
③ 당신의 회복에 대한 전적인 책임을 주치의에게 맡기십시오.
④ 오늘은 댁의 병증세가 좀더 악화되었지만 아마 내일은 차도가 있을 것입니다.
⑤ 어떻게 고통스럽게 하려 한다고 생각하십니까?

해설 ① 담당 간호사는 대상자의 근본 생각을 간결하고도 분명하게 말해 담당의사에 대해 다시 생각해 볼 수 있는 기회를 준다.

정답 131 ③ 132 ③ 133 ①

134 입원 7일 된 알코올환자가 "우리 마누라는 너무 거세서 싫어요. 하지만 내가 병원에 있기 때문에 고생을 많이 시켜서 불쌍해요. 그래도 착한 여자죠."라고 말한다. 이 환자의 증상은?

꼭 나오는 유형

① 착 각 ② 양가감정 ③ 망 상
④ 백일몽 ⑤ 환 각

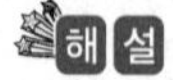

양가감정
동일한 대상이나 상황에 대해 정반대의 감정이나 태도, 생각이나 욕구를 동시에 갖고 있는 것. 두 가지의 상반된 감정이 모순 없이 존재할 때이며 대체로 한쪽이 무의식 내에 억압되어 있다.

135 정신장애자를 위한 치료적 환경으로 옳지 않은 것은?

① 개인의 비밀, 독립성이 제공되는 면담실
② 지역사회와 격리된 공기 좋고 조용한 병원
③ 억제 또는 보호기능이 제공되는 폐쇄병동
④ 대상자, 가족이 참여하는 치료결정 과정
⑤ 대상자와 직원 간의 수용적인 상호작용

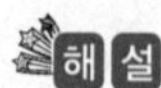

정신장애의 증상치료시 지역사회와 격리되지 않고 지역사회에 사는 모든 개인이 함께 정신건강 증진과 정신장애로부터 예방하는 것이 중요해졌다.

136 수면장애 대상자를 위한 간호중재에 대한 설명으로 옳은 것은?

> ㉠ 중추신경계 작용 약물을 중단한다.
> ㉡ 낮잠을 1시간 정도 규칙적으로 잔다.
> ㉢ 소음을 차단하고 실내온도를 적절히 유지한다.
> ㉣ 수면 중 배고픔을 느끼지 않도록 잠자기 전에 많은 음식을 먹도록 한다.

① ㉠, ㉡, ㉢ ② ㉠, ㉢ ③ ㉡, ㉣
④ ㉣ ⑤ ㉠, ㉡, ㉢, ㉣

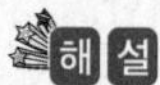

수면장애 간호중재
- 매일 규칙적인 수면습관을 유지하고, 낮잠을 피한다.
- 중추신경계 작용 약물을 중단한다.
- 소음을 차단하고 실내온도를 적절히 유지한다.
- 하루의 이른 시간에 점차적인 격렬한 운동 프로그램으로 신체를 단련시킨다.

134 ② 135 ② 136 ② 정답

• 초저녁의 흥분을 피한다. 텔레비전 대신 라디오나 편안한 독서로 바꾼다.
• 매일 일정한 시간에 먹고, 잠자기 전에 많은 음식을 먹는 것을 피한다.
• 잠자리에 들기 전에 체온을 올릴 수 있도록 뜨겁게 20분 정도 목욕한다.

137 노인의 기억장애에 관한 설명이다. 맞는 것은?

꼭 나오는 유형

㉠ 전진성 기억상실이 많다.
㉡ 반드시 질환과 관련되어 나타난다.
㉢ 노인의 기억상실은 우울이나 뇌질환 때문에 많이 나타난다.
㉣ 가정에 있는 노인이 시설에 있는 노인보다 기억장애가 더 심하다.

① ㉠, ㉡, ㉢ ② ㉠, ㉢ ③ ㉡, ㉣
④ ㉣ ⑤ ㉠, ㉡, ㉢, ㉣

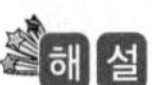

기억상실장애(Amnestic Disorder)
• 치매에서 가장 먼저 그리고 가장 흔하게 나타나는 인지적 증상이다.
• 새로운 지식을 학습하지 못하거나 과거에 배운 지식을 회상하지 못하는 등의 기억손상이 주된 증상인데 섬망이나 치매증상의 일부로 나타나는 것이 아닌 경우에 기억상실장애라고 할 수 있다. 노인의 기억상실은 우울이나 뇌질환 때문에 많이 나타난다.

138 지역사회 정신건강의 탈원화 정책을 설명한 것이다. 옳은 것은?

㉠ 장기입원 환자를 대규모 정신병원으로부터 사회로 복귀시키는 것이다.
㉡ 병원에 환자가 장기입원할 때 생기는 부정적 영향을 제거하려는 목적에서 시작했다.
㉢ 탈원화의 문제점은 지역사회가 환자들을 받아들일 준비가 아직 되어 있지 않다는 점이다.
㉣ 환자를 병원에 단기 입원시킬 때 생기는 부정적 영향을 제거하려는 목적에서 시작된 점이다.

① ㉠, ㉡, ㉢ ② ㉠, ㉢ ③ ㉡, ㉣
④ ㉣ ⑤ ㉠, ㉡, ㉢, ㉣

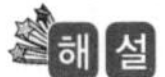

지역사회 정신건강의 탈원화 정책
장기입원 환자를 대규모 정신병원으로부터 사회로 복귀시키는 것이 목적이며 첫째, 장기입원 중인 환자는 지역사회의 대체시설로 퇴원시키고, 둘째, 입원을 제한하거나 가능한 한 줄이며 셋째, 환자의 요구에 맞는 포괄적인 지역사회 프로그램을 개발하는 노력이라 할 수 있다.

정답 137 ② 138 ①

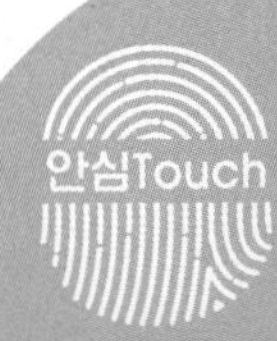

139 불안을 없애기 위해서 불안의 원인이 되는 그 대상이나 사람과 같이 되려는 것으로 유년기 또는 아동기의 인격성숙에 중요한 정신기제는?

① 억 압　　② 동일시
③ 승 화　　④ 투 사
⑤ 부 정

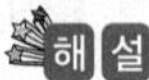

- 억압 : 불안을 다루는 심리적 방어기제 중 가장 기본적인 것
- 승화 : 수용할 수 없는 무의식의 부분을 사회에서 수용할 수 있도록 만드는 방어기제
- 투사 : 받아들일 수 없는 충동이나 욕망 등을 타인의 탓으로 돌리거나 자신의 실패를 남의 탓으로 돌리는 것
- 부정 : 의식적으로 용납할 수 없는 생각, 감정, 소망, 욕구 또는 외부 현실에 대한 인식을 회피하도록 하는 무의식적인 방어기제

140 이미 기억에 저장되어 있는 개인에게 중요한 정보를 갑자기 회생시키지 못하는 장애에 해당하는 것은?

① 신어조작증　　② 우회증
③ 작화증　　④ 해 리
⑤ 다면성 인격

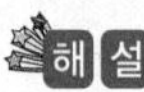

- 해리 : 이미 기억에 저장되어 있는 개인에게 중요한 정보를 갑자기 회생시키지 못하는 장애이며, 단순한 건망증으로 설명할 수 없는 상태이며 뇌기능 장애 때문이 아님
- 신어조작증 : 새로운 말을 만들거나 몇 개의 단어를 압축하는 것
- 우회증 : 부수적이고 우발적인 생각들
- 작화증 : 기억 손실을 메우기 위해 사실을 꾸며내는 증상
- 다면성 인격 : 한 사람 속에 둘 또는 그 이상의 서로 다른 인격이 존재하여, 어떤 정신적인 충격을 계기로 이 인격에서 저 인격으로 갑작스럽게 이동하는 증상

141 물질 관련 장애 요인은?

꼭 나오는 유형

㉠ 물질 관련 장애가 있는 가족	㉡ 구강 의존적 성격유형
㉢ 반사회적 성격유형	㉣ 회피성 성격유형

① ㉠, ㉡, ㉢　　② ㉠, ㉢
③ ㉡, ㉣　　④ ㉣
⑤ ㉠, ㉡, ㉢, ㉣

139 ② 140 ④ 141 ⑤ 정답

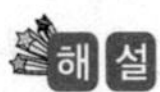 물질남용과 의존의 원인
- 반사회적 성격유형, 회피성 성격유형 : 사회 환경 – 음주에 대한 문화적 태도와 방식 등
- 물질 관련 장애가 있는 가족 : 가족 간의 정신과적 문제, 부부간 문제, 혹은 법적 문제들도 물질남용과 관련
- 또래의 영향력 : 청소년 물질 사용
- 높은 수준의 부정적 정동과 각성 및 긍정적 정동의 증가를 끊임없이 갈망하는 것 : 아동기의 과잉활동성이 물질남용과 관련
- 구강 의존적 성격유형 : 평소에 남달리 먹고 마시고 담배 피우고 약을 즐겨 먹는, 즉 의존심이 강하고 요구가 많은 사람들

142 치료적인 간호사 – 대상자 관계를 위한 간호사의 옳은 의사소통 태도는?

> ㉠ 지키지 못할 약속은 하지 않는다.
> ㉡ 간호사의 자기 인식은 도움이 된다.
> ㉢ 공감은 의사소통에 도움이 된다.
> ㉣ 환자의 잘못된 행동과 지식을 적극적으로 교정하려는 태도를 보인다.

① ㉠, ㉡, ㉢ ② ㉠, ㉢
③ ㉡, ㉣ ④ ㉣
⑤ ㉠, ㉡, ㉢, ㉣

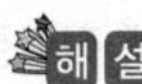 ㉣ 환자의 잘못된 행동과 지식은 교정하려는 태도보다는 그대로 대상자를 존중하면서 수용하는 태도를 보여야 한다.

143 환자가 투약을 거부하면서 간호사의 손을 뿌리친다. 간호사의 반응으로 옳은 것은?

① "당신이 다시 그렇게 하면 묶어놓고 약을 주겠어요."
② "그러면 몹시 아플 때 약을 달라고 하세요."
③ "당신만 아픈 것이 아니잖아요. 다른 환자와 마찬가지로 협조를 해야 해요."
④ "이 약은 당신의 고통을 줄여주고 좀 더 편안하게 해 줄 거예요."
⑤ "의사가 반드시 약을 주라고 했어요."

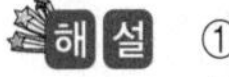 ①은 협박을, ②는 동조를, ③은 비난 및 강요의 반응이며, ④는 정보 제공을 뜻하며 동시에 환자에게 신뢰감과 안심을 줄 수 있는 반응이다. ⑤는 수동적 간호자세를 나타낸다.

정답 142 ① 143 ④

144 우울장애로 입원한 22세 여자환자는 자신이 못생겨서 창피하다며 방 안에서 거의 누워만 지내며, 세수도 안하고 집단모임에도 참여하기를 꺼린다. 말을 걸어도 고개를 숙인 채 묻는 말에만 겨우 대답을 하고 피한다. 옳은 간호는?

> ㉠ 세수와 머리 빗기 등의 몸치장을 권유한다.
> ㉡ 적절한 외모관리에 대해 칭찬해준다.
> ㉢ 자기표현 기술을 교육한다.
> ㉣ 환자이야기에 경청하고 감정을 수용한다.

① ㉠, ㉡, ㉢
② ㉠, ㉢
③ ㉡, ㉣
④ ㉣
⑤ ㉠, ㉡, ㉢, ㉣

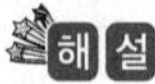
우울증은 낮은 자존심이나 지속적인 자신이나 세상에 대한 허무감을 갖는 사람, 혹은 심한 스트레스를 받는 사람이 잘 걸린다. 따라서 신체적 또는 심각한 상실, 대인관계에의 어려움, 경제적 문제 혹은 일상생활에 있어서 좋지 않은 변화 등의 미래에 대한 부정적인 인식을 긍정적인 인식으로 전환하고 인식의 왜곡을 수정하는 것이 중재의 핵심이다.

145 53세 여자가 6개월 전 사고로 아들이 죽은 후 매사에 흥미를 잃고 외출도 거의 하지 않고 집안에서만 지내왔다. 한 달 전 아들의 친구가 대학생이 된 모습을 보고 난 후 아들의 사진만 들여다보고 세수, 목욕, 식사도 거부하고 울기만 하고 있다. 이 대상자에 대해 적절한 간호중재는?

> ㉠ 자가간호의 정도를 사정한다.
> ㉡ 섭취량과 배설량을 기록하고 매일 체중을 측정한다.
> ㉢ 세수와 목욕 등을 권유한다.
> ㉣ 급성기이므로 자가간호를 전적으로 대신해 준다.

① ㉠, ㉡, ㉢
② ㉠, ㉢
③ ㉡, ㉣
④ ㉣
⑤ ㉠, ㉡, ㉢, ㉣

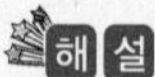
상실로 인한 충격 환자의 간호중재
- 자가간호 정도를 사정하고 고통스러운 감정을 언어로 표현하도록 인식시킨다.
- 식욕부진, 청결문제, 배설문제의 신체적 간호를 수행하도록 권유하고 돕는다.
- 섭취량과 배설량을 기록하고 매일 체중을 측정한다.

144 ⑤ 145 ① 정답

146 **정신건강 증진을 위한 1차 예방차원에서 간호사의 역할로 가장 알맞은 것은?**

① 지역 주민을 위한 정신건강 교육
② 입원환자를 위한 치료적 환경 제공
③ 정신질환자의 악화 방지를 위한 조기치료
④ 정신질환자의 조기치료를 위한 조기발견
⑤ 정신장애의 중증 증상을 경감시키기 위한 재활치료

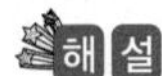
해설 정신건강 증진을 위한 예방
- 1차 예방의 개념 : 정신건강을 증진하여 질환의 발생빈도를 감소시키는 것
- 2차 예방의 개념 : 환자의 조기발견과 조기치료로 악화를 방지하는 것
- 3차 예방의 개념 : 재활치료를 통하여 정신장애의 중증 증상을 경감시키고 불구를 줄이는 것

147 **우울증 환자의 주요 방어기제는?** 꼭 나오는 유형

① 부 정　② 보 상
③ 함 입　④ 전 치
⑤ 승 화

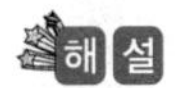
해설 함 입
외부의 대상을 자기 나름대로 느끼고 생각하여, 자기의 자아 속에 받아들이는 것 또는 외부 대상에게 주었던 사랑이나 증오가, 자기 내면세계 속의 대상으로 자리 잡게 함으로써, 실제 대상에게서 얻을 수 없었던 욕구를 충족시키려는 방어기제이다.

148 **자살 예방을 위한 간호사의 활동으로 옳은 것은?** 꼭 나오는 유형

> ㉠ 수시로 소지품을 검사한다.
> ㉡ 야간에 불시로 순회한다.
> ㉢ 투약시 삼켰는지 확인한다.
> ㉣ 자살에 대해 얘기할 때 회피한다.

① ㉠, ㉡, ㉢　② ㉠, ㉢
③ ㉡, ㉣　④ ㉣
⑤ ㉠, ㉡, ㉢, ㉣

정답 146 ① 147 ③ 148 ①

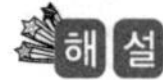 자살 예방을 위한 간호사의 활동

- 자살기도시 사용할 수 있는 도구나 약을 사용하지 못하도록 수시로 소지품을 검사한다.
- 야간에 불시에 순회를 함으로써 예방을 할 수 있다.
- 투약시 삼켰는지 확인한다.
- 대개 자살의도가 있는 사람은 자기생각을 어떻게든 타인에게 알린다. 이때는 도움을 필요로 하는 현실적인 문제를 시정한다.

149 불안장애에서 나타나는 공통적 특징에 대한 설명으로 옳은 것은?

㉠ 불안은 인지적, 생리적, 행동적 반응으로 나타난다.
㉡ 공포증은 연령에 상관없이 동일하지만 학교공포증은 아동기에 특징적이다.
㉢ 증상이나 증상군은 매우 불안한 것으로 인식하고, 증상에 의해 고통 받는다.
㉣ 아동기 및 청소년기에 가장 흔하게 나타나며 성장하면서 자연적으로 치유된다.

① ㉠, ㉡, ㉢
② ㉠, ㉢
③ ㉡, ㉣
④ ㉣
⑤ ㉠, ㉡, ㉢, ㉣

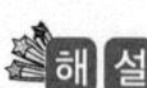 불안장애 증상 및 특징

- 불안이 가장 두드러진 특징이며, 불안은 인지적, 생리적, 행동적 반응으로 나타난다.
- 정상적인 불안과 병리적인 불안장애를 신중하게 구분해야 하며, 진단을 할 때는 불안증상이 정상적 일상(학업, 사회적, 직업적)을 방해하고 스트레스를 유발한다는 증거가 있어야 한다.
- 분리불안장애와 과잉불안장애가 아동기에 특징적이며 아동과 성인이 공유하는 분류에는 공포장애, 강박장애, 공황장애, 외상 후 스트레스장애가 있다. 공포증은 연령에 상관없이 동일하지만 학교공포증은 아동기에 특징적이다.
- 아동기 및 청소년기에 가장 흔하게 나타나는 정신병리이나, 치료받지 않으면 지속되거나 재발한다.
- 증상이나 증상군은 매우 불안한 것으로 인식하고, 증상에 의해 고통받는다.

150 인격장애자가 양심의 가책을 잘 느끼지 않고 후회하지 않은 것은 어느 정신구조의 기능장애 때문인가?

① 무의식
② 의 식
③ 이 드
④ 자 아
⑤ 초자아

해설 ⑤ 인격장애자가 양심의 가책을 느끼지 않고 후회하지 않은 것은 초자아(Superego)의 문제 때문이다.

149 ① 150 ⑤ 정답

151 **Phenothiazine 계통의 약물을 복용하는 환자에게 즉시 보고하도록 교육해야 할 증상으로 알맞은 것은?**

㉠ 경 련	㉡ 피부발진
㉢ 광선반응증	㉣ 알레르기반응

① ㉠, ㉡, ㉢② ㉠, ㉢
③ ㉡, ㉣ ④ ㉣
⑤ ㉠, ㉡, ㉢, ㉣

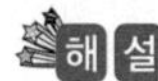
해설 항정신병 약물의 부작용은 추체외로계 반응(근신장이상증, 파킨슨증, 정좌불능증), 항콜린효과, 알레르기반응, 광선반응증, 경련, 피부발진 등이 있으므로 보고하도록 교육해야 한다.

152 **성도착증 대상자의 간호과정에서 간호사의 반응으로 옳지 않은 것은?**

① 지시적이고 판단적으로 대한다.
② 개방적이고 객관적으로 대한다.
③ 환자를 하나의 인간으로 받아들인다.
④ 전이와 역전이 현상을 이해한다.
⑤ 환자와 공감을 해야 한다.

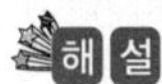
해설 성도착증 대상자의 간호
- 개방적이고 정직하며 객관적으로 대한다.
- 환자를 하나의 인간으로서 받아들여야 하며, 대상자를 있는 그대로 수용한다.
- 간호사는 환자와 공감할 수 있어야 하며, 비지시적이고 비판단적으로 대한다.
- 간호사는 전이와 역전이 현상을 이해할 수 있어야 하며, 과잉반응이나 과소반응을 보이지 않아야 한다.

153 **위기상담을 하는 간호사의 중재로 옳은 것은?** 꼭 나오는 유형

㉠ 대상자의 행동을 선택해 준다.
㉡ 대상자가 자신의 감정을 표현하도록 한다.
㉢ 현재 문제의 사정이 필수적이므로 시간이 걸리더라도 완벽하게 사정한다.
㉣ 대상자가 적응적 방어기제를 사용하는 경우 이를 격려한다.

정답 151 ⑤ 152 ① 153 ③

① ㉠, ㉡, ㉢ ② ㉠, ㉢
③ ㉡, ㉣ ④ ㉣
⑤ ㉠, ㉡, ㉢, ㉣

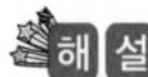

위기상담을 하는 간호사의 중재
- 정확하고 완벽한 사정을 하려고 하는 것은 바람직하지 못하다.
- 민감하고 일관성 있는 태도를 갖고, 행동을 스스로 선택하게 한다.
- 대상자가 자기의 감정이나 느낌을 말로써 표현하도록 한다.
- 적응적 방어기제를 사용하는 경우 이를 격려한다.

154 **80세 노인이 정신병원에 입원하였다. 자신이 지금 호텔에 있다고 말한다. 옳은 간호중재는?**

① 호텔이 아니라고 말해준다.
② "호텔에 가고 싶으세요?"라고 물어본다.
③ 왜 그렇게 생각하느냐고 물어본다.
④ 의식사정을 위해 다른 질문을 한다.
⑤ 병원시설을 칭찬해 주어 고맙다고 말한다.

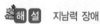

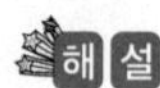

지남력 장애
- 개념 : 시간, 장소, 사람에 관한 파악력이 저하되는 것으로 일반적으로 시간에 대한 장애가 먼저 나타나 날짜 관념이 흐려지기 시작하고 점차 진행되면 계절이나 밤낮도 구분하지 못하게 된다. 장소에 대한 파악력이 흐려지게 되면 늘 다니던 길도 헷갈리게 되어 길을 잃는 일이 생기며, 나중에는 집안에서도 방이나 화장실을 구분해서 찾아가지 못하게 된다.
- 간 호
  - 주변 환경을 환자와 친숙한 상태로 유지시켜 주고 환자가 표현하는 느낌에 반응하는 것이 좋다.
  - 오늘 날짜가 며칠인지 반복해주고, 되는 일과 안 되는 일 등에 대한 교육을 반복해 준다.
  - 친구들과 친숙한 사람들도 다시 확인해서 일러주고, 구슬꿰기 등 간단한 일거리를 주어 한 가지 일에 몰두할 수 있도록 해 준다.

155 **반사회적 인격장애 환자의 성격구조에 있어 가장 근본적인 결함은?** 꼭 나오는 유형

① 원초적이고 본능적인 충동을 적절하게 표현하지 못한다.
② 사회화에 대한 초자아나 자아이상의 성숙과 발달에 장애가 있다.
③ 어머니와 공생적 관계를 지니고 있다.
④ 자아의 기능이 부적절하다.
⑤ 의식의 발달이 지연되어 있다.

154 ③ 155 ② 정답

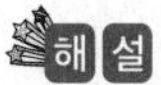 반사회적 인격장애
성장기 때 초자아나 자아이상이 형성되지 않아 남에게 피해를 주거나 반사회적 행동을 하고도 죄책감이 없는 성격장애

156 **심장이 뛰지 않는다고 계속 호소하며 매시간 맥박을 재어달라고 요구하는 환자의 간호중재는?**

① 환자의 증상에 대해 자주 물어보며 관심을 보인다.
② 아무런 증상이 없음을 강조해서 말한다.
③ 환자의 호소를 무시하고 다른 화제를 이야기한다.
④ 맥박을 재어 정상맥박임을 친절하게 말해준다.
⑤ 매시간 맥박을 재어줄 필요는 없다.

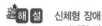

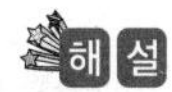 신체형 장애
- 신체형 장애의 특징은 일반적인 의학적 상태의 신체적 증상이 나타난다는 것이다.
- 맥박을 측정하여 정상맥박임을 친절하게 말해 준다.

157 **28세의 회사원 김씨는 요즘 수면장애를 겪고 있어 잠을 이루지 못하고 잘 깬다. 또한 "살기 싫고, 죽고만 싶고, 아무런 의욕이 없어요."라고 호소하였다. 간호중재로 알맞은 것은?**

> ㉠ 상담을 통해 불안을 완화한다.
> ㉡ 편안하고 쾌적한 환경을 마련해준다.
> ㉢ 근무시간대를 사정하고 수면전 기간에 활동을 권장한다.
> ㉣ 따뜻한 홍차, 녹차 등의 섭취를 권장한다.

① ㉠, ㉡, ㉢　　② ㉠, ㉢
③ ㉡, ㉣　　④ ㉣
⑤ ㉠, ㉡, ㉢, ㉣

해설 ㉣ 중추신경 자극 및 각성효과가 있는 카페인, 커피, 홍차, 녹차 등의 섭취를 제한해야 한다.

정답 156 ④ 157 ①

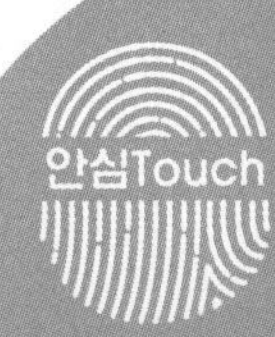

158 품행장애로 진단 받은 아동에게서 나타날 수 있는 행동으로 가장 알맞은 것은?

① 식사를 거부한다.

② 집에 불을 지른다.

③ 쉬지 않고 계속 이야기한다.

④ 한 가지 행동에만 몰두한다.

⑤ 계속 냄새를 맡고, 손을 씻는다.

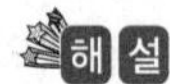

품행장애의 증상

- 집에 불을 지른다.
- 흔히 어린 나이에 성행위, 음주, 흡연, 불법 약물 사용, 무모하고 위험을 초래하는 행동이 동반된다.
- 휴학 또는 퇴학, 직업 적응 문제, 법적 문제, 성병, 자해행위, 험한 욕설, 방화, 사고나 싸움으로 인한 신체적 손상을 가져온다.
- 평균 이하의 지능이 동반되기도 한다.
- 학업수행, 특히 독서나 다른 언어적 기술이 나이와 지적 능력에 비해 기대되는 수준보다 흔히 낮다.

159 노인성 정신질환 환자를 간호할 때 가장 중요한 것은?

꼭 나오는 유형

① 보호적이고 지지적인 간호를 해준다.

② 환자가 병식을 갖도록 한다.

③ 환자가 좋아하는 활동을 참여시킨다.

④ 신체건강 유지를 위한 운동요법을 제공한다.

⑤ 자신의 질환에 대한 교육을 시킨다.

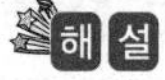

노인성 정신질환 간호에는 회상, 인지행동치료, 집단요법, 신체치료 등이 이용되고 있으나 가장 중요한 것은 안전하고 보호적이며 지지적 간호를 제공할 수 있는 환경이어야 한다.

160 동성애 환자의 원인에 관한 설명이다. 옳은 것은?

① 성기의 발육부진

② 생식기의 기능장애

③ 뇌하수체 호르몬 부족

④ 뚜렷한 유전적 소인

⑤ 정신적인 성적 발달을 방해하는 환경적 영향

해설 동성애자의 성적기능과 생식기의 기능은 정상이나 성호르몬의 불균형과 환경적 영향으로 설명되기도 한다.

158 ② 159 ① 160 ⑤ 정답

161 **김씨의 아버지가 교통사고를 당하여 중상을 입었다. 그 소식을 들은 김씨는 간호사에게 "몇 시에 점심을 먹느냐?"고 물으며 미소를 짓는다. 김씨의 증상은?**

① 언어장애
② 행동장애
③ 사고연상의 장애
④ 감각장애
⑤ 부적절한 정서

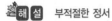

해설 부적절한 정서
우울, 불안, 적개심, 초조감, 무가치감과 같은 감정으로 이런 감정은 싫어하는 어떤 조건을 바꾸도록 돕기보다는 오히려 악화시키는 경향이 있다.

162 **위기형태의 특성에 대한 설명으로 옳은 것은?**

> ㉠ 문제해결이나 재정의 또는 부정에 의해 해결된다.
> ㉡ 위기상태가 지속될 경우 자신과 남을 해할 수도 있다.
> ㉢ 위기해결을 통해 가족의 적응수준이 향상될 수 있다.
> ㉣ 위기상태는 1~3개월 정도 지속된다.

① ㉠, ㉡, ㉢
② ㉠, ㉢
③ ㉡, ㉣
④ ㉣
⑤ ㉠, ㉡, ㉢, ㉣

해설 위기형태의 특성
- 위기상태는 4~6주 정도 지속된다.
- 위기해결을 통해 본인과 가족의 적응수준이 향상될 수 있다.
- 문제해결의 목적은 위기 이전의 상태로 돌아가도록 돕는 것이다.
- 문제해결이나 재정의 또는 부정에 의해 해결된다.

정답 161 ⑤ 162 ②

163 다음 지문과 관련된 인격장애는 무슨 유형인가?

> 성인남자가 회사의 동료를 잘못 믿고 경계한다. 또한 대인관계에 있어서 예민해 조그마한 일에도 오해를 하여 기분이 상하는 경우가 자주 있다. 친구나 가족과의 대화에 있어서도 감정표현을 잘하지 않으며 고지식하고 유머감각이 없다.

① 편집형 인격장애
② 히스테리성 인격장애
③ 분열형 인격장애
④ 경계성 인격장애
⑤ 강박성 인격장애

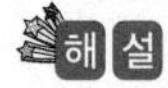

편집(망상)형 인격장애(Paranoid Pd)
모든 것을 근거없이 의심하는 사람. 어떤 상황에서도 사람과 환경에 대하여 경계하고 의심한다. 타인의 행동을 순수하게 받아들이지 못하고 항상 숨은 동기를 찾으려 한다. 자연스럽게 감정의 폭도 좁고 냉정하다.

164 위기이론 중 발달위기에 속하는 것은?

꼭! 나오는 유형

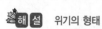

① 퇴근시간에 당한 교통사고
② 결혼을 할 예정인 딸이 부모와의 이별을 걱정함
③ 농부에게 갑작스러운 홍수가 발생해 손실이 생김
④ 군대간 아들이 훈련 중 부상을 당함
⑤ 중학생 딸이 학교에서 성폭행을 당함

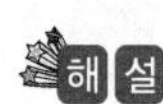

위기의 형태
- 발달위기/성숙위기
  - 모든 인간은 정상적인 성장과정에서 경험하는 사회적, 심리적, 신체적 변화기간 동안에 잠재적 위기를 지닌다.
  - 성숙위기는 개인들에게 정상적으로 일어나는 생활사건이므로 예견할 수 있다.
  - 불평형감이 증가되는데 대한 깨달음이 있을 수 있지만 정상적인 발달변화와의 어떤 상관관계에 대한 지적인 이해는 불충분할 수 있다.
  - Erikson의 사회심리적 발달이론, Piaget의 지적능력의 개체발생적 발달, Cameron의 인격발달이론에 근거한 인생 주기별 성숙위기가 있다.
- 상황위기
  - 개인의 생물학적, 심리적, 사회적 통합에 위협적으로 예견할 수 없이 나타난다.
  - 환경, 가족, 자신의 3가지 영역에서 발생한다.
- 우발적인 위기
  - 우연히 오며 모든 사람들에게 다 일어나는 것은 아니며, 커다란 환경적 변화의 결과로 많은 것을 잃게 된다(예 화재, 지진, 태풍, 홍수 등으로 전 지역사회가 붕괴).
  - 증상의 5단계 : 충격단계, 과감한 단계, 협력단계, 환상의 단계, 재형성과 재조직의 단계이다.

163 ① 164 ② 정답

165 시험에 떨어진 학생이 팔이 마비되어 불안을 호소할 때 간호로 적절한 것은?

① 검사를 실시하여 아무 문제가 없음을 증명한다.
② 사무적인 태도를 취한다.
③ 신체적 호소에 무관심한 태도를 취한다.
④ 신체적 호소에 대한 문제를 토론한다.
⑤ 꾀병이라는 것은 인식시킨다.

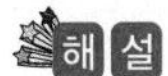

해설 전환장애의 증상이다. 이 병은 마음의 문제이므로 환자의 신체적 기능장애에 지나친 관심을 두지 말고 사무적인 태도로 대하는 것이 현실적인 간호접근이다.

166 정신분열증 환자를 대할 때 간호사로서 우선적으로 계획해야 되는 것은?

꼭 나오는 유형

① 거절적인 태도를 취한다.
② 동료집단과 사회적 관계를 격려한다.
③ 조용히 있도록 한다.
④ 환자와의 의미 있는 관계를 수립하고 신뢰감을 형성한다.
⑤ 피로를 예방하기 위해 자주 쉬도록 한다.

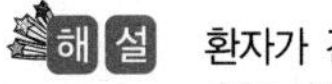

해설 환자가 간호사에 대한 신뢰감을 형성하여 상대방에 대한 불안이 없어지도록 하는 것이 가장 우선적으로 계획되어야 한다.

167 지역사회 정신간호의 대상자로 조합된 것은?

> ㉠ 정신질환을 갖고 있는 환자와 가족
> ㉡ 보건의료서비스를 필요로 하는 간질환자와 신경계 질환자
> ㉢ 지역사회 내 모든 주민
> ㉣ 만성적인 정신질환자

① ㉠, ㉡, ㉢
② ㉠, ㉢
③ ㉡, ㉣
④ ㉣
⑤ ㉠, ㉡, ㉢, ㉣

해설 지역사회 정신건강 관리의 대상은 단순한 개인이 아니라 지역사회를 기반으로 한 지역전체가 된다.

정답 165 ② 166 ④ 167 ⑤

168 치료적 환경이 환자를 이롭게 하는 점은?

㉠ 물리적 위험이나 불필요한 정서적 충격을 받지 않는다.
㉡ 환자 자신의 감정을 자유스럽게 표현할 수 있어야 한다.
㉢ 최대한의 개별화된 치료, 온정적인 태도, 객관적 융통성이 유지된다.
㉣ 환자를 고객으로서 대우할 수 있다.

① ㉠, ㉡, ㉢
② ㉠, ㉢
③ ㉡, ㉣
④ ㉣
⑤ ㉠, ㉡, ㉢, ㉣

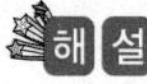

치료적 환경의 장점
- 불필요한 정서적 충격 배제
- 자유스로운 표현
- 최대한의 개별화된 치료
- 온정적 태도
- 객관적 융통성 유지
- 고객으로서의 대우

169 정신건강증진을 위한 일차예방프로그램이 아닌 것은?

꼭 나오는 유형

㉠ 일반주민대상 건강교육 및 홍보
㉡ 정신건강 위기 상담
㉢ 고위험 대상자 건강검진 및 상담
㉣ 주간재활프로그램

① ㉠, ㉡, ㉢
② ㉠, ㉢
③ ㉡, ㉣
④ ㉣
⑤ ㉠, ㉡, ㉢, ㉣

해설 일차예방프로그램은 건강증진 관련, 이차예방프로그램은 조기발견과 조기치료 관련, 삼차예방프로그램은 재활치료 관련이다. 주간재활프로그램은 삼차예방프로그램에 해당한다.

168 ⑤ 169 ④ 정답

170 **박씨는 묻는 사람의 말을 흉내 내듯 되풀이하고, 얌전히 앉아 있다가 갑자기 욕설을 퍼붓고 거칠어진다. 박씨에게 내릴 수 있는 정신의학적 진단명으로 알맞은 것은?**

① 우울증
② 조울증
③ 공황장애
④ 불안장애
⑤ 정신분열증

해설 정신분열증 증상

- 영어로는 Schizophremia라고 하는데 이는 Phremia(횡격막 : 마음)와 Schizo(분열 : 갈라짐)가 합쳐져서 형성된 것이다. 즉, 마음이 통합되어 있지 않다는 것이다.
- 묻는 사람의 말을 흉내 내듯 되풀이 한다든가(말의 메아리) 하는 것은 상대방에 대항하여 자기를 지키려는 표현일 수 있다. 병이 진행되면 환자의 말은 두서가 없고 뒤죽박죽이 된다.
- 얌전하던 사람이 갑자기 욕설을 퍼붓고 거칠어지거나, 활발하던 사람이 갑자기 방에 들어 박혀서 혼자 히죽히죽 웃거나 중얼거리는 것은, 대개 환각과 망상 때문에 환자가 현실 세계를 다른 사람들처럼 있는 그대로 보지 못하고 뭔가 무섭고 적대적인 세계로 보고 있기 때문이다.
- 환자는 겉으로는 공격적이나 속으로는 두려움에 떨고 있다. 대화의 줄거리가 갑자기 바뀌거나 화제를 비약시킨다. 강박적으로 한 가지 주제에 매달려서 헤어나지 못하는 경향을 보이는 때도 있다. 이것을 사고진행(연상작용)의 장애라 부른다.

171 **다음과 같은 현상을 정신분석적으로 치료하는 방법은?**

> ㉠ 과거 혹은 어린 시절의 경험을 말해보도록 한다.
> ㉡ 어린시절 부모와의 관계를 재현해보게 한다.
> ㉢ 최근에 자주 꾸는 꿈 내용을 이야기해 보라고 한다.
> ㉣ 타인과의 관계 개선을 격려한다.

① 대인관계분석, 집단치료 도입
② 지지적 치료, 가족상담 기법도입
③ 무의식 중요시, 꿈분석과 자유연상 기법도입
④ 꿈치료, 집단치료 도입
⑤ 자유연상과 집단가족치료 도입

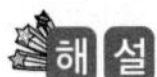
해설 정신분석의 기본 전제는 "인간의 의식은 무의식의 지배를 받는다."는 것이다. 정신분석 치료란 인간 심리의 표면이 아닌 그런 심리가 있게 한 무의식을 찾아내는 과정이다.

정답 170 ⑤ 171 ③

172 우울증 환자가 자신은 음식을 먹을 가치가 없다고 거부할 때 가장 적절한 간호사의 태도는?

① 먹지 않으면 정맥주사를 놓겠다고 한다.
② 음식을 먹을 만한 충분한 가치가 있음을 설명한다.
③ 간호사가 손으로 음식을 떠서 준다.
④ 강제로 위관영양을 한다.
⑤ 의사에게 보고하고 지시를 받는다.

해설 우울증 환자는 스스로 음식 먹기를 거부하므로 식사 동안은 환자와 함께 있어주고 음식을 권하며 먹지 않을 때는 음식을 떠서 준다.

173 다음 중 억압과 억제에 대한 설명으로 맞는 것은? 꼭 나오는 유형

① 억압은 의식적이고, 억제는 무의식적이다.
② 억압은 무의식적이고, 억제는 의식적이다.
③ 억압과 억제 모두 의식기전이다.
④ 억압과 억제 모두 무의식기전이다.
⑤ 억압과 억제는 같은 용어이므로 차이가 없다.

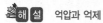

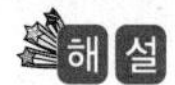
억압과 억제
억압은 무의식적이고 자동적인 정신방어기제이다. 하지만 억제는 의식적으로 용납되지 않는 욕구 혹은 기억 등을 잊거나 억누르는 일련의 정신적 에너지라고 할 수 있다. 실연의 상처로 인해 아팠던 기억을 일부러 지우려고 하는 것은 억제라고 볼 수 있다.

174 강박행위가 있는 최씨는 방을 계속 쓸고 닦을 뿐 아니라 계속 손을 씻느라고 작업요법과 치료에 참석을 못하고 있다. 이러한 동기는? 꼭 나오는 유형

① 다른 환자방보다 자기 방을 더 깨끗이 하려고
② 의료 요원의 관심을 끌기 위해
③ 손이 너무 더러워서
④ 불안을 감소시키기 위해
⑤ 작업요법에 참여하기 싫어서

172 ③ 173 ② 174 ④ 정답

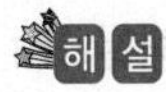
강박장애
- 자신의 의지에 관계없이 특정한 생각(강박사고)이나 행동(강박행동)을 반복하게 되는 상태를 말한다. 강박사고가 들면 본인이 불안해지기 때문에 강박적인 행동을 하게 되고 이에 따라 일시적으로 불안감이 감소되지만 강박사고가 반복적으로 들기 때문에 불합리한 줄 알면서도 반복하지 않을 수 없다.
- 강박행위의 가장 흔한 증상으로는 자신의 손이 오염되었다는 생각이 자꾸 들어 손을 반복해 씻게 되는 행동, 문이 잘 잠겼는지 계속 의심이 들어 몇 번이고 반복해서 체크하는 현상을 들 수 있다.

175 **수면클리닉에 방문한 A씨는 신체검사상 아무런 문제가 없었는데, 두통, 근육강직, 소화장애, 수면장애를 호소하였다. 내릴 수 있는 진단은?**

① 일차성 수면장애
② 이차성 불면증
③ 리듬주기성 수면장애
④ 수면발작
⑤ REM수면행동장애

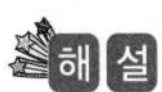
일차성 수면장애
다른 이유가 없이 잠으로부터 문제가 시작된 경우이다. 두 가지 중요한 범주로, 수면 곤란증(수면 이상)과 수면 관련 장애(수면수반증)가 있다.

176 **약물의존에 관한 설명으로 옳지 않은 것은?** 꼭 나오는 유형

① 정신적, 신체적, 의존적 욕구에 대한 미숙한 해결방법으로 약물을 선택하게 된다.
② 약물을 계속 복용하다가 갑자기 중단할 경우 금단 증상이 나타난다.
③ 약물을 취하려는 욕망이 매우 강하다.
④ 사회생활의 지속을 위한 적응방법이다.
⑤ 도덕적 가치 및 윤리적 기준에 대한 현저한 판단력의 결여가 나타난다.

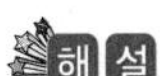
- 약물오용 : 의학적인 목적으로 사용하나 의사의 처방에 따르지 않고 임의로 사용한다.
- 약물남용 : 의도적으로 약물을 다른 목적을 위해 사용하는 것이다.
- 약물의존 : 마약류 및 약물을 지속적, 주기적으로 사용한 결과, 사용자에게 정신적 신체적 변화를 일으켜 사용자가 마약류 및 약물 사용을 중단하거나 조절하는 것을 어렵게 하는 상태이다.
- 약물중독 : 약물 사용에 대한 강박적 집착, 일단 사용하기 시작하면 끝장을 보고야 마는 조절 불능, 해로운 결과가 있으리라는 것을 알면서도 강박적으로 사용하는 상태를 말하며 심한 심리적 · 육체적 의존상태라 말할 수 있다.

정답 175 ① 176 ④

177 **손 씻기와 닦기를 반복하는 환자들은 어떤 방어기제를 사용하여 불안을 해결하려 하는가?**

① 취소, 격리, 반동형성
② 투사, 격리, 해리
③ 전환, 취소, 억제
④ 응축, 해리, 투사
⑤ 퇴행, 취소, 해리

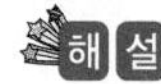

- 취소 : 용납할 수 없거나 죄책감을 일으키는 행동, 사고, 감정을 상징적인 방법을 통해 무효화시키는 것. 예를 들어 아이가 동생에게 화가 나 때린 다음에 곧바로 끌어안고 미안하다고 하며 입 맞추는 것
- 격리 : 과거의 고통스러운 기억과 연관된 감정을 의식으로부터 떼어 내어 격리시키는 것으로 말 그대로 불안과 고통을 잊기 위해, 실제 감정으로부터 자신을 격리시키는 것. 예를 들어, 사랑하는 사람이 죽었는데, 오히려 친구들과 웃고 떠들며 슬픔을 느끼지 않는 것
- 반동형성 : 무의식 속에서 용납할 수 없는 충동을 반대의 감정으로 대치시켜 표현하는 것. '미운 놈 떡 하나 더 준다.', 자기에게 총을 겨누는 사람에게 화를 내는 대신, 미소를 지으며 "오늘도 행복하기를 바라네."라고 축복해 주는 것. 즉 자신의 감정과는 정반대의 태도를 취함으로써 불안을 처리하는 것

178 **16세 이군은 학교에 무단으로 결석하고 도둑질하고 친구들을 못살게 굴고 거짓말을 일삼으며 자신의 행동에 대한 죄의식도 없어 병원에 입원하였다. 치료팀은 이군에게 행동수정요법을 실시하고 이군이 거짓말을 하지 않을 때마다 체육관에서 일정시간을 보낼 수 있도록 해주었다. 이 행동수정요법이 이군에게 적절한 이유는?**

① 행동수정요법은 또래들과 강한 동일시를 느낄 수 있으므로 청소년 전기에 잘 적용하기 때문이다.
② 행동수정요법은 비인격적이지만 분노나 행동장애를 다루는 데만 목적을 둘 수 있기 때문이다.
③ 이군의 부모가 치료를 이해하게 되면 집에서도 할 수 있기 때문이다.
④ 행동수정요법은 특정한 부적응적 행동의 수정을 목표로 하기 때문이다.
⑤ 행동수정요법은 비도덕적인 자세를 다루는 데만 목적을 둘 수 있기 때문이다.

해설 행동수정요법의 목표
건설적이며 사회적으로 적응할 수 있도록 행동의 수정으로 행동의 변화를 가져오게 하는데 있다.

177 ① 178 ④ 정답

179 **지역사회 정신보건의 특징이 아닌 것은?** 꼭 나오는 유형

① 건전한 정신건강환경을 조성하는 것이다.
② 전문직종뿐만 아니라 민간단체도 함께 참여할 수 있다.
③ 정신건강 향상 및 삶의 질을 향상시키는 것이다.
④ 병상수를 증가시켜 대상자의 욕구를 충족시키는 것이다.
⑤ 질병예방과 정신건강 증진을 강조한다.

해설 ④ 병상수를 증가시키는 것은 지역사회 정신보건의 특징과 거리가 멀다.

180 **중학생이 원치 않는 전학을 한 후 시험을 치게 되었는데 성적이 20점이 떨어지고 집단에서 소외되어 지낸다. 어떤 형태인가?** 꼭 나오는 유형

① 건강 염려증
② 꾀 병
③ 강박장애
④ 적응장애
⑤ 외상 후 스트레스 장애

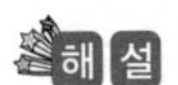
해설 적응장애
적응장애란 생활환경의 변화로 이에 제대로 적응하지 못하여 불안, 우울, 학업저하, 직장생활 곤란 등 증상이 지속되는 경우를 말한다. 적응장애에 대한 치료방법은 정신치료가 우선적이다. 비슷한 경험을 한 사람들끼리 집단치료를 해도 효과적이다.

181 **A양은 얼마 전 택시를 타고 가다 갑자기 숨쉬기가 힘들었다. 그때 이후 엘리베이터 같이 좁은 공간에 있으면 가슴이 답답해져서 참기 힘들어짐을 느껴 입원하게 되었다. 아침에 목욕탕에 머리를 감으러 들어가서 문을 닫자 A양은 갑자기 숨쉬기를 힘들어하고 괴로워하며 나왔다. 어떤 중재를 행하여야 하는가?**

① 공포를 가중시키는 원인을 물어서 자신이 확인하게 한다.
② 불안이 가라앉을 때까지 괜찮아질 것을 확신하며 곁에 있어준다.
③ 다른 자극을 주어 관심을 돌리기 위해 상호교류를 증진시킨다.
④ 불안을 가라앉히기 위해 혼자 독방에 둔다.
⑤ 항불안약물을 복용하도록 권유한다.

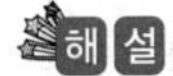
해설 공포장애는 다른 사람들은 능히 견디어낼 수 있는 어떤 특정 대상에 대해 실제 위험이 없는 데도 불구하고 강력한 공포를 느끼는 것이 그 특징이다. 공포장애는 일반적인 불안을 경험하는 대신 특별한 상황이나 대상을 비정상적으로 두려워한다. 따라서 공포를 가중시키는 원인을 물어서 자신이 확인하게 한다.

정답 179 ④ 180 ④ 181 ①

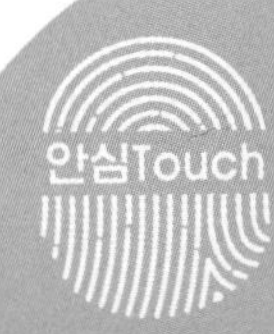

182 잠복기에 대한 설명으로 옳지 않은 것은?

① 동일시의 과정이 제한되고 잠복된다.
② 원초아는 약해지고 자아와 초자아는 강력해진다.
③ 리비도의 지향 대상은 친구 특히 동성의 친구에게로 향한다.
④ 아동의 에너지는 지적인 활동, 운동, 친구와의 우정 등에 집중된다.
⑤ 리비도의 신체적 부위는 특별히 한정된 데가 없고 성적인 힘도 잠재된 시기이다.

해설 잠복기

- 잠복기는 6세에서 12~13세까지로 리비도의 신체적 부위는 특별히 한정된 데가 없고 성적인 힘도 잠재된 시기이다.
- 이 시기에는 오이디푸스 콤플렉스를 극복하고 난 후의 평온한 때로 성적 욕구가 철저히 억압되어 비교적 자유롭지만 그 감정은 무의식 속에 계속 존재한다.
- 원초아는 약해지고 자아와 초자아는 강력해지며 성격에서 이루어지는 주요한 발달은 초자아의 기능이다.
- 리비도의 지향 대상은 친구 특히 동성의 친구로 향하고 동일시 대상도 주로 친구가 된다. 잠복기 아동의 에너지는 지적인 활동, 운동, 친구와의 우정 등에 집중된다.
- 잠복기에 고착되면 성인이 되어서도 이성에 대한 정상적인 친밀감을 갖지 못하고 이성과의 관계를 회피하거나 정서적 감정 없이 단지 공격적인 방식으로 성적 행동을 한다.

183 자아에 대한 설명으로 옳지 않은 것은?

① 의식의 거의 전체를 차지하는 정신작용의 집행기관이다.
② 성격과 정신 과정의 여러 부분을 통합하는 기능을 한다.
③ 자아는 대부분 의식계에 속한다.
④ 갈등이 없는 자아부분은 전의식과 무의식에 속한다.
⑤ 대부분 양심에 해당한다.

해설 자아(Ego)

- 자아는 현실을 감지하고 고려하여 현실에 맞도록 조정하거나 또는 의식의 거의 전체를 차지하는 정신작용의 집행기관이다.
- 자아에게 이드는 자동적으로 에너지를 공급해 준다. 자아는 이드와 외부현실에 대한 중개자이고, 초자아로 과거기억이나 신체욕구와 타협한다.
- 자아는 현실원칙(욕구만족을 현실에 알맞게 지연시키는 적응능력)에 따라 움직인다. 현실원칙의 목적은 현실적으로 판단하고 평가하는 현실검증력에 있다.
- 자아는 이드의 충동을 만족시키려는 동시에 현실적인 요구를 고려해야 할 경우, 간접적 또는 지연된 방법으로 이를 수행하는 2차적 사고과정(합리적, 객관적, 성숙된 사고)을 사용한다.
- 자아는 대부분 의식계에 속하고 이드는 무의식에 속한다. 갈등이 없는 자아부분은 전의식과 무의식에 속한다. 양심에 해당하는 부분은 초자아이다.

182 ① 183 ⑤ 정답

184 **갱년기 장애에 대한 설명으로 옳지 않은 것은?**

① 강박적 성격을 가진다.
② 지나치게 소심하고 화를 잘 낸다.
③ 과대망상이 지배적이다.
④ 융통성이 부족하고 지나치게 양심적이다.
⑤ 자기중심적 건강염려증이 나타난다.

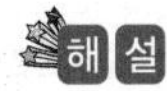

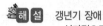

갱년기 장애

- 심리적으로는 신경과민, 불면, 우울, 의욕상실 등의 증세가 나타나는데 심한 경우 아무런 이유 없이 자살충동을 느낄 정도로 심한 우울증을 보이는 경우도 있다.
- 갱년기 우울증은 제한된 사회생활을 하는 사람으로 융통성이 부족하고, 양심적이다.
- 지나치게 소심하고 화를 잘 내며 강박적 성격을 가진다.
- 자기중심적 건강염려증으로 병원을 자주 방문하여 건강진단을 받는다.

185 **다음 중 망상 환자 간호로 맞는 것은?** 꼭 나오는 유형

㉠ 망상 내용에 대하여 심도 있게 토의한다.
㉡ 적절한 시기에 대화를 중지한다.
㉢ 환자의 행동을 무시한다.
㉣ 총체적 인간으로 환자 개인을 이해한다.

① ㉠, ㉡, ㉢
② ㉠, ㉢
③ ㉡, ㉣
④ ㉣
⑤ ㉠, ㉡, ㉢, ㉣

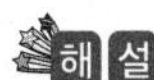

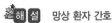

망상 환자 간호

망상은 논리적으로 시정하지 말아야 하며, 그릇된 신념에 대한 환자의 요구를 수용한다. 간호사는 먼저 신뢰관계를 이룩하기 위하여 친절하고, 조용히 부드러운 시선으로 공감을 하면서 총체적 인간으로 환자 개인을 이해한다.

정답 184 ③ 185 ④

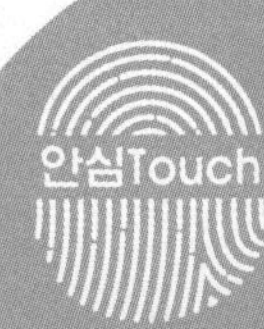

186 분리개별화 이론을 설명한 사람은?

꼭 나오는 유형

① 말 러
② 피아제
③ 에릭슨
④ 설리번
⑤ 프로이트

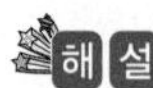

분리개별화 이론(대상관계이론)

- 1차 분리화 : 말러(Mahler)가 주장한 분리-개별화 이론으로, 유아는 생후 1년 이상 서서히 진행되는 정신 내적인 분리개별화 과정을 거쳐서 심리적으로 탄생한다는 것이다.
- 2차 분리화 : 블로스(Blos)가 주장한 이론으로 청소년기에 부모로부터 심리적으로 독립하는 것을 의미하는 것이다. 그러므로 3차 분리화란 중년기에 나타나며, 자기를 정교하게 하고, 대상으로부터 분리하는 지속적인 과정을 말하는 것이다.

187 침울해하며 앉아 있는 환자에게 간호사가 이야기하기를 청했더니 환자가 반응이 없었다. 그러자 간호사가 이야기하지 않아도 된다고 하면서 옆에 앉아 있었다. 하지만 간호사는 시계를 자꾸 쳐다보는 등 불안감을 표시했다. 이런 간호사의 태도는?

① 환자를 그냥 내버려둔 것이므로 비치료적이다.
② 환자의 기분에 동화된 것이므로 비치료적이다.
③ 전반적으로 비치료적이다.
④ 이중적인 태도이므로 비치료적이다.
⑤ 치료적이다.

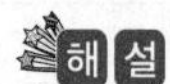

우울증 환자는 대부분 반응이 없고 초조와 분노, 죄의식, 무가치감, 절망감 등을 보인다. 간호사는 대상자의 반응에 대해 침착하고 온화한 태도로 수용하고 정직하게 말하며, 동정하는 태도를 보여야 환자와 신뢰관계를 이룰 수 있다. 환자와 이야기하자고 하면서 시계를 보는 것은 이중적인 태도이므로 비치료적이다.

188 김씨는 같은 병동 사람들이 자기를 계속 감시하고, 죽이려 한다며 피해망상으로 수면을 이루지 못하고 있다. 김씨에 대한 간호중재로 가장 알맞은 것은?

① 수면제를 먹여서 재운다.
② 조용한 독방을 제공하고 안정시킨다.
③ 김씨의 생각이 틀렸다고 설득한다.
④ 신뢰성 있는 사람들과 대화를 많이 하도록 한다.
⑤ 경청하며 의존적 욕구를 충족시켜준다.

186 ① 187 ④ 188 ④ 정답

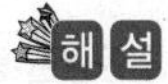 피해망상의 간호중재
신뢰성 있는 대인 관계를 유지하는 것과 대화를 많이 하고, 매사에 유연한 생각으로 문제를 해결하면서 개방적으로 자신의 감정을 표현하는 습관을 가지는 것들이 자신감을 증진시킴으로 그리 심하지 않은 피해의식에서 벗어날 수 있는 방법이다.

189 조증환자에 대하는 간호사의 태도 및 간호방법은?

㉠ 친절하고 유머가 있어야 한다.
㉡ 환자의 행동이나 태도에 대하여 옳고 그름을 판단내리지 않는다.
㉢ 다른 사람과 어울리는 것을 장려할 필요는 없고 가끔 혼자 있게 하거나 걷도록 한다.
㉣ 심하게 흥분된 때는 개인적 게임이나 일보다 팀 운동이 효과적이다.

① ㉠, ㉡, ㉢
② ㉠, ㉢
③ ㉡, ㉣
④ ㉣
⑤ ㉠, ㉡, ㉢, ㉣

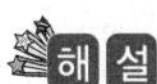 조증환자는 아무런 구속도 느끼지 않고 자신이 가장 원하는 그런 존재라고 생각한다. 정상인으로서는 할 수 없는 그런 일을 착수하고 최상의 자신감을 갖는다. 따라서 조증환자를 단체활동이나 게임 등에 참여시키면 경쟁적인 행동양상을 심하게 보이기 때문에 되도록 안정시키고 혼자 할 수 있는 건전한 활동을 하도록 격려해야 한다.

190 자가간호결핍에 대한 간호중재에 대한 설명으로 옳은 것은?

㉠ 대상자의 음식과 수분섭취를 면밀히 관찰한다.
㉡ 거울을 자주 보여주도록 하고 도움을 요구할 때 도와준다.
㉢ 작은 활동에 칭찬하고 점진적으로 활동량을 증가시킨다.
㉣ 환자가 좋아하는 음식을 파악하여 주도록 하고 쉽게 삼킬 수 있는 음식을 준다.

① ㉠, ㉡, ㉢
② ㉠, ㉢
③ ㉡, ㉣
④ ㉣
⑤ ㉠, ㉡, ㉢, ㉣

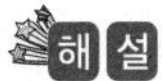 자가간호결핍(Self-care Deficit)
- 대상자 개인의 자가간호역량이 자신의 치료적인 자가간호요구를 충족시킬 수 없을 때 발생하는 자가간호역량의 부족 현상이다.
- 대상자의 음식과 수분섭취를 면밀히 관찰하고 필요하다면 매일 섭취, 배설 및 체중을 기록한다(환

정답 189 ① 190 ⑤

자가 좋아하는 음식을 파악하여 주도록 하고 쉽게 삼킬 수 있는 음식을 준다).
• 쉽고 빨리 끝마칠 수 있는 활동을 제공한다. 작은 활동에 칭찬하고 점진적으로 활동량을 증가시킨다.
• 거울을 자주 보여주도록 하고 도움을 요구할 때 도와준다. 외모관리를 하는 환자의 노력을 인정하고 자가 간호 시간이 느리다고 서두르지 않는다.
• 점진적 운동과 긍정적 피드백은 대상자로 하여금 자존감을 높이고 자신을 더 긍정적으로 인식하게 된다.

191 에릭슨의 발달이론은 무엇에 중점을 두고 발달되었는가?

꼭 나오는 유형

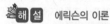

㉠ 인간관계
㉡ 인생의 전과정
㉢ 어머니와의 관계
㉣ 정신사회적 발달

① ㉠, ㉡, ㉢
② ㉠, ㉢
③ ㉡, ㉣
④ ㉣
⑤ ㉠, ㉡, ㉢, ㉣

에릭슨의 이론
에릭슨은 프로이트 이론을 바탕으로 프로이트의 유아기적 성 이론에 덧붙여 사춘기 이후의 아동의 발달에 초점을 맞추었다. 그는 또한 사회 속에서의 인간이라는 주제에 관심을 두고, 사회 · 문화적인 측면에서 발달을 도입하였으며 아이부터 노인에 이르기까지 삶의 전체 기간을 포함하는 인간의 발달 이론을 정리하였다.

192 불안을 신체 증상으로 호소하는 환자에게 간호사가 해 줄 수 있는 간호중재로 가장 적합한 것은?

① 환자의 증상이 심리적인 원인임을 알 수 있도록 재검사를 통해 이해시킨다.
② 환자의 증상 호소가 옳지 않음을 직접적으로 얘기한다.
③ 괜찮다고 안심시킨다.
④ 언어적, 비언어적 의사소통으로 편안함을 느끼게 해준다.
⑤ 의학적 이론을 설명해 주어서 환자의 관심을 유도한다.

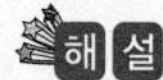

심인성 동통장애
환자가 두통, 요통, 흉부통, 복통, 관절 및 사지통 등을 호소하나 원인이 될만한 신체질환을 찾을 수 없으며 그 원인이 심리적 요인으로 간주되는 경우를 말한다. 간호시 신체적 증상에 초점을 두지 말고 환자의 두려움과 불안에 대한 언어적 표현을 경청하고 언어적, 비언어적 의사소통으로 편안함을 느끼게 해주어야 한다. 그러나 신체적 증상을 무시하지도, 시인해서도 안 되며 재검사를 해서도 안 된다.

191 ③ 192 ④ 정답

193 **"제가 나쁜 사람이란 사실은 세상 모든 사람들이 알고 있어요. 저는 살아야 할 가치가 없어요."에 해당되는 증상은?**

꼭 나오는 유형

㉠ 망 상	㉡ 우 울
㉢ 불 안	㉣ 환 청

① ㉠, ㉡, ㉢
② ㉠, ㉢
③ ㉡, ㉣
④ ㉣
⑤ ㉠, ㉡, ㉢, ㉣

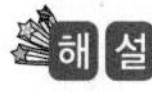

- 망상 : 망상은 사실과 전혀 다른 잘못된 생각을 실제 사실이라고 굳게 믿는 것을 말한다. 이러한 망상 역시 환청과 마찬가지로 정신분열병의 특징적인 증상으로, 뇌의 생화학적 변화 때문에 발생하는 것으로 생각되고 있다.
- 우울 : 정상적인 우울은 공통의 정서이며 불안 다음으로 슬픔, 의기소침, 낙심, 고뇌를 가져온다. 비정상적인 정서로서 우울은 상실, 실패 등과 같은 선행사건들에 과도하게 관련되어 계속될 때를 말하는데, 이는 정신 의학과 떼어놓을 수 없는 개념으로 취급되고 있다.
- 불안 : 불안은 그 대상이 눈에 잘 보이지 않고, 그 원인이 다분히 심리적인 갈등인 경우가 많다. 대중 앞에서 이야기하는 것을 불안해하는 사람의 경우 그 사람의 내면에 더 깊숙이 들어가 보면 사람들한테 무시당하는 것에 대한 갈등을 가지고 있는 경우가 많다는 것이 한 예가 될 수 있다.

194 **알코올 의존자가 사용하는 방어기제 중 음주에 대한 책임을 다른 사람에게 전가하며, 자기의 음주를 정당화하는 것은?**

① 합리화
② 투 사
③ 부 정
④ 승 화
⑤ 동일시

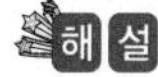

알코올 의존자가 사용하는 방어기제

- 합리화 : 중독자는 음주에 대한 책임을 종종 다른 사람에게 전가하며, 자기의 음주를 정당화한다.
- 투사 : 부정과 더불어 가족을 괴롭히는 문제는 중독자는 자신의 정신적인 문제를 외부의 탓으로 돌리는 방어기제인 투사를 자주 사용한다.
- 부정 : 중독자가 보이는 방어체계에서 가장 핵심적이며 가족 구성원들이 가장 받아들이기 힘든 부분은 음주양상을 모호하게 만들기 위해 사용하는 부정이다. 이러한 부정은 정신병적인 정도로까지 발전할 수 있으며 이러한 부정에 직면한 가족은 좌절감을 느끼고 고통받으며, 최악의 경우에는 그들 자신조차 중독자의 음주문제에 관해 의문을 가지게 된다.

정답 193 ① 194 ①

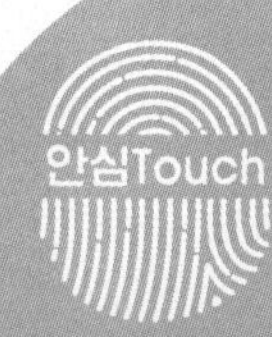

195 강박장애 환자의 특징에 대한 설명으로 옳은 것은?

> ㉠ 반복적인 행위로 긴장이 완화되어도 다시 집착하는 특성을 보인다.
> ㉡ 의식적으로 자신과 타인과의 관계를 서로 고립시키고 분리시켜 놓는다.
> ㉢ 환자는 자신의 반복적인 행동이나 생각이 불합리하고 쓸 데 없는 것인 줄 잘 알고 있다.
> ㉣ 강박적 사고는 타인의 논리적 설득으로 수정이 가능하다.

① ㉠, ㉡, ㉢
② ㉠, ㉢
③ ㉡, ㉣
④ ㉣
⑤ ㉠, ㉡, ㉢, ㉣

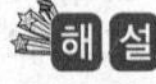
㉣ 강박적 사고는 타인의 논리적인 설득에 의해서 수정되지 않으며 또 반복적인 행위로 긴장이 완화되어도 다시 집착하는 특성을 보인다.

196 신경성 폭식증 환자의 특징적인 행동은?

① 정상 이하의 체중임에도 불구하고 스스로 구토를 유발한다.
② 체형에 대한 걱정 없이 많은 양의 식사를 한다.
③ 항상 음식을 빠르게 먹고 이로 인해 늘 즐겁다.
④ 소량의 식사를 하루 종일 계속한다.
⑤ 일단 먹기 시작하면 멈추기 어렵다.

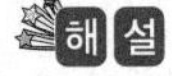
신경성 폭식증은 폭식 후 체중증가를 막기 위해 부적절한 보상행동(의도적인 구토, 하제나 이뇨제, 기타 약물남용, 단식이나 지나친 운동 등)을 시도하는 것을 특징으로 한다.

197 신경성 식욕부진증의 진단 기준에 대한 설명으로 옳지 않은 것은?

① 낮은 체중임에도 체중증가에 대한 극심한 두려움이 있다.
② 연령과 신장에 비하여 체중을 최소한의 정상 수준으로 유지하기를 거부한다.
③ 월경이 시작된 여성에서 2회 연속적으로 월경 주기가 없다.
④ 현재의 낮은 체중의 심각함을 부정한다.
⑤ 체중과 체형이 자기 평가에 지나친 영향을 미친다.

195 ① 196 ① 197 ③ 정답

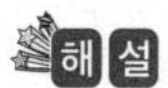 신경성 식욕부진증의 진단 기준
- 연령과 신장에 비하여 체중을 최소한의 정상 수준이나 그 이상으로 유지하기를 거부한다.
- 낮은 체중임에도 불구하고 체중 증가와 비만에 대한 극심한 두려움이 있다.
- 체중과 체형이 체험되는 방식이 왜곡되고, 체중과 체형이 자기 평가에 지나친 영향을 미치며, 현재의 낮은 체중의 심각함을 부정한다.
- 월경이 시작된 여성에서 무월경, 즉 적어도 3회 연속적으로 월경 주기가 없다(만일 월경 주기가 에스트로겐과 같은 호르몬 투여 후에만 나타날 경우 무월경이라고 간주된다).

198 자신에게는 특별한 의미가 있으나 듣는 이에게는 의미가 없는 새로운 말을 만들어 내는 현상에 해당하는 것은?

① 신어조작증
② 전진성 기억상실
③ 작화증
④ 후진성 기억상실
⑤ 말비빔현상

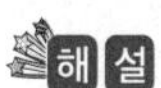
- 신어조작증 : 자기만이 아는 의미를 가진 새로운 말을 만들어 내는 것
- 전진성 기억상실 : 사고시점 이후, 근래의 기억들을 상실, 노인성 퇴화현상
- 작화증 : 기억의 결손을 조작하여 메우는 무의식적인 증상
- 후진성 기억상실 : 사고시점 이전 기억상실, 회복순서는 역순으로 일어난다.
- 말비빔현상 : 전혀 이해할 수 없는 낱말만 쏟아 놓는 경우

199 약물의존으로 입원한 환자에게 효과적 간호중재로 옳지 않은 것은?

① 운동요법
② 약물요법
③ 집단상담
④ 전기경련요법
⑤ 중독 예방프로그램운영

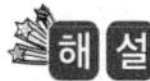 ④ 전기경련요법은 정신적 우울증에 효과가 있다.
물질 오남용 대상자에 대한 간호중재
교육프로그램 제공, 의학적 문제에 대한 직접적 간호제공, 대상자와 가족에 대한 상담 실시, 중독예방프로그램운영, 전인간호를 위한 체계확립, 비의료전문가와 자원봉사자의 자문역할, 회복촉진을 위한 적절한 의료와 추후관리실시, 또래를 통한 교육 및 상담 등이 있다.

정답 198 ① 199 ④

200 중등도 불안장애 환자의 행동 확인과 불안 감소를 위한 간호중재로 맞는 것은?

꼭 나오는 유형

> ㉠ 불안증가 직전의 상황을 인식하게 하여 불안을 감소시킨다.
> ㉡ 불안을 촉진시키는 원인이나 스트레스 요인을 사정한다.
> ㉢ 과거 불안을 완화시켰던 환자의 행동들을 재평가한다.
> ㉣ 불안을 증가시키는 위협적 상황에 대하여 구체적으로 장시간 대화한다.

① ㉠, ㉡, ㉢ ② ㉠, ㉢
③ ㉡, ㉣ ④ ㉣
⑤ ㉠, ㉡, ㉢, ㉣

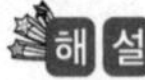

㉣ 위협적인 상황에 대하여 장시간 구체적으로 대화하는 것은 대상자의 불안을 더욱 증가시킬 우려가 있다.

200 ① 정답

핵심문제

제 06 장

간호관리학

● 시험 시간표

교 시	시험과목(문제수)	문제수	시험시간
1교시	성인간호학 (70) 모성간호학 (35)	105	09:00~10:35(95분)
2교시	아동간호학 (35) 지역사회간호학 (35) 정신간호학 (35)	105	11:05~12:40(95분)
점심시간 12:40~13:40(60분)			
3교시	간호관리학 (35) 기본간호학 (30) 보건의약관계법규 (20)	85	13:50~15:10(80분)

시험에 나올 문제만 콕! 짚어 놓은

제6장

간호관리학

01 대한민국 정부수립과 함께 1948년 일어난 일로 올바른 조합은?

㉠ ICN 정회원국 인정
㉡ 국군 간호장교단 조직
㉢ 간호사업과 설치
㉣ ICN 최초 한국대표 파견

① ㉠, ㉡, ㉢　② ㉠, ㉢　③ ㉡, ㉣
④ ㉣　⑤ ㉠, ㉡, ㉢, ㉣

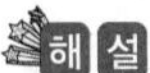

대한민국 정부수립(1948년)기의 간호사항
- ICN 정회원국 인정(1948)
- 국군간호장교단 조직(1948)
- 간호사업과 설치(1948)
- ICN 최초 한국대표 파견(1949)

02 다음은 면허제도의 목적이다. 옳은 것은?

꼭 나오는 유형

㉠ 면허간호사를 법적으로 다스리기 위함이다.
㉡ 보수교육기관을 확정하기 위함이다.
㉢ 면허간호사에 대한 정확한 통계자료를 확보하기 위함이다.
㉣ 학제에 따라 간호사의 면허를 분류하여 차등 관리하기 위함이다.

① ㉠, ㉡, ㉢　② ㉠, ㉢　③ ㉡, ㉣
④ ㉣　⑤ ㉠, ㉡, ㉢, ㉣

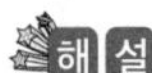

㉡, ㉣은 의료법에 대한 설명이다.
면허제도의 목적
- 면허간호사에 대한 정확한 통계자료를 확보하기 위함이다.
- 면허간호사를 법적으로 다스리기 위함이다.

정답 1 ① 2 ②

03 현대 간호에서 간호윤리가 강조되는 이유로 올바른 것은?

㉠ 사회가 간호사로 하여금 대상자의 옹호자가 되어 주기를 기대하기 때문이다.
㉡ 전통적인 도덕관으로는 새로운 지식 및 기술과 관련된 도덕문제를 해결하기 어렵기 때문이다.
㉢ 간호사의 역할과 영역의 확대로 인해 새로운 직무 사이의 딜레마에 직면하게 되었기 때문이다.
㉣ 삶에 대하여 긍정적이고 건설적인 영향을 줄 수 있기 때문이다.

① ㉠, ㉡, ㉢
② ㉠, ㉢
③ ㉡, ㉣
④ ㉣
⑤ ㉠, ㉡, ㉢, ㉣

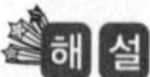

현대 간호에서 간호윤리가 강조되는 이유

- 새로운 기술의 발전으로 새로운 도덕문제 발생 : 전통적인 도덕관으로는 새로운 지식 및 기술과 관련된 도덕문제를 해결하기 어렵기 때문이다.
- 의료인들의 환자와 가족에 관한 권리주장에 대한 책임확대 : 사회가 간호사로 하여금 대상자의 옹호자가 되어 주기를 기대하기 때문이다.
- 간호사의 역할과 위치의 변화 : 간호사의 역할과 영역의 확대로 인해 새로운 직무 사이의 딜레마에 직면하게 되었기 때문이다.

04 기획이 필요한 이유로 올바른 것은?

㉠ 간호위기 상황에 대처할 수 있도록 도와주기 때문이다.
㉡ 간호부서의 목표를 구체적으로 실현하기 위한 출발점을 제공하기 때문이다.
㉢ 간호직원의 분화된 업무를 통일된 목적하에 달성하기 위해서이다.
㉣ 현재와 미래에 기반을 두고 변화하는 요소들을 감소시켜 주기 때문이다.

① ㉠, ㉡, ㉢
② ㉠, ㉢
③ ㉡, ㉣
④ ㉣
⑤ ㉠, ㉡, ㉢, ㉣

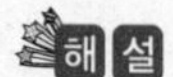

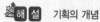

기획의 개념

목표를 달성하기 위한 장래의 행동에 관하여 일련의 결정을 하는 과정으로 미래지향적, 계속적인 과정, 의사결정과 연결, 목표지향적, 목표를 위한 수단적 특징이 있다.

기획의 필요성

- 기획은 변화요소를 감소시키기보다는 변화에 대처할 수 있는 기준을 제공하며, 불확실성을 감소시키기 위하여 필요하다.
- 기획은 합리성, 효율성, 책임성, 효과성을 증진시키기 위하여 필요하다.

3 ① 4 ① 정답

05 다음 중 ICN에 대한 설명으로 옳지 않은 것은?

① 1899년 펜위크 여사에 의해서 창립되었다.
② 간호직과 간호사를 대변하는 공식기구로서의 역할을 한다.
③ 정치, 사상, 종교를 초월한 순수한 전문단체이다.
④ 총회는 5년마다 열리며 본부는 영국 런던에 있다.
⑤ 우리는 1949년 정회원국으로 가입하였다.

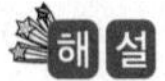

ICN
- 1899년 펜위크 여사에 의해서 창립
- 총회 4년마다 개최, 본부는 영국 런던에서 1965년 스위스 제네바로 옮김
- 정치, 사상, 종교를 초월한 순수한 전문단체
- 한 주권국에서 한 회원국만 인정
- 간호직과 간호사를 대변하는 공식기구로서의 역할

06 의료기관에서 질 높은 의료서비스를 추구할 때 중점을 둘 내용으로 옳은 것은?

꼭 나오는 유형

> ㉠ 고객이 원하는 요구 파악
> ㉡ 환자나 고객에 대한 서비스제공 활동과 의사소통과정 확인
> ㉢ 업무과정을 소급하여 검토
> ㉣ 업무가 지연되는 요인 분석

① ㉠, ㉡, ㉢
② ㉠, ㉢
③ ㉡, ㉣
④ ㉣
⑤ ㉠, ㉡, ㉢, ㉣

해설 의료서비스의 질 향상을 위한 개선방법
- 구조적 측면 : 고객이 원하는 요구 파악, 서비스제공 활동과 의사소통과정 확인
- 과정적 측면 : 업무가 지연되는 요인을 분석하여 결과적 측면에서 고려되어야 함

정답 5 ④ 6 ⑤

07 특실, 일반실, 1·2·6인용 병실을 갖춘 병원에서 간호관리자로부터 1인용 병실에 입원한 환자에게 더 특별히 간호를 잘하도록 요구받았다. 이런 요구에 윤리적 갈등을 느끼기 시작했다면 이 갈등의 핵심윤리는?

꼭 나오는 유형

① 정의의 원리
② 선행의 원리
③ 자율성의 원리
④ 의무화의 원리
⑤ 성실의 원리

해설 정의의 원리
정의란 어떤 사람의 타인에 대한 행위의 기본, 즉 도덕성의 기본이다. 달리 표현하면, 정의라는 것은 사회생활의 영위와 관련된 개인의 규범이며 동시에 사회를 구성하는 데 기본이 되는 사회적 규범이라고 할 수 있다. 이러한 분배적 정의의 유형에는 획일적 분배, 필요에 따른 분배, 노력에 따른 분배, 성과에 다른 분배, 공적에 따른 분배 등이 있다.

08 주사 행위시 간호사의 독자적 판단과 행위로 허용될 수 있는 법률적 판단 범위에 있는 내용으로 옳은 것은?

㉠ 주사기의 관리	㉡ 주사의 필요성
㉢ 주사기술	㉣ 주사 후 쇼크 발생시 응급조치의 책임

① ㉠, ㉡, ㉢
② ㉠, ㉢
③ ㉡, ㉣
④ ㉣
⑤ ㉠, ㉡, ㉢, ㉣

해설 ㉡, ㉣은 의사의 업무내용이다.

09 회복기인 환자는 활력증상은 정상이고, 수면과 휴식에 따른 요구를 일부 간호사가 도와주고 있으며, 정신 심리적 지지를 약간 필요로 하는 회복기 환자이다. 이 환자는 어느 분류에 속하는가?

① 경증환자
② 중등환자
③ 중환자
④ 재활환자
⑤ 외래환자

해설 ① 활력증상이 정상이고, 수면·휴식시 약간의 간호가 필요한 경증의 환자로, 환자분류체계 중 1군에 해당하는 환자이다.

7 ① 8 ② 9 ① 정답

10 **다음 중 간호사의 직접 간호활동에 해당되는 것은?** 꼭 나오는 유형

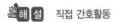

① 낮번 근무 간호사가 초번 근무 간호사에게 업무를 인수인계한다.
② 당뇨성 고혈압 환자의 간호계획을 작성한다.
③ 간호기록을 빠짐없이 작성한다.
④ 천식환자의 퇴원교육을 한다.
⑤ 병동의 업무활동을 간호부에 보고한다.

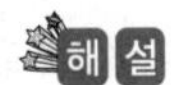
직접 간호활동
일반적으로 간호사가 환자 곁에 머무르면서 정신적 · 육체적 요구와 관련된 간호를 직접 제공하는 간호이다.

11 **병원 조직만이 갖는 의사결정의 어려움에 대한 설명으로 옳은 것은?**

㉠ 의료진의 의견과 관리진의 의견이 엇갈리기 쉽다.
㉡ 응급을 요하는 결정이 많다.
㉢ 의료의 특성상 의료가 비영리이기 때문에 의사결정을 할 때 문제가 생길 수 있다.
㉣ 환자진료에 있어서 가능성보다는 확률을 생각한다.

① ㉠, ㉡, ㉢ ② ㉠, ㉢ ③ ㉡, ㉣
④ ㉣ ⑤ ㉠, ㉡, ㉢, ㉣

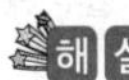
㉣ 환자진료에 있어서 확률보다는 가능성을 생각한다.

12 **간호 전문직의 특성에 대한 설명으로 옳은 것은?**

㉠ 윤리강령을 가지고 있다.
㉡ 고유한 지식체계를 가지고 있다.
㉢ 직업적 활동의 내용은 실제적이다.
㉣ 간호조직을 통한 타율적인 통제가 이루어진다.

① ㉠, ㉡, ㉢ ② ㉠, ㉢ ③ ㉡, ㉣
④ ㉣ ⑤ ㉠, ㉡, ㉢, ㉣

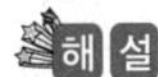
㉣ 간호조직을 통한 자율적인 통제가 이루어진다.

정답 10 ④ 11 ① 12 ①

13 다음 중 MBO에 관한 설명으로 맞지 않는 것은? 꼭 나오는 유형

① 목표달성의 여부와 결과를 강조한다.
② 효과적 통제수단을 제공해 준다.
③ 생산성을 향상시킨다.
④ 보상시 인간관계를 고려하여 관리자가 정한다.
⑤ 조직구성원의 작업을 통한 자아실현이 가능하다.

해설 MBO는 조직의 상 · 하급관리자가 공동으로 협의하여 공통된 목표를 설정하고 기대되는 결과에 따라서 각 개인의 책임영역을 확정하며 보상은 개인 및 부서의 목표달성에 대한 기여도이다.

14 간호부서의 철학을 기술할 때 고려해야 할 내용으로 옳은 것은?

㉠ 병원의 사명과 철학	㉡ 간호부서의 내 · 외적 환경
㉢ 간호대상자와 간호실무에 대한 신념	㉣ 간호부서의 목표

① ㉠, ㉡, ㉢　　② ㉠, ㉢
③ ㉡, ㉣　　④ ㉣
⑤ ㉠, ㉡, ㉢, ㉣

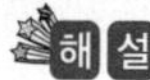

해설 간호부서의 철학
병원 · 환자 간에 대한 사명 또는 철학, 간호부서의 내 · 외적환경(간호행정, 교육, 실무 등), 간호대상자와 간호실무에 대한 신념 등이 고려되어야 한다.

15 일차 간호에 대한 설명으로 올바른 것은? 꼭 나오는 유형

㉠ 한 명의 간호사가 환자의 입원부터 퇴원까지 모두 책임진다.
㉡ 팀 간호보다 자율성이 덜 보장된다.
㉢ 간호관리자는 간호사에게 조언자, 지도자의 역할을 한다.
㉣ 간호사는 간호보조원의 지도에 많은 시간을 소모한다.

① ㉠, ㉡, ㉢　　② ㉠, ㉢
③ ㉡, ㉣　　④ ㉣
⑤ ㉠, ㉡, ㉢, ㉣

13 ④　14 ①　15 ②　정답

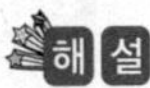 일차 간호는 한 명의 간호사가 병원 입원시부터 퇴원까지(재입원시 포함) 24시간 전체의 간호를 책임지는 방법으로 자율성과 전문성을 가지고 책임을 지므로 간호결과에 대한 확인이 가능하다.

16 간호사 개인의 능력계발 목적으로 자기 평가에 대한 설명으로 옳은 것은?

① 관리층 고과에 보충적 방법으로 이용된다.
② 상벌제도 근거 자료로 이용된다.
③ 임금, 성과금 근거 자료로 이용된다.
④ 주관적 오차를 줄일 수 있다.
⑤ 고과자의 개인 결함을 줄이기 위한 목적으로 이용된다.

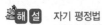

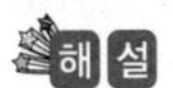 자기 평정법

평정대상자 본인에게 자신에 대한 평가의 기회를 줌으로써 감독자가 모르거나 잊었던 사실을 상기시켜 올바른 평정에 도움을 줄 수 있다. 감독자가 평정대상자의 행동이나 태도를 항상 관찰하는 데는 시간적 · 공간적 · 인지적 제약이 따르며, 관찰했다고 하더라도 이를 오랫동안 기억하고 있다고 보기에는 어려우므로 자기 평정을 동시에 활용함으로써 평가의 정확성을 높일 수 있다. 뿐만 아니라 평정대상자가 평정과정에 참여했다는 자체가 평정대상자의 근무평정에 대한 이해와 수용성을 높일 수 있고 자신의 근무실적에 대해 점검할 기회를 줌으로써 자신의 능력발전 및 목표달성에 대한 동기를 유발시킬 수도 있다.

17 관리자가 훈육할 때 지켜야 할 원칙으로 옳지 않은 것은?

① 상황을 고려한 프라이버시 보호와 비밀을 보장한다.
② 신속하고 신중한 자료수집과 조사를 하도록 한다.
③ 신속히 훈육조치하기 위해 화난 감정은 때때로 필요하다.
④ 문제행동을 어떻게 수정할 것인지 구체화하고, 행동변화를 주시한다.
⑤ 규칙을 일관성 있게 적용한다.

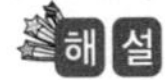 직원 훈육시 지켜야 할 원칙

- 간호사들과 훈육의 원칙과 규정에 관해 충분히 의사소통한 후 적용한다.
- 문제행동을 어떻게 수정할 것인지 구체화하고, 행동변화를 주시한다.
- 상황 고려한 프라이버시 보호와 비밀을 보장하고, 신속하고 신중한 자료수집과 조사를 하도록 한다.
- 규칙을 일관성 있게 적용하며 개인상황에 따라 융통성을 부여한다.
- 신속히 훈육조치하되 긍정적인 방향으로 가기 위하여 화난 감정으로 행동하지 않는다.

정답 16 ⑤ 17 ③

18 **간호사의 역할 중 인간의 존엄성을 보장하기 위한 간호의 의무를 가장 효과적이고 효율적으로 발휘할 수 있는 역할은?** 꼭 나오는 유형

① 변화촉진자　　② 의사의 보조자
③ 환자의 옹호자　　④ 간호이론자
⑤ 간호연구가

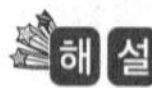
③ 간호사의 옹호자의 역할을 설명한 것이다.
현대 간호사의 역할
직접적인 간호제공자(돌봄 제공자, 환자옹호자), 탁월한 임상개발자, 책임조정자, 교육자, 연구자, 자문가, 행정 및 변화촉진자 등

19 **A 병원 간호부에서 현재 시범병동에서 운영하고 있는 위기관리 프로그램을 다른 간호단위로 확대하려 한다. 가장 먼저 이루어져야 하는 것은?**

① 시범병동의 간호서비스를 평가할 수 있는 기준을 마련한다.
② 시범병동에 입원한 환자를 면담하여 만족도를 조사한다.
③ 시범병동에 방문하여 간호사들의 업무수행상태를 관찰한다.
④ 시범병동 수간호사로부터 위기관리 프로그램의 적용 결과에 대해 보고받는다.
⑤ 위기관리 프로그램의 적용에서 나타난 문제해결을 위해 여러 대안들을 평가한다.

해설 간호활동에 대해 확대하려면 시범병동 수간호사로부터 시범시행 중인 프로그램의 적용결과에 대한 보고를 받고 객관적인 평가 후 앞으로의 활동 방향설정과 활동내용 등을 결정하는 것이 가장 중요하다.

20 **총체적 질관리에 관한 내용으로 옳은 것은?** 꼭 나오는 유형

> ㉠ 전체 구조조직에 적용시킨다.
> ㉡ 비용효과와 고객기대에 질 향상을 추구한다.
> ㉢ 과정과 결과에 기대하면서 업무수행을 개선한다.
> ㉣ 수직적 관리에 미달된 인재는 표준화에 의해 교육한다.

① ㉠, ㉡, ㉢　　② ㉠, ㉢　　③ ㉡, ㉣
④ ㉣　　⑤ ㉠, ㉡, ㉢, ㉣

해설 ㉣ 수직적 관리에 미달된 인재는 조직구성원의 광범위한 참여하에 조직과정, 절차를 개선한다.

18 ③ 19 ④ 20 ① 정답

21 간호사는 긍정적이고 적극적으로 대상자를 도와주고, 선을 행하는 것으로 과거에도 이것을 행해야 했고 미래에도 이것을 행해야 한다. 이것은 무엇인가? 꼭! 나오는 유형

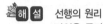

① 사전 동의의 원리
② 자율성의 원리
③ 선행의 원리
④ 악행 금지의 원리
⑤ 정의의 원리

 선행의 원리
타인을 돕기 위해 적극적이고 긍정적으로 고려하는 것으로 일반적으로 의료인의 이타적 · 포괄적 자세를 말한다. 선행의 원리는 호의에서 나오는 친절과는 달리 의료인의 의무다.

22 협상의 특성에 대한 설명으로 옳지 않은 것은?

① 협상은 합의점이 양 집단에 이상적인 것이 아니기 때문에 승자도 패자도 없다.
② 협상에 이르기 위해서 협상자들의 기본자세가 중요하다.
③ 양측이 수용 가능한 합의점 발견을 자신들의 과업으로 받아들이는 것이 중요하다.
④ 협상은 상호양보를 통해 합의에 도달하는 방법이다.
⑤ 성공적인 협상을 위해서는 제3자의 조정자나 중재자는 방해가 된다.

해설 ⑤ 성공적인 협상을 위해서는 제3자의 조정자나 중재자의 역할이 요구된다.

23 환자간호기록의 목적으로 옳은 것은? 꼭! 나오는 유형

> ㉠ 법정에서 중요기록이 되므로
> ㉡ 연구, 학술에 중요한 기초자료가 되므로
> ㉢ 간호에 도움이 되므로
> ㉣ 병원의 수입과 직접 관련이 되므로

① ㉠, ㉡, ㉢
② ㉠, ㉢
③ ㉡, ㉣
④ ㉣
⑤ ㉠, ㉡, ㉢, ㉣

해설 ㉠, ㉡, ㉢ 이외에 계속적인 간호제공을 위해서 등이 있다.

정답 21 ③ 22 ⑤ 23 ①

24 **변화관리 측면에서 볼 때 간호단위 관리자에게 필요한 행동역할이다. 옳은 것은?**

> ㉠ 협력자 또는 협조자
> ㉡ 전적으로 하급자에게 위임하는 자
> ㉢ 비공식적 조직행동을 충분히 파악하는 자
> ㉣ 조직 내 규정을 강조하는 자

① ㉠, ㉡, ㉢
② ㉠, ㉢
③ ㉡, ㉣
④ ㉣
⑤ ㉠, ㉡, ㉢, ㉣

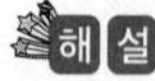

변화관리 관점에서의 간호단위 관리자의 행동역할
- 협력자 · 협조자로서의 역할
- 업무의 권한과 책임을 하급자에게 위임하는 자
- 비공식 조직의 행동을 충분히 파악하는 자
- 조직 내 규정을 강조하는 자는 변화할 수 없다.

25 **국제적십자사를 설립한 인물과 국가의 연결이 옳은 것은?**

① 영국 – 펜위크 여사
② 프랑스 – 성 빈센트 데폴
③ 스위스 – 앙뤼 뒤낭
④ 영국 – 나이팅게일
⑤ 독일 – 문서터양과 프리드너 목사

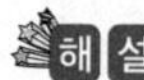

- 영국 : 펜위크 여사 – 영국 간호협회와 국제 간호협회를 조직
- 프랑스 : 성 빈센트 데폴 – 프랑스 자선간호단(자선 숙녀단) 창설
- 영국 : 나이팅게일 – 간호의 혁명의 시작, 간호교육과 간호실무 보급
- 독일 : 문서터양과 프리드너 목사 – 신교 여집사단을 설립하여 병든 사람과 가난한 사람들을 위하여 병원을 설립

26 **자율성의 원칙이란 간섭이나 강요를 받지 않고 개인이 스스로 행동을 결정하도록 해야 한다는 원칙이다. 다음 중 환자의 자율성 원칙을 보장하기 위해 가장 옳은 장치는?**

꼭 나오는 유형

① 진료거부
② 계 약
③ 사전동의
④ 비밀 누설금지
⑤ 선의의 간섭주의

24 ① 25 ③ 26 ③ 정답

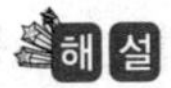 자율성의 원칙

인간존중의 원리로 자율적인 인간은 독립적으로 자신이 결정하고 행위할 능력을 가진다는 것으로 개인의 독립성, 자립성, 사전동의의 원칙이 있다. 이러한 자율성을 보장하기 위하여 환자는 충분한 설명을 듣고 이를 완전히 이해한 후에 동의를 한다는 원칙이다.

27 **간호단위 기록에 관한 설명으로 옳지 않은 것은?**

① 일정기간이 지나 가치가 없는 기록들이라도 폐기시킬 수 없다.
② 기록의 종류와 양식은 의료기관의 정책과 전산화 여부에 따라 일정하지 않다.
③ 올바른 환자기록은 신속성, 정확성, 명확성, 단순성, 완전성, 진실성이 있어야 한다.
④ 환자나 가족은 환자기록이 필요할 경우 서명이나 기타요청을 통해 기록의 사본을 볼 수 있다.
⑤ 환자기록은 사실에 관한 정보를 정확하고 간결하게 남겨서 하나의 객관적인 사실로 활용하고 보관하는 것이다.

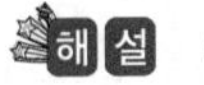 ① 기록은 일정기간 보관 후 폐기할 수 있다.

28 **전략기획의 특성에 대한 설명으로 옳은 것은?**

㉠ 확실한 환경에서 이루어진다.
㉡ 조직이 지향하는 미래의 목표와 방향을 제공한다.
㉢ 조직의 구성원들이 주관한다.
㉣ 장기계획의 기초가 된다.

① ㉠, ㉡, ㉢
② ㉠, ㉢
③ ㉡, ㉣
④ ㉣
⑤ ㉠, ㉡, ㉢, ㉣

 전략기획의 특성

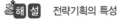

- 최고관리자가 주관한다.
- 장기 계획, 중단기 계획의 기초가 된다.
- 불확실한 환경에서 이루어진다.
- 조직이 지향하는 미래의 목표와 방향을 제공한다.
- 조직의 자원과 기능을 환경의 기회와 위험에 초점을 둔다.

정답 27 ① 28 ③

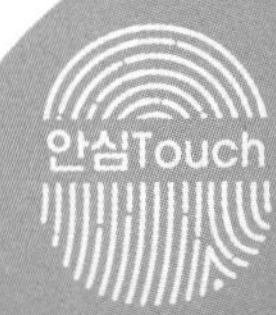

29 재활병동의 수간호사가 뇌졸중 환자의 욕창예방 간호의 질을 평가하고자 한다. 동시평가를 위한 자료수집방법으로 효과적이지 않는 것은?

꼭 나오는 유형

① 현재 치료 중인 환자와의 면담

② 간호사의 피부간호 행위관찰

③ 퇴원환자의 간호기록 검토

④ 직원면담 및 관찰

⑤ 집담회

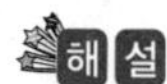
간호의 질 평가시 동시평가를 위한 효과적인 자료수집방법

- 현재 치료 중인 환자와의 면담
- 간호사의 피부간호 행위관찰
- 입원환자 기록감사
- 환자면담 및 관찰
- 직원면담 및 관찰
- 집담회

30 의료기관에 입원하고 있는 환자의 권리로 알맞은 것은?

㉠ 인간의 존엄성을 유지할 권리
㉡ 치료과정에 대한 설명을 충분히 받을 권리
㉢ 사적인 일에 간섭받지 않을 권리
㉣ 의료보장의 개선을 나라에 요구할 권리

① ㉠, ㉡, ㉢　　② ㉠, ㉢

③ ㉡, ㉣　　④ ㉣

⑤ ㉠, ㉡, ㉢, ㉣

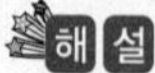
의료기관 입원환자의 권리

- 인간의 존엄성을 유지할 권리
- 치료과정에 대해 충분히 설명을 받을 권리
- 사적인 일에 간섭받지 않을 권리
- 의료보장의 개선을 나라에 요구할 권리
- 개인 신상 비밀을 보호받을 권리
- 배울 권리
- 진료받을 권리
- 참가와 협동할 권리

29 ③ 30 ⑤ 정답

31 간호관리자가 정보관리를 효율적으로 하기 위해 습득해야 할 능력은? 꼭 나오는 유형

㉠ 정보를 모집하고 처리하는 능력
㉡ 정보를 저장하는 능력
㉢ 정보를 검색하는 능력
㉣ 정보를 배분하는 능력

① ㉠, ㉡, ㉢　② ㉠, ㉢
③ ㉡, ㉣　④ ㉣
⑤ ㉠, ㉡, ㉢, ㉣

해설 간호관리자는 정보관리를 효율적으로 하기 위하여 정보를 모집하고 처리하는 능력, 정보저장능력, 정보검색능력, 정보배분능력을 습득해야 한다.

32 직무분석, 직무기술서 및 직무명세서에 대한 설명으로 바르지 않은 것은?

① 직무분석은 직무분류, 직무평가, 직무설계의 기초가 된다.
② 직무명세서는 직무의 내용과 그 직무담당자의 인적 요건을 설명한 것이다.
③ 직무분석의 결과 직무기술서와 직무명세서가 작성된다.
④ 직무명세서는 직무의 내용과 직무요건에 동일한 비중을 둔다.
⑤ 직무기술서를 직무해설서라고도 한다.

해설 직무명세서는 직무내용보다 직무요건에 비중을 둔다. 동일한 비중을 두는 것은 직무기술서이다.

33 간호가 전문직으로 발전하는 데 장애가 되는 요인이다. 맞지 않는 것은?

꼭 나오는 유형

① 표준화된 교육체계의 미확립
② 낮은 이직률로 인한 전문성 신장
③ 대중의 간호사에 대한 부정적 이미지
④ 임금차별과 기혼 간호사 재취업제도의 부재
⑤ 자율성 부족과 부적절한 리더십

해설 업무과중으로 인한 높은 이직률로 전문성 신장에 어려움이 따른다.

정답 31 ⑤ 32 ④ 33 ②

34 로마의 귀부인으로 수도원의 창시자이자 수녀들의 어머니로 불리는 사람은?

① 파올라
② 마르셀라
③ 화비올라
④ 아그네스
⑤ 나이팅게일

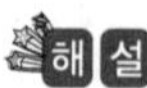

• 마르셀라 : 수도원의 창시자, 수녀들의 어머니로 불리며, 자기 집을 수도원으로 만들고 전도와 간호 사업으로 일생을 마쳤다.
• 파올라 : 최초로 간호사를 체계적으로 훈련 · 교육하고, 베들레헴에 순례자 호스피스병원을 지어 병자들을 돌보았다.
• 화비올라 : 위생법이 소홀해진 시기에 거지, 행려병자, 의탁할 곳 없는 이들을 위해 AD 390년 로마의 첫 번째 크리스찬 병원인 나조코미움을 세웠다.
• 아그네스 : 보헤미아 왕의 딸로서 부귀영화를 버리고 나환자들을 돌보았다. 프라하에 병원을 세우고 환자를 위해 청소와 식사준비 · 목욕 등 일체의 간호를 손수 실시했다.
• 나이팅게일 : 영국의 부유한 가정의 딸로 크림 전쟁 때 종군 간호사로 활약하여 적십자 운동의 계기를 만들었다. 1860년에 간호학교를 개설하고 간호법 개선에 힘썼다.

35 퇴원환자의 간호시 유념할 사항으로 옳은 것은?

㉠ 지역사회의 여러 자원을 활용할 수 있도록 해 준다.
㉡ 특별한 치료나 간호가 필요한 부분은 미리 교육한다.
㉢ 퇴원환자 차트를 의무기록실에 보내기 전에 모든 기록을 점검한다.
㉣ 퇴원환자 계획은 퇴원준비 당일에 준비한다.

① ㉠, ㉡, ㉢
② ㉠, ㉢
③ ㉡, ㉣
④ ㉣
⑤ ㉠, ㉡, ㉢, ㉣

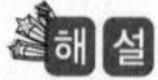

㉣ 퇴원환자 계획은 의료, 간호 팀의 조정에 의해 미리 준비한다.

퇴원관리

퇴원계획은 환자의 포괄적인 관심, 즉 예방적 · 치료적 · 재활적 · 관리적 · 간호 모두에 초점을 두어야 한다. 따라서 퇴원계획이 효율적이 되려면 간호사를 비롯하여 여러 전문인이 상호작용하여 환자에게 필요한 간호가 계속되고 조정될 수 있도록 해야 한다.

• 질병의 재발을 감소시키고 병원에 재입원하는 것을 줄여준다.
• 퇴원환자 계획은 입원해 있을 때부터 준비한다.
• 퇴원환자 차트를 의무기록실에 보내기 전에 모든 기록을 점검한다.
• 건강관리 인력자원과 서비스 등을 적절하게 이용하도록 하여 서비스가 중복되는 것을 줄인다.
• 특별한 치료나 간호가 필요한 부분은 미리 교육하고, 자가간호에 필요한 지식과 기술을 교육한다.
• 환자가족의 필요에 따라 지역사회의 여러 자원을 활용할 수 있도록 해 준다.

34 ② 35 ① 정답

36 **우리나라에 선교 간호사들이 들어오면서 간호 분야에 개척과 조직적인 간호사업이 시작되었다. 옳지 않은 내용은?**

① 히드코드는 한국에 도착한 최초의 서양 간호사였다.
② 에드먼드는 보구여관에 최초의 간호사 양성소를 설립하였다.
③ 쉴즈는 한국 최초로 재 조선 서양인 간호사회를 조직하여 단체활동을 시작했다.
④ 제이콥슨은 세브란스 간호사 양성소를 설립하여 병원 내 사업활동을 제안하였다.
⑤ 로렌스는 자신의 교육경력과 경험으로 어렵게 운영되던 세브란스 간호사 양성소의 발전에 기여했다.

해설 ④ 제이콥슨은 1891년 최초의 개척기 서양간호사로 제중원에서 2년간 봉사했다. 세브란스 간호사 양성소는 1906년 쉴즈가 설립하였다.

37 **일제시대 말 일본의 전쟁확대에 따라 부족한 간호인력을 충당하기 위해 시행되었던 내용이다. 옳은 것은?**

㉠ 간호교육기관의 강의시간 단축과 실습시간 증가
㉡ 한국여성에게 간호교육의 기회 특혜
㉢ 여자고등학교에서 간호교육과정 운영
㉣ 선교계 병원의 설립 권장

① ㉠, ㉡, ㉢ ② ㉠, ㉢ ③ ㉡, ㉣
④ ㉣ ⑤ ㉠, ㉡, ㉢, ㉣

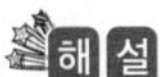

㉠ 부족인력을 학생으로 채우기 위하여 강의를 대폭 줄이고 실습시간을 늘림
㉢ 여자고등학교에서 간호교육과정 운영 졸업간호사 자격부여
㉣ 선교계 병원 : 민간이나 서양 선교사에 의해서 설립

38 **초대 기독교시대의 제노도키움의 역할로 옳은 것은?** 꼭 나오는 유형

㉠ 여집사들이 기관의 관리와 간호업무를 담당하였다.
㉡ 성바실 제노도키움에서는 일반환자를 제외한 나환자를 격리수용하였다.
㉢ 입원환자를 수용할 수 있는 설비를 갖추었다.
㉣ 오늘날 종합병원과 유사한 업무를 수행하였다.

정답 36 ④ 37 ② 38 ①

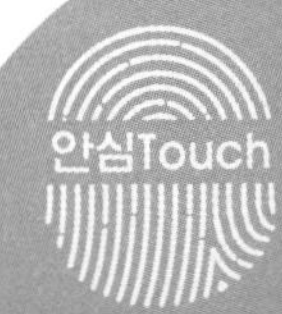

① ㉠, ㉡, ㉢
② ㉠, ㉢
③ ㉡, ㉣
④ ㉣
⑤ ㉠, ㉡, ㉢, ㉣

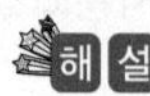

해설 ㉣ 제노도키움은 종합병원이 아닌 병원의 역할을 하였다.

39 **십자군 전쟁으로 감염병이 늘어나자 부상당한 군인을 치료하기 위해 창설된 간호단으로서 현재 앰뷸런스의 시초가 된 것은?**

① 기사간호단
② 탁발승단
③ 수녀간호단
④ 자선간호단
⑤ 성 나자로 간호단

해설
- 기사간호단 : 십자군 전쟁으로 감염병이 늘어나자 부상당한 군인을 치료하기 위해 창설된 간호단으로, 군인인 동시에 기사간호까지 전담하였으며 오늘날 앰뷸런스 역할을 한 단체이다.
- 탁발승단 : 13세기경부터 생긴 일종의 걸인 간호단, 전도와 간호를 위한 세속적인 간호단(성 도미니크, 성 프란시스가 대표적임)
- 수녀간호단 : 성 엘리자벳 수녀단, 성 캐더린 수녀단, 어슐린 수녀단, 자선수녀단, 성령수녀단
- 자선간호단(자선수녀단) : Gras는 자선간호단을 직접 지도하며 여러 해 봉사생활 후 흑사병환자를 간호하다 사망하였다. 성 마릴락으로 알려져 있다.
- 성 나자로 간호단 : 모든 간호단 중 가장 오래되었다고 하며, 나환자 간호를 하였다.

40 **간호부장이 간호업무를 잘 수행하기 위하여 부서편성을 계획할 때 고려해야 할 사항은?**

꼭 나오는 유형

㉠ 업무처리 과정	㉡ 업무성격
㉢ 공간적 · 지역적 특성	㉣ 간호직원의 태도

① ㉠, ㉡, ㉢
② ㉠, ㉢
③ ㉡, ㉣
④ ㉣
⑤ ㉠, ㉡, ㉢, ㉣

해설 간호업무를 잘 수행하기 위하여 부서편성을 계획할 때 고려해야 할 사항은 업무의 성격 및 처리과정, 공간적 · 지역적 특성, 통솔범위의 원리에 의한 간호사의 수와 태도 등이 있다.

39 ① 40 ⑤ 정답

41 **간호교육 일원화의 노력에 대한 내용으로 옳은 것은?** 꼭 나오는 유형

㉠ 방송대학 간호과 설치
㉡ 3년제 전문대학 졸업 간호사를 위한 대학 부설간호학사 학위 특별과정
㉢ 독학사 제도
㉣ 3년제 전문대학의 4년제 승격 노력

① ㉠, ㉡, ㉢
② ㉠, ㉢
③ ㉡, ㉣
④ ㉣
⑤ ㉠, ㉡, ㉢, ㉣

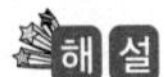

간호교육 일원화 추진
- 대한간호협회는 교육과정이 3~4년으로 이원화된 현행 제도를 일원화하기 위해 범국민 서명운동에 나섰다.
- 이러한 배경에는 의료분야 전문대학원 제도가 도입되면서 의사나 치과의사가 되려면 8년의 교육기간이 소요될 뿐 아니라 약대도 6년제 전환을 눈앞에 두고 있는데 간호대만 뒤처지면 동등한 대우를 받기 어렵다는 위기의식에서 출발하였다.
- 간호대 기본학력을 4년제로 일원화하는 한편 3년 과정의 전문대학 졸업 간호사들이 학사학위를 취득할 수 있도록 방송대, RN-BSN, 독학사 외에 새로운 길을 더 열어달라는 요구를 하고 있다.

42 **간호사가 병동 근무에 늦게 나오는 일, 환자의 약을 정해진 시간보다 늦게 투약하는 일, 멸균소독시간을 대강 짐작·측정하는 일 등이 있다. 이 간호사에게 결여된 인격적 자질은 무엇인가?**

㉠ 성 실　　㉡ 정 확　　㉢ 정 직　　㉣ 자율성

① ㉠, ㉡, ㉢
② ㉠, ㉢
③ ㉡, ㉣
④ ㉣
⑤ ㉠, ㉡, ㉢, ㉣

해설 교대시간의 엄수는 성실성, 정해진 투약시간의 이행은 정확성, 기계멸균시간의 정확한 측정은 정직성에 해당한다.

정답 41 ⑤ 42 ①

43 대상자가 어떤 의사도 밝히지 못한 채 뇌사상태에 빠졌을 때 장기기증 문제에 대한 간호사의 태도는?

① 관심을 갖지 않는다.
② 환자 가족 중 최연장자의 의견을 따른다.
③ 대상자의 이익과 관심을 가장 잘 대변할 사람을 찾아서 의견을 존중한다.
④ 사회복지관에 의뢰한다.
⑤ 종교기관에 의뢰한다.

해설 ③ 자율성의 원칙을 존중하여 대상자의 이익과 관심을 가장 잘 대변할 사람을 찾아서 의견을 존중한다.

44 A병원 간호부에서 간호사가 간호기록부 작성에 너무 시간이 많이 소요되는 것을 발견했다. 관리자가 간호기록방법을 개선하기 위한 대안탐색시 유념해야 할 상황이 아닌 것은?

꼭 나오는 유형

① 현행 간호기록을 수정하여 사용할 수 있는지 검토한다.
② 효과가 없을 것으로 예상되는 대안은 과감히 제외시킨다.
③ 간호기록 시간을 줄이는 혁신적 대안을 탐색한다.
④ 관리자는 자신의 경험을 넘어서서 현재의 실정을 파악한다.
⑤ 다른 병원이 이용하고 있는 간호기록방법을 알아본다.

해설 ② 의사결정과정에서 대안탐색시 합리적인 대안을 모색하기 위해서는 문제의 해결에 관련되는 대안이 효과가 없어 보여도 모두 수집하고 기록하는 것이 중요하다.

45 미국에서 나이팅게일 간호교육을 실시한 초기 간호교육기관은?

① 뉴잉글랜드 모자병원
② 필라델피아 부인병원
③ 미네소타 대학
④ 벨뷰, 보스톤, 코네티컷 간호학교
⑤ 텍사스 대학

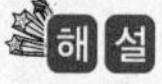

나이팅게일의 간호교육기관

- 뉴잉글랜드 모자병원 : 자크르제브스카(여의사), 1860년, 간호사 양성 – 실패, 1872년 재시도
- 필라델피아 부인병원 : Ann Preston(여의사), 1861년, 퀘이커 교도 10명에게 간호법 교육 – 실패, 1872년 재시도

43 ③ 44 ② 45 ④ 정답

- 벨뷰(Belleveue) 간호학교 : 나이팅게일 원칙하에 간호교육(1873년), Helen Bauden이 지도자
- 보스톤(Boston) 간호학교 : 카이서스베르트와 같은 양식(1872년), Susan Dimock(의사)가 책임을 맡음
- 코네티컷(Connecticut) 간호학교 : 나이팅게일식 간호학교(1873년), New Haven 병원, 1879년 간호지 발행

46 다음은 의료의 질을 구성하는 요소들이다. 이 중 '의료서비스는 환자가 필요할 때 쉽게 이용할 수 있어야 한다는 것'을 의미하는 것은?

① 가용성 ② 효율성 ③ 적절성
④ 효과성 ⑤ 접근성

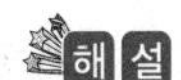 접근성
환자가 필요할 때 쉽게 의료서비스를 이용하는 것, 즉 시간이나 거리 등의 요인에 의하여 의료서비스 비용에 제한을 받는 정도를 말한다.

47 동료 간호사가 투약실수를 숨기고 있는 것을 목격하거나 알게 되었을 때 주위 의사나 상급자에게 보고하기 전에 당사자와 그 사실에 대해 먼저 논의하는 것이 바람직하다. 간호사가 이처럼 행동해야 할 도덕적 근거는?

① 선행의 원칙 ② 성실의 규칙
③ 인격존중의 원칙 ④ 정직의 규칙
⑤ 정의의 원칙

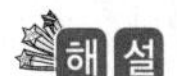 인격존중의 원칙
인간관계에서 가장 기본적인 것으로 당사자와 우선 논의하는 것은 상대방에 대한 인격적인 배려이다. 즉, 동료간호사가 투약시 과오를 발생시켰을 때, 의사나 상부에 알리기 이전에 대상자와 먼저 이야기해 보는 것이 여기에 해당된다.

48 의사의 지시에 따라 수행함에 있어 간호사의 법적인 책무에 해당하는 것은?

① 의사의 모든 치료과정에 대한 조언을 제공한다.
② 의사의 지시를 시행하기 전에 항상 의사와 논의한다.
③ 간호사는 의사의 모든 지시를 수행한다.
④ 본인 스스로 타당하다고 생각되는 것을 수행한다.
⑤ 간호사는 의사의 모든 지시를 감독한다.

정답 46 ⑤ 47 ③ 48 ②

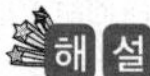 의사의 지시에 따라 수행하는 간호사의 법적인 책무
- 원칙적으로 의사의 지시에 의한 사고는 의사에게 일차적인 책임이 있다.
- 간호사가 스스로 알아서 하는 범위의 의료행위를 제외한 사고는 의사에게 책임이 있다.
- 다만 간호사가 의사의 실수를 막을 수 있는 경우에는 간호사도 책임이 있다.
- 근본적으로 간호사는 의사의 지시와 처방에 따라서 모든 의료행위를 하게 되어 있으므로 의사의 지시를 시행하기 전에 항상 의사와 논의해야 한다.

49 **간호의 효율성, 전문성 확립 및 간호의 질적 수준을 향상시키기 위해 가장 우선적으로 개발되어야 할 간호정보시스템은?**

꼭 나오는 유형

① 사무자동화체계
② 간호정보 보고체계
③ 간호행정 정보체계
④ 간호과정 정보체계
⑤ 간호의사결정 지원체계

해설 간호의 효율성 확립과 질적 수준을 향상시키기 위해 가장 먼저 개발해야 할 기초는 환자 간호과정 정보체계의 시스템화이다.

50 **간호사의 이직이 간호조직에 미치는 영향으로 옳은 것은?**

① 직원의 사기가 상승된다.
② 경력이 낮아져서 인건비가 절감된다.
③ 간호관리능력이 저하된다.
④ 간호 구성원간 팀 분위기가 좋아진다.
⑤ 간호의 질이 상승한다.

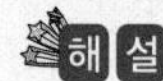 간호사의 이직이 간호조직에 미치는 영향
- 간호의 질 저하
- 간호관리능력의 저하
- 신규직원의 업무 미숙으로 경제적 손실
- 간호 구성원간 팀 기능이 저하

49 ④ 50 ③ 정답

51 **재무관리는 경영활동에 필요한 자금조달 및 운영과 관련된 의사결정을 수행하는 관리기능이다. 이때 의사결정에 포함되는 내용이 아닌 것은?** 꼭 나오는 유형

① 자본관리
② 투자결정
③ 배당결정
④ 자본조달결정
⑤ 재무분석결정

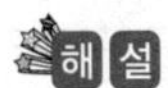 재무관리의 의사결정

- 투자결정
  - 조달된 자본을 어떤 자산에 얼마만큼 배분(투자)할 것인지의 의사결정을 말한다.
  - 투자결정은 기업가치계산에 있어서 수익력(기업의 미래현금흐름)과 위험(영업위험)에 영향을 미친다.
  - 투자결정은 대차대조표 차변항목과 관련이 있다.
- 자본조달결정
  - 투자에 사용될 자본을 어떤 방법으로 얼마만큼 조달할 것인지의 의사결정을 말한다.
  - 자본조달결정은 기업가치계산에 있어서 위험(재무위험)에 영향을 미친다.
  - 자본조달결정은 대차대조표 대변항목과 관련이 있다.
- 배당의사결정
  - 배당의사결정은 영업의 결과로 실현된 이익을 어떻게 배분할 것인지의 의사결정이다.
  - 주로 배당과 사내유보와 관련된 의사결정이다.
- 재무분석결정 : 재무분석은 기업의 여러 가지 재무의사결정에 필요한 정보를 얻기 위한 의사결정이다.

52 **대한간호협회가 윤리강령을 제정한 이유로 볼 수 없는 것은?**

① 인류건강과 사회복지 지향
② 간호사업의 발전도모
③ 간호사의 권익도모
④ 전문인으로서의 도덕적 의무실현
⑤ 간호사의 간호제공선택에 대한 권리존중

해설 윤리강령의 제정목적

- 인류건강과 사회복지 지향 : 간호양심과 철학의 집단적 표현
- 간호사업의 발전과 간호사의 권익도모 : 간호행위의 원칙을 제공하고 간호사들의 윤리적 의사결정
- 전문인으로서의 도덕적 의무실현 : 대상자와 다른 건강요원들과 전문직을 위해 책임을 수행할 수 있도록 기본적인 틀을 제공

정답 51 ① 52 ⑤

53 집단의사결정의 장점에 대한 설명으로 옳지 않은 것은?

① 다각도로 문제에 접근할 수 있다.
② 집단 내부의 갈등이 야기되지 않는다.
③ 상호작용을 통해 서로에게 자극을 준다.
④ 수용도와 결집력이 높아진다.
⑤ 의사결정에 참여한 구성원들의 교육효과가 높게 나타난다.

해설 집단의사결정의 장점과 단점

장 점	단 점
• 구성원으로부터 다양한 정보를 얻을 수 있다. • 다각도로 문제에 접근할 수 있다. • 구성원의 합의에 의한 것이므로 수용도와 결집력이 높아진다. • 의사결정에 참여한 구성원들의 교육효과가 높게 나타난다.	• 집단 내부 갈등이 야기될 수 있다. • 책임소재가 불분명하다. • 의사결정시간이 지연된다. • 서로의 의견에 비판없이 동의하는 경향이 있다. • 차선책을 선택하는 오류를 범한다. • 집단사고의 함정에 빠질 수 있다.

54 간호관리자가 직접 간호시간의 부족을 개선하고자 할 때 유념해야 할 사항으로 바른 것은?

㉠ 직접 간호시간의 부족과 관련된 대표 상황을 분석한다.
㉡ 직접 간호시간의 부족과 관련된 요인을 확인하여 해결책을 선택한다.
㉢ 직접 간호시간의 부족을 문제의 원인으로 정의한다.
㉣ 직접 간호시간의 부족을 가져오는 이유를 명확히 밝힌 후 목표를 설정한다.

① ㉠, ㉡, ㉢
② ㉠, ㉢
③ ㉡, ㉣
④ ㉣
⑤ ㉠, ㉡, ㉢, ㉣

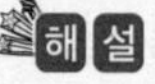

㉠ 관련된 대표상황이 아니라 모든 상황을 분석한다.
㉢ 직접 간호시간의 부족을 문제의 원인으로 정의하기보다는 관련되는 요인을 확인하여 해결책을 선택한다.

53 ② 54 ③ 정답

55 간호정보시스템을 응용할 수 있는 간호영역은?

㉠ 인력관리　㉡ 물품관리
㉢ 직무관리　㉣ 질 관리

① ㉠, ㉡, ㉢　② ㉠, ㉢
③ ㉡, ㉣　④ ㉣
⑤ ㉠, ㉡, ㉢, ㉣

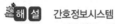

해설 간호정보시스템
- 간호실무 : 처방전달시스템, 간호계획시스템
- 간호행정 : 간호인력 산정, 환자분류, 물품관리, 간호의 질 관리, 간호근무 스케줄링
- 연구 : MEDLINE, CIHNAL, 해외전자저널 및 온라인 DB
- 교육 등

56 기능적 간호분담방법의 장점에 대한 설명으로 옳은 것은?

㉠ 전인간호가 이루어진다.
㉡ 실수의 책임소재가 분명하다.
㉢ 전체적인 간호실무나 환자파악이 쉽다.
㉣ 업무수행의 속도가 빨라진다.

① ㉠, ㉡, ㉢　② ㉠, ㉢
③ ㉡, ㉣　④ ㉣
⑤ ㉠, ㉡, ㉢, ㉣

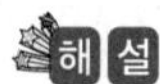
해설 기능적 업무분담의 특성

장 점	단 점
• 업무를 손쉽게 할 수 있다. • 숙달될 수 있다. • 업무수행의 속도가 빨라진다.	• 전인간호가 이루어질 수 없다. • 한 환자에 여러 명의 간호사가 관여하므로 실수의 책임소재가 불분명하다. • 직원의 잠재력 개발이 어렵다. • 전체적인 간호실무나 환자파악이 어렵다.

정답 55 ⑤ 56 ④

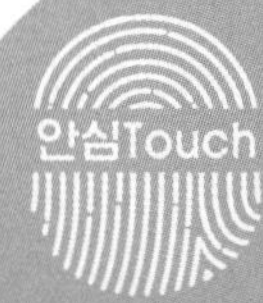

57 다음은 조직의 통솔범위에 관한 사항이다. 옳은 것은?

꼭 나오는 유형

㉠ 부하들이 유능하고 경험이 많으면 관리 폭이 넓어진다.
㉡ 전문화되고 복잡할수록 통솔범위가 넓어진다.
㉢ 업무수행결과에 대한 객관적 평가기준이 명확할수록 통솔범위가 넓어진다.
㉣ 지역이 넓을수록 통솔범위가 넓어진다.

① ㉠, ㉡, ㉢
② ㉠, ㉢
③ ㉡, ㉣
④ ㉣
⑤ ㉠, ㉡, ㉢, ㉣

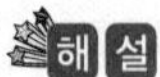

통솔범위란 한 사람의 관리자가 효율적으로 관리할 수 있는 관리범위를 뜻한다.
㉡ 전문화되고 복잡할수록 통솔범위가 좁아진다.
㉣ 지역이 넓을수록 통솔범위가 좁아진다.

58 전문직의 특성에 대한 설명으로 옳지 않은 것은?

① 고유한 지식에 기초한 활동을 한다.
② 지식과 기술은 단기간의 교육을 통해 얻어진다.
③ 직업적 활동의 내용은 실제적이다.
④ 이타적 동기에서 일한다.
⑤ 사회적 공동체의식을 갖고 있다.

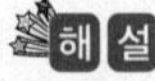

② 지식과 기술은 장기간의 교육을 통해 얻어진다.
전문직의 특성
- 고유한 지식에 기초한 활동을 한다.
- 근본적으로 지성적이고 책임감 있는 업무수행을 한다.
- 직업적 활동의 내용은 실제적이다.
- 지식과 기술은 장기간의 교육을 통해 얻어진다.
- 전문직 구성원은 이타적 동기에서 일한다.
- 스스로 통제할 수 있는 자율성을 갖고 있다.
- 사회적 공동체 의식을 갖고 있다.

57 ② 58 ② 정답

59 질 보장(QA)과 비교할 때 총체적 질 관리(TQM)의 특징에 대한 설명으로 옳은 것은?

① 질과 직접적으로 관련이 있는 부서중심이다.
② 기본적으로 현상유지주의를 취한다.
③ 환자와 업무과정에 주안점을 둔다.
④ 의료서비스 평가위원회 위원들이 TQM에 참여한다.
⑤ 이미 발생한 문제에 대응하는 체계로 직원들을 통제한다.

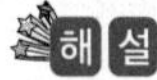
총체적 질 관리(TQM)의 특징
- 전 조직이 참여한다.
- 모든 일에 지속적인 질 향상을 추구한다.
- 직원들에게 권한을 부여한다.
- 고객의 요구를 충족, 모든 과정을 질 향상에 초점을 맞춘다.

60 다음은 과정적 평가에 관한 사항이다. 옳은 것은?

꼭 나오는 유형

㉠ 환자에게 흡인을 잘 시행하고 있는가?
㉡ 환자에게 물리적 환경(병동의 구조적 시설)이 안전하게 설치되어 있는가?
㉢ 별안간 환자가 오심, 구토증상을 보일 때 잘 관찰하였는가?
㉣ 환자가 만족하는가?

① ㉠, ㉡, ㉢
② ㉠, ㉢
③ ㉡, ㉣
④ ㉣
⑤ ㉠, ㉡, ㉢, ㉣

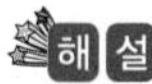
㉡은 구조적 평가, ㉣은 결과적 평가이다.
간호평가
간호사정과 계획 및 간호중재와 통합성을 이루는 간호과정의 한 요소이다.
- 구조적 평가 : 물리적 시설, 기구, 조직이 대상이 되는 것으로 정책, 절차, 직무기술서, 컴퓨터시스템의 이용, 환자의 응급벨 설치 여부 등이 있다.
- 과정적 평가 : 간호사의 활동에 초점을 두고 평가하는 것으로 환자의 간호력 작성, 간호진단실시, 목표설정, 간호계획의 신념화 등이 있다(동시평가, 후향적 평가).
- 결과적 평가 : 간호대상자의 건강행위와 건강상태의 변화에 초점을 두고 분명하게 나타난 결과를 파악하는 것이다.

정답 59 ③ 60 ②

61 **C병원 간호부에서 간호과정적용을 위한 임상간호정보체계를 개발하고 있다. 첫 번째 단계에서 수행해야 할 일은?** 꼭 나오는 유형

① 간호자료의 데이터 베이스를 위한 각종 아이디어를 개발한다.

② 간호과정의 적용을 위한 간호중재 실무표준을 개발한다.

③ 기존의 간호정보시스템에 대한 사용자들의 만족도를 조사하여 평가한다.

④ 간호사가 수행하고 있는 간호과정과 기존 수작업 시스템을 분석한다.

⑤ 임상간호정보체계의 사용으로 올 수 있는 간호사의 역할기능 변화를 재정의한다.

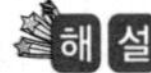 ④ 개발단계에서 전산정보시스템을 설계하기 위한 전제조건은 건강기관의 정보요구의 이해와 간호측면에서는 간호실무의 간호과정을 분석할 필요가 있다.

간호정보체계

- 보건의료기관에서 간호서비스와 자원을 관리한다.
- 환자간호를 제공하는 과정에서 발생하는 환자간호정보를 관리한다.
- 간호실무에 연구자원과 교육응용을 연계하기 위해 필요한 정보를 수집 · 저장 · 처리 · 검색하여 보여주고, 전달할 수 있는 컴퓨터시스템이다.

62 **1962년 국민의료법 개정으로 인한 간호사 행정의 변화에 대한 설명으로 옳은 것은?**

> ㉠ 간호사 국가고시 신설
> ㉡ 취업상황 등 간호사 실태 신고의무화
> ㉢ 간호사 자격인정제도 완전폐지
> ㉣ 조산사 면허제도 폐지

① ㉠, ㉡, ㉢

② ㉠, ㉢

③ ㉡, ㉣

④ ㉣

⑤ ㉠, ㉡, ㉢, ㉣

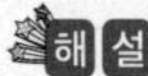 1962년 국민의료법 개정으로 간호사 행정의 변화

- 자격상 변동으로 종전에 면허자격을 부여받던 것에서 법령에서 지정한 간호학교 졸업자에게 국가고시 응시기회를 부여하였다.
- 조산사 면허는 간호사 면허소지자로 법령에서 인정한 조산수습과정을 1년간 이수한 자에게 부여하였다.
- 의료업자의 연차 신고가 제도화됨에 따라 매년 5월 중에 취업동태를 보고하게 되었다.
- 일정기간 병원견습을 하면 자격을 주던 간호사 검정고시가 완전 폐지되었다.

61 ④ 62 ① 정답

63 죽음이 임박한 환자의 권리에 해당하는 것은?

> ㉠ 진실을 알 권리
> ㉡ 개인신상 비밀을 보호받을 권리
> ㉢ 진료를 받을 권리
> ㉣ 병과 그 요양방법 및 보건, 예방 등에 대해 학습할 권리

① ㉠, ㉡, ㉢
② ㉠, ㉢
③ ㉡, ㉣
④ ㉣
⑤ ㉠, ㉡, ㉢, ㉣

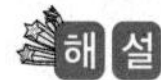

죽음이 임박한 환자의 권리

- 알 권리 : 병명, 병상(검사결과를 포함함), 병의 진전 예측, 진료계획, 치료와 수술(선택의 자유, 그 내용), 약의 이름과 작용, 부작용, 필요한 비용 등에 대해 납득될 때까지 설명을 받을 권리
- 자기결정권 : 납득될 때까지 설명을 들은 뒤 의료종사자가 제안하는 진료경과 등을 스스로 결정할 권리
- 개인신상 비밀을 보호받을 권리 : 개인의 비밀이 지켜질 권리 및 사적인 일에 간섭받지 않을 권리
- 배울 권리 : 병과 그 요양방법 및 보건, 예방 등에 대해 학습할 권리
- 진료받을 권리 : 언제든지 필요충분한 의료서비스를 사람으로서 알맞은 방법으로 받을 권리, 의료보장의 개선을 나라와 자치단체에 요구할 권리
- 참가와 협동 : 환자 스스로가 의료종사자와 함께 힘을 합쳐 이들 권리를 지키고 발전시켜 나갈 권리

64 간호윤리강령 지정시 일차적 목적은?

① 간호사의 간호제공선택에 대한 원리존중을 존중한다.
② 간호사가 스스로 일을 처리한다.
③ 전문인으로서 사회적 책임을 완수한다.
④ 간호사가 최소로 제공할 수 있는 행동지침을 제공한다.
⑤ 대상자가 스스로 문제를 해결할 수 있도록 돕는다.

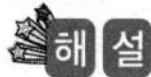

윤리강령의 일차적인 목적은 간호사의 전문인으로서의 사회적 책임을 완수하는 것이고 2차적 목적은 간호 전문직이 허용하는 최소한의 행동에 대한 표준을 제공하는 것이다.

정답 63 ⑤ 64 ③

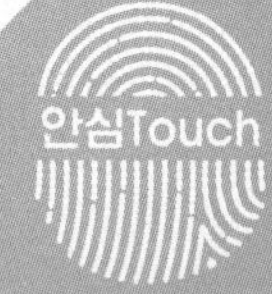

65 우리나라 정부수립 후 간호교육제도로 옳은 것은?

꼭 나오는 유형

㉠ 광복절 후 입학자격을 중졸로 변경
㉡ 1973년 간호학교 입학자격을 고졸로 변경
㉢ 1971년 2년제에서 3년제로 변경
㉣ 1955년 이화여자대학교에서 처음으로 간호대학과정 신설

① ㉠, ㉡, ㉢
② ㉠, ㉢
③ ㉡, ㉣
④ ㉣
⑤ ㉠, ㉡, ㉢, ㉣

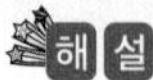

우리나라 간호교육제도의 변천사
광복절 후 입학자격을 중졸로 변경 → 1955년 이화여자대학교에서 처음으로 간호대학과정 신설 → 1971년 2년제에서 3년제로 변경 → 1973년 간호학교 입학자격을 고졸로 변경

66 진전된 후두암 수술을 앞둔 72세 민씨 할아버지는 이 수술이 생명을 연장시킬 뿐 치료가 되지 않는 것은 알고 있다. 할아버지는 수술에 대한 불안감도 있으나 이만하면 만족스럽게 그리고 살 만큼 살았다고 생각하며 죽음을 받아들일 수 있다고 느끼고 있었다. 그리고 김 간호사에게 자기는 수술을 원하지 않는다고 말하면서 어떻게 해야 할지 물었다. 이 상황에서 김 간호사의 바람직한 태도로 옳은 것은?

㉠ 할아버지는 어느 쪽이든 결정할 권리가 있을 뿐만 아니라 나중에 마음을 바꿀 권리도 있다는 것을 알리고 할아버지가 어떠한 결정을 하든 간호는 계속될 것이라고 안심시킨다.
㉡ 할아버지가 수술에 대해 갖고 있는 공포와 이해, 그리고 수술하지 않을 것에 대한 공포와 이해 등을 사정한다.
㉢ 이 문제를 의논하기 위해 할아버지, 할아버지 가족, 간호사, 의사가 함께 모임을 갖도록 제안하다.
㉣ 할아버지 가족에게 말해서 그들이 할아버지를 수술하도록 설득하게 한다.

① ㉠, ㉡, ㉢
② ㉠, ㉢
③ ㉡, ㉣
④ ㉣
⑤ ㉠, ㉡, ㉢, ㉣

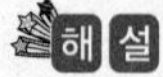

자율성의 원칙
인간존중의 원리로 자율적인 인간은 독립적으로 자신이 결정하고 행위할 능력을 가진다는 것으로 개인의 독립성, 자립성, 사전동의의 원칙이 있다. 이러한 자율성을 보장하기 위하여 환자는 충분한 설명을 듣고 이를 완전히 이해한 후에 동의를 한다는 원칙이다.

65 ⑤ 66 ① 정답

67 간호관리과정 중 통제의 목적 및 필요성으로 옳지 않은 것은?

① 비용절감
② 간호조직 목표의 효과적 달성
③ 간호조직 목표와 간호사 개인 목표간의 합치
④ 간호사의 적극적인 참여와 혁신적인 업무수행
⑤ 간호사의 공정한 인사관리를 위한 기초자료의 확보

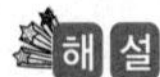

통제의 목적 및 필요성
간호조직 목표와 간호사 개인 목표간의 합치, 적극적인 참여와 혁신적인 업무수행, 목표의 효과적 달성, 비용절감 등이 있다.

68 간호관리자의 역할 중 조직 내 모든 자원의 활용과 관련된 의사결정에 대한 역할은?

① 중재자
② 자원배분자
③ 지도자
④ 문제처리자
⑤ 모니터 역할

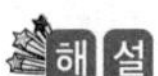

간호관리자의 역할
- 문제처리자의 역할 : 조직이 당면한 중요한 문제들의 해결모색
- 자원배분자의 역할 : 조직 내의 모든 자원의 활용과 관련된 의사결정에 대한 역할
- 중재자의 역할 : 인간과 집단 간의 중재

69 다음의 간호단체 중 간호사업발전 및 간호정책구현을 위한 정치활동을 지원하기 위해 설립된 조직은?

꼭 나오는 유형

① 대한간호행정학회
② 대한간호학회
③ 임상간호학회
④ 대한간호협회
⑤ 대한간호정우회

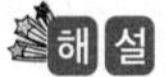

대한간호정우회
1991년 2월 28일 간호사업 및 정치활동지원 목적으로 설립되었으며 대한간호협회의 독립조직으로 활동하고 있다.

정답 67 ⑤ 68 ② 69 ⑤

70 투약사고를 예방하기 위한 방법으로 옳은 것은?

> ㉠ 가능한 한 서면처방을 받아서 투여한다.
> ㉡ 투약처방에 대해 의심이 들 때는 바로 확인한다.
> ㉢ 약물과 관련된 지식에 대해 충분히 숙지한다.
> ㉣ 약물투여시 약, 대상자, 용량, 경로, 시간을 머리 속으로 외워서 투여한다.

① ㉠, ㉡, ㉢
② ㉠, ㉢
③ ㉡, ㉣
④ ㉣
⑤ ㉠, ㉡, ㉢, ㉣

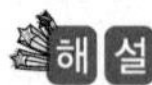

투약사고의 예방을 위한 방법

- 의사의 투약처방을 정확하게 확인한다 : 투약지시는 의사의 서면처방이나 전산처방(전자기록시)을 원칙으로 하며 응급시 구두 및 전화처방은 의사의 이름과 처방을 정확히 확인 후 실시하며 빠른 시간 내에 서면 혹은 전산처방을 받는다. 처방확인에 문의가 있을 시에는 의사 및 선임간호사 혹은 간호관리자에게 재확인 후 실시한다.
- 비판적 사고를 생활화한다 : 약의 작용기전, 용량, 투여경로, 부작용 등을 알고 상황에 맞게 투여한다. 그리고 투약처방에 대해 의심이 들 때는 바로 확인하는 습관을 갖도록 한다.
- 투약의 다섯 가지 기본원칙을 지킨다 : 올바른 환자, 약, 경로, 시간, 용량을 꼭 확인하고 투여해야 한다. 단지 머리 속에서 외우는 것이 아니라 투약을 수행하는 가운데 올바로 실행해야 하는 중요한 사항이다.
- 약물과 관련된 지식에 대해 충분히 숙지한다 : 약물에 대한 사용법, 부작용, 금기, 안정성, 적합성, 주의 사항 등을 확실하게 숙지하고 있어야 한다.

71 다음은 우리나라 간호교육제도를 역사적 순으로 나열한 것이다. 옳은 것은?

① 간호부양성소 → 간호학교 → 간호고등기술학교 → 간호고등학교 → 간호전문학교 → 전문대학 · 대학
② 간호부양성소 → 고등간호학교 → 간호학교 → 간호고등기술학교 → 간호고등학교 → 간호전문학교 → 전문대학 · 대학
③ 간호부양성소 → 고등간호학교 → 간호고등기술학교 → 간호학교 · 간호전문학교 → 간호전문대학 · 대학
④ 간호부양성소 → 간호고등기술학교 → 간호학교 → 간호고등학교 → 간호전문학교 → 간호전문대학 · 대학
⑤ 간호부양성소 → 간호고등기술학교 → 고등간호학교 → 간호전문학교 → 간호학교 → 간호전문대학 · 대학

70 ① 71 ③ 정답

해설 우리나라 간호교육제도의 변천사

교육제도	연 대	입학자격	내 용
간호부 · 산파양성소	1907~1945	한글 깨우친 여성	모구여관 간호부 양성소 시작
고등간호학교	1946~1948	중학교 졸업 이상	미군정 보건후생부 수업년한, 입학자격 통일됨
간호고등기술학교	1949~1962 1963~1973	중학교 3년 졸업 이상	62년 폐지 후 63년 일부지역 실시 후 73년 완전 폐지됨
간호학교	1962~1972	고교 3년 졸업 이상	간호고등기술학교 19개 간호학교 개편됨
간호전문학교	1970~1978	고교 3년 졸업 이상	• 70년 2년제 초급대학 수준 • 71년 수업년한 3년으로 조정
간호전문대학	1978~현재	고교 3년 졸업 이상	전문대학으로 개편
간호대학, 학과	1955~현재	고교 3년 졸업 이상	이화여자대학교 간호학과 개설
대학원 석사	1960~현재	학사 학위 이상	이화여자대학교 간호학과 개설
대학원 박사	1973~현재	석사 학위 이상	연세대학교 간호학과 개설

72 **병원에 올 수 없는 상황으로 인해 집에서 건강문제나 의료에 관한 조언을 얻고자 하는 사람들을 위하여 전화상담서비스를 개발하였다. 이는 마케팅 믹스 가운데 어디에 속하는가?**

① 제품전략
② 수가전략
③ 촉진전략
④ 유통전략
⑤ 고객관리 전략

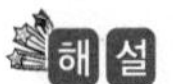

유통전략
일반적으로 접근경로란 특정 제품이나 서비스가 생산자로부터 소비자에게 전달되는 과정을 용이하게 지원하는 활동으로 정의하면, 의료서비스 분야의 접근경로란 의료이용자들이 의료서비스를 원활하게 이용할 수 있도록 지원하는 활동을 총칭하는 것으로 정의할 수 있다.
예 전화상담과 진료, 원격진료시스템, 인터넷을 통한 상담과 진료, 가정간호서비스 등

73 **수간호사가 간호직원에 대한 인사고과시, 다른 수간호사에 비해 항상 후한 점수를 줌으로써 정확한 평가가 되지 못하였다. 이러한 인사고과 오류는?** 꼭 나오는 유형

① 후광효과
② 규칙적 오류
③ 논리적 오류
④ 근접 오류
⑤ 개인적 편견에 관한 오류

정답 72 ④ 73 ②

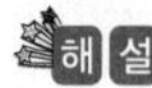

해설

- 규칙적 오류 : 고과자가 피고과자를 평가할 경우 일반적으로 일어나기 쉬운 가치판단상의 규칙적인 심리적 오류경향으로서 항상 오류라고도 한다.
- 후광효과(현혹효과) : 평가대상의 현저한 특성에 대한 평가가 다른 특성의 평가에 영향을 미치는 것이다.
- 논리적 오류 : 평가자가 자기 스스로 평가요소간의 관련이 있다고 생각한 평가요소에는 동일한 평가 또는 유사한 평가를 하는 것을 의미한다.
- 근접 오류 : 인사고과표상에 근접되어 있는 평가요소의 평가결과 혹은 특정평가 시간 내에서의 평정요소간의 평정결과가 비슷한 경향을 의미한다.
- 개인적 편견에 관한 오류 : 성별, 출신학교, 출신지방, 종교 등에 대하여 평정자가 갖고 있는 편견이 영향을 미치는 것을 의미한다.

74 분야별 전문화가 간호에 미치는 긍정적 효과이다. 옳은 것은?

꼭 나오는 유형

㉠ 간호서비스의 질이 향상된다.
㉡ 서비스 비용이 효율적이다.
㉢ 전문인으로서 만족감이 증가된다.
㉣ 전문적인 능력을 갖추게 된다.

① ㉠, ㉡, ㉢ ② ㉠, ㉢
③ ㉡, ㉣ ④ ㉣
⑤ ㉠, ㉡, ㉢, ㉣

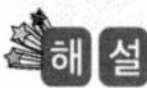

해설 분야별 전문화가 간호에 미치는 긍정적 효과

- 간호사가 전문적인 능력을 갖추게 된다.
- 간호서비스의 질이 향상된다.
- 서비스 비용이 효율적이고, 전문인으로서의 만족감이 증가한다.
- 탁월한 능력이나 정보, 지식, 기술을 이용하여 전문적인 능력을 갖추게 된다.

75 중세 간호에 영향을 미친 사회제도로 옳은 것은?

㉠ 수도원 중심 ㉡ 봉건제도
㉢ 기사제도 ㉣ 신부의사제도

① ㉠, ㉡, ㉢ ② ㉠, ㉢
③ ㉡, ㉣ ④ ㉣
⑤ ㉠, ㉡, ㉢, ㉣

74 ⑤ 75 ① 정답

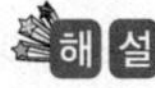

ⓔ은 관계 없는 사항이다.

중 세

서로마제국의 멸망인 475년부터 동로마제국의 멸망까지 1,000년간으로, 각각 500년간을 전 · 후기로 구분하며, 전기의 혼란이 극심한 시대를 암흑기라 한다.

• 수도원 중심
  - 베네딕트 수도원이 가장 대표적이고 규모가 크다. 교회당, 합숙소, 창고, 학교, 병원, 공장, 과수원, 목장 등이 시설되어서 하나의 큰 공동사회를 이루었고 엄격하고 기계적인 훈련이 실시되었다.
  - 병원은 시설을 별도로 했고, 특히 수녀 중에서 간호사의 수련을 받고 질적으로 훌륭한 간호를 하는 이가 많았다. 수도원이 한창 성황할 때는 많은 영주와 작은 영국의 왕 및 왕후들이 수련했는데, 간호에 종사한 왕족들이 많이 있었다.
  - 수도원의 과도한 발달로 본래의 정신이 타락하여 10세기경부터는 부정부패가 자행되고 교회의 위신이 흔들리게 되어 새로운 운동이 필요하다는 자극을 받아 종교개혁 형태로 끝맺음을 하였다.
• 봉건제도 : 9세기 이후, 특히 11~13세기에 걸쳐 영국, 프랑스, 독일 등에서 성행하던 제도로, 주종제도와 봉토의 수여를 특징으로 한다.
• 기사제도 : 귀족출신의 특출한 여성에 대한 숭배가 유행되었으며 14세가 되면 종사가 되고 21세가 되면 기사로 임명하였다. 여성을 존중하는 서양의 풍습에 많은 전통을 남겨줬고, 여성의 오래된 직업인 간호에 간접적인 영향을 주었다.

76 우리나라에서 최초의 현대적 간호교육이 시작된 계기는?

① 제중원의 의사 알렌의 요청에 의해 시작되었다.
② 구한 말 정부 산하의 대한의원에서 간호인력의 필요성에 의해 시작되었다.
③ 대한적십자사 병원이 고종황제에 의해 설립됨에 따라 시작되었다.
④ 일본인들이 세운 개인병원에서 소규모의 도제교육에 의해 시작되었다.
⑤ 서양의 선교단체에서 파견한 선교사에 의해서 시작되었다.

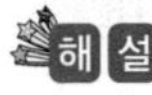

⑤ 현대적 간호교육은 서양의 선교단체에서 파견한 선교사에 의해서 한국간호사업의 기초가 마련되었다.

77 수간호사가 간호단위의 간호인력에게 업무를 분담하고자 할 때 고려할 사항은?

꼭 나오는 유형

ㄱ 직무기술서를 기초로 분담한다.
ㄴ 각 간호직원이 자신의 능력으로 할 수 있는 직무를 분담한다.
ㄷ 각 간호직원이 능력을 최대한으로 이용하고 필요시 상호 조정한다.
ㄹ 환자간호업무는 구두로, 행정은 기록하여 분담한다.

① ㄱ, ㄴ, ㄷ　② ㄱ, ㄷ　③ ㄴ, ㄹ
④ ㄹ　⑤ ㄱ, ㄴ, ㄷ, ㄹ

정답 76 ⑤ 77 ①

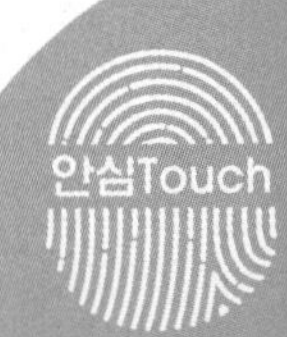

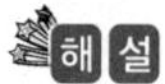 해설 수간호사가 간호단위의 간호인력에게 업무를 분담하고자 할 때 직무기술서를 기초로 하여 간호직원의 능력에 맞게 직무를 분담하고, 능력을 최대한으로 이용하며 필요시 상호 조정한다.

78 **다음 중 나이팅게일의 업적에 대한 설명으로 옳지 않은 것은?**

① 간호사의 사명감을 강조하였다.
② 적십자사 창건에 영향을 주었다.
③ 면허등록제를 확립하였다.
④ 인도의 국민보건향상 및 위생시설을 관리하였다.
⑤ 간호사의 교육, 감독, 지도는 간호사에 의해 이루어져야 한다고 주장하였다.

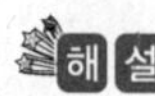 해설 ③ 나이팅게일은 면허등록증을 반대하였다.

나이팅게일의 업적

- 간호는 질병을 간호하는 것이 아니고 병든 사람을 간호하는 것이며 간호사업은 비종교적이어야 함을 강조하였다(간호사의 사명감 강조).
- 형식적인 자격제도는 사명감이 흐려지고 노력과 헌신적인 태도가 부족하다하여 면허등록제를 반대하였다.
- 적십자사 창건에 영향을 주었다.
- 간호는 의무와 규율을 강조하는 학습과정을 세우고, 간호의 일체는 간호사의 손으로 할 것을 주장, 즉 간호사의 교육, 감독, 지도는 간호사에 의해 이루어져야 한다고 주장하였다.
- 「영국군에 관한 일들」 책을 배부하여 군대위행 및 예방의학 및 간호를 중시하였다.
- 「병원에 관한 일들」, 「간호에 관한 일들」 등의 책을 통하여 병원과 간호에 대한 전환점을 가져왔다(병원환경위생, 간호에 관한 변화된 생각).
- 1860년 나이팅게일 간호학교 설립(세계 최초로 경제적으로 독립한 간호교육기관)
- 인도의 국민보건향상 및 위생시설 관리
- 1862년 공창제도(성매매행위)와 관련된 논문을 썼다.
- 그 밖에도 농촌위생 및 방문간호사 양성, 여성참정권을 주장하였다.

79 **간호의 암흑시대를 초래하는 데 직접적인 영향을 끼친 것은?** 꼭 나오는 유형

① 문예부흥 ② 중세 암흑시대
③ 크리미아 전쟁 ④ 십자군전쟁
⑤ 종교개혁

해설 종교개혁

17~19세기까지 영향을 미쳤으며 수도원 폐쇄 등 수도원의 구제사업을 위한 조직들을 제거하여 간호의 암흑시대라 칭한다.

78 ③ 79 ⑤ 정답

80 신규간호사 2명이 새로 배치되었다. 근무표 작성시 특별히 고려하여야 할 것은?

① 밤번 근무자로 작성한다.
② 경험이 많은 간호사와 함께 근무하게 한다.
③ 두 간호사가 함께 근무하도록 배치한다.
④ 신규간호사가 직접 근무표를 작성하도록 한다.
⑤ 신규간호사가 원하는 대로 작성한다.

해설 ② 신규간호사는 업무의 성격을 파악하지 못하였으므로 충분히 업무수행이 가능한 정도의 경험이 많은 간호사와 함께 근무하게 해야 한다.

81 갈등에 대한 설명이 옳은 것은?

① 갈등을 빨리 해결하여야 하고 갈등이 가능한 한 일어나지 않는 것이 좋다.
② 관리자가 해결을 하는 데 집단갈등보다 개인적 갈등이 해결이 쉽다.
③ 갈등관리는 갈등해결보다 갈등의 적정수준을 유지하는 것이다.
④ 집단간에 갈등이 생겼을 때는 관리자들끼리 만나서 해결한다.
⑤ 갈등 당사자 간에 협상은 효과적인 갈등의 해소방안이 아니다.

해설 ④ 집단간에 갈등이 생겼을 경우에는 집단 내 구성원의 불만과 갈등의 원인이 되는 문제를 수렴하여 집단을 대표하는 이들이 대면하여 해결하는 것이 좋다.

82 K병원의 간호부에서는 간호부의 목표를 달성하기 위해서 간호단위별로 계획과 수행간의 격차를 확인 후 교정활동을 통하여 그 차이를 처리해 나가고 있다. 이런 일련의 활동은?

꼭 나오는 유형

① 기획관리 ② 조직관리
③ 인사관리 ④ 지휘관리
⑤ 통제관리

해설 ⑤ 목표달성을 위한 활동이나 결과가 계획된 대로 지속되는지의 여부를 확인하고 계획과 차이가 발생했을 때 시정조치를 취하는 일련 과정이다.

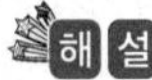

80 ② 81 ④ 82 ⑤

83 간호사의 불법행위로 인해 환자가 피해를 입었을 경우 환자가 그 피해배상을 민사법정에 청구할 수 있다. 이 경우 원고(환자측)가 증명해야 할 사항은?

㉠ 환자 – 간호사의 관계가 있다.
㉡ 간호사의 과실이 있다.
㉢ 배상받을 구체적 손해가 있다.
㉣ 간호사의 과실과 환자의 손해 간의 인과관계가 있다.

① ㉠, ㉡, ㉢ ② ㉠, ㉢ ③ ㉡, ㉣
④ ㉣ ⑤ ㉠, ㉡, ㉢, ㉣

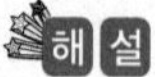

민법 제5장 불법행위

- 제750조(불법행위의 내용) 고의 또는 과실로 인한 위법행위로 타인에게 손해를 가한 자는 그 손해를 배상할 책임이 있다.
- 제751조(재산 이외의 손해의 배상)
  - 타인의 신체, 자유 또는 명예를 해하거나 기타 정신상 고통을 가한 자는 재산 이외의 손해에 대하여도 배상할 책임이 있다.
  - 법원은 전 항의 손해배상을 정기금채무로 지급할 것을 명할 수 있고 그 이행을 확보하기 위하여 상당한 담보의 제공을 명할 수 있다.
- 제752조(생명침해로 인한 위자료) 타인의 생명을 해한 자는 피해자의 직계존속, 직계비속 및 배우자에 대하여는 재산상의 손해가 없는 경우에도 손해배상의 책임이 있다.

84 간호부 예산편성시 고려해야 할 사항이 아닌 것은?

① 병원 지침에 의한 예산항목에 따라 편성한다.
② 정확한 통계자료를 참고로 상황 분석한다.
③ 간호부서 예산규모는 병원 예산규모를 참작한다.
④ 간호부 사업계획 등 타당성 있는 자료를 첨부한다.
⑤ 간호부 예산을 인력의 수를 기준으로 예산담당부서장이 편성한다.

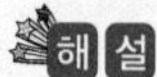

오늘날에는 간호부서 관리자들에게도 재정적 문제의 이해와 예산관리에 기여하도록 하고 있다. 간호예산은 간호부의 목적에 대한 실제적 관리이며 간호사업의 내용이나 계획 자체의 가치체계와 우선순위를 제시한 것으로 1회계 연도 내에 실천되어야 할 간호부의 전체 활동계획에 따른 재정적 수요와 이를 충당할 재정의 분배로서 세입과 세출의 예정적 계산을 말한다.

83 ⑤ 84 ⑤ 정답

85 **역사상 최초의 방문간호사 활동을 하였으며, 가족 이외의 병자를 돌보는 일의 효시가 된 사람은 누구인가?**

① 푀 베
② 마르셀라
③ 화비올라
④ 성 마틸다
⑤ 파울라

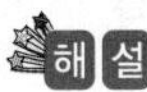

- 푀베 : 초기 기독교시대 사도 바울의 제자 중 기독교를 전파하기 위한 전도방법의 하나로 방문하여 돌보고 위로하는 방문간호를 최초로 실시한 인물
- 마르셀라 : 수도원의 창시자로 수녀들의 어머니라 불림. 교리연구소로 사용하던 자기 집을 수도원으로 만들고, 전도와 간호사업으로 일생 바침, 외적습격으로 교회당에서 순교, 수도원의 창시자
- 화비올라 : 로마에서 첫 번째로 사궁을 기독교 병원으로 하여 몸소 행려환자 돌봄
- 성 마틸다 : 왕후로 나병환자 간호에 주력, 영국에 첫 나병 수용소 세움
- 파울라 : 지적능력이 뛰어나 여러 학자들과 관련하여 학문 – 체계적인 방법으로 간호인력 훈련. 베들레헴 호스피스와 수도원 세움

86 **수간호사가 간호업무분담 계획시 사용 가능한 지침으로 옳은 것은?**

㉠ 환자의 상태
㉡ 조직의 철학
㉢ 환경적 측면의 요인
㉣ 간호사의 적성

① ㉠, ㉡, ㉢
② ㉠, ㉢
③ ㉡, ㉣
④ ㉣
⑤ ㉠, ㉡, ㉢, ㉣

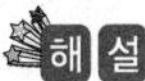

업무분담을 위한 인력배치결정은 조직의 철학과 목표(기관의 정책)에 준하며, 환자의 상태나 타 요인 및 환경적 측면의 요인도 중요하게 고려하여 결정한다.

정답 85 ① 86 ①

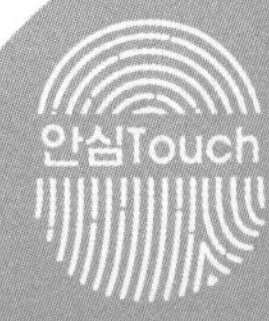

87 **간호사가 의식이 확실하지 않은 환자에게 더운 물주머니를 대어줄 때 온도측정을 하지 않아서 화상을 입혔다. 이런 간호행위와 관련된 법적 요인은?** 꼭 나오는 유형

① 주의 의무 태만
② 의학적 진단행위
③ 불법 진료행위
④ 과실치사 행위
⑤ 범죄간호행위

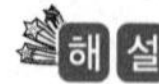 주의 의무 태만
업무능력이 있는 사람이 주의해야 할 의무를 다하지 않아 남에게 손해를 입히는 행위 즉 태만, 고의 등으로 환자에게 건강상의 악화, 상해 등 예기치 않은 결과를 발생하게 하는 것이다.

88 **관점(Perspectives)에 따라 관리이론을 분류할 때 통합적 관점의 이론에 해당하는 것은?**

① 행태과학이론
② 고전적 관리이론
③ 행정관리이론
④ 사회기술이론
⑤ 과학적 관리이론

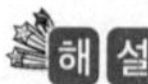 통합적 관점의 이론
상황이론, 체계이론, 사회기술이론

89 **McDonald & Payne이 분류한 간호서비스 마케팅의 표적시장으로 옳은 것은?**

① 공급업자 시장 – 의료관련 전문단체, 의사
② 영향자 시장 – 간호사, 의사, 타부서직원, 병원행정가
③ 간호고객시장 – 의료용품 제조업자, 공급업자, 의료업관련 용역업자
④ 리쿠르트 시장 – 간호학생, 간호사 지망생, 간호교육기관
⑤ 내부시장 – 국회, 대중매체, 법률가, 정치집단

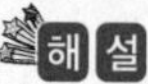 McDonald & Payne이 분류한 간호서비스 마케팅의 표적시장
- 공급업자 시장 : 의료용품 제조업자, 공급업자, 의료업관련 용역업자
- 영향자 시장 : 국회, 대중매체, 법률가, 정치집단
- 간호고객시장 : 환자 및 가족, 건강한 개인, 지역사회, 일반대중
- 리쿠르트 시장 : 간호학생, 간호사 지망생, 간호교육기관
- 내부시장 : 간호사, 의사, 타부서 직원, 병원행정가

87 ① 88 ④ 89 ④ 정답

90 일차간호방법에 대한 설명이다. 옳은 것은?

꼭 나오는 유형

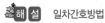

㉠ 환자 입원시부터 간호사가 분담되어 간호요구의 책임을 진다.
㉡ 간호사의 자율성과 권위가 감소한다.
㉢ 전문요원을 요하므로 비용이 많이 든다.
㉣ 간호사는 간호결과에 대해 부분적인 확인이 가능하다.

① ㉠, ㉡, ㉢
② ㉠, ㉢
③ ㉡, ㉣
④ ㉣
⑤ ㉠, ㉡, ㉢, ㉣

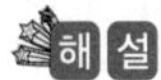

해설 일차간호방법

- 입원이나 치료의 시작부터 퇴원이나 치료가 끝날 때까지 한 명의 간호사가 환자의 24시간 전체의 간호를 책임지는 방식
- 자율성과 권위 확대
- 자율성과 전문성을 가지고 책임을 지므로 간호결과에 대한 확인이 가능하다.
- 부분적이 아니고 전체적인 확인 요구

91 행렬조직의 특성에 대한 설명으로 옳지 않은 것은?

① 조직의 규모가 중 · 대규모일 때 적합하다.
② 조직구성원들은 수평적인 위계에 의해서 통제받는다.
③ 조직의 한 구성원이 분과와 프로그램에 대한 이중적인 역할을 한다.
④ 각 분과의 대표들은 수평적인 협조관계를 유지한다.
⑤ 분업은 살리면서 동시에 통합을 강조하는 이중적인 기능을 담고 있다.

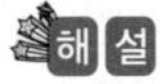

해설 ② 조직구성원은 수평적이 아니고 수직적인 위계에 의해서 통제를 받는다.

행렬조직의 특성

- 행렬조직이란 조직구조의 한 방법으로 주로 업무세분화에 따르는 문제들에 대처하기 위한 것으로 합리적인 수준의 분업은 살리면서 동시에 통합을 강조하는 이중적인 기능을 담고 있다.
- 조직구성원들은 일차적으로는 분과에 소속되어 있으면서 수직적인 위계에 의해서 통제를 받는다.
- 각 프로그램 내에서 각 분과의 대표들은 프로그램의 목적을 수행하기 위해 수평적인 협조관계를 유지한다.
- 조직의 한 구성원이 분과와 프로그램에 대한 이중적인 역할(지역별, 인구별 행렬구조 등이 가능)을 한다.
- 조직의 규모가 중 · 대규모일 때 적합하고, 조직환경이 매우 불확실할 때 유용하다.
- 조직을 구조화하는 데 집중화 · 분권화가 동시에 가능하나, 역할과 권한이 명료하게 정의되지 않아 불협화음이 발생하기 쉽다.

정답 90 ② 91 ②

92 간호업무의 표준화를 설명하기 위한 가장 적절한 관리이론은?

꼭 나오는 유형

① 과학적 이론
② 체계이론
③ 인간관계론
④ 형태 과학론
⑤ 상황이론

해설 과학적 이론
절약과 능력을 실현할 수 있는 표준적 작업절차를 정하고, 이에 따라 예정된 업무량을 달성하는 방법

93 전략적 기획으로 맞는 것은?

꼭 나오는 유형

㉠ 조직 전체의 활동계획을 포괄한다.
㉡ 위험하고 불확실한 환경하에서 기획한다.
㉢ 조직의 장기적인 생존과 성장을 확인함이 목적이다.
㉣ 조직의 근본적인 변화를 추구하는 리더십이 요구된다.

① ㉠, ㉡, ㉢
② ㉠, ㉢
③ ㉡, ㉣
④ ㉣
⑤ ㉠, ㉡, ㉢, ㉣

해설 전략적 기획
- 전략적 기획은 조직이 무엇이며, 무엇을 해야 하고, 왜 그것을 해야 하는가 등 조직의 생존과 성장에 관련된 근본적인 결정과 행동을 만들어내는 활동을 돕는 체계화된 노력이다.
- 조직이 생존과 발전을 위하여 반드시 생각하고 수행해야 할 일들이 무엇인가를 찾아내는 데 활용될 수 있는 개념, 절차 및 도구가 전략적 기획인 것이며, 최고의 관리자에 의해 수행된다. 따라서 리더십이 요구된다.

94 관리과정에서 예산에 대한 설명이다. 옳은 것은?

㉠ 재무관리를 위한 유용한 기획과 통제의 도구이다.
㉡ 조직의 목표달성을 위한 운영기획을 화폐가치로 표현한 것이다.
㉢ 자원의 분배를 통제하기 위한 수단이다.
㉣ 예산을 운영하는 데 있어서 가장 중요한 요소는 사람이다.

① ㉠, ㉡, ㉢
② ㉠, ㉢
③ ㉡, ㉣
④ ㉣
⑤ ㉠, ㉡, ㉢, ㉣

92 ① 93 ⑤ 94 ⑤ 정답

해설 ㉠, ㉡, ㉢, ㉣은 모두 예산에 대한 설명이다.

95 간호단위관리자가 지휘단계에서 해야 할 임무는?

㉠ 지 시	㉡ 감 독	㉢ 조 정	㉣ 평 가

① ㉠, ㉡, ㉢
② ㉠, ㉢
③ ㉡, ㉣
④ ㉣
⑤ ㉠, ㉡, ㉢, ㉣

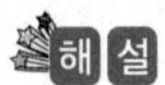
해설 지휘는 '일정한 목적을 보다 효과적으로 실현하기 위하여 부하들로 하여금 목표 달성을 위한 책임을 받아들이고 필요한 활동을 수행하도록 집단행동의 전체를 통솔하는 것'을 말한다.

96 총 간호요구시간을 계산할 때 직접간호시간에 포함되는 것은?

꼭 나오는 유형

① 인계시 환자상태보고
② 간호계획 작성
③ 환자신체 사정
④ 집담회 참석
⑤ 간호를 위한 실무교육 참석

해설 직접간호란 간호직원이 환자 곁에 머무르면서 직접 행하는 간호행위를 말한다.

97 집단의사결정에 대한 설명으로 옳지 않은 것은?

① 문제해결에 대한 다양한 접근이 가능하다.
② 특정 구성원에 의한 지배가능성이 크다.
③ 신속한 결정과 시행이 어렵다.
④ 모든 사람의 의사를 반영할 수 없다.
⑤ 현대조직에서는 문제의 복잡성이 심화되어 집단의사결정보다는 개인적 의사결정을 사용하려는 추세이다.

정답 95 ① 96 ③ 97 ⑤

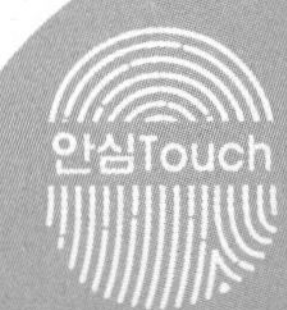

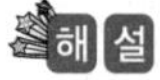 ⑤ 개인적 의사결정보다 집단의사결정을 사용하려는 추세이며 충분한 분석이나 비판 없이 쉽게 합의한 대안이 최선이라고 합리화하려는 집단사고의 위험성이 있다.

98 관리의 성과를 측정하는 효율성과 효과성의 개념 비교시 효과성에 해당하는 것은?

① 수단(Means)과 관련된 개념이다.
② 목표에 대한 달성정도를 나타낸다.
③ 투입물(Input)에 대한 산출물(Output)의 비율이다.
④ 자원을 생산적으로 사용한다.
⑤ 올바른 방법으로 수행하는 것이다.

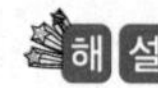 ①·③·④·⑤는 효율성의 개념이다.
효과성과 효율성
- 효과성 : 목표에 대한 달성정도를 나타내는 개념이다.
- 효율성(Efficiency) : 투입물(Input)에 대한 산출물(Output)의 비율을 나타내는 개념이다
- 효과는 목적(Ends), 효율은 수단(Means)과 관련된 개념이다.

99 B간호단위에 4년제 대학졸업 간호사와 3년제 대학졸업 간호사가 함께 근무할 때 협동이 되지 않는다. 수간호사가 취한 개선행동으로 옳은 것은?

㉠ 모든 간호단위업무에 간호사 집단 간의 경쟁심을 유발시킨다.
㉡ 두 간호사 집단의 요구에 대해 균형있는 자세를 유지한다.
㉢ 이로 인해 문제가 발생할 때마다 평가에 반영하여 행동을 교정한다.
㉣ 간호 직업인들의 대인관계능력을 함양할 수 있는 프로그램을 계획한다.

① ㉠, ㉡, ㉢
② ㉠, ㉢
③ ㉡, ㉣
④ ㉣
⑤ ㉠, ㉡, ㉢, ㉣

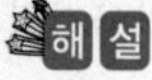 일선간호관리자(수간호사)는 집단의 요구에 대해 균형있는 자세를 유지하고, 대인관계능력을 함양할 수 있는 프로그램을 계획하고 개발하여 개개인의 능력을 평가하고 발전시켜야 한다.

98 ② 99 ③ 정답

100 **병동의 환경관리가 중요한 이유는?**

㉠ 최적의 환경은 직원들의 업무수행능력을 향상시킨다.
㉡ 쾌적한 환경은 환자의 건강회복에 긍정적인 영향을 끼친다.
㉢ 바람직한 병동구조는 간호인력의 절약의 효과가 있다.
㉣ 바람직한 병동구조는 물자절약면에서 비경제적이다.

① ㉠, ㉡, ㉢
② ㉠, ㉢
③ ㉡, ㉣
④ ㉣
⑤ ㉠, ㉡, ㉢, ㉣

해설 ㉣ 바람직한 병동구조는 물자절약면에서 경제적이다.

101 **간호서비스 마케팅의 이해를 위해 필요한 마케팅 기본개념에 대한 설명이다. 옳은 것은?**

꼭 나오는 유형

㉠ 현대적 마케팅은 조직의 목적을 효과적으로 달성하기 위한 제공자 중심의 사고에서 출발한다.
㉡ 마케팅관리의 목표는 일반적 매출의 극대화가 아니라 소비자 만족의 결과로 얻어지는 장기적 이윤의 극대화를 꾀하는 고객주의 과정이다.
㉢ 마케팅은 판매나 광고와 같은 개념이다.
㉣ 마케팅은 개인과 조직의 목표를 만족시킬 수 있는 교환을 창조하기 위한 과정이다.

① ㉠, ㉡, ㉢
② ㉠, ㉢
③ ㉡, ㉣
④ ㉣
⑤ ㉠, ㉡, ㉢, ㉣

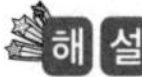

㉠ 간호사와 간호업무의 관리 방안이 우선적으로 강구되어야 한다.
㉢ 판매나 광고의 개념이 아니라 병원관리에 효율성을 높이는 일이다.

정답 100 ① 101 ③

102 종교개혁과 간호의 암흑시대에 대한 설명으로 올바른 것은?

① 신교도들의 병원운영에 대한 관심이 높아졌다.
② 교회가 경영하던 병원의료와 구호사업이 활성화되었다.
③ 간호가 국가로 넘어가 교육받지 않고 사명감 없는 여성들이 고용되어 돈벌이의 수단이 되었다.
④ 수녀간호요원들이 독립적으로 병원을 설립하여 운영하였다.
⑤ 자선단체들의 병원에 대한 기부가 증가되었다.

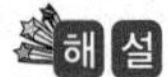

간호의 암흑시대
- 종교개혁 이후 사회가 혼란해짐에 따라 준비된 간호요원이 부족하여 간호의 수준이 격하되었다.
- 간호가 국가 행정부서로 이양됨에 따라 사명감 없는 여성들이 간호에 종사하게 되었다.

103 다음 중 면허제도의 목적은?

꼭 나오는 유형

㉠ 대중보호를 위하여 ㉡ 통계적 정보를 얻기 위하여 ㉢ 면허간호사를 법적으로 다스리기 위하여 ㉣ 전문적 중앙회를 구성해서 활동하기 위하여

① ㉠, ㉡, ㉢
② ㉠, ㉢
③ ㉡, ㉣
④ ㉣
⑤ ㉠, ㉡, ㉢, ㉣

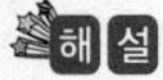

면허제도의 목적
- 국가는 면허시험을 통하여 간호사의 실무능력을 인정함으로써 대중을 무능력한 간호사들로부터 보호하기 위해
- 전문인력 파악을 위한 통계적 정보를 얻기 위해
- 면허간호사를 법적으로 다스리기 위해

102 ③ 103 ① 정답

104 **소아과 병동의 1세 된 환아가 심부전으로 중환자실로 옮겨졌다. B 간호사의 친구 A 간호사가 본인의 실수로 디곡신을 더 많이 투여하였다고 하며, "비밀을 누설하면 본인은 처벌을 받을 것"이라고 하면서 비밀로 해달라고 한다. B 간호사가 취해야 할 바람직한 태도는?** 꼭 나오는 유형

① 수간호사와 상의한다.
② B 간호사가 수간호사에게 보고한다.
③ A 간호사에게 전문직임을 인식시키며 본인이 수간호사에게 보고하도록 설득한다.
④ A 간호사에게 아기는 괜찮을 것이라고 위로해주며 아무에게도 이야기하지 않는다.
⑤ 간호부에 보고한다.

해설 A 간호사는 대상자에 대한 무해성(악행금지)으로 해가 되는 행위는 하지 말아야 되고, 정직한 전문인으로서의 자아상 유지를 위하여 본인이 수간호사에게 보고하여야 한다.

105 **환자가 응급수술을 해야 하는 상황에서 보호자가 수술을 거부하였다. 이에 한 의사는 치료를 하지 않으면 해가 될 수 있는 상황만 설명하였고, 다른 한 의사는 무작정 수술을 시행하였다. 이 경우 각자의 윤리원칙은?** 꼭 나오는 유형

① 자율성과 성실의 원리
② 자율성과 정의의 원칙
③ 무해성과 선행의 원칙
④ 자율성과 선행의 원리
⑤ 무해성과 정의의 원칙

해설 자율성과 선행의 원리
- 자율성의 원리 : 개인 스스로 선택한 계획에 따라 행동과정을 결정하는 자유를 의미한다. 예를 들어 의사가 환자를 진단하고 치료하려고 할 때 치료과정방법, 이에 따른 부작용 등을 환자에게 상세히 설명하고 환자는 자발적 선택으로 의사의 치료에 동의하는 것이다. 이것은 환자가 자기 운명의 주인은 자기라고 생각하기 때문이다.
- 선행의 원리 : 타인을 돕기 위해 적극적이고 긍정적으로 고려하는 것으로 일반적으로 의료인의 이타적 · 포괄적 자세를 말한다. 선행의 원리는 호의에서 나오는 친절과는 달리 의료인의 의무이다.

정답 104 ③ 105 ④

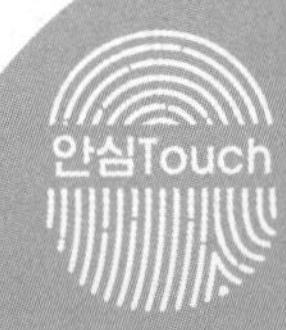

106 윤리의 기본개념에 속하는 것이 아닌 것은?

① 도덕, 비도덕
② 옳음, 그름
③ 성공, 실패
④ 권리, 의무
⑤ 좋음, 나쁨

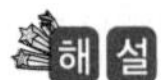

윤리의 기본개념

옳다 & 그르다(Right & Wrong), 좋다 & 나쁘다(Good & Bad), 도덕 & 비도덕(Moral & Immoral), 권리 & 의무 등이 있다.

107 간호관리자가 다음의 활동을 효과적으로 수행하기 위해서 가장 필요한 능력은?

- 의료과실의 소송에 대한 해결
- 노동조합과의 단체교섭
- 간호부의 운영예산
- 건강소비자단체와의 상호작용

① 동기부여
② 조정능력
③ 협상능력
④ 변화관리능력
⑤ 위기관리능력

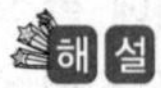

협상능력

갈등을 해결하는 기법으로 한쪽에서 제안하고 다른 쪽에서 다른 제안을 하면 서로 토론을 통하여 양보와 타협으로 합의에 도달하는 것이다.

108 병원비 지출과 건강관리 비용의 통제를 위한 수단으로 불필요한 서비스를 감소시키는 효율적 의료행위 진료방식은?

꼭 나오는 유형

① 간호행위별 산정방법
② 환자분류산정방법
③ 포괄수가제에 의한 산정방법
④ 상대가치 체계에 의한 산정방법
⑤ 절대가치체계에 의한 산정방법

106 ③ 107 ③ 108 ③ 정답

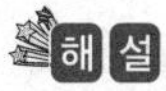

포괄수가제

입원환자를 대상으로 한 환자가 병원에 입원해 있는 동안 제공된 의료서비스들을 하나하나 그 사용량과 가격에 의해 진료비를 계산 · 지급하는 행위별 수가제에 반해 환자가 어떤 질병의 진료를 위해 입원했었는가에 따라 미리 책정된 진료비를 지급하는 포괄수가제의 일종이다. 예를 들어 맹장염 수술을 받고 퇴원한 환자의 진료비는 해당 환자가 입원기간 동안에 받았던 수술, 검사, 약 등의 횟수와 단가에 의해 결정되는 것이 아니고 해당 DRG(Diagnosis Related Group, 진단명 기준 환자군)에 대해 책정된 일정액이 된다. 따라서 포괄수가제가 공정하고 부작용이 없는 지불제도로 운영되기 위해서는 환자들을 임상적인 의미에서뿐 아니라 입원기간 동안 필요로 하는 의료서비스 양에 따라 정확히 분류할 수 있어야 한다. DRG 지불제도에서는 환자의 분류를 위해 DRG 분류체계를 이용한다.

109 간호정보시스템 중 간호행정분야에서 필요한 시스템에 해당하지 않는 것은?

① 간호인력정산시스템
② 환자분류시스템
③ 간호계획시스템
④ 물품관리시스템
⑤ 품질관리시스템

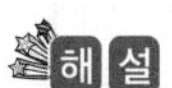

간호정보시스템 중 간호행정분야에 필요한 시스템
- 간호인력산정시스템
- 환자분류시스템
- 물품관리시스템
- 품질관리시스템
- 간호사 근무 스케줄링 시스템

110 간호나 의료행위를 행하기 전에 환자 또는 보호자에게 사전에 설명을 하고 동의를 구해야 하는 경우에 해당하는 것은?

㉠ 처치비용이 많이 드는 경우
㉡ 환자가 연구대상자가 될 경우
㉢ 생명 및 신체에 침해가 야기될 위험성이 있는 경우
㉣ 응급처치를 요하는 경우

① ㉠, ㉡, ㉢
② ㉠, ㉢
③ ㉡, ㉣
④ ㉣
⑤ ㉠, ㉡, ㉢, ㉣

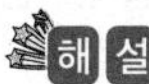

㉠, ㉡, ㉢의 사항 외에 부작용이 심각하게 발생할 가능성이 있는 경우는 사전에 설명을 하고 동의를 구해야 한다. ㉣은 동의를 요하지 않는 경우이다.

정답 109 ③ 110 ①

111 보건의료요원 간에 협력관계를 얻기 위해 성공적인 협상전략을 수행하고자 할 경우, 옳지 않은 것은?

① 협상자와 자신의 권력을 비교 · 검토한 후 전략을 세운다.
② 협상의 핵심은 실제로 주고받음을 통해 합의를 도출해내는 것이다.
③ 상대에게 자신의 이슈를 주지시키고 자신의 입장을 확고히 하기 위해 대립한다.
④ 자신의 제안에 대해 명확하게 설명하고 그 제안이 정당한 이유를 밝혀야 한다.
⑤ 협상을 통해 얻은 합의는 공식화하고 구체적인 실행절차를 개발한다.

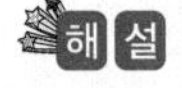
협상이란 갈등해결방식 중의 하나로 토론을 통한 타협으로 서로 상대방의 제안을 양보를 통해 수용 가능한 합의점에 도달하는 방법이다. 따라서 자신의 입장을 확고히 하기 위한 대립은 협상이 아니다.

112 비용이 제한된 환경하에서 건강서비스의 질을 통제하기 위해 고안된 건강관리체계에 대한 포괄적인 접근은?

꼭 나오는 유형

① 사례방법
② 모듈방법
③ 매너지드 방법
④ 기능적 분담방법
⑤ 일차간호방법

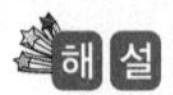

- 매너지드 방법(사례관리법) : 보건의료전달체계의 중심에 대상자를 두고 환자에게 제공되는 간호의 질을 높이면서 경제적 효율성을 높일 수 있는 방법으로 간호사는 정해진 기간 안에 환자의 건강을 최적의 상태로 회복시킬 수 있도록 간호를 제공한다. 환자의 입원일수 단축, 비용절감, 환자관리의 지속성, 문제의 파악과 해결이 동시에 이루어지는 장점이 있다.
- 사례방법(Patient or Case Method) : 환자방법
간호업무분담체계 가운데 가장 오래된 방법으로 오늘날은 한 명의 간호사가 근무번 동안에 환자나 대상자들을 분담 받아 그들에게 필요한 모든 간호를 제공한다. 이 방법은 지역사회 보건기관에서 개개 간호사들에게 사례(case)를 할당하거나, 임상실습시 간호학생에게 환자를 분담할 때에 흔히 사용되며, 환자의 상태변화나 이동이 잦은 중환자실에서의 간호제공방법으로도 사용되고 있다.

장 점	단 점
• 전인간호가 가능하다. • 환자의 문제발견 내지 분석이 가능하다. • 환자가 정신적 안위를 받을 수 있다.	• 기구와 인원이 많이 든다. • 직원의 활용이 불가능하다.

- 모듈방법 : 팀간호법의 변형된 형태로서, 팀간호를 용이하게 하기 위하여 지역적 단위로 구성하는 방법을 말한다. 병실에서 보통 한 복도단위로 5~6개의 병실을 담당하게 되는데, 한 모듈당 10~12명의 환자를 담당하게 되어 있다.
- 기능적 분담방법 : 업무의 분업에 기초를 둔다. 간호사들은 특정한 환자나 대상자를 분담 받는 것이 아니라 수행할 특별한 업무를 분담 받는다. 업무분담은 효율성에 기초를 둔다. 즉, 어떤 업무를 효율적으로 수행하는데 기술과 임금수준이 가장 낮은 인력들에게 그 업무를 맡긴다. 입원병동의

111 ③ 112 ③ 정답

경우 일반적으로 수간호사가 병동의 책임을 맡고, 한 간호사는 모든 환자의 투약을 담당하며, 또 다른 간호사는 모든 환자에게 처치를 실시하고 간호조무사는 모든 환자의 체온을 재고 식판을 나눠주는 일을 한다.
- 일차간호방법 : 한 명의 일차 간호사가 1~5명 정도의 환자를 입원 또는 치료의 시작부터 퇴원과 치료의 종결까지 24시간 간호를 계획하며 수행하는 책임을 갖는다.

113 조직화의 기본원리이다. 옳지 않은 것은? 꼭 나오는 유형

① 조정의 원리
② 명령통일의 원칙
③ 통솔범위의 원칙
④ 계층제의 원칙
⑤ 비공식조직의 원칙

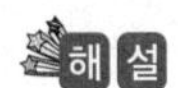

조직화의 기본원리
명령통일의 원리, 통솔범위의 원리, 조정의 원리, 계층제의 원리, 분업 전문화의 원리

114 탁발승단에 대한 설명으로 옳은 것은?

> ㉠ 평신도 단체는 맨발의 누더기를 걸치고 자신 소유와 지위를 버리고 간호를 실시하였다.
> ㉡ 남자 간호단은 남자들로만 구성되어 있고 유니버시티, 종합대학교의 시초가 되었다.
> ㉢ 성 도미니크, 성 프란시스단이 그들의 제자로서 활동하였다.
> ㉣ 성 클라라단은 방문사업과 가정방문을 실시하였다.

① ㉠, ㉡, ㉢
② ㉠, ㉢
③ ㉡, ㉣
④ ㉣
⑤ ㉠, ㉡, ㉢, ㉣

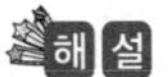

탁발승단
일종의 걸인 간호단으로, 13C경 질병과 페스트환자를 간호하기 위해 일부러 자신의 소유와 지위를 버리고 빈곤과 싸우면서 맨발에 누더기를 걸치고 다니면서 전도와 간호를 하는 속세적인 간호단이었다.
성클라라단
프란시스의 여제자 클라라가 조직한 것으로 나병환자 간호를 지원하였다. 검은색의 특이한 옷을 두르고 다녔다고 해서 흑수녀단이라고도 한다.

정답 113 ⑤ 114 ①

115 **병원윤리위원회에 대한 설명으로 옳지 않은 것은?**

① 환자의 생명유지를 위한 노력을 한다.
② 교육의 장이나 자원을 공급한다.
③ 법정이 할 수 있는 것보다 개별사례에 더 민감할 수 있다.
④ 체계적인 의사결정 절차를 확보하는 기전을 제공한다.
⑤ 병원직원의 윤리의식을 고취시킨다.

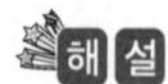

병원윤리위원회

- 관련된 간호사나 다른 건강관리직의 사람들, 가족들이 충고를 받을 수 있는 교육의 장이나 자원을 공급한다.
- 체계적인 의사결정 절차를 확보하는 기전을 제공한다.
- 법정이 할 수 있는 것보다 개별사례에 더 민감할 수 있다.
- 위원회 구성은 윤리학자, 간호사, 의사, 사목자, 사회사업가, 병원행정자, 관련 건강관리직, 지역사회 주민 등으로 구성한다.
- 주요역할 : 병원 직원과 학생교육, 의뢰된 사례의 분석과 해결, 병원정책 검토

116 **병 인식이 없는 정신질환자가 투약거부시 간호사는 어린아이처럼 달래거나 강제로 투약하는 경우가 많다. 이러한 간호사의 행위가 도덕적으로 정당화될 수 있는 상황은?**

㉠ 의사결정능력 손상
㉡ 투약결과 치료효과가 명확할 때
㉢ 환자가 후에 강요된 투약을 받아들일 것이 확실할 때
㉣ 대처할만한 다른 치료방법이 없을 때

① ㉠, ㉡, ㉢　　② ㉠, ㉢
③ ㉡, ㉣　　④ ㉣
⑤ ㉠, ㉡, ㉢, ㉣

해설 자율성의 원리와 선의의 간섭주의 간의 상충시 선의의 간섭주의를 우선하여 적용시키며 그 예는 위의 ㉠, ㉡, ㉢, ㉣ 상황이 모두 다 해당한다.

115 ① 116 ⑤ 정답

117 복부수술환자에게 제공된 간호의 질 평가에서 구조적 평가의 기준으로 할 수 있는 것은?

꼭 나오는 유형

① 환자가 통증을 호소할 때 간호사가 그 정도를 사정한다.
② 환자가 입원한 지 12시간 이내에 환자의 문제를 사정한다.
③ 환자에게 퇴원 후 자기 간호를 설명해 보도록 요구한다.
④ 수술 후 이틀 내에 환자의 장음을 확인한다.
⑤ 수술 전 환자교육지침서가 마련되어 있다.

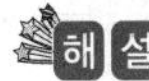

⑤ 바람직한 간호행위를 수행하는 데 필요로 하는 모든 인력, 시설, 비품, 간호철학, 목표, 정책, 간호지침이 이에 속한다.

간호의 질 평가 기준

- 구조적 평가 : 간호가 제공된 상황(물리적 설비, 직원배치유형, 직원의 자질, 감독방법 등)을 파악하여 평가한다. 즉, 바람직한 간호행위를 수행하는 데 필요로 하는 모든 인력, 시설, 비품, 간호철학, 목표, 정책, 간호지침이 이에 속한다. 기준에 따른 정도를 점수화하여 서면화시켜 적용한다.
- 과정적 평가 : 간호사와 환자 간에 내외적으로 일어나는 행위에 관한 것을 평가하는 것으로 간호의 질 평가시 주된 영역이다. 이러한 간호과정의 운영을 측정하는 기준을 설정해서 그에 대한 평가결과를 반영시킴으로써 통제효과를 높일 수 있는 장점이 있다.
- 결과적 평가 : 간호행위에 따라 현재 혹은 미래의 건강상태결과를 평가하는 방법이다. 평가요소로는 건강을 구성하는 제반요소의 신체적 · 사회적 · 심리적인 요소와 환자만족도, 사망, 질병합병증 유무, 질병에 대한 지식유무, 치료계획의 순응 여부, 건강유지 능력정도 등이 있으며 환자를 중심으로 세워진 목표들이 달성된 정도를 평가하는 경향으로 확대되었다.

118 ICN의 개최주기와 본부의 연결이 바른 것은?

꼭 나오는 유형

① 2년 - 영국, 런던
② 2년 - 스위스, 제네바
③ 4년 - 미국, 워싱턴
④ 4년 - 브라질, 상파울루
⑤ 4년 - 스위스, 제네바

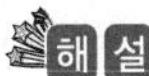

국제간호협의회(ICN ; International Council of Nurses)

- 독립된 비정부기구로 스위스 제네바에 본부를 두고 있다. 보건의료분야에서 가장 오랜 역사와 규모를 자랑하는 전문직 단체이다.
- 간호사의 자질 및 전문직 지위 향상, 간호의 수준향상을 도모하기 위해 회원국 간호협회를 지원하는 등 다양한 활동을 하고 있다.
- 매 4년마다 간호사들의 올림픽으로 불리는 ICN 총회가 열린다.

정답 117 ⑤ 118 ⑤

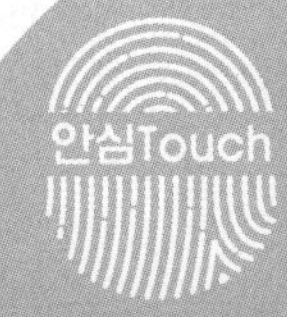

119 크리미아 전쟁당시 나이팅게일의 업적을 설명한 것이다. 옳은 것은?

꼭 나오는 유형

㉠ 파견된 간호단의 조직적 활동과 권익도모의 필요성을 인식
㉡ 은닉된 군대 물자의 활용과 친지들을 통한 물자지원의뢰
㉢ 간호사들의 자유로운 행동을 최대한 허용
㉣ 군대의 위생제도혁신과 관리제도 개선안 의뢰

① ㉠, ㉡, ㉢
② ㉠, ㉢
③ ㉡, ㉣
④ ㉣
⑤ ㉠, ㉡, ㉢, ㉣

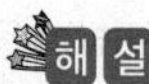

크리미아 전쟁 당시 나이팅게일의 업적

- 나이팅게일은 청소와 세탁, 급식상황을 혁신하는 한편 기록을 정리하고 사망자수와 입원환자수를 확인했다.
- 위생위원회를 개최하고 위생상태를 개선하기 위해 하수구를 수리하고 급수시설, 침대 등 물자를 보급하여 부족한 것은 원조를 받았다.
- 은닉된 군대물자의 활용과 친지들을 통한 물자지원을 의뢰했다.
- 군대위생제도 혁신, 관리제도개선의 시도로 6개월 후 부상자들의 사망률이 많이 떨어졌다.

120 간호사의 업무수행을 향상시키기 위한 동기부여방법으로 옳은 것은?

㉠ 정기적으로 한 업무에서 다른 업무로 이동시킨다.
㉡ 수시로 보고하도록 한다.
㉢ 생활의 질을 증진시킬 수 있는 방안으로 업무를 재설계한다.
㉣ 업무의 난이도를 중심으로 수평적으로 확장한다.

① ㉠, ㉡, ㉢
② ㉠, ㉢
③ ㉡, ㉣
④ ㉣
⑤ ㉠, ㉡, ㉢, ㉣

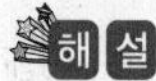

간호사 업무수행 향상방법

- 정기적으로 한 업무에서 다른 업무로 이동
- 유사한 업무를 중심으로 종류를 수평적으로 확대
- 업무의 난이도를 중심으로 수직적으로 확장
- 업무를 통하여 자신들의 생활의 질을 증진시킬 수 있는 방안으로 업무를 재설계

119 ③ 120 ② 정답

121 **돌봄에 관한 설명으로 옳지 않은 것은?**

① 간호윤리의 도덕적 기초가 된다.
② 간호행위의 기본이다.
③ 윤리원리와는 관련이 적다.
④ 인간으로서의 존엄성을 보호하는 것이다.
⑤ 간호사 개인의 신념, 간호업무에 대한 철학에 영향을 받는다.

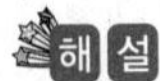
돌봄의 정의(Mayeroff, 1990)
돌봄은 대상이 성숙하고 자기실현을 할 수 있도록 돕는 것이라고 정의하였다. 그가 제안한 다른 사람의 성숙과 실현을 돕기 위한 돌봄의 주요한 구성요소는 지식, 리듬의 변화, 인내, 정직성, 신뢰, 겸손, 희망, 용기이다. 이러한 돌봄의 원리는 윤리원리로서 간호윤리의 도덕적 기초가 된다.

122 **간호생산성을 증가시키는 방법은?** 꼭! 나오는 유형

㉠ 간호 수가의 적용
㉡ 환자간호 전달체계의 개선
㉢ 표준 간호시간 설정
㉣ 간호질 평가제도의 개선

① ㉠, ㉡, ㉢
② ㉠, ㉢
③ ㉡, ㉣
④ ㉣
⑤ ㉠, ㉡, ㉢, ㉣

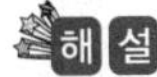
간호생산성
한정된 인적 · 물적, 자원 내에서 투입요소(간호인력, 적정간호기준, 환자분류체계 등)와 과정(간호수행)을 조정하여 간호가 추구하는 목표나 표준에 얼마나 효율적 · 효과적으로 접근해 있는가를 말하는 것이다.

정답 121 ③ 122 ⑤

123 간호전문직의 준거적 특징은?

① 지식의 전문성, 상대적 자율성, 직업에의 헌신, 업무결과에 대한 법적 책임
② 전문지식에 기초한 실무, 전문교육의 발전, 사회에 대한 봉사와 책임, 자율성, 철학적 사고 및 윤리
③ 기본지식과 기술에 기초한 실무, 단기 훈련기관의 설립, 자신과 대중에 대한 책임, 간호 단독법의 제정
④ 전문화된 지식과 기술, 권한의 자율성, 간호교육의 다원화, 간호 특별법의 제정
⑤ 기본지식에 기초한 실무, 기본 교육의 강화, 간호의 질 향상, 간호교육기관 증설

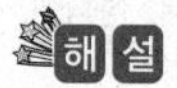
간호전문직의 준거적 특징
전문지식에 기초한 실무, 전문교육의 발전, 사회에 대한 봉사와 책임, 자율성, 철학적 사고 및 윤리

124 간호관리자가 수행하는 기능 중 부하들로 하여금 목표 달성을 위한 책임을 받아들이고 필요한 활동을 수행하도록 동기부여하고 지도하는 관리기능은 무엇인가?

① 기획기능
② 조직기능
③ 인사기능
④ 지휘기능
⑤ 통제기능

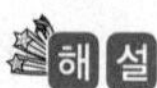

- 지휘기능 : 지휘는 '일정한 목적을 보다 효과적으로 실현하기 위하여 집단행동의 전체를 통솔하는 것'을 말한다.
- 기획기능 : 조직이 달성해야 할 목표를 설정하고 설정한 목표를 효율적으로 달성하기 위한 구체적인 행동방안을 선택하는 것이다.
- 조직기능 : 기획단계에서 목표가 제시되면, 목표 달성을 위해 일을 세분화하여 구성원에게 배분하고, 자원을 할당하며, 산출결과를 조정하는 단계이다. 활동 · 물품 · 재원 · 인력을 활용하여 유기적으로 결합시켜 목적을 달성하도록 하는 관리기능이다.
- 인사기능 : 모집, 선발, 채용, 오리엔테이션, 인력개발, 업무분담, 스케줄 등을 포함한다.
- 통제기능 : 계획에 따라 활동을 조직하여 실제 결과가 계획된 대로 지속되는가 확인하고, 계획과의 편차가 발생하였을 때 시정조치를 취하는 일련의 과정이다.

125 신부의사로서 약 B.C. 2,980년 역사상 처음으로 병을 고친 의사는 누구인가?

① 임호텝
② 히포크라테스
③ 셀서스
④ 에스큘라피우스
⑤ 갈 렌

123 ② 124 ④ 125 ① 정답

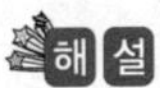

- 임호텝(Imhotep) : 신부의사(Priest Physician), 약 B.C. 2,980년 역사상 처음으로 병을 고친 의사, 의술의 신으로 사후 2세기 이상 그리스인에 의해 유명한 치료의 신(Asclepios)으로 신봉됨
- 히포크라테스 : B.C. 460년 Cos섬에서 신부의사의 아들로 태어남. 병의 원인을 자연법칙을 어김으로써 일어나는 뚜렷한 이유가 있을 것이라고 질병의 원인을 캐기 시작. 병을 예방하는 생활, 의사로서의 윤리관과 인격적 생활(의학의 아버지라 불림), 의학서적 집필 – 골절의 교정, 급성질환자 및 궤양환자, 유행성질환자의 식이요법, 히포크라테스 선서, 나이팅게일 서약도 그의 교훈을 참고로 후일 성문화됨
- 셀서스 : 로마 셀서스 의학집 –의학, 약학, 영양, 정신적 건강유지에 대하여 집필
- 에스클라피우스 : '의술의 신' 태양의 신, 아폴로의 아들
- 갈렌 : 그리스 출신의 내과의

126 간호단위에서 간호업무량을 예측할 때 포함되어야 할 사항으로 옳지 않은 것은?

① 환자의 수
② 환자의 상태
③ 입원환자기록
④ 환자에게 요구되는 간호행위
⑤ 환자에게 제공한 간호서비스의 효과

해설 간호업무량 예측시는 입원환자기록, 환자 수와 상태, 환자에게 요구되는 간호행위를 같이 고려해야 한다.

127 말기환자 간호와 관련된 윤리적 행위로 맞는 것은?

꼭 나오는 유형

㉠ 환자가 치료를 거부하면 자율성의 원리만 고려하여 환자의 의견을 존중한다.
㉡ 환자가 의식이 있으면서 혼돈상태인 경우는 이전에 환자가 선호하는 것들을 고려한다.
㉢ 환자가 무의식이거나 미성년자이면 의사의 의견을 존중한다.
㉣ 환자가 음식을 거부할 경우 선의의 간섭주의적 차원에서 간호를 계속 적용하려면 자율성 존중의 원리와 돌봄의 원리가 고려되어야 한다.

① ㉠, ㉡, ㉢
② ㉠, ㉢
③ ㉡, ㉣
④ ㉣
⑤ ㉠, ㉡, ㉢, ㉣

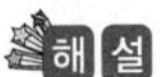

선의의 간섭주의(드워킨 : G. Dworkin)
자율성 존중의 원리와 선의의 간섭주의의 상충시 선의의 간섭주의가 우선하며 돌봄의 원리를 적용한다.

정답 126 ⑤ 127 ④

128 기획의 특성 중 제외되는 것은?

① 기획은 의사결정을 요구한다.
② 기획은 폐쇄 체제의 특성을 지닌다.
③ 기획은 방향성 · 응집성 · 추진력을 제공한다.
④ 기획은 포괄적이다.
⑤ 기획은 조직원들의 목표를 향해 행동하도록 동기 유발시킨다.

해설 기획의 특성
- 목표를 달성하기 위한 장래의 행동에 관하여 일련의 결정을 하는 과정이다.
- 미래 지향적 · 계속적인 과정이다.
- 의사결정과 연결, 목표 지향적, 목표를 위한 수단이라는 특징이 있다.
- 기획은 개방 체제의 특성을 지닌다.

129 수간호사가 간호단위 관리에서 고려해야 할 환경관리의 범위로 옳은 것은?

꼭 나오는 유형

> ㉠ 간호인력이 사용하는 물품을 관리하는 것은 대상자의 안전관리와 관계가 있다.
> ㉡ 간호사가 물품관리시 철저히 무균법을 적용하도록 한다.
> ㉢ 청소도구나 청소방법의 지도 · 감독을 통하여 간호단위의 청결이 유지되도록 관리한다.
> ㉣ 병실에 계속 있는 환자나 보호자를 위해 간호사가 일정한 간격으로 환기하도록 한다.

① ㉠, ㉡, ㉢　　② ㉠, ㉢
③ ㉡, ㉣　　④ ㉣
⑤ ㉠, ㉡, ㉢, ㉣

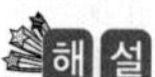

수간호사가 간호단위관리에서 고려해야 할 환경관리의 범위
간호단위에 영향을 미치는 일체의 상황을 말하며 안전관리, 위생적 환경, 심미적 환경, 안정된 분위기 조성 등이 그 예이다.

130 간호조직에서 직원들로 하여금 목표달성을 위한 책임을 받아들이고 필요한 활동을 수행토록 동기부여하고 지도하는 관리기능은?

꼭 나오는 유형

① 기획기능　　② 조직기능
③ 지휘기능　　④ 통제기능
⑤ 인사관리기능

128 ② 129 ⑤ 130 ③ 정답

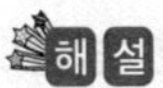 ③ 설문은 간호관리의 기능 중 지휘기능에 대한 설명이다.

131 조직 내에서 일에 대한 흥미와 창의성 상실, 시야의 협소화, 업무의 중복, 조정곤란 등의 현상이 나타나는 이유로 가장 적절한 것은?

① 관리자의 통솔범위의 적정화가 필요하다.
② 명령통일의 원리가 지나치게 강조되고 있다.
③ 계층제의 원리가 지나치게 강조되고 있다.
④ 조직 내에서 신축성 없는 조정의 원리가 강조되고 있다.
⑤ 분업 및 전문화의 원리가 지나치게 강조되고 있다.

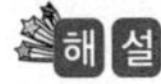 분업 및 전문화의 원리는 유사한 업무나 기능을 표준화하여 한데 묶고 전문적인 지식이나 기능을 가진 사람으로 하여금 그것을 담당하게 함으로써 업무 수행상의 효율성을 높이는 것을 말한다. 단점으로 일에 대한 흥미와 창의성의 상실, 시야의 협소화, 업무의 중복, 낭비 및 책임회피, 조정곤란 등이 있다.

132 조직이 안고 있는 문제 해결을 위해 다각적인 원인을 분석할 때 고려되어야 할 사항으로 옳은 것은?

㉠ 조직구성원의 특성
㉡ 리더의 관리 스타일
㉢ 조직 문화
㉣ 의사결정과정

① ㉠, ㉡, ㉢
② ㉠, ㉢
③ ㉡, ㉣
④ ㉣
⑤ ㉠, ㉡, ㉢, ㉣

해설 조직이 안고 있는 문제 해결시 고려되어야 할 사항에는 위 ㉠, ㉡, ㉢, ㉣ 외에 조직 구조적 변수와 인간행동의 문제도 포함된다.

정답 131 ⑤ 132 ⑤

133 병원구조가 커져갈수록 조정이 필요하다. 조정을 효율적으로 하기 위한 방법으로 옳은 것은?

> ㉠ 목표의 설정과 이에 따른 계획을 수립한다.
> ㉡ 모든 구성원이 따를 수 있는 규정과 절차를 마련한다.
> ㉢ 동일계층의 조직 구성원 및 부서 간에 업무활동을 수평적으로 통합한다.
> ㉣ 정보체계의 확립과 명령계통을 이원화한다.

① ㉠, ㉡, ㉢
② ㉠, ㉢
③ ㉡, ㉣
④ ㉣
⑤ ㉠, ㉡, ㉢, ㉣

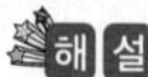

효과적인 조정방법
- 정보체계의 확립과 명령계통의 단일화(계층제)
- 목표의 설정과 이에 따른 계획수립
- 모든 구성원이 따를 수 있는 규정과 절차의 마련
- 조직 수평부서 간 업무활동의 구조적 · 기능적 통합

134 간호조직의 통솔범위 결정시 영향을 주는 요인으로 알맞은 것은?

> ㉠ 조직 방침의 명확성
> ㉡ 전문 스텝의 이용 가능성
> ㉢ 객관적 표준의 이용 가능성
> ㉣ 지역적 위치와 분산의 정도

① ㉠, ㉡, ㉢
② ㉠, ㉢
③ ㉡, ㉣
④ ㉣
⑤ ㉠, ㉡, ㉢, ㉣

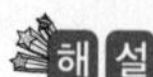

통솔범위 결정시 영향을 주는 요인
- 조직 방침의 명확성
- 과업 성격
- 객관적 표준의 이용 가능성
- 부하의 능력
- 정보 전달 능력 및 기법
- 전문 스텝의 이용 가능성
- 기획조정 기능
- 지역적 위치와 분산의 정도

133 ① 134 ⑤ 정답

135 **협상에 대한 사항이다. 맞지 않는 것은?** 꼭 나오는 유형

① 개방적인 의사소통을 실시한다.
② 문제에 초점을 맞춘다.
③ 상대방의 의견을 이해하려고 한다.
④ 다양한 대안을 탐색한다.
⑤ 다수결의 원칙을 준수한다.

해설 ⑤는 협상과 관련 없는 사항이다.
협 상
둘 이상의 당사자들이 자신에게 중요한 이슈에 대해 상대방의 양보를 얻고, 반면 상대에게 중요한 이슈에 대해서는 자신이 양보함으로써 서로 만족스러운 교환을 하는 협상기술로서 성공적인 갈등해결을 위한 주된 전략이다.

136 **대한 간호협회에서는 1999년 전문 간호사의 영역을 구분하고 각각의 교육 프로그램을 개발하고 있다. 이러한 권력신장을 적절히 설명한 것은?**

① 전문성 획득을 통한 권력
② 정책으로서의 권력
③ 자율성으로서의 권력
④ 합법적 권력
⑤ 준거적 권력

해설 ① 정보, 지식, 기술 등의 프로그램을 개발하고 특수한 분야에 있어서 탁월한 능력이나 정보를 갖는 것은 전문성 획득을 통한 권력이다.

137 **A 병원에서 서비스 부분을 강화시키기 위하여 서비스마케팅 전략을 수립하려 한다. 가장 처음 할 일은?** 꼭 나오는 유형

① 규칙을 일관성있게 적용하여 병원의 현 상태를 파악한다.
② 새로운 의료 서비스전략을 세운다.
③ 조직의 관리 기술을 발전시킨다.
④ 조직의 자원을 효율적으로 이용한다.
⑤ 조직의 기능적 · 생산적 관리 기술을 향상시킨다.

해설 마케팅 전략의 수립순서
표적시장의 탐색과 선정(외부환경 분석 – 기회와 위협, 내부환경 분석 – 강점 · 약점 분석) → 마케팅 전략수립 → 마케팅 기획 분석 → 마케팅믹스 개발 → 마케팅 실행 및 통제

정답 135 ⑤ 136 ① 137 ①

138 간호관리 모형체계에서 산출사항에 해당하는 것은?

① 인 력　② 조 직
③ 이직률　④ 통제기능
⑤ 간호기획

해설 간호관리 모형체계
- 투입 : 인력, 자금, 물자, 정보
- 과정 : 간호 기획, 조직, 인적 자원, 지휘 및 통제기능
- 산출 : 간호의 질, 환자 만족, 간호사 만족, 이직률 등

139 영국간호협회를 조직하였으며, 국제간호협의회를 창시하여 영국의 널싱 타임즈를 출간한 것과 관계있는 인물은? 꼭 나오는 유형

① 베포트 펜위크　② 도로시 딕스
③ 앙리 뒤낭　④ 클리라 바튼
⑤ 프라이

해설 펜위크 여사의 제2의 간호혁명
- 간호사 자격과 대우를 위해 시험제도를 폐지하고 면허제도를 도입하기 위한 투쟁으로 6병원 관리자들과 나이팅게일 여사가 반대했으나 1919년 면허법 통과함(간호의 제2의 혁명)
- 영국간호협회와 국제간호협회를 조직, 널싱 타임즈(Nursing Trimes) 창간

140 병원에 입원한 환자의 기록관리에 관한 수간호사의 책임은? 꼭 나오는 유형

> ㉠ 기록의 완성을 확인한다.
> ㉡ 기록의 내용을 환자에게 알린다.
> ㉢ 기록의 분실을 예방한다.
> ㉣ 의사와 타협하여 기록하도록 한다.

① ㉠, ㉡, ㉢　② ㉠, ㉢
③ ㉡, ㉣　④ ㉣
⑤ ㉠, ㉡, ㉢, ㉣

해설 ② 입원 환자의 정확한 기록의 완성과 기록을 분실하지 않도록 지도 · 감독한다.

138 ③ 139 ① 140 ② 정답

141 **모자보건사업이 잘 발달한 나라로 세계에서 두 번째로 빠르게 면허등록법이 실시된 나라는?**

① 캐나다
② 러시아
③ 뉴질랜드
④ 스위스
⑤ 오스트레일리아

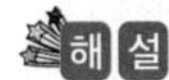
뉴질랜드의 간호계 상황
- 영국 간호와 미국 간호가 잘 받아들여짐으로써 바람직한 간호 발전을 보였다.
- 모자보건사업이 잘 발달한 나라로 유아사망률이 세계에서 가장 낮다.
- 세계에서 두 번째로 빠르게 면허등록법이 실시되었다.

142 **간호단위에서 간호과정을 효과적으로 적용할 때 간호단위 관리자가 해야 할 업무에 해당하는 것은?**

㉠ 물품관리업무	㉡ 인사관리업무
㉢ 병동 전체의 행정업무	㉣ 간호과정에 대한 교육 · 평가활동

① ㉠, ㉡, ㉢
② ㉠, ㉢
③ ㉡, ㉣
④ ㉣
⑤ ㉠, ㉡, ㉢, ㉣

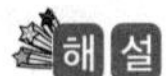
간호단위 관리자가 해야 할 업무
- 간호과정에 대한 교육 · 연구 · 감독 · 평가활동
- 직원의 업무평가관리 및 인사관리업무
- 환자 및 병동 전체의 행정업무
- 환경 및 물품관리업무

143 **의사결정능력이 없어진 후에 자신의 신체에 대한 내용을 서면화하는 사전의사결정제도의 도덕적 근거에 해당하는 것은?**

① 정 직
② 신뢰성
③ 책임감
④ 자율성
⑤ 비밀유지

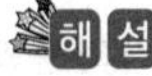
④ 사전의사결정제도가 도덕적으로 바람직하다는 것의 근거로 제시되는 대표적인 것 중 하나는 이 제도에 의해 환자의 자율적 선택권이 더 존중된다는 것이다.

정답 141 ③ 142 ⑤ 143 ④

144 면접에 대한 다음 사항 중 옳은 것을 모두 고르면?

> ㉠ 언어적 · 비언어적 수단을 사용한다.
> ㉡ 면접자는 특정한 전문지식을 갖고 있다.
> ㉢ 개인의 배경을 알아본다.
> ㉣ 면접시 직무 수행에 필요한 자질 능력, 적격성을 감정할 목적으로 실시한다.

① ㉠, ㉡, ㉢
② ㉠, ㉢
③ ㉡, ㉣
④ ㉣
⑤ ㉠, ㉡, ㉢, ㉣

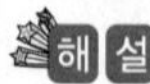
면접이란 필기시험이나 서류, 실기전형 등에서는 알 수 없는 지원자에 대한 됨됨이의 모든 것, 즉 인품, 언행, 지식, 적성 등에 대하여 지원자와 면접관이 직접 대면하여 질문이라는 형식의 언어적 도구를 통해 평가하는 방법으로 면접자는 전문적인 지식과 목적을 갖고 있어야 한다.

145 다음 중 간호사의 주의의무 태만에 관한 내용은?

꼭 나오는 유형

① 간호사가 잠깐 자리를 비운 사이에 환자가 자살을 시도하였다.
② 마취주사를 놓다가 환자의 팔에 멍이 들고 마비가 일어났다.
③ 정맥주사 준비 중 정맥 주사병에 이물질이 발견되었다.
④ 의사의 식이처방에 따라 환자의 식사를 배식한 결과 환자가 소화장애를 호소하였다.
⑤ 중환자에게 필요한 모든 간호법을 적절히 실시하였으나 환자가 사망하였다.

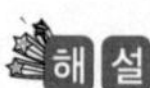
② 타인에게 유해한 결과가 발생하지 않도록 항상 정신을 집중할 의무가 있다.

간호 사고

- 불법행위와 업무상과실 : 불법행위란 선의 또는 과실에 의한 행위로 남에게 손해를 끼치는 행위를 말한다. 이는 가해자가 범한 위법성과 피해자가 입은 손해를 대비시켜 인과관계가 있을 때에 성립된다. 이 중에서 특히 특수한 직무를 수행(의료, 간호업무 수행시)하다가 저지른 과실을 업무상 과실이라 한다.
- 주의의무태만과 부정행위 : 주의의무태만은 타인에게 유해한 결과가 발생하지 않도록 정신을 집중할 의무를 태만히 하는 것이다. 즉, 업무능력이 있는 사람(간호사)이 주의해야 할 의무를 다하지 않음으로써 남에게 손해를 입게 한 것을 의미한다. 이 중에서 고도화된 전문직업인이 주의의무태만을 부정행위라 한다.
- 전단적 의료 : 의료인이 어떤 위험성이 있는 의료행위를 실시하기 전에 환자로부터 동의를 얻지 않고 의료행위를 시행한 경우를 전단적 의료라 한다.

144 ⑤ 145 ② 정답

146 **병동간호 상황에서 발생 가능한 투약사고 유형 중 간호사 주의의무에 해당하는 것은?**

꼭 나오는 유형

㉠ 투약할 약의 용량 확인	㉡ 주사부위 확인
㉢ 적절한 속도로 주입	㉣ 주사약의 선택

① ㉠, ㉡, ㉢ ② ㉠, ㉢
③ ㉡, ㉣ ④ ㉣
⑤ ㉠, ㉡, ㉢, ㉣

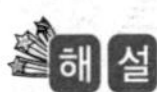 투약시 주의사항으로는 ㉠, ㉡, ㉢ 이외에 정확한 방법, 정확한 시간의 확인 등이 있다. ㉣의 주사약의 선택은 의사의 권한이다.

147 **간호단위에 대한 설명이다. 옳은 것은?**

꼭 나오는 유형

㉠ 간호직원이 공동으로 간호에 참여하는 조직체로서 운영한다.
㉡ 최적의 간호를 수행하기 위해 간호목표를 성취하는 간호관리의 기본단위이다.
㉢ 간호대상자들이 입원하여 간호와 치료를 받을 수 있는 병원의 핵심적 공간이다.
㉣ 최소의 구조적 단위를 의미하므로 직원과 시설을 포함하지 않는 개념이다.

① ㉠, ㉡, ㉢ ② ㉠, ㉢
③ ㉡, ㉣ ④ ㉣
⑤ ㉠, ㉡, ㉢, ㉣

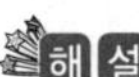 ㉣ 수간호사와 몇 사람의 간호사, 기타 직원, 적당한 수의 환자, 이에 따른 적절한 시설들로 이루어진다.

148 **A 병원에서는 지역사회 주민들의 건강증진과 교류를 목표로 봉사활동조직 프로그램을 만들려고 한다. 알맞은 조직유형은?**

① 프로젝트 조직 ② 계선조직
③ 계선 막료조직 ④ 매트릭스 조직
⑤ 직능조직

정답 146 ① 147 ① 148 ①

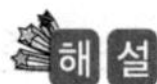 ① 프로젝트 조직은 조직에 활력을 불어넣기 위한 조직이다.

프로젝트 조직

- 조직의 기본형태인 계선막료 조직을 유지하면서도 그것이 갖는 경직성을 극복하기 위해 유연성을 가진 임시적 조직을 편성, 운영하는 조직형태를 가리킨다.
- 어느 조직이든 어느 정도 안정된 궤도에 오르게 되면 계선막료 조직에서 경직상태가 나타나는 것이 일반적인데 이런 경직을 극복하고 조직에 활력을 불어넣기 위해 프로젝트 조직이 출현하게 된다.

149 간호서비스 마케팅믹스 전략을 세우려고 한다. 전략내용에 포함될 수 있는 것은?

꼭 나오는 유형

㉠ 기존의 간호서비스를 향상시키고, 새로운 간호서비스를 개발한다.
㉡ 간호서비스가 제공하는 이익을 최대한 가시화시켜 우호적인 명성을 얻도록 한다.
㉢ 간호서비스 환경의 향상으로 환자와 내원객을 위한 각종 편의시설의 설치 등을 도모한다.
㉣ 간호서비스의 가격은 일정하게 정해져 있으므로 다른 부분에서 마케팅 전략을 세운다.

① ㉠, ㉡, ㉢　② ㉠, ㉢
③ ㉡, ㉣　④ ㉣
⑤ ㉠, ㉡, ㉢, ㉣

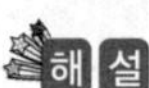

- 제품 전략 : 새로운 간호 서비스 개발
- 촉진 전략 : 간호서비스가 제공하는 이익의 최대한 가시화 – 가시화된 간호서비스의 가치에 관련된 정보가 전달되고 인식된다.
- 유통 전략 : 간호서비스 환경의 향상 – 전화 상담과 진료, 원격진료시스템, 인터넷을 통한 상담과 진료, 가정간호서비스 등
- 수가 전략 : 간호서비스 수가는 간호서비스의 가격으로 간호서비스 원가를 충분히 반영 간호서비스의 수가를 결정하기 위하여는 원가산정이 정확하게 되어야 한다.

150 대한민국정부 수립 후에 일어난 일이 아닌 것은?

① 정부 내 간호조직의 확대
② 간호장교단 창단
③ ICN 가입
④ 지방의 간호공무원 직위 확대
⑤ 여순 반란사건

149 ① 150 ① 정답

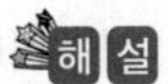 정부수립 이후 행정부를 위한 예산삭감으로 인해 의정국 안에 간호사업과로 격하되면서 인원도 대폭 감소되었다(간호 사업국 → 사업과 → 사업계(지방)).

151 **간호관리자의 역할 중 의사 결정자의 역할을 서술한 것이다. 제외되는 것은?**

① 중요한 협상에서 조직을 대표한다.
② 조직의 모든 자원을 할당한다.
③ 어려움에 당면시 올바른 행동을 수행한다.
④ 직원의 동기를 유발시키고 직원의 채용과 훈련을 담당한다.
⑤ 변화를 위한 사업을 추진한다.

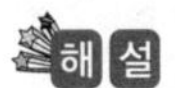 ④ 대인관계 역할 중 지도자의 역할이다.
민츠버그는 관리자가 수행하는 작업 역할을 10가지로 제시하였는데 이 역할은 대인관계 역할, 정보적인 역할, 결정하는 역할의 3개의 주요 범주로 개념화될 수 있다.

152 **기획에서의 목표가 가져야 할 조건에 대한 설명으로 옳은 것은?**

㉠ 성취할 결과를 구체적으로 기술해야 한다.
㉡ 현실적으로 타당해야 한다.
㉢ 예측과 측정이 가능해야 한다.
㉣ 상급 관리자들에 의해서 설정되어야 한다.

① ㉠, ㉡, ㉢
② ㉠, ㉢
③ ㉡, ㉣
④ ㉣
⑤ ㉠, ㉡, ㉢, ㉣

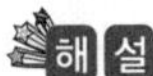 ㉣ 상급 관리자들이 아니라 조직구성원과의 협의하에 설정되어져야 한다.

정답 151 ④ 152 ①

153 **간호관리계층에 따라 요구되는 관리기술 중 개념적 관리기술에 대한 설명이다. 옳은 것은?**

꼭 나오는 유형

> ㉠ 최고관리자에게 더 많이 요구되는 능력
> ㉡ 다른 사람들과 상호작용하고 의사소통할 수 있는 능력
> ㉢ 조직의 모든 이해관계와 활동을 조정 · 통합할 수 있는 능력
> ㉣ 전문분야에 필요한 지식, 절차, 기법을 사용하는 능력

① ㉠, ㉡, ㉢　② ㉠, ㉢　③ ㉡, ㉣
④ ㉣　⑤ ㉠, ㉡, ㉢, ㉣

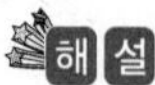

해설 개념적 관리기술은 최고관리자에게 더 많이 요구되는 기술이며 조직의 모든 이해관계와 활동을 조정 통합하여 조직의 장래방향과 조직문화를 형성하는 데 중요한 역할을 할 수 있다.

154 **고대에서 현대의 전문 간호에 이르기까지 간호의 발전과정으로 맞는 것은?**

꼭 나오는 유형

① 가족간호 → 자기간호 → 종교간호 → 직업간호
② 자기간호 → 가족간호 → 종교간호 → 직업간호
③ 종교간호 → 직업간호 → 가족간호 → 자기간호
④ 자기간호 → 종교간호 → 직업간호 → 가족간호
⑤ 가족간호 → 종교간호 → 자기간호 → 직업간호

해설 간호의 발달형태
자기간호 → 가족간호 → 종교적 간호 → 직업적 간호 → 현대 간호

155 **현대 간호에서 간호윤리가 강조되는 이유로 옳은 것은?**

> ㉠ 사회가 간호사로 하여금 대상자의 옹호자가 되어주기를 기대하기 때문이다.
> ㉡ 전통적인 도덕관으로는 새로운 지식 및 기술과 관련된 도덕문제를 해결하기 어렵기 때문이다.
> ㉢ 간호사의 역할과 영역의 확대로 인해 새로운 직무상의 딜레마를 직면하게 되었기 때문이다.
> ㉣ 삶에 대해 긍정적이고 건설적인 영향을 줄 수 있기 때문이다.

① ㉠, ㉡, ㉢　② ㉠, ㉢　③ ㉡, ㉣
④ ㉣　⑤ ㉠, ㉡, ㉢, ㉣

153 ② 154 ② 155 ① 정답

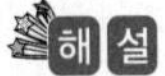
현대간호에서 간호윤리가 강조되는 이유
- 간호사의 역할과 위치의 변화
- 의료인들의 환자와 가족에 관한 권리주장에 대한 책임 확대
- 새로운 기술의 발전으로 환자 간호 가능성의 범위 확대
- 간호사가 대상자의 옹호자로 요구됨

156 **간호학에서는 대상자의 고유성과 개별성을 중시하여 간호행위 결과 환자에게 도움이 되었는지 여부에 관심을 가진다. 또한 간호학의 연구는 대부분 현장 연구로서 활동의 방법을 사용하는 경우가 많다. 이들 간호학의 주요 철학적 기반으로 옳은 것은?** 꼭 나오는 유형

㉠ 실존주의	㉡ 경험론
㉢ 실용주의	㉣ 관념론

① ㉠, ㉡, ㉢　　② ㉠, ㉢　　③ ㉡, ㉣
④ ㉣　　⑤ ㉠, ㉡, ㉢, ㉣

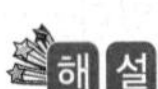
㉣ 관념론 : 근본에 대한 근원성을 주장하는 것으로 관념이 물질적인 것보다 우세하다는 철학으로 결과 등을 중시하는 간호학과는 거리가 멀다.
간호학의 주요 철학적 기반
- 실존주의 : 실존이란 인간이 자기의 존재에 관심을 가지면서 그 존재를 자기의 독자적인 방법으로 결정해 갈 수가 있다고 하는 것으로 인간의 주관적 특성이나 주관적 경험의 이해 등과 관련되는 것으로 현상학의 영향을 받았으며 간호 현상과 대상자로서의 인간에 대한 이해의 관점에 기반이 되어 왔다.
- 경험론 : 사실에 대한 모든 추론은 원인과 결과의 단계에 근거하며, 원인과 결과에 의한 지식은 경험으로부터 획득된다는 이론이다(간호학의 지식체 구성과 개발에 있어 관찰을 기반으로 한다).
- 실용주의 : 실제에 관심을 둔 사조 즉 실무에서 환자에게 나타나는 결과를 중시하는 점에서 실무에 대한 간호학적 관점 형성에 기초가 되어 왔다.

157 **간호단위의 관리목표로 옳지 않은 것은?**

① 대상자에게 쾌적하고 안전한 환경을 조성한다.
② 간호에 필요한 인력, 시설과 물품의 적정 수와 상태를 확보한다.
③ 간호대상자와 가족이 자기 간호 기술과 지식을 갖추도록 건강교육을 실시한다.
④ 지역사회와의 관계를 육성하여 발전 · 도모한다.
⑤ 간호직원과 학생의 교육적 욕구를 충족시킨다.

정답 156 ① 157 ④

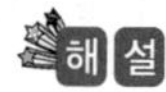

해설 ④는 간호단위와는 무관하다.
간호단위의 관리목표
타부서의 직원들과 의사소통과 인간관계 수립, 환자상태에 대한 관찰기록 및 보고체계의 수립, 의사의 진단 및 치료활동 지원 등이 있다.

158 **중세 전반기의 수도원과 간호를 현대간호 관점에서 볼 때 옳지 않은 것은?**

① 수도원의 청빈 노력과 복종을 추구하는 생활 신조는 중세 간호정신과 잘 부합하였다.
② 수도원의 높은 돌담 안에서 이루어진 공동사회의 훈련은 현대 간호의 팀웍 형성에 도움이 되었다.
③ 중세 수도원은 당시 교육기회 균등, 실천에 기여하였을 뿐만 아니라 간호교육 보급에도 공헌하였다.
④ 수녀 중 간호사 수련을 받고 평생 간호에 헌신하여 수준 높은 간호를 하는 이가 많았다.
⑤ 영주, 왕, 왕족들은 간호에 관심이 없어서 수도원에서 수련하는 이들이 없었다.

해설 ⑤ 수도원의 청빈 노력과 복종을 추구하는 생활신조는 수도자들의 생활이 점차 제도화되면서 중세에 수도원의 전성기를 이루었다.

159 **간호의 역사를 상기해 볼 때 다음 중 간호전문직의 문제들을 해결할 수 있는 가장 바람직한 방법은?**

① 종교적으로 봉사정신을 발휘할 수 있는 간호자원 봉사자 확보
② 보수의 상향 조정 등 간호사의 처우 개선으로 간호사 지망 증가 유도
③ 인도주의와 이타주의로 희생을 감수하는 간호정신 함양
④ 저임금으로 활용할 수 있는 간호 대체 인력의 양성
⑤ 전문적인 간호교육 강화와 간호전문직관의 고취

해설 ⑤ 간호직의 직업적 긍지와 전문성 신장이 간호 전문직의 필수 요소로 인식되고 있다.

158 ⑤ 159 ⑤ 정답

160 **맥그리거 X이론의 가정을 받아들이는 간호관리자의 태도로 옳은 것은?**

> ㉠ 직원들을 엄격하게 통제, 감독
> ㉡ 직원의 잠재력을 개발시켜 주려 함
> ㉢ 하위욕구의 충족에 관심
> ㉣ 직원들에게 성장과 발전의 기회를 줌

① ㉠, ㉡, ㉢ ② ㉠, ㉢
③ ㉡, ㉣ ④ ㉣
⑤ ㉠, ㉡, ㉢, ㉣

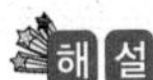
맥그리거의 X이론의 가정 하에 간호 관리자의 태도
인간에 대한 강요, 통제, 감독, 처벌, 위협 정당화, 하위욕구 충족 중심

161 **일제시대의 간호에 대한 설명으로 옳은 것은?**

> ㉠ 에드먼드 : 최초의 서양간호사
> ㉡ 이정애 : 최초 현대간호학 강의
> ㉢ 히트코프 : 최초 방문간호 실시
> ㉣ 한신광 : 조선간호부회의 조직

① ㉠, ㉡, ㉢ ② ㉠, ㉢
③ ㉡, ㉣ ④ ㉣
⑤ ㉠, ㉡, ㉢, ㉣

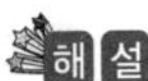

- 이정애 : 유학 후 최초 현대간호학 강의
- 한신광 : 공중보건사업에 헌신한 사람, 조선간호부회의 조직 : 1923년 조선졸업간호부회 조직 → 1926년 조선간호부회로 변경(조선졸업간호부회와 1908년 발족된 재조선 서양인 졸업간호원회를 합침) 회장 – Sepping, 서기 – 한신광
- 에드먼드 : 보구여관(1903년), 에드먼드에 의해서 설립, 6년 정규과정과 3년 단기과정 있었음. 1906년 첫 가관식, 1930년 교육중단
- 히트코프 : 1891년 한국에 도착한 최초의 서양간호사, 정동에 부인과 환자진료소

정답 160 ② 161 ③

162 **의료법상 간호사의 의무에 해당하지 않는 것은?**

① 의료비 수납의 의무
② 간호 요구자에 대한 교육 · 상담
③ 의사의 지도하에 시행하는 진료의 보조
④ 결핵예방법 따른 보건활동
⑤ 건강증진을 위한 활동의 기획과 수행

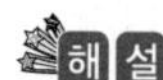

의료법상 간호사의 의무

- 환자의 간호요구에 대한 관찰, 자료수집, 간호판단 및 요양을 위한 간호
- 의사, 치과의사, 한의사의 지도하에 시행하는 진료의 보조
- 간호 요구자에 대한 교육 · 상담 및 건강증진을 위한 활동의 기획과 수행
- 농어촌 등 보건의료를 위한 특별조치법에 따라 보건진료 전담공무원으로서 하는 보건활동
- 모자보건법에 따른 모자보건전문가가 행하는 모자보건 활동
- 결핵예방법에 따른 보건활동
- 그 밖의 법령에 따라 간호사의 보건활동으로 정한 업무
- 간호조무사가 수행하는 업무보조에 대한 지도

163 **항암제 개발시 아직 약의 효과와 효능, 부작용이 밝혀지지 않은 상태에서 요구되는 윤리 원칙은?**

꼭 나오는 유형

① 사전동의의 원칙
② 비밀누설의 금지
③ 선의의 간섭주의
④ 무해성의 원칙
⑤ 정직성의 원칙

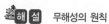

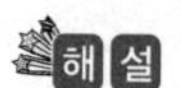

무해성의 원칙

고의적으로 해를 가하는 것을 피하거나 해가 될 위험을 피하는 것으로, 치료과정에서 환자에게 육체 · 정신적으로 상처를 주지 않도록 하기 위한 것이다. 예를 들어 암환자를 화학요법으로 치료할 때 수반되는 여러 가지 부작용으로 환자에게 해를 끼치게 된다면 이 치료는 즉시 중단돼야 한다.

164 **A 병원 간호부는 의료기관의 치열한 경쟁 체제하에서 보다 경쟁력 있는 간호조직으로 거듭나기 위해 전략적 기획방법을 도입하기 위해 A 병원에서 간호관리자들이 가장 먼저 시행해야 할 행동은?**

꼭 나오는 유형

① 간호부 조직의 장단점을 파악한다.
② 내 · 외 환경의 현황을 파악한다.
③ 간호부가 직면하게 될 주요한 기회와 그 제한점을 파악한다.
④ 마케팅 전략을 수립한다.
⑤ 전체 기획의 목표를 수립한다.

162 ① 163 ④ 164 ② 정답

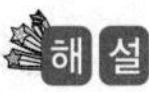 ② 전략적 기획은 간호부의 목표와 방향을 결정하고, 조직 내부와 외부의 상황에 대한 여러 가지 정보를 기초로 자원분배, 책임지정, 간호수행을 위한 틀을 결정해주는 것이다.

165 **나이팅게일 간호학교에 대한 설명으로 옳지 않은 것은?**

① 세계 최초로 운영상 경제적으로 독립하였다.
② 교육개혁을 통해 "Health Reform"이 이루어졌다.
③ 간호교육은 완전히 비종교적인 배경에서 이루어졌다.
④ 국민의 모금과 국가의 보조로 학교가 설립되었다.
⑤ 1860년 성토마스 병원에 나이팅게일 간호학교가 설립되었다.

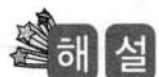 나이팅게일 간호학교의 특징

- 전국민의 교육기금 모집으로 1860년 성토마스 병원에 나이팅게일 간호학교 설립
- 건강을 한동안 회복하지 못해 실무위임하고 간호교육 계획과 지도
- 교육개혁을 통해 "Health Reform" 이루어짐
- 간호교육은 완전히 비종교적인 배경에서 교육적인 교육을 함
- 세계최초로 운영상 경제적으로 독립한 학교로 국민이 낸 성금으로 세워지고 운영됨
- 간호학교의 교육목표 : 병원간호사(임상간호사), 간호교육자, 지역사회간호사 양성

166 **일반외과 박 간호사는 수간호사가 근무표 작성시 자신과 동료인 김 간호사의 편의를 많이 고려하는 것을 발견하고 갈등했다. 박 간호사는 수간호사를 만나 수간호사의 권리를 침해하기 않으면서 근무표에 대해 정중하고 정직하게 자신의 느낌을 표현하였다. 이러한 의사소통 방법으로 옳은 것은?** 꼭 나오는 유형

① 상사에 대한 건의제도
② 자기주장적 의사소통
③ 갈등해결 위한 의사소통
④ 촉진적 의사소통
⑤ 공감적 의사소통

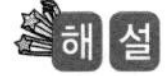 자기주장적 의사소통

의사소통과정에서 상대방의 권리를 침해하거나 상대방을 불쾌하게 하지 않는 범위 내에서 자신의 권리, 욕구, 의견, 생각, 느낌 등 자신이 나타내고자 하는 바를 마음속에 있는 그대로 직접적으로 표현하며, 상대방의 대화를 주의하며, 청취함으로써 대화와 문제해결을 촉진시킬 수 있는 것은 자기주장적 의사소통이다.

정답 165 ④ 166 ②

167 **인간을 대상으로 하는 간호 분야에서 타 분야보다 더욱 강조하는 '의무'의 정의에 대한 설명으로 옳은 것은?**

① 권리와 책임에 수반된 의무의 이행
② 도의적 책임감에 따라서 마땅히 해야 될 일을 행하고 하지 말아야 될 일은 하지 않는 것
③ 자기 중심적인 동기에서 시발되는 해야 할 일의 이행
④ 각자에게 주어진 해야 되는 일을 하는 것에 국한된 활동
⑤ 선의지에 따라 행하게 되는 분별적 활동

해설 의무란 일정한 행위를 해야 하거나, 또는 해서는 안 될 일, 즉 도의적 책임감에 따라서 마땅히 해야 될 일을 행하고 하지 말아야 될 일은 하지 않는 것을 말한다.

168 **다음 중 간호사 개인의 간호관에 가장 많은 영향을 미치는 요인은?**

① 간호교육과정과 사회적 가치관
② 간호지도자와 간호 현장의 환경
③ 사회적 가치관과 간호사 자신의 존재 철학
④ 간호교육과정과 간호사 자신의 존재 철학
⑤ 간호 지도자와 행정직 여건

해설 간호사 개인의 간호관에 가장 많은 영향을 미치는 요인은 간호교육과정과 자신의 존재 철학이다.

169 **두 사람이 만나서 서로에게 부족한 점을 보충해 주면서 합의에 도달한 것은?**

① 조 정
② 건 의
③ 협 조
④ 협 상
⑤ 권 고

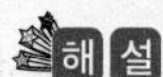
협 상
둘 이상의 당사자들이 자신에게 중요한 이슈에 대해 상대방의 양보를 얻고, 반면 상대에게 중요한 이슈에 대해서는 자신이 양보함으로써 서로 만족스러운 교환을 하는 협상기술로서 성공적인 갈등 해결을 위한 주된 전략이다.

167 ② 168 ④ 169 ④ 정답

170 **하의상달식의 의사소통방법에 해당하는 것은?**

① 고 시
② 훈 령
③ 구내방송
④ 일반적 정보
⑤ 직장여론조사

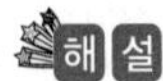
하의상달적 의사소통(상향적 의사소통)
보고, 회의, 면담, 직장여론조사, 제안제도 등이 포함된다.

171 **최근 조직의 목표뿐 아니라 조직 구성원의 목표를 통합하려는 광범위한 관리 기법으로 활용되는 MBO의 개념은?** 꼭 나오는 유형

㉠ 조직의 목표 달성을 합리적으로 측정할 수 있는 통제 기능
㉡ 조직의 목표 달성에 부합되는 경영계획
㉢ 목표 달성에 따라 업적평가를 통한 처우 개선 기능
㉣ 조직 내의 개인 참여를 유발하여 조직 목적달성에 기여하는 동기 부여기능

① ㉠, ㉡, ㉢
② ㉠, ㉢
③ ㉡, ㉣
④ ㉣
⑤ ㉠, ㉡, ㉢, ㉣

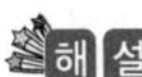
MBO(Management By Objectives)
- 총론적인 개념은 목표에 의해서 조직을 관리한다는 뜻이다.
- 조직목표와 개인 목표를 명확하게 설정함으로써 각자의 능력을 개발하고 의욕을 높이며, 또한 각자의 힘을 조직력으로 집중 발휘시킴으로써 효율적인 경영활동을 가능하게 하려고 하는 것이다.
- 필요에 따라서는 목표를 수정함으로써 외부의 변화에 신속하게 대응하는 기동적인 조직활동을 가능하게 하려고 하는 것이다
- 목표중심의 참여적 관리기법으로서, 조직의 상하구성원의 광범위한 참여와 합의하에 조직목표 개인목표를 설정하고 평가 환류의 효과적인 관리과정을 통하여 목표를 달성하고 궁극적으로 조직의 효율성을 향상시키고자 하는 민주적인 관리기법이다.
- 조직목표는 조직구성원의 참여를 통해 이루어지고, 보다 상위의 조직목표에 근거하여야 하며 상위 목표 달성에 기여할 수 있어야 한다.
- 상관과 부하의 협조적이고 쌍방적인 참여와 협의를 통해 가급적 명확하고 달성 가능한 목표를 설정한다.

정답 170 ⑤ 171 ⑤

172 환자에 대한 비밀을 누설할 수 있는 예외조항이 아닌 것은?

① 의사가 감염병 환자 진단했을 때
② 직장에서 집단 검진 결과 결핵환자 발견 시 회사에 보고
③ 환자가 허락했을 때
④ 가족의 요청이 있을 때
⑤ 공익상 필요하다고 인정되는 사항을 법정에서 말할 때

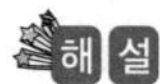

환자에 대한 비밀을 누설할 수 있는 예외조항
- 본인의 동의가 있는 경우
- 법령에 의해 요구되는 경우 : 감염병 신고
- 정당한 업무행위 : 직장에서 집단 검진 결과 결핵 환자 발견시 회사에 보고 등이 있다.

173 예산을 짤 때 1년 동안 사용할 인력, 가구, 물품 등을 사용하기 위하여 사용하는 예산을 무엇이라 하는가?

① 인력예산
② 운영예산
③ 현금예산
④ 영기준예산
⑤ 자본예산

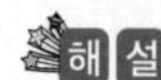

운영예산
부서의 활동 완수를 위해 예산을 짤 때 1년 동안 사용할 인력, 가구, 물품 등을 사용하기 위한 예산

174 환자가 같은 병원에서 다른 병동으로 옮길 때 필요한 간호업무가 아닌것은?

① 옮겨갈 병동에서 사용될 기구와 간호가 다를 수 있음을 알려준다.
② 가족과 친지들에게도 환자가 옮기는 것을 알려준다.
③ 환자가 사용하다 남은 약품을 함께 보낸다.
④ 환자의 전동사항을 식당 등 환자치료와 관련된 부서에 알려준다.
⑤ 환자의 기록을 정리하여 의무기록실에 보낸다.

해설 환자의 병동 이동시 환자의 기록은 정리하여 옮겨가는 병동으로 보낸다.

172 ④ 173 ② 174 ⑤ 정답

175 병원 내에서 일어날 수 있는 낙상사고의 예방대책으로 옳지 않은 것은?

① 보호자에게 낙상안전에 대한 교육 및 주의를 기울이도록 한다.
② 보호자가 환자 옆에 있는 경우는 안심해도 된다.
③ 움직임이나 보행이 불편한 환자는 부축한다.
④ 운반차로 이동시 반드시 침대 난간을 올려 고정시킨다.
⑤ 노인환자를 위해 변기나 욕조 주위에 손잡이를 설치한다.

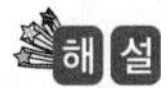

낙상사고의 예방대책
①·③·④·⑤ 외에 병원바닥에 미끄러운 용액이나 물이 떨어져 있는지 자주 관찰한다.

176 응급실 수간호사가 2일간 연수를 떠나면서 두 명의 책임간호사 중에 대리로 자리를 맡기려고 할 때 어떤 자질을 보는가?

① 근무경력 – 교육경력 – 근무경력
② 업무수행능력 – 교육경력 – 업무의 복잡성
③ 업무수행능력 – 교육경력 – 근무경력
④ 업무수행능력 – 책임수행의도 – 업무의 복잡성
⑤ 업무수행능력 – 근무경력 – 책임수행 의도

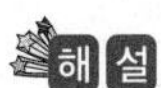

간호단위 관리자의 성공적인 역할수행은 업무수행능력 및 책임수행 의도, 업무의 복잡성에 따라 개인의 역량이 평가될 수 있다.

177 간호사의 법적 의무 중 확인의무에 대한 설명으로 옳지 않은 것은?

① 간호사는 간호의 모든 행위와 내용을 확인해야 하는 의무가 있다.
② 확인의무와 법적 근거는 헌법과 보건복지부령에 의한다.
③ 간호사는 약품사용과 재료에 대하여 확인해야 하는 의무가 있다.
④ 간호사는 간호보조원을 감독, 지도, 확인해야 하는 의무가 있다.
⑤ 간호사는 간호 보조 인력의 과실에 대하여 확인을 태만히 한 책임을 진다.

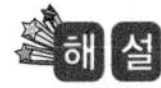

간호사의 확인의무
- 간호의 모든 행위와 내용을 확인해야 하는 의무
- 약품사용과 재료에 대하여 확인을 해야 할 의무
- 간호보조원을 감독, 지도, 확인해야 하는 의무
- 확인의무와 법적 근거는 형법과 민법상 주의 · 의무태만과 선관주의 의무의 위반에 의한다.

정답 175 ② 176 ④ 177 ②

178 전단적 의료가 가능한 경우는?

꼭 나오는 유형

> ㉠ 응급처치시 환자가 의사표현을 못할 때
> ㉡ 법적으로 정해진 예방접종을 실시할 때
> ㉢ 응급처치시 환자의 법정 대리인이 없을 때
> ㉣ 종교적 이유로 환자가 거부할 때

① ㉠, ㉡, ㉢　　② ㉠, ㉢
③ ㉡, ㉣　　④ ㉣
⑤ ㉠, ㉡, ㉢, ㉣

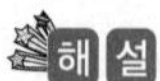
전단적 의료란 의료인이 어떤 위험성 있는 의료행위를 실시하기 전에 환자로부터 동의를 얻지 않고 의료행위를 시행하는 것으로 동의를 얻을 수 없는 상황에서 환자가 의사를 스스로 표현할 수 없거나 주위에 결정을 대신해 줄 법정 대리인이 없는 응급상황의 경우에 전단적 의료가 가능하다.

179 간호관리자의 지휘기능 중 부하직원들에게 업무를 지시하는 방법은 서면지시와 구두지시로 나눌 수 있다. 옳은 것은?

> ㉠ 구두지시는 의사소통의 왜곡이 발생할 가능성이 있으므로 서면지시와 병행하는 것이 좋다.
> ㉡ 서면지시는 지시내용이 정확하고 일관성 있게 모든 직원들에게 지시할 수 있어서 능률적이다.
> ㉢ 서면지시는 지시사항에 대한 중요성이 감소되고 지시이행에 대한 동기부여가 어려운 것이 단점이다.
> ㉣ 구두지시는 부하직원과 직접 대면하므로 효과적이고 신속한 문제해결이 가능하다.

① ㉠, ㉡, ㉢　　② ㉠, ㉢
③ ㉡, ㉣　　④ ㉣
⑤ ㉠, ㉡, ㉢, ㉣

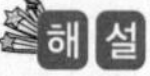
지시의 방법의 종류

- 구두지시 : 구두 명령, 상담, 회의 등 직접 상면에 의해
  - 장점 : 동기부여 가능
  - 단점 : 일관성 · 정확성 떨어짐, 의사소통 장애시 나쁨, 비효율적
- 서면지시, 문서지시 : 업무 규정, 직무 분석, 직무 기술서, 간호 표준에 의해 특정 행위를 하도록(하지 않도록) 공식화할 경우

178 ② 179 ⑤ 정답

180 **구성원의 불안감을 감소시키고, 자신감과 만족도를 높여 주기 위한 수간호사의 리더십 유형으로 가장 적절한 것은?** 꼭 나오는 유형

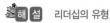

① 위임형 리더십
② 참여형 리더십
③ 설득형 리더십
④ 지시형 리더십
⑤ 후원형 리더십

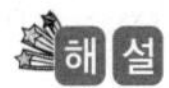

리더십의 유형
- 위임형 : 의사결정과 실행에 대한 책임을 부하에게 위임시켜 그들의 자율적 행동과 자기통제에 맡긴다.
- 참여형 : 아이디어를 공유하고 의사결정 과정에 참여시켜 만족도와 동기를 높인다.
- 설득형 : 결정 및 지시사항을 설명하고 대화의 장을 열어놓아 부하의 의견을 존중하며 쌍방이 집단적 의사결정을 한다.
- 지시형 : 자세한 지침을 주고 철저히 관리를 한다.
- 후원형 : 구성원의 욕구와 복지에 관심을 보이며 친구처럼, 동지애로 호의적 관계를 중시한다. 또 구성원의 불안감 감소, 자신감과 만족도를 높여 준다.

181 **일선 간호관리자가 간호단위의 문제라고 생각되는 모든 경우들을 아래와 같이 적어 내려갔다. 일선관리자가 문제 해결을 위해 활용할 관리기술로 가장 적절한 것은?** 꼭 나오는 유형

- 무엇이 잘못되어 가고 있는가?
- 간호업무에 관한 한 아무도 마음이 설렐 만큼 흥미로운 일은 거의 없다.
- 아무도 그들이 꼭 해야 하는 책임 이상은 맡으려고 하지 않는다.
- 어느 누구도 개선에 대한 관심이 없고 모두 변화를 두려워하고 있다.

① 의사소통
② 의사결정
③ 갈등관리
④ 동기부여
⑤ 권 력

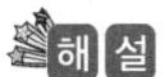

동기부여
동기부여란 개인이 목표 지향적인 행동을 자발적으로 일으키고 방향을 설정하며 지속시키는 과정을 의미한다(Landy&Becker, 1987). 이러한 동기부여의 개념은 가정생활, 학교생활 등 일상생활에서 나타나는 개인의 목표 지향적인 행동을 설명하고 예측하는 데 도움을 줄 수 있다.

정답 180 ⑤ 181 ④

182 **성프란시스가 지도하는 제3단(Third Order)이라고도 하며, 가정을 가지고 병원 사업과 가정방문, 환자운반 등 자원 봉사를 하는 단체로, 지금까지도 이탈리아에 남아 있는 간호 조직은?**

① 터티아리스단
② 성클라라단
③ 성요한 기사단
④ 성안토니오 기사단
⑤ 성나자로 기사단

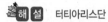

터티아리스단
가정을 가지고 병원 사업과 가정방문, 환자운반 등 자원 봉사를 하는 단체로 주로 나환자를 간호했고, 성클라라단의 도움을 받았다.

183 **간호윤리강령을 만든 이유에 해당되는 것으로 올바른 조합은?**

> ㉠ 간호사의 자율성을 지키기 위하여
> ㉡ 인류 건강과 사회복지의 지향
> ㉢ 전문인으로서의 사회적 책임 완수
> ㉣ 간호사의 비윤리적 행위에 대한 법적 제재력

① ㉠, ㉡, ㉢　② ㉠, ㉢
③ ㉡, ㉣　④ ㉣
⑤ ㉠, ㉡, ㉢, ㉣

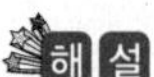
간호윤리강령 전문 중 '인류 건강과 사회복지를 지향하고, 간호사업의 발전을 도모하며, 아울러 간호사의 권익과 전문인으로서의 도덕적 의무를 실현하기 위하여 대한간호협회는 이 윤리강령을 제정한다.' 라는 내용이 있다.

184 **한국 간호사 윤리 강령에서 간호의 근본이념은?**

① 간호사업의 발전 도모
② 간호사의 행동에 대한 최소한의 표준 확립
③ 간호사의 권익 보호
④ 인간의 존엄성과 생명의 기본권을 존중하는 것
⑤ 전문인으로서의 의무 실현

182 ① 183 ① 184 ④ 정답

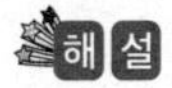

한국 간호사 윤리강령에 '간호의 근본 이념은 인간의 존엄과 생명의 기본권을 존중하는 것이다. 출생으로부터 죽음에 이르는 인간의 삶에서 건강을 증진하고, 질병을 예방하며, 건강을 회복하고, 고통을 경감하는 데 간호사의 기본적인 임무가 있다.' 라는 내용이 있다.

185 **대한민국 정부 수립기 간호발전 상황으로 옳은 것은?**

> ㉠ 중앙정부 행정 조직에 처음으로 간호사업을 위한 독립적 직제가 구성됨
> ㉡ 대한민국 정부 기구가 편성됨에 따라 예산절감을 목적으로 간호사업은 축소됨
> ㉢ 조선간호협회 발기총회로 사회의 공익단체임을 천명함
> ㉣ 제9차 국제간호협의회 스톡홀름 총회에서 정회원으로 등록

① ㉠, ㉡, ㉢　② ㉠, ㉢　③ ㉡, ㉣
④ ㉣　⑤ ㉠, ㉡, ㉢, ㉣

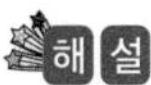

대한민국 정부 수립기의 간호
- 1948년 보건후생부 의정국 내에 있던 간호사업국이 조선간호과로 격하되었으며 방역국 내에 보건과를 설치
- 1948년 예산절감을 위해 보건후생부가 사회부 내의 보건국으로 전락됨과 동시에 간호행정조직은 계단위의 조직으로 축소됨
- 각 도 간호사계는 유지되지 못했고, 서울시에서만 유지됨 : 1949년 보건국은 보건부로 독립되어 의정국, 약정국, 방역국으로 체제를 갖춤
- 제9차 국제간호협의회 스톡홀름 총회에서 정회원으로 등록
- 군 간호단
  - 1948년 8월 26일 군간호장교단 창설
  - 군 간호인력 충당을 위해 민간간호교육기관에 위탁하여 교육함
  - 여수 · 순천 반란 때 처음으로 부상병 간호에 참여함
  - 월남전에서 많은 활약을 함
  - 간호장교 중 일부는 유학을 가고 일부는 육군병원에서 서양보건사업에 대한 교육을 받음

186 **개인의 사생활 유지를 위해 간호사는 직무상 알게 된 개인의 비밀을 보호해야 한다. 간호사의 비밀유지 의무를 알고 있는 간호사는?** 꼭 나오는 유형

> ㉠ 신 간호사는 "고의가 있어야 비밀 누설의 죄가 성립된다."고 한다.
> ㉡ 김 간호사는 비밀사항일지라고 "해가 안 가는 경우는 말해도 무방하다."고 한다.
> ㉢ 박 간호사는 집단검진에서 폐결핵이 발견된 이씨를 상사에게 보고할 예정이다.
> ㉣ 정 간호사는 다른 사람에게 전하지 말라고 하면서 A 간호사의 간호기록부를 제3자에게 보여준다.

정답 185 ③ 186 ②

① ㉠, ㉡, ㉢　　② ㉠, ㉢
③ ㉡, ㉣　　④ ㉣
⑤ ㉠, ㉡, ㉢, ㉣

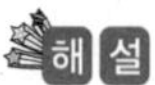
의료법상 비밀유지의 의무사항은 간호를 통해 알게 된 개인의 비밀을 제3자에게 말이나, 문서, 간호기록부를 보여주는 것 등이다.
누설해서는 안 되는 의무의 예외사항
- 본인의 동의가 있는 경우
- 법령에 의해 요구되는 경우(감염병의 신고)
- 정당한 업무행위(직장 진단업무시 감염병 질환의 경우 상사에게 회신) 등이다.

187 다음 중 전문적 권력에 대한 설명으로 옳은 것은?

① 권력 행사자의 보상능력에 의해 발생한다.
② 조직 내 직위에 임명됨으로써 발생한다.
③ 감봉이나 처벌 등 강제적 통제에 의해 발생한다.
④ 특정분야나 상황에 대한 높은 지식에 의해 발생한다.
⑤ 자신보다 뛰어난 사람을 닮고자 할 때 발생한다.

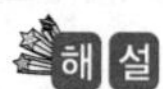
권력의 종류 : 프렌치(J.R.P. French) & 레이븐(B.H. Raven)의 권력의 원천에 대한 다섯 가지 분류
- 합법적 권력(Legitimate Power) : 권력수용자가 권력행사자의 정당한 영향력 행사권을 인정하고 그것에 추종해야 할 의무가 있다고 생각하는 것을 바탕으로 한 권력
- 보상적 권력(Reward Power) : 권력행사자의 보상능력에서 기인하는 권력으로 권력수용자에게 있어서 보상이 의미를 갖는 상황에서만 영향력 발휘
- 강압적 권력(Coercive Power) : 권력행사자가 권력수용자에게 벌을 줄 수 있다고 인식하는 데 기초하고 있음(예 : 해고, 징계)
- 전문적 권력(Expert Power) : 권력행사자가 특정분야나 상황에 대해서 높은 지식을 갖고 있다고 느낄 때 생기는 권력
- 준거적 권력(Referent Power) : 어떤 사람이 특별한 자질을 갖고 있어서 다른 사람들이 그 사람을 닮으려고 할 때 생기는 권력

188 의사결정유형은 문제의 적용수준(관리적, 전략적, 업무적), 구조화 정도에 따라 정형적, 비정형적 의사결정으로 나눌 수 있다. 일선 관리자의 의사결정유형으로 알맞은 것은?

꼭 나오는 유형

① 전략적 · 업무적 · 비정형적　　② 업무적 · 구조적 · 비정형적
③ 업무적 · 전략적 · 정형적　　④ 업무적 · 구조적 · 정형적
⑤ 업무적 · 비구조적 · 비정형적

187 ④　188 ④ 정답

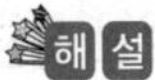 의사결정의 유형

- 전략적 의사결정 : 상층관리자가 수행하는 조직, 정형적, 비구조적
- 관리적 의사결정 : 중간관리자가 수행하는 중 · 단기적 기획과 관련되는 의사결정
- 업무적 의사결정 : 일선(하위)관리층에서 단기적인 전략수행, 정형적, 구조적

189 물품관리에 비용절감 개념을 도입하고자 한다. 옳은 것은?

㉠ 물품을 유효기간 내에 사용하도록 한다.
㉡ 구매물품을 표준화하여 물품관리를 용이하게 한다.
㉢ 가치분석을 통해 물품의 기능과 비용을 평가한다.
㉣ 소모품의 재고량을 최소한으로 유지하여 인력낭비를 줄인다.

① ㉠, ㉡, ㉢
② ㉠, ㉢
③ ㉡, ㉣
④ ㉣
⑤ ㉠, ㉡, ㉢, ㉣

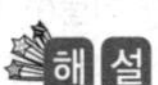 비용절감을 위한 물품관리방법

정확한 물품분류, 정확한 기록, 구매단가절감, 적정재고수준의 유지, 합리적 저장, 효과적인 분배, 경제적 수리, 적기의 처분, 직원교육의 관리를 경제의 원칙에 따라 시행하는 것이다.

190 한국 간호 역사상 최초의 선교간호사들의 업적을 높이 평가한다. 그 이유로 옳은 것은?

㉠ 사랑과 희생으로 남을 위하여 봉사하는 기독교 정신을 기본으로 하고 있기 때문에
㉡ 남존 여비 사상이 있었던 사회에 여성의 사회참여 활동을 높이는 계기가 되었기 때문에
㉢ 처음부터 과학적이고 이론 체계적인 간호를 하였기 때문에
㉣ 간호의 활동이 독자적이지 못하고 의사의 진료보조를 주역할로 하였기 때문에

① ㉠, ㉡, ㉢
② ㉠, ㉢
③ ㉡, ㉣
④ ㉣
⑤ ㉠, ㉡, ㉢, ㉣

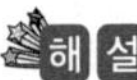 ㉣ 간호사의 역할이 독자적이지 못하고 의사의 보조역인 것은 일본식 간호이다.

정답 189 ⑤ 190 ①

191 간호단위 내에서 발생한 사건에 대해 간호부서에 특별보고를 하는 내용으로 옳은 것은?

꼭 나오는 유형

㉠ 자살기도자 발견	㉡ 낙상사고
㉢ 투약오류	㉣ 입퇴원현황

① ㉠, ㉡, ㉢　　② ㉠, ㉢
③ ㉡, ㉣　　④ ㉣
⑤ ㉠, ㉡, ㉢, ㉣

해설 보 고

- 보고할 내용이 간단하더라도 중요한 경우라고 판단되거나 기록으로 남기는 것이 도움이 된다고 판단될 때는 서면보고를 한다.
- 간호단위에서 흔히 사용되는 서면보고에는 24시간 보고서와 사건 보고서가 있다.
- 24시간 보고서 : 각 근무교대시간 30분 전 정도에서 기록하는 것으로 입 · 퇴원 환자, 전과환자, 중환자, 수술 및 특수검사 환자, 그 근무시간에 입원하고 있는 총환자수 등을 기록한 후 일선 간호관리자나 책임간호사가 과장에게 보고한다.
- 사건 보고서 : 사건 보고서에는 크게 두 가지 종류가 있다. 하나는 약물오용이나 약물부작용, 의료사고 등과 같이 환자의 치료과정에서 발생되는 비정상적이거나 기대하지 않았던 사건의 기록이고, 다른 하나는 도난이나 기구 및 물품 파손에 관한 것이다. 만일 사건이 환자와 직접 관계된 것이라면 이때의 사건보고서는 법적으로도 중요한 자료가 될 수 있기 때문에 정확한 기록이 필요하며 환자의 차트에 보관하지 않고 따로 보관한다. 환자의 차트에는 그 사건에 대한 충분한 정보와 그 사건 이후에 적절한 치료가 행해졌다는 기록이 반드시 있어야 한다.

192 통솔범위를 결정할 때 고려해야 할 사항에 해당하는 것은?

㉠ 업무의 전문성
㉡ 통솔자의 의사소통 능력
㉢ 통솔자의 근무시간 한계
㉣ 피통솔자의 자질 및 의식구조

① ㉠, ㉡, ㉢　　② ㉠, ㉢
③ ㉡, ㉣　　④ ㉣
⑤ ㉠, ㉡, ㉢, ㉣

191 ① 192 ⑤ 정답

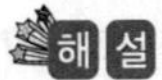 통솔범위의 원리

- 개념 : 한 사람의 관리자가 직접 감독할 수 있는 부하직원의 수 또는 조직단위의 수는 관리자가 능률적이고 효과적으로 통제할 수 있는 수를 능가해서는 안 된다는 원리이다.
- 통솔범위를 결정할 때 고려해야 할 점
  - 통솔자의 의사소통 능력
  - 피통솔자의 자질 및 의식구조
  - 업무의 전문성
  - 통솔자의 근무시간 한계
  - 막료(Staff)의 지원능력 : 감독의 업무를 보좌할 수 있는 막료

193 다음 중 간호사의 도덕적 판단이 요구되는 사항은?

① 의사의 P.R.N 처방
② 무의식 환자의 체위변경
③ 비위관 삽입을 거부하는 환자의 위관 영양
④ 아기침상의 옆 창살을 올려주는 행동
⑤ 집단 신체검진시 감염병 환자를 회사에 통보

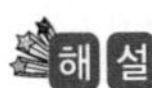 ③ 비위관 삽입을 거부하는 환자의 위관 영양은 환자의 자율성과 선행의 원칙에 근거하여 도덕적인 판단이 요구된다.

194 영국간호의 특징에 대한 설명으로 옳지 않은 것은?

① 강의보다 병원 내에서의 실무 교육을 중시하였다.
② 현대간호의 모체로 나이팅게일이 간호학교를 설립하였다.
③ 펜위크에 의한 영국간호협회가 조직되었다.
④ 현대간호를 학문적이고 이론적으로 체계화시켰다.
⑤ 구빈법의 실시와 노무병원을 중심으로 지역간호가 발전되었다.

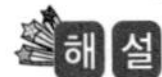 영국간호의 특징

- 구빈법의 실시와 노무병원을 중심으로 지역간호가 발전되었다.
- 펜위크에 의한 영국간호협회가 조직되었고, 면허제도가 도입되었다.
- 강의보다 병원 내에서의 실무 교육을 중시하였다.
- 현대간호의 모체로 나이팅게일이 간호학교를 설립했고, 이 학교 출신자들이 세계 각국으로 진출함으로 인해 간호의 세계화, 전문직업적인 간호로의 전환점이 되었다.

정답 193 ③ 194 ④

195 **1970년 4월 대한간호협회의 산하단체로 발족되고 1974년 4월에 독립하여 7개의 전공 분야별 학술활동을 하는 단체는?** 꼭 나오는 유형

① 대한간호학회 ② 대한보건간호사회
③ 산업간호사회 ④ 임상간호사회
⑤ 서울시간호사회

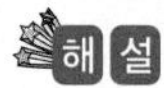

- 대한간호학회 : 대한간호협회 산하단체로 1970년 4월 18일 정식 발족되었으며, 1974년 4월 독립하여 7개 분과 학회(성인, 기본, 여성건강, 아동, 지역사회, 정신, 행정)를 조직하였다.
- 산업간호사회 : 조직되어 있었지만 법적으로 전문간호사가 아니다.

196 **한국 간호사를 구분하여 성장기라 할 수 있는 1945~1960년에 이루어진 것은?**

① 제도화된 현대적 간호가 처음 실시되었다.
② 한국 윤리강령이 제정되고, 간호사의 해외진출이 특징적이다.
③ 대한간호협회로 명칭이 바뀌고, ICN의 정회원국이 되었다.
④ 입원환자를 위한 질 높은 임상간호가 이루어졌다.
⑤ 대한간호학회가 설립되고 간호조무사가 생기게 되었다.

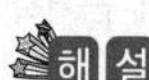

한국 간호사의 성장기

- 1945년 12월 보건후생부 안에 간호사업국이 설치되어 중앙 행정조직 안에 간호사업을 위한 간호사의 직제가 최초로 마련되었다.
- 1946년, 간호부를 간호원으로, 산파를 조산원으로 개칭하였다.
- 1946년 조선간호협회의 재발족 → 1948년 대한간호협회로 개칭하였다.
- 1949년 국제간호협의회 가입
- 1967년 간호조무사 법 공포(발전기)

197 **통제가 실효를 거두기 위해 유의해야 할 사항에 해당하는 것은?**

㉠ 즉시성	㉡ 비교성
㉢ 융통성	㉣ 인간적 접근

① ㉠, ㉡, ㉢ ② ㉠, ㉢
③ ㉡, ㉣ ④ ㉣
⑤ ㉠, ㉡, ㉢, ㉣

195 ① 196 ③ 197 ⑤ 정답

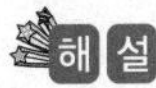 통제가 실효를 거두기 위해 유의해야 할 점

- 즉시성 : 기획과 실행간의 차이를 즉시적으로 통제하는 것으로 시기를 놓친 통제는 실효성을 거두기 어렵다.
- 적량성 : 과도한 통제는 업무활동 위축 및 사기저하, 반발심을 야기시키므로 적정도의 통제가 중요하다.
- 인간적 접근 : 원인이나 시정수단을 강구할 때는 감정적 노출을 삼가야 하며, 인간적 상황을 존중시하고 부하직원이 직면한 애로 및 고충의 해결을 위한 물심양면으로 원조가 필요하다.
- 비교성 : 통제상 활용되는 모든 숫자나 보고가 요망되는 수행기준은 비교될 수 있는 것이어야 한다.
- 적용성 : 통제수단의 습관적 반복을 줄이기 위해서 객관적 정세의 변화에 따라 불필요하게 된 통제수단은 과감하게 배제시켜야 한다.
- 융통성 : 정세변동에 따른 계획의 변경, 예기치 않은 사태의 발생이나 실패에 대해서는 융통성을 지녀야 한다. 그러나 지나친 융통성은 관리원칙을 무시하게 되어 통계질서를 문란시킬 수 있으므로 원칙과의 적절한 균형을 유지해야 한다.
- 적응성 : 통제대상이 되는 업무의 성질과 상황을 고려하여 알맞은 통제수단 및 방법을 만들어 내야 한다.
- 예외적 관리 : 행정관리자가 보조자로 하여금 전 사무를 압축하여 요약하고 일률적으로 비교 · 대조하게 하여 보고서를 작성하게 하고, 상세하고 긴밀한 검토를 하게 함으로써 관리자는 예외적인 상태 및 커다란 의의를 가진 차이 또는 편차 및 새로운 행동을 요하는 영역에만 관심을 집중시키는 관리방식이다.

198 **1970년대 이후 현대간호는 전 세계적인 사회변화에 따라 다양한 영역으로 도전과 노력이 요구되고 있다. 이에 대한 간호계의 대처로 알맞은 것은?**

㉠ 보건정책의 개발
㉡ 실무중심의 간호연구 강화
㉢ 보건의료 질을 관리 · 담당할 인력개발
㉣ 간호교육의 지식체를 개발하여 간호의 비전 제시

① ㉠, ㉡, ㉢
② ㉠, ㉢
③ ㉡, ㉣
④ ㉣
⑤ ㉠, ㉡, ㉢, ㉣

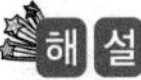 ㉠, ㉡, ㉢, ㉣ 외에 노인간호영역의 전문화, 비용 효과적 측면에서의 간호제공방안 모색, 간호사의 개업을 통한 간호사업의 확대 등이 있다.

정답 198 ⑤

199 간호역사를 배우는 이유는?

㉠ 현재 문제를 해결하는 지침이 된다.
㉡ 선조들의 문제해결방식을 엿볼 수 있다.
㉢ 간호역사와 관련된 학문도 함께 배울 수 있다.
㉣ 직무한계를 명확히 하는 데 도움이 된다.

① ㉠, ㉡, ㉢
② ㉠, ㉢
③ ㉡, ㉣
④ ㉣
⑤ ㉠, ㉡, ㉢, ㉣

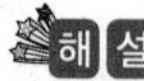 ㉣ 간호윤리를 배우는 목적이다.
간호역사를 배우는 이유
- 과거, 현재, 미래는 서로 복잡하게 연관되어 있기 때문에 미래를 예측할 수 있다.
- 간호 지도자들이 처한 시대적 상황에 어떻게 대처했으며 그들의 사상과 활동이 시대 사회의 변화에 어떤 기여를 했는지 앎으로써 오늘의 간호 문제 해결에 있어 올바른 판단을 하는 데 도움이 된다.
- 역사는 모든 학문이 복합적으로 연관되어 있다.

200 대량의 응급 혹은 재해와 같은 상황 발생시 간호관리자가 단기간에 취할 효과적인 간호 업무 분담방법은?

꼭 나오는 유형

① 사례방법
② 기능적 관리방법
③ 팀 간호
④ 일차간호
⑤ 사례관리법

해설 대량의 응급 혹은 재해와 같은 위기상황 발생시에는 각자에게 업무를 분담시켜 업무를 손쉽고 빠르게 수행할 수 있는 것으로 기능적 관리방법이 효과적이다.

199 ① 200 ② 정답

핵심문제

제 07 장

기본간호학

● 시험 시간표

교 시	시험과목(문제수)	문제수	시험시간
1교시	성인간호학 (70) 모성간호학 (35)	105	09:00~10:35(95분)
2교시	아동간호학 (35) 지역사회간호학 (35) 정신간호학 (35)	105	11:05~12:40(95분)
점심시간 12:40~13:40(60분)			
3교시	간호관리학 (35) 기본간호학 (30) 보건의약관계법규 (20)	85	13:50~15:10(80분)

시험에 나올 문제만 콕! 짚어 놓은

제7장

기본간호학

01 푸른병원은 최근 환자와 의료진의 가운을 같은 색상으로 통일하였다. 이는 매슬로우 욕구 5단계 중 무엇을 만족시키는 것인가?

① 생리적 욕구
② 안전 욕구
③ 사회적 욕구
④ 존경의 욕구
⑤ 자아실현의 욕구

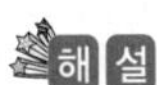

매슬로우의 욕구 5단계설

- 1단계 : 생리적 욕구(음식, 산소, 물, 체온, 배설, 신체활동, 소화흡수, 휴식 등)로서 기본적 욕구라고도 하며 의 · 식 · 주 등 인간의 생명유지를 위한 기본욕구이다.
- 2단계 : 안전의 욕구로서 안전 및 신체적 · 정서적 피해로부터의 보호이다.
- 3단계 : 사회적 욕구로서 애정, 소속, 다른 사람에 의해 받아들여짐을 이르는 욕구이다.
- 4단계 : 존경의 욕구로서 자존, 자율, 성취하려는 욕구와 외적으로 인정을 받으며 집단 내에서 지위를 확보하려는 욕구이다.
- 5단계 : 자아실현의 욕구로서 자신의 잠재력을 극대화하여 자아를 완성시키는 욕구이다.

02 간호이론가와 간호에 관한 다음 설명 중 연결이 옳은 것은? 꼭 나오는 유형

> ㉠ 핸더슨 – 타인의 도움 없이 건강이나 회복에 필요한 활동을 수행할 수 있도록 하는 것
> ㉡ 로저스 – 대인상호관계를 통해 가능한 한 최적의 건강상태를 갖도록 도와주는 것
> ㉢ 올란도 – 질병이나 건강상태에서 적응을 통해 심리적 · 생리적 기능을 도와주는 것
> ㉣ 나이팅게일 – 자연적인 치유가 잘 이루어지도록 환자를 최적의 상태로 유지시키는 것

① ㉠, ㉡, ㉢
② ㉠, ㉢
③ ㉡, ㉣
④ ㉣
⑤ ㉠, ㉡, ㉢, ㉣

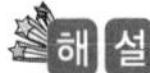

- 핸더슨 : 14가지 기본요구의 충족 및 편안한 죽음을 맞이할 수 있도록 하는 독립심의 증가를 위한 14가지 간호활동을 중심으로 도와주는 것
- 로저스 : 인간의 건강을 유지하고 증진하며 질병을 예방하도록 인간과 환경 간의 조화를 도모하는 것
- 올란도 : 치료를 받고 있는 환자의 신체적 · 정신적 안위요구를 충족시키기 위한 상호관계를 모두 도와주는 것

정답 1 ③ 2 ④

03 경구투약시 간호사가 지켜야 할 임상적 지침으로 옳은 것은?

> ㉠ 마약과 수면제는 이중잠금장치가 된 약장에 보관한다.
> ㉡ 경구투약 전 대상자의 의식수준, 연하반사 유무 사정을 한다.
> ㉢ 투약하지 못한 경우에는 그 이유와 사실을 기록한다.
> ㉣ 액성 약물이 변질되었으면, 쓰레기통에 버린다.

① ㉠, ㉡, ㉢
② ㉠, ㉢
③ ㉡, ㉣
④ ㉣
⑤ ㉠, ㉡, ㉢, ㉣

해설 ㉣ 액성 약물이 변질되었으면, 약국에 반납해야 한다.

04 유방의 자가 검진시 유의해야 할 사항으로 옳지 않은 것은?

① 생리 시작 후 14일 이내에 검진한다.
② 유두의 분비물, 딱지, 유두의 방향을 살펴본다.
③ 유방조직의 탄력성 정도와 결절이 있는지를 확인한다.
④ 피부에 부종이 있거나 발적이 있는지 살펴본다.
⑤ 두경부와 액와 부위의 림프절을 촉진한 후 시계방향으로 돌면서 유방을 촉진한다.

해설 ① 생리시작 후 14일 이내가 아니라 생리가 끝난 후 7일 이내에 실시한다.

05 E.O 가스(Ethylene Oxide Gas)를 이용하여 멸균소독할 수 있는 것이 아닌 것은?

꼭 나오는 유형

① 열에 민감한 제품
② 고무제품
③ 세밀한 수술기구
④ 금 속
⑤ 내시경

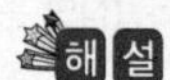

E.O(산화에틸렌가스) 소독
세포의 대사과정을 변화시켜 미생물과 아포를 파괴한다. 인간에게 독성이 강하여 멸균 후 적절한 환기가 필요하다. 특히 이 소독법은 섬세하고 세밀한 수술기구, 각종 플라스틱 및 고무제품, 각종 카테터 및 내시경 등 열에 약하고 습기에 예민한 기구의 소독법이다.

3 ① 4 ① 5 ④ 정답

06 입원환자의 불안과 공포를 예방하고 경감시키는 방법으로 옳은 것은?

㉠ 적당한 운동과 오락에 참여한다.
㉡ 실시해야 할 검사 또는 치료방법에 대해 설명해준다.
㉢ 소아인 경우 익숙한 장난감 등을 갖게 하여 낯선 환경에 대한 적응을 돕는다.
㉣ 환자의 사생활 보장을 위해 환자의 가족에게 환자상태에 관한 정보를 비밀로 한다.

① ㉠, ㉡, ㉢　② ㉠, ㉢　③ ㉡, ㉣
④ ㉣　⑤ ㉠, ㉡, ㉢, ㉣

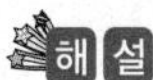
㉣ 환자 가족에게는 비밀을 유지할 필요 없다.

07 효율적인 의사소통기술에 대한 설명으로 옳은 것은?

㉠ 장애물을 제거하여 편안한 환경을 제공한다.
㉡ 유머의 사용을 금한다.
㉢ 환자의 사생활 및 비밀을 보장한다.
㉣ 대화하는 동안 환자를 무시한다.

① ㉠, ㉡, ㉢　② ㉠, ㉢　③ ㉡, ㉣
④ ㉣　⑤ ㉠, ㉡, ㉢, ㉣

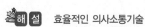

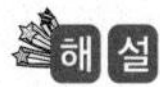
효율적인 의사소통기술
- 편안한 환경(장애물제거)
- 사생활 및 비밀보장
- 대상자의 요구에 초점, 관찰의 사용, 적절한 대화속도, 개인적 공간제공, 대화 및 경청기술, 적절한 침묵의 사용, 유머의 사용 등을 적절하게 적용해야 한다.

08 건강증진에 관한 설명으로 옳은 것은?

㉠ 건강증진은 의료인의 처방이나 약물로 성취할 수 있다.
㉡ 최적의 안녕에 대한 인간의 가능성에 초점을 두고 있다.
㉢ 개인의 건강 잠재력을 증가시키는 변화에는 한계가 있다.
㉣ 좋은 건강습관과 건강한 생활양식에 의한 행동변화로 성취된다.

정답 6 ① 7 ② 8 ③

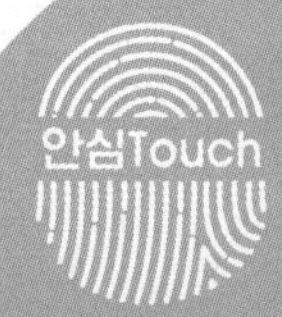

① ㉠, ㉡, ㉢　　② ㉠, ㉢
③ ㉡, ㉣　　④ ㉣
⑤ ㉠, ㉡, ㉢, ㉣

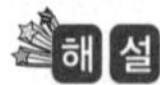

건강증진
- 건강증진은 예방사업이다. 의료인의 처방이나 약물로 성취할 수 없다.
- 개인의 잠재력을 증가시키는 변화에는 한계가 없다.
- 개인적인 건강습관과 생활양식을 변화시키는 데 있다.

09 다음 중 간호계획 단계에 포함되지 않는 것은?

꼭 나오는 유형

① 우선 순위 설정
② 목표설정
③ 전략선택
④ 간호지시 작성
⑤ 면담실시

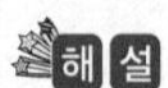

간호계획단계
우선 순위 설정 – 목표와 목적 설정 – 간호전략선택 – 간호지시 작성 순이다. 면담실시에서 환자와의 면담은 사정단계에 포함한다.

10 대뇌기능의 평가 중 기억력을 사정하는 방법은?

① 숫자를 말한 후 반복하도록 한다.
② 관련된 개념을 주고, 개념 간의 연관성을 규명하도록 한다.
③ 자신이 입원한 이유에 대해 설명하도록 한다.
④ 속담을 제시해 주고, 그 의미를 설명하도록 한다.
⑤ 상황을 구체적으로 제시해 주고, 대처방안을 설명하도록 한다.

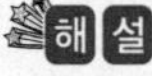

대뇌기능의 평가
- 기억력 사정 : 전에 물어본 숫자를 반복하게 한다.
- 추상적 추론 : 위의 ②~⑤와 같이 대상자에게 속담을 설명하게 하는 방법이다.
- 의식수준사정 : 표준화된 사정도구, 즉 글레스고우 혼수단계를 이용한다.
- 지남력 : 시간, 장소, 사람에 대한 지남력을 이용하여 사정한다.
- 언어 : 물건의 이름이나 짧은 문장을 크게 낭독 또는 말한 단어의 그림연결 등을 통하여 사정한다.

9 ⑤ 10 ① 정답

11 수혈시 유의 사항으로 옳은 것은?

㉠ 혈액형 확인과 혈액병 라벨 확인	㉡ 수혈주사부위 관찰
㉢ 수혈시 부작용 관찰	㉣ 혈액 주입속도는 분당 60방

① ㉠, ㉡, ㉢ ② ㉠, ㉢
③ ㉡, ㉣ ④ ㉣
⑤ ㉠, ㉡, ㉢, ㉣

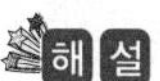
해설 수혈시 유의 사항
- 혈액형 확인과 혈액병 라벨 확인(혈액형 일치)
- 수혈주사부위 관찰
- 수혈 부작용 관찰(용혈반응)
- 혈액 주입 속도는 처음 15분간 20방울/분, 15분 후 의사의 지시에 따른다.

12 혈압에 영향을 미치는 요인으로 옳지 않은 것은?

① 근육의 이완성
② 혈액의 점도
③ 심박출량
④ 혈액량
⑤ 혈관벽의 탄력성

해설 혈압에 영향을 미치는 요인은 심박출량, 말초혈관저항, 혈액량, 혈액의 점도, 혈관벽의 탄력성이다.

13 산소화에 영향을 미치는 요인은?

꼭 나오는 유형

㉠ 산소 운반력과 대사율	㉡ 스트레스
㉢ 흉곽팽창 정도	㉣ 기도 폐색

① ㉠, ㉡, ㉢ ② ㉠, ㉢
③ ㉡, ㉣ ④ ㉣
⑤ ㉠, ㉡, ㉢, ㉣

정답 11 ① 12 ① 13 ⑤

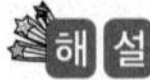

해설 산소화에 영향을 미치는 요인
- 산소운반능력과 대사율
- 스트레스 증가시 산소요구량 증가
- 흉벽의 팽창 정도 : 흉곽의 용적 감소로 흡입공기량 감소
- 기도폐색시 폐포로 운반되는 흡입산소 제한
- 신진대사율
- 저혈량증, 약물남용(마약), 작업장의 오염물질(석면, 활석가루, 먼지 등)

14 **측정시간이 가장 짧으면서도 쉽게 심부체온을 반영할 수 있는 부위는?**

꼭 나오는 유형

① 액 와
② 고 막
③ 구 강
④ 직 장
⑤ 폐동맥

해설 심부체온의 측정방법에는 고막체온(1~2초), 전자체온(10~20초), 직장체온(2~3분), 구강체온(3~5분), 액와체온(5~9분) 등 다양한 방법이 있다.

15 **14세 남학생이 축구를 하다가 하퇴에 열상을 입고 상처에는 모래가 많이 묻은 상태로 응급실에 왔다. 이때 간호사는 제일 먼저 무엇을 해야 하는가?**

① 상처의 범위를 사정하고 멸균된 생리식염수로 세척한다.
② 파상풍 예방주사를 놓아준다.
③ 진통제를 투여한 후, 상처를 봉합한다.
④ 상처에 거즈 드레싱을 한다.
⑤ 직접압박법에 의한 지혈을 한 후 항생제를 주사한다.

해설 열상시 간호 처치
먼저 상처의 범위를 사정하고 비누와 물로 세척한다. 병원에서는 멸균된 생리식염수로 세척한다.

14 ② 15 ① 정답

16 치질수술 후 좌욕으로 기대되는 효과는?

㉠ 지혈작용	㉡ 통증 감소	㉢ 연동운동 항진	㉣ 소염작용

① ㉠, ㉡, ㉢　② ㉠, ㉢
③ ㉡, ㉣　④ ㉣
⑤ ㉠, ㉡, ㉢, ㉣

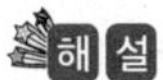
좌욕은 43℃의 온수로 시행하며, 소염 · 진통작용, 손상부위 혈액순환 증진, 근육이완 증진과 동통경감, 혈류증가로 염증성 산출물을 연화시키는 등의 효과가 있다.

17 배출관장에 사용되는 관장용액에 관한 설명으로 옳은 것은?

㉠ 수돗물관장은 탈수의 우려가 있으므로 반복관장시 사용하지 않는다.
㉡ 영아는 수분불균형위험 때문에 관장용액으로 생리식염수를 사용한다.
㉢ 비눗물관장은 부작용이 없어서 처방전 없이도 사용가능한 관장용액이다.
㉣ 고장액관장은 120ml 정도의 소량만으로 배출관장이 가능하다.

① ㉠, ㉡, ㉢　② ㉠, ㉢
③ ㉡, ㉣　④ ㉣
⑤ ㉠, ㉡, ㉢, ㉣

해설 ㉠ 수돗물관장은 저장성 용액으로 수분중독과 탈수가 아닌 순환에 과부담을 초래할 수 있기 때문에 반복적으로 사용하지 않는다.
㉢ 비눗물관장을 비롯한 모든 관장은 의사의 처방 후에 사용가능하다.

18 배변을 촉진하기 위한 방법으로 식후에 배변을 실시하도록 환자를 교육하는 이론적 근거는?

꼭 나오는 유형

① 위 – 대장 반사
② 복벽의 이완
③ 내항문괄약근 이완
④ 외항문괄약근 이완
⑤ 직장 벽의 이완

정답 16 ③ 17 ③ 18 ①

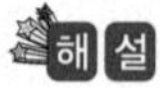 ① 음식물이 위에 들어가 자극을 주면 위-대장 반사, 십이지장-대장 반사가 일어나고 대장에서 집단 연동운동을 일으켜 배변을 한다.

19 빈뇨, 요실금이 있는 긴장성 요실금 환자에게 도움이 되는 간호중재법으로 옳지 않은 것은?

① 배뇨시마다 소변의 흐름을 멈추고 다시 시작하는 노력을 하도록 교육한다.
② 무거운 물건을 들지 않도록 한다.
③ 평소 회음부 수축과 이완운동을 하도록 교육한다.
④ 배뇨 촉진을 위해 이온음료를 많이 마시도록 한다.
⑤ 일정한 간격으로 자주 배뇨케 한다.

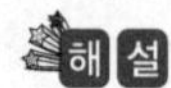 긴장성 요실금환자의 간호중재

- 방광조절훈련
- 회음부 근육운동
- 실금으로 인한 피부통합성의 유지
- 체외요배설장치의 사용
- 배뇨의 조절을 위하여 규칙적으로 적절히 수분섭취를 하도록 한다.

20 의식이 불분명한 환자에게 인공기도를 삽입하는 일차적인 목적은?

꼭 나오는 유형

① 흡인을 하기 위함이다.
② 산소를 주입하기 위함이다.
③ 증기 흡입을 하기 위함이다.
④ 안위감을 도모하기 위함이다.
⑤ 혀가 뒤로 넘어가는 것을 막기 위함이다.

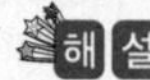 의식이 불분명한 환자에게 인공기도를 삽입하는 일차적인 목적은 혀가 뒤로 넘어가는 것을 막기 위함이다. 인공기도삽입은 다음의 경우에 한다.

- 의식이 없거나 스스로 기도를 유지하지 못하는 모든 응급환자
- 의식이 없거나 의식수준이 저하되어 기도 내 흡인의 우려가 있는 환자
- 의식은 있지만 호흡곤란이나 힘든 호흡으로 인해 환기 보조가 필요한 환자
- 호흡정지로 인공환기 및 산소공급이 필요한 환자
- 후두부종, 과민반응 등과 같이 갑작스런 기도폐쇄의 가능성이 있는 환자
- 직접 기도 흡인이 필요한 환자

19 ④ 20 ⑤ 정답

21 기관지 흡인을 필요 이상 자주 실시하는 것은 좋지 않다. 그 이유는?

㉠ 기관지 점막을 손상시킨다.	㉡ 미생물 침입위험이 높아진다.
㉢ 산소공급장애를 초래한다.	㉣ 기침반사를 억제한다.

① ㉠, ㉡, ㉢
② ㉠, ㉢
③ ㉡, ㉣
④ ㉣
⑤ ㉠, ㉡, ㉢, ㉣

해설 ㉣ 기침반사를 자극한다.

22 성 관련 개념에 대한 설명으로 옳은 것은?

① 성 정체감(Gender Identity)은 여성 또는 남성으로서의 자신을 명확하게 인식하는 것을 말한다.
② 성 역할(Gender Role)은 가정에서 남성과 여성에게 각각 부여하는 행동양상을 말한다.
③ 성적 건강(Sexual Health)은 성 행위에 대한 생리적 반응을 말한다.
④ 성(Sexuality)은 남녀 간의 사랑을 의미한다.
⑤ 성적 반응(Sexual Response)은 신체적으로 성행위를 할 수 있는 것을 의미한다.

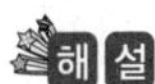

해설
- 성 정체감 : 남자 또는 여자로서의 자신을 명확하게 인식하는 것 즉, 자신의 성에 대한 주관적 확신과 이성에 대해 갖는 자신의 성에 관한 태도
- 성 역할 : 사회에서 남성과 여성에게 각각 부여하고 기대하는 행동양상
- 성적 건강 : 긍정적인 신체상을 표현하며 성 정체감, 성 역할 행위 사이의 조화를 이루는 것
- 성 : 남 · 여를 구분하는 생물학적인 것(성징, 성별, 성욕, 성행위 등)
- 성적 반응 : 성 행위에 대한 생리적 반응으로 총체적 신체반응

23 항생제의 알레르기 반응을 보기 위한 피부반응검사에 대한 설명으로 옳은 것은?

① 피하층으로 약물을 주입한다.
② 주사부위 팽진의 직경이 10mm 이상이면 양성으로 판독한다.
③ 약물 주입 후 주사바늘을 제거하고 마사지한다.
④ 주사 후 48~72시간 안에 결과를 판독한다.
⑤ 피부에 주사바늘을 삽입 후 내관을 뒤로 당겨보아 혈액의 역류를 확인한다.

정답 21 ① 22 ① 23 ②

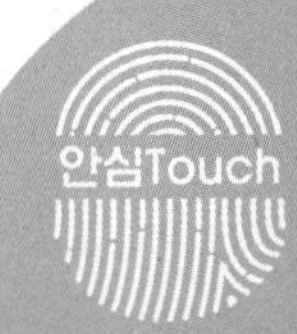

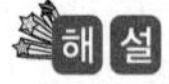

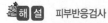

피부반응검사
표피 바로 아래의 진피층에 약물을 투여하고 발적 여부를 확인하는 것으로 발적(팽진) 부위가 직경 10mm 이상이면 양성, 발적 부위가 5~9mm 사이면 반대쪽 부위에 생리식염수 0.1ml를 피내주사하여 비교한다. 항생제와 같은 약물 반응검사 시에는 10~15분 후에 판독, 투베르쿨린 반응검사 시에는 48~72시간 경과 후에 판독한다. 피부검사시에는 주사바늘삽입 후에 내관을 뒤로 당겨보거나, 주사 후 주사부위를 마사지하지 않는다.

24 당뇨환자를 위한 발 간호에 대한 설명으로 옳은 것은?

① 발톱은 바짝 자른다.
② 티눈, 가골을 빨리 제거한다.
③ 얼음물로 자주 씻어준다.
④ 발 부종시에 둔부 정도로 발을 올린다.
⑤ 건조하면 발과 발가락 사이에 크림을 바른다.

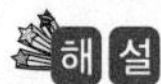

당뇨환자를 위한 발 간호
- 매일 따뜻한 물로 씻고 혈액순환을 위한 운동을 매일 한다.
- 티눈이나 가골을 함부로 제거하지 않고 발톱은 바짝 자르지 않는다.
- 신발은 여유가 있는 편한 신발을 신는다.
- 발과 발가락 사이의 물기를 잘 닦고 건조하면 크림을 바른다(발가락 사이에는 바르지 않는다).
- 맨발로 다니지 않고 순환을 차단하는 양말은 신지 않는다.

25 5% 포도당을 정맥투여할 때 용액이 잘 주입되지 않을 경우 시행하는 간호로 옳지 않은 것은?

꼭 나오는 유형

① 공기바늘이나 공기주입구가 막혔는지 확인
② 용액병이 적당한 높이에 있는지 확인
③ 주사바늘의 길이가 알맞은지 확인
④ 튜브의 꼬임이나 눌림이 있는지 확인
⑤ 카테터가 열려있는지 확인

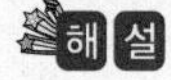

정맥투여시 용액이 잘 주입되지 않을 때 적절한 조치는 연결된 용기의 높이, 대상자의 혈압, 대상자의 체위, 정맥주입바늘 또는 카테터의 개폐, 침윤, 튜브의 매듭과 꼬임 등이 있으나, 주사바늘의 길이와는 관계가 없다.

24 ④ 25 ③ 정답

26 **한 명의 대상자를 세 명의 간호사가 함께 이동시킬 때, 한 명의 간호사의 구령에 맞추어 동시에 이동하는 이론적 근거는?** 꼭 나오는 유형

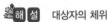

① 대상자가 떨어지지 않도록
② 체위성 저혈압을 예방하기 위해
③ 대상자의 다리가 외회전되지 않도록
④ 대상자의 신체선열을 유지하기 위해
⑤ 침상과 신체 사이의 마찰을 감소시키기 위해

해설 ④ 대상자의 척추가 구부러지지 않도록, 즉 신체선열을 유지하기 위해서이다.

27 **직장이나 대장검사시 대상자의 체위는?**

① 복 위
② 측 위
③ 슬흉위
④ 앙와위
⑤ 배횡와위

해설 대상자의 체위
- 슬흉위 : 직장 및 대장검사, 자궁위치회복, 월경통 완화
- 복위 : 체위변경, 상복부 및 기관의 분비물 제거
- 측위 : 체위변경 등 마사지, 기관분비물의 배출시
- 배횡와위 : 복부검사, 질 검사, 인공도뇨(여자), 신체검진시
- 앙와위 : 모든 체위의 기초, 척추마취 후, 척추의 이상

28 **오른쪽 대퇴관절 견인장치를 한 환자의 오른쪽 다리근육의 힘과 근육의 긴장도를 유지시키기 위한 간호중재는?** 꼭 나오는 유형

① 저항운동
② 등압성 운동
③ 등장성 운동
④ 능동성 ROM
⑤ 수동성 ROM

해설 등장성 운동
근섬유의 최소한의 단축이나 움직임 없이 근육이 수축하는 것으로 아령 들기, 헬스장비 등을 이용하여 무게(아령 및 장비의 웨이트)를 일정하게 관절을 움직이면서 한다.

정답 26 ④ 27 ③ 28 ③

29 임종을 앞둔 환자의 간호시 감각변화로 맞는 것은?

> ㉠ 어두운 방보다는 밝은 방을 좋아한다.
> ㉡ 조용한 환경유지를 위해 환자에게 속삭이듯이 설명한다.
> ㉢ 외부자극에 반응은 할 수 없어도 들을 수는 있다.
> ㉣ 감각기능 중에 청각이 가장 먼저 소실된다.

① ㉠, ㉡, ㉢
② ㉠, ㉢
③ ㉡, ㉣
④ ㉣
⑤ ㉠, ㉡, ㉢, ㉣

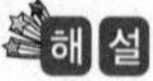

㉡ 환자에게 말을 할 때에는 잘 듣지 못하면 불안해지기 쉬우므로 분명하게 말해주고 속삭이는 것은 피하도록 한다.
㉣ 감각 중에 청각이 마지막에 상실되므로 끝까지 말하는 것을 들을 수 있다.

30 장기간 누워있는 무의식 환자의 체위로 인한 기형방지를 위한 간호중재로 옳지 않은 것은?

① 앙와위를 취해준다.
② 하루에 3회 이상 ROM 운동을 시킨다.
③ 허리와 대퇴 사이에 대전자 두루마리를 사용하여 지지한다.
④ 손 두루마리를 손에 쥐어준다.
⑤ 규칙적인 간격으로 체위를 변경한다.

해설

기형방지를 위한 간호중재
1일 3~4회 이상 관절 가동범위운동, 욕창방지를 위한 규칙적인 간격으로 체위변경(2시간마다), 해부학적 체위에 가까운 신체선열을 유지, 대상자의 자세에 따라 특별부위에 지지기구(허리와 대퇴 사이에 대전자 롤 적용, 손에 핸드 롤 적용 등)를 사용한다.

29 ② 30 ① 정답

31 **Maslow 이론에 근거할 때 우선순위가 가장 높은 것은?**

① 학습준비 결여와 관련된 고혈압 관리에 관한 지식부족
② 불확실성과 관련된 질병예후에 대한 불안
③ 하지절단과 관련된 신체상 장애
④ 기도폐쇄와 관련된 비효율적 호흡양상
⑤ 기동성 장애와 관련된 피부손상 위험성

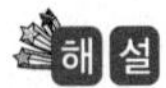

④ Maslow 이론에 근거하면 제1단계 욕구가 가장 우선순위가 높다.
Maslow의 욕구 5단계
- 제1단계 욕구 : 기본적인 생리적 욕구(공기, 음식, 물, 운동, 은신처, 휴식과 수면, 활동, 체온유지, 배설, 소화흡수 등), 기도폐쇄와 관련된 비효율적 호흡양상은 가장 시급히 해결되어야 할 욕구에 해당한다.
- 제2단계 욕구 : 안전과 안정에 대한 욕구(보호, 안정성, 질서, 의존감, 활동, 탐구, 물리적, 사회적, 심리적 환경 안에서 안전감과 안정을 추구)
- 제3단계 욕구 : 사랑과 소속감의 욕구(애정관계, 가족, 교회, 직장 등의 소속감 및 친밀감)
- 제4단계 욕구 : 존중과 인정 욕구(자아존중, 권위, 명예, 자존감, 목표지향적 행위)
- 제5단계 욕구 : 자아실현의 욕구(지식 및 미적인 것을 추구, 성취능력 등)

32 **통증을 경감시키는 일반적인 간호중재이다. 옳은 것은?** 꼭 나오는 유형

> ㉠ 통증조절을 방해하는 오해나 신념을 탐색하여 적절한 정보를 제공한다.
> ㉡ 객관적으로 통증을 사정한 후에 진통제를 투여한다.
> ㉢ 통증호소에 대해 성실하게 반응하고 이완요법과 같은 적절한 간호중재를 제공한다.
> ㉣ 통증을 자주 호소하는 대상자에게는 반응을 보이지 않고 스스로 해결하도록 한다.

① ㉠, ㉡, ㉢
② ㉠, ㉢
③ ㉡, ㉣
④ ㉣
⑤ ㉠, ㉡, ㉢, ㉣

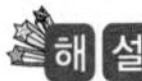

㉣ 통증을 자주 호소하는 대상자에게는 통증의 원인을 파악하여 환자와 간호사가 함께 해결책을 찾아야 한다.

정답 31 ④ 32 ①

33 다음 중 투약지침에 대한 설명으로 옳은 것은?

㉠ 헤파린은 피하주사 후에 마사지한다.
㉡ 인슐린은 주사부위를 바꿔가면서 피하주사한다.
㉢ 강심제는 투여 전에 호흡을 측정한다.
㉣ 강심제는 맥박이 60회/분 이하일 경우 투약을 금지한다.

① ㉠, ㉡, ㉢
② ㉠, ㉢
③ ㉡, ㉣
④ ㉣
⑤ ㉠, ㉡, ㉢, ㉣

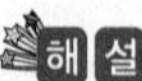

㉡ 인슐린은 조직손상의 최소화와 불편감을 없애기 위해 피하 부위를 바꾸면서 놓는다.
㉣ 60회/분 이하일 경우 투약을 금지한다.
㉠ 헤파린은 피하주사 후에 마사지하지 않는다.
㉢ 강심제는 투여 전에 맥박을 측정한다(60회/분 이하일 경우 투약금지).

34 Ampicillin 2.0g을 qid로 주라는 처방이다. 암피실린 1정은 250mg이므로 1회 투여량은?

꼭 나오는 유형

① 2정
② 4정
③ 6정
④ 8정
⑤ 10정

해설 Ampicillin 2.0g을 qid로 구강투여하라는 처방에서 ampicillin 2.0g은 투약총량을 의미하고 Ampicillin 2.0g을 하루에 4번 복용하라는 것이다.

35 고압증기 멸균소독을 하기 적당한 물품은?

꼭 나오는 유형

㉠ 유리주사기
㉡ 린넨류
㉢ 날이 있는 기구
㉣ 스텐레스 기구

① ㉠, ㉡, ㉢
② ㉠, ㉢
③ ㉡, ㉣
④ ㉣
⑤ ㉠, ㉡, ㉢, ㉣

33 ③ 34 ④ 35 ③ 정답

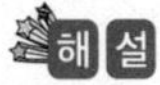 ㉡ · ㉣ 유리주사기와 날이 있는 기구는 건열멸균한다.
고압증기 멸균소독을 하기에 적당한 물품
- 린넨류
- 스텐레스 기구

36 가족력을 조사하는 이유로 가장 옳은 것은?

꼭 나오는 유형

① 생활주기에 따른 가족의 형태를 파악하기 위함이다.
② 가족수와 가정형편을 파악하기 위함이다.
③ 가족구성원의 특징에 따른 가족의 형태를 파악하기 위함이다.
④ 가족의 유전 및 감염병에 대한 정보를 얻기 위함이다.
⑤ 가정에서 요구되는 보건교육의 정보를 얻기 위함이다.

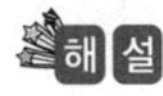 ④ 가족의 유전적 요인과 생활습관이 함께 나타나는 감염병, 성인병 및 일부 암에 대한 필요한 정보 수집하기 위해서이다.

37 환자가 입원할 때 병동간호사가 먼저 해야 할 절차는?

① 병원 환경과 일반적 규칙을 설명한다.
② 환자에게 자신을 소개하고 병실을 안내한다.
③ 활력증후를 측정하고 간호력을 한다.
④ 환의를 갈아 입히고 침대에 편안히 눕도록 도와준다.
⑤ 병원 방침대로 환자에 관한 기록을 한다.

해설 절차는 ② → ① → ④ → ③ → ⑤이다.

38 간호계획에 관한 설명으로 옳은 것은?

꼭 나오는 유형

㉠ 간호의 연속성이 보장되며 간호의 상세한 지침이 제공된다.
㉡ 대상자와 함께 목표와 기대되는 결과를 설정하는 것이 좋다.
㉢ 대상자에게 수행될 간호의 우선순위를 설정하는 것이다.
㉣ 대상자의 요구를 고려한 개별화된 간호수행을 가능하게 한다.

정답 36 ④ 37 ② 38 ⑤

① ㉠, ㉡, ㉢
② ㉠, ㉢
③ ㉡, ㉣
④ ㉣
⑤ ㉠, ㉡, ㉢, ㉣

해설 간호계획의 개념

- 간호계획이란 적절한 간호를 수행하도록 돕는 지침이며, 청사진으로써, 간호진단에서 확인한 문제를 예방하고 최소화하거나 수정하기 위해 간호전략을 발달시키는 것이다. 또 간호의 목표를 달성할 수 있는 간호전략을 설정하는 과정으로, 이는 대상자의 건강상태, 체력 및 간호문제에 관한 사정과 진단을 기초로 한다.
- 간호계획의 목적은 간호진단에 대한 대상자의 목표설정과 간호중재를 결정하고 개별화된 간호를 개발하기 위함이다.
- 간호계획은 간호진단의 우선순위결정, 간호목적 설정, 간호목표 수립, 간호전략/중재확인, 간호지시의 구체화단계로 이루어진다.
- 간호계획은 대상자에게 개별화된 간호의 가능과 간호의 우선순위를 결정하고 간호인력 간의 의사소통을 쉽게 하며 간호의 연속성을 증가시킨다.

39 간호사정을 할 때 간호사와 환자 사이에서 이루어지는 면담목적으로 옳은 것은?

㉠ 환자의 간호력을 얻기 위하여
㉡ 환자의 행동과 태도를 관찰하기 위하여
㉢ 환자에 대한 간호와 관심을 의사소통하기 위하여
㉣ 간호사와 환자의 긍정적이고, 개방적인 동반의식을 형성하기 위하여

① ㉠, ㉡, ㉢
② ㉠, ㉢
③ ㉡, ㉣
④ ㉣
⑤ ㉠, ㉡, ㉢, ㉣

해설 면담의 기본목적

- 환자의 정보수집 및 간호력을 얻기 위하여
- 환자와의 신뢰를 바탕으로 긍정적 지지적인 동반의식을 형성하기 위하여
- 환자에 대한 간호와 관심을 의사소통하기 위하여
- 환자에게 필요한 정보와 상담을 제공하기 위하여

39 ⑤ 정답

40 눈의 편위(사시)를 알 수 있는 검사는?

㉠ 외안근검사	㉡ 시야검사
㉢ 차폐검사	㉣ 시력검사

① ㉠, ㉡, ㉢
② ㉠, ㉢
③ ㉡, ㉣
④ ㉣
⑤ ㉠, ㉡, ㉢, ㉣

해설 눈의 편위(사시)는 외안근 기능검사를 통해 알 수 있다.
㉠ 외안근 운동검사 : 방향검사
㉢ 차폐검사 : 개폐검사
그 외 각막 빛 반사법, 눈의 폭주검사(양쪽 동공의 거리 확인) 등이 있다.

41 부적합한 혈액형을 수혈할 경우 나타날 수 있는 부작용은?

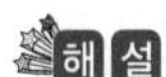

① 발열성 반응
② 용혈성 반응
③ 알레르기 반응
④ 정맥염
⑤ 침 윤

해설 부적합한 혈액형을 수혈할 경우 나타날 수 있는 부작용은 용혈성 반응이다. 즉, 용혈자의 혈액형과 수혈자의 혈액형이 서로 다른 것이 만났을 때 나타나는 부작용이다. 수혈의 부작용으로는 용혈성, 발열성, 알레르기성, 순환과부담 등이 있다.

42 혈압을 증가시키는 요인에 해당하는 것은?

① 말초혈관 저항의 감소
② 정맥벽 평활근의 수축
③ 혈액점도의 감소
④ 골격근의 이완
⑤ 정맥환류량의 감소

해설 혈압 증가 요인
- 말초 혈관 저항 증가
- 정맥벽 평활근의 수축
- 혈액점도의 증가
- 골격근의 수축
- 순환혈액량과 정맥환류량의 증가

정답 40 ② 41 ② 42 ②

43 호흡곤란이 심한 환자의 증상에 대한 설명으로 옳지 않은 것은?

① 비강기관지 축소　　② 과다하고 빠른 호흡
③ 활동량 저하　　④ 청색증
⑤ 차고 축축한 피부

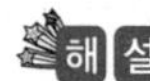

호흡곤란이 심한 환자의 증상
- 비강기관지 확장
- 과다하고 빠른 호흡
- 활동량 저하
- 청색증
- 차고 축축한 피부

44 동맥혈 가스분석에 대한 설명으로 옳은 것은?

꼭 나오는 유형

㉠ pH의 정상값은 7.35~7.45이다.
㉡ PCO_2의 정상값은 45~55mmHg이다.
㉢ PO_2의 정상값은 80~100mmHg이다.
㉣ HCO_3의 정상값은 26~32mEq/l이다.

① ㉠, ㉡, ㉢　　② ㉠, ㉢
③ ㉡, ㉣　　④ ㉣
⑤ ㉠, ㉡, ㉢, ㉣

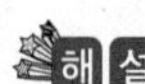

동맥혈 가스분석검사시의 정상치
- pH의 정상값 : 7.35~7.45
- PCO_2 : 35~45mmHg
- PO_2 : 80~100mmHg
- HCO_3 : 22~26mEq/l

45 대상자가 지속적으로 심하게 설사를 했을 때 대상자의 상태는?

① 호흡성 산증　　② 대사성 산증
③ 호흡성 알칼리증　　④ 대사성 알칼리증
⑤ 패혈증

43 ① 44 ② 45 ② 정답

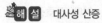

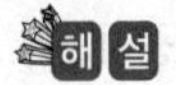 대사성 산증
지속적인 설사, 신부전, 당뇨병, 아스피린중독, 빈혈 등에 의해 중탄산염값이 탄산값에 비해서 낮을 때 발생한다.

46 **인체의 정상 상주균에 관한 설명으로 옳은 것은?**

> ㉠ 정상 상주균은 감염에 대한 인체의 비특이적 방어기전 중 하나이다.
> ㉡ 정상 상주균의 방어기전을 증대시키기 위해 화학요법제 사용이 효과적이다.
> ㉢ 정상 상주균은 인체의 조직표면에서 병원균의 침입을 막는다.
> ㉣ 정상 상주균은 숙주조직에 침투하여 미생물을 탐식한다.

① ㉠, ㉡, ㉢
② ㉠, ㉢
③ ㉡, ㉣
④ ㉣
⑤ ㉠, ㉡, ㉢, ㉣

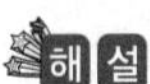 ㉡ 소독제나 소독제가 함유된 제품을 이용하여야 제거될 수 있다.
㉣ 병원성이 크지 않으므로 피부감염 이외의 다른 감염을 잘 일으키지 않는다.

47 **김씨 부인에게 수술 전 준비로 유치도뇨를 하려고 한다. 이때 적용되는 무균법 중 가장 옳은 것은?** 꼭 나오는 유형

① 손가락에서 손목까지 외과적 씻기를 한다.
② 멸균도뇨세트를 열 때 간호사의 가까운 곳부터 연다.
③ 도뇨세트 안의 용기에 멸균용액을 따를 때 가능한 한 높이 따른다.
④ 유치도뇨가 끝나고 소변 백은 침상보다 높게 유지한다.
⑤ 음순을 벌린 엄지, 검지손가락을 요도와 도뇨관이 완전히 들어갈 때까지 그대로 유지한다.

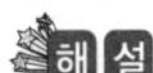 ⑤ 음순을 벌린 엄지와 검지는 오염된 것으로 간주하여 도뇨관이 삽입될 때까지 움직이지 않는다.
① 손씻기는 손을 팔꿈치보다 아래로 내려 내과적 손씻기를 한다.
② 소독포를 열 때는 간호사가 서있는 반대 먼 쪽부터 먼저 연다.
③ 용액병은 너무 높지 않게 들고 용액이 용기 바깥에 튀어나가지 않게 따른다.
④ 소변액은 역류에 의한 감염을 막기 위해 침상보다 낮게 위치한다.

정답 46 ② 47 ⑤

48 **관장용액을 주입하는 동안 대상자가 심한 복통을 호소하였다. 이때 간호중재는?**

① 용액을 더 빨리 주입하고 끝낸다.
② 심호흡을 하게 하며 용액을 더 천천히 주입한다.
③ 대상자에게 둔부를 약간 움직이게 한다.
④ 일단 관장용액주입을 멈춘다.
⑤ 복부 마사지를 하며 계속 용액을 주입한다.

해설 ④ 대상자가 심한 통증을 호소하면 약 30초 정도 용액주입을 멈춘 후 다시 서서히 주입한다.

49 **배변을 촉진시키기 위해 직장좌약을 사용하고자 한다. 이때 지켜야 할 사항으로 옳은 것은?**

㉠ 직장 벽에 닿지 않도록 투여한다.
㉡ 좌약은 삽입 전에 냉장고에 보관한다.
㉢ 좌약 투여 즉시 화장실로 간다.
㉣ 좌약에 윤활제를 발라 삽입한다.

① ㉠, ㉡, ㉢　② ㉠, ㉢　③ ㉡, ㉣
④ ㉣　⑤ ㉠, ㉡, ㉢, ㉣

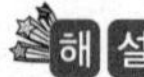

해설 ㉠ 직장 벽에 닿도록 투여한다.
㉢ 좌약 삽입 후 보통 15~20분 정도 참고 배변 욕구를 억제한다.

50 **건열적용의 장점으로 옳은 것은?** 꼭 나오는 유형

㉠ 습열적용에 비해 적용이 간편하다.
㉡ 심부조직까지 침투한다.
㉢ 피부습윤의 위험이 적다.
㉣ 발한작용으로 인한 수분소실이 크다.

① ㉠, ㉡, ㉢　② ㉠, ㉢　③ ㉡, ㉣
④ ㉣　⑤ ㉠, ㉡, ㉢, ㉣

48 ④　49 ③　50 ②　정답

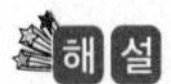 건열과 습열의 장단점

건 열	장 점	습열보다 피부화상의 위험이 적고 피부침연을 일으키지 않으며, 보다 높은 온도의 적용이 가능하고 장시간 사용할 수 있다.
	단 점	심부조직까지 침투되지 못하고, 피부건조를 초래하며, 발한작용으로 인해 체액 손실이 증가한다.
습 열	장 점	피부건조의 최소화, 상처 삼출물연화(부드럽게 함), 심부조직까지 침투하여 적용부위의 신체를 부드럽게 한다. 발한이나 수분손실을 증가하지 않고 대상자를 편안하게 한다.
	단 점	장시간 노출되면 피부침윤이 초래될 수 있고, 증발로 인해 열이 쉽게 식으며, 화상의 위험이 크다.

51 **78세 할머니가 집에서 왼쪽 무릎에 더운물 찜질을 하려 한다. 할머니의 피부가 얇고 쉽게 물집이 생길 수 있는 상태이다. 더운물 찜질하기 전에 해야 할 간호는?**

꼭 나오는 유형

① 무릎을 마사지한다.
② 무릎에 수건을 감싼다.
③ 무릎을 먼저 알코올로 닦는다.
④ 광물성 기름을 바른다.
⑤ 방수포를 감싸준다.

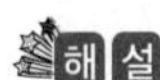 ④ 환자가 감각장애가 있다면 치료하기 전에 피부보호를 위한 광물성 기름(바셀린)을 발라주거나 고온습포와 피부 사이에 수건이나 천을 대어준다.

52 **여성의 질 긴장도를 증가시켜 성적 만족감을 증진시키는 방법은?**

① Kegel 운동
② 냉찜질
③ 식염수 목욕
④ 복식호흡
⑤ 방광훈련

해설 케겔운동
1948년 Arnold Kegel이 고안한 골반근육운동이다. 골반저 근육의 수축을 통하여 근육의 기능과 강도를 증진시켜 요실금 예방과 치료에 많은 도움을 주고 있는 운동으로 분만 후 또는 중년여성의 요실금 치료, 성기능회복 등에 광범위하게 적용되고 있다.

정답 51 ④ 52 ①

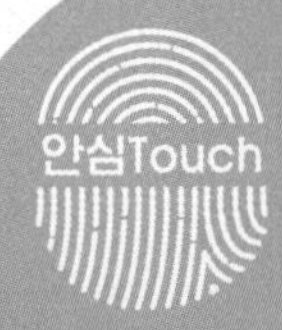

53 투약과오예방을 위한 간호사의 행동으로 옳지 않은 것은?

① 비슷한 약물 이름 알기
② 새롭거나 익숙하지 않은 약물처방시 확인
③ 약물에 대한 환자의 선호도 조사
④ 사전 피부반응검사 실시
⑤ 약 용량에 있어 갑작스러운 변화나 증가에 대해 묻기

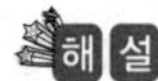 ③ 환자의 선호도가 아니라 의사의 처방에 따른다.
투약과오예방을 위해서는 ①·②·④·⑤와 투약 전 대상자의 과거력 문진, 약품설명서에 기재된 부작용에 대한 사전 확인, 대상자 가족력의 사전조사, 대상자의 이름 알기 등의 최대·최고·최선의 주의의무와 투약준비, 투약절차 등이 올바른지 확인하는 의무를 다해야 한다.

54 둔부의 배면에 근육주사를 실시할 때 정확한 주사부위의 선정기준이 되는 해부학적 위치는?

꼭 나오는 유형

㉠ 후상장골극	㉡ 장골능
㉢ 대전자	㉣ 대둔근

① ㉠, ㉡, ㉢
② ㉠, ㉢
③ ㉡, ㉣
④ ㉣
⑤ ㉠, ㉡, ㉢, ㉣

해설 둔부 배면의 주사부위 선정법
- 장골능과 둔부의 주름가상 수평선과 둔부 측면의 가상 수직선으로 만들어진 사분원의 상외측 부위이다.
- 후상장골극과 대퇴의 대전자를 연결한 가상선의 상외측 부위이다.
- 그 외 삼각근, 대퇴외측광근

55 투약과오를 예방하기 위해 간호사가 고려해야 할 사항으로 옳지 않은 것은?

① 간호력 수집시 약물사용에 대한 과거력을 확인한다.
② 주사약제는 무균술을 적용하여 투여한다.
③ 의사의 처방내용이 의심될 때 처방내용을 확인하기 전에는 투여하지 않는다.
④ 약 복용하는 것을 잊어버리고 두 번 걸렀을 때에는 다음 회에 3회분을 한꺼번에 복용시킨다.
⑤ 과민반응을 일으킬 수 있는 주사약물을 투여할 때에는 반드시 피부반응검사를 해야 한다.

53 ③ 54 ① 55 ④ 정답

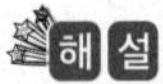
④ 다량의 약물을 복용하면 약물의 용량이 초과되어 독성과 부작용을 일으키기 쉬우므로 절대로 한 꺼번에 복용해서는 안 된다.

56 관절의 움직임이 정상인 것은?

꼭 나오는 유형

㉠ 고관절을 움직일 때 관절압통이나 관절제한이 없다.
㉡ 무릎관절은 굴곡과 신전이 가능하다.
㉢ 목의 관절은 굴곡, 과신전, 측굴곡, 회전, 순환이 가능하다.
㉣ 고관절운동은 회전이 가능하다.

① ㉠, ㉡, ㉢
② ㉠, ㉢
③ ㉡, ㉣
④ ㉣
⑤ ㉠, ㉡, ㉢, ㉣

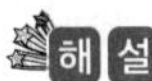
관절의 움직임
- 고관절 : 굴곡, 신전, 과신전, 내회전, 외회전, 내전, 외전, 순환
- 무릎관절 : 굴곡, 신전
- 목관절 : 굴곡, 신전, 과신전, 측굴곡, 회전, 순환
- 어깨관절 : 굴곡, 신전, 과신전, 외전, 내전, 수평굴곡, 수평신전, 외회전, 내회전, 순환

57 부동환자를 위한 간호사의 독자적 간호중재에 대한 설명으로 옳은 것은?

㉠ 심호흡과 기침 연습계획
㉡ 수동적 관절가동범위 운동
㉢ 올바른 신체선열 유지
㉣ 대상자 보행을 도움

① ㉠, ㉡, ㉢
② ㉠, ㉢
③ ㉡, ㉣
④ ㉣
⑤ ㉠, ㉡, ㉢, ㉣

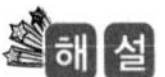
부동환자를 위한 독자적 간호중재
- 피부 통합성 유지를 위한 체위변경, 올바른 신체선열 유지
- 과도한 근소모 · 근위축 및 관절구축 예방을 위한 수동적 관절가동범위 운동 필요
- 정상범위 운동을 돕는 것, 손상으로부터 보호하기 위한 대상자를 움직이고 들어올릴 수 있는 방법 적용
- 대상자 보행을 돕는 것, 적절한 폐확장을 위한 심호흡과 기침 연습계획 등이 필요

정답 56 ⑤ 57 ⑤

58 운동의 일반적 효과에 대한 설명으로 옳은 것은?

> ㉠ 뼈에 칼슘을 침착시켜 골다공증을 예방한다.
> ㉡ 체온조절의 효율성이 증가한다.
> ㉢ 산-염기 균형을 도와주고 노폐물 생산이 증가한다.
> ㉣ 발살바 수기(Valsalva maneuver)의 사용이 증가하고, 심박수와 혈압이 감소한다.

① ㉠, ㉡, ㉢
② ㉠, ㉢
③ ㉡, ㉣
④ ㉣
⑤ ㉠, ㉡, ㉢, ㉣

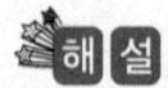

운동의 일반적 효과
- 뼈에 칼슘을 침착시켜 골다공증 예방
- 심박수와 혈압 감소, Valsalva maneuver의 사용 증가
- 대사계의 효율성이 증가하며, 체온조절의 효율성 증가
- 신체의 체액균형과 산염기 균형, 신체 배설물 분비 등에 도움

59 임종이 임박한 환자를 간호하던 중 심폐를 유지하는 모든 기구를 제거해 달라는 사전유서가 발견되었을 때 간호중재는?

꼭 나오는 유형

① 법적 문서로 인정되므로 그대로 시행한다.
② 환자의 소망이므로 무시한다.
③ 가족, 의사, 법률가와 상의한다.
④ 환자의 진료거부권으로 인정해 준다.
⑤ 건강한 상태에서 작성되었다면 인정해야 한다.

해설 사전유서는 법적인 문서는 아니지만 사전의뢰서를 간호사 단독으로 인정해서도, 무시해서도 안 되며 간호사는 가족, 의사, 법률가 등과 의논해야 한다.

58 ⑤ 59 ③ 정답

60 **천골부위에 발적이 있는 와상(Bed Ridden) 환자를 위한 간호방법으로 가장 옳은 것은?**

① 모든 뼈 돌출 부위에 패드를 대준다.
② 발적부위에 쿠션을 대준다.
③ 침상머리 쪽을 올려준다.
④ 2시간마다 체위변경을 해준다.
⑤ 1시간마다 천골부위를 마사지해준다.

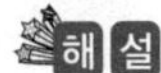
④ 매 2시간마다 체위변경을 해주고, 체계적인 체위변경을 위한 시간표를 적어둔다.
①·② 패드와 쿠션을 대어 주는 것은 압력을 증가시켜 조직손상을 더욱 심화시킨다.
③ 상체를 올려주는 것은 응전력을 증가시켜 조직손상을 더욱 심화시킨다.
⑤ 발적이 있는 천골부위의 마사지는 피부손상 우려가 있다.

61 **김씨 환자는 목발사용시 넘어질 것에 대한 공포심이 있어 다칠까 봐 불안하다고 간호사에게 호소하였다면 김씨의 욕구는 무슨 욕구에 해당하는가?** 꼭 나오는 유형

① 사랑과 소속 욕구
② 생리적 욕구
③ 안전의 욕구
④ 존경의 욕구
⑤ 자아실현의 욕구

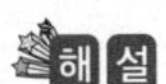
③ 안전의 욕구에 대한 설명이다.
Maslow의 욕구단계이론
- 생리적 욕구(The Physiological Needs) : 최하위 단계에 있는 가장 기초적인 욕구로 구체적으로 음식욕이나 수면욕, 성욕 등을 말한다.
- 안전의 욕구(The Safety Needs) : 두 번째 단계로 위험원으로부터의 보호나 경제적 여유와 같이 정신적 · 육체적으로 자신을 안전하게 지키려는 욕구이다.
- 소속과 사랑의 욕구(The Beingness and Love Needs) : 세 번째 단계로 집단에 대한 소속감이나 타인과의 친밀에 대한 욕구(우정, 사랑의 갈망)이다.
- 존경의 욕구(The Esteem Needs) : 네 번째 단계로 다른 사람에게 존경받고 싶어하는 욕구이다. 즉 자존심에 대한 욕구, 명예 · 지위 · 위신 · 인정 등에 대한 욕구라 할 수 있다.
- 자아실현 욕구(The Self-realization Needs) : 이러한 욕구들이 모두 충족되면 자신의 잠재력을 최대한으로 발휘하고, 자기가 할 수 있는 일을 보다 많이 해보려는 욕구로, 자기발전을 기하고자 하는 최종적 단계이다.

정답 60 ④ 61 ③

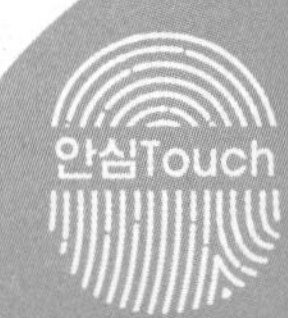

62 병원에서 환자 간호시 발생하는 안전사고에 대한 설명으로 옳지 않은 것은?

① 질식은 모든 연령군에서 발생가능하나 노인에서 가장 많이 발생한다.
② 낙상 경력이 있는 사람은 다시 낙상하는 위험이 적어진다.
③ 낙상사고예방을 위하여 계속적인 진정제 사용은 바람직하지 않다.
④ 대상자의 낙상 등 안전을 위하여 필요에 따라 억제대를 사용할 수 있다.
⑤ 병원에서 화재가 발생하는 경우 간호사는 우선적으로 환자의 안전대책을 강구하고 화재경보체계를 작동시킨다.

해설 ① 질식은 아동에게 가장 많이 발생한다.

63 비경구 투약방법으로 옳은 것은?

꼭 나오는 유형

㉠ 유아에게 근육주사시 삼각근이 좋다.
㉡ Z-Track 근육주사시 주사바늘 삽입 후 내관을 뒤로 당기면 안 된다.
㉢ 둔부 배면 근육주사시 복위를 취하고 발은 5cm 정도 벌린다.
㉣ 대퇴직근은 자가근육주사시 적절하다.

① ㉠, ㉡, ㉢　② ㉠, ㉢
③ ㉡, ㉣　④ ㉣
⑤ ㉠, ㉡, ㉢, ㉣

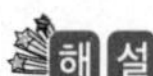
해설 ㉠ 영아들의 근육주사부위는 삼각근 사용이 금지되고 외측광근이 적절하다.
㉡ Z-Track 근육주사시 주사바늘 삽입 후 혈액의 역류를 보기 위해 내관을 뒤로 당겨본다.
㉢ 둔부 배면 근육주사시 복위를 취하고 발끝을 안으로 모은다.

64 'Phenbrex 500mg qid p.o'라는 투약처방에서 5일간 필요한 Phenbrex의 총량은?

① 3,000mg　② 6,000mg
③ 10,000mg　④ 12,000mg
⑤ 15,000mg

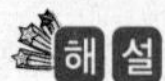
해설 Phenbrex 500mg은 1회 용량으로 하루에 네 번 경구투약하라는 의미이다. 따라서 5일 동안의 양을 산출하면 500mg×4회×5일=10,000mg이 된다.

62 ① 63 ④ 64 ③ 정답

65 **다음 중 멸균법을 쓰지 않는 경우는?**

① 결장루 환자 비닐 교환
② 욕창드레싱 교환
③ 상처배액관 교환
④ 도뇨관 삽입
⑤ 주사약물 준비

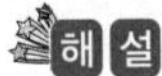해설 외과적 무균법은 물체에 아포를 포함한 모든 미생물이 없는 것을 말한다.
- 수술실, 분만실 및 중요한 진단실, 대상자의 병실에서도 사용된다.
- 무균적 드레싱 교환, 도뇨관 삽입, 혈관 내 카테터 삽입, 손상된 피부의 접촉되는 물품, 약물을 주사하기 위한 물품, 주사약물을 준비하는 과정, 무균적 신체 강에 주입하기 위한 모든 물품, 상처와 절개 부위 보호목적 등에 사용된다.

66 **'환자는 4개월 이내에 왼쪽 상지에 최적의 운동범위를 가질 것이다.' 라고 할 때 간호과정 중 어디에 속하는가?**

① 사 정
② 진 단
③ 계 획
④ 수 행
⑤ 평 가

해설 ③ 설문의 내용은 계획단계에서 설정된 목표진술 내용이다.

67 **50세 남자환자가 응급실로 들어왔다. 활력증상은 액와체온 37.8℃, 맥박 78회/분, 호흡 34회/분, 혈압 115/70mmHg일 때 의사에게 알려야 할 사항은?** 꼭 나오는 유형

① 체 온
② 호 흡
③ 체온과 호흡
④ 체온과 혈압
⑤ 맥박과 호흡

해설 성인의 정상 Vital Signs은 체온 37.0℃, 맥박 60~100/분, 호흡 12~20회, 혈압 120/80mmHg이므로 체온과 호흡을 알려야 한다.

정답 65 ① 66 ③ 67 ③

68 간호진단의 특성을 기술한 내용이다. 옳은 것은?

① 간호진단은 대상자의 질병상태를 밝히는 것이다.
② 간호진단은 대상자의 질병이나 병리적 과정을 규명하는 것이다.
③ 간호진단은 대상자의 질병의 규명 · 치료 및 완치에 초점을 둔다.
④ 간호진단은 대상자의 실제적 · 잠재적 건강문제를 확인하는 것이다.
⑤ 간호진단은 간호목표를 달성할 수 있는 간호전략을 설정하는 것이다.

해설 간호진단은 개인, 가족, 사회의 실제적 · 잠재적인 건강문제를 확인하는 것이다.

69 다음 상황 중 자료의 확인이 필요한 경우로 가장 올바른 것은?

① 7세 환아의 피부에 홍반이 있고 체온이 39도였다.
② 5세된 환아의 얼굴은 창백하고 기운이 없고 모든 것을 귀찮아했다. 어머니는 지난밤 먹은 것을 다 토했다고 했다.
③ 임씨는 충수 돌기 부위에 심한 통증이 있다고 말했다. 그 부위를 촉진하였을 때 근육경직과 불편감을 호소했다.
④ 18세인 이양은 항상 조금씩 먹는다고 했다. 그녀의 체중은 70kg이고 키는 150cm였다.
⑤ 40세인 박씨는 자신의 혈압이 높은 것 같다고 말했다. 아버지도 고혈압이었다고 한다. 그녀의 혈압은 190/110mmHg였다.

해설 ②는 객관적인 자료수집 및 확인이 요구되나 나머지는 객관적인 증상 및 징후로 대상자의 자료를 표준이나 기준에 비교하면 된다. ③의 주관적인 자료는 심한 통증이다.

70 노씨 부인은 폐렴으로 인한 급성 호흡부전을 치료받는 중 치료를 거부하고 있다. 이때 간호사가 우선적으로 해야 할 간호수행은?

꼭 나오는 유형

① 사회사업가가 와서 상담할 때까지 노씨 부인을 억제해 놓는다.
② 노씨 부인의 정신상태를 알기 위해 심리상담을 요청한다.
③ 담당 의사에게 알리고 치료거부 원인을 파악한다.
④ 대상자의 가족에게 전화해서 퇴원시키도록 한다.
⑤ 가족에게 퇴원이 불가능함을 설득한다.

해설 대상자가 치료를 거부할 경우 먼저 담당의사에게 알리고 치료거부 이유를 파악해야 한다.

68 ④ 69 ② 70 ③ 정답

71 다음 중 맥박수에 대한 설명으로 옳은 것은?

① 식전에는 식후보다 맥박수가 증가한다.
② 저혈량 쇼크가 나타나면 맥박수는 증가한다.
③ 정서적으로 흥분하면 맥박수는 감소한다.
④ 운동선수는 정상인보다 맥박수가 빠르다.
⑤ 체온이 떨어지면 맥박수는 증가한다.

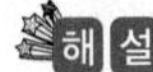
① 식전보다 식후에 맥박수가 증가한다.
③ 정서적으로 흥분하면 맥박수는 증가한다.
④ 운동선수는 정상인보다 맥박수가 느리다.
⑤ 체온이 상승하면 맥박수가 증가한다.

72 저산소혈증의 증상 및 징후에 대한 설명으로 옳은 것은?

㉠ 청색증	㉡ 일시적인 고혈압
㉢ 진행성 신경과민	㉣ 느리고 깊은 호흡

① ㉠, ㉡, ㉢ ② ㉠, ㉢ ③ ㉡, ㉣
④ ㉣ ⑤ ㉠, ㉡, ㉢, ㉣

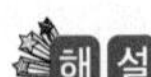
저산소혈증의 증상 및 징후
호흡곤란, 청색증, 빠르고 얕은 호흡, 교감신경의 자극으로 일시적인 고혈압, 두통, 진행성 신경과민

73 기관절개환자의 기도흡인에서 흡인시간을 10~15초 이내로 제한하는 가장 중요한 이유는?

① 흡인시간이 길어지면 저산소증의 위험이 증가하므로
② 흡인기간이 길어지면 점막자극으로 점액분비가 감소되므로
③ 흡인시간이 길어지면 점막손상으로 염증이 생기기 쉬우므로
④ 흡인시간이 길어지면 환자가 심리적으로 불안하므로
⑤ 흡인시간이 길어지면 점막에 괴사, 혈종이 형성되므로

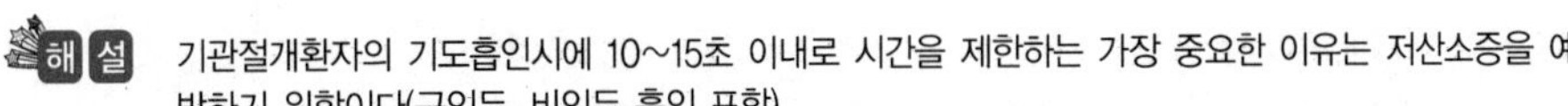
해설 기관절개환자의 기도흡인시에 10~15초 이내로 시간을 제한하는 가장 중요한 이유는 저산소증을 예방하기 위함이다(구인두, 비인두 흡인 포함).

정답 71 ② 72 ① 73 ①

74 교차감염에 대한 설명으로 옳은 것은?

꼭 나오는 유형

① 병원 내의 미생물에 쉽게 감염되고 치료과정이 지연되는 것이다.
② 수술시 부주의로 수술 받은 상처가 감염된 것이다.
③ 상처가 재감염되어 악화된 것이다.
④ 피부에 흔히 생기는 농포를 말한다.
⑤ 한 환자의 병원균이 다른 환자에게 옮겨지는 것이다.

해설 교차감염
어떤 증상을 가지고 병원에 이미 입원한 사람에게 2차적인 감염병이 부가되는 것, 즉 한 환자의 병원균이 다른 환자에게 옮겨지는 것이다.

75 위관 영양시 간호중재에 대한 설명으로 옳은 것은?

㉠ 영양액 주입 전에는 물 30~50cc를 주입한다.
㉡ 영양액 주입 후에는 비위관을 조절기로 막아둔다.
㉢ 영양액 주입시 의식이 없는 환자는 가능하면 오른쪽 측위를 취한다.
㉣ 영양액은 냉장고에 보관하고 12시간 경과시에는 사용하지 않는다.

① ㉠, ㉡, ㉢ ② ㉠, ㉢
③ ㉡, ㉣ ④ ㉣
⑤ ㉠, ㉡, ㉢, ㉣

해설 ㉣ 영양액은 실온보관하고 24시간 경과시에는 사용하지 않으며, 음식물은 천천히 주입한다.

76 단순도뇨방법에 관한 설명으로 옳은 것은?

꼭 나오는 유형

㉠ 외과적 무균술을 적용한다.
㉡ 대상자에게 통증을 느낄 수 있다고 말해준다.
㉢ 여성의 경우 5~8cm 삽입한다.
㉣ 배뇨량에 상관없이 모두 배뇨한다.

① ㉠, ㉡, ㉢ ② ㉠, ㉢
③ ㉡, ㉣ ④ ㉣
⑤ ㉠, ㉡, ㉢, ㉣

정답 74 ⑤ 75 ① 76 ②

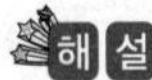

- 외과적 무균술을 적용한다.
- 도뇨관 삽입길이는 남자는 20cm, 여자는 5~8cm 정도 부드럽게 삽입한다.
- 도뇨관 삽입시 정상적인 통증은 없으나 압박감이 있을 수 있다고 설명한다.
- 도뇨시 다량(750~1,000ml 이상)의 소변을 한꺼번에 제거하면 골반혈관의 울혈과 갑작스러운 압력의 차이로 저혈량성 쇼크가 발생할 수 있다.

77 배출관장에 대한 설명으로 옳은 것은?

㉠ 관장용액의 높이는 직장으로부터 약 30~45cm 정도로 조절한다.
㉡ 관장 실시 후 기름정체관장의 장내 보유시간은 5~15분 정도이다.
㉢ 배출관장은 물, 생리식염수, 비눗물을 사용할 수 있다.
㉣ 관장튜브의 삽입길이는 성인은 2.5~3.75cm이다.

① ㉠, ㉡, ㉢
② ㉠, ㉢
③ ㉡, ㉣
④ ㉣
⑤ ㉠, ㉡, ㉢, ㉣

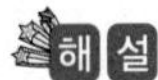

- 관장용액을 담은 통의 높이는 직장보다 30~45cm 정도이다.
- 배출관장은 수돗물에 생리식염수와 고장염, 비누용액을 혼합하여 만든다.
- 관장 실시 후 장내 보유시간은 기름정체관장은 2~3시간, 배출관장은 5~15분이면 된다.
- 관장튜브의 삽입길이는 성인은 7.5cm, 어린이는 5~7.5cm, 영아는 2.5~3.75cm이다.

78 목욕에 대한 설명이다. 옳지 못한 것은?

① 샤워나 통목욕시 대상자가 미끄러져 넘어지지 않도록 매트나 바닥판을 깐다.
② 대상자의 프라이버시 보호를 위해 목욕실 문을 잠근다.
③ 침상목욕할 때에는 목욕담요를 덮어준 후 위 홑이불을 제거한다.
④ 침상목욕할 때에도 대상자 스스로 할 수 있는 부분은 스스로 닦게 한다.
⑤ 피부자극을 진정시키고 가려움증을 완화시키기 위해 녹말가루 목욕을 할 수 있다.

해설 목욕시 대상자의 사고나 도움을 요청하면 손쉽게 들어갈 수 있어야 하므로 목욕실 문은 잠그지 않도록 한다.

정답 77 ② 78 ②

79 얼음주머니 적용시 좋은 점은?

꼭 나오는 유형

㉠ 동통 완화　　㉡ 혈관 이완
㉢ 화농 지연　　㉣ 근육 이완

① ㉠, ㉡, ㉢　　② ㉠, ㉢
③ ㉡, ㉣　　④ ㉣
⑤ ㉠, ㉡, ㉢, ㉣

해설 냉의 생리적 효과
혈관의 수축(부종 형성 예방, 염증 및 화농 감소), 모세혈관의 투과성 감소, 세포대사 작용의 감소(조직산소요구 감소, 노폐물 형성 예방), 근육수축(통증 경감), 신경전도 속도감소, 혈액점도 증가(손상부위 혈액응고 증진) 등이 있다.

80 체내 수분결핍의 일반적인 증상으로 옳은 것은?

㉠ 체중 증가　　㉡ 헤마토크리트 상승
㉢ 체온 하강　　㉣ 피부긴장도 감소

① ㉠, ㉡, ㉢　　② ㉠, ㉢
③ ㉡, ㉣　　④ ㉣
⑤ ㉠, ㉡, ㉢, ㉣

해설 체내 수분결핍의 일반적인 증상
소변량 감소, 소변농축, 요비중이 높고 헤마토크리트 상승, 체중 저하, 안구함몰, 피부긴장도 감소, 체온상승, 약하고 빠른 맥박, 체위성 저혈압, 혈액량 저하, 점막 건조, 허약과 갈증 호소, 헤모글로빈 상승, BUN 상승, 중심정맥압 저하 등의 증상이 나타난다.

81 지혈성분의 함유로 출혈성 상처의 지혈을 촉진시키고, 상처의 사강을 채우기 위한 패킹용으로 많이 사용한다. 그리고 분비물이 많은 상처에 사용하는 드레싱의 종류는?

꼭 나오는 유형

① 거즈 드레싱　　② Hydrocolloide 드레싱
③ Calcium Alginate 드레싱　　④ 텔파(Telfa) 드레싱
⑤ Hydrogel 드레싱

79 ② 80 ③ 81 ③ 정답

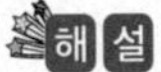
Calcium Alginate 드레싱
분비물이 많은 상처에 주로 사용한다.

- 장 점
  - 겔 형성으로 상처표면 습윤유지 및 삼출물을 흡수하는 능력이 뛰어남
  - 신경말단보호로 동통 경감, 저 알러지성, 생물분해가능
  - 상처의 사강을 줄이기 위한 패킹용으로 사용가능
  - 지혈 성분 함유로 출혈성 상처의 지혈 촉진
- 단 점
  - 2차 드레싱이 필요하고, 혐기성 세균에 감염된 상처에도 사용가능
  - 겔이 농이나 부육으로 혼동가능, 건조한 상처나 괴사조직이 덮인 상처에는 부적합함

82 약물복용이나 우울증으로 인한 성적 욕구 감소, 발기부전, 조기사정, 성교시 통증을 호소할 때 간호진단명은?

꼭! 나오는 유형

① 성지식 부족
② 성발달 장애
③ 성문제 갈등
④ 성기능 장애
⑤ 성역할 장애

해설 남성의 성기능 장애는 성적 욕구 감소, 발기부전, 조루와 지루 등이 있고, 여성의 성기능 장애는 억압된 성욕, 오르가즘 기능장애, 질경 등이 있다.

83 질좌약 삽입절차로 옳은 것은?

㉠ 대상자는 Sim's 체위를 취해준다.
㉡ 좌약을 넣기 전에 대상자에게 소변을 보게 한다.
㉢ 좌약을 질강 속에 4cm 정도 넣는다.
㉣ 좌약을 삽입 후 5~10분 동안 둔부를 높인 상태로 누워 있도록 한다.

① ㉠, ㉡, ㉢
② ㉠, ㉢
③ ㉡, ㉣
④ ㉣
⑤ ㉠, ㉡, ㉢, ㉣

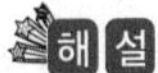
㉠ 질 좌약을 삽입할 때에는 배횡와위를 취해준다.
㉢ 좌약을 질강 속에 8~10cm 정도 넣는다.

정답 82 ④ 83 ③

84 정맥주입시 주입속도에 영향을 미치는 요소가 아닌 것은?

① 정맥 내 바늘의 위치변화
② 정맥 수액병의 넓이
③ 튜브의 매듭과 꼬임
④ 정맥 천자 바늘의 굵기
⑤ 환자의 자세변화

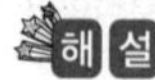

② 주입속도와 정맥 수액병의 넓이는 관계 없다.
주입속도에 영향을 미치는 요인
정맥 천자 바늘의 굵기, 정맥 수액병의 높이, 정맥 내 바늘의 위치변화, 환자의 자세변화(전완의 위치), 용액의 온도변화, 바늘과 카테터의 막힘, 수액병 공기구멍의 막힘, 점적용 필터의 막힘, 수액의 점도, 수액관의 위치, 침윤, 튜브의 매듭과 꼬임 등이 있다.

85 낙상예방을 위한 간호가 요구되는 대상자는?

㉠ 체위성 저혈압이 있는 70세 노인
㉡ 우측편 마비를 가진 뇌졸중 환자
㉢ 골다공증이 있는 65세 여성
㉣ 시력 손상이 있는 당뇨병 환자

① ㉠, ㉡, ㉢
② ㉠, ㉢
③ ㉡, ㉣
④ ㉣
⑤ ㉠, ㉡, ㉢, ㉣

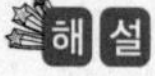

㉠, ㉡, ㉢, ㉣이 모두 포함된다.
낙상예방을 위한 간호가 요구되는 대상자
낙상 과거력, 65세 이상, 시력 및 균형감각의 손상, 보행자세의 변화, 이뇨제, 진통제를 포함한 약물 복용자, 체위성 저혈압, 반응시간이 느림, 혼돈상태, 지남력 상실자, 운동장애 등 위험요인이 있는 대상자 등이 있다.

84 ② 85 ⑤ 정답

86 중년부인 A씨는 무거운 물건을 들고 난 뒤 문손잡이(둥근형)를 돌리는 데 심한 통증을 느꼈다. 손상된 관절범위는?

꼭 나오는 유형

① 굴 곡　② 외 전
③ 회 외　④ 신 전
⑤ 과신전

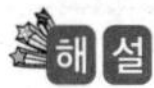

해설
- 회외 : 일반적으로 우측 손은 외측으로 즉, 손과 전완을 손바닥이 위로 향하게 돌리는 것. 지문의 경우 회외만 있으므로 우측 손을 외측으로 돌린 것이다.
- 전박-차축관절 : 문손잡이를 돌리는 데의 운동범위는 요골과 측골로 이루어진 관절에 의하여 회외, 회내범위가 형성된다.

87 부동이 신체에 미치는 효과에 대한 설명으로 옳은 것은?

㉠ 폐확장 감소
㉡ 수분과 전해질 불균형
㉢ 신장결석
㉣ 수용성 골다공증

① ㉠, ㉡, ㉢　② ㉠, ㉢
③ ㉡, ㉣　④ ㉣
⑤ ㉠, ㉡, ㉢, ㉣

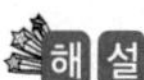

해설
㉣ 수용성 골다공증이 아니라 불용성 골다공증, 관절구축, 근육량 상실, 관절의 뻣뻣함과 통증이다.
부동이 신체에 미치는 효과
- 근골격계 : 불용성 골다공증, 관절구축, 근육량 상실, 관절의 뻣뻣함과 통증이다.
- 심맥관계 : 심장보유량이 감소, 심부담 증가, 체위성 저혈압, 정맥이완 및 정맥 정체이다.
- 호흡기계 : 폐확장 감소, 호흡기계 분비물의 축적, 호흡근육약화, 침하성 폐렴이다.
- 대사체계 : 기초대사율의 감소, 수분과 전해질 불균형, 식욕부진, 골흡수 증가이다.
- 비뇨기계 : 소변정체, 요정체 및 요로감염, 신장결석 등이다.
- 위장관계 : 심한 변비와 변매복증이다.
- 피부계 : 압박성 궤양이 형성된다.
- 신경계 : 감각박탈이 나타나고 또한 심리적으로는 사회 · 심리적 변화가 다양하게 나타난다.

정답 86 ③ 87 ①

88 수면을 돕는 방법으로 적당한 것은?

㉠ 밤에 이뇨제 투여를 피한다.
㉡ 통증이 있는 대상자는 수면 30분 전에 진통제를 투여한다.
㉢ 따뜻한 우유를 취침 전에 섭취하도록 한다.
㉣ 근육의 피로를 위하여 취침 바로 전에 운동을 하도록 한다.

① ㉠, ㉡, ㉢　② ㉠, ㉢　③ ㉡, ㉣
④ ㉣　⑤ ㉠, ㉡, ㉢, ㉣

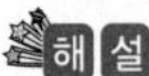
해설 ㉣ 낮에 적당한 운동을 하되 잠자기 2시간 전에 과도한 육체적 운동을 피한다.
수면을 돕는 간호중재
야간 이뇨제 투여 금지, 취침 전에 따뜻한 우유 마시기 등), 통증이 있는 자는 수면 30분 전에 수면제 투여, 이완 및 안위증진, 간호시간의 배려, 낮잠 피하기, 카페인 함유 음료 피하기

89 환자나 가족에게 임종을 알리는 책임이 있는 사람은?

① 간호사　② 병원책임자
③ 의 사　④ 임종징후를 처음 발견한 의료인
⑤ 원목이나 신부

해설 사망은 법적인 측면에서 의사가 진단하여야 하므로 사망 확인 후에 의사에 의하여 임종이 알려진다.

90 신체역학원리에 대한 설명 중 옳은 것은?

꼭 나오는 유형

㉠ 기저면이 넓을수록 물체는 안전하다.
㉡ 크고 강한 근육을 사용하는 것이 안전하다.
㉢ 중심이 낮을수록 물체는 안전하다.
㉣ 중심선이 기저면 밖에 있을 때 물체는 안전하다.

① ㉠, ㉡, ㉢　② ㉠, ㉢　③ ㉡, ㉣
④ ㉣　⑤ ㉠, ㉡, ㉢, ㉣

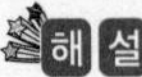
해설 ㉣ 중심선이 기저면 내에, 기저면 중심에 가까울수록 안전하다.
신체역학
일상적인 활동시 자세 및 균형, 신체선열을 유지하기 위한 근골격계와 신경계의 조정된 노력으로 적절한 신체역학을 이용하면 근골격계의 손상위험과 긴장이 감소되어 근육에너지를 적게 사용해도 신체 동작을 촉진시키게 된다.

88 ① 89 ③ 90 ① 정답

91 인간의 기본욕구 중 안전에 영향을 미치는 요인에 해당하는 것은?

㉠ 건강상태	㉡ 운동성
㉢ 안전에 관한 지식	㉣ 정신사회적 상태

① ㉠, ㉡, ㉢　　② ㉠, ㉢
③ ㉡, ㉣　　④ ㉣
⑤ ㉠, ㉡, ㉢, ㉣

해설 안전에 영향을 미치는 요인
성장발달, 생활양식, 활동정도(운동성), 의사소통능력, 감각 및 지각의 변화, 안전에 관한 지식, 건강상태, 정신사회적 상태이다.

92 경구투약을 할 때 지켜야 할 지침에 대한 설명으로 옳지 않은 것은?

① 시럽 투약 후 바로 음료를 준다.
② 액체약의 용량은 액량기를 눈높이에 들고 측정한다.
③ 거품이 이는 분말이나 정제는 물이나 주스에 녹인 후 투약한다.
④ 맛이 아주 나쁘거나 불쾌감을 주는 약물은 투약 전후에 차가운 탄산음료를 마시게 한다.
⑤ 시럽 투약 후 바로 음료를 주지 않는다.

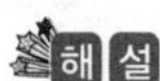

① 시럽은 구강 점막에 국소적 효과를 가져오므로 시럽 투약 후 바로 음료를 주지 않는다.
경구투약을 할 때 지켜야 할 지침
- 약카드와 약병의 표시를 3번 확인한다.
- 액체약의 용량은 액량기를 눈높이에 들고 측정한다.
- 환자가 약을 삼키는 것을 확인한다.
- 자극성 약이나 치아가 착색될 염려가 있는 약은 빨대를 사용하도록 한다.
- 약물은 항상 적절한 음료와 함께 투약한다.
- 거품이 이는 분말이나 정제는 물이나 주스에 녹인 후 투약한다.
- 시럽 투약 후 바로 음료를 주지 않는다(시럽은 구강 점막에 국소적 효과를 지님).
- 당의정이나 교갑에 싸여진 약을 가루로 만들어 투약하지 않고 가루약과 용액을 섞어 투약한다.
- 맛이 아주 나쁘거나 불쾌감을 주는 약물은 투약 전에 얼음조각, 박하사탕을 입에 물고 있게 하거나 투약 전후에 차가운 탄산음료를 마시게 한다.
- 치아에 손상을 줄 수 있는 염산제제나 철분제제는 물로 희석하여 빨대를 이용하며, 투약 후 물이나 구강세척제로 입안을 헹군다.

정답 91 ⑤ 92 ①

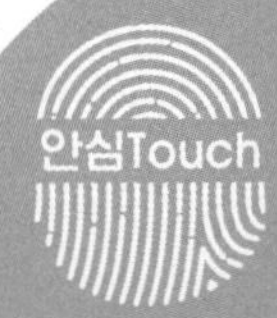

93 자가조절진통(PCA)에 대한 설명이다. 맞는 것은?

㉠ 대상자 통증관리기능
㉡ 혈액 내의 진통제 수준이 거의 일정
㉢ 과용량도 방지기능
㉣ 대상자가 진통제 용량 결정

① ㉠, ㉡, ㉢
② ㉠, ㉢
③ ㉡, ㉣
④ ㉣
⑤ ㉠, ㉡, ㉢, ㉣

해설 ㉣ 의사가 진통제의 용량, 경로 횟수를 처방하면 환자 자신이 통증 정도에 따라 진통제를 투여한다.

94 다음은 환자가 섭취한 수분량이다. 수분 섭취량은 모두 얼마인가?

• 오렌지 주스 5 oz
• 미음 0.5 pint
• 우유 1.5 quart

① 800cc
② 1,250cc
③ 1,900cc
④ 2,000cc
⑤ 2,150cc

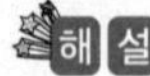
해설 1 oz=30ml, 1 pint=500ml, 1 quart=1,000ml
=(5×30ml)+(0.5×500ml)+(1.5×1,000ml)=1,900ml(=cc)

95 외과적 무균법으로 옳은 것은?

꼭 나오는 유형

① 멸균된 물품이 깨끗한 다른 물품과 접촉했을 때 멸균이 유지된다.
② 멸균영역에 다른 멸균물품 첨가시 멸균상태가 깨진다.
③ 멸균포를 펼 때 맨 처음자락이 간호사 쪽으로 오도록 한다.
④ 끝이 젖은 섭자를 들 때 끝을 위로 해서 든다.
⑤ 용액을 따를 때 라벨 쪽을 잡고 따른다.

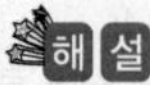
해설 ① 멸균된 물품이 깨끗한 다른 물품과 접촉했을 때 오염된다. 즉, 멸균된 물품끼리 접촉할 때 멸균이 유지된다.
② 멸균영역에 다른 멸균물품 첨가시 멸균상태가 유지된다.
③ 멸균포를 펼 때는 맨 처음 자락이 간호사 반대쪽으로 오도록 한다.
④ 끝이 젖은 섭자를 들 때 끝을 손잡이 아래로 든다.

93 ① 94 ③ 95 ⑤ 정답

96 다음 중 객관적 자료는?

꼭 나오는 유형

㉠ 밤에 머리가 아파서 잠을 못 잔다.
㉡ 혈액검사에서 헤모글로빈 수치가 10mg/dl이다.
㉢ 입맛이 없고 우울하다.
㉣ 눈 주위와 다리에 부종이 심하다.

① ㉠, ㉡, ㉢ ② ㉠, ㉢ ③ ㉡, ㉣
④ ㉣ ⑤ ㉠, ㉡, ㉢, ㉣

해설 객관적 자료와 주관적 자료
- 객관적 자료 : 관찰 및 신체사정에 의해 얻어질 수 있는 명백한 징후(활력징후 측정결과 등)
- 주관적 자료 : 대상자에 의해서만 기술 · 입증될 수 있는 증상(가려움, 고통 등)

97 간호력에 포함되는 내용은?

꼭 나오는 유형

㉠ 과거병력 ㉡ 배변습관 ㉢ 수면시간 ㉣ 임상검사 결과

① ㉠, ㉡, ㉢ ② ㉠, ㉢ ③ ㉡, ㉣
④ ㉣ ⑤ ㉠, ㉡, ㉢, ㉣

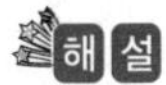

간호력에 포함될 내용
인적사항, 병원 시설을 찾게 된 이유, 현재력과 과거력, 건강과 질병에 대한 태도와 반응, 적응유형

98 간호진단에 대한 설명으로 맞는 것은?

꼭 나오는 유형

㉠ 질병에 대한 병리적 과정의 진단이다.
㉡ 한 환자가 여러 개의 진단을 가질 수 있다.
㉢ 간호계획의 결과를 위한 사정이다.
㉣ 자주 변하고 수정될 수 있다.

① ㉠, ㉡, ㉢ ② ㉠, ㉢ ③ ㉡, ㉣
④ ㉣ ⑤ ㉠, ㉡, ㉢, ㉣

정답 96 ③ 97 ① 98 ③

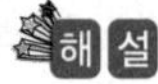

㉠ 질병의 병리학적 과정에 대한 진단은 의학적 진단이다.
㉢ 간호계획의 결과를 사정하는 것은 간호과정 중 평가과정이다.

99 간호기록시 수분섭취량과 배설량을 측정할 때 배설량에 해당하는 것은?

① 위관영양
② 정맥주입
③ 비위관배액
④ 얼 음
⑤ 경 구

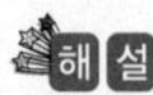

• 섭취량 : 경구, 정맥주입, 위관영양, 얼음(전량의 반으로 기록) 등이 있다.
• 배설량 : 소변, 대변, 구토, 배액, 출혈, 객담, 실금, 극심한 발한 등이 있다.

100 호흡중추를 흥분시키는 예민한 자극으로 옳은 것은?

① PCO_2 ↑
② PO_2 ↑
③ PN_2 ↑
④ PN_2 ↓
⑤ PO_2 ↓

해설 화학수용체의 세 가지 혈중가스(pH, PCO_2, PO_2) 중에서 이산화탄소 농도의 증가를 유발하는 요인이 가장 강하게 호흡중추를 흥분시키는 예민한 자극을 한다.

101 발열단계 중 발열기 환자에게 볼 수 있는 증상은?

꼭 나오는 유형

㉠ 갈 증	㉡ 뜨거운 피부
㉢ 근육통	㉣ 오 한

① ㉠, ㉡, ㉢
② ㉠, ㉢
③ ㉡, ㉣
④ ㉣
⑤ ㉠, ㉡, ㉢, ㉣

99 ③ 100 ① 101 ① 정답

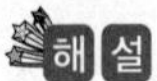 발열단계(오한기, 발열기, 종식기)

- 오한기(체온상승기) : 중심체온과 같아지기 위해서 오한 발생, 차갑고 창백한 피부, 소름이 돋고 체온상승 등
- 발열기(고온기) : 춥거나 덥게도 느끼지 않음. 갈증, 뜨거운 피부, 구강점막건조, 갈증과 탈수가능성, 피로, 근육통, 졸리거나 안절부절, 열성경련 가능성 등
- 종식기(회복기) : 발한 및 오한감소, 탈수가능성, 따뜻하고 상기된 피부 등

102 활력 징후의 측정이 필요한 경우에 해당하는 것은?

㉠ 전신적 신체상태가 갑자기 나빠질 때
㉡ 수술실에서 마취하기 직전의 대상자
㉢ 신체적 고통을 대상자가 보고할 때
㉣ 의료기관에 입원했을 때

① ㉠, ㉡, ㉢
② ㉠, ㉢
③ ㉡, ㉣
④ ㉣
⑤ ㉠, ㉡, ㉢, ㉣

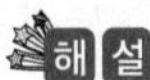 활력 징후 측정이 필요한 경우

- 의료기관에 입원했을 때
- 의사의 지시에 의한 정규적인 절차로 되어 있을 때
- 위험한 검사의 전후
- 모든 수술의 전후
- 활력 징후에 영향을 미칠 수 있는 간호중재 전후
- 심맥관 · 호흡기능에 영향을 주는 약물 투여 전후
- 전신적 신체상태가 갑자기 나빠질 때
- 이상한 증상이나 신체적 고통을 대상자가 보고할 때

103 식욕부진환자의 식사시 간호로 맞는 것은?

꼭 나오는 유형

㉠ 통증이 심한 경우 식사 전에 진통제를 투여한다.
㉡ 식사량의 부족함을 주지시켜 많은 분량을 먹도록 권한다.
㉢ 가능하다면 식사 전후에 불쾌한 치료나 간호를 피한다.
㉣ 두려움은 식욕부진을 초래하므로 가능한 한 정보제공을 피한다.

① ㉠, ㉡, ㉢
② ㉠, ㉢
③ ㉡, ㉣
④ ㉣
⑤ ㉠, ㉡, ㉢, ㉣

정답 102 ⑤ 103 ②

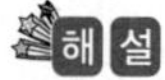 ㉡ 식사는 소량씩 자주 제공한다.
㉣ 정보를 제공하여 두려움을 감소(심리적 스트레스를 감소시킴)한다.

104 **병원감염예방을 위해 의료인이 수행해야 할 방법이 아닌 것은?**

① 항생제 오 · 남용을 예방하기 위한 환자교육을 실시한다.
② 의료 및 간호행위 수행 시 정확한 무균법을 사용한다.
③ 병원감염 발상사례에 관심을 갖고 병원에서 실시하는 직원교육에 참여한다.
④ 감염의 위험성이 높은 환자에게는 대량의 항생제를 투여한다.
⑤ 소독물품 사용시 물품의 소독과 멸균상태를 확인한다.

해설 ④ 감염예방목적으로 대량으로 항생제 투약을 해서는 안 된다.

105 **음식을 스스로 섭취할 수 없는 대상자의 식사 돕기로 옳은 것은?**

㉠ 대상자에게 먹는 속도에 맞추어 음식을 떠 넣어준다.
㉡ 대상자에게 독립심을 기르기 위해 필요하면 특수도구를 사용한다.
㉢ 대상자에게 존엄성을 지켜주며 식사과정에 적극참여하게 한다.
㉣ 음식섭취에 자신감이 없는 대상자는 비위관을 통해 음식을 준다.

① ㉠, ㉡, ㉢　　② ㉠, ㉢　　③ ㉡, ㉣
④ ㉣　　⑤ ㉠, ㉡, ㉢, ㉣

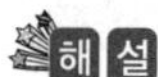 ㉣ 음식섭취에 자신감이 없는 대상자는 음식을 먹여주거나 비위관을 통해 제공하는 행위보다는 스스로 먹을 수 있도록 도와야 한다. 비위관을 통하여 음식물을 제공해야 하는 경우는 의식이 없거나 인후반사반응에 변화(제9, 10, 12뇌신경 장애)가 있어서 폐흡인의 위험이 있는 경우에 적용한다.

106 **유치 도뇨관 삽입환자의 소변주머니를 방광 위치보다 낮게 유지시키는 이유는?**

① 소변의 역류방지　　② 도뇨관과 연결관의 꼬임방지
③ 도뇨관과 연결관의 개방성 유지　　④ 도뇨관과 풍선의 파열 방지
⑤ 도뇨관과 연결관의 감염방지

해설 ① 소변의 역류에 의한 신장감염을 방지하기 위한 것이다.

104 ④ 105 ① 106 ① 정답

107 위관영양의 실시에 관한 설명으로 맞는 것은?

꼭 나오는 유형

> ㉠ 주입용기를 튜브에 연결한 후 먼저 음식을 주입하고 마지막에 물을 주입한다.
> ㉡ 중력에 의해 음식이 위 안으로 흘러 들어가도록 영양액 주입시 좌위나 반좌위를 취해 준다.
> ㉢ 주입용기가 다 비워진 후 영양액을 다시 채워 주입하는 것을 반복한다.
> ㉣ 위관영양을 시행하기 전에 위 내용물을 흡인해 보고 흡인한 내용물은 다시 넣어준다.

① ㉠, ㉡, ㉢
② ㉠, ㉢
③ ㉡, ㉣
④ ㉣
⑤ ㉠, ㉡, ㉢, ㉣

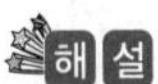

해설
㉠ 주입용기를 튜브에 연결한 후 30~50cc의 물을 주입하고 영양액을 주입한 후 물을 30~50cc를 주입한다.
㉢ 주입용기가 다 비워지면 공기가 들어갈 수 있으므로, 주입용기가 다 비워지기 전에 영양액을 다시 채워 주입하는 것을 반복한다.

108 침상목욕의 목적에 대한 설명으로 옳지 않은 것은?

① 신체분비물과 배설물, 죽은 피부세포를 제거하기 위해서
② 피부의 순환을 촉진하기 위해서
③ 이완과 편안감을 주기 위해서
④ 불쾌한 몸 냄새를 없애기 위해서
⑤ 간호사에 대한 대상자의 의존도를 높이기 위해서

해설
침상목욕의 목적
- 불쾌한 몸 냄새를 없애기 위해서
- 신체 표면에 묻어 있는 단기균 · 신체분비물과 배설물 · 죽은 피부세포를 제거하기 위해서
- 피부의 순환을 촉진하기 위해서
- 이완과 편안감을 주기 위해서
- 촉각을 자극하기 위해서

정답 107 ③ 108 ⑤

109 온요법의 효과에 대한 설명으로 옳지 않은 것은?

① 혈액순환촉진
② 모세혈관의 투과성 감소
③ 혈액점도 감소
④ 근육긴장 감소
⑤ 세포대사작용 증진

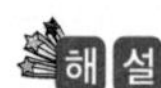

② 모세혈관의 투과성을 증진시킨다.
열의 효과
• 혈관확장으로 인한 혈액순환촉진 : 영양소 운반과 노폐물 제거 증진
• 모세혈관의 투과성 증가 : 노폐물과 영양소 운반 증진, 삼출물 연화
• 세포대사작용 증진 : 혈류증가, 국소적 보온 증가
• 혈액점도 감소 : 상처부위로 백혈구 및 항생제 이동 증진
• 근육긴장 감소 : 근육이완 증진, 경직으로 인한 통증완화
• 기타 : 염증과정 증가, 신경전도속도 증가

110 삼차신경 사정방법은 무엇인가?

㉠ 웃어보라고 해서 얼굴 대칭을 확인한다.
㉡ 양쪽 어금니를 물어보게 한다.
㉢ 외안근 움직임을 살펴본다.
㉣ 얼굴을 핀으로 자극해서 통증 반응을 본다.

① ㉠, ㉡, ㉢
② ㉠, ㉢
③ ㉡, ㉣
④ ㉣
⑤ ㉠, ㉡, ㉢, ㉣

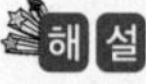

㉠ 웃어 보라고 하고 얼굴대칭을 살피는 것은 제7신경(안면신경) 사정방법이다.
㉢ 외안근의 움직임을 관찰하는 것은 제6신경(외전신경) 사정방법이다.
삼차신경(제5뇌신경으로 운동 및 감각의 혼합신경) 사정
운동영역은 저작운동(하악근운동)으로 검사는 턱을 다물게 하여 측두근의 힘과 대칭성 촉진 검사자의 손을 향해 아래턱을 좌우로 움직이게 한다. 지각영역은 세 부분에 통각, 운동감각, 압박감각에 대해 사정하며, 면봉으로 각막반사를 사정한다.

109 ② 110 ③ 정답

111 **인간의 성장 발달원리에 대한 설명이다. 옳은 것은?** 꼭 나오는 유형

㉠ 성장과 발달은 계속적이고 순차적이며 점진적이다.
㉡ 성장과 발달은 질서 있게 진행되지만 그 방향을 예견할 수 없다.
㉢ 성장과 발달은 서로 다르지만 통합되어 있다.
㉣ 성장과 발달은 성인기까지 계속된다.

① ㉠, ㉡, ㉢
② ㉠, ㉢
③ ㉡, ㉣
④ ㉣
⑤ ㉠, ㉡, ㉢, ㉣

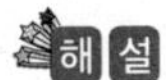
해설 인간의 성장 발달원리
- 성장발달은 계속적 · 순차적 · 점진적으로 질서있게 진행된다.
- 성장과 발달은 서로 다르지만 통합되어 있으며 복잡하지만 예측 가능하며 독특한 개별적인 유전적 잠재력을 가졌다.
- 예견되는 방향과 고정된 순서는 있지만 같은 비율이나 속도로 진행되지는 않는다.

112 **성에 대한 간호사의 태도는?**

㉠ 대상자와 간호사 간에 성에 대한 가치관이 다를 때 이를 비난하지 않는다.
㉡ 성교육이나 성문제에 관한 광범위한 독서를 통하여 성에 대한 편견을 감소한다.
㉢ 환자는 질병이 성에 미치는 영향에 대해 알고 싶어 하므로 간호사는 이에 대한 정확한 정보를 제공한다.
㉣ 대상자의 성적 태도가 옳지 않다고 판단되면 대상자의 성에 대한 태도를 변화시킨다.

① ㉠, ㉡, ㉢
② ㉠, ㉢
③ ㉡, ㉣
④ ㉣
⑤ ㉠, ㉡, ㉢, ㉣

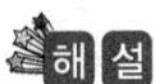
해설 간호사가 대상자의 성적 태도를 변화시키려고 시도하는 것은 인간의 태도에 있어서 근본적인 차이를 무시하는 것이다. 즉 대상자의 성적 태도가 옳지 않다고 판단이 되면 성교육 및 성에 관한 광범위한 독서 등을 통하여 성에 대한 가치관의 정립을 할 수 있도록 해야 한다.

정답 111 ② 112 ①

113 **장기 침상안정을 한 환자에게 보행을 처음 시도할 때 '신체 손상 위험성'이라는 진단을 내렸다. 그 이유 중 가장 옳은 것은?** 꼭 나오는 유형

① 심장 부담의 증가
② 체위성 저혈압(Postural Hypotension)
③ 폐 확장의 제한
④ 폐 분비물의 정체
⑤ 피부압박

해설 ② 신체 손상 위험성이란 부동으로 인한 직립성(체위성) 저혈압(이차적)이다.

114 **피하주사에 대한 설명으로 옳은 것은?**

㉠ 자주 사용되는 부위는 상박과 대퇴전면, 하복부, 견갑골 하부이다.
㉡ 2인치 주사바늘을 사용할 때는 90˚ 주입한다.
㉢ 주사부위의 출혈이 있으면 몇 분간 눌러 주어 멍들지 않게 한다.
㉣ 피하주사는 3~5cc 정도의 약물이 적당하다.

① ㉠, ㉡, ㉢
② ㉠, ㉢
③ ㉡, ㉣
④ ㉣
⑤ ㉠, ㉡, ㉢, ㉣

해설 피하주사

- 바늘길이가 1.5cm인 경우 45˚, 1.2cm인 경우 90˚로 주사
- 피하조직의 1/2 길이만큼 90˚로 주사
- 피하주사는 일반적으로 2ml 이하의 약물이 사용된다.
- 헤파린과 인슐린은 마사지하지 않는다.

115 **낙상예방을 위해 억제대를 적용한 환자이다. 환자가 몸부림을 쳐서 양팔에 멍이 든 경우 적절한 간호중재는?**

㉠ 억제대를 그대로 유지하고 수면제를 먹이고 진정시킨다.
㉡ 억제대를 풀어주고 환자 곁에 머물며 불편함의 원인을 대화를 통하여 알아낸다.
㉢ 억제대를 풀고 침대를 높여준다.
㉣ 억제대에 의한 손상에 대하여 간호해 주어야 한다.

① ㉠, ㉡, ㉢
② ㉠, ㉢
③ ㉡, ㉣
④ ㉣
⑤ ㉠, ㉡, ㉢, ㉣

113 ② 114 ② 115 ③ 정답

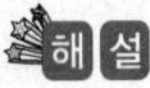
해설 ㉠ 억제대를 그대로 유지하면 억제대에 의한 손상이 더욱 심해지고, 원인도 모르고 투약할 수 없다.
㉢ 억제대를 풀고 침대가 아닌 침상 난간을 올려준다.

116 앞을 똑바로 보는 자세에서 턱을 가슴 쪽으로 당기는 목의 관절 움직임은?

꼭 나오는 유형

① 굴 곡　② 신 전
③ 외 전　④ 내 전
⑤ 내 회

해설
- 굴곡 : 앞을 똑바로 보는 자세에서 턱을 가슴 쪽으로 당긴다.
- 신전 : 머리를 다시 똑바로 든다.
- 과신전 : 목을 가능한 한 뒤로 젖힌다.
- 측면굴곡 : 머리 양측을 손으로 지지하여 귀가 어깨에 닿도록 옆으로 기울인다.
- 회전 : 머리 양측을 손으로 지지하여 머리를 좌우로 돌린다.

117 오른쪽 편마비 환자의 보행을 도와주기 위한 방법으로 옳지 않은 것은?

① 환자의 겨드랑이 부위에서 팔을 지지한다.
② 환자의 허리 주위로 한 손을 대어 안정시킨다.
③ 두 명의 간호사가 돕는 것이 더욱 안전하다.
④ 벨트를 이용하면 간호사의 힘이 덜 든다.
⑤ 간호사는 환자 왼쪽에 선다.

해설 ⑤ 간호사는 환자의 마비가 있는 쪽에 선다.

118 다음 중 노인의 수면특성으로 옳은 것은?

꼭 나오는 유형

㉠ 성인에 비해 NREM 4단계 수면이 감소한다.
㉡ 수면의 50% 이상이 REM 수면이다.
㉢ 노인들은 밤에 자주 깨어난다.
㉣ 노인들은 낮잠이 필요하다.

① ㉠, ㉡, ㉢　② ㉠, ㉢　③ ㉡, ㉣
④ ㉣　⑤ ㉠, ㉡, ㉢, ㉣

정답 116 ① 117 ⑤ 118 ②

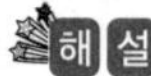
㉠ 1, 2단계 수면은 늘어나나, 3, 4단계 수면량이 급격히 감소한다. 또 4단계 수면이 없을 수도 있다.
㉢ 노인은 밤에 자주 깨고 다시 잠드는 데 많은 시간을 소요한다.
㉡ 노인들은 6시간/일 수면이고, REM 수면이 20~25%이며, 50% REM 수면은 신생아에게 나타난다.
㉣ 낮에 잠을 자면 밤에 수면장애를 유발한다.

119 사망 직전의 임상적 징후에 해당하는 것은?

㉠ 체인-스톡 호흡	㉡ 미각과 후각 상실
㉢ 복부팽만	㉣ 동작 및 반사불능

① ㉠, ㉡, ㉢
② ㉠, ㉢
③ ㉡, ㉣
④ ㉣
⑤ ㉠, ㉡, ㉢, ㉣

해설 ㉣ 동작 및 반사감도가 나타난다.

사망 직전의 임상적 징후

- 근육긴장도 상실 : 얼굴 근육이완(턱처짐), 연하곤란, 위장관기능 감소, 지속적인 오심, 복부팽만, 가스축적, 괄약근 기능 상실로 실금, 신체 움직임 감소 등
- 순환속도 저하 : 사지에 반점 형성, 청색증, 발 → 손 → 귀 → 코 순서로 피부가 차가워짐
- 활력징후 변화 : 맥박은 약하고 빠르며 감소, 혈압하강, 특히 cheyne-stokes 호흡
- 감각상실 : 시야가 흐려지고 미각과 후각 상실

120 체위에 대한 다음의 기본지침 중 옳은 것은?

꼭 나오는 유형

㉠ 관절은 약간 구부린 상태를 유지한다.
㉡ 체위변경은 적어도 2시간마다 시행한다.
㉢ 해부학적 체위에 가까운 상태가 좋은 체위다.
㉣ 체위변경시 가능한 한 관절이 움직이지 않도록 주의한다.

① ㉠, ㉡, ㉢
② ㉠, ㉢
③ ㉡, ㉣
④ ㉣
⑤ ㉠, ㉡, ㉢, ㉣

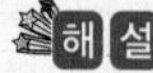
㉣ 체위변경시에 가능한 한 관절의 최대범위운동을 실시한다.

체위에 대한 기본 지침

체위는 해부학적 위치에 가까운 상태로 관절은 약간 구부린 상태를 유지하고, 체위변경은 적어도 2시간마다 한다.

119 ① 120 ① 정답

121 **건강전문가로부터 자신의 질병과 건강에 조언을 얻으려고 하며 자신의 진료를 인정하기도 하고 부정하기도 하는 단계는?** 꼭 나오는 유형

① 증상경험
② 환자역할 수락
③ 건강관리기관 접촉
④ 의존적 환자역할
⑤ 회복 및 재활

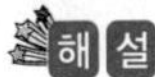

Edward Suchman의 질병행동단계
- 증상경험단계 : 타인에게 건강이 좋지 않아 보인다는 말을 듣거나 신체적 · 인지적 · 정서적 반응이 나타나 무엇인가 잘못되었다는 결정이 내려진다.
- 환자역할 수락단계 : 자신이 병들었고 전문적인 도움이 필요하다는 생각을 가진다.
- 건강관리기관 접촉단계 : 전문가로부터 자신의 질병과 건강에 조언을 얻으려고 하며 자신의 진료를 인정하기는 시기
- 의존적 환자역할단계 : 의사에게 통제권을 넘기고 지시되는 치료를 따르는 결정이 내려진다.
- 회복 혹은 재활단계 : 환자역할을 포기하는 결정이 내려지는 것이다.

122 **경구투약과 관련된 내용이다. 옳은 것은?**

㉠ 투약에 실수가 있을 때는 수간호사에게 즉시 보고한다.
㉡ 투약하지 못한 경우 간호기록지에 그 이유를 기록한다.
㉢ 투약 후 30분 이내 환자의 반응을 관찰하고 이상이 있으면 보고한다.
㉣ 금식환자인 경우 약물은 경구로 투여한다.

① ㉠, ㉡, ㉢
② ㉠, ㉢
③ ㉡, ㉣
④ ㉣
⑤ ㉠, ㉡, ㉢, ㉣

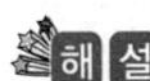

㉣ 금식환자는 경구적으로 약물을 투여하지 않는다.

정답 121 ③ 122 ①

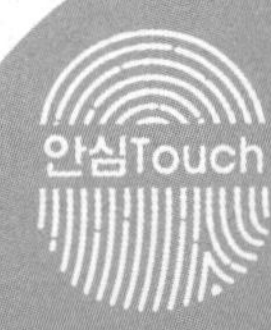

123 **자가조절 진통관리의 장점에 대한 설명으로 옳은 것은?**

> ㉠ 안정된 혈중농도를 유지한다.
> ㉡ 간호사로부터 독립심을 유지한다.
> ㉢ 대상자가 투약량을 줄이려는 경향이 있다.
> ㉣ 장기통증 관리에 효과적이다.

① ㉠, ㉡, ㉢
② ㉠, ㉢
③ ㉡, ㉣
④ ㉣
⑤ ㉠, ㉡, ㉢, ㉣

해설 ㉣ 단기통증 관리에 효과적이다.

124 **5% 포도당 1,000ml를 정맥으로 6시간 동안 주입하려고 한다. 주입세트가 1ml당 15방울인 것으로 주입할 경우 1분간 방울 수는?** 꼭 나오는 유형

① 10~15방울
② 30~35방울
③ 40~45방울
④ 70~115방울
⑤ 120~125방울

해설 분당 방울 수
=(전체주입량×ml당 방울 수(또는 drip facter))÷총주입 시간(분)
=(1,000×15)÷(6×60)=41.7방울

125 **Ethylene Oxide Gas 멸균법으로 올바른 설명은?**

> ㉠ 세포의 대사과정을 변화시켜 아포와 미생물을 파괴시킨다.
> ㉡ 비교적 낮은 온도, 습도에서 멸균이 가능하다.
> ㉢ 침투력이 매우 높다.
> ㉣ 인체에 독성이 강하다.

① ㉠, ㉡, ㉢
② ㉠, ㉢
③ ㉡, ㉣
④ ㉣
⑤ ㉠, ㉡, ㉢, ㉣

123 ① 124 ③ 125 ⑤ 정답

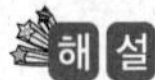 Ethylene Oxide Gas 멸균법은 독성이 있으므로 주의해야 하며 상온에서 8~16시간 방치해둬야 한다.

126 대상자와 면담시 효율적인 면담 기술에 대한 설명이다. 옳은 것이 모두 조합된 것은?

꼭 나오는 유형

㉠ 간단하고 간결하게 질문한다.
㉡ 환자가 이해할 수 있는 용어로 질문한다.
㉢ '예' 혹은 '아니요'로 대답할 수 있는 질문을 주로 한다.
㉣ '왜' 혹은 '어떻게'를 사용한 질문을 주로 한다.

① ㉠, ㉡, ㉢
② ㉠, ㉡
③ ㉡, ㉣
④ ㉣
⑤ ㉠, ㉡, ㉢, ㉣

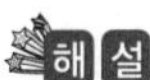 ㉠ · ㉡ 효과적인 언어적 의사소통 기술로써 단순성에 해당한다.
㉢ 폐쇄적 질문이다.
㉣ 위협적 질문으로, 의사소통을 방해하는 요인이며 부적절한 질문에 해당한다.

127 간호과정의 정의로 옳은 것은?

㉠ 간호과정은 사정, 간호진단, 계획, 수행, 평가 단계로 구성된다.
㉡ 간호과정의 각 단계는 상호 관련되어 있다.
㉢ 모든 대상자에게 개별적인 간호를 제공하는 체계적인 문제 해결방법이다.
㉣ 간호과정은 순환적인 과정으로 사정에서 평가까지 연속적이다.

① ㉠, ㉡, ㉢
② ㉠, ㉢
③ ㉡, ㉣
④ ㉣
⑤ ㉠, ㉡, ㉢, ㉣

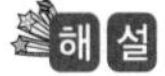 간호과정의 정의와 목적

- 간호과정은 바람직한 간호실무 수행을 위해 마련된 틀로 간호목적을 성취하기 위해 과학적이고 대체적이며 대상자 중심적인 간호접근방법이다.
- 간호과정의 목적은 대상자의 요구를 충족시키기 위하여 대상자의 건강간호 요구를 확인하고 간호목표와 간호의 우선순위를 결정하여 간호계획을 세워 이에 따른 간호를 수행하고 간호의 효과를 평가하는 것이다. 즉 대상자의 요구를 확인하여 간호의 우선순위를 결정하고 건강과 질병에 반응

정답 126 ② 127 ⑤

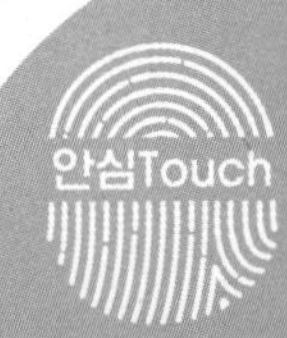

하는 실제적이거나 잠재적인 변화를 해결함으로써 각 대상자를 가능한 한 최고수준의 안녕 상태로 향상시키는 것이다.
- 간호과정은 사정, 간호진단, 계획, 수행, 평가의 단계로 구성되며 각각의 단계들은 분리되어 있기보다는 연속적이고 상호 관련된 단계로 구성되어 과정의 목적을 성취하기 위한 조직적인 구조를 제공한다. 이는 간호활동의 순서와 방향을 제시해 주는 방법론으로 간호행위를 결정하고 결과를 예측할 수 있게 하며 평가시 도구가 됨으로써 간호의 독자적인 수행을 가능하게 하며 간호사의 책임과 역할을 분명히 해 준다.
- 간호과정의 각 단계는 문제해결방법으로서 다른 4단계와 밀접하게 상호 관련된다.
- 조직적 · 체계적, 목표중심적, 역동적, 연속적, 상호작용적이며 광범위한 적용이 가능하다.

128 간호과정의 평가단계에서 우선적으로 해야 할 내용은?

꼭 나오는 유형

① 환자의 만족도에 대한평가
② 회환(Feedback)여부에 대한 결정
③ 간호의 질에 대한 평가
④ 간호 목표에 도달한 정도 평가
⑤ 단계별 재검토 및 수정

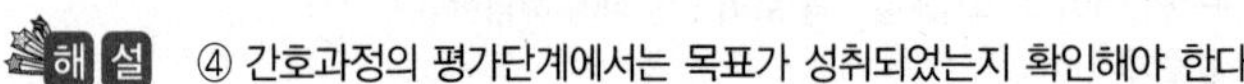
해설 ④ 간호과정의 평가단계에서는 목표가 성취되었는지 확인해야 한다.

129 환자가 사망했을 때 간호기록에 기록할 사항은?

㉠ 환자의 사망 질병명
㉡ 사체 운반시간
㉢ 담당의사의 이름
㉣ 사망시에 함께 있었던 사람

① ㉠, ㉡, ㉢
② ㉠, ㉢
③ ㉡, ㉣
④ ㉣
⑤ ㉠, ㉡, ㉢, ㉣

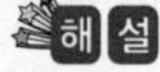
해설 **환자 사망시 간호기록 사항**
환자의 질병명, 사망 전 환자의 상태, 사망시간, 담당의사, 사망시에 함께 있었던 사람, 처치내용, 사체 운반시간 등을 기록한다.

128 ④ 129 ⑤ 정답

130 **혈압 측정시 생길 수 있는 오류에 대한 설명으로 가장 옳은 것은?**

① 팔의 크기에 비해 너무 넓은 커프를 사용하면 혈압이 높게 측정된다.
② 팽창된 커프의 바람을 빨리 빼면 이완기 혈압이 낮게 측정된다.
③ 커프를 감은 팔을 심장보다 높게 하면 이완기 혈압이 높게 측정된다.
④ 반복 측정시 커프의 바람을 완전히 빼지 않는 상태에서 바로 측정하면 혈압이 높게 측정 된다.
⑤ 커프를 느슨히 감을 경우 혈압이 낮게 측정된다.

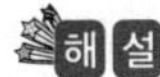
① 혈압이 낮게 측정된다.
② 혈압이 높게 측정된다.
③ 혈압이 낮게 측정된다.
⑤ 혈압이 높게 측정된다.

131 **심박동수를 증가시키는 요인으로 옳지 않은 것은?**

① 운 동
② 체온 상승
③ 저산소증
④ 장기간의 열적용
⑤ 부교감 신경자극

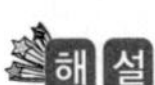
⑤ 부교감 신경자극은 심박동수를 감소시키는 요인이다.
심박동수를 증가시키는 요인
통증, 강한 정서적 자극, 운동, 장기간의 열적용, 혈액손실과 같은 혈압하강, 체온 상승, 저산소증, 투약 등이다.

132 **정상 성인의 폐음으로 폐부분의 타진시 가장 넓은 부위에 걸쳐서 들을 수 있는 음은?**

① 고장음
② 공명음
③ 둔탁음
④ 과도공명음
⑤ 편평음

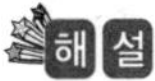
- 공명음 : 정상 성인의 폐음. 공기로 찬 정상적인 폐를 타진하면 넓은 부위에 걸쳐 크게 울리는 낮은 음조로 들리는 음
- 고장음 : 비어있는 위의 타진 시에 나는 음
- 둔탁음 : 폐나 방광에 수액이나 고체덩어리가 채워진 경우에 나는 음
- 과도공명음 : 어린이의 폐 또는 폐기종과 같은 경우에 더욱 크게 울리는 공명음
- 편평음 : 잘 발달된 근육조직을 타진할 때 나는 음

정답 130 ④ 131 ⑤ 132 ②

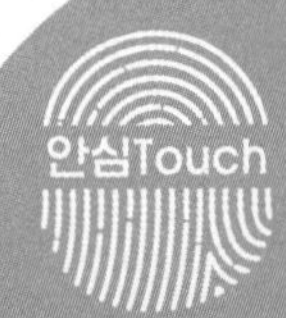

133 체액량이 감소되는 경우 나타나는 신체의 조절반응은?

① 항이뇨호르몬의 분비감소
② Angiotensin Ⅱ의 혈중농도 감소
③ 원위세뇨관에서 Na^+의 재흡수 증가
④ 혈액량 증가
⑤ 심박출량 증가

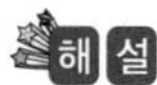

체액량이 감소하는 경우 신체의 조절반응

- 심한 탈수나 출혈시 체내의 시상하부에 있는 갈증중추의 활동증가로 갈증을 느끼게 되어 수분을 섭취하게 되며, 뇌하수체 후엽에서는 항이뇨호르몬(ADH)이 분비되므로 신장의 원위 세뇨관과 집합관에서 수분의 재흡수가 증가된다.
- 레닌(Renin)이 분비되어 안지오텐신(Angiotensin) 1을 2로 전환시켜 혈관을 수축시키고, Aldosterone에 의해 신장의 원위 세뇨관에서 Na^+ 재흡수가 증가되므로 체액량이 보충된다.
- 체액량이 감소되므로 혈액량이 감소되고 심박출량도 감소된다.

134 역격리에 대한 설명으로 옳은 조합은?

꼭 나오는 유형

㉠ 저항력이 낮은 환자를 감염에서 보호하는 것이다.
㉡ 내과적 무균술이 이에 속한다.
㉢ 신생아, 화상환자, 백혈병 환자 대상으로 한다.
㉣ 감염성 환자로부터 일반 환경 오염을 막는다.

① ㉠, ㉡, ㉢
② ㉠, ㉢
③ ㉡, ㉣
④ ㉣
⑤ ㉠, ㉡, ㉢, ㉣

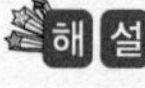

- 격리 : 감염된 환자로 확인되었거나 의심되는 개인으로부터 일반 환경이 오염되는 것을 막는 것이며 이를 막는 데 이용되는 내과적 무균술을 말한다.
- 역격리(보호적 격리) : 일반적인 병원체로부터 저항력이 낮은 신생아, 화상환자, 백혈병 환자 등을 보호하는 것이다.

133 ③ 134 ② 정답

135 **유치도뇨관을 삽입하고 있는 환자의 소변배양검사를 하고자 한다. 소변 채취방법에 대한 설명으로 옳지 않은 것은?**

① 하복부천자를 통한 검체는 다른 장기의 손상과 심한 통증을 유발한다.
② 소변주머니에 고여 있는 소변은 오염된 소변으로 간주한다.
③ 도뇨관을 소독솜으로 닦고 멸균 주사바늘을 도뇨관에 삽입하여 소변을 채취한다.
④ 유치도뇨관을 제거하고, 도뇨관을 재삽입하여 검채하는 것은 요도의 손상과 감염의 가능성을 증가시킨다.
⑤ 도뇨관과 소변주머니를 분리하여 도뇨관 내에 고여 있는 소변을 검사용기에 따라서 채취한다.

해설 ⑤ 소변주머니와 도뇨관 내에 고여 있는 소변은 오염된 소변으로 간주한다.

136 **비위관 삽입시 카테터가 인두부위를 지날 때 대상자의 체위는?**

① 똑바로 누워 고개를 반듯이 한다.
② 반좌위에서 고개를 뒤로 젖힌다.
③ 반좌위에서 고개를 약간 앞으로 숙인다.
④ 왼쪽으로 돌아누워 고개를 옆으로 돌린다.
⑤ 오른쪽으로 돌아누워 고개를 옆으로 돌린다.

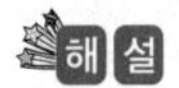

비위관 삽입시 환자 체위
처음 삽입시 체위는 목을 뒤로 젖힌 채 반좌위를 취하고 인두를 지날 때는 고개를 약간 앞으로 숙이면 기도가 좁아지고 식도는 넓어져서 삽입이 용이하다.

137 **40세의 여자가 수술 후 요의를 느끼지만 소변을 보지 못하고 있다. 자연배뇨를 유도하기 위한 간호중재로 옳지 않은 것은?**

① 대상자의 손을 따뜻한 물에 담근다.
② 방광에 소변이 가득 고일 때까지 요의를 참는다.
③ 요의를 느낄 때에 따뜻한 변기를 대어 준다.
④ 회음부에 따뜻한 물을 부어 준다.
⑤ 흐르는 물소리를 들려준다.

해설 ② 방광에 소변이 가득 고일 때까지 기다리지 않고 배뇨의 긴박감을 느낄 때 배뇨할 수 있도록 돕는다.

정답 135 ⑤ 136 ③ 137 ②

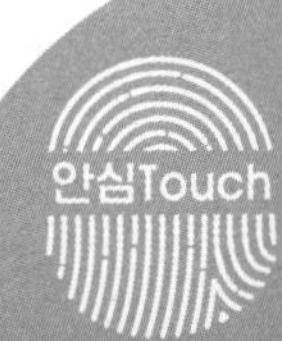

138 좌욕에 대한 설명으로 적절한 것은?

> ㉠ 적용시간은 20분 정도 지속한다.
> ㉡ 물의 온도는 43~45℃가 적절하다.
> ㉢ 산모, 치질환자의 간호시 적용한다.
> ㉣ 국소적 부위는 통목욕이 좌욕보다 더 효과적이다.

① ㉠, ㉡, ㉢　　② ㉠, ㉢　　③ ㉡, ㉣
④ ㉣　　⑤ ㉠, ㉡, ㉢, ㉣

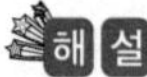

㉠ 적용시간은 20분 정도 지속하며 필요하면 중간에 따뜻한 물을 추가한다.
㉡ 물의 온도는 환자의 상태에 다르나 43~45℃가 적절하다.
㉢ 좌욕은 직장수술, 산모, 치질환자, 치열로 인한 국소적 직장통증이 있는 환자간호시 적용한다.
㉣ 국소적 부위는 좌욕이 통목욕보다 더 효과적이다.

139 수분 섭취량 증가와 가습기 사용이 호흡기계에 미치는 영향은? 꼭 나오는 유형

① 섬모운동을 억제한다.
② 기침반사를 억제한다.
③ 세기관지를 확장시킨다.
④ 호흡기계의 분비물의 양을 감소시킨다.
⑤ 호흡기계의 분비물을 액화시킨다.

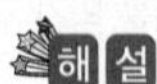

적절한 수분섭취량의 증가는 호흡기 점막의 습도를 유지시켜 주고 분비물을 묽게 하여 배출을 용이하게 한다. 가습기는 흡기에 증기를 더해주므로 점막의 건조와 자극을 예방하고 분비물을 묽게(액화)하여 배출을 용이하게 해준다.

140 가습요법의 적용 목적은? 꼭 나오는 유형

> ㉠ 산소가 몸속으로 잘 들어가게 하기 위하여
> ㉡ 공기의 습도를 적절히 유지하여 기도점막의 건조를 막기 위하여
> ㉢ 호흡수를 증가시키기 위하여
> ㉣ 기도 안의 점액이 묽게 되어 점액의 배출을 쉽게 하기 위하여

① ㉠, ㉡, ㉢　　② ㉠, ㉢　　③ ㉡, ㉣
④ ㉣　　⑤ ㉠, ㉡, ㉢, ㉣

138 ① 139 ⑤ 140 ③ 정답

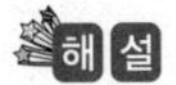 가습요법의 목적
흡기시에 증기를 공급하여 기도점막의 건조와 자극을 예방하고 분비물을 묽게 하여 쉽게 배출되도록 하기 위함이다.

141 환자가 같은 병원에서 다른 병동으로 옮길 때 필요한 간호업무로 옳지 않은 것은?

① 옮겨갈 병동에서 사용될 기구와 간호가 다를 수 있음을 알려준다.
② 가족과 친지들에게도 환자가 옮기는 것을 알려준다.
③ 환자가 사용하다 남은 약품을 함께 보낸다.
④ 환자의 전동사항을 식당 등 환자치료와 관련된 부서에 알려준다.
⑤ 환자의 기록을 정리하여 의무기록실에 보낸다.

해설 ⑤ 의무기록은 퇴원시에 정리하여 의무기록실로 보낸다.

142 입원환자의 성적인 측면을 고려한 간호중재에 대한 설명으로 옳지 않은 것은?

① 회복기에 있는 환자는 원하는 소지품을 가지고 있도록 허락한다.
② 모든 환자는 정해진 환의를 입게 하여 소속감을 느끼게 한다.
③ 치료나 처치시에 가능한 한 환자의 몸이 불필요하게 노출되지 않도록 한다.
④ 의료인이 병실을 출입하고자 할 때에는 반드시 노크를 하고 잠시 기다렸다가 들어간다.
⑤ 성 문제를 다룰 때에는 구체적인 내용 파악보다는 대상자의 감정과 반응을 고려한다.

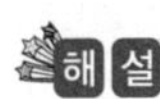 ② 모든 환자는 사생활의 권리를 누릴 수 있으므로 자신의 성적 정체감을 증진시킬 수 있는 잠옷을 입을 수 있도록 해 준다.

143 체위성 저혈압으로 갑자기 얼굴이 창백해질 때의 응급조치는? 꼭 나오는 유형

① 활력징후를 측정한다.
② Fowler' s Position을 취하여 준다.
③ 즉시 활동을 중지하고 바로 전위치를 취하여 안정을 시킨다.
④ 빠르게 체위를 변경하여야 한다.
⑤ 다리운동(등척성 운동)을 한다.

정답 141 ⑤ 142 ② 143 ③

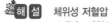

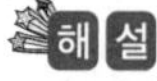 체위성 저혈압

- 개념 : 체위성 저혈압은 기립성 저혈압이라고도 하며, 체위 변환시에 혈압을 조절하는 자율신경의 기능이 장애가 되어 일어나는 저혈압으로 일어설 때 혈압의 저하가 나타나는 것이 특징이다. 일어설 때 최대혈압이 20mmHg 이상 하강하는 것을 기립성 저혈압이라 한다.
- 체위성 저혈압시 어떠한 활동이나 움직임을 피하고 바로 전위치를 취한다. 또 자세 변경시에는 누웠다가 앉는 자세로, 앉은 자세에서 서는 자세로, 체위를 서서히 변경한다. 안면창백, 빈호흡, 빈맥, 발한, 어지러움증 호소가 있으면 즉시 활동을 중지하고 원위치를 취한 후에 안정을 취한다.

144 Z-Track 기법 근육주사법의 효과에 관한 설명으로 옳은 것은?

㉠ 신경과 혈관손상의 위험이 감소된다.
㉡ 약물이 피부나 피하조직에 자극을 주지 않는다.
㉢ 근육주사시 공기의 주입이 작다.
㉣ 주입된 약물의 누출을 막아준다.

① ㉠, ㉡, ㉢　　② ㉠, ㉢
③ ㉡, ㉣　　④ ㉣
⑤ ㉠, ㉡, ㉢, ㉣

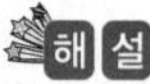 Z-Track 기법

- 피하조직에 자극을 주는 약물의 근육주사시 사용되는 방법이다.
- 피하조직에 심한 손상을 주는 약물을 근육 깊이 주사하고, 약물이 주사바늘 구멍을 통해 새어나오지 않고 통증과 불편함을 감소시키기 위하여 이용한다.
- 영아, 소아, 쇠약한 성인 등은 사용할 수 없다.

145 억제대 사용의 목적에 대한 설명으로 옳은 것은?

㉠ 자해할 위험성을 감소시키기 위해
㉡ 낙상하지 않도록 하기 위해
㉢ 다른 사람에게 상해를 입히는 것을 방지하기 위해
㉣ 비위관 영양 등과 같은 치료시 안전하게 수행하기 위해

① ㉠, ㉡, ㉢　　② ㉠, ㉢
③ ㉡, ㉣　　④ ㉣
⑤ ㉠, ㉡, ㉢, ㉣

144 ③ 145 ⑤ 정답

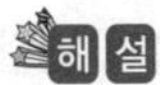
해설 억제대 사용의 목적

- 대상자가 침대, 운반차, 의자 등에서 낙상하지 않도록 하기 위함이다.
- 어린이나 혼돈환자의 경우 자해할 위험성을 감소시킨다.
- 치료시 환자의 움직임을 제한함으로써 안정된 치료(심한통증 유발의 검사, 어린이나 불안정한 환자의 정맥주입, 비위관 영양 등과 같은 치료시)를 받기 위함이다.
- 공격적인 대상자가 다른 사람에게 상해를 입히는 것을 방지한다.

146 파울러 체위와 관련된 불완전한 선열과 안위보조기구의 사용법에 관한 설명으로 옳은 것은?

> ㉠ 목의 과신전 예방 – 목과 머리에 작은 베개를 지지한다.
> ㉡ 팔의 내회전 예방 – 측위시에 상완에 작은 베개를 지지한다.
> ㉢ 손목의 굴곡경축 예방 – 전완 아래에 베개를 지지한다.
> ㉣ 발의 족저굴곡 예방 – 발바닥에 발목이 45° 각도를 유지하여 발지지대를 대어준다.

① ㉠, ㉡, ㉢
② ㉠, ㉢
③ ㉡, ㉣
④ ㉣
⑤ ㉠, ㉡, ㉢, ㉣

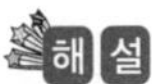
해설 파울러 체위에서 지지방법

- 목의 과신전 예방 : 머리, 목 등의 상부에 베개를 지지한다.
- 팔의 내회전 예방 : 측위시에 상완에 작은 베개를 지지한다.
- 손목의 굴곡경축 예방 : 전완 아래에 베개를 지지한다.
- 발의 족저굴곡 예방 : 발바닥에 발목이 90° 각도를 유지하여 발지지대를 대어준다.
- 요추 만곡의 굴곡 예방 : 요추 부위에 작은 베개를 지지한다.
- 무릎의 과신전 예방 : 무릎 밑에 작은 베개를 지지한다.
- 발뒤꿈치의 압박 예방 : 하지 밑에 베개를 지지한다.

147 욕창 발생 위험이 가장 큰 환자는?

꼭 나오는 유형

① 하지부종이 심하고 혈압이 100/70mmHg인 임신 9개월 임부
② 하지에 견인장치를 하고 있는 추간판 탈출증 환자
③ 거동을 하지 못하고 요실금이 있는 80세 악액질 환자
④ 산소흡입을 받고 있는 천식 환자
⑤ 침대에서 일어날 때 도움이 필요하며, 혼동상태인 75세 치매환자

해설 욕창발생 위험이 가장 큰 환자는 부동, 요실금환자, 80세 악액질환자이다.

정답 146 ① 147 ③

148 다음 수면단계 중에 가장 깊은 숙면의 단계로 신체의 회복과 휴식, 근육의 완전한 이완, 몽유증 등이 일어나는 단계는?

① REM 단계
② NREM 1단계
③ NREM 2단계
④ NREM 3단계
⑤ NREM 4단계

해설 수면자는 7~8시간의 수면 중 4~6회의 주기를 경험하는데 4단계의 NREM(Non-Rapid Eye Movement) 수면과 마지막 단계의 REM(Rapid Eye Movement) 수면주기를 거친다.

149 임종환자 간호로 옳은 것은?

꼭 나오는 유형

㉠ 환자의 외로움, 무서움, 우울증 등에 대하여 경청한다.
㉡ 마지막 단계까지 희망을 잃지 않게 한다.
㉢ 환자가 안정감, 자신감, 위엄성을 유지하도록 심리적 지지를 한다.
㉣ 방을 어둡게 하고 평소에 즐겨듣던 음악을 듣게 한다.

① ㉠, ㉡, ㉢
② ㉠, ㉢
③ ㉡, ㉣
④ ㉣
⑤ ㉠, ㉡, ㉢, ㉣

해설 ㉣ 임종환자의 간호시 방을 밝게 한다.

150 총체적인 간호접근법으로 보면 환자의 질병과 건강상태에 대해 일차적인 책임이 있는 사람은 누구인가?

꼭 나오는 유형

① 의 사
② 간호사
③ 건강팀
④ 환 자
⑤ 환자보호자

해설 총체적 간호접근법에서 질병과 건강에 대한 일차적인 책임자는 환자이다.

148 ⑤ 149 ① 150 ④ 정답

핵심문제

제 08 장

보건의약관계법규

● 시험 시간표

교 시	시험과목(문제수)	문제수	시험시간
1교시	성인간호학 (70) 모성간호학 (35)	105	09:00~10:35(95분)
2교시	아동간호학 (35) 지역사회간호학 (35) 정신간호학 (35)	105	11:05~12:40(95분)
점심시간 12:40~13:40(60분)			
3교시	간호관리학 (35) 기본간호학 (30) 보건의약관계법규 (20)	85	13:50~15:10(80분)

※ 본 도서 법령 시행일 반영 현황

- 보건의료기본법 : 2021. 3. 23
- 지역보건법 : 2022. 1. 13
- 국민건강증진법 : 2021. 12. 4
- 감염병의 예방 및 관리에 관한 법률 : 2022. 1. 13
- 후천성면역결핍증 예방법 : 2020. 9. 12
- 검역법 : 2021. 3. 5
- 의료법 : 2021. 12. 30
- 응급의료에 관한 법률 : 2021. 12. 30
- 혈액관리법 : 2021. 6. 30
- 마약류 관리에 관한 법률 : 2020. 12. 4
- 국민건강보험법 : 2021. 6. 30
- 호스피스 · 완화의료 및 임종과정에 있는 환자의 연명의료결정에 관한 법률 : 2020. 4. 7

시험에 나올 문제만 콕! 짚어 놓은

제8장

보건의약관계법규

01 의료법상 의료인의 면허취소 사유에 해당하지 않는 것은?

① 자격 정지 처분을 두 번 받은 경우
② 법령이 정하는 결격사유에 해당하게 된 경우
③ 조건부 면허를 받은 자가 면허 조건을 이행하지 아니한 경우
④ 면허를 대여한 경우
⑤ 사람의 신체에 중대한 위해를 발생하게 한 경우

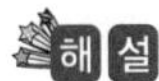

면허 취소와 재교부(의료법 제65조 제1항)
보건복지부장관은 의료인이 다음의 어느 하나에 해당할 때에는 그 면허를 취소할 수 있다. 다만, 법령이 정하는 결격사유에 해당하게 된 경우에는 면허를 취소하여야 한다.

- 자격 정지 처분 기간 중에 의료행위를 하거나 3회 이상 자격 정지 처분을 받은 경우
- 조건부 면허를 받은 자가 면허 조건을 이행하지 아니한 경우
- 면허를 대여한 경우
- 사람의 생명 또는 신체에 중대한 위해를 발생하게 한 경우
- 사람의 생명 또는 신체에 중대한 위해를 발생하게 할 우려가 있는 수술, 수혈, 전신마취를 의료인 아닌 자에게 하게 하거나 의료인에게 면허 사항 외로 하게 한 경우

02 국민건강증진법상 담뱃갑포장지에 표기해야 하는 발암성물질은?

꼭 나오는 유형

① 벤 젠　　② 암모니아　　③ 이산화탄소
④ 라 돈　　⑤ 일산화탄소

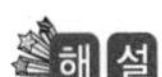

담배에 관한 경고문구 등 표시(국민건강증진법 제9조의2)
담배사업법에 따른 담배의 제조자 또는 수입판매업자(이하 "제조자 등"이라 한다)는 담뱃갑포장지 앞면 · 뒷면 · 옆면 및 대통령령으로 정하는 광고(판매촉진 활동을 포함한다)에 다음의 내용을 인쇄하여 표기하여야 한다. 다만, 흡연의 폐해를 나타내는 내용의 경고그림(사진을 포함한다)은 담뱃갑포장지에 한정하되 앞면과 뒷면에 하여야 한다.

- 흡연이 폐암 등 질병의 원인이 될 수 있다는 내용 및 다른 사람의 건강을 위협할 수 있다는 내용의 경고문구
- 타르 흡입량은 흡연자의 흡연습관에 따라 다르다는 내용의 경고문구
- 담배에 포함된 다음의 발암성물질
  - 나프틸아민　　- 니 켈
  - 벤 젠　　- 비닐 크롤라이드
  - 비 소　　- 카드뮴
- 보건복지부령으로 정하는 금연상담전화의 전화번호

정답 1 ① 2 ①

03 혈액관리법상 혈액관리업무를 할 수 있는 곳은?

① 건강보험심사평가원
② 한국보건의료연구원
③ 대한적십자사
④ 보건소
⑤ 요양원

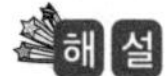

혈액관리업무(혈액관리법 제6조 제1항)
혈액관리업무는 다음의 어느 하나에 해당하는 자만이 할 수 있다. 다만, 혈액제제 제조업자는 혈액관리업무 중 채혈을 할 수 없다.
• 의료법에 따른 의료기관
• 대한적십자사
• 혈액제제 제조업자

04 의료법상 의료인의 의무가 아닌 것은?

① 요양방법 지도
② 의료기관의 개설
③ 변사체 신고
④ 의료행위에 관한 설명
⑤ 정보 누설 금지

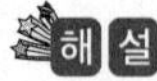

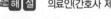

의료인(간호사 제외)이면 의료기관을 개설할 수 있는 것이지, 개설 의무가 있는 것은 아니다.

05 의료법상 의료인의 품위손상범위로 옳은 것은?

① 과대 광고행위
② 방송에서 식품에 대한 정보를 제공하는 행위
③ 인터넷신문에서 의약외품에 대한 건강 정보를 제공하는 행위
④ 정기간행물에서 화장품에 대한 건강 정보를 제공하는 행위
⑤ 다른 병원을 이용하려는 환자를 비영리 목적으로 자신의 병원으로 유치하는 행위

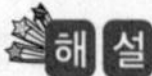

의료인의 품위손상행위의 범위(의료법 시행령 제32조)
• 학문적으로 인정되지 아니하는 진료행위
• 비도덕적 진료행위
• 거짓 또는 과대 광고행위
• 방송, 신문 · 인터넷신문 또는 정기간행물의 매체에서 다음의 건강 · 의학정보에 대하여 거짓 또는 과장하여 제공하는 행위
  - 식품에 대한 건강 · 의학정보
  - 건강기능식품에 대한 건강 · 의학정보

3 ③ 4 ② 5 ① 정답

  - 의약품, 한약, 한약제제 또는 의약외품에 대한 건강 · 의학정보
  - 의료기기에 대한 건강 · 의학정보
  - 화장품, 기능성화장품 또는 유기농화장품에 대한 건강 · 의학정보
- 불필요한 검사 · 투약 · 수술 등 지나친 진료행위를 하거나 부당하게 많은 진료비를 요구하는 행위
- 전공의의 선발 등 직무와 관련하여 부당하게 금품을 수수하는 행위
- 다른 의료기관을 이용하려는 환자를 영리를 목적으로 자신이 종사하거나 개설한 의료기관으로 유인하거나 유인하게 하는 행위
- 자신이 처방전을 발급하여 준 환자를 영리를 목적으로 특정약국에 유치하기 위하여 약국개설자나 약국에 종사하는 자와 담합하는 행위

06 의료법상 의료인이 자신의 면허실태와 취업상황을 신고해야 하는 주기는?

꼭 나오는 유형

① 6개월 ② 1년
③ 2년 ④ 3년
⑤ 5년

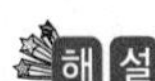

해설 의료인은 그 실태와 취업상황 등을 면허증을 발급 또는 재발급 받은 날부터 매 3년이 되는 해의 12월 31일까지 보건복지부장관에게 신고하여야 한다(의료법 시행령 제11조 제1항).

07 의료법상 의료기관을 개설할 수 있는 자가 아닌 것은?

① 국 가
② 지방자치단체
③ 의료법인
④ 특별법에 따라 설립된 영리법인
⑤ 한국보훈복지의료공단

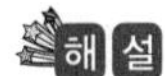

해설 개설 등(의료법 제33조 제2항)
다음의 어느 하나에 해당하는 자가 아니면 의료기관을 개설할 수 없다. 이 경우 의사는 종합병원 · 병원 · 요양병원 · 정신병원 또는 의원을, 치과의사는 치과병원 또는 치과의원을, 한의사는 한방병원 · 요양병원 또는 한의원을, 조산사는 조산원만을 개설할 수 있다.
- 의사, 치과의사, 한의사 또는 조산사
- 국가나 지방자치단체
- 의료업을 목적으로 설립된 법인(이하 "의료법인"이라 한다)
- 민법이나 특별법에 따라 설립된 비영리법인
- 준정부기관, 지방의료원, 한국보훈복지의료공단

정답 6 ④ 7 ④

08 의료법상 연평균 1일 입원환자 몇 명당 1명의 간호사를 두어야 하는가?

① 6명
② 8명
③ 10명
④ 12명
⑤ 15명

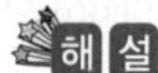
요양병원의 간호사 정원은 연평균 1일 입원환자 6명마다 1명을 기준으로 한다(다만, 간호조무사는 간호사 정원의 3분의 2 범위 내에서 둘 수 있다). 외래환자 12명은 입원환자 1명으로 환산한다(의료법 시행규칙 별표 5).

09 의료법상 간호기록부에 기록해야 할 사항은?

① 투약에 관한 사항
② 진료 일시
③ 진단결과 또는 진단명
④ 진료를 받은 사람의 주민등록번호
⑤ 진료경과

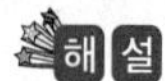
간호기록부(의료법 시행규칙 제14조)

- 간호를 받는 사람의 성명
- 체온 · 맥박 · 호흡 · 혈압에 관한 사항
- 투약에 관한 사항
- 섭취 및 배설물에 관한 사항
- 처치와 간호에 관한 사항
- 간호 일시

10 혈액관리법상 혈액제제에 해당하지 않는 것은?

① 전 혈
② 농축적혈구
③ 신성동결혈장
④ 농축혈소판
⑤ 혈색소

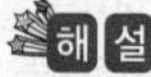
혈액제제(혈액관리법 제2조 제8호)
혈액제제란 혈액을 원료로 하여 제조한 약사법에 따른 의약품으로서 다음의 어느 하나에 해당하는 것을 말한다.

- 전 혈
- 농축적혈구
- 신선동결혈장
- 농축혈소판
- 그 밖에 보건복지부령으로 정하는 혈액 관련 의약품

8 ① 9 ① 10 ⑤ 정답

11 **호스피스 · 완화의료 및 임종과정에 있는 환자의 연명의료결정에 관한 법률상 연명의료에 해당하지 않는 것은?**

① 심폐소생술
② 혈압강하제 투여
③ 혈액 투석
④ 항암제 투여
⑤ 인공호흡기 착용

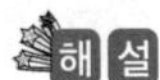 "연명의료"란 임종과정에 있는 환자에게 하는 심폐소생술, 혈액 투석, 항암제 투여, 인공호흡기 착용 및 그 밖에 대통령령으로 정하는 의학적 시술(체외생명유지술, 수혈, 혈압상승제, 그 밖에 담당의사가 환자의 최선의 이익을 보장하기 위해 시행하지 않거나 중단할 필요가 있다고 의학적으로 판단하는 시술)로서 치료효과 없이 임종과정의 기간만을 연장하는 것을 말한다(연명의료결정법 제2조 제4호).

12 **지역보건법상 보건의료원의 설명으로 옳은 것은?**

① 의료법 규정에 의한 의원의 요건을 갖춘 곳
② 의사가 진료하기 완벽한 시설이 갖춰진 곳
③ 지역주민의 만성질환 예방을 지원하는 곳
④ 의료법에 따른 병원의 요건을 갖춘 보건소
⑤ 무의촌, 취약한 지역에 세우는 시설

해설 보건의료원(지역보건법 제12조)
보건소 중 의료법에 따른 병원의 요건을 갖춘 보건소는 보건의료원이라는 명칭을 사용할 수 있다.

13 **국민건강증진법상 공동주택 금연구역 안내표지에 표시되어야 하는 사항이 아닌 것은?**

① 금연을 상징하는 그림
② 금연을 상징하는 문자
③ 금연구역에서 흡연 시 과태료 부과대상이 된다는 사실
④ 위반사항에 대한 신고전화번호
⑤ 흡연의 폐해를 나타내는 내용의 경고그림

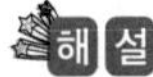 공동주택 금연구역 안내표지(국민건강증진법 시행규칙 제6조의3 제2항)
- 금연을 상징하는 그림 또는 문자
- 금연구역에서 흡연한 경우 과태료 부과대상이 된다는 사실
- 위반사항에 대한 신고전화번호
- 그 밖에 금연구역의 안내를 위하여 보건복지부장관이 필요하다고 인정하는 사항

정답 11 ② 12 ④ 13 ⑤

14 국민건강증진법상 국민영양조사를 정기적으로 실시하는 자는?

① 대통령
② 질병관리청장
③ 시 · 도지사
④ 시 · 군 · 구청장
⑤ 보건소장

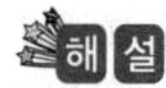
질병관리청장은 보건복지부장관과 협의하여 국민의 건강상태 · 식품섭취 · 식생활조사 등 국민의 영양에 관한 조사(국민영양조사)를 정기적으로 실시한다(국민건강증진법 제16조 제1항).

15 의료법상 국내에 체류하는 외국의료인의 면허를 소지한 자로서 의료행위를 할 수 있는 경우가 아닌 것은?

① 외국과의 교육에 따른 교환교수업무
② 교육연구사업을 위한 업무
③ 국제의료봉사단의 의료봉사업무
④ 의료기관을 개설하여 치료하는 업무
⑤ 외국과의 기술협력에 따른 교환교수업무

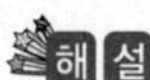
외국면허 소지자의 의료행위(의료법 시행규칙 제18조)
법에 따라 외국의 의료인 면허를 가진 자로서 다음의 어느 하나에 해당하는 업무를 수행하기 위하여 국내에 체류하는 자는 그 업무를 수행하기 위하여 필요한 범위에서 보건복지부장관의 승인을 받아 의료행위를 할 수 있다.
- 외국과의 교육 또는 기술협력에 따른 교환교수의 업무
- 교육연구사업을 위한 업무
- 국제의료봉사단의 의료봉사업무

16 의료법상 의료인 국가시험 응시에 제한을 받지 않는 사람은?

꼭 나오는 유형

① 마약중독자
② 향정신성의약품 중독자
③ 피한정후견인
④ 의료법 위반으로 금고형을 선고받고 형의 집행이 종료되지 아니한 자
⑤ 파산선고를 받은 자

14 ② 15 ④ 16 ⑤ 정답

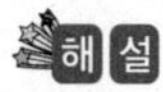

응시자격 제한 등(의료법 제10조 제1항)
다음의 어느 하나에 해당하는 자는 국가시험 등에 응시할 수 없다.

- 정신건강증진 및 정신질환자 복지서비스 지원에 관한 법률에 따른 정신질환자. 다만, 전문의가 의료인으로서 적합하다고 인정하는 사람은 그러하지 아니하다.
- 마약 · 대마 · 향정신성의약품 중독자
- 피성년후견인 · 피한정후견인
- 의료법 또는 형법, 보건범죄단속에 관한 특별조치법, 지역보건법, 후천성면역결핍증 예방법, 응급의료에 관한 법률, 농어촌 등 보건의료를 위한 특별 조치법, 시체해부 및 보존에 관한 법률, 혈액관리법, 마약류관리에 관한 법률, 약사법, 모자보건법, 그 밖에 대통령령으로 정하는 의료 관련 법령을 위반하여 금고 이상의 형을 선고받고 그 형의 집행이 종료되지 아니하였거나 집행을 받지 아니하기로 확정되지 아니한 자

17 보건의료기본법상 보건의료 실태조사를 실시하는 자는?

① 보건복지부장관
② 시 · 도지사
③ 시장 · 군수 · 구청장
④ 보건소장
⑤ 질병관리청장

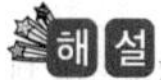

보건의료 실태조사(보건의료기본법 제55조 제1항)
보건복지부장관은 국민의 보건의료 수요 및 이용 행태, 보건의료에 관한 인력 · 시설 및 물자 등 보건의료 실태에 관한 전국적인 조사를 5년마다 실시하고 그 결과를 공표하여야 한다. 다만, 보건의료정책 수립에 필요하다고 인정하는 경우에는 임시 보건의료 실태조사를 실시할 수 있다.

정답 17 ①

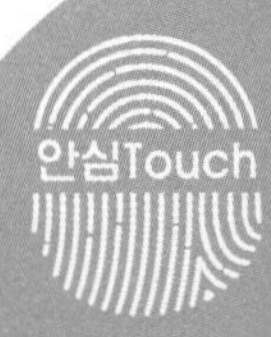

18 의료법상 상급종합병원의 지정 요건에 해당하지 않는 것은?

① 20개 이상의 진료과목을 갖추고 각 진료과목마다 전속하는 전문의를 둘 것
② 전문의가 되려는 자를 수련시키는 기관일 것
③ 보건복지부령으로 정하는 인력 · 시설 · 장비 등을 갖출 것
④ 특정 진료과목이나 특정 질환 등에 대하여 난이도가 높은 의료행위를 할 것
⑤ 질병군별 환자구성 비율이 보건복지부령으로 정하는 기준에 해당할 것

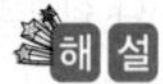
상급종합병원 지정(의료법 제3조의4)
보건복지부장관은 다음의 요건을 갖춘 종합병원 중에서 중증질환에 대하여 난이도가 높은 의료행위를 전문적으로 하는 종합병원을 상급종합병원으로 지정할 수 있다.

- 보건복지부령으로 정하는 20개 이상의 진료과목을 갖추고 각 진료과목마다 전속하는 전문의를 둘 것
- 전문의가 되려는 자를 수련시키는 기관일 것
- 보건복지부령으로 정하는 인력 · 시설 · 장비 등을 갖출 것
- 질병군별 환자구성 비율이 보건복지부령으로 정하는 기준에 해당할 것

19 의료법상 해당 연도의 보수교육을 유예 받을 수 있는 의료인은?

꼭 나오는 유형

① 해당 연도에 6개월 이상 환자진료 업무에 종사하지 아니한 사람
② 전공의
③ 간호대학원 재학생
④ 신규 면허취득자
⑤ 보건복지부장관이 보수교육을 받을 필요가 없다고 인정하는 사람

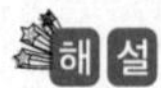
보수교육(의료법 시행규칙 제20조 제7항)
다음의 어느 하나에 해당하는 사람에 대하여는 해당 연도의 보수교육을 유예할 수 있다.

- 해당 연도에 6개월 이상 환자진료 업무에 종사하지 아니한 사람
- 보건복지부장관이 보수교육을 받기가 곤란하다고 인정하는 사람

20 보건의료기본법상 주요질병관리체계에 해당하는 것은?

① 여성과 어린이의 건강 증진
② 노인의 건강 증진
③ 학교 보건의료
④ 정신 보건의료
⑤ 식품위생 · 영양

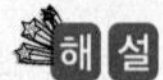
주요질병관리체계에는 주요질병관리체계의 확립, 감염병의 예방 및 관리, 만성질환의 예방 및 관리, 정신 보건의료, 구강 보건의료가 해당한다(보건의료기본법 제39조~제43조).

18 ④ 19 ① 20 ④ 정답

21 의료법상 간호사의 임무로 옳은 것은?

자주 나오는 유형

① 의료와 보건지도
② 결핵예방법에 따른 보건활동
③ 조산과 신생아에 대한 보건지도
④ 치과 의료와 구강 보건지도
⑤ 임산부와 신생아에 대한 양호지도

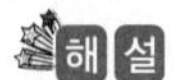 해설 간호사의 업무(의료법 제2조 제5호)
간호사는 다음의 업무를 임무로 한다.
- 환자의 간호요구에 대한 관찰, 자료수집, 간호판단 및 요양을 위한 간호
- 의사, 치과의사, 한의사의 지도하에 시행하는 진료의 보조
- 간호 요구자에 대한 교육 · 상담 및 건강증진을 위한 활동의 기획과 수행
- 보건진료 전담공무원으로서 하는 보건활동
- 모자보건법에 따른 모자보건전문가가 행하는 모자보건 활동
- 결핵예방법에 따른 보건활동
- 그 밖의 법령에 따라 간호사의 보건활동으로 정한 업무
- 간호조무사가 수행하는 업무보조에 대한 지도

22 의료법상 의료기관의 인증 유효기간은?

① 1년
② 2년
③ 3년
④ 4년
⑤ 5년

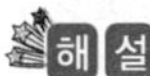 해설 의료기관 인증의 유효기간은 4년으로 한다. 다만, 조건부인증의 경우에는 유효기간을 1년으로 한다(의료법 제58조의3 제3항).

23 혈액관리법상 혈액 매매를 한 경우 처하는 벌칙은?

① 100만 원 이하의 벌금
② 200만 원 이하의 과태료
③ 1년 이하의 징역 또는 1천만 원 이하의 벌금
④ 2년 이하의 징역 또는 1천만 원 이하의 벌금
⑤ 5년 이하의 징역 또는 5천만 원 이하의 벌금

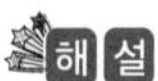 해설 제3조(혈액 매매행위 등의 금지)를 위반하여 혈액 매매행위를 한 경우 5년 이하의 징역 또는 5천만 원 이하의 벌금에 처한다(혈액관리법 제18조 제1호).

정답 21 ② 22 ④ 23 ⑤

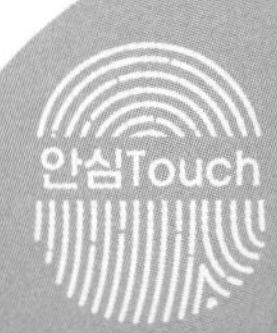

24 의료법상 의약품 및 일회용 주사 의료용품의 사용 기준으로 틀린 것은?

① 변질 · 오염 · 손상된 의약품은 사용하지 말아야 한다.
② 유효기한 · 사용기한이 지난 의약품은 진열해도 된다.
③ 포장이 개봉되거나 손상된 일회용 주사 의료용품은 사용하지 말고 폐기해야 한다.
④ 일회용 주사기에 주입된 주사제는 지체 없이 환자에게 사용해야 한다.
⑤ 재사용이 금지되는 일회용 의료기기는 한 번 사용한 경우 다시 사용하지 말고 폐기해야 한다.

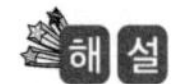

의약품 및 일회용 주사 의료용품의 사용 기준(의료법 시행규칙 제39조의3)
의료기관을 개설하는 자는 의약품 및 일회용 주사 의료용품의 사용에 관한 다음의 기준을 지켜야 한다.

- 변질 · 오염 · 손상되었거나 유효기한 · 사용기한이 지난 의약품을 진열하거나 사용하지 말 것
- 의약품 등의 안전에 관한 규칙에 따라 규격품으로 판매하도록 지정 · 고시된 한약을 조제하는 경우에는 품질관리에 관한 사항을 준수할 것(한의원 또는 한방병원만 해당한다)
- 포장이 개봉되거나 손상된 일회용 주사 의료용품은 사용하지 말고 폐기할 것
- 일회용 주사기에 주입된 주사제는 지체 없이 환자에게 사용할 것
- 제3조의2(재사용이 금지되는 일회용 의료기기)에 따른 일회용 의료기기는 한 번 사용한 경우 다시 사용하지 말고 폐기할 것

25 보건의료기본법상 평생국민건강관리체계에 해당하는 것은?

꼭 나오는 유형

① 정신 보건의료
② 만성질환의 예방 및 관리
③ 장애인의 건강 증진
④ 감염병의 예방 및 관리
⑤ 구강 보건의료

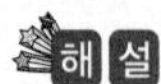

평생국민건강관리체계에는 평생국민건강관리사업, 여성과 어린이의 건강 증진, 노인의 건강 증진, 장애인의 건강 증진, 학교 보건의료, 산업 보건의료, 환경 보건의료, 기후변화에 따른 국민건강영향평가, 식품위생 · 영양이 있다(보건의료기본법 제31조~제38조).

26 의료법상 가정간호의 범위에 해당하지 않는 것은?

① 간 호
② 검체의 채취
③ 투 약
④ 수 술
⑤ 다른 보건의료기관 등에 대한 건강관리에 관한 의뢰

24 ② 25 ③ 26 ④ 정답

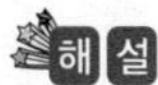
가정간호의 범위(의료법 시행규칙 제24조 제1항)
- 간 호
- 검체의 채취(보건복지부장관이 정하는 현장검사를 포함한다. 이하 같다) 및 운반
- 투 약
- 주 사
- 응급처치 등에 대한 교육 및 훈련
- 상 담
- 다른 보건의료기관 등에 대한 건강관리에 관한 의뢰

27 검역법상 검역감염병에 해당하는 것은?

① 콜레라　② 홍 역　③ AIDS
④ 뎅기열　⑤ 장티푸스

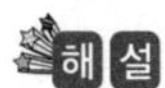
검역감염병 종류(검역법 제2조 제1호)
콜레라, 페스트, 황열, 중증급성호흡기증후군(SARS), 동물인플루엔자 인체감염증, 신종인플루엔자, 중동호흡기증후군(MERS), 에볼라바이러스병, 외국에서 발생하여 국내로 들어올 우려가 있거나 우리나라에서 발생하여 외국으로 번질 우려가 있어 질병관리청장이 긴급 검역조치가 필요하다고 인정하여 고시하는 감염병

28 의료법상 입원환자가 200명인 병원의 당직 간호사 수는?

① 1명　② 2명　③ 3명
④ 4명　⑤ 5명

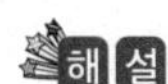
당직의료인(의료법 시행규칙 제39조의9 제1항)
각종 병원에 두어야 하는 당직의료인의 수는 입원환자 200명까지는 의사 · 치과의사 또는 한의사의 경우에는 1명, 간호사의 경우에는 2명을 두되, 입원환자 200명을 초과하는 200명마다 의사 · 치과의사 또는 한의사의 경우에는 1명, 간호사의 경우에는 2명을 추가한 인원수로 한다.

29 응급의료에 관한 법률상 중앙응급의료센터로 지정할 수 있는 곳은?

① 의 원　② 한의원
③ 요양병원　④ 한방병원
⑤ 종합병원

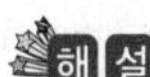
보건복지부장관은 응급의료에 관한 업무를 수행하게 하기 위하여 종합병원 중에서 중앙응급의료센터를 지정할 수 있다(응급의료법 제25조 제1항).

정답 27 ① 28 ② 29 ⑤

30 의료법상 전문병원으로 지정을 할 수 있는 권한은 누구에게 있는가?

① 대통령
② 의료관련 협회장
③ 보건복지부장관
④ 국립보건원장
⑤ 시 · 도지사

해설 보건복지부장관은 병원급 의료기관 중에서 특정 진료과목이나 특정 질환 등에 대하여 난이도가 높은 의료행위를 하는 병원을 전문병원으로 지정할 수 있다(의료법 제3조의5 제1항).

31 전문간호사의 종류에 해당하지 않는 것은?

① 보건 전문간호사
② 마취 전문간호사
③ 정신 전문간호사
④ 감염관리 전문간호사
⑤ 장애 전문간호사

해설 자격구분(전문간호사 자격인정 등에 관한 규칙 제2조)
전문간호사 자격은 보건 · 마취 · 정신 · 가정 · 감염관리 · 산업 · 응급 · 노인 · 중환자 · 호스피스 · 종양 · 임상 및 아동분야로 구분한다.

32 감염병의 예방 및 관리에 관한 법률상 특별자치도지사 또는 시장 · 군수 · 구청장이 예방접종 완료여부를 확인하기 위해 기록을 제출하도록 요청할 수 있는 자는?

꼭 나오는 유형

① 세대주
② 초등학교와 중학교의 장
③ 청소년수련관장
④ 청소년이용시설의 장
⑤ 청소년복지시설의 장

해설 특별자치도지사 또는 시장 · 군수 · 구청장은 초등학교와 중학교의 장에게 학교보건법에 따른 예방접종 완료 여부에 대한 검사 기록을 제출하도록 요청할 수 있다(감염병예방법 제31조 제1항).

30 ③ 31 ⑤ 32 ② 정답

33 **혈액관리법상 혈액원이 채혈한 때에 혈액의 적격 여부를 확인하기 위해 지체 없이 해야 하는 검사는?** 꼭 나오는 유형

① A형간염검사 ② 매독검사
③ 결핵검사 ④ 인플루엔자검사
⑤ 임질검사

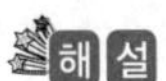

혈액의 적격여부 검사 등(혈액관리법 시행규칙 제8조 제1항)
혈액원은 헌혈자로부터 혈액을 채혈한 때에는 지체 없이 그 혈액에 대한 간기능검사(ALT검사, 수혈용으로 사용되는 혈액만 해당한다), B형간염검사, C형간염검사, 매독검사, 후천성면역결핍증검사, 사람T세포림프친화바이러스(HTLV) 검사(혈장성분은 제외한다), 그 밖에 보건복지부장관이 정하는 검사를 실시하고, 혈액 및 혈액제제의 적격 여부를 확인하여야 한다.

34 **후천성면역결핍증 예방법상 인체면역결핍바이러스의 감염 여부 검사를 받아야 하는 행위에 해당하지 않는 것은?**

① 해외에서 입국 시
② 장기 이식
③ 조직 이식
④ 정액의 제공
⑤ 인체면역결핍바이러스 감염의 위험이 있는 매개체의 사용

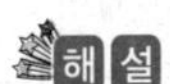

혈액 · 장기 · 조직 등의 검사(후천성면역결핍증 예방법 제9조 제2항)
의사 또는 의료기관은 다음의 어느 하나에 해당하는 행위를 하기 전에 보건복지부령으로 정하는 바에 따라 인체면역결핍바이러스의 감염 여부를 검사하여야 한다.
- 장기(인공장기를 포함한다) · 조직의 이식
- 정액의 제공
- 그 밖에 인체면역결핍바이러스 감염의 위험이 있는 매개체의 사용

35 **의료법상 간호기록부의 보존 기간은?** 꼭 나오는 유형

① 1년
② 2년
③ 3년
④ 5년
⑤ 10년

정답 33 ② 34 ① 35 ④

해설 진료기록부 등의 보존(의료법 시행규칙 제15조 제1항)

의료인이나 의료기관 개설자는 진료기록부 등을 다음에 정하는 기간 동안 보존하여야 한다. 다만, 계속적인 진료를 위하여 필요한 경우에는 1회에 한정하여 다음에 정하는 기간의 범위에서 그 기간을 연장하여 보존할 수 있다.

- 환자 명부 : 5년
- 진료기록부 : 10년
- 처방전 : 2년
- 수술기록 : 10년
- 검사내용 및 검사소견기록 : 5년
- 방사선 사진(영상물을 포함한다) 및 그 소견서 : 5년
- 간호기록부 : 5년
- 조산기록부: 5년
- 진단서 등의 부본(진단서 · 사망진단서 및 시체검안서 등을 따로 구분하여 보존할 것) : 3년

36 보건의료기본법상 보건의료인의 책임에 해당하는 것은?

① 국민건강의 보호를 위하여 필요한 재원을 확보해야 노력하여야 한다.

② 모든 국민의 기본적인 보건의료 수요를 형평에 맞게 충족시킬 수 있도록 노력하여야 한다.

③ 각종 국민건강 위해 요인으로부터 국민의 건강을 보호하기 위한 시책을 강구하도록 노력하여야 한다.

④ 민간이 행하는 보건의료에 대하여 보건의료 시책상 필요하다고 인정하면 행정적 · 재정적 지원을 할 수 있다.

⑤ 자신의 학식과 경험, 양심에 따라 환자에게 양질의 적정한 보건의료서비스를 제공하기 위하여 노력하여야 한다.

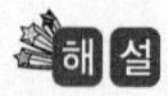

보건의료인의 책임(보건의료기본법 제5조)

- 보건의료인은 자신의 학식과 경험, 양심에 따라 환자에게 양질의 적정한 보건의료서비스를 제공하기 위하여 노력하여야 한다.
- 보건의료인은 보건의료서비스의 제공을 요구받으면 정당한 이유 없이 이를 거부하지 못한다.
- 보건의료인은 적절한 보건의료서비스를 제공하기 위하여 필요하면 보건의료서비스를 받는 자를 다른 보건의료기관에 소개하고 그에 관한 보건의료 자료를 다른 보건의료기관에 제공하도록 노력하여야 한다.
- 보건의료인은 국가나 지방자치단체가 관리하여야 할 질병에 걸렸거나 걸린 것으로 의심되는 대상자를 발견한 때에는 그 사실을 관계 기관에 신고 · 보고 또는 통지하는 등 필요한 조치를 하여야 한다.

36 ⑤ 정답

37 **의료법상 의료인은 사체를 검안하여 변사한 것으로 의심되는 때는 누구에게 신고하여야 하는가?**

① 보건복지부장관
② 경찰서장
③ 보건소장
④ 시 · 도지사
⑤ 시장 · 군수 · 구청장

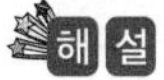

변사체 신고(의료법 제26조)
의사 · 치과의사 · 한의사 및 조산사는 사체를 검안하여 변사한 것으로 의심되는 때에는 사체의 소재지를 관할하는 경찰서장에게 신고하여야 한다.

38 **의료법상 의료기관 개설자가 폐업 또는 휴업 신고를 할 때 기록 · 보존하고 있는 진료기록부 등은 누구에게 넘겨야 하는가?**

① 시장 · 군수 · 구청장
② 시 · 도지사
③ 질병관리청장
④ 보건복지부장관
⑤ 보건소장

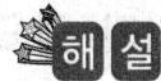

의료기관 개설자는 폐업 또는 휴업 신고를 할 때 기록 · 보존하고 있는 진료기록부 등을 관할 보건소장에게 넘겨야 한다. 다만, 의료기관 개설자가 보건복지부령으로 정하는 바에 따라 진료기록부 등의 보관계획서를 제출하여 관할 보건소장의 허가를 받은 경우에는 직접 보관할 수 있다(의료법 제40조 제2항).

39 **감염병의 예방 및 관리에 관한 법률상 감염병환자를 진단한 의사가 해당 환자와 동거인에게 해야 하는 조치는?** 꼭 나오는 유형

① 실태조사를 실시한다.
② 자료제출을 요구한다.
③ 감염 방지 방법을 지도한다.
④ 감염병병원체 확인기관에 의뢰한다.
⑤ 역학조사를 실시한다.

정답 37 ② 38 ⑤ 39 ③

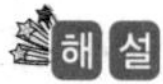 의사 등의 신고(감염병예방법 제11조 제1항)

의사, 치과의사 또는 한의사는 다음의 어느 하나에 해당하는 사실(표본감시 대상이 되는 제4급감염병으로 인한 경우는 제외한다)이 있으면 소속 의료기관의 장에게 보고하여야 하고, 해당 환자와 그 동거인에게 질병관리청장이 정하는 감염 방지 방법 등을 지도하여야 한다. 다만, 의료기관에 소속되지 아니한 의사, 치과의사 또는 한의사는 그 사실을 관할 보건소장에게 신고하여야 한다.

- 감염병환자 등을 진단하거나 그 사체를 검안한 경우
- 예방접종 후 이상반응자를 진단하거나 그 사체를 검안한 경우
- 감염병환자 등이 제1급감염병부터 제3급감염병까지에 해당하는 감염병으로 사망한 경우
- 감염병환자로 의심되는 사람이 감염병병원체 검사를 거부하는 경우

40 의료법상 요양병원을 개설할 수 있는 의료인은?

① 의사, 조산사
② 의사, 한의사
③ 한의사, 치과의사
④ 의사, 간호사
⑤ 간호사, 조산사

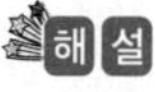 의사는 종합병원 · 병원 · 요양병원 · 정신병원 또는 의원을, 치과의사는 치과병원 또는 치과의원을, 한의사는 한방병원 · 요양병원 또는 한의원을, 조산사는 조산원만을 개설할 수 있다(의료법 제33조 제2항).

41 감염병의 예방 및 관리에 관한 법률상 음압격리와 같은 높은 수준의 격리가 필요한 감염병은?

① 제1급감염병
② 제2급감염병
③ 제3급감염병
④ 제4급감염병
⑤ 의료관련감염병

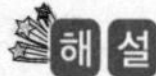 ② 제2급감염병 : 전파가능성을 고려하여 발생 또는 유행 시 24시간 이내에 신고하여야 하고, 격리가 필요한 감염병
③ 제3급감염병 : 그 발생을 계속 감시할 필요가 있어 발생 또는 유행 시 24시간 이내에 신고하여야 하는 감염병
④ 제4급감염병 : 제1급감염병부터 제3급감염병까지의 감염병 외에 유행 여부를 조사하기 위하여 표본감시 활동이 필요한 감염병
⑤ 의료관련감염병 : 환자나 임산부 등이 의료행위를 적용받는 과정에서 발생한 감염병으로서 감시활동이 필요하여 질병관리청장이 고시하는 감염병

40 ② 41 ① 정답

42 **의료법상 출산증명서를 교부할 수 있는 의료인은?**

① 의사, 한의사, 조산사
② 의사, 간호사
③ 의사, 치과의사
④ 한의사, 간호사
⑤ 간호사, 조산사

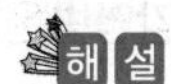 의료업에 종사하고 직접 조산한 의사·한의사 또는 조산사가 아니면 출생·사망 또는 사산 증명서를 내주지 못한다. 다만, 직접 조산한 의사·한의사 또는 조산사가 부득이한 사유로 증명서를 내줄 수 없으면 같은 의료기관에 종사하는 다른 의사·한의사 또는 조산사가 진료기록부 등에 따라 증명서를 내줄 수 있다(의료법 제17조 제2항).

43 **감염병의 예방 및 관리에 관한 법률상 제2급감염병에 해당하는 것은?**

① B형간염
② C형간염
③ 인플루엔자
④ 매 독
⑤ 결 핵

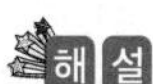 제2급감염병(감염병예방법 제2조 제3호)
결핵, 수두, 홍역, 콜레라, 장티푸스, 파라티푸스, 세균성이질, 장출혈성대장균감염증, A형간염, 백일해, 유행성이하선염, 풍진, 폴리오, 수막구균 감염증, b형헤모필루스인플루엔자, 폐렴구균 감염증, 한센병, 성홍열, 반코마이신내성황색포도알균(VRSA) 감염증, 카바페넴내성장내세균속균종(CRE) 감염증, E형간염

44 **호스피스·완화의료 및 임종과정에 있는 환자의 연명의료결정에 관한 법률상 호스피스전문기관 평가 시 실시 며칠 전에 미리 통보하여야 하는가?**

① 3주일 전
② 7일 전
③ 10일 전
④ 20일 전
⑤ 30일 전

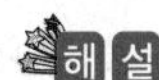 호스피스전문기관의 평가가 실시 30일 전에 미리 통보할 것. 다만, 보건복지부장관은 평가 일정의 변경이 필요한 경우에는 평가 대상 호스피스전문기관과 협의하여 그 일정을 변경할 수 있다(연명의료결정법 시행규칙 제23조 제1항 제3호).

45 **감염병의 예방 및 관리에 관한 법률상 감염병관리위원회를 둘 수 있는 곳은?**

① 보건복지부
② 질병관리청
③ 보건소
④ 특별시
⑤ 시·군·구

정답 42 ① 43 ⑤ 44 ⑤ 45 ②

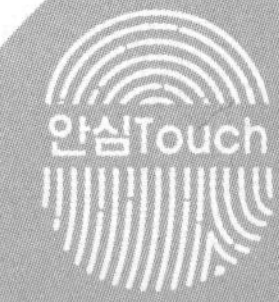

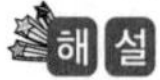 감염병의 예방 및 관리에 관한 주요 시책을 심의하기 위하여 질병관리청에 감염병관리위원회를 둔다(감염병예방법 제9조 제1항).

46 감염병의 예방 및 관리에 관한 법률상 24시간 이내에 신고하여야 하는 감염병은?

① 제1급감염병
② 제1급감염병 및 제2급감염병
③ 제2급감염병 및 제3급감염병
④ 제4급감염병
⑤ 기생충감염병

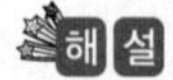 보고를 받은 의료기관의 장 및 감염병병원체 확인기관의 장은 제1급감염병의 경우에는 즉시, 제2급감염병 및 제3급감염병의 경우에는 24시간 이내에, 제4급감염병의 경우에는 7일 이내에 질병관리청장 또는 관할 보건소장에게 신고하여야 한다(감염병예방법 제11조 제3항).

47 의료법상 의료지도원을 둘 수 있는 곳은?

① 보건복지부
② 질병관리청
③ 식품의약품안전처
④ 종합병원
⑤ 의 원

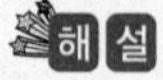 제61조(보고와 업무 검사 등)에 따른 관계공무원의 직무를 행하게 하기 위하여 보건복지부, 시·도 및 시·군·구에 의료지도원을 둔다(의료법 제69조 제1항).

48 감염병의 예방 및 관리에 관한 법률상 보건복지부장관의 권한의 일부를 위임받을 수 있는 자는?

① 질병관리청장 또는 시·도지사
② 시장 ·군수·구청장
③ 국립보건연구원장
④ 식품의약품안전처장
⑤ 보건소장

해설 감염병의 예방 및 관리에 관한 법률에 따른 보건복지부장관의 권한 또는 업무는 대통령령으로 정하는 바에 따라 그 일부를 질병관리청장 또는 시·도지사에게 위임하거나 관련 기관 또는 관련 단체에 위탁할 수 있다(감염병예방법 제76조 제1항).

46 ③ 47 ① 48 ① 정답

49 지역보건법상 지역사회 건강실태조사의 실시 주기는?

① 6개월 ② 매 년
③ 2년 ④ 3년
⑤ 5년

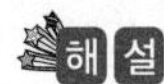
국가와 지방지치단체는 지역주민의 건강 상태 및 건강 문제의 원인 등을 파악하기 위하여 매년 지역사회 건강실태조사를 실시하여야 한다(지역보건법 제4조 제1항).

50 감염병의 예방 및 관리에 관한 법률상 예방접종피해조사반은 어디에 설치하는가?

① 시 · 도 ② 시 · 군 · 구
③ 보건소 ④ 보건복지부
⑤ 질병관리청

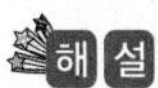
예방접종으로 인한 질병 · 장애 · 사망의 원인 규명 및 피해 보상 등을 조사하고 제3자의 고의 또는 과실 유무를 조사하기 위하여 질병관리청에 예방접종피해조사반을 둔다(감염병예방법 제30조 제1항).

51 감염병의 예방 및 관리에 관한 법률상 감염병에 감염되었을 것으로 의심되는 사람에게 건강진단을 받거나 예방접종을 받게 할 수 있는 자는?

① 식품의약품안전처장
② 보건소장
③ 국립검역소장
④ 질병관리청장
⑤ 대통령

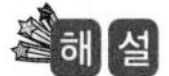
건강진단 및 예방접종 등의 조치(감염병예방법 제46조)
질병관리청장, 시 · 도지사 또는 시장 · 군수 · 구청장은 보건복지부령으로 정하는 바에 따라 다음의 어느 하나에 해당하는 사람에게 건강진단을 받거나 감염병 예방에 필요한 예방접종을 받게 하는 등의 조치를 할 수 있다.
- 감염병환자 등의 가족 또는 그 동거인
- 감염병 발생지역에 거주하는 사람 또는 그 지역에 출입하는 사람으로서 감염병에 감염되었을 것으로 의심되는 사람
- 감염병환자 등과 접촉하여 감염병에 감염되었을 것으로 의심되는 사람

정답 49 ② 50 ⑤ 51 ④

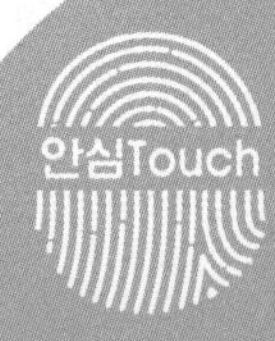

52 **의료법상 병상의 합리적인 공급과 배치에 관한 기본시책을 수립하는 자는?**

① 해당의료기관의 장
② 보건복지부장관
③ 건강보험심사평가원장
④ 의료기관인증평가원장
⑤ 국무총리

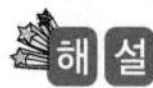 보건복지부장관은 병상의 합리적인 공급과 배치에 관한 기본시책을 5년마다 수립하여야 한다(의료법 제60조 제1항).

53 **응급의료에 관한 법률상 응급상황에서의 응급처치 요령, 응급의료기관 등의 안내 등 기본적인 대응방법 등에 대한 내용을 알리기 위한 책임 기관은?**

① 질병관리청
② 응급의료센터
③ 보건복지부
④ 행정안전부
⑤ 국가와 지방자치단체

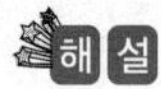 모든 국민은 응급상황에서의 응급처치 요령, 응급의료기관 등의 안내 등 기본적인 대응방법을 알 권리가 있으며, 국가와 지방자치단체는 그에 대한 교육 · 홍보 등 필요한 조치를 마련하여야 한다(응급의료법 제4조 제1항).

54 **호스피스 · 완화의료 및 임종과정에 있는 환자의 연명의료결정에 관한 법률상 사전연명의료의향서를 작성할 수 있는 자는?**

① 형제자매
② 배우자
③ 직계비속
④ 직계존속
⑤ 19세 이상의 본인

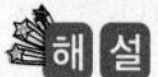 "사전연명의료의향서"란 19세 이상인 사람이 자신의 연명의료중단등결정 및 호스피스에 관한 의사를 직접 문서(전자문서를 포함한다)로 작성한 것을 말한다(연명의료결정법 제2조 제9호).

52 ② 53 ⑤ 54 ⑤ 정답

55 국민건강보험법상 보험급여 제한사유에 속하지 않는 것은?

꼭 나오는 유형

① 고의로 사고를 일으킨 경우
② 고의로 진단을 기피한 경우
③ 피부양자가 출산한 경우
④ 고의로 요양기관의 요양에 관한 지시에 따르지 않은 경우
⑤ 업무재해로 다른 법령에 따른 보험급여를 받은 경우

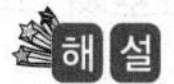
해설 급여의 제한(국민건강보험법 제53조 제1항)
공단은 보험급여를 받을 수 있는 사람이 다음의 어느 하나에 해당하면 보험급여를 하지 아니한다.
- 고의 또는 중대한 과실로 인한 범죄행위에 그 원인이 있거나 고의로 사고를 일으킨 경우
- 고의 또는 중대한 과실로 공단이나 요양기관의 요양에 관한 지시에 따르지 아니한 경우
- 고의 또는 중대한 과실로 급여의 확인에 따른 문서와 그 밖의 물건의 제출을 거부하거나 질문 또는 진단을 기피한 경우
- 업무 또는 공무로 생긴 질병 · 부상 · 재해로 다른 법령에 따른 보험급여나 보상(報償) 또는 보상(補償)을 받게 되는 경우

56 검역법상 입국하는 중증급성호흡기증후군(SARS) 의심자를 감시 또는 격리할 수 있는 최대기간은?

꼭 나오는 유형

① 3일 ② 5일
③ 7일 ④ 10일
⑤ 14일

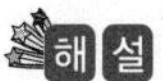
해설 검역감염병 접촉자에 대한 감시 등(검역법 제17조 제3항)
감시 또는 격리 기간은 다음의 최대 잠복기간을 초과할 수 없다.
- 콜레라 : 5일
- 중동호흡기증후군(MERS) : 14일
- 페스트, 황열 : 6일
- 에볼라바이러스병 : 21일
- 중증급성호흡기증후군(SARS), 동물인플루엔자 인체감염증 : 10일
- 신종인플루엔자 및 외국에서 발생하여 국내로 들어올 우려가 있거나 우리나라에서 발생하여 외국으로 번질 우려가 있어 질병관리청장이 긴급 검역조치가 필요하다고 인정하여 고시하는 감염병 : 검역전문위원회에서 정하는 최대 잠복기간

57 의료법상 의료인의 면허정지 기한은?

① 1년 이내 ② 2년 이내
③ 3년 이내 ④ 5년 이내
⑤ 사유에 따라 정한다.

정답 55 ③ 56 ④ 57 ①

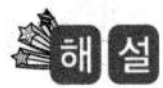 보건복지부장관은 의료인이 자격정지 사유에 해당하면 1년의 범위에서 면허자격을 정지시킬 수 있다. 이 경우 의료기술과 관련한 판단이 필요한 사항에 관하여는 관계 전문가의 의견을 들어 결정할 수 있다(의료법 제66조 제1항).

58 **검역법상 검역감염병 병원체가 인체에 침입하여 증상을 나타내는 사람으로서 의사, 치과의사 또는 한의사의 진단 및 검사를 통하여 확인된 사람은 무엇인가?**

① 검역감염병 환자
② 검역감염병 의사환자
③ 검역감염병 접촉자
④ 감염병 매개체
⑤ 병원체 보유자

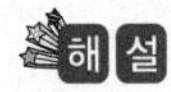 정의(검역법 제2조)

- "검역감염병 환자"란 검역감염병 병원체가 인체에 침입하여 증상을 나타내는 사람으로서 의사, 치과의사 또는 한의사의 진단 및 검사를 통하여 확인된 사람을 말한다.
- "검역감염병 의사환자"란 검역감염병 병원체가 인체에 침입한 것으로 의심되나 검역감염병 환자로 확인되기 전 단계에 있는 사람을 말한다.
- "검역감염병 접촉자"란 검역감염병 환자, 검역감염병 의사환자 및 병원체 보유자와 접촉하거나 접촉이 의심되는 사람을 말한다.
- "감염병 매개체"란 공중보건에 위해한 감염성 병원체를 전파할 수 있는 설치류나 해충으로서 보건복지부령으로 정하는 것을 말한다.

59 **감염병의 예방 및 관리에 관한 법률상 개업의가 제1급감염병으로 사망한 자의 시체를 검안하였을 때 누구에게 신고하여야 하는가?**

① 국립보건연구원장
② 보건복지부장관
③ 시 · 도지사
④ 시 · 군 · 구청장
⑤ 관할 보건소장

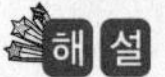 감염병환자 등이 제1급감염병부터 제3급감염병까지에 해당하는 감염병으로 사망한 경우 소속 의료기관의 장에게 보고하여야 하고, 해당 환자와 그 동거인에게 질병관리청장이 정하는 감염 방지 방법 등을 지도하여야 한다. 다만, 의료기관에 소속되지 아니한 의사, 치과의사 또는 한의사는 그 사실을 관할 보건소장에게 신고하여야 한다(감염병예방법 제11조 제1항).

58 ① 59 ⑤ 정답

60 검역법상 검역 장소에 들어온 검역조사의 대상에 대하여 검역조사를 하여야 하는 시각은?

① 즉 시
② 2시간 이내
③ 4시간 이내
④ 12시간 이내
⑤ 24시간 이내

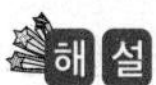
검역 시각(검역법 제11조)

- 검역소장은 검역조사의 대상이 검역 장소에 도착하는 즉시 검역조사를 하여야 한다. 다만, 즉시 검역조사를 하지 못하는 보건복지부령으로 정하는 부득이한 사유가 있는 경우에는 검역 장소에 대기하거나 격리할 것을 조건으로 승객, 승무원 및 화물을 내리게 할 수 있다.
- 외국으로 나가는 운송수단의 장은 검역소장에게 출발 예정 시각을 통보하여야 한다.
- 검역소장은 통보받은 출발 예정 시각 전에 검역조사를 마쳐야 한다.

61 후천성면역결핍증 예방법상 후천성면역결핍증 감염인이 사망한 경우 처리 절차로 옳은 것은?

① 24시간 이내에 보건복지부장관에게 신고
② 48시간 이내에 보건복지부장관에게 보고
③ 24시간 이내에 관할 보건소장에게 신고
④ 48시간 이내에 관할 보건소장에게 보고
⑤ 24시간 이내에 시 · 군 · 구청장에게 신고

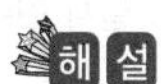
감염인이 사망한 경우 이를 처리한 의사 또는 의료기관은 보건복지부령으로 정하는 바에 따라 24시간 이내에 관할 보건소장에게 신고하여야 한다(후천성면역결핍증 예방법 제5조 제3항).

62 후천성면역결핍증 예방법상 후천성면역결핍증 검진 대상자는?

꼭 나오는 유형

① 감염인의 자녀
② 감염인의 배우자
③ 검진 결과 통보자
④ 감염인의 담당 간호사
⑤ 검사 음성 확인서 소지자

해설
검진(후천성면역결핍증 예방법 제8조 제2항)
질병관리청장, 시 · 도지사, 시장 · 군수 · 구청장은 후천성면역결핍증에 감염되었다고 판단되는 충분한 사유가 있는 사람 또는 후천성면역결핍증에 감염되기 쉬운 환경에 있는 사람으로서 다음의 어느 하나에 해당하는 사람에 대하여 후천성면역결핍증에 관한 검진을 할 수 있다.

- 감염인의 배우자 및 성 접촉자
- 그 밖에 후천성면역결핍증의 예방을 위하여 검진이 필요하다고 질병관리청장이 인정하는 사람

정답 60 ① 61 ③ 62 ②

63 국민건강보험법상 직장가입자의 보험료율을 정할 때 범위로 옳은 것은?

① 1천분의 65
② 1천분의 70
③ 1천분의 75
④ 1천분의 80
⑤ 1천분의 85

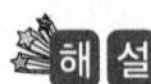
직장가입자의 보험료율은 1천분의 80의 범위에서 심의위원회의 의결을 거쳐 대통령령으로 정한다(국민건강보험법 제73조 제1항).

64 후천성면역결핍증 예방법상 후천성면역결핍증에 관한 역학조사를 실시할 수 있는 자는?

① 보건복지부장관
② 질병관리청장
③ 경찰서장
④ 의료기관의 장
⑤ 보건소장

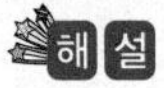
역학조사(후천성면역결핍증 예방법 제10조)
질병관리청장, 시 · 도지사, 시장 · 군수 · 구청장은 감염인 및 감염이 의심되는 충분한 사유가 있는 사람에 대하여 후천성면역결핍증에 관한 검진이나 전파 경로의 파악 등을 위한 역학조사를 할 수 있다.

65 국민건강보험법상 국민건강보험공단의 업무는?

꼭 나오는 유형

① 보험급여의 관리
② 요양급여비용의 심사
③ 요양급여의 적정성 평가
④ 보험급여의 심사기준 개발
⑤ 요양급여의 평가기준 개발

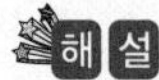
국민건강보험공단의 업무(국민건강보험법 제14조 제1항)

- 가입자 및 피부양자의 자격 관리
- 보험료와 그 밖에 이 법에 따른 징수금의 부과 · 징수
- 보험급여의 관리
- 가입자 및 피부양자의 질병의 조기발견 · 예방 및 건강관리를 위하여 요양급여 실시 현황과 건강검진 결과 등을 활용하여 실시하는 예방사업으로서 대통령령으로 정하는 사업
- 보험급여 비용의 지급
- 자산의 관리 · 운영 및 증식사업
- 의료시설의 운영
- 건강보험에 관한 교육훈련 및 홍보
- 건강보험에 관한 조사연구 및 국제협력

63 ④ 64 ② 65 ① 정답

• 국민건강보험법에서 공단의 업무로 정하고 있는 사항
• 징수위탁근거법에 따라 위탁받은 업무
• 그 밖에 국민건강보험법 또는 다른 법령에 따라 위탁받은 업무
• 그 밖에 건강보험과 관련하여 보건복지부장관이 필요하다고 인정한 업무

66 **응급의료에 관한 법률상 해당 의료기관의 능력으로는 응급환자에 대하여 적절한 응급의료를 행할 수 없다고 판단하여 이송한 경우, 응급환자를 이송 받는 의료기관에 의무기록을 제공하여야 하는 책임자는?**

① 해당 의료기관의 장
② 해당 의료인
③ 시 · 도지사
④ 시장 · 군수 · 구청장
⑤ 보건복지부장관

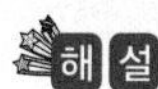

의료기관의 장은 응급환자를 이송할 때에는 응급환자의 안전한 이송에 필요한 의료기구와 인력을 제공하여야 하며, 응급환자를 이송 받는 의료기관에 진료에 필요한 의무기록을 제공하여야 한다(응급의료법 제11조 제2항).

67 **의료법상 요양병원의 입원대상은?** 꼭 나오는 유형

① 외과적 수술 직후 환자
② 급성질환자
③ 조현병 환자
④ 상해 후 회복기간에 있는 환자
⑤ 뎅기열 환자

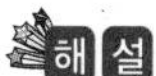

요양병원의 운영(의료법 시행규칙 제36조 제1항)
요양병원의 입원 대상은 다음의 어느 하나에 해당하는 자로서 주로 요양이 필요한 자로 한다.
• 노인성 질환자
• 만성질환자
• 외과적 수술 후 또는 상해 후 회복기간에 있는 자

정답 66 ① 67 ①

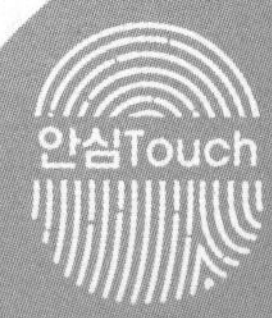

68 후천성면역결핍증 예방법상 검진 결과에 대한 내용으로 옳지 않은 것은?

① 사업주는 근로자에게 후천성면역결핍증 검진결과서를 제출하도록 요구할 수 있다.
② 후천성면역결핍증 검진을 한 자는 검진 대상자 본인 외의 사람에게 검진 결과를 통보할 수 없다.
③ 검진 대상자가 교정시설 생활자인 경우 해당 기관의 장에게 통보한다.
④ 검진 대상자가 미성년자인 경우에는 그 법정대리인에게 통보한다.
⑤ 감염인으로 판정을 받은 사람에게는 검진 결과의 비밀이 유지될 수 있는 방법으로 하여야 한다.

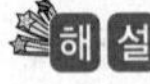
검진 결과의 통보(후천성면역결핍증 예방법 제8조의2)

- 후천성면역결핍증에 관한 검진을 한 자는 검진 대상자 본인 외의 사람에게 검진 결과를 통보할 수 없다. 다만, 검진 대상자가 군, 교정시설 등 공동생활자인 경우에는 해당 기관의 장에게 통보하고, 미성년자, 심신미약자, 심신상실자인 경우에는 그 법정대리인에게 통보한다.
- 검진 결과 통보의 경우 감염인으로 판정을 받은 사람에게는 면접통보 등 검진 결과의 비밀이 유지될 수 있는 방법으로 하여야 한다.
- 사업주는 근로자에게 후천성면역결핍증에 관한 검진결과서를 제출하도록 요구할 수 없다.

69 의료법상 병원을 개설하려면 어떤 절차를 거쳐야 하는가?

꼭 나오는 유형

① 시 · 군 · 구청장에게 신고하여야 한다.
② 시 · 군 · 구청장의 허가를 받아야 한다.
③ 시 · 도지사에게 신고하여야 한다.
④ 시 · 도지사의 허가를 받아야 한다.
⑤ 보건복지부장관의 허가를 받아야 한다.

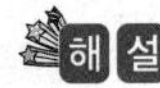
종합병원 · 병원 · 치과병원 · 한방병원 · 요양병원 또는 정신병원을 개설하려면 시 · 도 의료기관개설 위원회의 심의를 거쳐 보건복지부령으로 정하는 바에 따라 시 · 도지사의 허가를 받아야 한다. 이 경우 시 · 도지사는 개설하려는 의료기관이 시설기준에 맞지 아니하거나 기본시책과 수급 및 관리계획에 적합하지 아니한 경우에는 개설허가를 할 수 없다(의료법 제33조 제4항).

70 국민건강보험법상 심사평가원의 업무는?

① 의료시설의 운영
② 요양급여비용의 심사
③ 가입자 및 피부양자의 자격 관리
④ 보험급여의 관리
⑤ 자산의 관리 · 운영 및 증식사업

68 ① 69 ④ 70 ② 정답

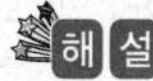 건강보험심사평가원의 업무(국민건강보험법 제63조)
- 요양급여비용의 심사
- 요양급여의 적정성 평가
- 심사기준 및 평가기준의 개발
- 업무와 관련된 조사연구 및 국제협력
- 다른 법률에 따라 지급되는 급여비용의 심사 또는 의료의 적정성 평가에 관하여 위탁받은 업무
- 건강보험과 관련하여 보건복지부장관이 필요하다고 인정한 업무
- 그 밖에 보험급여 비용의 심사와 보험급여의 적정성 평가와 관련하여 대통령령으로 정하는 업무

71 의료법상 반드시 의료기관 내에서 의료업을 해야 하는 경우는?

① 농약을 먹고 중독된 응급환자를 진료할 경우
② 환자의 요청에 따라 진료한 경우
③ 국가가 공익상 필요하다고 요청한 경우
④ 투약을 위해 가정간호를 한 경우
⑤ 일반적인 외래진료환자인 경우

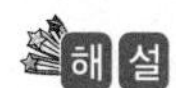 의료기관의 개설(의료법 제33조 제1항)
의료인은 의료기관을 개설하지 아니하고는 의료업을 할 수 없으며, 다음의 어느 하나에 해당하는 경우 외에는 그 의료기관 내에서 의료업을 하여야 한다.
- 응급의료에 관한 법률에 따른 응급환자를 진료하는 경우
- 환자나 환자 보호자의 요청에 따라 진료하는 경우
- 국가나 지방자치단체의 장이 공익상 필요하다고 인정하여 요청하는 경우
- 보건복지부령으로 정하는 바에 따라 가정간호를 하는 경우
- 그 밖에 이 법 또는 다른 법령으로 특별히 정한 경우나 환자가 있는 현장에서 진료를 하여야 하는 부득이한 사유가 있는 경우

72 국민건강보험법상 건강보험의 적용 대상이 아닌 자는?

① 직장가입자의 배우자
② 의료급여 수급권자
③ 직장가입자의 직계존속
④ 직장가입자의 형제 · 자매
⑤ 직장가입자의 직계비속

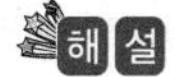 적용 대상 등(국민건강보험법 제5조 제1항)
국내에 거주하는 국민은 건강보험의 가입자 또는 피부양자가 된다. 다만, 다음의 어느 하나에 해당하는 사람은 제외한다.
- 의료급여법에 따라 의료급여를 받는 사람(이하 "수급권자"라 한다)

정답 71 ⑤ 72 ②

• 독립유공자예우에 관한 법률 및 국가유공자 등 예우 및 지원에 관한 법률에 따라 의료보호를 받는 사람(이하 "유공자 등 의료보호대상자"라 한다). 다만, 다음의 어느 하나에 해당하는 사람은 가입자 또는 피부양자가 된다.
  - 유공자 등 의료보호대상자 중 건강보험의 적용을 보험자에게 신청한 사람
  - 건강보험을 적용받고 있던 사람이 유공자 등 의료보호대상자로 되었으나 건강보험의 적용배제 신청을 보험자에게 하지 아니한 사람

73 국민건강보험법상 건강보험 가입자의 자격상실 시기는?

① 사망한 날
② 국적을 잃은 날
③ 국내에 거주하지 아니하게 된 날의 다음 날
④ 직장가입자의 피부양자가 된 날의 다음 날
⑤ 수급권자가 된 날의 다음 날

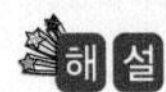
자격의 상실 시기 등(국민건강보험법 제10조)
가입자는 다음의 어느 하나에 해당하게 된 날에 그 자격을 잃는다.
• 사망한 날의 다음 날
• 국적을 잃은 날의 다음 날
• 국내에 거주하지 아니하게 된 날의 다음 날
• 직장가입자의 피부양자가 된 날
• 수급권자가 된 날
• 건강보험을 적용받고 있던 사람이 유공자 등 의료보호대상자가 되어 건강보험의 적용배제신청을 한 날

74 국민건강보험법상 건강보험의 가입자에 해당하지 않는 자는?

① 고용 기간이 1개월 미만인 일용근로자
② 사업장의 근로자
③ 사업장의 사용자
④ 공무원
⑤ 교직원

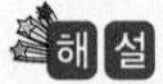
가입자의 종류(국민건강보험법 제6조 제2항)
모든 사업장의 근로자 및 사용자와 공무원 및 교직원은 직장가입자가 된다. 다만, 다음의 어느 하나에 해당하는 사람은 제외한다.
• 고용 기간이 1개월 미만인 일용근로자
• 병역법에 따른 현역병(지원에 의하지 아니하고 임용된 하사를 포함한다), 전환복무된 사람 및 군간부후보생
• 선거에 당선되어 취임하는 공무원으로서 매월 보수 또는 보수에 준하는 급료를 받지 아니하는 사람
• 그 밖에 사업장의 특성, 고용 형태 및 사업의 종류 등을 고려하여 대통령령으로 정하는 사업장의 근로자 및 사용자와 공무원 및 교직원

73 ③ 74 ① 정답

75 국민건강보험법상 보험급여나 요양급여를 받을 수 없는 자는?

① 국외에 체류하는 경우
② 현역병
③ 전환복무된 사람
④ 군간부후보생
⑤ 수용자

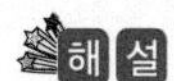

급여의 정지(국민건강보험법 제54조)
보험급여를 받을 수 있는 사람이 국외에 체류하는 경우 그 기간에는 보험급여를 하지 아니한다. 다만, 현역병(지원에 의하지 아니하고 임용된 하사를 포함한다), 전환복무된 사람 및 군간부후보생 및 교도소, 그 밖에 이에 준하는 시설에 수용되어 있는 경우에는 요양급여를 실시한다.

76 지역보건법상 지역보건의료계획을 수립하는 주요 목적은?

꼭 나오는 유형

① 지역주민의 건강 증진
② 지역보건의료 심의
③ 지역사회 만성질환 예방
④ 지역보건의료시스템 구축
⑤ 지역주민의 사망 통계

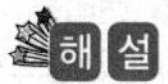

특별시장 · 광역시장 · 도지사 또는 특별자치시장 · 특별자치도지사 · 시장 · 군수 · 구청장은 지역주민의 건강 증진을 위하여 지역보건의료계획을 4년마다 수립하여야 한다(지역보건법 제7조 제1항).

77 지역보건법상 보건소의 기능 및 업무에 속하지 않는 것은?

꼭 나오는 유형

① 감염병의 예방 및 관리
② 건강 친화적인 지역사회 여건의 조성
③ 공중을 위한 의료업 운영
④ 보건의료 관련기관 · 단체, 학교, 직장 등과의 협력체계 구축
⑤ 지역보건의료정책의 기획, 조사 · 연구 및 평가

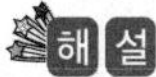

보건소의 기능 및 업무(지역보건법 제11조)
보건소는 해당 지방자치단체의 관할 구역에서 다음의 기능 및 업무를 수행한다.
- 건강 친화적인 지역사회 여건의 조성
- 지역보건의료정책의 기획, 조사 · 연구 및 평가
- 보건의료인 및 보건의료기관 등에 대한 지도 · 관리 · 육성과 국민보건 향상을 위한 지도 · 관리
- 보건의료 관련기관 · 단체, 학교, 직장 등과의 협력체계 구축

정답 75 ① 76 ① 77 ③

• 지역주민의 건강증진 및 질병예방 · 관리를 위한 다음의 지역보건의료서비스의 제공
  - 국민건강증진 · 구강건강 · 영양관리사업 및 보건교육
  - 감염병의 예방 및 관리
  - 모성과 영유아의 건강유지 · 증진
  - 여성 · 노인 · 장애인 등 보건의료 취약계층의 건강유지 · 증진
  - 정신건강증진 및 생명존중에 관한 사항
  - 지역주민에 대한 진료, 건강검진 및 만성질환 등의 질병관리에 관한 사항
  - 가정 및 사회복지시설 등을 방문하여 행하는 보건의료 및 건강관리사업
  - 난임의 예방 및 관리

78 보건의료기본법상 보건의료인의 권리는?

① 양질의 적정한 보건의료서비스를 제공한다.
② 보건의료서비스의 제공을 요구받은 때에는 정당한 이유 없이 거부하지 못한다.
③ 양심에 따라 적절한 보건의료기술과 치료재료를 선택할 권리를 가진다.
④ 적절한 보건의료서비스를 제공하기 위하여 다른 보건의료기관에 소개할 수 있다.
⑤ 국가 관리질병에 걸린 대상자를 발견하였을 경우 신고 등 필요한 조치를 할 수 있다.

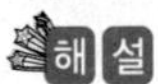

환자 및 보건의료인의 권리(보건의료기본법 제6조)
• 모든 환자는 자신의 건강보호와 증진을 위하여 적절한 보건의료서비스를 받을 권리를 가진다.
• 보건의료인은 보건의료서비스를 제공할 때에 학식과 경험, 양심에 따라 환자의 건강보호를 위하여 적절한 보건의료기술과 치료재료 등을 선택할 권리를 가진다. 다만, 이 법 또는 다른 법률에 특별한 규정이 있는 경우에는 그러하지 아니하다.

79 응급의료에 관한 법률상 구급차가 출동 시 응급구조사 탑승 의무가 배제되는 경우는?

① 간호사가 탑승한 경우
② 시간이 촉박하여 긴급 출동한 경우
③ 현장에서 멀지 않은 곳에 응급구조사가 있는 경우
④ 휴일인 응급구조사가 연락이 된 경우
⑤ 구급차 운전수가 응급조치할 경우

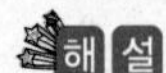

응급구조사의 배치(응급의료법 시행규칙 제39조)
구급차 등의 운용자는 응급환자를 이송하거나 이송하기 위하여 출동하는 때에는 그 구급차 등에 응급구조사 1인 이상이 포함된 2인 이상의 인원이 항상 탑승하도록 하여야 한다. 다만, 의사 또는 간호사가 탑승한 경우에는 응급구조사가 탑승하지 아니할 수 있다.

78 ③ 79 ① 정답

80 지역보건법상 지역보건의료계획의 내용이 아닌 것은?

① 보건의료 수요의 측정
② 지역보건의료서비스에 관한 장기 · 단기 공급대책
③ 보건의료자원의 조달 및 관리
④ 지역보건의료 업무의 관리 및 감독
⑤ 지역보건의료에 관련된 통계의 수집 및 정리

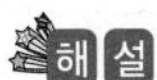

지역보건의료계획의 내용(지역보건법 제7조)
- 보건의료 수요의 측정
- 지역보건의료서비스에 관한 장기 · 단기 공급대책
- 인력 · 조직 · 재정 등 보건의료자원의 조달 및 관리
- 지역보건의료서비스의 제공을 위한 전달체계 구성 방안
- 지역보건의료에 관련된 통계의 수집 및 정리

81 지역보건법상 지역사회 건강실태조사를 실시하는 기관은?

① 학 교
② 보건소
③ 종합병원
④ 주민센터
⑤ 사회복지기관

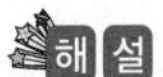

건강실태조사 협조 요청을 받은 지방자치단체의 장은 매년 보건소(보건의료원을 포함한다)를 통하여 지역 주민을 대상으로 지역사회 건강실태조사를 실시하여야 한다. 이 경우 지방자치단체의 장은 지역사회 건강실태조사의 결과를 질병관리청장에게 통보하여야 한다(지역보건법 시행령 제2조 제2항).

82 응급의료에 관한 법률상 응급환자가 2인 이상일 경우 우선순위의 기준은 무엇인가?

① 연 령
② 수술이 필요한지 여부
③ 의학적 판단에 기초한 위급의 정도
④ 급만성 질환인지 여부
⑤ 의료기관에 도착한 순서

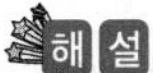

응급환자에 대한 우선 응급의료 등(응급의료법 제8조)
- 응급의료종사자는 응급환자에 대하여는 다른 환자에 우선하여 상담 · 구조 및 응급처치를 실시하고 진료를 위하여 필요한 최선의 조치를 하여야 한다.
- 응급의료종사자는 응급환자가 2명 이상이면 의학적 판단에 따라 더 위급한 환자부터 응급의료를 실시하여야 한다.

정답 80 ④ 81 ② 82 ③

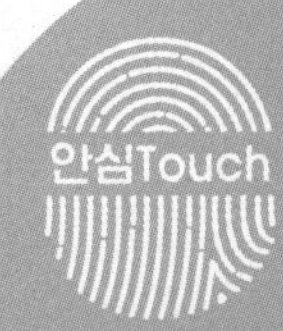

83 마약류 관리에 관한 법률상 마약류취급자가 되고자 할 때 시·도지사의 허가를 받아야 할 대상은?

① 마약류수출입업자
② 마약류제조업자
③ 마약류도매업자
④ 마약류취급학술연구자
⑤ 대마재배자

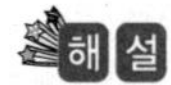

마약류수출입업자·마약류제조업자 및 마약류원료사용자·마약류취급학술연구자는 식품의약품안전처장의 허가를 받아야 하고, 마약류도매업자는 특별시장·광역시장·특별자치시장·도지사 또는 특별자치도지사(이하 "시·도지사"라 한다)의 허가를 받아야 하며, 대마재배자는 특별자치시장·시장·군수 또는 구청장의 허가를 받아야 한다. 허가받은 사항을 변경할 때에도 또한 같다(마약류관리법 제6조 제1항).

84 지역보건법상 지역보건의료기관이 아닌 것은?

① 보건소
② 보건의료원
③ 보건지소
④ 보건진료소
⑤ 건강생활지원센터

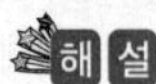

"지역보건의료기관"이란 지역주민의 건강을 증진하고 질병을 예방·관리하기 위하여 지역보건법에 따라 설치·운영하는 보건소, 보건의료원, 보건지소 및 건강생활지원센터를 말한다(지역보건법 제2조 제1호). 보건진료소는 농어촌 등 보건의료를 위한 특별조치법상 지역보건의료기관이다.

85 마약류 관리에 관한 법률상 치료보호기관에서는 마약류 사용자에 대해 중독 여부의 판별검사를 언제까지 해야 하는가?

꼭 나오는 유형

① 1주일 이내
② 2주일 이내
③ 1개월 이내
④ 2개월 이내
⑤ 3개월 이내

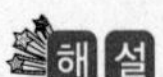

보건복지부장관 또는 시·도지사는 마약류 사용자에 대하여 치료보호기관에서 마약류 중독 여부의 판별검사를 받게 하거나 마약류 중독자로 판명된 사람에 대하여 치료보호를 받게 할 수 있다. 이 경우 판별검사 기간은 1개월 이내로 하고, 치료보호 기간은 12개월 이내로 한다(마약류 관리에 관한 법률 제40조 제2항).

정답 83 ③ 84 ④ 85 ③

86 **마약류 관리에 관한 법률상 마약류취급의료업자는 마약을 기재한 처방전을 얼마동안 보존하여야 하는가?**

① 1년
② 2년
③ 3년
④ 4년
⑤ 5년

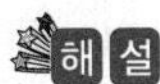

마약류취급의료업자는 처방전 또는 진료기록부(전자서명이 기재된 전자문서를 포함한다)는 2년간 보존하여야 한다(마약류관리법 제32조 제3항).

87 **지역보건법상 보건소의 업무수행을 위하여 지방자치단체의 조례로 설치하는 기관은?**

① 보건지소
② 보건의료원
③ 건강생활지원센터
④ 보건진료소
⑤ 지역보건의료기관

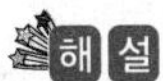

보건지소의 설치(지역보건법 제13조)
지방자치단체는 보건소의 업무수행을 위하여 필요하다고 인정하는 경우에는 대통령령으로 정하는 기준에 따라 해당 지방자치단체의 조례로 보건소의 지소(이하 "보건지소"라 한다)를 설치할 수 있다.

88 **마약류 관리에 관한 법률상 마약류취급의료업자가 아닌 자는?** 꼭 나오는 유형

① 의 사
② 한의사
③ 수의사
④ 간호사
⑤ 치과의사

해설 마약류취급의료업자란 의료기관에서 의료에 종사하는 의사 · 치과의사 · 한의사 또는 수의사로서 의료나 동물 진료를 목적으로 마약 또는 향정신성의약품을 투약하거나 투약하기 위하여 제공하거나 마약 또는 향정신성의약품을 기재한 처방전을 발급하는 자이다(마약류관리법 제2조 제5호).

정답 86 ② 87 ① 88 ④

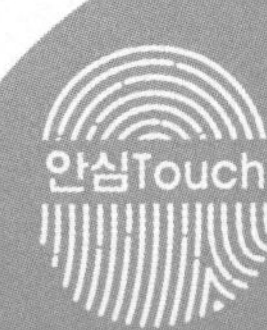

89 마약류 관리에 관한 법률상 사고 마약류에 해당되지 않는 것은?

① 부 패
② 파 손
③ 분 실
④ 봉함증지함 손상
⑤ 재해로 인한 상실

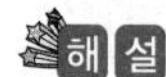

사고 마약류 등의 처리(마약류관리법 제12조)
마약류취급자 또는 마약류취급승인자는 소지하고 있는 마약류에 대하여 다음의 어느 하나에 해당하는 사유가 발생하면 총리령으로 정하는 바에 따라 해당 허가관청(마약류취급의료업자의 경우에는 해당 의료기관의 개설허가나 신고관청을 말하며, 마약류소매업자의 경우에는 약국 개설 등록관청을 말한다)에 지체 없이 그 사유를 보고하여야 한다.
- 재해로 인한 상실
- 분실 또는 도난
- 변질 · 부패 또는 파손

90 국민건강증진법상 건강증진사업에 해당하지 않는 것은?

① 보건교육
② 영양관리
③ 구강건강의 관리
④ 암치료
⑤ 지역사회의 보건문제에 관한 조사 · 연구

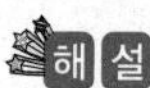

건강증진사업 등(국민건강증진법 제19조 제2항)
특별자치시장 · 특별자치도지사 · 시장 · 군수 · 구청장은 지역주민의 건강증진을 위하여 보건복지부령이 정하는 바에 의하여 보건소장으로 하여금 다음의 사업을 하게 할 수 있다.
- 보건교육 및 건강상담
- 영양관리
- 신체활동장려
- 구강건강의 관리
- 질병의 조기발견을 위한 검진 및 처방
- 지역사회의 보건문제에 관한 조사 · 연구
- 기타 건강교실의 운영 등 건강증진사업에 관한 사항

91 지역보건법상 보건소의 설치기준으로 옳은 것은?

① 광역시별로 1개소
② 시 · 군별로 1개소
③ 읍 · 면별로 1개소
④ 시 · 군 · 구별로 1개소
⑤ 시 · 군 · 구별로 2개소

89 ④ 90 ④ 91 ④ 정답

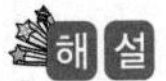

보건소는 시 · 군 · 구별로 1개씩 설치한다. 다만, 지역주민의 보건의료를 위하여 특별히 필요하다고 인정되는 경우에는 필요한 지역에 보건소를 추가로 설치 · 운영할 수 있다(지역보건법 시행령 제8조 제1항).

92 **마약류 관리에 관한 법률상 마약류 중독자의 치료보호 기간은?** 꼭 나오는 유형

① 1개월 이내
② 3개월 이내
③ 4개월 이내
④ 6개월 이내
⑤ 12개월 이내

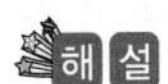

보건복지부장관 또는 시 · 도지사는 마약류 사용자에 대하여 치료보호기관에서 마약류 중독 여부의 판별검사를 받게 하거나 마약류 중독자로 판명된 사람에 대하여 치료보호를 받게 할 수 있다. 이 경우 판별검사 기간은 1개월 이내로 하고, 치료보호 기간은 12개월 이내로 한다(마약류관리법 제40조 제2항).

93 **혈액관리법상 특정수혈부작용이 발생한 경우 의료기관의 장은 누구에게 신고하여야 하는가?**

① 보건복지부장관
② 질병관리청장
③ 시 · 도지사
④ 시장 · 군수 · 구청장
⑤ 보건소장

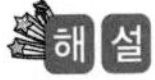

특정수혈부작용에 대한 조치(혈액관리법 제10조)

- 의료기관의 장은 특정수혈부작용이 발생한 경우에는 보건복지부령으로 정하는 바에 따라 그 사실을 시 · 도지사에게 신고하여야 한다.
- 시 · 도지사는 특정수혈부작용의 발생 신고를 받은 때에는 이를 보건복지부장관에게 통보하여야 한다.
- 보건복지부장관은 특정수혈부작용의 발생 신고를 통보받으면 그 발생 원인의 파악 등을 위한 실태조사를 하여야 한다. 이 경우 특정수혈부작용과 관련된 의료기관의 장과 혈액원 등은 실태조사에 협조하여야 한다.

정답 92 ⑤ 93 ③

94 응급의료에 관한 법률상 목적과 거리가 먼 것은?

① 응급의료에 관한 국민의 권리와 의무를 정함
② 응급의료에 관한 국가 · 지방자치단체의 책임을 정함
③ 응급의료제공자의 책임과 권리를 정함
④ 응급환자의 생명과 건강을 보호함
⑤ 수준 높은 의료 혜택 제공

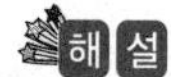

목적(응급의료법 제1조)

응급의료에 관한 법률은 국민들이 응급상황에서 신속하고 적절한 응급의료를 받을 수 있도록 응급의료에 관한 국민의 권리와 의무, 국가 · 지방자치단체의 책임, 응급의료제공자의 책임과 권리를 정하고 응급의료자원의 효율적 관리에 필요한 사항을 규정함으로써 응급환자의 생명과 건강을 보호하고 국민의료를 적정하게 함을 목적으로 한다.

95 지역보건법상 방문건강관리 전담공무원에 해당하는 자는?

① 위생사
② 간호사
③ 작업치료사
④ 방사선사
⑤ 사회복지사

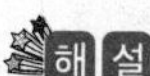

방문건강관리 전담공무원(지역보건법 시행규칙 제4조의2 제1항)

방문건강관리 전담공무원은 다음의 어느 하나에 해당하는 사람으로 한다.

- 의사, 치과의사, 한의사 및 간호사
- 물리치료사, 작업치료사 및 치과위생사
- 영양사
- 약사 및 한약사
- 체육지도자
- 방문건강관리사업에 관한 전문지식과 경험이 있다고 보건복지부장관이 인정하여 고시하는 사람

96 호스피스 · 완화의료 및 임종과정에 있는 환자의 연명의료결정에 관한 법률상 중앙호스피스센터, 권역별호스피스센터의 지정권자는?

① 국가생명윤리정책원장
② 한국건강증진개발원장
③ 국립중앙의료원장
④ 질병관리청장
⑤ 보건복지부장관

94 ⑤ 95 ② 96 ⑤ 정답

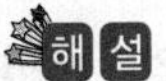 보건복지부장관은 보건복지부령으로 정하는 기준을 충족하는 종합병원을 중앙호스피스센터, 권역별 호스피스센터로 지정할 수 있다. 이 경우 국공립 의료기관을 우선하여 지정한다(연명의료결정법 제23조 제1~2항).

97 **호스피스 · 완화의료 및 임종과정에 있는 환자의 연명의료결정에 관한 법률상 호스피스대상 환자가 의사결정능력이 없을 때에는 지정대리인이 호스피스를 신청할 수 있지만 지정대리인이 없을 때에는 누가 최우선인가?**

① 형 제
② 자 매
③ 직계비속
④ 직계존속
⑤ 배우자

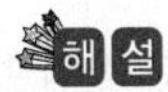 호스피스의 신청(연명의료결정법 제28조 제2항)
호스피스대상 환자가 의사결정능력이 없을 때에는 미리 지정한 지정대리인이 신청할 수 있고 지정대리인이 없을 때에는 배우자, 직계비속, 직계존속, 형제자매의 순서대로 신청할 수 있다.

98 **의료법상 의료인 면허자격 정지사유에 해당하지 않는 것은?**

① 부당한 경제적 이익을 제공받은 때
② 의료인으로서 품위를 손상시키는 행위를 한 때
③ 의료에 있어 알게 된 타인의 비밀을 누설하였을 때
④ 진단서 및 증명서를 허위로 작성하였을 때
⑤ 일회용 의료기기를 한 번 사용한 후 다시 사용한 때

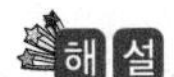 자격정지 등(의료법 제66조 제1항)
보건복지부장관은 의료인이 다음의 어느 하나에 해당하면 1년의 범위에서 면허자격을 정지시킬 수 있다. 이 경우 의료기술과 관련한 판단이 필요한 사항에 관하여는 관계 전문가의 의견을 들어 결정할 수 있다.
- 의료인의 품위를 심하게 손상시키는 행위를 한 때
- 의료기관 개설자가 될 수 없는 자에게 고용되어 의료행위를 한 때
- 일회용 의료기기를 한 번 사용한 후 다시 사용한 때
- 진단서 · 검안서 또는 증명서를 거짓으로 작성하여 내주거나 진료기록부 등을 거짓으로 작성하거나 고의로 사실과 다르게 추가기재 · 수정한 때

정답 97 ⑤ 98 ③

- 태아 성 감별 행위 등 금지를 위반한 경우
- 의료기사가 아닌 자에게 의료기사의 업무를 하게 하거나 의료기사에게 그 업무 범위를 벗어나게 한 때
- 관련 서류를 위조 · 변조하거나 속임수 등 부정한 방법으로 진료비를 거짓 청구한 때
- 부당한 경제적 이익 등을 제공받은 때
- 그 밖에 의료법 또는 의료법에 따른 명령을 위반한 때

99 **의료법상 진단용 방사선 발생장치를 설치 · 운영하려는 의료기관은 누구에게 신고하여야 하는가?**

① 시장 · 군수 · 구청장
② 시 · 도지사
③ 질병관리청장
④ 보건복지부장관
⑤ 보건소장

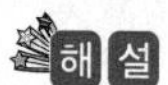

진단용 방사선 발생장치를 설치 · 운영하려는 의료기관은 보건복지부령으로 정하는 바에 따라 시장 · 군수 · 구청장에게 신고하여야 하며, 보건복지부령으로 정하는 안전관리기준에 맞도록 설치 · 운영하여야 한다(의료법 제37조 제1항).

100 **국민건강보험법상 요양급여에 해당하지 않는 것은?**

① 건강검진
② 간 호
③ 입 원
④ 예방 · 재활
⑤ 처치 · 수술

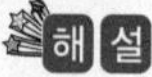

요양급여(국민건강보험법 제41조 제1항)
가입자와 피부양자의 질병, 부상, 출산 등에 대하여 다음의 요양급여를 실시한다.

- 진찰 · 검사
- 약제 · 치료재료의 지급
- 처치 · 수술 및 그 밖의 치료
- 예방 · 재활
- 입 원
- 간 호
- 이 송

99 ① 100 ① 정답

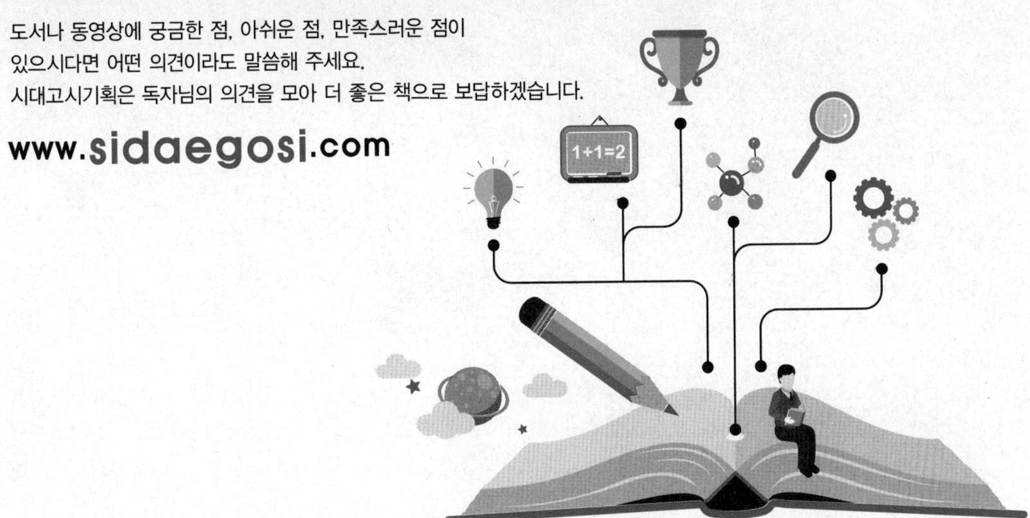

2022 간호사 국가시험 합격 1,650문제

개정14판1쇄 발행	2021년 06월 04일 (인쇄 2021년 04월 22일)
초 판 발 행	2005년 12월 01일 (인쇄 2005년 12월 01일)
발 행 인	박영일
책 임 편 집	이해욱
편 저	강경순
편 집 진 행	박종옥 · 윤소진
표지디자인	안병용
편집디자인	안시영 · 채현주
발 행 처	(주)시대고시기획
출 판 등 록	제 10-1521호
주 소	서울시 마포구 큰우물로 75 [도화동 538 성지 B/D] 9F
전 화	1600-3600
팩 스	02-701-8823
홈 페 이 지	www.sidaegosi.com
I S B N	979-11-254-9748-6 (13510)
정 가	30,000원

시대북 통합서비스 앱 안내

연간 1,500여 종의 실용서와 수험서를 출간하는 시대고시기획, 시대교육, 시대인에서
출간도서 구매 고객에 대하여 도서와 관련한 **"실시간 푸시 알림"** 앱 서비스를 개시합니다.

이제 수험정보와 함께 도서와 관련한 다양한 서비스를
찾아다닐 필요 없이 스마트폰에서 실시간으로 받을 수 있습니다.

사용방법 안내

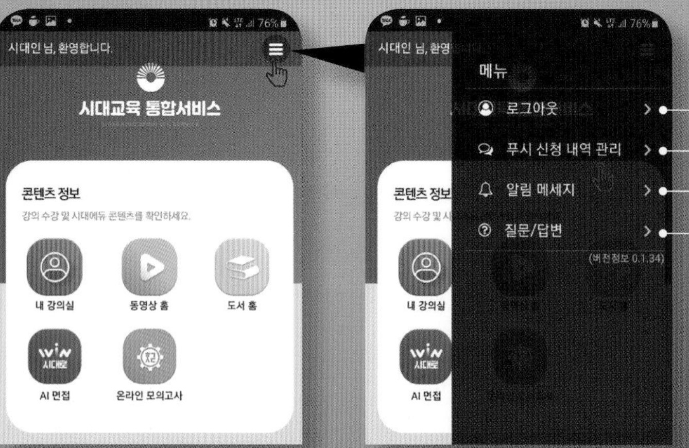

1. 메인 및 설정화면

로그인/로그아웃

푸시 알림 신청내역을 확인하거나 취소할 수 있습니다.

시험 일정 시행 공고 및 컨텐츠 정보를 알려드립니다.

1:1 질문과 답변(답변 시 푸시 알림)

2. 도서별 세부 서비스 신청화면

메인화면의 [콘텐츠 정보] [정오표/도서 학습자료 찾기] [상품 및 이벤트]
각종 서비스를 이용하여 다양한 서비스를 제공받을 수 있습니다.

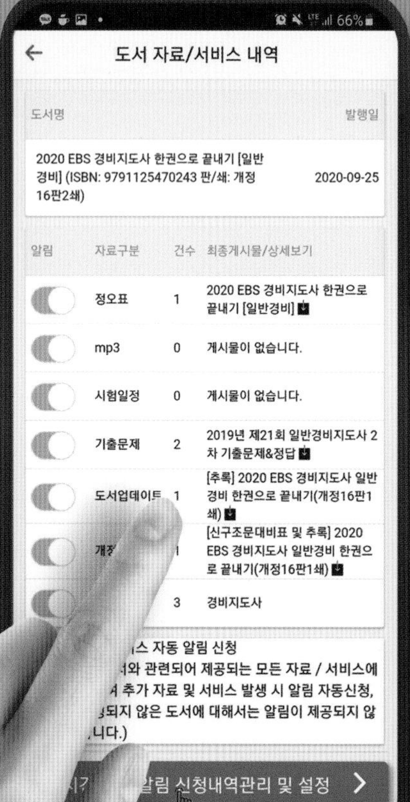

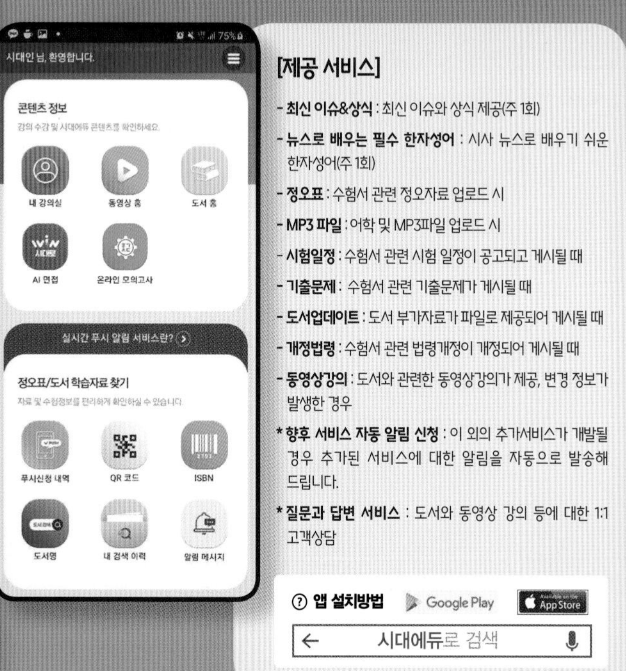

※ 본 앱 및 제공 서비스는 사전 예고 없이 수정, 변경되거나 제외될 수 있고, 푸시 알림 발송의 경우 기기변경이나 앱 권한 설정, 네트워크 및 서비스 상황에 따라 지연, 누락될 수 있으므로 참고하여 주시기 바랍니다.

※ 안드로이드와 IOS기기는 일부 메뉴가 상이할 수 있습니다.